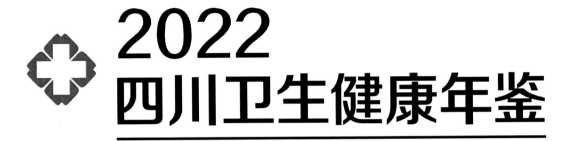

2022
四川卫生健康年鉴

SICHUAN WEISHENG JIANKANG NIANJIAN

《四川卫生健康年鉴》编纂委员会 编

巴蜀书社

图书在版编目（CIP）数据

四川卫生健康年鉴. 2022 /《四川卫生健康年鉴》
编纂委员会编. —成都：巴蜀书社，2023. 6
ISBN 978-7-5531-2004-1

Ⅰ . ①四… Ⅱ . ①四… Ⅲ . ①卫生工作—四川—
2022—年鉴 Ⅳ . ①R199.2-54

中国国家版本馆 CIP 数据核字（2023）第 091102 号

四川卫生健康年鉴 2022

SICHUAN WEISHENG JIANKANG NIANJIAN 2022　　《四川卫生健康年鉴》编纂委员会　编

出 品 人	林　建
责任编辑	马　兰
封面设计	成都原创动力文化传播有限公司
出　　版	巴蜀书社
	成都市锦江区三色路266号新华之星A座36层
	邮编：610023
	总编室电话：（028）86361843
网　　址	www.bsbook.com
发　　行	巴蜀书社
	发行科电话：（028）86361852
经　　销	新华书店
照　　排	成都原创动力文化传播有限公司
印　　刷	成都壹起印数码印刷有限公司（028-60630295）
版　　次	2023年6月第1版
印　　次	2023年6月第1次印刷
成品尺寸	185mm×260mm
印　　张	34
字　　数	800千
书　　号	ISBN 978-7-5531-2004-1
定　　价	208.00元

本书若有印装质量问题，请与印刷厂联系调换

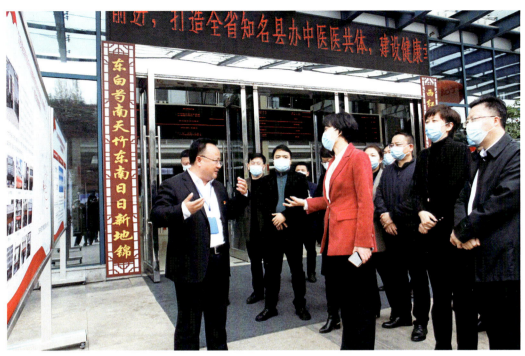

2021年3月3—5日，四川省卫生健康委员会党组书记敬静（前中）赴宜宾市、泸州市调研两项改革医疗卫生"后半篇"文章、县域医共体建设等工作（郭晓娟◇摄影）

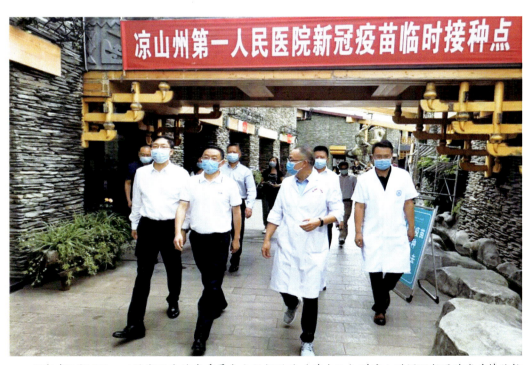

2021年7月25日，四川省卫生健康委员会主任何延政（前左二）到凉山州调研新冠肺炎疫情防控和新冠病毒疫苗接种工作（凉山州卫生健康委◇供稿）

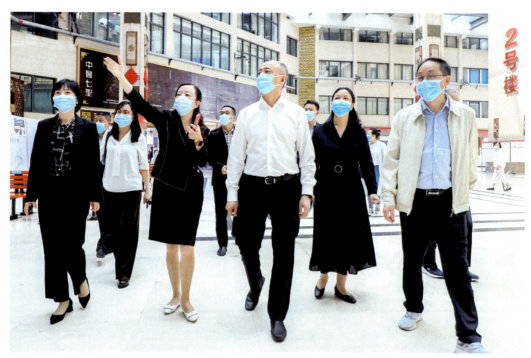

2021年5月8日，四川省中医药管理局党组书记、局长田兴军（前左三）在遂宁市中医医院调研省级中医医疗区域中心建设等情况（遂宁市卫生健康委◇供稿）

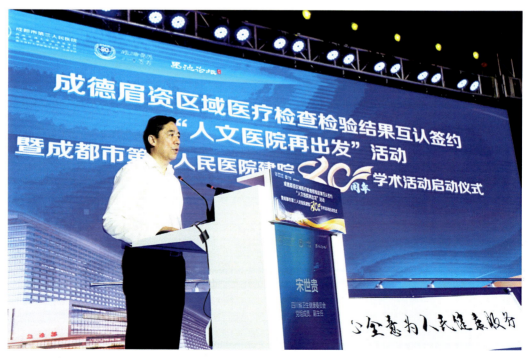

2021年5月28日，成德眉资区域医疗检查检验结果互认签约暨"人文医院再出发"活动暨成都市第三人民医院建院80周年学术活动在成都市举行。四川省卫生健康委员会副主任、党组成员、一级巡视员宋世贵致辞（舒敏◇供稿）

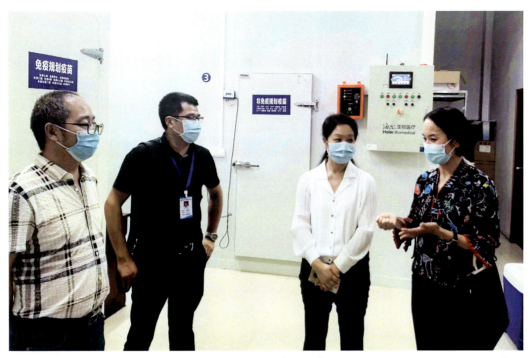

2021年9月8日，四川省卫生健康委员会副主任、党组成员徐旭（右二）赴德阳市调研新冠病毒疫苗冷链管理工作（舒敏◇供稿）

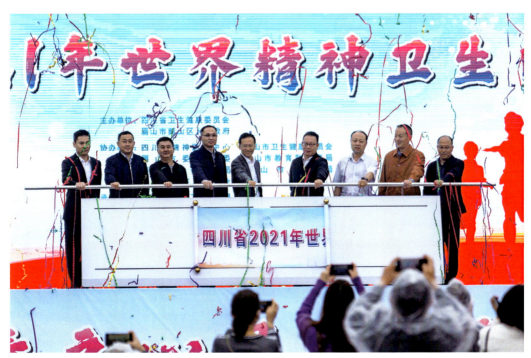

2021年10月9日，2021年世界精神卫生日宣传活动暨全省社会心理服务体系试点建设观摩及交流会在眉山市举行。四川省卫生健康委员会副主任、党组成员徐斌（中）出席并讲话（眉山市卫生健康委◇供稿）

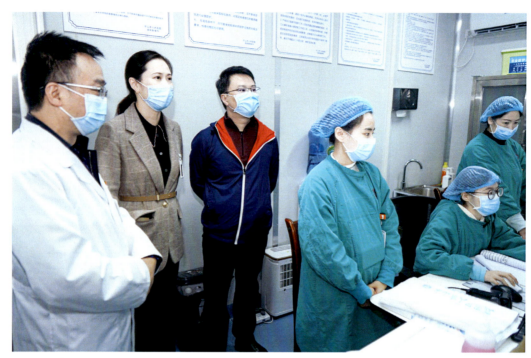

2021年10月25日，四川省纪委监委驻省卫生健康委纪检监察组组长、党组成员张峰（左三）到乐山市人民医院调研（颜建刚◇供稿）

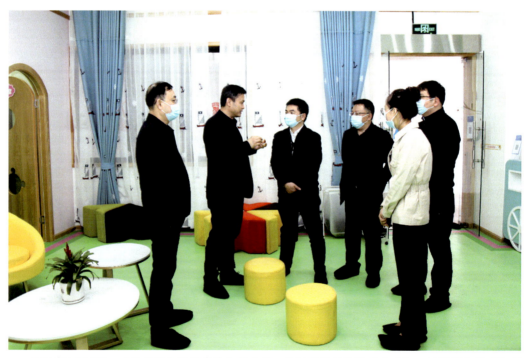

2021年3月24日，四川省卫生健康委员会副主任、党组成员赵汝鹏（左三）一行调研什邡市托育及医养结合工作（舒敏◇供稿）

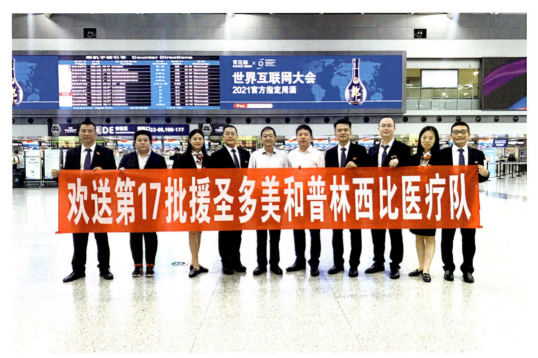

2021年9月17日，中国（四川）第17批援圣多美和普林西比医疗队启程出征。四川省卫生健康委员会党组成员、省保健办专职副主任、一级巡视员曾华俊（左五）在成都双流国际机场为医疗队送行（省卫生健康委◇供稿）

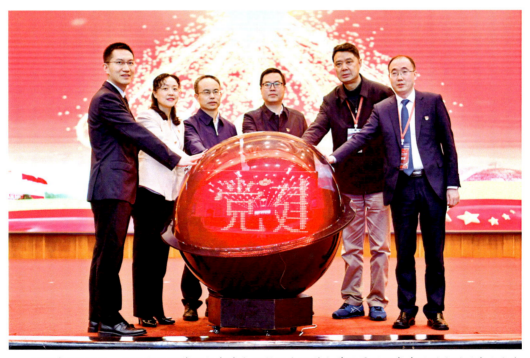

2021年4月17日，新时代医院管理与党建会议暨西南医科大学附属医院党建医联体联盟成立大会在泸州市召开。四川省卫生健康委员会机关党委书记、党组成员张涛（右三）致辞（西南医科大学附属医院◇供稿）

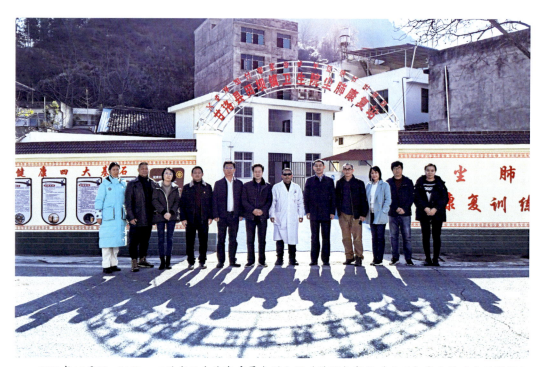

2021年12月22—24日，四川省卫生健康委员会副主任（挂职）郭毅（右五）率队赴凉山州调研职业健康工作（姚晶晶◇供稿）

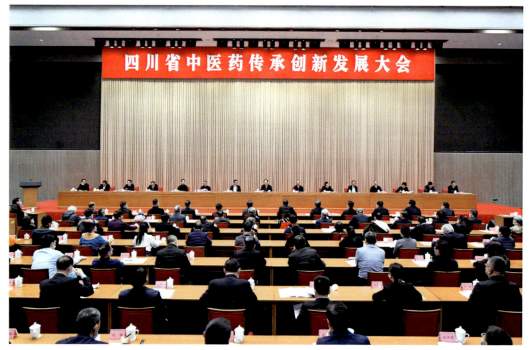

2021年1月27日，四川省中医药传承创新发展大会在成都市召开（省中医药局◇供稿）

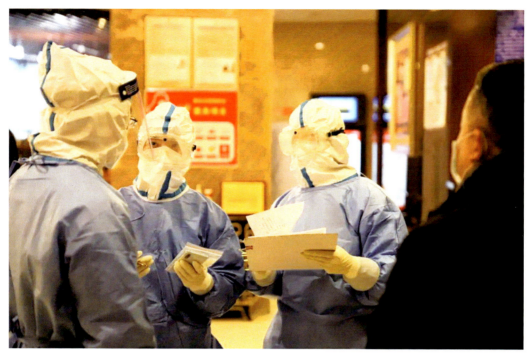

2021年2月4日，四川省2021年冬春季应对新冠肺炎疫情应急演练在绵阳市举行。图为流调人员进行环境采样（来源◇健康四川官微）

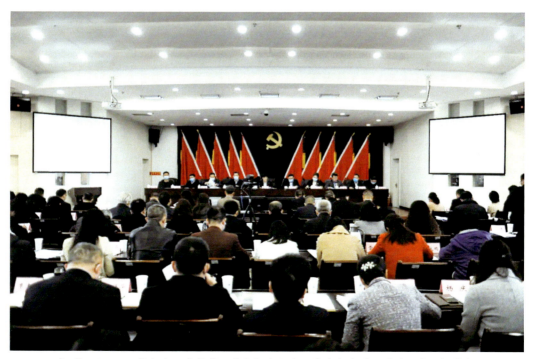

2021年2月9日，2021年全省卫生健康工作电视电话会议在成都市召开（陈跃康◇摄影）

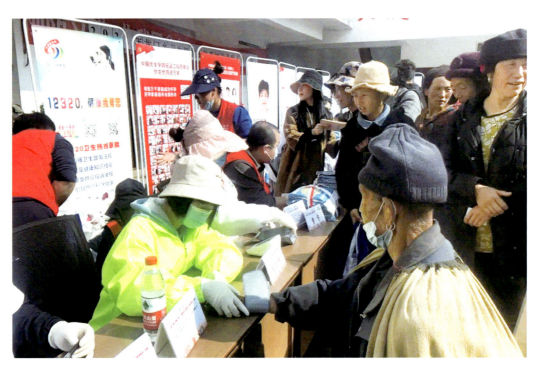

2021年3月25日，第五届"点亮一盏灯　照亮一家人"健康知识上高原暨"名医走基层"活动在凉山彝族自治州美姑县龙门乡举行（来源◇健康四川官微）

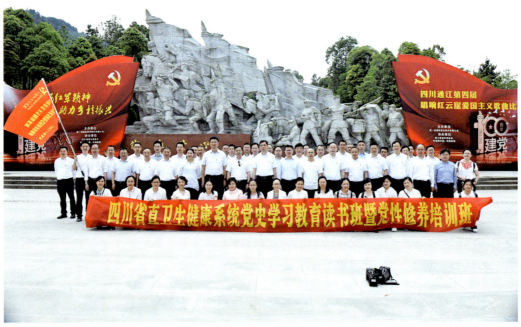

2021年5月17—22日，四川省直卫生健康系统党史学习教育读书班暨党性修养培训班在巴中市举行（吴婕◇摄影）

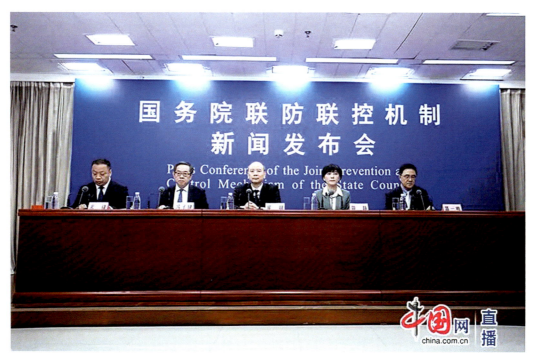

2021年5月31日，在国务院联防联控机制召开的新闻发布会上，四川省卫生健康委员会党组书记敬静（右二）介绍四川新冠肺炎疫情防控和新冠病毒疫苗接种做法和经验（来源◇中国网）

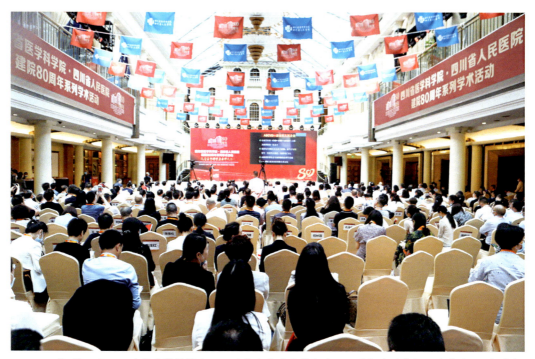

2021年6月20日，四川省医学科学院·四川省人民医院举行建院80周年系列学术活动（付辉◇摄影）

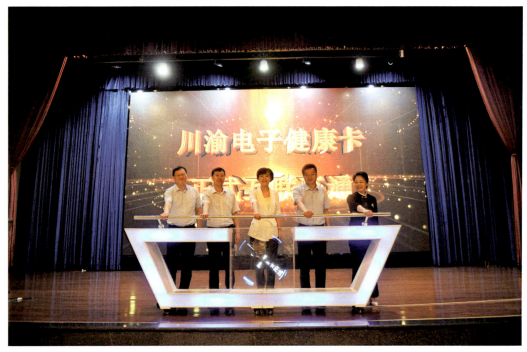

2021年7月22日，川渝电子健康卡互联互通启动仪式在成都市举行（吴婕◇摄影）

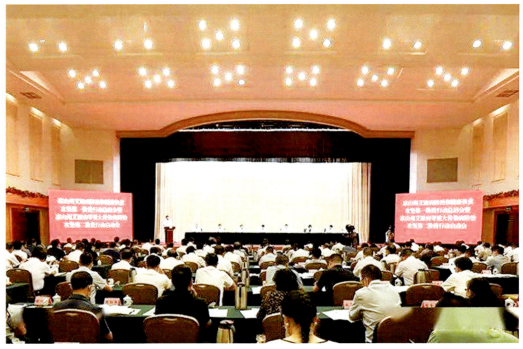

2021年7月26日，凉山州艾滋病防治和健康扶贫攻坚第一阶段行动总结会暨凉山州艾滋病等重大传染病防治攻坚第二阶段行动启动会在凉山州西昌市召开（凉山州卫生健康委◇供稿）

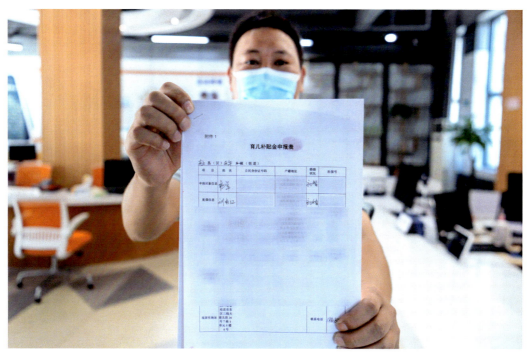

2021年7月28日，攀枝花市出台《攀枝花市关于促进人力资源聚集的十六条政策措施》，在全国率先为二、三孩家庭发放育儿补贴（曾绍凤◇供稿）

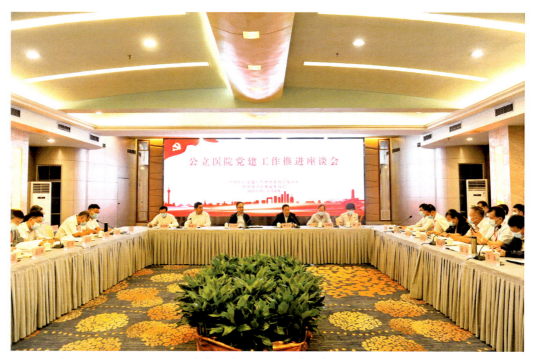

2021年9月15日，全国公立医院党建工作推进座谈会在成都市召开（吴婕◇摄影）

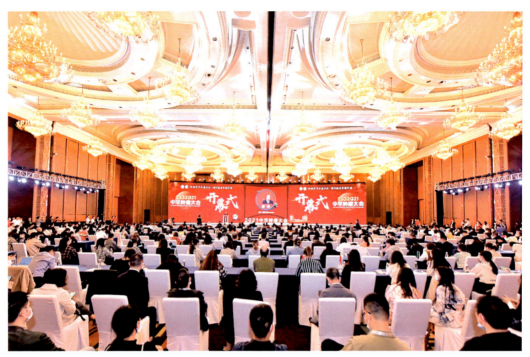

2021年10月9—10日，"2021中华肿瘤大会"在成都市召开（四川省肿瘤医院◇供稿）

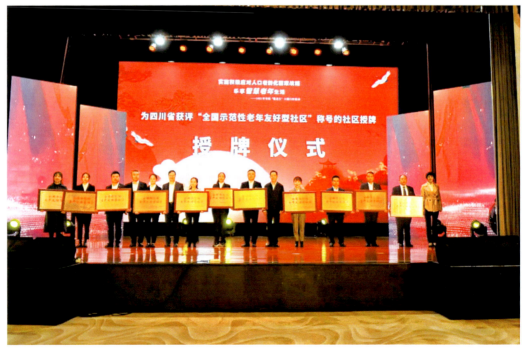

2021年10月21日，国家卫生健康委员会（全国老龄办）在成都市举办2021年全国"敬老月"主题宣传活动（来源◇健康四川官微）

《四川卫生健康年鉴》
编纂委员会

《四川卫生健康年鉴》
编 辑 室

编 辑 说 明

　　一、《四川卫生健康年鉴》是由四川省卫生健康委员会主管、主办，四川省中医药管理局协办的四川省卫生健康行业年鉴和资料性工具书，2001年创办，每年出版一卷。其宗旨是准确、翔实地反映上一年度四川卫生健康事业发展进程，为各级领导机关和部门提供决策依据，为社会各界了解和研究四川卫生健康事业提供资料。

　　二、本年鉴采用分类编辑，由类目、分目、条目三级组成，设重要会议讲话、文件与法规、年度卫生健康工作、市（州）卫生健康工作、国家委在川医疗卫生机构和委（局）直属单位及医学院校、社会组织、经验交流、大事记、医林人物、附录10个类目。本年鉴所记载的内容，以年度为断限，除因统计需要外，均为2021年内容，于2022年编。

　　三、本年鉴文稿，主要由省卫生健康委各处室、省中医药局、市（州）卫生健康委、国家委在川医疗卫生机构和委（局）直属单位及医学院校、学会协会提供。若文中同一指标因统计口径不同出现差异，当以《四川卫生健康统计年鉴2021》数据为准。

　　本年鉴在编辑过程中的不足和疏漏，敬请广大读者批评指正。

目录

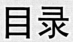

重要会议讲话

文件与法规

年度卫生健康工作

市（州）卫生健康工作

国家委在川医疗卫生机构和委（局）直属单位及医学院校

社会组织

经验交流

大事记

医林人物

附录

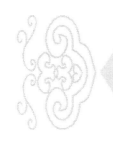

重要会议讲话

2021年全省卫生健康工作电视电话会议讲话

四川省卫生健康委员会党组书记　敬静

（2021年2月9日）

同志们：

今天，我们召开2021年全省卫生健康工作电视电话会议，主要任务是贯彻落实中央和省委、省政府决策部署以及全国卫生健康工作电视电话会议精神，总结2020年全省卫生健康工作，研究部署2021年重点任务。

出席今天会议的有国家委领导，国家委在川医疗卫生机构、在蓉委直属单位、机关各处室主要负责同志，省纪委监委驻省卫生健康委纪检监察组负责同志在主会场参会。省中医药局、各市（州）、县（市、区）设分会场。

……（有删节）

下面，我就贯彻落实中央和省委、省政府重大决策部署，以及全国卫生健康工作会议、疾控工作会议、医疗管理工作会议等精神，讲几点意见。

一、坚持精准施策，慎终如始抓好疫情防控

各地、各单位要始终绷紧疫情防控这根弦，克服麻痹思想、厌战情绪、侥幸心理、松劲心态，压紧压实"四方责任"，精准抓好"外防输入、内防反弹"，绝不能让来之不易的防控成果前功尽弃。**一要强化监测预警**。坚持人、物、环境同查，强化对重点人群、进口冷链食品和重要场所的核酸检测，落实"村报告、乡采样、县检测"要求，实现"应检尽检"，确保一旦有疑似病例，都能在主动监测和筛查中发现，只有这样才能做到"早"。**二要强化精准防控**。从源头上讲，要严格入境人员"14+7+7"闭环管理，特别是后面的"7+7"要抓实；要严格中高风险地区来（返）川人员排查管理，强化"四级包干""五有一网格"措施；要严格管理进口冷链食品，坚决阻断病毒由"物"传人。从路径上讲，要严控室内聚集性活动，加强人员多的、流动性强的、防控能力薄弱的重点区域、重点场所的管理，特别要筑牢农村地区疫情防线。**三要强化应急处置**。一旦发现病例，应立即启动应急指挥体系，省、市常备工作组、流调溯源及核酸检测专班要第一时间赶赴现场，以最快速度开展流调溯源和核酸检测，筛查出感染者、密接者、次密接者，迅速开展病毒样本基因测序，实行密接和次密接者集中隔离、患者集中治疗、科学划定风险等级，分层分类管理，将人员和交通管控范围缩小至最小单元。**四要强化疫苗接种**。目前，要加快推进疫苗第二针接种，做好春节后对普通人群大规模接种的准备，加强疑似异常反应监测分析和及时救治。

二、坚持聚焦聚力，科学谋划卫生健康高质量发展

全系统要紧紧围绕中央和省委、省政府推进高质量发展、乡村振兴、成渝地区双城经济圈建设特别是"一极两中心两地"（即在西部形成高质量发展的重要增长极，建设具有全国影响力的重要经济中心、科技创新中心，建设改革开放新高地、高品质生活宜居地）等重大部署，聚焦群众多元化、多层次健康需求，推动卫生健康质量变革、效率变革、动力变革，实现转型发展、创新发展、跨越发展。**一要建高地**。要以公立医院高质量发展试点为牵引，对标国际最高水准，打造中国现代化医院4.0版，构建我省公立医院特别是三级公立医院高质量发展新体系。要以创建国家医学中心、国家区域医疗中心为核心，推动优质医疗资源扩容和均衡布局。要以医联体建设为抓手，以临床重点专科群为支撑，推进整合型医疗服务体系建设。**二要筑牢底**。要围绕做好两项改革"后半篇"文章，优化整合乡村医疗卫生资源，夯实基层卫生服务网底。要加强县级医院建设，重点提升看大病、解难症能力，保障县域内群众看得好病。要抓好"一老一小一妇幼"等重点人群健康工作，积极应对人口老龄化，促进人口长期均衡发展。**三要织密网**。要大力推进疾控体系改革，聚焦体制机制创新，探索公益一类财政保障、公益二类绩效管理新机制。要改革完善重大疫情防治和应急管理体系，加快建设省公共卫生综合临床中心和"1+6"重大疫情防控救治基地，全力争取国家西南区域应急救援中心和联合国人道主义应急仓库落户四川。要加强传染病、地方病、慢性病、精神病等综合防治，不断完善重大疾病防控策略，坚决阻止已消除传染病死灰复燃。

三、坚持从严从实，持之以恒加强党的建设

全系统要以政治建设为统领，纵深推进全面从严治党，充分发挥党组织坚强领导核心作用。**一要政治过硬**。要增强"四个意识"、坚定"四个自信"、做到"两个维护"，不断提高政治判断力、政治领悟力、政治执行力。要完善中心组学习、法纪大讲堂、"三会一课"等制度，用好党校、党刊、党史馆等平台，推动"凝共识、问民计、谋发展"活动走深走实。**二要班子过硬**。各级卫生健康委（局）党组（党委）要坚持把方向、管大局，加强对重大工作、重大事项的全面领导，不断提高促改革、谋发展、保落实的能力。公立医院党委要坚持议大事、抓重点，统筹抓好医院管理、高质量发展、医疗服务、医德医风等工作。要加强基层党组织建设，深化"五好党支部"创建，充分发挥党支部的政治核心和战斗堡垒作用。**三要队伍过硬**。要对标好干部标准，坚持选拔任用那些素质高、懂专业、擅管理、敢担当的优秀干部。要注重在医疗专家、学科带头人、优秀青年医务人员中发展党员，强化党员教育管理，充分发挥先锋模范作用。要抓住各级党委政府高度重视卫生健康工作的重大机遇，进一步完善卫生人才激励政策，特别要落实好抗疫以来出台的医卫人员关心激励政策，大力营造尊医重卫的社会环境和人人均可成才的行业环境。**四要作风过硬**。要压紧压实从严治党主体责任和党风廉政"一岗双责"。要强化廉政警示教育，通过"以案释纪""以案明法"，以身边事教育身边人。要坚持把纪律和规矩挺在前面，用制度管权管钱管人，紧盯重点领域、重点部门、风险岗位，加强巡察监督、审计监督、党内监督和社会监督。要坚决治理"大处方、滥检查"等问题，坚决查处基建、采购等领域以权谋私、权钱交易违法犯罪行为。

四、坚持结果导向，推动各项工作落地见效

当前卫生健康工作任务艰巨繁重，全系统干部职工要敢扛红旗、勇当标兵，以抓铁有痕、踏石留印的作风，抓实抓细抓好各项工作。**一要围绕大局抓落实。**要主动融入全局、服务大局，跳出卫生抓卫生，全力争取党委、政府重视和有关部门支持。**二要着眼长远抓落实。**要围绕中央和省委、省政府重大决策部署，科学编制卫生健康改革发展规划，确保规划切实可行、刚性管用、落到实处。**三要攻坚克难抓落实。**要聚焦制约卫生健康发展的根本问题、瓶颈问题和短板问题，集中火力打歼灭战，不达目的绝不收兵。**四要强化责任抓落实。**要制订任务清单和责任清单，以责促行、以责问效，强化督查考核，逗硬奖惩措施。

最后，我再强调一下安全生产和信访维稳。春节将至，大家一定要绷紧保民生、保安全、保稳定这根弦。要深入排查和整治各类安全隐患，坚决遏制重特大事故发生。要落实信访工作责任制，对于不稳定事件、不稳定人员，要"发现得了、控制得住、化解得好"。要积极开展困难群众、困难职工慰问活动，从源头减少不和谐不稳定因素。要严格执行领导干部带班、24小时值班和突发紧急事件报告制度，确保及时有效应对各类突发事件。

跨艰难而含笑，历万险而傲然。2020年我们经历了一场艰苦卓绝的历史大考，谱写了一曲曲抗疫壮歌，创造出一份份瞩目成绩。征程万里风正劲，重任千钧再奋蹄。2021年是"十四五"开局之年，也是党的百年华诞，我们要以更高站位、更实举措，推动"十四五"卫生健康工作迈好第一步、见到新气象，以优异成绩迎接党的盛典、人民的节日！

2021年全省卫生健康工作电视电话会议报告

四川省卫生健康委员会主任 何延政

（2021年2月9日）

同志们：

现在，我代表省卫生健康委作工作报告。

一、2020年卫生健康工作回顾

过去一年，是全省卫生健康系统极为特殊、极不平凡的一年。在党中央国务院、省委省政府的坚强领导下，全省卫生健康系统攻坚克难、超常付出，全力以赴抗击新冠肺炎疫情，深入实施健康四川行动，统筹做好各项卫生健康工作，为维护人民群众生命安全和身体健康做出了重要贡献。

（一）新冠肺炎疫情防控取得重大成果。一是全力遏制疫情扩散蔓延。2020年1月新冠肺炎疫情发生以来，全系统干部职工闻令而动、昼夜兼程，广大医卫人员临危不惧、冲锋在前，全省疫情防控科学实施、精准展开，在全国率先推行分区分级防控，创新开展"四集中一远程"救治，全面强化防疫物资、科研攻关、关心激励、舆论引导等支撑保障，用33天实现疫情应急响应级别由Ⅰ级降为Ⅱ级，用55天实现中高风险区全部转为低风险区。截至12月31日，全省累计报告新冠肺炎确诊病例853例，治愈822例、病亡3例，发病率、病亡率均显著低于全国平均值，在全国会议上作经验交流2次。**二是抓实抓细常态化疫情防控。**聚焦"外防输入、内防反弹"，印发常态化防控工作指南、境外输入疫情防控工作规程，构建入境人员大数据全程追踪管理体系，实现从"国门"到"家门"无缝衔接闭环管理。全省新冠病毒核酸检测机构达644家，建立3家国家公共检测实验室及38家城市检测基地。省委、省政府出台《关于改革完善重大疫情防治和应急管理体系的指导意见》，启动实施疾病防控救治能力提升三年行动。率先开展外出务工人员健康申报证明服务，累计为1700余万人出具健康证明；建立疫情防控卫生员制度，累计培训社会卫生员40余万名。**三是打赢郫都区疫情防控遭遇战。**郫都区疫情发生后，省指挥部30分钟启动应急响应，1小时内派出前方工作组和专家组，3小时内对太平村进行封控管理，4小时内发布疫情权威信息，12小时召开新闻发布会，24小时完成郫都区230万人次核酸检测和首例病例轨迹追踪并对密接者、次密接者实现应管尽管，48小时内完成首例病例基因二代、三代测序，把疫情影响控制在最小范围，受到国务院联防联控机制的充分肯定。**四是积极支援国内外抗疫。**驰援湖北累计派出1463名医卫人员，累计收治病人2100余人，实现了"打胜仗、零感染"目标，为打赢湖北保卫战、武汉保卫战做出了重要贡献。先后派出医疗队和专家驰援北京、黑龙江、新疆、河北等地抗疫。深度参与国际抗疫合作，全力支持世卫组织工作，选派医疗卫生专家支援意大利、埃塞俄比亚、吉布提、阿塞拜疆等国，得到受援国政府和人民高度赞誉。

（二）**健康扶贫实现圆满收官。一是实现基本医疗有保障。**全省贫困人口全部纳入基本医保、大病保险、医疗救助保障范围，贫困患者县域内就诊率98.71%，县域内住院医疗费用个人支付占比8.02%。助力凉山彝族自治州7个深度贫困县如期脱贫摘帽。**二是强化公共卫生服务保障。**建档立卡贫困人口免费健康体检完成率达100%，慢病签约实现应签尽签。88个贫困县免疫规划接种率98.74%，孕产妇住院分娩率99.59%，农村妇女"两癌"检查项目完成率达100%。27个重点县政策外多孩率降至4.64%。**三是补齐服务体系短板。**圆满完成民族卫生发展十年行动计划、东西部扶贫协作和对口支援任务，全面消除贫困地区乡村医疗卫生机构和人员"空白点"，87个贫困县县级综合医院达二级甲等，2550个建制乡镇卫生院、11501个贫困村卫生室全部达标，88个贫困县卫生人员达到21.37万人，每万人口全科医师2.77人。

（三）**医药卫生体制改革成效显著。一是分级诊疗不断健全。**全省建立医联体928个、紧密型县域医共体60个，37个县开展全专结合家庭医生签约服务模式改革试点。围绕两项改革"后半篇"文章，优化整合基层医疗卫生资源，开展"优质服务基层行"活动，推进社区医院建设，605家基层医疗卫生机构达到基本标准，建成社区医院161家。**二是公立医院改革深入推进。**全省二级以上公立医院和社会办非营利性医院全部制定医院章程，扎实推进6家国家级、43家省级现代医院管理制度建设试点，129家公立医院开展薪酬制度改革。推进二级、三级公立医院绩效考核，三级公立医院绩效考核位居全国第九。**三是综合监管有力有效。**推进医疗"三监管"，建立21个市级平台，省级监管增至39家。完成"双随机一公开"监督抽查1.9万单，开展学校卫生、职业病危害等专项整治，办理行政处罚案件1.2万件。

（四）**医疗服务能力持续提升。一是医疗资源扩容提质。**国家口腔医学中心落户四川大学华西口腔医院，国家儿童区域（西南）医疗中心落户四川大学华西第二医院。健全院前医疗急救调度指挥体系，建成卒中中心87家、胸痛中心70家。**二是医疗质量不断提高。**建立省、市、县医疗质控中心3600余个，严格落实医疗质量安全核心制度。开展人体器官捐献与移植专项整治，加强医疗机构药事管理和血液安全检查。全省患者满意度升至全国第七名，员工满意度连续两年排名全国第一。**三是中医药优势充分发挥。**省委、省政府出台《关于促进中医药传承创新发展的实施意见》，制定川药产业振兴工作推进方案，实施重大疾病中医药防治、中医医疗区域中心、中医药经典传承中心等重大项目，基层中医药服务能力显著提升，95%以上新冠肺炎确诊患者接受中医治疗。**四是健康服务业加快发展。**印发健康服务业市（县）建设指南，支持细胞产业发展平台筹建及5G技术智慧研究应用，完成20家二级甲等以上民营医院评审，规范社会办医设置、命名和执业行为。**五是"互联网+医疗健康"创新发展。**远程医疗覆盖2200余家医疗机构，印发互联网诊疗管理规范，累计审批设置59家互联网医院，35家医院创建为首批四川省智慧医院。

（五）**公共卫生与疾病防控再创佳绩。一是健康四川行动全面实施。**建立部门联动、监测评估、绩效考核等机制，全力推进18个专项行动。成都市、泸州市被确定为全国首批健康城市试点，全省建成9个国家级健康促进县（区），创建国家卫生城市26个、国家卫生县城54个、国家卫生乡镇367个。**二是重大疾病有效防治。**实施预防接种质量提升行动，建成省级免疫规划管理信息系统。死因监测、肿瘤登记、全民健康生活方式行动县（市、区）覆盖率达100%，全省严重精神障碍患者规范管理率94.59%。全省艾滋病抗病毒治疗覆盖率95.16%、治疗成功率95.42%，肺结核报告发病率同比下降10.16%，新增8个县（区）血吸虫病达到消除标准。凉山彝族自治州艾滋病防治实现抗病毒治疗覆盖率、治疗成功率和感染者发现率"三升"，新发感染率、母婴传播率和单阳家庭配偶传播率"三降"。石渠县包虫病综合防治试点通过国家现场验收。**三是卫生应急经受考验。**组建第三届国家（四川）紧急医学救援队，优化调整组建8支省级卫生应急队伍，开展川渝高原卫生应急暨国防动员联合演练，及时规范处置突发公共卫生事件19起。**四是妇幼健康服务持续改善。**大力实施母婴安全行动计划和健康儿童行动，健全出生缺陷防治网络，全省妇女儿童健康水平持续提升。推进妇幼保健机构绩效考核和达标上等，创建国家级妇幼保健特色专科5家。**五是职业健康和食品安全意识不断加强。**开展尘毒危害专项治理行动，治理矿山、冶金等企业1600余家。发布2项食品安全地方标准，完成企业标准网上备案2347件。

（六）**"一老一小"和家庭发展工作稳步推进。一是人口家庭工作提档升级。**完成全面两孩政策实施效果评估，推进"全国计划生育优质服务先进单位"创建，建成惠民惠农"一卡通"审批信息系统，独生子女伤残、死亡家庭扶助标准分别提高到680元/人/月和860元/人/月。**二是老龄健康服务更加规范。**推动制定省积极应对人口老龄化中长期规划。省政府认定25个敬老模范县（市、区），获批创建全国第二个医养结合示范省，全省医养结合机构312家、床位8.03万张。实施"智慧助老"行动,优化老年人就医绿色通道,老年人健康服务体系进一步健全。

(七)卫生健康支撑保障全面加强。**一是项目建设加快推进**。签订《川渝卫生健康一体化发展合作协议(2020—2025年)》,开展"十三五"卫生健康发展规划及专项规划评估,启动编制"十四五"规划。争取中央、省级和债券等资金537.33亿元,支持1300余个医疗卫生机构基础设施建设、设备购置。省公共卫生综合临床中心等5个省级新建重点项目全部开工。**二是人才队伍建设得到加强**。30名天府名医入选"天府万人计划",评选委学术技术带头人276名、后备人选337名。申报建成第三批国家住培基地5个、住培重点专业基地10个。全系统6个集体、23人被表彰为全国抗击新冠肺炎疫情先进集体和个人。省疾控中心P3实验室启动试运行,2条新能源移动P2+核酸检测车生产线、1条医疗方舱生产线建成投产。**三是国际合作交流深入开展**。创新优化援外派遣模式,加强6支援外医疗队防护物资保障。落实"中非对口医院合作机制",支持4家医院和5个受援国建立合作机制。**四是法治建设不断强化**。全省受理并办结政务服务事项50余万件,按时办结率、现场办结率均达100%。推动修订完善卫生健康地方性法规,加强重大行政决策、规范性文件等合法性审查,依法办理行政复议和行政诉讼案件。

(八)党的领导更加坚强有力。**一是党的建设全面加强**。坚持"不忘初心、牢记使命"主题教育常态化、制度化,扎实开展"凝共识、问民计、谋发展"等活动,完成基层党组织换届工作。加强党员干部政治思想教育,建成四川卫生党史馆。**二是公立医院党建扎实开展**。加强公立医院党的建设,严格落实党委领导下的院长负责制,切实发挥全省医院党建指导委员会作用,印发公立医院党建工作重点任务,开展全省公立医院党建工作培训。**三是舆论宣传持续发力**。组织新闻发布、专家访谈等200余次(期),开展"大美医者"和"心中最美护士"评选。加强舆情监测引导,全年无重大负面舆情。**四是正风肃纪纵深推进**。开展卫生行业领域突出问题系统治理和行业作风建设专项行动,组织委直机关党员干部开展"守纪律、讲规矩"警示月等活动。第三轮巡察工作有序推进,实现委直属单位审计监督全覆盖。

2020年是全面建成小康社会和"十三五"规划收官之年。五年来,省委、省政府高度重视卫生健康工作,始终把卫生健康事业放在经济社会发展全局来谋划推进,出台了一系列重大举措,启动了一大批重大项目,为健康四川建设提供了坚强有力的保障。五年来,全系统砥砺奋进、攻坚克难,医改红利不断显现,健康扶贫决战决胜,公共卫生不断增强,中医药加快发展,全面两孩政策有效实施,医疗卫生资源总量不断增加、结构持续改善、质量快速提升,卫生健康治理能力和水平显著提高。五年来,人民群众健康水平大幅提升,人均预期寿命从2015年的76.42岁提高到2020年的77.56岁,孕产妇死亡率、婴儿死亡率分别从2015年的21.68/10万、7.8‰下降至2020年的16.84/10万、5.22‰,个人卫生支出占卫生总费用比例从2015年的29.67%下降至2019年的27.87%,均优于全国平均水平。

这些成绩的取得,是省委、省政府坚强领导的结果,是各级各部门大力支持的结果,是全系统广大干部职工奋力拼搏的结果。在这里,我代表省卫生健康委向全系统医疗卫生工作者和广大干部职工致以崇高的敬意!

同时,我们也要清醒看到,全省卫生健康工作同党中央国务院和省委省政府的要求、人民群众的期盼、卫生健康系统担负的职责使命相比，还有一定差距。事业发展不平衡不充分的问题还比较突出，优质医疗资源布局结构还不够合理，公共卫生体系存在一些短板弱项，"三医"联动改革协同性有待进一步加强，医院和医务人员积极性的调动还不够，医药卫生体制改革"最后一公里"落实还不够到位，医防融合协同发展仍需探索新路径新机制。对此，我们要高度重视，采取有效措施切实加以解决。

二、2021年重点工作安排

2021年是"十四五"开局之年，今年全省卫生健康工作总的要求是，以习近平新时代中国特色社会主义思想为指导，深入贯彻党的十九大和十九届二中、三中、四中、五中全会精神，认真落实党中央国务院、省委省政府和国家卫生健康委各项决策部署，坚持以人民健康为中心，以常态化疫情防控为重点，以推动高质量发展为主题，以改革创新为动力，加快推进健康四川建设，为谱写全面建设社会主义现代化四川新篇章提供有力保障，以优异成绩庆祝建党100周年。

（一）注重精准防控，慎终如始抓好疫情常态化防控。疫情防控是今年卫生健康工作的头等大事、重中之重，必须严防死守，确保疫情不出现规模性输入和反弹。**一要严防春节期间疫情反弹。**突出抓好农村地区疫情防控，严格落实"五有一网格""四个全覆盖""三个不举办"要求。紧盯"摸排、检测、流调、隔离、诊治"五个环节，落细落实防控措施。按照"村报告、乡采样、县检测"要求，加快推动二级综合医院核酸检测实验室和城市检测基地建设，按标准配备设备及人员，力争3月底前完成目标任务。规范假期医疗服务保障，发热门诊、急诊、呼吸科等重点科室坚持24小时值守，村卫生室（站）、个体诊所、门诊部发现发热、干咳、乏力、腹泻、嗅觉减退等症状患者1小时内完成报告。**二要严防出现聚集性疫情。**严格执行入境人员"14+7+7"闭环管理，做好中高风险地区来（返）川人员排查管理。严格执行人群聚集场所防控措施，强化对宾馆、饭店、商场超市、场站码头等重点区域的防控，最大限度减少人员聚集。持续做好疫情多点监测，坚持人、物、环境同查，按规定频次开展重点人群、进口冷链食品和重要场所核酸检测。落实首诊医生负责制度，加强监测发现、依法报告和隔离，对疑似或确诊患者及时规范转入定点医院。抓细抓实各项感染防控举措，落实医废处置全闭环管理。积极稳妥有序推进新冠病毒疫苗接种，合理布局设置接种点，选取学校、工厂及体育馆等场所设置临时大规模接种点，做好疾病传播风险较高目标人群接种工作的统筹衔接，优先保障已完成第一针接种人员的第二针接种工作。做好急救设备和临床人员驻点，严格执行留观规定，一旦发现异常情况，尽快送往救治能力强的医疗机构救治，尽最大可能减少异常反应和偶合事件造成的伤亡。**三要严防散发病例传播扩散。**全面落实"早、快、准、实"要求，建立疫情早发现、早报告奖惩制度。加强局部应急处置，结合实际设立核酸检测调度、流调溯源、转运隔离、区域协查、交通管控等工作专班。抽调相关部门人员及专家，组建市、县聚集性疫情处置常备工作组，一旦发现本土病例，省级4小时、市级3小时、县级2小时派出，现场开展疫点管理、流调溯源、人员排查、患者转运、核酸采样、环境消毒等处置工作，确保在1—2个潜伏期内控制疫情。同时，做好定点医院整体腾空、方舱医院改造方案，确定定点医院启用顺序，确保出现10人以上确诊患者时，在48小时内腾空一所500张床位以上的定点医院进行集中收治。

（二）注重创新驱动，加快推进卫生健康高质量发展。抢抓国家战略机遇，以成渝地区双城经济圈建设为战略牵引，推进卫生健康事业高质量发展。**一要科学编制"十四五"规划。**完成"十三五"规划终期评估及"十四五"规划课题研究。构建"十四五"卫生健康"1+19"规划体系，编制完成全省"十四五"卫生健康发展总体规划和专项规划，强化规划衔接配套、执行落实。指导委属医疗卫生机构及市（州）加快编制"十四五"卫生健康发展规划。**二要推动重点项目建设。**推进省公共卫生综合临床中心、省肿瘤医院质子治疗中心等4个续建项目建设。加快四川大学华西医院锦江院区、四川大学华西医院生物安全三级实验室等项目开工建设。积极谋划省儿童医院一期、省第五医院金牛院区（四川省老年病医院）、成都医学院附属医院等10个项目前期工作。督促指导各市（州）加快中央预算内投资、抗疫特别国债、政府债券等项目建设，做好"十四五"项目储备。**三要强化极核带动和主干引领。**充分发挥成都、重庆中心城区优质医疗卫生资源引领带动作用，推动两市在医疗机构高质量发展、中医药创新协作、医养结合创新示范、健康服务业发展等方面深度合作。支持成都市重点打造高水平的医疗中心、高水准的医学创新中心、高层次的人才汇集中心，统筹优化"两区一城"优质医疗卫生资源布局，推动在蓉央属、省属、市属医疗卫生机构错位协作发展，增强优质医疗卫生资源辐射能力。支持遂潼川渝毗邻地区一体化发展先行区，提升优质医疗卫生服务供给能力，推进信息互联、标准互认、资源共享，促进就医同城化，共同完善疾病防控体制机制。支持川渝高竹新区建设高品质宜居新城，提升医疗卫生服务能力。支持万达开川渝统筹发展示范区，推动建立区域防疫和区域应急机制，提升区域医疗服务水平。**四要促进川渝卫生健康一体化。**落实《川渝卫生健康一体化发展合作协议》。推动川渝共建国家医学中心和国家区域医疗中心，支持两地医疗机构开展跨区域医疗集团、专科联盟、远程医疗等合作，推动两地三级公立综合医院检验检查结果互认。加强两地重大传染病、新发急性传染病和群体性不明原因疾病的联防联控。加快统一基本公共卫生服务评价标准，促进川渝两地基本公共卫生服务均等化。实施川渝地区卫生健康人才"双百"交流进修项目。推进政务服务事项"川渝通办"。**五要推进"五区"协同发展。**深入落实"一干多支"发展战略，健全片区联席会议等制度。支持成都平原、川南、川东北、攀西、川西北地区开展卫生健康合作联动，完善跨区域医疗合作、疾病联防联控、卫生应急协调联动、综合监管协同执法、医疗卫生信息共享、人才培养和科研协作等机制。推动各市（州）卫生健康全面融入成渝双城经济圈建设。

（三）注重巩固拓展，推动健康扶贫成果同乡村振兴有效衔接。建立长效机制，在5年过渡期内保持现有健康扶贫政策基本稳定。**一要全力做好两项改革"后半篇"文章。**全面完成乡村两级医疗卫生机构布局调整，有序推进乡村医疗卫生资源归并整合，确保"两项改革"后，乡村医疗卫生机构公益服务定位不变、机构核定总编制数不变、各类转移支付方式不变、财政补偿渠道不变、各类帮扶政策不变。按照二级综合医院标准，依托调整后的中心镇、特色镇建制卫生院规划布局400个县域医疗卫生次中心。开展绩效分配"两个允许"政策落实情况考核，完善医保支付和药品保障政策。2021年底前，以市（州）为单位，推动落实乡村医生参加基本养老保险相关政策。**二要建立遏制"因病致贫返贫"长效机制。**继续做好脱贫人口医疗救治，健全脱贫人口"因病致贫返贫"动态监测和精准帮扶工作机制。完善大病专项救治政策，做到"应治尽治"，鼓励各地将本地区多发、群众反映强烈的重大疾病纳入大病专项救治病种范围。优化家庭医生签约服务模式和保障机制，将原发性高血压、2型糖尿病、肺结核和严重精神障碍等4类慢病患者作为重点服务对象，确保脱贫人口"应签尽签"。**三要巩固提升脱贫地区医疗卫生服务能力。**实施县级医院提标扩能建设工程，强化三级医院"组团式"对口帮扶脱贫县县级医院，加强临床专科建设，提升常见病、多发病和部分危急重症诊疗能力。完善远程医疗体系，实现脱贫县县人民医院远程医疗全覆盖。按照填平补齐原则，支持市、县两级疾病预防控制机构基础设施建设和设备配置，加快补齐脱贫地区公共卫生短板。启动实施第二轮民族地区卫生发展十年行动计划，推进东西部协作和对口支援。

（四）注重提质增效，改革完善疾病预防控制体系。抓住各级党委政府高度重视疫情防控的有利时机，在中央改革方案出台之前，不等不靠，主动作为，把看准的、该补的、能做的工作先干起来。**一要强化监测预警。**开展2021年流感和传染病网络直报质量及疾控信息管理工作评估，加强省、市、县三级信息同步共享。继续强化传染病月、季、年分析研判，及时发出预警。密切关注国际国内重点传染病和新发传染病疫情，有效应对，确保社会稳定。**二要加强能力建设。**实施疾病防控救治能力提升三年行动，推动建立稳定的公共卫生事业投入机制。推进区域疾病预防控制中心布局，积极争取财政对全省疾控机构信息化建设、实验室建设和精神卫生机构建设予以重点支持，改善疾控中心基础条件，推进疾控机构等级创建。完善综合医院传染病防治设施建设标准，提升应急医疗物资储备能力。创新医防协同，制定医疗机构公共卫生职责清单，落实各级医疗机构疾病防控职责，建立医防机构人员通、信息通、资源通和监督监管相互制约机制。加快生物安全防护三级（P3）实验室建设和使用，推进建立区域中心实验室，健全重大传染病病原体实验室检测网络和联动协同机制。**三要完善体制机制。**推进疾病预防控制机构改革，充分调动疾控机构和人员积极性。争取财政、人社等部门支持，创造性落实"两个允许"政策，允许有条件的地方在突破公益一类绩效工资调控水平等方面结合实际进行探索，合理确定公共卫生机构绩效工资水平，加快构建疾控人员薪酬制度。

（五）注重系统集成，不断深化综合医改试点工作。以加快分级诊疗体系建设为主线，强化"三医联动"，突出抓好四项重点。**一要加强公立医院改革管理。**推进公立医院"三转变、三提高"，完善公立医院运行管理机制，健全医院决策、经营管理、绩效考核、薪酬分配、人才培养等管理制度。推动公立医院强化内部管理，完善运行机制，提高管理效能，转变服务供给模式，实现治理体系和管理能力现代化。建立医疗服务价格动态调整机制，持续优化医院收入结构。加强医疗质量管理，拓展质控体系建设，在数量、覆盖区域及专业范围上向基层延伸。全面开展二级以上公立医院绩效考核，推动服务质量和效率"双提升"。**二要推动优质医疗资源扩容和均衡布局。**优化医疗卫生资源配置，推动委省共建国家区域医疗中心各项重点任务落地落实，全力创建国家医学中心和区域医疗中心，争取高原病国家医学中心和传染病、呼吸、创伤等专业类别国家区域医疗中心落户四川。规划建设省医学中心和区域医疗中心。打造一批国家临床重点专科群，促进优质医疗资源提质扩容，减少群众跨区域就医。坚持平战结合，优先推进传染病、重大公共卫生事件等专业类别设置，建立分级、分层、分流的重大疫情救治体系。**三要促进优质医疗服务资源下沉。**推进城市医疗联合体、紧密型县域医共体、专科联盟、远程医疗协作网等医联体规范化建设，推动医联体网格化管理。推动建立成员单位利益共享机制，促进优质资源下沉，引导形成有序就医格局。开展城市医疗联合体、紧密型县域医共体试点评估考核。深化城乡居民高血压、糖尿病门诊用药保障和健康管理专项行动。健全家庭医生签约服务模式和保障机制，提升服务质量和群众满意度。加强基层医疗卫生机构绩效考核，落实健康"守门人"职责。**四要强化依法行政和监管。**推动建立医疗卫生行业综合监管督察机制。深入开展"双随机一公开"，加强学校卫生、放射诊疗等重点领域专项整治。全面推进医疗"三监管"省市县分级监管，强化数据质量和分析应用。加强监督执法队伍和能力建设，开展卫生健康监督机构规范化建设试点。做好四川省公民献血条例、狂犬病防治条例等地方性法规立法调研，修订《四川省医疗机构管理条例》。深入推进"法律七进"活动和平安医院建设。

（六）注重监测考核，着力推进健康四川建设。重点加强监测考核工作，推动各地各部门完善国民健康促进政策，着力构建以健康教育为前哨、公共卫生为屏障、医疗服务为支撑的大健康格局。**一要深入实施健康四川行动。**进一步完善健康四川行动监测评估体系、考核机制，推动落实健康四川建设各项重点工作。深入开展爱国卫生运动，持续推进城乡环境综合整治，倡导文明健康、绿色环保生活方式和健康习惯，提升群众健康素养水平。推进健康城市、健康村镇建设试点。**二要加强重大传染病和地方病防治。**健全"三线一网底"防治体系，推进实施遏制艾滋病传播七大防治工程，启动实施凉山州艾滋病防治第二阶段攻坚行动。巩固石渠县包虫病防治试点成果，整体推进全省包虫病综合防治。落实结核病防治重点措施，加强学校结核病防控，强化对重点地区专项指导。继续推进血吸虫病、地方病、麻风病消除达标，持续巩固消除疟疾成果。**三要持续改善医疗服务。**加强诊疗行为和药事管理，促进合理检查、合理用药。推进"互联网+医疗健康"示范省建设，加快智慧医院建设，推进"5G+医疗健康"远程应用，改善患者就医体验。强化社会办医依法执业及评审评价，推进"民营医院管理年"活动。加强无偿献血管理和血液安全保障。**四要提升妇幼健康服务水平。**建立健全妇幼保健机构等级评审和绩效考核机制，巩固母婴安全五项制度，加强孕产妇危重救治协调和能力建设，守住母婴安全底线。继续做好出生缺陷防治工作，完善出生缺陷三级防治网络。持续推进免费婚检、免费孕前优生健康检查、农村妇女"两癌"检查等妇幼公共卫生服务项目。**五要促进中医药传承创新。**落实全省中医药传承创新发展大会精神，实施中医药强省建设"十大行动"。提升中医药服务能力，推进省、市、县三级中医医院综合服务能力和特色优势建设，推广应用基层中医药适宜技术。开展第四届省十大名中医评选，实施川派杰出人才工程。

（七）注重持续发展，积极应对人口老龄化。推动实施积极的人口政策，进一步完善养育、社会保障、养老等重大政策，增加老年医疗卫生和医养结合服务供给。**一要强化人口监测与家庭发展。**加强人口监测与研判，推动优化生育政策与相关经济社会政策配套衔接。做实计划生育扶助保障民生实事，建成"一卡通"审批信息系统，确保扶助资金阳光申请、审批、发放和监管。持续开展生育秩序整治。推进普惠托育服务体系发展，开展婴幼儿照护服务示范县（市、区）、示范机构创建。**二要推动老龄事业全面发展。**加快健全老年健康服务体系，持续推进老年医院和二级以上医院老年医学科建设，规范开展国家级、省级安宁疗护试点。全面推进医养结合示范省建设，开展医养结合机构服务质量提升行动。推动解决老年人运用智能技术困难特别是就医服务中的困难，启动四川省第六轮敬老模范县（市、区）和全国示范性老年友好型社区创建。筹备召开全省老龄工作大会。

（八）注重政治引领，全面加强党的建设。把党的政治建设摆在首位，以党的政治建设为统领全面推进党的建设。**一要加强政治思想建设。**进一步提高政治站位，切实增强"四个意识"、坚定"四个自信"、做到"两个维护"，不断提升政治判断力、领悟力和执行力。围绕庆祝建党100周年，组织开展党史学习教育。**二要加强组织建设。**分类推进基层党组织标准化规范化建设，持续开展"三分类三分级"活动，完善机关党建评价体系，创新"互联网+党建"支部工作法，做好"两优一先"评选表彰活动。**三要加强公立医院党建。**深入贯彻落实党委领导下的院长负责制，进一步修订完善公立医院党委会、院长办公会议事规则。开展公立医院党建考核指标体系研究，探索建立公立医院党建评价机制，开展"医院标杆党支部"创建活动。**四要加强干部人才队伍建设。**坚持党管干部原则，抓实干部成长培养和关心关爱工作，在疫情防控等重大工作第一线培养干部、锤炼干部。开展新一轮城乡医疗卫生对口支援"传帮带"工作。**五要提升宣传工作质效。**围绕建党100周年，组织开展系列宣传活动，讲好建党百年健康故事。聚焦成渝地区双城经济圈建设等重大战略，深入宣传卫生健康重大成效和特色经验。**六要加强党风廉政建设。**压紧压实全面从严治党政治责任，持续开展常态教育、重点教育、典型教育。深化行业领域系统治理，开展医疗机构"不合理检查"专项整治。

同志们，新阶段赋予新使命，新征程呼唤新作为。让我们紧密地团结在以习近平同志为核心的党中央周围，在省委省政府的坚强领导下，开拓创新、扎实工作，奋力开创全省卫生健康事业改革发展新局面，为治蜀兴川再上新台阶做出新的贡献！

文件与法规

四川省人民政府
关于印发《四川妇女发展纲要（2021—2030年）》和
《四川儿童发展纲要（2021—2030年）》的通知

川府发〔2021〕46号

各市（州）人民政府，省政府各部门、各直属机构，有关单位：

现将《四川妇女发展纲要（2021—2030年）》和《四川儿童发展纲要（2021—2030年）》印发给你们，请结合实际认真组织实施。

四川省人民政府
2021年12月28日

四川妇女发展纲要（2021—2030年）

前　言

追求男女平等的事业是伟大的。妇女是人类文明的开创者、社会进步的推动者，是全面建设社会主义现代化国家的重要力量。男女平等和妇女全面发展程度，是衡量社会文明进步的重要标志。四川省委省政府始终高度重视妇女事业发展，自20世纪90年代开始，先后制定实施了三个周期的四川妇女发展纲要，为优化妇女发展环境、保障妇女合法权益提供了重要保障。

党的十八大以来，以习近平同志为核心的党中央将"坚持男女平等基本国策，保障妇女儿童合法权益"写入党的施政纲领，作为治国理政的重要内容，不断完善党委领导、政府主责、妇女儿童工作委员会（以下简称妇儿工委）协调、多部门合作、全社会参与的妇女工作机制，在出台法律、制定政策、编制规划、部署工作时充分考虑两性的现实差异和妇女的特殊利益，支持妇女充分发挥"半边天"作用，为促进妇女全面发展加速行动。我省妇女的健康状况得到极大改善，人均预期寿命进一步延长，受教育程度稳步提升，男女平等享有的机会和权利进一步均衡，妇女参与决策管理的途径更加多元，参政水平进一步提高，社会福利水平显著提高，社会保障水平进一步提升，家庭家教家风建设持续推进，妇女在家庭生活中的独特作用进一步彰显，妇女与经济社会同步发展的环境进一步优化。

进入新时代，社会主要矛盾发生历史性转化，妇女群众对美好生活的需要日益广泛，妇女发展的不平衡不充分问题仍然突出。城乡、区域和群体间妇女发展仍有差距，农村特别是欠发达地区农村妇女民生保障力度还需加大。就业性别歧视仍未完全消除，妇女健康需求有待进一步保障，母婴安全形势依然严峻，妇女受教育层次偏低，就业创业能力素质和文化水平有待进一步提升，妇女参与决策管理水平还需进一步提升，妇女人身财产、婚姻家庭等方面的平等权利落实仍面临现实困难。在更高水平上促进男女平等和妇女全面发展，使命艰巨、任重道远。

未来十年，是全面建设社会主义现代化国家，向第二个百年奋斗目标进军的关键时期，也是我省抢抓国家重大战略机遇，推动成渝地区双城经济圈建设成势见效的关键时期。我省妇女发展工作要牢牢把握高质量发展主题，立足新发展阶段，贯彻新发展理念，融入新发展格局、推动高质量发展，主动服务国家重大战略全局，统筹推进"五位一体"总体布局，以成渝地区双城经济圈建设和"一干多支"发展战略为牵引，积极参与和融入"一带一路"建设、长江经济带发展等国家重大战略，充分发挥妇女在经济、政治、文化、社会、生态建设中的独特作用。我们必须坚持问题导向、目标导向、结果导向相统一，健全完善促进男女平等和妇女全面发展的制度机制，团结带领全省妇女在全面建设现代化四川新征程中展现新作为，创造新业绩，建功新时代，奋进新征程。

按照国务院《中国妇女发展纲要（2021—2030年）》的要求，依据宪法和民法典、妇女权益保障法等有关法律法规，参照联合国《消除对妇女一切形式歧视公约》和《2030年可持续发展议程》等国际公约和文件宗旨，结合我省经济社会发展总体目标，立足男女平等和妇女发展实际，制定本纲要。

一、指导思想、基本原则和总体目标

（一）指导思想

高举中国特色社会主义伟大旗帜，深入贯彻党的十九大和十九届历次全会精神，坚持以马克思列宁主义、毛泽东思想、邓小平理论、"三个代表"重要思想、科学发展观、习近平新时代中国特色社会主义思想为指导，深入落实习近平总书记对四川工作系列重要指示精神，坚定不移贯彻新发展理念，坚持以人民为中心的发展思想，坚持走中国特色社会主义妇女发展道路，贯彻落实男女平等基本国策，不断完善促进男女平等和妇女全面发展的制度机制，推动性别平等成为全社会共同遵循的行为规范和价值标准，充分发挥妇女在全面建设社会主义现代化国家中的"半边天"作用，保障妇女平等依法行使民主权利、平等参与经济社会发展、平等享有改革发展成果，推动妇女走在时代前列。

（二）基本原则

1. 坚持党的全面领导。坚持妇女发展事业的正确政治方向，贯彻落实党中央和省委关于妇女事业发展的决策部署，切实把党的领导贯穿到妇女事业发展的全过程和各方面。

2. 坚持妇女事业与经济社会同步协调发展。将促进妇女全面发展目标任务纳入全省经济社会发展总体规划，纳入专项规划，纳入民生实事项目，同部署、同落实，让经济社会发展成果更多更公平惠及广大妇女。

3. 坚持男女两性平等发展。贯彻落实男女平等基本国策，在出台法规、制定政策、编制规划、部署工作时充分考虑两性的现实差异和妇女的特殊利益，营造更加平等、包容、可持续的发展环境，缩小男女两性发展差距。

4. 坚持促进妇女全面发展。统筹兼顾妇女在政治、经济、文化、社会和家庭生活各方面的发展利益，努力解决妇女发展的重点难点问题和"急难愁盼"问题，统筹推进城乡、区域、群体之间妇女的均衡发展，协调推进妇女在各领域的全面发展。

5. 坚持共建共治共享。在统筹推进"五位一体"总体布局、协调推进"四个全面"战略布局中充分发挥妇女的重要作用，促进妇女积极投身高质量发展，踊跃参与国家治理体系和治理能力现代化进程，共享经济社会发展成果。

（三）总体目标

男女平等基本国策得到深入贯彻落实，促进男女平等和妇女全面发展的制度机制创新完善。妇女平等享有全方位全生命周期健康服务，健康水平持续提升。妇女平等享有受教育权利，素质能力持续提高。妇女平等享有经济权益，经济地位稳步提升。妇女平等享有政治权利，参与国家和经济文化社会事务管理的水平逐步提高。妇女平等享有多层次可持续的社会保障，待遇水平稳步提高。支持家庭发展的法规政策体系更加完善，社会主义家庭文明新风尚广泛弘扬。男女平等理念更加深入人心，妇女发展环境更为优化。法治体系更加健全，妇女合法权益得到切实保障。妇女的获得感、幸福感、安全感显著提升。展望2035年，与国家基本实现社会主义现代化相适应，男女平等、妇女全面发展和全体人民共同富裕取得更为明显的实质性进展，藏羌彝等民族地区妇女生存发展得到更好改善，全省妇女更好地担负起新时代赋予的光荣使命，为实现中华民族伟大复兴的中国梦做出更大贡献。

二、发展领域、主要目标和策略措施

（一）妇女与健康

主要目标：

1. 妇女全生命周期享有良好的卫生健康服务，妇女人均预期寿命延长，人均健康预期寿命提高。

2. 孕产妇死亡率下降到12/10万以下，城乡、区域差距缩小。

3. 妇女宫颈癌和乳腺癌防治意识明显提高。宫颈癌、乳腺癌综合防治能力不断增强。适龄妇女宫颈癌人群筛查率达到70%以上，乳腺癌人群筛查率逐步提高。

4. 生殖健康和优生优育知识全面普及，促进健康孕育，减少非意愿妊娠。

5. 减少艾滋病、梅毒和乙肝母婴传播，艾滋病母婴传播率下降到2%以下。

6. 妇女心理健康素养水平不断提升。妇女焦虑障碍、抑郁症患病率上升趋势减缓。

7. 普及健康知识，提高妇女健康素养水平。

8. 改善妇女营养状况。预防和减少孕产妇贫血。

9. 提高妇女经常参加体育锻炼的人数比例，提高妇女体质测定标准合格比例。

10. 健全妇幼健康服务体系，提升妇幼健康服务能力，妇女健康水平不断提高。

策略措施：

1. 完善保障妇女健康的制度机制。全面推进健康四川建设，把保障全省人民健康摆在优先发展的战略位置，深入推动健康四川专项行动、妇幼健康促进行动，保障妇女健康。贯彻落实妇女健康相关法律法规，加强执法监督。健全政府主导、部门协同、社会参与、行业监管、科技支撑的妇女健康保障工作机制。深入推进医疗、医保、医药联动改革，统筹改革监管体制，保障妇女获得高质量、有效率、可负担的医疗和保健服务。多渠道支持妇女健康事业发展。将妇女健康管理与服务纳入本地区国民经济和社会发展规划，提供必要的政策保障。加大对妇女健康事业的财政投入，尤其是对农村地区、民族地区及欠发达地区的投入力度。完善公共卫生应急管理体系，关注妇女的特殊需求。

2．加强妇幼健康服务体系建设。健全以妇幼保健机构为核心、以基层医疗卫生机构为基础、以大中型医院和科研机构为支撑的妇幼健康服务网络，提升妇幼健康服务供给能力和水平。省、市、县级充分利用现有资源，加强政府举办、标准化的妇幼保健机构建设，全面开展妇幼保健机构绩效考核，强化考核结果应用，保障妇女儿童享有高质量的医疗保健服务。各级妇幼保健机构应具备与其职责任务相适应的基础设施、基本设备和服务能力。省、市、县级依托现有医疗机构，全面加强各级危重孕产妇救治中心建设，强化危重产妇救治保障。强化县、乡、村三级妇幼卫生服务网络建设，完善基层网底和转诊网络。加强复合型妇幼健康人才和产科、助产等岗位急需紧缺人才的培养使用。重点支持农村地区、民族地区妇幼健康事业发展。

3．建立完善妇女全生命周期的健康管理模式。针对青春期、孕产期、育龄期、更年期和老年期妇女的健康需求，提供全方位健康管理服务。坚持保健与临床结合，预防为主、关口前移，发挥多学科协作优势，积极发挥中医药在妇幼保健和疾病防治中的作用。鼓励有条件的妇幼保健机构扩展强化产科、儿科等服务功能，在辖区妇幼健康服务体系中发挥骨干作用。为妇女提供宣传教育、咨询指导、筛查评估、综合干预和应急救治等全方位的卫生健康服务，提高妇女健康水平和人均预期寿命。加强行业监管，促进妇幼健康新兴业态规范发展。

4．保障孕产妇安全分娩。提倡科学备孕和适龄怀孕，保持适宜生育间隔，合理控制剖宫产率。加强医疗机构产科规范化建设，完善医疗机构产科质量规范化管理体系，提高产科服务质量。提供生育全程基本医疗保健服务，将孕产妇健康管理纳入基本公共卫生服务范围，孕产妇系统管理率达到90%以上。加强对流动孕产妇的管理服务。为低收入孕产妇住院分娩和危重孕产妇救治提供必要救助。持续推进高龄高危孕产妇等重点人群的分类管理和服务。全面落实妊娠风险筛查评估、高危专案管理、危急重症救治、孕产妇死亡个案报告和约谈通报制度。有效运行危重孕产妇救治网络，提高危急重症救治能力。

5．完善宫颈癌和乳腺癌综合防治体系和救助政策。提高妇女宫颈癌和乳腺癌防治意识和能力，宫颈癌和乳腺癌防治知识知晓率达到90%以上。倡导健康生活习惯和生活方式，降低患病率。推进适龄妇女人乳头瘤病毒疫苗接种试点工作。落实基本公共卫生服务中农村妇女宫颈癌和乳腺癌检查项目，促进70%的妇女在35—45岁接受高效宫颈癌筛查。建立多部门联动机制，督促用人单位落实女职工保健工作规定，定期进行女职工宫颈癌和乳腺癌筛查，提高人群筛查率。加大财政投入，完善宫颈癌和乳腺癌筛查补助制度，建立保障长效机制，逐步扩大人群筛查覆盖面。加强宫颈癌和乳腺癌筛查和诊断技术的创新应用，提高筛查和服务能力，加强监测评估。强化筛查和后续诊治服务的衔接，加强对宫颈癌和乳腺癌患病困难妇女的救助，促进早诊早治，宫颈癌患者治疗率达到90%以上。鼓励医疗机构和科研院所加强对宫颈癌和乳腺癌防治技术和方法的研究与攻关，支持相关防治药物和医疗技术的研发和临床试验。

6. 提高妇女生殖健康水平。普及生殖道感染、性传播疾病等疾病防控知识。在学校教育不同阶段以多种形式开展科学、实用的健康教育，促进学生掌握生殖健康知识，提高自我保护能力。将生殖健康服务融入妇女健康管理全过程，提供规范的青春期、孕产期、更年期和老年期妇女生殖健康服务，针对性地解决妇女特殊生理期的健康问题。增强男女两性性道德、性健康、性安全意识，倡导共担避孕责任。提高两性科学选择避孕方式的能力，保障妇女享有避孕节育知情自主选择权。落实基本避孕服务项目，加强产后和流产后避孕节育服务，提高服务可及性，预防非意愿妊娠。推进婚前医学检查、孕前优生健康检查、增补叶酸等婚前孕前保健服务更加公平可及。减少非医学需要的人工流产。加强对女性健康安全用品产品的质量保障。规范不孕症诊疗服务。规范人类辅助生殖技术应用。

7. 加强艾滋病、梅毒、乙肝母婴传播防治。全面落实预防艾滋病、梅毒和乙肝母婴传播综合干预措施。提高孕早期检测率，孕产妇艾滋病、梅毒和乙肝检测率达到98%以上，艾滋病、梅毒孕产妇感染者治疗率达到95%以上。加大艾滋病防控力度，加强艾滋病防治知识和相关政策的宣传教育，提高妇女的防范意识和能力，开展多种形式的健康教育和宣传活动，增强妇女自身"健康第一责任人"意识，促进健康行为。加强对妇女感染者特别是流动和欠发达地区妇女感染者的医疗服务，提高随访率。多形式为孕产妇感染者及其家庭提供健康咨询、心理和社会支持等服务。

8. 促进妇女心理健康。加强心理健康相关知识宣传，根据需要开展心理咨询、评估和指导，促进妇女掌握基本的心理调适方法，预防抑郁和焦虑等心理问题。鼓励开展妇女心理咨询、辅导和干预活动，建立覆盖城乡、功能完善的心理咨询服务网络，畅通妇女获得心理健康服务的渠道。在心理健康和精神卫生服务体系建设中，重点关注青春期、孕产期、更年期和老年期妇女的心理健康。强化心理咨询和治疗技术在妇女保健和疾病防治中的应用。加大应用型心理健康和社会工作人员培养力度，促进医疗机构、心理健康和社会工作服务机构提供规范诊疗、咨询和社会工作等服务。鼓励社区为有需要的妇女提供心理健康服务支持。

9. 提升妇女健康素养。实施妇女健康知识普及行动，加大妇女健康知识普及力度，建立完善健康科普专家库和资源库。持续深入开展健康科普宣传教育，利用网络平台及新型媒体普及妇女健康知识，规范发布妇女健康信息，提高妇女对健康知识、健康技能和健康行为的获取能力。持续深入开展各类妇女公共卫生服务项目，加强妇女健康指导和干预，引导妇女树立科学的健康理念，学习健康知识，掌握身心健康、预防疾病、科学就医、合理用药等知识技能。提高妇女参与传染病防控、应急避险的意识和能力。面向妇女开展控制烟草危害、拒绝酗酒、远离毒品的宣传教育。促进妇女积极投身爱国卫生运动，养成文明健康生活方式。

10. 提高妇女营养水平。持续开展营养健康科普宣传教育，因地制宜开展营养和膳食指导，提高妇女对营养标签的知晓率，促进妇女学习掌握营养知识，均衡饮食、吃动平衡，预防控制营养不良和肥胖。面向不同年龄阶段妇女群体开发个性化的营养健康信息和产品，提供有针对性的营养提升服务。开展孕产妇营养监测和定期评估，预防和减少孕产妇缺铁性贫血。以家庭为单位，对农村地区、民族地区妇女实施营养干预，倡导合理膳食。预防控制老年妇女低体重和贫血。

11. 引导妇女积极参与全民健身行动。健全全民健身公共服务体系，完善县、乡、村三级全民健身设施网络和城市社区15分钟健身圈。充分利用健身场地设施，组织开展形式多样的全民健身活动，推动形成遍布城乡、规范有序、富有活力的社会化全民健身组织网络。引导妇女有效利用全民健身场地设施，积极参与全民健身赛事活动，加入各类健身组织。加强对妇女健身活动的组织和指导，普及科学健身知识和健身方法。提倡机关、企事业单位开展工间操。鼓励支持工会组织、社区开展妇女健身活动，不断提高妇女的体育活动意识，培养运动习惯。

12. 逐步改善民族地区孕产妇生育环境，加大民族地区州县两级医院产科、妇幼保健机构建设，合理配置医护人员及床位，加大产科人才引进力度。全面加强州县医院危重孕产妇救治中心建设，强化危重产妇救治保障。

13. 强化妇女健康服务的科技支撑。推进"互联网+妇幼健康"，促进大数据、云计算、人工智能、计算机仿真技术等新技术在妇女健康领域的创新应用。实施妇女人群健康管理和健康风险预警。促进信息技术在妇女健康领域专科医联体建设中的应用，加强医疗机构间的协作，促进分级诊疗和上下联动。促进妇女身心健康领域的科学研究和成果转化。

（二）妇女与教育

主要目标：

1. 加强思想政治教育，增进妇女对习近平新时代中国特色社会主义思想的政治认同、思想认同、情感认同，引领妇女做伟大事业的建设者、文明风尚的倡导者、敢于追梦的奋斗者。

2. 教育工作全面贯彻男女平等基本国策。

3. 大中小学性别平等教育全面推进，教师和学生的男女平等意识明显增强。

4. 女童平等接受义务教育，九年义务教育巩固率达到96%以上。

5. 女性平等接受高中阶段教育，高中阶段毛入学率达到并保持在95%以上。

6. 女性接受职业教育的水平逐步提高。

7. 高校在校生中男女比例保持均衡，高等教育学科专业的性别结构逐步趋于平衡。

8. 大力培养女性科技人才。男女两性科学素质水平差距不断缩小。

9. 促进女性树立终身学习意识，女性接受终身教育水平不断提高。

10. 基本消除女性青壮年文盲。女性平均受教育年限不断提高。

策略措施：

1. 面向妇女广泛开展思想政治教育。深入开展习近平新时代中国特色社会主义思想学习教育，加强党史、新中国史、改革开放史、社会主义发展史教育，加强爱国主义、集体主义、社会主义教育，促进妇女更加坚定理想信念，不断厚植爱国情怀，把个人理想追求融入党和国家事业大局，为全面建设社会主义现代化国家贡献力量。深化民族团结进步教育，铸牢中华民族共同体意识。充分发挥学校教育主阵地作用，将思想价值引领贯穿于教育教学及其管理全过程和校园生活各方面，融入学校党组织、共青团、少先队各类主题教育和实践活动。充分发挥爱国主义教育基地和国防教育基地的思想政治教育作用。

2. 将贯彻落实男女平等基本国策体现在教育工作全过程。增强教育工作者自觉贯彻男女平等基本国策的主动性和能动性。将男女平等基本国策落实到教育法规政策和规划制定、修订、执行和评估中，落实到各级各类教育内容、教学过程、学校管理中。加强对教材编制、课程设置、教学过程的性别平等评估。在师范类院校课程设置和教学、各级各类师资培训中加入性别平等内容。

3. 推动各级各类学校广泛开展性别平等教育。适时出台性别平等教育工作指导意见。因地制宜开发性别平等课程，大力推进性别平等教育进课堂。加强专题师资培训，增强教师的性别平等意识。鼓励开设性别平等主题课、融合课和实践课，促进性别平等教育融入学校的校园文化、社团活动和社会实践活动。推动构建学校教育、家庭教育、社会教育相结合的性别平等教育模式，加强对家庭教育的指导，增强家长的性别平等意识。

4. 保障女童平等接受义务教育的权利和机会。深化教育教学改革，加快城乡义务教育一体化发展，均衡配置教育资源，确保女童平等接受公平优质的义务教育。健全精准控辍保学长效机制，加强分类指导，督促法定监护人依法保障女童接受义务教育，切实解决义务教育女童失学辍学问题。保障欠发达地区女童、留守女童、农业转移人口随迁子女以及残疾女童的受教育权利和机会。支持学业困难女童完成义务教育，提高女童义务教育巩固率。健全县、乡、村、校4本适龄女童入学台账，用好四川省控辍保学动态管理信息系统，加强动态监测。保障民族地区学龄女童平等接受义务教育、普通高中教育的权利和机会。大力开展成年妇女扫盲行动，加大汉语普及覆盖面，消除成年妇女外出就业的语言障碍。

5. 提高女性接受普通高中教育的水平。保障女性特别是欠发达地区、农村低收入家庭和特殊困难家庭女性平等接受高中教育的权利和机会。鼓励普通高中多样化有特色发展，满足女性全面发展和个性化发展需求。支持普通高中与中等职业学校建立课程互选、学分互认、资源互通的培养模式，拓宽女性成长发展渠道。有针对性地开展学科选择和职业生涯规划指导，提高女性自主选择能力，破除性别因素对女性学业和职业发展的影响。

6. 促进女性接受高质量职业教育。完善学历教育与培训并重的现代职业教育体系，优化专业设置，提供多种学习方式，支持女性考取国家职业资格证书或国家职业技能等级证书，培养复合型技术技能女性人才和能工巧匠、大国工匠。鼓励职业院校面向高校女毕业生、女农民工、去产能分流女职工、退役女军人、退役女运动员、女下岗失业人员、女农民、女企业员工和基层女农技人员、基层幼儿女教师及"一村一幼"辅导员、基层医疗女卫生人员、残疾女性等重点人群开展学历教育、就业创业和职业技能培训。建立和完善民族地区中等、高等、成人职业教育体系。

7. 保障女性平等接受高等教育的权利和机会。严格控制招生过程中的特殊专业范围，强化监管，建立约谈、处罚机制。保持高等学校本科生中男女比例的均衡。采取激励措施，提高女性在科学、技术、工程、数学等学科学生中的比例，支持数理化生等基础学科基地和前沿科学中心建设，加强对基础学科拔尖女生的培养。

8. 大力提高女性科学素质。开展全民科学素质行动，利用现代信息化手段，加大面向女性的科学知识教育、传播与普及力度，不断提高女性信息通信技术能力和新媒体运用能力。开展女科学家进校园活动，发挥优秀女科技人才的榜样引领作用。引导中小学女学生参加校内外各类科普活动，培养科学兴趣、创新精神和实践能力。鼓励女大学生积极参与项目设计、社会实践、创新创业、科技竞赛等活动。深入实施农村妇女素质提升计划，支持农村妇女参与农业农村现代化建设，提高妇女参与乡村振兴的素质和能力。

9. 大力加强女性科技人才培养。推动建立多层次女性科技人才培养体系，培养具有国际竞争力的女性科技人才。义务教育阶段关注培养女生爱科学、学科学的兴趣和志向。引导高中阶段女生养成科学兴趣和钻研精神，支持有意愿的女生报考理工类院校。加大女性创新型、应用型人才的培养力度，鼓励女大学生参与科研项目，在实践中培养科学精神和创新能力。引导女性从事科学和技术相关工作，增加女性科技人才参与继续教育和专业培训的机会。支持女性科技人才承担省部级以上科技计划项目。对女性科技人才成长进步、施展才华给予政策支持，为孕哺期女性科技人才创造生育友好型工作环境。大力培育女性科技企业家，扎实开展"科技创新巾帼行动"，支持女性科技人才在科技创新中发挥更大作用。

10. 为女性终身学习提供支持。建立完善更加开放灵活的终身学习体系，完善注册学习、弹性学习及继续教育制度，拓宽学历教育渠道，满足女性多样化学习需求，关注因生育中断学业和职业女性的发展需求。建立健全四川省终身教育学分银行和学习成果认定制度，提供个人学习账户。扩大教育资源供给，为女性提供便捷的社区和在线教育资源，为进城务工女性、女性新市民、待业女性、农村农业女性、全职家庭女性、老年妇女等提供有针对性的职业技能培训和文化艺术、体育、卫生健康等培训。加快公共图书馆、中小学图书馆（室）、农家书屋、职工书屋、流动站点、公共阅报栏（屏）以及基层综合文化中心等全民阅读设施建设，促进全民阅读，构建书香社会。通过家长学校开展培训，提高妇女家庭建设能力和家庭教育水平。

11. 持续巩固女性青壮年扫盲成果，加大普通话推广力度。完善扫盲工作机制，建立扫盲对象信息库，加强动态监测。加强国家通用语言文字教育。根据不同残疾类别、残疾程度，有针对性地开展残疾妇女扫盲工作。消除女童辍学现象，通过集中补偿、随班就读、职业学校学技能等方式，帮助失学辍学女生复学入学，杜绝产生女性青壮年新文盲。普通话培训及各类职业培训向欠发达地区妇女和残疾妇女等群体倾斜。持续实施民族地区15年免费教育。对特殊困难家庭女生接受非义务教育给予资助。深化扫盲后的继续教育。提高女性平均受教育年限。

12. 加强女性学研究和人才培养。推动有条件的高校开设妇女研究及性别平等相关课程。培养具有跨学科知识基础和性别平等意识的专业人才。加大对妇女理论研究和社会性别理论研究的支持力度，支持女性或性别研究智库建设，加强跨学科研究，提高国家社科基金项目等重大研究项目中妇女或性别研究相关选题的推荐比例，增加四川省哲学社会科学项目中妇女或性别研究相关选题的立项数量。

13. 构建平等尊重和安全友善的校园环境、家庭环境和社会环境。促进建立相互尊重、平等和睦的师生关系、同学关系，在学校设置生命教育、心理健康教育、安全教育和防性侵、防性骚扰、防欺凌的相关课程，提高学生的自我保护意识和能力。建立相互尊重、平等和睦的代际关系、亲子关系和婚姻关系，共同促进儿童德智体美劳全面发展。关爱离异女性、单身母亲、失独女性，提供情感支持、心理疏导、生活帮扶和职业指导。加大对留守女童、特殊家庭女童的关心和保护力度，中小学、幼儿园和社区及时对虐待或性侵女童的事件进行干预并申请对女童的法律保护。中小学校建立完善预防性侵和欺凌未成年人工作机制，高等学校建立完善预防性侵和性骚扰工作机制，加强日常管理、预防排查、投诉受理和调查处置。加强师德师风建设，履行查询法定义务，对不符合条件的教职人员进行处置。建立健全涉性侵违法犯罪入职查询和从业限制制度，对不符合条件的人员不得录用。

（三）妇女与经济

主要目标：

1. 鼓励支持妇女为推动经济高质量发展贡献力量，妇女平等参与经济发展的权利和机会得到保障。

2. 促进平等就业，消除就业性别歧视。就业人员中的女性比例保持在45%左右。促进女大学生充分就业。提高残疾女性就业比例。

3. 优化女性就业结构，拓宽女性就业渠道。城镇单位就业人员中的女性比例达到40%左右。

4. 促进女性人才发展。技能劳动者中女性比例提高，高级专业技术人员中的女性比例达到40%。促进女性劳动者提升职业技能水平，技能劳动者中取得职业资格证书的女性比例达到40%左右。

5. 保障妇女获得公平的劳动报酬，男女收入差距明显缩小。

6. 保障女性从业人员劳动安全和健康。优化和更新女职工劳动保护措施。女职工职业病发病率明显降低。加强劳动合同的签订、履行的监督管理工作，维护女职工合法权益。

7. 保障农村妇女平等享有土地承包经营权、宅基地使用权等权益，平等享有集体经济组织收益分配、土地征收或征用安置补偿权益。

8. 巩固拓展脱贫攻坚成果，保障女性平等享有资本、信贷、信息、技术等方面的资源配置和有效服务的权利，增强农村低收入妇女群体的可持续发展能力。

9. 妇女在实施乡村振兴战略中的作用充分发挥。

策略措施：

1. 加大妇女平等参与经济发展的保障力度。完善落实保障妇女平等获得经济资源、参与经济建设、享有经济发展成果的法律法规政策。制定实施支持女性科技人才在创新发展中发挥更大作用的政策措施。创新制度机制，保障妇女在就业创业、职业发展、劳动报酬、职业健康与安全、职业退出、技能培训、职业重建、土地等方面的权益，保障新业态从业人员劳动权益，为妇女充分参与经济高质量发展、现代产业体系建设创造有利条件。

2. 加大消除就业性别歧视工作力度。全面落实消除就业性别歧视的法律法规政策，创造性别平等的就业机制和市场环境。用人单位招用人员，不得以性别为由拒绝录用妇女或者提高对妇女的录用标准。依法禁止劳动合同中规定限制女职工结婚、生育的内容。督促用人单位严格执行相关法律法规，加强就业性别歧视自查自纠。发挥劳动保障法律监督作用，加强劳动保障监察执法力度，对涉嫌就业性别歧视的用人单位进行联合约谈，依法警戒惩处。畅通就业性别歧视投诉和处置渠道。依法受理涉及就业性别歧视的诉讼。发挥行业协会、商会协调监督作用，提高行业自律意识。党政机关、国有企事业单位在招录（聘）人员、晋职晋级、评定专业技术职称等方面发挥男女平等的示范引领作用。建立健全分性别就业指标体系和监测体系。

3. 促进妇女就业创业。把握新形势下妇女就业创业的新机遇，加大对妇女就业创业的培训力度，营造妇女就业创业良好环境，依托促进就业重点工程，提升妇女就业创业能力。健全公共就业服务体系，深化就业服务专项活动，促进妇女就业的人岗对接。促进经济发展与妇女就业良性互动。结合我省产业转型发展战略，逐步实现女性就业结构与产业结构同步优化。充分发挥现代服务业和新就业形态吸纳妇女就业的功能，支持妇女参与新业态新模式从业人员技能培训。加大帮扶力度，多渠道帮助就业困难妇女实现就业。重视民族特色产业发展，扶持民族传统手工艺品产业发展，提高组织化程度，促进各族妇女就地就近就业。支持女性科研人员投身科技创业。发展农村电子商务，鼓励外出务工妇女返乡创业，支持有意愿的妇女下乡创业。创新金融、保险产品和服务模式，拓宽妇女创业融资渠道。

4. 促进女大学生就业创业。统筹推进女大学生就业，加强职业生涯规划指导服务，引导女大学生树立正确的择业就业观，提升就业能力。坚持就业优先战略和积极就业政策，实现女大学生更高质量和更充分就业。引导用人单位转变观念，自觉承担社会责任，积极吸纳女大学生就业。完善落实就业创业支持政策，高校和属地政府提供不断线的就业创业服务，拓宽女大学生市场化社会化就业渠道。鼓励女大学生到基层、中小微企业和新经济领域就业。鼓励社会力量、民间资本参与投资、建设和运营，为女大学生提供更多开放便捷的创业创新服务平台。推广女大学生创业导师制，开展女大学生创新创业大赛，支持女大学生创业。对有就业意愿的离校未就业女毕业生实施就业帮扶。

5. 改善妇女就业结构。完善终身职业技能培训制度，提升妇女职业技能水平，大力培育知识型、技能型、创新型女性劳动者。不断提高妇女在高新技术产业、战略性新兴产业和现代服务业从业人员中的比例，促进妇女高质量就业。逐步消除职业性别隔离，提高城镇单位就业人员中的女性比例。扩大农村妇女转移就业规模，缩小男女转移就业差距。

6. 加强女性专业技术和技能人才队伍建设。制定政策、强化制度保障，支持女性科技人才承担科技计划项目、参与科技决策咨询、拓展科研学术网络，提升国内、国际影响力和活跃度，完善女性科技人才评价激励机制，培养造就高层次女性科技人才。实施科技创新巾帼行动，依托产学研基地和综合性科技中心、重点实验室、重大科研项目和科技评审专家库，聚集、培养女性专业技术人才。搭建平台、提供服务，激励女性科技人才、技术技能人才立足岗位锐意创新。加强对女性科技人才领导力的培训，加强专业技术人员、技能人才和后备人才专业知识、科研管理、创新创业等的培训。加强典型培养宣传，发挥榜样引领作用。完善女性专业技术和技能人才统计制度，监测女性科技人才成长状况和女性人才队伍建设状况。

7. 缩小男女两性收入差距。深入开展男女平等基本国策宣传教育，营造良好的舆论氛围和社会环境。全面落实男女同工同酬，在享受福利待遇方面实现男女平等，保障收入公平。促进女性对知识、技术、管理、数据等生产要素的掌握和应用，提高女性职业竞争力。督促用人单位制定实施男女平等的人力资源制度，畅通女性职业发展和职务职级晋升通道。探索开展薪酬调查，加强分性别收入统计，动态掌握各行业、各领域男女两性收入状况。

8. 改善女职工劳动安全和健康状况。广泛开展劳动安全和健康宣传教育，加大《女职工劳动保护特别规定》宣传执行力度，提高用人单位和女职工的劳动保护和安全生产意识。进一步明确女职工职业健康和安全生产监督管理范围，加强对用人单位女职工劳动保护的劳动保障监察以及劳动安全和职业健康监督。督促用人单位加强对女职工经期、孕期、哺乳期的特殊保护和落实产假制度。督促用人单位加强职业病防治工作，加强职业防护、职业健康监督保护，保障女职工在工作中免受有毒有害物质和危险生产工艺的危害，降低女职工职业病发病率。

9. 保障女职工劳动权益。督促用人单位规范用工行为，依法与女职工签订劳动合同，提高女职工特殊权益保护专项集体合同签订率。加强劳动保障法律监督。推动将职场性骚扰纳入劳动监察范围，督促并指导用人单位建立预防和制止性骚扰工作机制，完善相关执法措施。加强劳动用工领域信用建设，加大对侵犯女职工劳动权益行为的失信惩戒力度。健全劳动仲裁、诉讼绿色通道，完善用人单位关于女职工特殊权益保护的集体协商制度。完善女职工特殊权益保护机制，畅通女职工经期、孕期、产期、哺乳期维权通道。推动有条件的劳动人事争议仲裁机构设立女职工维权仲裁庭，依法处理女职工劳动争议案件。重视外来务工女性、公益性岗位就业女性和残疾就业女性利益诉求，完善女性就业保障措施。

10. 为女性孕哺期和生育后的职业发展创造有利条件。贯彻落实国家男女平等基本国策和人口生育政策，完善相关法规政策，提高生育保障水平。禁止用人单位因女职工怀孕、生育、哺乳而降低工资、恶意调岗、予以辞退、解除劳动（聘用）合同，监督落实生育奖励假期间的工资待遇。为因生育中断就业的女性提供再就业培训公共服务。将生育友好作为用人单位承担社会责任的重要方面，鼓励用人单位制定有利于职工平衡工作和家庭关系的措施，依法协商确定有利于照顾婴幼儿的灵活休假和弹性工作方式。优化考核评价、岗位聘用等环节政策，为孕哺期女性营造良好工作环境，为女性生育后回归岗位或再就业提供支持。高校、研究机构等用人单位探索设立女性科研人员生育后科研回归基金。推动用人单位、公共场所根据女职工需要建立女职工哺乳室、孕妇休息室等设施。增加优质普惠托育服务供给，支持有条件的用人单位为职工提供福利性托育托管服务。提高社区公共服务水平，积极发展家庭服务业，依托社区婴幼儿照护服务设施，促进婴幼儿照护服务发展，健全幼儿和中小学生托管机制，加强女性生育后职业发展保障。

11. 保障农村妇女平等享有各项经济权益。在农村土地承包工作中，依法落实农村妇女权益，巩固农村妇女经济角色。在宅基地使用权确权登记颁证工作中保障农村妇女权益，确保应登尽登。建立健全农村集体资产管理制度，规范农村集体经济组织成员身份确认办法，完善征地安置补偿分配等农村土地收益分配机制，指导依法依规制定村规民约，保护农村妇女参与集体福利分红、参与征收地补偿利益分配并获得相应安置利益的权利。保障妇女在农村集体经济组织资产股权量化、征收补偿、权益流转和继承等各环节，作为农村集体经济组织成员和家庭成员平等享有知情权、参与决策权和收益权。保障出嫁女、离异妇女、进城落户女农民的经济权益。畅通经济权益受侵害农村妇女的维权渠道。

12．支持脱贫妇女稳定增加收入。建立农村低收入人口和欠发达地区帮扶机制。建立健全防止返贫监测和帮扶机制。突出乡土文化和地域民族特色，充分发挥妇联在稳定脱贫妇女收入中的重要作用，扶持发展适合城乡低收入女性自主发展的手工编织、农村电商等特色产业项目。通过致富带头人培育和以工代赈等方式，支持农村女性就地就近就业，实现增收致富。

13．支持妇女在乡村全面振兴中发挥作用。支持妇女参与农村一二三产业融合发展和农业农村现代化建设。大力开展现代农业示范基地、特色优质农产品基地和生态种养业园区建设，推进电子商务进农村，推进乡镇服务业发展，深入实施乡村振兴巾帼行动。推动乡村产业振兴，培养高素质女农民，组织动员农村妇女积极参加各类培训，鼓励乡村振兴巾帼人才积极参与职业技能评定，支持女性科技人才服务乡村振兴，推动农村妇女人力资源向农村巾帼人才资源转变。引导女农民争做乡村工匠、文化能人、手工艺人、农技协领办人和新型农业管理经营能手。搭建平台，整合资源，做强品牌，培树典型，鼓励支持农村妇女创办领办新型农业经营主体和社会化服务组织。推进乡村文化振兴，鼓励农村妇女深入挖掘、继承创新优秀传统乡土文化，引导农村妇女在培育文明乡风、良好家风、淳朴民风中发挥独特作用。引导广大农村家庭传承优良家风，实施科学家教，培育新时代家庭观念，养成文明健康生活方式，提高乡村社会文明程度，建设美丽乡村。推进乡村组织振兴，坚持党建带妇建，夯实妇联乡村振兴基层基础，建设充满活力的妇联工作队伍，推动妇联组织有效嵌入乡村治理体系，发挥引领服务联系妇女的作用。加大农村妇女维权服务。发挥乡村妇女议事会作用，引导广大农村妇女有序参与涉及妇女儿童民生热点、急难愁盼问题的基层民主自治，积极参与乡村事务管理。

（四）妇女参与决策和管理

主要目标：

1．保障妇女参与社会主义民主政治建设和社会治理，为妇女参政提供新机遇，提高妇女参与国家和经济文化社会事务管理水平。

2．中国共产党女党员保持合理比例。省、市、县、乡镇（街道）党代会中女党员代表比例一般不少于本地区党员总数中女性比例。

3．省、市、县、乡镇（街道）人大代表和常委中的女性比例逐步提高。省、市、县、乡镇（街道）政协委员和常委中的女性比例逐步提高。

4．市、县地方政府领导班子中的女干部比例逐步提高，担任正职的女干部占同级正职干部的比例逐步提高。

5．省、市、县政府工作部门领导班子中女干部比例逐步提高，担任正职的女干部占同级正职干部的比例逐步提高。

6．各级各类事业单位领导班子成员中的女性比例逐步提高。

7．企业董事会、监事会成员及管理层中的女性比例逐步提高。企事业单位职工代表大会中女性比例与女职工比例相适应。

8．村党组织成员、村党组织书记中女性比例逐步提高。村委会成员中女性比例达到

30%以上，村委会主任中女性比例逐步提高。

9. 社区党组织成员、社区党组织书记中女性比例逐步提高。社区居委会成员中女性比例保持在50%左右，社区居委会主任中女性比例达到40%以上。

10. 鼓励支持女性参加社会组织、担任社会组织负责人。

策略措施：

1. 加大妇女参与决策和管理的支持力度。充分发挥妇女参与国家和社会事务管理的重要作用，破除制约妇女参与决策和管理的障碍，促进妇女参与决策和管理水平与妇女地位作用相适应。加大培训力度，提高各级领导干部贯彻落实男女平等基本国策的意识，把推动妇女参政纳入全面推进社会主义现代化四川建设重要议程，提出目标举措。采取有效措施，提升各级党委、人大、政府、政协、党政工作部门以及企事业单位、基层群众自治组织和社会组织中的女性比例。完善家庭发展支持体系，破解影响妇女参与决策和管理的家庭压力，帮助妇女处理好家庭和工作的关系，做对社会有责任、对家庭有贡献的新时代女性。

2. 提高妇女参与社会事务和民主管理的意识和能力。开展女性领导干部政治素质和领导能力培训。鼓励高等院校开设领导力相关课程，培养年轻女性的政治素养及参与决策和管理的意识。加大基层妇女骨干培训力度，提高妇女在自治、法治、德治中的参与意识和能力，鼓励妇女积极参与村（居）民议事会、理事会等自治组织，推进城乡社区妇女议事会实现全覆盖并有效运行，发挥妇女在城乡基层治理中的积极作用。推动建立妇女网上议事平台，加强妇女数字化人才教育，提升妇女参与网络治理的能力和水平，引导妇女积极、有序参与基层民主管理和基层民主协商。

3. 重视发展中国共产党女党员。面向妇女深入开展思想政治工作，扩大党的妇女群众基础，培养对党的感情，深化对党的认识，拥护党的主张，激发妇女入党的政治意愿。加强对入党积极分子的培养教育。注重从各行各业青年女性中发展党员。在党代表候选人酝酿过程中，充分关注政治过硬、作风优良、敢于担当、实绩突出的优秀妇女，确保党代会代表中女党员代表保持合理比例。

4. 提高人大女代表、政协女委员比例。落实人大代表选举规则和程序，在选区划分、代表名额分配、候选人推荐、选举等环节，保障妇女享有平等权利和机会。重视从基层、生产一线推荐人大代表女性候选人，候选人中应当有适当数量的妇女代表，并逐步提高妇女代表的比例。提名推荐、协商确定政协委员建议名单时，保障提名一定比例的妇女。充分发挥人大女代表、政协女委员在发展社会主义民主政治和男女平等事业中的积极作用。

5. 加大培养选拔女干部工作力度。培养忠诚干净担当的高素质专业化女干部，促进女干部不断增强学习本领、政治领导本领、改革创新本领、科学发展本领、依法执政本领、群众工作本领、狠抓落实本领、驾驭风险本领。优化女干部成长路径，注重日常培养和战略培养，为女干部参加教育培训、交流任职、多岗锻炼、实践锻炼创造条件和机会。注重从基层、生产一线培养选拔女干部，注重选拔女干部到重要部门、关键岗位担任领导职务。注重保持优秀年轻干部队伍中女干部的合理比例。落实女干部选拔配备的目标任务，在保证质量的前提下实现应配尽配，届中调整保障女干部参选机会平等、参选比例不降低。健全干部选拔任用、考核评价、管理监督和激励保障机制，保障妇女在干部录用、选拔、任（聘）用、晋升、退休各环节不因性别受到歧视。

6. 推动妇女积极参与事业单位决策管理。培养选拔优秀女性专业技术人员进入决策管理层。重视在卫生、教育、文化等女性集中的行业提高决策管理层中的女性比例，鼓励妇女积极参与本单位党建和群团组织建设，促进事业单位职工代表大会中的女代表比例与女职工比例相适应，畅通女职工参与决策和管理的渠道。在深化事业单位改革进程中，坚持民主、公开、竞争、择优方针，确保妇女在岗位晋升、职员晋级、职称评聘等方面享有平等的权利和机会。

7. 推动妇女广泛参与企业决策管理。将女干部选拔配备纳入国有企业领导班子和干部队伍建设规划，加大培养、选拔、使用力度。在深化企业人事制度改革进程中，采用组织推荐、公开招聘、民主推荐等方式，促进优秀妇女进入企业董事会、监事会和管理层。搭建女职工参与民主管理平台，完善企业民主管理制度，促进企业职工代表大会中女职工代表与企业女职工比例相适应，支持女职工通过职工代表大会等形式参与企业民主决策、民主管理和民主监督，不断提高女职工参与企业民主决策和民主管理的意识和能力。企业制定相关规章制度，对涉及女职工权益的事项，听取工会女职工委员会的意见，依法经职工代表大会审议通过。鼓励企业尤其国有企业、上市公司提高女性董事比例，发挥妇联、商会、女企业家协会等相关组织的联动作用，带动部分企业先行先试，为四川经济高质量发展发挥积极作用。

8. 推动妇女有序参与城乡基层社会治理。注重从致富女能手、经商务工女性、乡村女教师女医生、女社会工作者、女大学生村官、女退休干部职工等群体中培养选拔村（社区）干部。建立村（居）、社区女性人才库，加强对入库妇女人才的跟踪考察、动态管理和培养锻炼。在村（社区）"两委"换届工作中，通过提名确定女性候选人、女性委员专职专选、女性成员缺位增补等措施，提高村（居）委会成员、村（居）委会主任中的女性比例。组织妇女参与村规民约、居民公约的制定修改，开展协商议事活动。促进新社会阶层、社会工作者和志愿者中的女性积极参与社会治理。提高妇女在人民调解委员会等纠纷解决组织中的比例，发挥妇女在婚姻家庭等纠纷解决中的独特作用。

9. 支持引导妇女参与社会组织。优化社会组织发展的制度环境，加大以女性为成员主体或以女性为主要从业人员的社会组织的培育力度，加强支持和指导服务，促进其健康有序发展并积极参与社会组织协商。鼓励支持更多女性成为社会组织成员或从业人员，加强社会组织女性专业人才和管理人才的培养，注重发现培养社会组织女性负责人。

10. 发挥妇联组织在推进国家治理体系和治理能力现代化进程中的作用。支持妇联组织履行代表妇女参与管理国家事务、经济文化事业和社会事务的职责，强化妇联组织参与民主决策、民主管理、民主监督，参与制定有关法律、法规、规章和政策，参与社会治理和公共服务的制度保障。在推进性别平等地方立法，制定有关促进男女平等和保障妇女合法权益的法律法规政策以及选拔培养女干部工作中，充分听取妇联组织意见和建议。积极培养、推荐女干部和女性人才，提高参与国家治理的能力和水平。

（五）妇女与社会保障

主要目标：

1. 妇女平等享有社会保障权益，保障水平不断提高。完善覆盖全民、统筹城乡、公平统一、可持续的多层次社会保障体系。

2. 完善生育保障制度，妇女生育保障水平稳步提高。提高生育保险参保率。

3. 完善医疗保障体系。妇女参加基本医疗保险实现制度全覆盖，参保率稳定在95%以上，待遇保障公平适度。

4. 完善养老保险体系。妇女参加基本养老保险实现制度全覆盖，参保率提高到95%，待遇水平稳步提高。

5. 完善失业保险和工伤保险制度。提高妇女失业保险和工伤保险的参保人数，落实相关保障待遇。

6. 健全分层分类社会救助体系。困难妇女的生活得到基本保障。

7. 妇女福利待遇水平持续提高，重点向老年妇女、残疾妇女、贫困孕产妇等群体倾斜。

8. 建立完善多层次养老服务和长期照护保障制度。保障老年妇女享有均等可及的基本养老服务，对失能妇女的照护服务水平不断提高。不断提高以社区为单位的养老服务覆盖率。

9. 加强对妇女的关爱服务，重点为有困难、有需求的妇女提供帮扶。

10. 提高家务劳动社会化程度，为妇女更好地平衡工作和家庭责任创造条件。

策略措施：

1. 完善惠及妇女群体的社会保障体系。在健全覆盖全民、统筹城乡、公平统一、可持续的多层次社会保障体系进程中，关切和保障妇女的特殊利益和需求。持续推动社会保险参保扩面，支持灵活就业女性参加相应的社会保险，实现应保尽保，缩小社会保障的性别差距。推动实现基本医疗保险、失业保险、工伤保险省级统筹，完善落实社会保险转移接续、异地就医结算制度。完善规范省级社会保险全民参保登记信息库，加强社会保障分性别统计、信息动态监测和管理。

2. 完善覆盖城乡妇女的生育保障制度。巩固提高生育保险覆盖率，完善生育保险生育医疗费用支付及生育津贴制度。妥善解决妇女在就业和领取失业金期间生育保障问题。提高生育保险与职工基本医疗保险合并实施成效。完善城乡居民生育医疗费用保障。进一步完善生育保险政策，稳步提高生育保险待遇。严格落实父母产假、哺乳假、育儿假等生育休假制度，健全假期用工成本分担机制。定期开展女职工生育权益保障专项督查。识别生育保障需求变化，落实生育登记制度，做好生育咨询指导，完善城乡居民生育医疗费用保障，建立生育保障水平动态调整机制，推动生育保障水平适度发展。

3. 不断提高妇女医疗保障水平。推动女职工和城乡女性居民持续参加基本医疗保险，满足妇女基本医疗保障需求。加强覆盖全民、城乡统筹、权责清晰、保障适度、可持续的多层次医疗保障体系建设。强化发挥基本医保、大病保险、医疗救助三重制度综合保障，促进多层次医疗保障互补衔接，做好符合条件的低收入妇女医疗救助，提高重特大疾病医疗保障水平。推进建立女职工医疗互助大病保险，发展宫颈癌、乳腺癌等重大疾病商业保险。完善女性职工基本医疗保险门诊共济保障机制，扩大异地就医结算范围，消除异地就医报销水平差异，确保异地就医享有与常住人口相同的报销待遇。积极推进基本医疗保险省级统筹，完善重大疫情医疗救治医保支付政策。全面总结补充保险

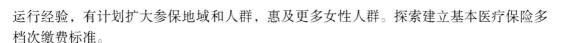

运行经验，有计划扩大参保地域和人群，惠及更多女性人群。探索建立基本医疗保险多档次缴费标准。

4. 促进妇女享有可持续多层次养老保险。健全完善基本养老保险省级统筹制度。督促用人单位依法为包括女职工在内的全体职工及时参保并足额缴纳基本养老保险费，不断增加妇女参加基本养老保险的人数，并建立基本养老保险合理调整机制，促进妇女依法公平享有基本养老保险权益。鼓励有条件的用人单位为包括女职工在内的全体职工建立企业年金，丰富商业养老保险产品，提高妇女养老保险水平。健全并完善城乡居民养老保险与城乡低保、农村五保和优抚制度衔接政策。

5. 保障女性的失业保险权益。督促用人单位依法为女职工办理失业保险，提高女职工特别是女农民工的参保率。保障符合条件的失业女职工按时享有失业保险待遇。强化失业保险促进就业、预防失业功能，支持女职工稳定就业。适时执行特殊时期失业保障政策，为包括女职工在内的劳动者提供失业保障。

6. 扩大妇女工伤保险覆盖面。增强工伤保险预防工伤、保障生活、促进康复的功能，推进新业态就业人员职业伤害保障试点，将新业态就业妇女纳入保障范围，切实保障女职工合法权益。督促用人单位特别是高风险行业单位依法为女职工办理工伤保险，确保工伤保险待遇的落实。

7. 强化社会救助对生活困难妇女的兜底保障。健全分类分层、城乡统筹的新型社会救助体系。推进法律实施，强化政策衔接，健全基本生活救助制度和医疗救助、教育救助、住房救助、就业救助、受灾人员救助等专项救助制度，健全特困救助、临时救助政策措施。强化急难社会救助功能，积极发展服务类社会救助，推进政府购买社会救助服务，确保符合条件的妇女应救尽救。鼓励、支持慈善组织依法依规为生活困难妇女提供救助帮扶，加大救助力度。建立完善统一的救助信息平台，加强社会救助分性别统计，精准识别救助对象。

8. 更好满足妇女群体的社会福利需求。完善经济困难高龄失能老年人补贴制度，落实各项津贴、补贴待遇，逐步提升老年妇女福利水平。完善残疾人补贴制度，动态调整、合理确定困难残疾人生活补贴和重度残疾人护理补贴标准，扩大适合残疾妇女特殊需求的公共服务供给。加强面向残疾妇女的社区康复服务，建立残疾人综合服务设施，健全完善残疾人托养服务体系，推进残疾人托养服务机构建设。

9. 保障妇女享有基本的养老服务。加快建设居家社区机构相协调、医养康养相结合的养老服务体系，大力发展普惠型养老服务，积极推进老年友好社区建设。完善社区居家养老服务网络，推进公共设施适老化改造，促进专业机构服务向社区、家庭延伸，促进医疗卫生机构和医务人员参与社区和家庭健康养老服务。提升公办养老机构服务能力和水平，完善公建民营管理机制，结合服务能力适当拓展服务对象，重点为经济困难的失能失智、计划生育特殊家庭老年人提供托养服务。促进养老机构提供多元化、便利化、个性化服务，提高老年妇女生活照料、紧急救援、精神慰藉等服务水平。支持社会力量扩大普惠性、规范性养老服务供给，支持邻里之间的互助性养老，推进居家设施适老化改造。加大养老护理型人才培养力度，建设高素质、专业化的养老服务队伍。优先为老年妇女开展家庭医生签约服务，为行动不便的老年妇女提供门诊导医、出院随访等服务。力争实现所有街道和有条件的乡（镇）至少建有一个社区养老服务综合体，每个县（市、区）至少建有一个智慧养老院或智慧养老社区、一所县级特困人员供养服务设施。

10. 建立多层次长期照护保障制度。稳步建立长期护理保险制度，将符合条件的失能妇女按规定纳入保障范围，妥善解决其护理保障需求。促进长期护理保险制度与长期照护服务体系有机衔接。建立相关保险、福利、救助相衔接的长期照护服务体系，扩大养老机构护理型床位供给，提高护理服务质量。为家庭照料者提供照护培训、心理疏导等支持。探索建立失能等级评估机制，加强失能人口的分性别统计工作，精准识别失能妇女的长期照护服务需求。高度重视老龄护理人员的能力提升，积极开展妇女从业的培养培训工作。

11. 提高对妇女的关爱服务水平。高度重视对农村地区老龄妇女的经济保障、精神保障，开展农村留守妇女关爱行动。对农村留守妇女进行摸底排查，建立完善以县级为单位的信息台账。积极为农村留守妇女创业发展搭建平台、提供服务。支持农村留守妇女参与乡村振兴和家庭文明建设，在乡村治理、邻里互助、留守老人儿童关爱服务中发挥积极作用。完善特殊困难失能留守老年人探访关爱制度，不断拓展对妇女群体的关爱服务，支持社会力量参与，重点为生活困难、残疾、重病等妇女群体提供权益保护、生活帮扶、就业创业指导、精神抚慰、家庭教育支持等关爱服务。推进女性农民工服务保障工作，完善基础信息数据库，强化服务平台功能。

12. 加强教育引导、舆论宣传和法治保障。提高社会对家务劳动的尊重，肯定家务劳动的社会价值，营造男性分担家务劳动的社会氛围，构建新的家务劳动认同感，促进家务劳动社会化健康发展。推动家务劳动社会化与社会保障政策、税收优惠政策的衔接。从津贴、产假、育儿假等多方面，推动建立男性家庭角色变化激励政策。建立家务劳动社会化标准评估机制，科学评估度量家务劳动的社会价值，提高家务劳动的社会化属性。创新家务劳动培训模式和方式，助力家务劳动走向专业化、精细化、正规化，积极为家务劳动社会化发展搭建平台。依托社区建立家务劳动服务队伍，建立家务劳动共享协作机制，发展社区养老、育幼、教育指导、烹饪、保洁等多样化家务劳动服务，加强配套基础设施建设。树立家务劳动社会化的模范，发挥榜样示范作用。

（六）妇女与家庭建设

主要目标：

1. 树立新时代家庭观，弘扬爱国爱家、相亲相爱、向上向善、共建共享的社会主义家庭文明新风尚，推动社会主义核心价值观在家庭落地生根。

2. 建立完善促进男女平等和妇女全面发展的家庭政策体系，增强家庭功能，提升家庭发展能力。

3. 开发和提供支持家庭与妇女全面发展的公共服务，建立完善支持家庭与妇女发展的公共服务体系。

4. 注重发挥家庭家教家风在基层社会治理中的重要作用，引导广大妇女和家庭成员积极参与基层社会治理。

5. 充分发挥妇女在家庭生活中的独特作用，弘扬中华民族家庭美德、树立良好家风，支持妇女成为幸福安康家庭的建设者、倡导者。

6. 倡导构建男女平等、和睦、文明的婚姻家庭关系，预防和减少婚姻家庭矛盾纠纷，降低婚姻家庭纠纷对妇女发展的不利影响。

7. 倡导和支持男女共担家务，缩小两性家务劳动时间差距。提升家务劳动社会化服务水平。

8. 支持家庭承担赡养老人责任，不断提升老年妇女家庭生活质量。

9. 促进夫妻共同承担未成年子女的抚养、教育、保护责任，提高对夫妻共同承担家庭教育责任的指导和支持水平，为未成年子女身心发展创造良好家庭环境。

策略措施：

1. 促进家庭成员践行社会主义核心价值观。加强教育引导、舆论宣传、文化熏陶、政策支持、法治保障和实践养成，宣传尊老爱幼、男女平等、夫妻和睦、勤俭持家、邻里团结等家庭美德，弘扬中华民族优秀传统家风、革命前辈红色家风、践行社会主义核心价值观的现代家风，牢固树立"注重家庭、注重家教、注重家风"新时代家庭观，营造平等、文明、和谐、稳定的家庭环境，实现共建共享的家庭追求，引导妇女和家庭成员自觉把家庭梦融入中国梦。促进家庭和睦、促进未成年人健康成长、促进老年人老有所养，使家庭成为国家发展、民族进步、社会和谐的重要基点。

2. 制定出台促进男女平等和妇女全面发展的家庭政策。推动生育政策与经济社会政策配套衔接，研究推动将3岁以下婴幼儿照护服务费用纳入个人所得税专项附加扣除，加强住房等方面支持政策，减轻家庭生育、养育、教育负担。完善生育支持、幼儿养育、青少年发展、老人赡养、病残照料、特殊家庭救助关爱和促进家庭—工作平衡等政策，形成支持完善家庭基本功能、促进男女平等和妇女全面发展的家庭政策体系，增强家庭发展能力。完善和落实产假制度，探索实施父母育儿假。建立促进家庭发展的政策评估机制，研究制定评估监测指标体系，对家庭发展政策和影响家庭发展的相关政策进行评估，为保障家庭健康发展提供依据。开展家庭政策理论研究，将家庭建设和家庭发展研究项目纳入四川省哲学社会科学研究目录，为家庭政策的制定、完善提供指导。

3. 大力发展家庭公共服务。发展普惠托育服务体系，综合运用土地、住房、财政、金融、人才等支持政策，扩大托育服务供给。提升面向家庭的公共服务水平，加快完善养老、家政等服务标准，推动将婚姻家庭辅导服务、家庭教育指导、育幼养老等纳入公共服务。通过政府购买服务等方式，引导社会力量开展家庭服务，满足家庭日益增长的个性化、多元化需求。培育家庭服务市场，推进家庭服务新兴业态健康发展。鼓励公益性、专业化家庭服务网站、数据库建设。增加家庭领域专业社工的岗位设置和家庭领域的志愿服务。鼓励社会组织和企业研发提供家庭公共服务产品。发展婴幼儿照护服务，加强对家庭婴幼儿照护的支持和指导，强化劳动保障行政执法，落实女方生育假、男方护理假，强化家庭照护支持，做好婴幼儿健康服务。推动社区婴幼儿照护服务发展，规范发展多种形式的婴幼儿照护服务机构，充分调动社会力量积极性，建设普惠性婴幼儿照护服务机构。重点为经济困难、住房困难、临时遭遇困难和残疾人家庭提供支持，加大对计划生育特殊家庭的帮扶保障力度，加强对退役军人家庭的支持和保障，为留守妇女家庭、单亲家庭、城市外来务工家庭等提供帮扶。依托社区综合服务设施建立家庭综合服务中心，城市社区综合服务设施实现全覆盖，为家庭提供就近便利服务，完善社区养老托育、家政物业等服务网络和线上平台。发展数字家庭。

4. 推动家庭家教家风在基层社会治理中发挥重要作用。构建党委领导、政府主导、部门合作、家庭尽责、社会参与的家庭建设工作格局。大力开展"好家风、好家训"弘扬传承活动，努力建设新时代家风文化。将建设好家庭、实施好家教、弘扬好家风纳入基层社会治理体系以及基层社会治理评价考核内容。将家庭家教家风建设转化为基层社会治理效能的路径，建立社会服务家庭、家庭反哺社会的循环机制。鼓励家庭成员履行家庭和社会责任，积极参与基层自治、法治、德治实践，加强自我管理、自我服务、自我教育、自我监督。引导支持家庭社会工作、社会组织参与家庭家教家风建设。增进政府治理、社会调节、专业陪伴和居民自治的良性互动，以家庭和谐促进社会和谐，以家庭文明促进社会文明，以良好家风支撑起好的社会风气。

5. 鼓励支持妇女在家庭建设中发挥独特作用。支持妇女积极发挥阻断代际贫困、阻断代际文盲方面的作用。深化实施"家家幸福安康工程"，鼓励妇女带领家庭成员积极参与文明家庭、五好家庭、最美家庭、平安家庭等群众性精神文明创建活动，参与绿色家庭创建，提升健康素养，践行绿色、低碳、循环、可持续的生活方式，养成勤俭节约的好习惯，杜绝浪费。推进平安家庭、无烟家庭建设。

6. 促进婚姻家庭关系健康发展。面向家庭宣传民法典、妇女权益保障法、未成年人保护法、老年人权益保障法、反家庭暴力法等维护家庭成员权益的法律法规，促进男女平等观念和婚姻家庭关系健康发展的法治意识不断提升，倡导夫妻平等参与家庭事务决策，反对一切形式的家庭暴力。加强婚姻家庭教育辅导工作，为适龄男女青年婚恋交友、组建家庭搭建平台，推广婚姻登记、婚育健康宣传教育、婚姻家庭关系辅导等"一站式"服务。开发婚恋教育辅导课程，采用多种形式做好婚姻家庭咨询指导服务，促进积极健康婚恋观、和睦家庭观的养成，提高婚姻质量，促进男女平等理念在婚姻家庭关系建设中落实落地。广泛开展生育政策宣传。推进移风易俗，保障各民族妇女的婚姻自由，开展四川省婚姻家庭服务地方标准制定，推动规范化、标准化婚姻家庭服务。建立多场景婚姻登记延伸服务，培育健康文明的婚恋、婚俗、婚育文化，抵制早婚早育、婚嫁陋习、高价彩礼等现象，选树宣传婚事新办典型，引导改变生男偏好，构建新型婚育文化。实施"农村婚姻家庭普法行动专项计划"和"少数民族地区婚姻家庭普法行动专项计划"。加强对广播电视婚恋节目、社会婚恋活动和婚恋服务的规范管理。

7. 加强婚姻家庭纠纷预防化解工作。健全婚姻家庭纠纷预防化解工作机制，发挥综治中心、协调中心、职能部门和网格化服务管理作用，强化衔接联动，加强婚姻家庭纠纷监测预警，健全纠纷排查调处制度，有效预防纠纷矛盾的发生、激化，积极探索对和谐婚姻的有效促进措施。建设覆盖全省乡镇（街道）的婚姻家庭纠纷人民调解委员会，培育专、兼职家事调解员队伍，搭建"互联网+"四川省婚姻家庭纠纷智慧调处平台，实现多部门大数据联动，强化社会协同参与，发挥基层社区、社会组织和专业社会工作力量，为预防化解婚姻家庭纠纷提供多元和便捷服务。推进家事审判制度改革，加强诉调对接平台建设，构建新型家事纠纷综合协调解决模式。

8. 促进男女平等分担家务。倡导夫妻在家务劳动中分工配合，共同承担照料陪伴子女老人、教育辅导子女学业、料理家务等家庭责任，缩小两性家务劳动时间差距。广泛宣传家务劳动社会价值，将家务劳动分担纳入家庭文明建设、优秀家庭评选表彰。普及男女平等、家务劳动补偿权的法律法规，推进家务劳动补偿在司法案例中的实施。建立男女平等、家庭友好的社会支持系统。促进照料、保洁、烹饪等家务劳动社会化，促进缩减家务劳动时间，持续推动家政服务业提质扩容增效，完善家政服务业发展支持政策，发展婴幼儿照护服务和失能失智老年人长期照护服务，研发家务劳动便利化产品。督促用人单位全面落实探亲假、职工带薪休假、配偶陪产假等制度，优化实施父母带薪育儿假政策。鼓励用人单位实施灵活休假和弹性工作制度，创造生育友好的工作环境，支持男女职工共同履行家庭责任。建立弹性工时与居家办公等家庭友好政策，鼓励、指导和推进灵活工作时间、弹性工作制用人单位试点，为婴幼儿和老年人家庭照护创造便利条件。开展"家庭友好型"用人单位表彰评选认证。推进各类中职院校开设家政类专业和课程，加大对家政服务企业和从业人员的表彰奖励，促进家政服务职业技能水平提升。

9. 提高老年妇女的家庭生活质量。倡导养老、孝老、敬老的家庭美德，支持家庭履行赡养老人的主体责任。倡导夫妻共同赡养双方父母，鼓励子女与老年人共同生活或就近居住，为长期照护老年人的家庭成员提供"喘息服务"。督促用人单位保障赡养义务人的探亲休假权利，推动建立子女护理假制度。加大家庭养老服务支持力度，强化家庭照护培训，提升家庭照护能力。推进家庭照护床位和家庭长期照护保险在全省的试点工作。加快培育居家适老化改造市场，加强产业扶持，有效满足城乡老年人家庭的居家养老需求。推进独居、空巢等特殊困难老年妇女居家适老化改造，鼓励和引导社会力量参与适老化改造工程。推进居家和社区（村）养老服务圈建设，建立完善社区老年人关爱服务机制。加大各种办学体制的老年教育优质供给，组织老年人文体娱乐活动，组建老年志愿者队伍，推动老年妇女积极参与社会生活。落实赡养义务人个税专项附加扣除政策。开展赡养老人的宣传教育活动，普及赡养老人的法律规定，提高子女对赡养义务的知晓率，帮助老年人树立合法维权意识，切实维护老年人家庭赡养的合法权益。发展银发经济，推进智慧养老，满足老年妇女生活需求。依法保障老年妇女婚姻自由和家庭财产权利。提升少数民族地区养老福利保障水平。

10. 增强父母共同承担家庭教育责任的意识和能力。推动家庭教育促进法实施，促进四川省家庭教育立法，明确父母共同落实家庭监护主体责任，共同参与未成年子女家庭教育，共同创造有利于未成年子女发展的家庭环境。开展宣传培训和咨询，开办多种形式的父母学校、父母课堂，帮助父母树立科学家庭教育理念，提高未成年子女家庭教育的责任意识，摒弃"重智轻德"等观念，掌握科学知识方法，注重言传身教，提高家庭科学育儿能力。鼓励父母共同陪伴未成年子女成长，关注未成年子女身心健康，加强亲子交流，提高陪伴质量，增进亲子感情。禁止对未成年子女实施殴打、体罚、虐待等一切形式的家庭暴力。为留守妇女、困境家庭提供家庭教育的分类指导和支持。加强对家庭教育责任落实的支持、监督和干预。

（七）妇女与环境

主要目标：

1. 提高妇女的思想政治意识，促进妇女积极践行社会主义核心价值观。

2. 提升全社会的性别平等意识，推进男女平等基本国策宣传教育进机关、进学校、进企业、进城乡社区、进家庭。

3.健全文化与传媒领域的性别平等评估和监管机制。

4.全面提升妇女的媒介素养,提高妇女利用信息技术参与新时代经济社会高质量建设发展的能力。

5.提高妇女的生态文明意识,促进妇女践行绿色发展理念,做生态文明建设的推动者和践行者。

6.减少环境污染对妇女健康的危害。农村自来水普及率达到90%,提升城乡集中式饮用水水源水质,降低水污染对妇女健康的危害。

7.稳步提高农村卫生厕所普及率,城镇公共厕所数量充足、分布合理、男女厕位比例标准化建设与实际需求相适应,城镇农村公共厕所品质全面提升。

8.妇女应对突发事件能力不断提高,作用得到发挥,特殊需求得到满足。

9.积极参与妇女领域的国际交流与合作,全面提升我省在国际妇女事务中的影响力。

策略措施:

1.加强对妇女的思想政治引领。坚持用习近平新时代中国特色社会主义思想引领妇女,持续开展中国特色社会主义和中国梦宣传教育,发挥新时代文明实践中心(站点)、主流媒体、城乡妇女之家等阵地作用,推动理想信念教育常态化制度化,弘扬党和人民在各个历史时期奋斗中形成的伟大精神,激发妇女的历史责任感和主人翁精神,引导妇女听党话、跟党走,增强"四个意识"、坚定"四个自信"、做到"两个维护"。通过教育联系服务,凝聚青年女性、知识女性、新兴产业从业女性和活跃在网络空间中的女性。通过培养、评选、表彰、宣传妇女先进集体和个人,激励妇女崇尚先进、学习先进、争当先进。通过深化与东中部地区的交流合作,拓展"一干多支、五区协同"战略部署,促进省内外各族妇女广泛交往深度交融。

2.开展以男女平等为核心的先进性别文化宣传教育。将构建先进性别文化纳入繁荣社会主义先进文化制度体系。大力宣传新时代妇女在社会生活和家庭生活中的独特作用,宣传优秀妇女典型和性别平等优秀案例。推动各级干部学习习近平总书记关于妇女和妇女工作重要论述以及马克思主义妇女观、男女平等基本国策。在机关、学校、企业、城乡社区、家庭以多种形式开展男女平等基本国策宣传教育,让性别平等成为全社会共同遵循的行为规范和价值标准。

3.促进妇女共建共享精神文明创建和城乡人居环境改善成果。丰富优质文化产品和公共文化服务供给,满足妇女精神文化需求。鼓励妇女积极参与城市文明建设,将妇女参与程度和满意度纳入文明城市评选内容。引导妇女在文明单位创建中爱岗敬业,争做文明职工。促进妇女参与文明村镇创建,主动参与农村人居环境整治、农村文化发展、文明乡风培育和乡村社会治理。积极创建支持家庭和妇女全面发展的政策环境,统筹协调社会资源,促进妇女在家庭文明建设中发挥独特作用。持续推动文化强省建设,优化我省城乡文化资源配置,统筹加强公共文化设施软硬件建设,创新实施文化惠民工程,惠及城乡妇女。

4.加强文化与传媒领域的性别平等培训、评估和监管。开展文化传媒工作者和传媒相关专业学生的性别平等培训,提升文化与传媒领域性别平等传播能力。加强公共文化和传媒涉及性别平等内容的监测和监管,吸纳性别专家参与相关评估,消除网络媒体、影视产品、公共出版物等中出现的歧视贬抑妇女、侮辱妇女人格尊严、物化妇女形象等不良现象，规范网络名人和公众账号传播行为。完善文化与传媒内容的违规行为警示记录系统，优化线上舆情预警和线下评估处置机制。

5. 引导妇女提高媒介素养。利用妇女之家、图书馆、文化馆、博物馆、网络课堂等开展面向妇女的媒介素养培训和指导，加强妇女网络素养教育，提升妇女对媒介信息选择、判断和有效利用的能力，提升妇女网络安全意识和能力，消除性别数字鸿沟。加强学生网络素养教育，引导女生合理安全使用网络，提升网络自我保护能力，防止网络沉迷。改善妇女尤其是基层妇女获取网络资源、学习网络技术的机会，重点帮助老年妇女、困难妇女和残疾妇女群体掌握网络基本知识技能。开展争做"巾帼好网民"活动，推动妇女弘扬网络正能量。

6. 充分发挥妇女在生态文明建设中的重要作用。广泛开展生态文化宣传教育和实践活动，引导妇女树立生态文明意识，提高环境科学素养，掌握环境科学知识，提升妇女生态环境保护意识和能力。鼓励妇女引领绿色生产生活，养成节约适度、绿色低碳、文明健康的生活方式和消费模式，杜绝餐饮浪费。支持妇女参与生态环境治理。

7. 持续改善妇女生活的环境质量。减少环境污染对妇女的危害。加强环境监测和健康监测，开展环境污染因素影响研究，监测分析评估环境政策、基础设施项目、生产生活学习环境等对妇女健康的影响。推进城乡生活环境治理，推进城镇污水管网全覆盖，开发利用清洁能源，推行垃圾分类和减量化、资源化，推广使用家用节能环保产品。

8. 为城乡妇女享有安全饮水提供保障。引导妇女积极参与水源保护。推进城乡集中式饮用水水源规范化建设，加强水源保护和水质监测，守护饮水安全命脉。加强水利基础设施建设，实施农村供水保障工程，提升水资源优化配置能力，为妇女取水、用水提供便利。建立农村自来水质量安全定期检测、公示制度，加大省、市级职能部门对农村自来水质量安全检查抽查力度。

9. 加强符合妇女需求的卫生厕所建设。持续推进城镇公共厕所改造，完善落实城镇公共厕所设计标准，健全城镇公共厕所建管标准体系，推动男女厕位比例的规范化建设和达标率纳入文明城市、文明社区、文明村镇、文明单位、文明校园建设的评选标准。分类有序推进农村厕所革命，稳步提高卫生厕所普及率，加强厕所粪污无害化处理与资源化利用。推动旅游景区、商场、客运枢纽和服务区等公共场所建设第三卫生间。

10. 在突发事件应对中关切妇女特别是孕期、哺乳期妇女及困难妇女群体的特殊需求。在突发事件应急体系、预防和应急处置机制、相关应急预案和规划中统筹考虑妇女特殊需求，优先保障女性卫生用品、孕产妇用品和重要医用物资供给。面向妇女开展突发事件预防应对知识、自救互救技能的指导培训，引导妇女储备使用家庭必要应急物资，提高妇女的防灾减灾意识和自救互救能力。在应对突发事件中加强对有需求的妇女群体的救助服务和心理疏导。引导妇女积极参与防灾减灾工作。

11. 积极推动我省参与国际妇女事务的交流与合作。认真履行促进男女平等与妇女全面发展的国际公约和文件义务，积极落实联合国2030年可持续发展议程涉及性别平等相关目标。参与促进全球性别平等事业，提升话语权和影响力，开展国际交流合作，促进妇女发展交流互鉴，讲好妇女发展故事，宣传妇女事业发展成就。积极主办和参与妇女议题的各类国际会议，推动发展妇女民间外交，持续打造我省妇女人文交流品牌，在国际舞台上展现中国形象。依托我省"走出去"项目平台，支持妇女投身"一带一路""新时代西部大开发""成渝地区双城经济圈"建设，展现四川女性创新创业精神风貌，为推动构建人类命运共同体发挥重要作用。

12. 发挥妇联组织在营造男女平等和妇女全面发展环境中的积极作用。利用制度优势，健全完善引领服务联系妇女的工作机制与联动机制，发挥桥梁纽带作用，凝聚妇女人心。联合主流媒体，依托妇联全媒体，大力宣传习近平总书记关于妇女和妇女工作的重要论述，宣传马克思主义妇女观和男女平等基本国策，宣传妇女"半边天"作用。加强妇女舆情尤其是网络舆情监测，对错误观点言论及时发声，正面引导舆论，协调并督促处置贬损女性人格尊严的舆论现象，持续优化有利于妇女全面发展的社会舆论环境。

（八）妇女与法律

主要目标：

1. 全面贯彻落实男女平等宪法原则和基本国策，健全完善保障妇女合法权益促进性别平等的地方性法规。

2. 促进法规政策性别平等评估机制规范化建设和有效运行。

3. 提升妇女尊法学法守法用法的意识和能力。充分发挥妇女在法治四川建设中的作用。

4. 深入贯彻实施反家庭暴力法，健全完善反家庭暴力多部门协作联动机制，预防和制止针对妇女的一切形式的家庭暴力。

5. 严厉打击拐卖妇女、性侵害妇女等违法犯罪行为。

6. 提升预防和制止性骚扰的法治意识，建立健全性骚扰预防、调查、处置机制，有效遏制针对妇女的性骚扰。

7. 严厉打击利用网络对妇女实施的违法犯罪行为。

8. 保障妇女在家庭关系中的财产所有权、继承权与子女抚养权，保障妇女对婚姻家庭关系中共有财产享有知情权和平等处理权。保障妇女的婚姻自主权，保障婚姻关系存续期间婚内妇女的性自主权。

9. 依法为妇女提供公共法律服务，加强公共法律服务供给。保障遭受侵害妇女获得及时有效的法律援助和司法救助。

策略措施：

1. 推进男女平等宪法原则和基本国策贯彻落实到法治四川建设全过程。加快推进四川省促进性别平等、家庭教育、社会救助等地方性法规的立法进程，适时修订《四川省〈中华人民共和国妇女权益保障法〉实施办法》等地方性法规，完善保障妇女合法权益的地方性法规体系。加强民法典、妇女权益保障法、反家庭暴力法等法律法规的实施力度，加强执法检查和督查督办，保障侵害妇女权益案件获得公平公正处理。促进开展妇女权益保障领域的公益诉讼和支持起诉。将保障妇女权益的相关法律知识纳入基层社会治理、法治队伍建设及全民普法规划，作为基层社会治理和群众性法治文化的重要内容，增强全社会保障妇女合法权益的法治意识和法治素养。

2. 加强法规政策性别平等评估工作。健全省、市（州）法规政策性别平等评估机制和县（市、区）政策性别平等评估机制，明确评估范围和标准，规范评估流程，细化评估指标，明确评估意见落实程序，保障评估意见的采纳和转化。加强法规政策制定前研判、决策中贯彻、实施后评估的制度化建设。推动建立村规民约性别平等评估机制。开展性别平等评估相关培训，加强专业化队伍建设，将男女平基本国策落实在法规、规章、政策制定实施全过程各环节。

3. 提升妇女法治意识和参与法治四川建设的能力。深入开展民法典、妇女权益保障法、反家庭暴力法等专项普法活动，广泛宣传与妇女权益密切相关的法律法规，提高维护妇女权益法律法规知识的知晓率，提高全社会及家庭成员维护妇女权益的意识。加强对外来（外出）务工妇女、农村留守妇女、下岗失业妇女等群体的法治宣传，提高妇女依法表达利益诉求和维护自身合法权益的能力。引导妇女自觉学习宪法和法律知识，增强法治观念，养成办事依法、遇事找法、解决问题用法、化解矛盾靠法的法治思维和行为习惯。推动"谁执法谁普法"责任制，强化"以案普法"，加强典型案例宣传，充分发挥典型案例的引导、规范、预防与教育作用。充分发挥法律服务队伍在普法宣传教育中的重要作用，健全媒体公益普法制度，着力提升法治宣传的针对性、实效性。从制度上保障妇女多途径参与立法、司法和普法活动。充分发挥女人大代表、女政协委员、妇联组织、以女性为成员主体或者以女性为主要服务对象的社会组织在科学立法、民主立法和立法协商中的作用。

4. 加大反家庭暴力法的实施力度。健全完善预防和制止家庭暴力多部门合作机制，确保合作机制规范化、制度化、程序化运行。推动省、市（州）出台反家庭暴力地方性法规、规章。加强宣传教育、预防排查，建立社区网络化家庭暴力重点监控机制，发挥村（社区）处于干预家庭暴力最前沿的作用，建立起全覆盖的村（社区）干预家暴网络。开发建设或完善已有系统平台、应用程序，充分利用电视、网络、微信、微博、短视频等媒体大力宣传倡导对家庭暴力零容忍的理念，预防、化解并依法及时处置家庭矛盾纠纷。完善落实家庭暴力发现、报告、处置机制，强化相关主体强制报告意识，履行强制报告义务。加大对负有法定干预职责部门工作人员的培训。加大接处警工作力度，依法出具告诫书，对家庭暴力警情、出具告诫书情况进行专项统计。对构成犯罪的施暴人依法追究刑事责任，从严处理重大恶性案件。建立贯彻落实人身安全保护令实施多部门联动机制，及时签发人身安全保护令，提高审核签发率，细化强化人身安全保护令制度和措施，加大执行力度。发布反家庭暴力的典型案例或指导性案例。进一步发挥社会组织作用，鼓励和支持社会组织建立紧急庇护所。加强紧急庇护场所管理，提升庇护服务专业化水平，逐步增加庇护所专职社工比例。加强对受暴妇女的心理抚慰、身体康复和生活救助，加大对施暴者的法治教育、心理辅导、行为矫治和监督回访力度，健全社会心理服务体系，建立健全基层社会心理服务工作站，发展心理工作者、专业社会工作者等社会心理服务人才队伍。开展家庭暴力案件后续跟踪回访，对有实施家暴行为前科的施暴者重点关注，对发生过家暴的家庭重点排查。加强反家庭暴力业务培训和分性别统计，建立家暴案件分性别信息统计制度。

5. 坚决打击拐卖妇女犯罪。深入实施《中国反对拐卖人口行动计划（2021—2030年）》，完善落实预防、打击、救助、安置、康复于一体的反拐工作长效机制。坚持"预防为主、防治结合"，加大反拐宣传教育力度，提升发现拐卖妇女犯罪的能力，提高妇女自我防范意识。深入开展打拐专项行动，加大跨国跨境、系列拐卖妇女案件侦破力度，依法严厉打击利用网络平台实施拐卖妇女犯罪，整治"买方市场"，及时解救被拐卖妇女。坚持"部门合作、社会参与"，完善安置工作，鼓励有关社会组织、企事业单位和个人提供资金、技术支持和专业服务，使被拐卖妇女得到符合其身心、年龄和性别特点的救助安置、中转康复服务。坚持"群防群治、综合治理"，将反对拐卖妇女犯罪纳入平安建设和基层社会治理，建立健全婚姻登记、涉外劳务等主管部门和基层政府、村（居）委干部发现拐卖妇女犯罪情形的报告制度，防止拐卖妇女犯罪发生。

6．加大对组织、强迫、引诱、容留、介绍卖淫等犯罪行为的打击力度。加强网络治理，利用大数据完善违法信息过滤、举报等功能，严厉打击利用网络组织、强迫、引诱、容留、介绍妇女卖淫。依法加大对强迫、引诱幼女和智力残疾妇女卖淫的打击力度。依法保护受害妇女的合法权益，加强被解救妇女身心康复和回归社会的工作。加强社会治安综合治理，建立常态整治机制，鼓励群众监督和举报涉黄违法犯罪行为。

7．有效控制和严厉惩处强奸、猥亵、侮辱妇女特别是女童和智力、精神残疾妇女的违法犯罪行为。加强防性侵教育，提高妇女尤其是女童的防性侵意识和能力。对辖区内智力、精神障碍妇女进行排查和统计，建立和完善重点人群和家庭关爱服务机制、侵权案件发现报告机制以及多部门联防联动机制和侵权案件推进工作督查机制。完善立案侦查制度，及时、全面、一次性收集固定证据，使受害妇女免受"二次伤害"。逐步建立统一的性侵害违法犯罪人员信息查询系统，完善和落实从业禁止制度，明确教育、医疗等用人单位在招录员工过程中的审查和筛选义务。加强对受害妇女的隐私保护、心理疏导和干预。

8．预防和制止针对妇女的性骚扰。推动完善防治性骚扰相关地方性立法。多形式多渠道传播防治性骚扰知识，提升妇女防范和制止性骚扰的意识和能力。建立健全预防和制止性骚扰工作机制，加强联防联控。加强学校、工作场所、公共场所性骚扰防治措施，建立性骚扰投诉受理、调查、惩处机制。特别注意预防和制止利用职权、从属关系等不平等的权力关系实施性骚扰。畅通救济途径。发挥典型案例示范指引作用，细化对性骚扰的认定标准，完善对机关、企业、学校等单位在未能尽到性骚扰防治义务时责任的认定。

9．保障妇女免遭利用网络实施违法犯罪行为的侵害。加强网络信息内容生态治理，加强对网络淫秽色情信息的监管和查处，依法打击网络信息服务平台、生产者和使用者对妇女实施猥亵、侮辱、诽谤、性骚扰、散布谣言、侵犯隐私等违法犯罪行为。加强对网络平台的规范管理，保护妇女个人信息安全。依法惩治利用网络非法收集、使用、加工、传输、买卖、提供或者公开妇女个人信息的违法犯罪行为。增强对宾馆、餐饮场所卫生间等场所偷拍、偷录行为的处罚力度，严厉打击非法泄露、提供偷拍、偷录的照片、视频的网站。明确酒店、民宿等提供住宿服务者及时检查并清理偷拍设备的责任。加大防范新型网络诈骗的宣传力度，提高妇女防范电信网络诈骗的意识和能力，严厉打击采取非法网络贷款、虚假投资、咨询服务等手段骗取妇女钱财的违法犯罪行为。

10．在婚姻家庭和继承案件处理中依法保障妇女的人身权益和财产权益。保障妇女平等享有家庭财产的占有、使用、收益和处分权利。保障妇女依法享有夫妻互相继承遗产、子女平等继承遗产的权利。保障夫妻对共同财产享有平等的知情权、处理权，认定和分割夫妻共同财产、认定和清偿夫妻共同债务时，切实保障妇女合法权益。保障夫妻平等享有对未成年子女抚养、教育和保护的权利，共同承担对未成年子女抚养、教育和保护的义务。离婚时，充分落实离婚救济制度，保障妇女依法获得土地、房屋、股份等权益，保障负担较多家庭义务的妇女获得补偿、生活困难妇女获得经济帮助、无过错妇女依法获得损害赔偿，保障生活困难妇女依法获得对方帮助的权利。依法保障离婚妇女对子女的抚养权和探望权，对于子女由女方抚养的，保障落实妇女及子女的抚养费请求权利，对于子女不由女方抚养的，依法保障妇女的探望权。

11. 为妇女提供优质高效的公共法律服务。推进公共法律服务实体、网络、热线三大平台融合发展，为妇女特别是低收入妇女、老年妇女、残疾妇女、单亲困难母亲等提供便捷高效、均等普惠的公共法律服务。推进区域间公共法律服务一体化建设。落实法律法规对妇女申请法律援助的相关规定，保障妇女在刑事、民事、行政案件中享有诉讼代理、刑事辩护和维权指导服务。加强维护妇女合法权益的法律援助类社会组织和专业律师、基层法务工作者队伍建设。保障特定案件中生活困难妇女能够获得司法救助。建立完善刑事被害人救助制度，对因受犯罪侵害而陷入生活困境的妇女实行国家救助，保障受害妇女的基本生活。

12. 发挥妇联组织代表和维护妇女合法权益的职能作用。支持妇联组织健全联合约谈、联席会议、信息通报、调研督查、发布案例等工作制度，推动保障妇女权益法规政策的制定实施。加强"12338"妇女维权公益服务热线建设，畅通妇女有序表达诉求的渠道。及时发现报告侵权问题，依法建议查处性别歧视事件或协助办理侵害妇女权益案件，配合打击侵害妇女合法权益的违法犯罪行为，为受侵害妇女提供帮助。加强妇联在维护妇女权益诉讼中的作用，积极探索妇联作为社会团体支持起诉机制。

三、组织实施

（一）坚持党的全面领导。坚持以习近平新时代中国特色社会主义思想为指导，坚持以人民为中心的发展思想，坚持走中国特色社会主义妇女发展道路，把党的领导贯穿于纲要组织实施的全过程。贯彻党中央和省委关于妇女事业发展的决策部署，坚持和完善促进男女平等和妇女全面发展的制度机制，在统筹推进"五位一体"总体布局、协调推进"四个全面"战略布局中推进纲要实施。

（二）落实纲要实施责任。完善落实党委领导、政府主责、妇儿工委协调、多部门合作、全社会参与的纲要实施工作机制。省政府及地方各级人民政府负责纲要实施工作，各级妇儿工委负责组织、协调、指导、督促工作，各级妇儿工委办公室负责具体工作。有关部门、相关机构和人民团体结合职责，承担纲要相关目标任务落实工作。在出台法规、制定政策、编制规划、部署工作时贯彻落实男女平等基本国策，切实保障妇女合法权益，促进妇女全面发展。

（三）加强纲要与国民经济和社会发展规划的衔接。在经济社会发展总体规划及相关专项规划中贯彻落实男女平等基本国策，将纲要实施以及妇女事业发展纳入经济社会发展总体规划及相关专项规划，结合经济社会发展总体规划部署要求推进纲要实施，实现妇女事业发展与经济社会发展同步规划、同步部署、同步推进、同步落实。

（四）制定地方妇女发展纲要和部门实施方案。市、县人民政府依据本纲要，结合实际制定本级妇女发展纲要。市县纲要颁布后1个月内报送上一级妇儿工委办公室。省市县各级承担纲要目标任务的有关部门、相关机构和人民团体结合职责，按照任务分工，制定实施方案并报送同级妇儿工委办公室。

（五）完善实施纲要的工作制度机制。健全目标管理责任制，将纲要实施纳入政府议事日程和考核内容，将纲要目标分解到责任单位并纳入目标管理和考核内容。健全督导检查制度，定期对纲要落实情况开展督查。健全报告制度，责任单位每年向同级妇儿工委报告纲要落实情况和下一年工作安排，下级妇儿工委每年向上级妇儿工委报告本地区纲要实施情况和下一年工作安排。健全议事协调制度，定期召开妇女儿童工作会议和妇儿工委全体会议、联络员会议等，总结交流情况，研究解决问题，部署工作任务。健全纲要实施示范制度，充分发挥示范单位以点带面、示范带动作用。健全表彰制度，对实施纲要先进集体和先进个人按照有关规定进行表彰。

（六）加强妇女发展经费支持。各级人民政府将实施纲要所需经费纳入财政预算，实现妇女事业和经济社会同步发展。重点支持革命老区、民族地区、欠发达地区妇女发展，支持特殊困难妇女群体发展。动员社会力量，多渠道筹集资源，推动全省妇女事业发展。

（七）坚持和创新实施纲要的有效做法。贯彻新发展理念，坚持问题导向、目标导向，构建促进妇女发展的法规政策体系，完善妇女合法权益保障机制，实施促进妇女发展的民生项目。通过分类指导、示范先行，总结推广好做法好经验。通过政府购买服务等方式，发挥社会力量推动纲要实施的作用。开展国际交流合作，交流互鉴经验做法，讲好四川妇女发展故事，宣传四川妇女事业发展成就。

（八）加强纲要实施能力建设。将习近平总书记关于妇女和妇女工作的重要论述以及男女平等基本国策有关内容、相关法律法规政策纳入各级干部学习内容，将实施纲要所需知识纳入培训计划，举办多层次、多形式培训，增强政府有关部门、相关机构和人员实施纲要的责任意识和能力。以政治建设为统领，加强各级妇儿工委及其办公室能力建设，促进机构职能优化高效，为更好履职尽责提供必要的人力物力财力支持，为纲要实施提供组织保障。

（九）加大纲要宣传力度。大力宣传习近平总书记关于妇女和妇女工作的重要论述，宣传在党的坚强领导下妇女事业发展的成就，宣传男女平等基本国策和保障妇女合法权益、促进妇女发展的法律法规政策，宣传纲要内容和纲要实施的经验、成效，努力营造有利于妇女发展的社会氛围。

（十）加强妇女发展调查研究。充分发挥各级妇儿工委及其办公室作用，加强妇女发展专家队伍建设，依托高校、研究机构、社会组织等建设妇女发展研究基地，培育专业研究力量，广泛深入开展理论及实践研究，为制定完善相关法规政策提供参考。

（十一）鼓励社会各界广泛参与纲要实施。鼓励企事业单位、社会组织、慈善机构和公益人士参与保障妇女合法权益、促进妇女发展等工作。鼓励妇女参与纲要实施，提高妇女在参与纲要实施中实现自身全面发展的意识和能力。

四、监测评估

（一）加强监测评估制度建设。对纲要实施情况进行年度监测、中期评估、终期评估。落实并逐步完善性别统计监测方案。各级统计部门牵头组织开展年度监测，各级妇儿工委成员单位、相关机构及有关部门向同级统计部门报送年度监测数据，及时收集、分析

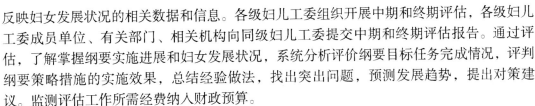

反映妇女发展状况的相关数据和信息。各级妇儿工委组织开展中期和终期评估，各级妇儿工委成员单位、有关部门、相关机构向同级妇儿工委提交中期和终期评估报告。通过评估，了解掌握纲要实施进展和妇女发展状况，系统分析评价纲要目标任务完成情况，评判纲要策略措施的实施效果，总结经验做法，找出突出问题，预测发展趋势，提出对策建议。监测评估工作所需经费纳入财政预算。

（二）加强监测评估工作组织领导。各级妇儿工委设立监测评估领导小组，由同级妇儿工委及有关部门负责同志组成，负责监测评估工作的组织领导、监测评估方案的审批、监测评估报告的审核等。领导小组下设监测组和评估组。

监测组由各级统计部门牵头，有关部门负责纲要实施情况统计监测的人员参加，负责监测工作的组织、指导和培训，制定监测方案和指标体系，收集、分析数据信息，向同级妇儿工委提交年度、中期和终期监测报告，编辑出版年度妇女儿童统计资料等。监测组成员负责统筹协调本部门纲要实施监测、分析、数据上报、分性别分年龄指标完善等工作。

评估组由各级妇儿工委办公室牵头，有关部门负责纲要实施的人员参加，负责评估工作的组织、指导和培训，制定评估方案，组织开展评估工作，向同级妇儿工委提交中期和终期评估报告。评估组成员负责统筹协调本部门纲要实施自我评估工作，参加妇儿工委组织的评估工作。支持评估组有关部门就妇女保护与发展中的突出问题开展专项调查、评估，结果可供中期和终期评估参考。

（三）加强分性别统计监测。规范完善性别统计监测指标体系，根据需要扩充调整妇女发展统计指标，推动纳入政府和部门常规统计以及统计调查制度，加强部门分性别统计工作，推进分性别统计监测制度化建设。建立完善省、市妇女发展统计监测数据库，支持县级妇女发展统计监测数据库建设。鼓励支持相关部门对妇女发展缺项数据开展专项统计调查。

（四）提升监测评估工作能力和水平。加强监测评估工作培训和部门协作，规范监测数据收集渠道、报送方式，提高数据质量。运用互联网和大数据等，丰富分性别统计信息。科学设计监测评估方案和方法，探索开展第三方评估。提升监测评估工作的科学化、标准化、专业化水平。

（五）有效利用监测评估成果。发挥监测评估结果服务决策的作用，定期向同级人民政府及相关部门报送监测评估情况，为决策提供依据。建立监测评估报告交流、反馈和发布机制。加强对监测评估结果的研判和运用，对预计完成困难、波动较大的监测指标及时预警，对评估发现的突出问题和薄弱环节及时提出对策建议。运用监测评估结果指导下一阶段纲要实施，实现纲要实施的常态化监测、动态化预警、精准化干预、高质量推进。

四川儿童发展纲要（2021—2030年）

前 言

儿童是国家的未来，民族的希望。当代少年儿童既是实现第一个百年奋斗目标的经历者、见证者，更是实现第二个百年奋斗目标、建设社会主义现代化强国的生力军。促进儿童健康成长，能够为国家可持续发展提供宝贵资源和不竭动力，是建设社会主义现代化强国、实现中华民族伟大复兴中国梦的必然要求。四川省委省政府始终高度重视儿童事业发展，自20世纪90年代开始，先后制定实施三个周期四川儿童发展纲要，为儿童生存、发展、受保护和参与权利的实现提供了重要保障。

党的十八大以来，以习近平同志为核心的党中央把培养好少年儿童作为一项战略性、基础性工作，坚持儿童优先原则，大力发展儿童事业，保障儿童权利的法律法规政策体系进一步完善，党委领导、政府主责、妇女儿童工作委员会（以下简称妇儿工委）协调、多部门合作、全社会参与的儿童工作机制进一步巩固，儿童发展环境进一步优化。我省儿童健康水平显著提高，教育普及水平显著改善，儿童受教育权利得到有力保障，儿童福利范围和力度逐步扩大，孤儿和事实无人抚养儿童的基本生活保障实现全覆盖，残疾儿童基本生活保障和康复服务水平得到提高，留守儿童和困境儿童关爱服务工作有效开展，儿童权益得到有效保障，儿童保护法律体系和保护机制进一步健全完善，城乡之间和区域之间儿童享有资源和权利的差距逐步缩小。

截至2020年，婴儿、5岁以下儿童死亡率分别从2010年的12.2‰、16.93‰下降到5.2‰、7.3‰；学前教育毛入园率从2010年的62.47%上升到90.93%，九年义务教育巩固率从2010年的92.35%上升到95.86%，高中阶段毛入学率从2010年的76.0%上升到93.1%；农村留守儿童、困境儿童等弱势群体得到更多关爱和保护。儿童发展和儿童事业取得了新成就。

受经济社会发展水平制约，我省儿童事业发展仍然存在不平衡不充分问题。贯彻儿童优先原则的力度需要进一步加大，儿童思想引领需要进一步增强，保障儿童权利的法治建设需要持续推进，儿童发展的城乡、区域和群体之间差距需要进一步缩小，基层儿童保护和服务机制需要进一步健全，加之科技进步和生活方式变革给做好儿童工作带来新挑战，儿童事业发展使命仍然光荣而艰巨。

未来十年，是全面建设社会主义现代化国家，向第二个百年奋斗目标进军的关键时期，也是我省抢抓国家重大战略机遇，推动成渝地区双城经济圈建设成势见效的关键时期。我省儿童发展工作要牢牢把握高质量发展主题，立足新发展阶段，贯彻新发展理念，融入新发展格局、推动高质量发展，主动服务国家重大战略全局，统筹推进"五位一体"总体布局，以成渝地区双城经济圈建设和"一干多支"发展战略为牵引，积极参与和融入"一带一路"建设、长江经济带发展等国家重大战略。站在新的历史起点上，需要进一步落实儿童优先原则，全面提高儿童综合素质，培养造就德智体美劳全面发展的社会主义建设者和接班人，引领全省儿童勇担新使命、建功新时代。

按照国务院《中国儿童发展纲要（2021—2030年）》的要求，依据宪法和未成年人保护法等有关法律法规，参照联合国《儿童权利公约》和2030年可持续发展议程等国际公约和文件宗旨，结合我省经济社会发展总体目标以及儿童发展和保护实际，制定本纲要。

一、指导思想、基本原则和总体目标

（一）指导思想

高举中国特色社会主义伟大旗帜，深入贯彻党的十九大和十九届历次全会精神，坚持以马克思列宁主义、毛泽东思想、邓小平理论、"三个代表"重要思想、科学发展观、习近平新时代中国特色社会主义思想为指导，深入落实习近平总书记对四川工作系列重要指示精神，坚定不移贯彻新发展理念，坚持以人民为中心的发展思想，坚持走中国特色社会主义儿童发展道路，坚持和完善最有利于儿童、促进儿童全面发展的制度机制，落实立德树人根本任务，赓续红色血脉，传承红色基因，深入推广儿童友好理念，优化儿童发展环境，保障儿童生存、发展、受保护和参与权利，全面提升儿童综合素质，为实现第二个百年奋斗目标、建设社会主义现代化强国奠定坚实的人才基础。

（二）基本原则

1. 坚持党的全面领导。把握儿童事业发展的政治方向，贯彻落实党中央和省委关于儿童事业发展的决策部署，切实把党的领导贯彻到儿童工作的全过程和各方面。

2. 坚持对儿童发展的优先保障。在出台法规、制定政策、编制规划、部署工作中优先考虑儿童的最大利益和发展需求。

3. 坚持促进儿童全面发展。尊重儿童的人格尊严，遵循儿童身心发展特点和规律，以铸牢中华民族共同体为主线构筑中华民族共有精神家园，让平等、团结、互助、和谐的理念伴随儿童成长，保障儿童身心健康，提高儿童综合素质，促进儿童在德智体美劳各方面全面发展。

4. 坚持保障儿童平等发展。创造公平社会环境，消除对儿童一切形式的歧视，保障所有儿童平等享有发展权利和机会。

5. 坚持鼓励儿童参与。尊重儿童主体地位，鼓励和支持儿童参与家庭、社会和文化生活，创造有利于儿童参与的社会环境。

（三）总体目标

保障儿童权利的法规政策体系更加健全，促进儿童发展的工作机制更加完善，儿童优先的社会风尚普遍形成，城乡、区域、群体之间的儿童发展差距明显缩小。儿童享有更加均等和可及的基本公共服务，享有更加普惠和优越的福利保障，享有更加和谐友好的家庭和社会环境。儿童在健康、安全、教育、福利、家庭、环境、法律保护领域的权利进一步实现，思想道德素养和全面发展水平显著提升，获得感、幸福感、安全感明显增强。展望2035年，与国家基本实现社会主义现代化相适应，儿童优先原则全面贯彻，儿童全面发展和全体人民共同富裕取得更为明显的实质性进展，藏羌彝等民族地区儿童生存发展得到更好改善，全省儿童更加茁壮成长，成为建设社会主义现代化强国、担当民族复兴大任的时代新人。

二、发展领域、主要目标和策略措施

（一）儿童与健康

主要目标：

1. 覆盖城乡的儿童健康服务体系更加完善，儿童医疗保健服务能力明显增强，儿童健康水平不断提高。

2. 普及儿童健康生活方式，提高儿童及其照护人健康素养水平。

3. 新生儿、婴儿和5岁以下儿童死亡率分别降至3.0‰、5.0‰和6.0‰以下，地区和城乡差距逐步缩小。

4. 构建完善覆盖婚前、孕前、孕期、新生儿和儿童各阶段的出生缺陷防治体系，预防和控制出生缺陷。

5. 儿童常见疾病和恶性肿瘤等严重危害儿童健康的疾病得到有效防治。

6. 适龄儿童免疫规划疫苗接种率以乡（镇、街道）为单位保持在90%以上。

7. 5岁以下儿童贫血率和生长迟缓率分别控制在10%和5%以下，儿童超重、肥胖上升趋势得到有效控制。

8. 儿童新发近视率明显下降，小学生近视率降至38%以下，初中生近视率降至60%以下，高中阶段学生近视率降至70%以下。0—6岁儿童眼保健和视力检查覆盖率达到90%以上，中小学生每年至少免费视力检查1次。

9. 增强儿童体质，培养儿童良好运动习惯，中小学生国家学生体质健康标准优良率达到60%以上。

10. 促进城乡儿童早期发展服务供给，普及儿童早期发展的知识、方法和技能。

11. 增强儿童心理健康服务能力，提升儿童心理健康水平。中小学校心理健康辅导室配置率达90%，心理健康教育专兼职教师配置率达95%。

12. 适龄儿童普遍接受性教育，儿童性健康服务可及性明显提高。

策略措施：

1. 优先保障儿童健康。将儿童健康理念融入各级政府经济社会发展规划政策，将儿童健康主要指标纳入各级政府目标和责任考核。健全和完善儿童基本医疗卫生制度，加强儿童医疗保障政策与公共卫生政策衔接。加大对儿童医疗卫生与健康事业的投入力度，支持革命老区、民族地区、欠发达地区和已脱贫地区儿童健康事业发展，加快实现基本妇幼健康服务均等化。加快构建统一的妇幼健康信息平台，推动妇幼健康信息平台与电子健康档案的互联互通和信息共享，落实妇幼健康统计调查制度，推进"互联网+妇幼健康"服务模式，完善妇幼健康大数据，加强信息互联共享，实现儿童健康全周期全过程管理和服务的信息化、智能化。开展"儿童健康综合发展示范县"创建活动。

2. 完善儿童健康服务体系。以各年龄段儿童健康需求为导向，构建省、市、县级儿童医疗保健服务网络，以妇幼保健机构、儿童医院和综合医院儿科为重点，统筹规划和配置区域内儿童健康服务资源。加强医疗机构新生儿科、儿科与儿童保健科建设，省、市、县级均各设置1所政府举办、标准化的妇幼保健机构，每千名儿童拥有儿科执业（助理）医生达1.12名、床位增至3.17张。鼓励儿童医院及儿科专科联盟发展。建立完善以区县妇幼保健机构为龙头，乡镇卫生院、社区卫生服务中心为枢纽，村卫生室为基础的基层儿童保健服务网络，每所乡镇卫生院、社区卫生服务中心至少配备1名提供规范儿童基本医疗服务的全科医生，至少配备2名专业从事儿童保健的医生。完善儿童急救体系，特别是农村地区、偏远山区、民族地区儿童急救体系和运转体系。加快儿童医学人才培养，定期开展专业技能培训课程，提高全科医生的儿科和儿童保健专业技能，提高儿科医务人员薪酬待遇。

3. 加大儿童健康知识宣传普及力度。强化父母或其他监护人是儿童健康第一责任人的理念，依托家庭、社区、学校、幼儿园、托育机构、医疗机构，加大科学育儿、预防疾病、及时就医、合理用药、合理膳食、应急避险、心理健康等儿童健康知识和技能宣传普及力度，促进儿童养成健康行为习惯，提高儿童、父母或其他监护人健康素养。构建全媒体健康知识传播机制。发挥健康科普专家库和资源库作用。推进医疗机构规范设置"孕妇学校"和家长课堂，鼓励医疗机构、医务人员、相关社会组织等开展健康科普活动。预防和制止儿童吸烟（含电子烟）、酗酒，保护儿童远离毒品。建立中小学预防艾滋病宣传教育制度。

4. 保障新生儿安全与健康。深入实施危重新生儿筛查与评估、高危新生儿专案管理、危急重症救治、新生儿死亡评审等制度。加强新生儿规范化访视，新生儿访视率保持在90%以上。完善医疗机构产科、新生儿科质量规范化管理体系，加强新生儿保健专科建设，推广早产儿袋鼠式护理等适宜技术。加强危重新生儿救治保障投入，完善新生儿危重症救治、转诊网络，省级设有若干个危重新生儿救治中心，市、县级至少设有1个危重新生儿救治中心。依托现有机构加强危重新生儿救治中心建设，强化危重新生儿救治保障。

5. 加强出生缺陷综合防治。建立多部门联动防治出生缺陷工作机制，落实出生缺陷三级防治措施，加强知识普及和出生缺陷防控咨询，推广婚姻登记、婚育健康宣传教育、婚前医学检查、孕前优生健康检查、生育指导"一站式"服务。强化婚前孕前保健，提升产前筛查和诊断能力，推动围孕期、产前产后一体化和多学科诊疗协作，规范服务与质量监管。扩大新生儿疾病筛查病种范围，建立筛查、阳性病例召回、诊断、治疗和随访一体化服务模式，促进早筛早诊早治。做好出生缺陷患儿基本医疗保障工作，降低重大出生缺陷疾病医疗费用负担。健全出生缺陷防治网络，加强出生缺陷监测，促进出生缺陷防治领域科技创新和成果转化。

6. 加强儿童保健服务和管理。加强儿童保健门诊标准化、规范化建设，提升儿童保健服务质量。扎实开展0—6岁儿童健康管理工作，3岁以下儿童系统管理率和7岁以下儿童健康管理率保持在90%以上。推进以视力、听力、肢体、智力及孤独症等五类残疾为重点的0—6岁儿童残疾筛查，完善筛查、诊断、康复、救助相衔接的工作机制。提高儿童康复服务能力和水平。加强学校、幼儿园、托育机构的常见病预防保健能力，按标准配备校医、幼儿园及托育机构卫生保健人员和必要保健设备。加强对孤儿、流动、留守以及困境儿童等重点人群的健康管理。

7. 强化儿童疾病防治。以早产、低出生体重、缺铁性贫血、超重肥胖、心理行为发育异常、视力不良、龋齿、脊柱侧弯等儿童健康问题为重点，推广儿童疾病防治适宜技术，建立早期筛查、诊断和干预服务机制。加强儿童口腔保健，12岁儿童龋患率控制在25%以内。加强儿童重大传染性疾病、新发传染病管理以及艾滋病、梅毒、乙肝母婴阻断工作。完善儿童血液病、恶性肿瘤等重病诊疗体系、药品供应制度、综合保障制度，开发治疗恶性肿瘤等疾病的特效药。加强罕见病管理。加强中西医协作，推广应用中医儿科适宜技术，发挥好中医药在保障儿童健康中的独特作用。

8. 加强儿童免疫规划疫苗管理和预防接种。扩大国家免疫规划，维持较高水平的国家免疫规划疫苗接种率。支持多联多价等新型疫苗研制。加强疫苗研制、生产、流通和预防接种管理。完善预防接种异常反应补偿等相关政策。进一步规范儿童预防接种门诊建设。每个乡（镇、街道）至少设置1个儿童预防接种门诊，承担县级卫生健康行政部门指定区域内适龄儿童的免疫规划疫苗和群众需要的非免疫规划疫苗的预防接种工作。优化预防接种门诊区域布局，按儿童规模合理配置预防接种门诊点位数和工作人员，提升人口净流入、新建居住区、人口规模庞大等乡（镇、街道）预防接种服务能力。加强产科预防接种管理，按照"谁接生、谁接种"的原则，承担在该医疗机构内出生的新生儿首针乙肝疫苗、卡介苗的接种工作，并根据需要提供新生儿非免疫规划疫苗接种服务。

9. 改善儿童营养状况。关注儿童生命早期1000天营养，开展孕前、孕产期营养与膳食评价指导。实施母乳喂养促进行动，强化爱婴医院管理，加强公共场所和工作场所母婴设施建设，6个月内婴儿纯母乳喂养率达到50%以上。普及6月龄以上儿童合理添加辅食的知识技能。完善和落实支持母乳喂养的相关政策和措施，促进和支持母乳喂养。开展儿童生长发育监测和评价，加强个性化营养指导，保障儿童充足营养。加强儿童食育教育，引导科学均衡饮食、吃动平衡，预防控制儿童超重和肥胖。实施脱贫地区学龄儿童营养与健康干预行动，持续开展试点地区义务教育学生营养改善计划。加强学校、幼儿园、托育机构的营养健康教育和膳食指导。加大碘缺乏病防治知识宣传普及力度。完善食品标签体系。

10. 有效控制儿童近视。加强0—6岁儿童眼保健和视力检查工作，推动建立儿童视力电子档案，0—6岁儿童眼保健和视力检查覆盖率达到90%以上。减轻学生学业负担，指导监督学生做好眼保健操，纠正不良读写姿势。保障学校、幼儿园、托育机构室内采光、照明、课桌椅、黑板等达到规定标准。指导家长掌握科学用眼护眼知识，引导儿童科学用眼护眼。教育儿童按需科学规范合理使用电子产品。儿童每天接触户外自然光不少于1小时。

11. 增强儿童身体素质。推进阳光体育运动，开足开齐体育与健康课。着力保障儿童每天校内外各1小时体育活动时间，培养儿童良好运动习惯。全面实施《国家学生体质健康标准》，完善学生健康体检和体质监测制度，建立学生体质健康档案。指导儿童科学开展体育锻炼，提高儿童健康素质。保障儿童体育场地设施供应。加强适宜儿童的体育场地设施建设。鼓励公共体育场馆设施免费或优惠向周边学校和儿童开放，在保障学校正常教学秩序、不影响体育教学、课外活动、业余训练和校园安全前提下，落实学校体育场馆设施在课余和节假日向学生开放政策，支持学校向体育类社会组织购买课后体育服务，支持社会组织为学校体育提供指导，普及体育运动技能。建设户外运动、健身休闲等配套公共基础设施。合理安排儿童作息，保证每天小学生10小时、初中生9小时、高中生8小时睡眠时间。

12. 加强儿童早期发展服务。建立健全多部门协作的儿童早期发展工作机制，引导和鼓励儿童早期发展服务供给主体开展涵盖良好健康、充足营养、回应性照护、早期学习、安全保障等多维度的儿童早期发展综合服务。重视家庭环境对儿童早期发展服务的重要影响，利用各种渠道手段，加强对家庭婴幼儿早期发展指导服务。重点关注民族地区、农村地区儿童早期发展服务供给，推动儿童早期发展服务进农村、进社区、进家庭，探索推广入户家访指导等适合民族地区儿童、农村边远地区儿童、困境儿童的早期发展服务模式。

13. 发展婴幼儿照护服务。构建城乡儿童早期发展服务体系，构建覆盖城乡的婴幼儿照护政策和服务体系。加强对家庭婴幼儿照护的支持和指导，强化劳动保障行政执法，落实女方生育假、男方护理假、夫妻育儿假，强化家庭照护支持，做好婴幼儿健康服务。推动社区婴幼儿照护服务发展，在新建居住区按照每千人口不少于10个托位规划、建设婴幼儿照护服务设施及配套安全设施，老城区和已建成居住区无婴幼儿照护服务设施的，要按照每千人口不少于8个托位建设婴幼儿照护服务设施。规范发展多种形式的婴幼儿照护服务机构，充分调动社会力量积极性，建设普惠性婴幼儿照护服务机构，打造一批示范性婴幼儿照护服务机构。

14. 加强儿童心理健康服务。构建儿童心理健康教育、咨询服务、评估治疗、危机干预和心理援助公共服务网络。中小学配备专（兼）职心理健康教育教师，积极开展生命教育和挫折教育，培养儿童珍爱生命的意识和自我情绪调试能力。关注和满足孤儿、事实无人抚养儿童、留守儿童、困境儿童、残疾儿童心理发展需要。加强心理健康相关知识宣传，提高教师、家长预防和识别儿童显性和隐性心理行为问题的能力，加强儿童医院、精神专科医院和妇幼保健机构儿童心理咨询及专科门诊建设。加强儿童心理行为健康研究。学校开设心理健康教育课程，配备心理健康咨询室，为儿童开展不同时期行为心理问题的筛查、咨询、辅导和干预。提高中小学心理健康教育与服务水平，配备专（兼）职心理健康工作人员的中小学校比例达到95%以上。积极培养心理健康服务人才队伍，鼓励专业社会工作者面向儿童及其监护人提供心理健康服务。完善与儿童相关的心理学专业学科建设，大力培养儿童心理健康服务人才。

15. 为儿童提供性教育和性健康服务。引导儿童树立正确的性别意识和道德观念，正确认识两性关系。将性教育纳入基础教育课程体系和课程质量监测体系，严格课时安排，提高教育效果。引导父母或其他监护人根据儿童年龄阶段和发展特点开展性教育。加强防范性侵害教育，提高儿童自护意识和能力。促进学校和医疗机构密切协作，提供适宜儿童的性健康服务，保护就诊儿童隐私。设立儿童性健康保护热线。

16. 加强儿童健康领域的科研创新。聚焦儿科科技发展前沿和临床重大需求，重点围绕儿童重大疾病的预防、诊断、治疗、康复和健康管理，针对技术、方案和产品开展基础和应用研究。加强儿科科技创新基地平台建设，发挥儿科医学领域临床医学研究中心重要作用。鼓励儿童用药研发生产，加快儿童用药申报工作。

（二）儿童与安全

主要目标：

1. 减少儿童伤害所致死亡和残疾。儿童伤害死亡率以2020年数据为基数下降20%。

2. 排查消除溺水隐患，儿童溺水死亡率持续下降。

3. 推广使用儿童安全座椅、安全头盔，儿童出行安全得到有效保障。

4. 减少儿童跌倒、跌落、烧烫伤和中毒等伤害的发生、致残和死亡。

5. 儿童食品安全得到有效保障。

6. 建立监管机制，提升儿童用品质量安全水平。

7. 预防和制止针对儿童一切形式的暴力。

8. 提高对学生欺凌的综合治理能力，预防、减少、有效处置学生欺凌。

9. 加强学校周边环境治理，持续优化校园周边治安、文化、饮食、卫生、交通等安全环境。

10. 预防和干预儿童沉迷网络，全面加强儿童网络保护，有效治理不良信息、泄露隐私、网络欺凌等问题。

11. 加强未成年人信息安全保护力度，健全完善监管体系，营造有利于儿童健康成长的安全环境。

12. 实施强制报告制度，进一步完善儿童遭受意外和暴力伤害的监测报告系统。

13. 强化儿童灾害伤害安全教育，预防和控制儿童灾害伤害。

策略措施：

1. 创建儿童安全环境。树立儿童伤害可控可防意识，通过宣传教育、改善环境、加强执法、使用安全产品、开展评估等策略，创建有利于儿童成长的家庭、学校、社区安全环境。制定实施地方儿童安全环境营造行动计划。利用广播、电视、互联网等多种途径，加大对儿童伤害防护重要性的宣传，提升全社会儿童伤害防护意识。社区通过培训、宣传，提升家庭儿童看护人员的安全意识，推进儿童友好社区建设。开展安全自护教育，帮助儿童及其看护人提高安全意识，掌握安全知识技能，培养儿童安全行为习惯。落实学校、幼儿园、托育机构等安全管理主体责任，常态化开展儿童防伤害、防暴力、避灾险、会自救等教育活动，将儿童安全防护纳入日常管理。儿童集中活动的公共场所及人员密集场所加强儿童安全保护措施。全社会营造儿童安全环境。

2. 建立健全儿童伤害防控工作体系。推进地方儿童伤害防护立法，加大儿童伤害执法力度。构建完善包含教育、公安、应急、卫健、社治、市场监管等多部门合作的儿童伤害防控工作机制，鼓励社会力量参与儿童伤害防控。制定地方儿童伤害防控行动计划，探索创新并大力推广儿童伤害防控适宜技术，优先制定实施针对民族地区儿童、留守儿童、流动儿童、残疾儿童及其他困境儿童的伤害防控措施。

3. 预防和控制儿童溺水。加强看护，保证儿童远离危险水体。制定实施地方预防儿童溺水行动计划。落实溺水防控措施，隔离、消除家庭及校园环境的溺水隐患，加强农村地区相关水体的防护隔离和安全巡查，加强开放性水域、水上游乐场所、船只等安全管理并配置适用于儿童的应急救援装备，组建巡查队伍并定期进行安全检查。学校和社区每年应至少安排1次预防溺水和应急救援知识技能教育，普及儿童游泳及水上安全技能，引导儿童使用安全游泳场所。

4. 预防和控制儿童道路交通伤害。制定实施地方儿童道路交通伤害预防行动计划，落实校车安全管理条例，加大执法力度。提升儿童看护人看护能力，培养儿童养成良好交通行为习惯。推广使用儿童安全座椅、安全头盔和儿童步行及骑乘非机动车反光标识。完善儿童安全防护用品标准，加强生产和销售监管。完善校园及儿童集中活动场所周边交通安全设施，道路规划建设充分考虑儿童年龄特点，完善校园周边安全设施，严查严处交通违法行为。优化山区临户道路安全防护设施。

5. 预防和控制儿童跌倒、跌落、烧烫伤、中毒等伤害。制定实施地方预防和控制儿童意外生活伤害专项行动计划。消除环境危险因素，推广使用窗户护栏、窗口限位器等防护用品，减少儿童跌倒、跌落。教育儿童远离火源，引导家庭分隔热源，安全使用家用电器，推广使用具有儿童保护功能的家用电器，预防儿童烧烫伤。推广使用儿童安全包装，提升儿童看护人对农药、药物、日用化品等的识别及保管能力，避免儿童中毒。预防婴幼儿窒息，提升看护人对婴幼儿有效照护能力。规范犬类管理及宠物饲养，预防动物咬伤儿童。加强防灾减灾教育，提高儿童及其看护人针对地震、火灾、踩踏等的防灾避险技能。

6. 加强儿童食品安全监管。完善儿童食品安全标准体系。强化婴幼儿配方食品和婴幼儿辅助食品安全监管，形成特殊膳食食品地方标准体系，严格乳粉产品配方注册管理，加大婴幼儿配方乳粉产品抽检监测及不合格食品处罚力度并定期通报，加强进口婴幼儿配方乳粉管理。强化校园食品安全管理，严格执行《关于落实主体责任强化校园食品安全管理的指导意见》，落实学校、幼儿园、托育机构食品安全管理主体责任，消除儿童集中用餐各环节食品安全隐患，加强校园及周边食品安全监管，出台规范校园及其周边食品安全的地方法规。严肃查处食品安全违法违规行为。

7. 预防和减少产品引发的儿童伤害。强化产品质量安全监管。加快制定修订地方儿童玩具强制性标准，加强儿童用品行业自律，鼓励制定技术先进的团体标准。加强市场监管，持续、不定期开展儿童用品质量安全守护行动，严厉查处制售假冒伪劣产品的违法行为，鼓励消费者依法投诉举报产品安全问题。完善产品伤害监测，加强对产品造成儿童伤害的信息监测、分析、监督检查和缺陷产品召回工作，推行儿童用品市场信誉准入制度。杜绝"毒跑道""毒校服"，保障游戏游艺设备及大型游乐设施安全。学校、幼儿园、社区普遍开展儿童用品安全、产品安全使用等主题教育活动，引导儿童安全使用电动扶梯、旋转门等设施设备。加强居住小区、社区和公园等地儿童游乐设施安全质量定期巡查和维护。

8. 预防和控制针对儿童的暴力伤害。宣传倡导对儿童暴力零容忍理念，提升公众的法治意识和儿童保护意识，增强儿童的安全意识和自我保护能力。强化政府、社会、学校、家庭保护责任，建立防控针对儿童暴力伤害的多部门常态化合作工作机制，健全各级未成年人保护工作平台，落实针对儿童暴力伤害的发现、报告、干预机制。落实密切接触未成年人的机构和人员的强制报告责任。鼓励公众依法劝阻、制止、检举、控告针对儿童的暴力行为。建立对密切接触未成年人的相关行业从业者入职查询制度。依法严惩针对儿童的暴力违法犯罪行为。

9. 加强对学生欺凌的综合治理。完善落实学生欺凌综合治理多部门合作工作机制，落实《四川省加强中小学生欺凌综合治理实施方案》。营造文明安全校园环境，加强思想道德教育、法治教育和心理健康教育，培养学生的健全人格和社会交往能力。严格学校日常安全管理，健全学生欺凌早期预警、事中处理、事后干预等工作机制，定期对学生和家长开展专题培训，提高教职员工、家长、学生对欺凌的预防和处置能力。建立校园学生欺凌治理委员会，依法依规调查和处置欺凌事件，发挥教育惩戒作用。强化校园周边综合治理，将学生欺凌专项治理纳入社会治安综合治理工作，把防治学生欺凌工作专项督导结果作为评价政府教育工作成效的重要内容。

10．强化学校周边环境治理。针对校园周边治安、文化、饮食、卫生、交通等环境问题，公安、教育、文化和旅游、市场监督、交通运输等部门构建联合工作机制，制定专项行动计划，定期或不定期开展校园周边环境治理，扎实推进校园周边环境的优化。

11．加强未成年人网络保护。落实政府、企业、学校、家庭、社会保护责任，为儿童提供安全、健康的网络环境，保障儿童在网络空间的合法权益。实施未成年人网络保护立法地方调研，积累立法经验，推动出台未成年人网络保护的地方规定。家庭、学校引导和保障未成年人合理安全使用网络，定期面向家长和学生开展培训，提升网络素养和自我保护技巧。加强网络监管和治理，完善和落实网络信息监测、识别、举报、处置制度，依法从严从重惩处利用网络散布价值导向不良信息、从事危害未成年人身心健康等违法犯罪行为，强化互联网环境下对儿童负面影响的有效抑制措施。综合防治儿童沉迷网络，网络服务提供者应对网络游戏、网络直播、网络音视频、网络社交等针对未成年人设置相应的时间管理、权限管理、消费管理等功能，不得为未满16周岁儿童提供网络直播发布者账号注册服务。加强网络语言文明教育，坚决遏制庸俗暴戾网络语言传播。实施国家统一的未成年人网络游戏电子身份认证，完善游戏产品分类、内容审核、时长限制等措施。加强儿童个人信息和隐私权的保护，推动出台四川省《儿童个人信息网络保护规定》实施细则，有效防范和治理网络欺凌。

12．提高儿童遭受意外和暴力伤害的紧急救援、医疗救治、康复服务水平。广泛宣传儿童紧急救援知识，提升普通社会公众，尤其是看护人、教师的紧急救援技能。完善公共场所急救设施配备。完善国家（四川）紧急医学救援网络，加强儿童伤害相关院前急救设备设施配备，实现院前急救与院内急诊的有效衔接。加强康复机构及其能力建设，提高儿童医学救治以及康复服务的效率和水平。

13．加强未成年人信息安全保护。全社会树立未成年人社会环境智慧安全意识。在大数据、人工智能快速发展的背景下，以未成年人利益最大保护为中心原则，加快未成年人个人信息（数据）权利保护体系的构建，加大对未成年人信息（数据）权利侵害的处罚力度。鼓励智慧产业自身不断完善儿童权利智能化的监管保护措施，为未成年人营造健康成长的智慧环境。

14．完善监测机制。加强我省儿童伤害监测体系搭建的政策保障。建立健全地方儿童遭受意外和暴力伤害的监测体系，并通过医疗机构、学校、托育机构、社区、司法机关等多渠道收集儿童伤害及遭受暴力数据，促进数据规范化。推动建立多部门、多专业参与的数据共享、分析、研判、情况评估、结果反馈利用的工作机制。

15．预防和控制儿童灾害伤害。社区强化宣传培训，提高儿童及其看护人针对地震、火灾、踩踏、泥石流、洪水等灾害性事件的防灾避险技能。学校、幼儿园将防灾避险技能教育纳入课程体系建设，定期开展防灾避险技能演练。

（三）儿童与教育

主要目标：

1. 全面落实立德树人根本任务，培养德智体美劳全面发展的社会主义建设者和接班人。

2. 适龄儿童普遍接受有质量的学前教育，学前教育毛入园率达到并保持在92%以上。公办园和普惠性民办园在园幼儿占比不低于85%。

3. 基本实现城乡义务教育优质均衡发展和城乡一体化，九年义务教育巩固率提高到96%以上。

4. 巩固提高高中阶段教育普及水平，高中阶段教育毛入学率达到并保持在95%以上。

5. 孤儿、事实无人抚养儿童、残疾儿童、农业转移人口随迁子女、留守儿童、困境儿童等特殊群体受教育权利得到根本保障。残疾儿童义务教育入学率达到97%以上。

6. 儿童科学素质全面提升，科学兴趣、创新意识、实践能力不断提高。

7. 以提高儿童综合素质为导向的教育评价体系更加完善。

8. 加强校园文化建设，营造友善、平等、相互尊重的师生关系和同学关系。

9. 发挥校外教育实践育人功能，提升育人成效。

10. 学校、家庭、社会协同育人机制进一步完善。提高家庭教育指导机构和指导者的专业化水平。提高家长科学育儿的水平和能力。0—18岁儿童家长常态化接受家庭教育指导率达到90%以上。

策略措施：

1. 全面贯彻党的教育方针。坚持社会主义办学方向，健全立德树人落实机制，实施素质教育，完善德智体美劳全面培养的教育体系。提高思想道德素质，引领学生坚定理想信念，热爱祖国、热爱人民、热爱中国共产党、热爱社会主义，培育和践行社会主义核心价值观。提升智育水平，发展学生终生学习能力，促进思维发展，激发创新意识。坚持健康第一，深化体教融合，帮助学生磨炼坚强意志、锻炼强健体魄。改进美育教学，提升学生审美和人文素养。加强劳动教育，引导学生树立正确的劳动观，形成良好劳动习惯，培养勤俭、奋斗、创新、奉献的劳动精神。重点解决藏羌彝等民族地区教育不平衡不充分发展问题。

2. 全面落实教育优先发展战略。在经济社会发展规划上优先安排教育，财政资金投入上优先保障教育，公共资源配置上优先满足教育。优化教育经费支出结构，把义务教育作为教育投入重中之重。依法落实各级政府教育支出责任，完善各教育阶段财政补助政策。支持和规范社会力量办学。

3. 培养儿童良好思想道德素质、法治意识和行为习惯。加强理想教育、道德教育、法治教育、劳动教育，养成良好道德品质、法治意识和行为习惯，形成积极健康的人格和良好心理品质。中小学、幼儿园广泛开展性别平等教育。完善德育工作体系，深化课程育人、文化育人、活动育人、实践育人、管理育人、协同育人。创新德育工作形式、丰富德育内容，增强德育工作吸引力、感染力和实效性。统筹德育资源，充分发挥共青团、少先队等组织育人作用，构建完善学校、家庭、社会"三位一体"的德育网络。

4. 全面推进教育理念、体系、制度、内容、方法创新。严格落实课程方案和课程标准，提高教学质量。完善教材编写、修订、审查、选用、退出机制。遵循教育规律和学生身心发展规律，尊重个体差异，因材施教，推行启发式、探究式、参与式、合作式教学。

探索具有特殊才能学生的培养体系。提升校园智能化水平，提高信息化服务教育教学和管理的能力水平，推动优质教育资源在线辐射农村和边远地区薄弱学校，加快发展适合不同学生的信息化自主学习方式，满足个性化发展需求。提高民族地区教育质量和水平，加大国家通用语言文字推广普及力度，深化民族团结进步教育。

5. 推进学前教育普及普惠发展。继续实施学前教育行动计划，重点补齐人口集中流入地、农村地区、欠发达地区、民族地区以及城市薄弱地区的普惠性资源短板，基本实现学前教育公共服务体系全覆盖。将学前教育发展规划纳入城乡发展规划，科学谋划区域幼儿园布局，统筹配置学前教育资源，重点抓好城镇小区配套幼儿园和乡镇幼儿园建设，鼓励国有企事业单位、街道、村集体举办公办幼儿园，不断健全覆盖城乡、布局合理、质量保证的学前教育公共服务体系，推进学前教育安全优质发展。健全普惠性学前教育成本分担机制，建立公办园收费标准动态调整机制，加强非营利民办园收费监管，遏制过度逐利行为。注重科学保教，建立健全幼儿园保教质量监测体系，坚决克服和纠正"小学化"倾向，全面提升保教质量。加强学前幼儿普通话教育，推进学前学会普通话。

6. 推进义务教育优质均衡发展。统筹推进城乡义务教育一体化发展。科学规划布局城乡学校建设，落实新建居住区配套建设学校规定，合理有序扩大城镇学校学位供给，解决城镇大班额问题。全面加强乡村小规模学校和乡镇寄宿制学校建设，进一步改善农村学校办学条件，加强乡村教师队伍建设，提升农村义务教育质量，推进义务教育优质均衡发展。持续实施民族地区15年免费教育。压紧压实控辍保学责任，健全"县、乡、村、校"四本适龄儿童入学台账。保障女童平等接受义务教育。推进义务教育免试就近入学全覆盖，全面实行义务教育公办民办学校同步招生。支持和规范民办义务教育发展。全面压减作业总量和时长，减轻学生过重作业负担。全面规范校外培训行为，减轻学生课外培训负担。大力提升教育教学质量，确保学生在校内学足学好。充分发挥中小学校课后服务主渠道作用，完善中小学课后服务保障机制和措施，课后服务结束时间原则上不早于当地正常下班时间。

7. 推进高中阶段教育高质量普及。加快普通高中育人方式改革，推动高中阶段学校多样化有特色发展，满足学生个性化、多样化发展需要。推进中等职业教育和普通高中教育协调发展，建立中等职业教育和普通高中统一招生平台，积极促进职普融通。放宽中职招生地域限制，鼓励初中毕业生自愿跨区域选择中等职业学校（含技工学校）和专业。大力提高中等职业教育办学质量，建设一批优秀中职学校（含技工学校）和优质专业，实施中等职业教育名校名专业名实训基地建设。完善高中阶段学生资助政策。

8. 保障特殊儿童群体受教育权利。完善特殊教育保障机制，推进适龄残疾儿童教育全覆盖，提高特殊教育质量。坚持以普通学校随班就读为主体，以特殊教育学校为骨干，以送教上门和远程教育为补充，全面推进融合教育，切实保障残疾儿童同等接受教育的权利。大力发展残疾儿童学前教育，进一步提高残疾儿童义务教育巩固水平，加快发展以职业教育为重点的残疾人高中阶段教育。继续推进特殊教育学校标准化建设，实施特殊教育暖心工程。支持有条件的地方举办孤独症儿童学校或教学班。积极探索实施流动人员随迁子女入学积分制度改革，保障农业转移人口和流动人员随迁子女平等享有基本公共教育服务。加强家庭经济困难学生精准资助，完善奖学金、助学金和助学贷款政策。加强留守儿童和困境儿童的法治教育、安全教育和心理健康教育，办好农村寄宿制学校，优先满足留守儿童寄宿需求。在特殊教育学校大力推广国家通用手语和国家通用盲文。

9. 提高儿童科学素质。实施未成年人科学素质提升行动。将弘扬科学精神贯彻教育全过程，开展学前阶段科学启蒙教育，提高基础教育阶段科学教育水平，完善课程标准和课程体系，丰富课程资源，推进信息技术与科学教育深度融合，推行场景式、体验式、沉浸式学习。激发学生求知欲和想象力，培养儿童的创新精神和实践能力，鼓励有创新潜质的学生个性化发展。组织开展科技节、科技活动周、全国科普日等活动。加强社会协同，注重利用科技馆、青少年科学工作室、儿童中心、青少年宫、博物馆、高校和科研机构实验室等场所开展校外科学学习和实践活动。广泛开展社区科普活动。加强专兼职科学教师和科技辅导员队伍建设。完善科学教育质量评价和未成年人科学素质监测评估。

10. 建立健全科学的教育评价制度体系。树立科学的教育质量观，建立健全以发展素质教育为导向的科学评价体系。落实县域义务教育质量、学校办学质量和学生发展质量评价标准。针对不同主体和不同学段、不同类型教育特点，改进结果评价、强化过程评价、探索增值评价、健全综合评价，克服唯分数、唯升学倾向。完善初高中学生学业水平考试和综合素质评价制度。高中阶段学校实行基于初中学业水平考试成绩、结合综合素质评价的招生录取模式，逐步提高优质普通高中招生指标分配到区域内初中的比例，健全分类考试、综合评价、多元录取的高校招生机制。

11. 加强教师队伍建设。完善师德师风建设长效机制，引领教师自觉践行社会主义核心价值观，提升职业道德修养，坚守教书育人职责。完善教师资格准入机制，实行教师定期注册制度，建立完善教师退出机制。实行义务教育教师"县管校聘""区管校聘"，深入推进县（区）域内义务教育学校教师、校长交流轮岗，实行教师聘期制、校长任期制管理，推动城镇优秀教师、校长向乡村学校、薄弱学校流动。实行学区（乡镇）内走教制度，逐步扩大农村教师特岗计划实施规模，鼓励优秀特岗教师攻读教育硕士，切实解决教师结构性、阶段性、区域性短缺问题。加强教师进修培训，提高基本功和专业能力。弘扬尊师重教的社会风尚。培养造就一支有理想信念、有道德情操、有扎实学识、有仁爱之心的高素质专业化创新型教师队伍。

12. 开展民主、文明、和谐、平等的友好型学校建设。加强校风、教风、学风建设，构建尊师爱生的师生关系和团结友爱的同学关系。保障学生参与学校事务的权利。开展绿化、美化、亮化校园行动，推进校园无障碍环境建设和改造，为学生提供适合身高的课桌椅、安全饮用水和卫生厕所，改善学校食堂和住宿条件。开展文明校园创建活动，丰富和培育积极向上、格调高雅、健康文明的校园文化。

13. 发挥校外教育育人功能，提升育人成效。统筹社会教育各类场地、设施和队伍等资源，发挥校外教育体验性、实践性、多样性、趣味性优势，丰富校外教育内容和形式，鼓励儿童积极参与科技、文化、体育、艺术、劳动等实践活动，参与日常生活劳动、生产劳动、专题调查、研学旅行、志愿服务和社会公益活动，帮助学生了解国情、社情、民意。加强校外教育理论研究和课程开发。规范校外培训，切实减轻学生课外培训负担，严格监管面向低龄儿童的校外网络教育培训。坚持校外培训公益属性，减轻家庭教育支出负担。

14. 深化家庭教育指导。制定家庭教育工作专项规划，将家庭教育指导服务纳入公共服务体系和政府购买服务目录。发挥学校在家庭教育指导中的作用，提高教师的家庭教育指导能力。建立覆盖城乡的家庭教育指导服务中心体系。加强家庭教育指导服务专业队伍建设。规范家庭教育指导服务机构发展。支持高校开设家庭教育相关课程，开展家庭教育理论研究、课程开发、教材编制和案例分析，提高家庭教育指导的专业化水平。

15. 坚持学校教育与家庭教育、社会教育相结合。加强家园、家校协作，推动教师家访制度化、常态化。加强中小学、幼儿园、社区的家长学校、家长委员会建设，普及家庭教育知识，推广家庭教育经验。公共文化服务机构开展线上和线下的家庭教育宣传、指导服务和实践活动。建设一批家校社协同育人示范基地。发挥共青团、少先队、妇联、科协、关工委等组织的育人作用，形成学校、家庭、社会协同育人合力。

（四）儿童与福利

主要目标：

1. 提升儿童福利水平，基本建成与经济社会发展水平相适应的适度普惠型儿童福利制度体系。

2. 面向儿童的基本公共服务均等化水平明显提高，城乡、区域和群体之间儿童公共服务需求得到公平满足。

3. 巩固提高基本医疗保障水平，保障儿童基本医疗权益。

4. 构建从婴儿期到学龄期儿童连续完整的营养改善项目支持体系。欠发达地区儿童、农村义务教育阶段学生和幼儿园儿童营养改善计划全面实施。

5. 加快普惠托育服务体系建设，托育机构和托位数量持续增加。

6. 孤儿、事实无人抚养儿童、残疾儿童、流浪儿童的生存、发展和安全权益得到有效保障。

7. 留守儿童关爱服务体系不断完善，流动儿童服务机制更加健全。

8. 受艾滋病影响儿童、服刑人员未成年子女、涉毒未成年人以及涉毒家庭未成年子女的关爱保护与服务水平进一步提高。

9. 城乡社区儿童之家覆盖率进一步巩固提高，服务能力持续提升。

10. 监测预防、强制报告、应急处置、评估帮扶、监护干预"五位一体"的基层儿童保护机制有效运行。县级以上人民政府开通并有效运行全国统一的儿童保护热线。

11. 基层儿童福利工作阵地和队伍建设进一步加强。县级儿童福利机构或未成年人救助保护机构实现全覆盖；每个街道和乡（镇）配备1名儿童督导员，每个社区（村）配备1名儿童主任并提高服务能力。

12. 鼓励和支持社会力量和社会组织为儿童服务，儿童社会组织和儿童社会工作专业队伍明显壮大。

策略措施：

1. 完善儿童福利保障和救助制度体系。积极推进儿童福利法规政策的完善，逐步建成与全省经济社会发展状况相适应、与相关福利制度相衔接的适度普惠型儿童福利制度体系。完善困境儿童分类保障政策，加大困境儿童保障力度。增加儿童福利项目，合理提高儿童福利标准。合理制定低保标准和特困人员救助供养标准并建立动态调整机制，提升儿童生活质量。

2．提高面向儿童的公共服务供给水平。提高基本公共服务均等化和可及性水平，将儿童教育、医疗卫生、福利保障事项优先纳入基本公共服务清单，提高服务智慧化水平。完善面向儿童的基本公共服务标准体系，推动基本公共服务向欠发达地区、民族地区、偏远山区、薄弱环节、特殊儿童群体倾斜。扩大公共服务覆盖面，全面落实儿童乘坐公共交通工具和游览参观票价优惠政策，推进采取年龄标准优先、身高标准补充的儿童票价优待政策。保障二孩、三孩和多胞胎家庭儿童依法依规享有公共服务，推动儿童公共服务供给以儿童个体为单位向以家庭为单位转变。

3．做好儿童医疗保障工作。强化基本医疗保险、大病保险与医疗救助三重保障功能，加强儿童参加城乡居民基本医疗保险宣传，巩固提高儿童参加城乡居民基本医疗保险覆盖率。健全基本医疗保险筹资和待遇调整机制，做好国家医保药品目录落地工作，根据目录动态调整情况，及时将目录内儿童重大疾病治疗药物纳入我省医保支付范围。动态调整涉及儿科类医疗服务项目价格。做好低收入家庭儿童城乡居民医保参保。做好符合救助条件的家庭经济困难患儿医疗救助。促进各类医疗保障互补衔接，支持商业保险机构开发并推广适宜不同年龄阶段儿童的大病和意外伤害险产品，统筹调动慈善医疗救助力量，支持医疗互助有序发展，合力降低患儿家庭费用负担。探索实施儿童住院医疗、门诊特殊疾病治疗报销起付线按年度累计制，降低起付线标准。

4．推进实施儿童营养改善项目。巩固脱贫地区儿童营养改善项目实施成果。稳妥推进实施农村义务教育学生营养改善计划，完善膳食费用分摊机制。加强3—5岁学龄前儿童营养改善工作，实施学龄前儿童营养改善计划，构建从婴儿期到学龄期儿童连续完整的营养改善项目支持体系。

5．发展普惠托育服务体系。将婴幼儿照护服务纳入经济社会发展规划，研究编制托育服务发展专项规划，强化政策引导，综合运用土地、住房、财政、金融、人才等支持政策，扩大托育服务供给。大力发展多种形式的普惠托育服务，推动建设一批承担指导功能的示范托育服务机构和社区托育服务设施，支持有条件的用人单位为职工提供托育服务，鼓励国有企业等主体积极参与各级政府推动的普惠托育服务体系建设，支持和引导社会力量依托社区提供普惠托育服务，鼓励和支持有条件的幼儿园招收2—3岁幼儿，制定家庭托育点管理办法。加大专业人才培养培训力度，依法逐步实行从业人员职业资格准入制度。制定完善托育服务的标准规范，加强综合监管，推动托育服务规范健康发展。

6．加强孤儿和事实无人抚养儿童保障。落实孤儿和事实无人抚养儿童保障政策，明确保障对象，规范认定流程，合理确定保障标准。畅通亲属抚养、家庭寄养、机构养育和依法收养孤儿等安置渠道。落实社会散居孤儿、事实无人抚养儿童的监护责任。严格落实儿童收养相关法律法规，引导鼓励国内家庭收养病残儿童。健全收养评估制度，建立收养状况回访监督制度，加强收养登记信息化建设。推动收养工作高质量发展。

7．落实残疾儿童康复救助制度。完善儿童残疾筛查、诊断、治疗、康复一体化工作机制，建立残疾报告和信息共享制度。提高残疾儿童康复服务覆盖率，0—6岁残疾儿童康复救助实现"应救尽救"，为有需求的符合条件的残疾儿童提供以减轻功能障碍、改善功能状况、增强生活自理和社会参与能力为主要目的的手术、康复训练、辅助器具适配、社会支持性服务等康复服务，促进康复辅助器具提质升级。完善残疾儿童康复服务标准，增强残疾儿童康复服务供给能力，规范残疾儿童康复机构管理。支持儿童福利机构面向社会残疾儿童开展替代照料、养育教育辅导、康复训练等服务。

8. 加强流浪儿童救助保护工作。落实流浪儿童街面巡查和转介处置职责，依法依规为流浪儿童提供生活照料、身份查询、接送返回等服务。流出地县级政府建立源头治理和回归稳固机制，落实流浪儿童相关社会保障和义务教育等政策，教育督促流浪儿童父母或其他监护人履行抚养义务。依法严厉打击遗弃、虐待未成年人违法犯罪行为。

9. 加强留守儿童关爱保护。进一步完善留守儿童关爱保护工作体系。强化家庭监护主体责任，提高监护能力。强化县、乡镇人民政府属地责任，落实关爱帮扶政策措施。常态化开展寒暑假特别关爱行动，充分发挥群团组织以及社会组织、社会工作者、志愿者等作用，加强对留守儿童心理、情感、行为和安全自护的指导服务。积极倡导企业履行社会责任，为务工人员加强与留守未成年子女的联系沟通提供支持。落实支持农民工返乡就业创业相关政策措施，从源头上减少留守儿童现象。

10. 完善流动儿童服务机制。深化户籍制度改革，健全以居住证为载体、与居住年限等条件挂钩的基本公共服务提供机制，推进城镇常住人口基本公共服务均等化，保障儿童平等享有教育、医疗卫生等基本公共服务。健全以社区为依托、面向流动儿童家庭的管理和服务网络，提升专业服务能力，促进流动儿童及其家庭融入社区。

11. 提高儿童之家的建设、管理和服务水平。健全政府主导、部门统筹、多方参与、共同建设儿童之家的工作格局，巩固提高儿童之家建设覆盖率。完善儿童之家建设标准、工作制度和管理规范，配备专兼职工作人员，发挥社区儿童主任和妇联执委作用，提升管理和使用效能。保证儿童之家服务时长，拓展服务内容，确保服务安全，通过购买服务、项目合作等方式引入符合资格条件的相关社会组织为儿童提供专业化、精细化服务，充分发挥儿童之家在基层社会治理和儿童保护中的作用。

12. 建立健全基层儿童保护机制。完善县（市、区）、乡镇（街道）、村（社区）三级儿童保护机制。督促学校、幼儿园、托育机构、医疗机构、儿童福利机构、未成年人救助保护机构、村（居）民委员会等主体强化主动报告意识，履行困境儿童和受暴力伤害儿童的强制报告义务。县级以上人民政府开通全国统一的儿童保护热线，及时受理、转介侵犯儿童合法权益的投诉、举报，探索完善接收、评估、处置、帮扶等一体化工作流程，明确相关部门工作职责和协作程序，形成"一门受理，协同办理"的工作机制。

13. 做好对受艾滋病影响儿童和服刑人员未成年子女的关爱服务工作。完善受艾滋病影响儿童和服刑人员未成年人子女关爱服务体系，依托村（社区）儿童关爱保护阵地、基层儿童服务网络、县级未成年人救助保护机构和儿童福利机构等为受艾滋病影响儿童和服刑人员未成年人子女开展关爱保护服务，保障其生存、健康、安全和教育发展等权益，并公平地获得相关社会服务。有效整合社会组织、社会工作者、志愿者等社会力量为受艾滋病影响儿童和服刑人员未成年人子女开展关爱保护服务。将符合条件的服刑人员未成年子女纳入事实无人抚养儿童认定范围，按相关标准给予救助。做好涉毒未成年人的青春期教育、心理关爱、心理与行为矫治等工作，推动建立政府、家庭、学校、社区、社会力量等共同参与的"五位一体"教育帮扶机制，积极推进社区康复和社会康复体系与机制的建立。做好涉毒家庭未成年子女的关爱保护，建立社区支持体系，改善生活环境。

14．提升未成年人救助保护机构、儿童福利机构和基层儿童工作队伍服务能力。推进承担集中养育职能的儿童福利机构优化提质，推进儿童养育、康复、教育、医疗与社会工作一体化发展。整合县级儿童福利机构和未成年人救助保护相关机构的职能，为临时监护情形下的未成年人、社会散居孤儿、留守儿童和困境儿童等提供服务。加强未成年人救助保护中心建设，制定完善未成年人救助保护机构工作标准。进一步落实未成年人救助保护机构、儿童督导员、儿童主任的工作职责，加大对儿童督导员、儿童主任等基层儿童工作者的培训力度，提高服务能力。推动建立儿童主任津补贴制度。

15．支持引导社会力量参与儿童保护和服务工作。通过政府资助、项目合作、重点推介、孵化扶持等方式，积极培育为儿童服务的社会组织和志愿服务组织。将更多符合条件的儿童保护与服务事项纳入政府购买服务指导性目录，积极引导为儿童服务的社会组织面向城乡社区、家庭和学校提供服务。加强儿童社会工作专业队伍建设，提高服务技能水平。引导社会资源向民族地区、农村地区和偏远山区倾斜，扶持当地儿童服务类社会组织发展。

（五）儿童与家庭

主要目标：

1．发挥家庭立德树人第一所学校作用，培养儿童的好思想、好品行、好习惯。

2．尊重儿童主体地位，保障儿童平等参与自身和家庭事务的权利，提升儿童参与自身和家庭事务的意识与能力。

3．教育引导父母或其他监护人落实抚养、教育、保护责任，树立科学育儿理念，掌握运用科学育儿方法。加强家庭监护责任和家庭教育责任落实的指导支持。

4．培养儿童成为好家风的践行者和传承者。

5．增强亲子互动，建立平等和谐的亲子关系。

6．覆盖城乡的家庭教育指导服务体系基本建成，指导服务能力进一步提升，家庭—学校—社会联动机制进一步完善，社会协同参与家庭教育指导和服务的能力明显增强。95％的城市社区和85％的农村社区（村）建立家长学校或家庭教育指导服务站点，建立完善家长学校和家庭教育服务站点评估体系和评价标准。

7．支持家庭生育养育的地方法规政策体系不断建立健全完善。

8．提升家庭领域理论和实践研究水平，促进成果转化应用，推动家庭教育学科发展。

策略措施：

1．将立德树人落实到家庭教育各方面。父母或其他监护人应将立德树人作为家庭教育的首要任务，将思想品德教育融入日常生活，帮助儿童开拓视野、认识社会，通过身边人、身边事，培养儿童的好思想、好品德、好习惯，重视以身作则、言传身教，以健康思想、良好品行和适当方法教育影响儿童。在日常生活中根据不同年龄段儿童身心特点开展理想信念、爱国主义、社会责任、道德修养、行为规范、文明礼仪、生命安全、身心健康、生活技能等方面的教育，引导儿童树立正确的世界观、价值观、人生观，自觉践行社会主义核心价值观，学习传承中华优秀传统文化，厚植爱党爱祖国爱社会主义情怀。养成爱国爱家、诚实守信、尊老爱幼、勤俭节约、团结友爱、自尊自信等优良品德、健全人格、劳动精神和良好行为习惯。增强法制意识和社会责任感，从小学会做人、学会做事，学会学习，扣好人生第一粒扣子。

2. 尊重儿童主体地位和权利。引导父母或其他监护人以儿童为本，尊重儿童的身心发展规律和个性特点，保障儿童休息、锻炼、闲暇和娱乐的权利，合理安排儿童的学习和生活，增加体育锻炼、劳动实践、休息娱乐、社会实践、同伴交往、亲子活动等时间。通过家长学校、家庭教育指导服务、家庭社工等途径开展亲子互动、时间管理等专项培训辅导，提升父母和其他监护人尊重儿童主体地位的意识，提升他们帮助和引导儿童参与家庭事务的能力。在处理儿童自身和家庭事务时，尊重儿童的知情权、参与权，重视听取并采纳儿童的合理意见，倡导推广家庭会议等家庭民主参与方式。发挥家庭、学校和社区合作，通过家庭作业、校外课程、研学实践等方式，教育引导儿童增强家庭和社会责任意识，发挥儿童主观能动性，鼓励儿童自主选择、自我管理、自我服务，参与力所能及的家务劳动，培养劳动习惯，提高劳动技能。依托未成年人保护体系、留守儿童关爱保护网络体系畅通儿童诉求表达渠道，促进儿童利益诉求表达，探索建立儿童代表制度。

3. 增强监护责任意识和能力。创造有利于儿童发展的安全、适宜的家庭环境，满足儿童身体、心理、情感、社会性发展需要，培养儿童良好行为习惯和健康生活方式，提高安全意识和自救自护能力。禁止对儿童殴打、体罚、虐待等一切形式的家庭暴力。开展多样化、多渠道的家庭教育宣传培训和咨询，开办多种形式的家长学校和家长课堂，开展"好爸爸、好妈妈"等评选活动，提升家长素质，帮助父母或其他监护人学习家庭教育知识，提升其家庭教育的理念和能力，树立正确的儿童观、教育观和成才观，掌握现代科学育儿知识和方法，遵循儿童身心发展规律，尊重个体差异，因材施教。为留守儿童、困境儿童及其家庭提供家庭教育的分类指导和支持保障。加强对家庭落实监护责任和家庭教育责任的支持、监督和干预，根据不同需求为家庭提供分类指导和福利保障。充分落实父母或其他监护人在家庭教育中的主体责任，实现父母、隔代家长、准家长三类家长群体全覆盖。

4. 用良好家风涵养熏陶儿童。发挥父母榜样和示范作用，教育引导儿童传承尊老爱幼、男女平等、夫妻和睦、勤廉持家、亲子平等、邻里团结的家庭美德，践行爱国爱家、相亲相爱、向上向善、共建共享的社会主义家庭文明新风尚。广泛开展内容丰富、形式新颖、富有教育意义的好家风弘扬活动，推出具有四川特色的系列家风文化服务产品。家长发挥榜样和示范作用，身体力行科学、文明、健康的生活方式，引导儿童养成节约适度、绿色低碳、循环可持续、文明健康的生活方式和消费模式，大力倡导"新食尚"，杜绝餐饮浪费，在潜移默化中教育引导儿童主动践行和传承良好家风。

5. 培养良好亲子关系。引导家庭建立有效的亲子沟通方式，加强亲子交流，增加陪伴时间，提高陪伴质量。鼓励支持家庭开展亲子游戏、亲子阅读、亲子运动、亲子出游等亲子活动，增进感情，提升互信。鼓励支持各类教育、科技、文化、体育、娱乐等公益性设施和场所、社会组织、城乡社区儿童之家等为开展家庭亲子活动提供条件。加强亲子阅读方法指导，培养儿童良好阅读习惯。分年龄段推荐阶梯阅读书目，完善儿童社区阅读场所和功能，鼓励社区图书馆设立亲子阅读区。推动设立社区家庭和青少年事务社工岗位。开展亲子关系指导、培训、咨询，帮助调试家庭亲子关系，缓解家庭育儿焦虑、化解亲子矛盾。

6. 构建覆盖城乡的家庭教育指导服务体系。县级以上人民政府依托现有机构设立家庭教育指导服务中心，统筹家庭教育指导服务工作，制定实施家庭教育指导和服务工作规划，建立家庭教育服务站点评价体系，开展优秀家庭教育服务站点评选。依托家长学校、城乡社区公共服务设施、妇女之家、儿童之家等设立家庭教育服务站点，建设家庭教育信息化共享平台，开设网上家长学校和家庭教育指导课程。提供线上线下相互融合的家庭教育指导服务。中小学、幼儿园健全家庭教育指导服务工作制度，将家庭教育指导服务纳入学校工作计划和教师业务培训，定期开展家庭教育指导服务。社区（村）支持协助家庭教育指导服务站点开展家庭教育指导服务。推进社区（村）家长学校、家长课堂建设，提升基层家庭教育指导服务水平。婚姻登记机关、医疗卫生机构、未成年人救助保护机构结合职责开展家庭教育知识宣传和指导服务。支持各类公共文化服务场所开展家庭教育指导活动，利用多种媒体开展家庭教育知识宣传。

7. 强化对家庭教育指导服务的支持保障。推进实施家庭教育工作规划，推动将家庭教育指导服务纳入四川省基本公共服务体系和政府购买服务目录，采取政府补贴、奖励激励等措施，培育家庭教育服务机构，加强对家庭教育服务机构和从业人员的管理，规范家庭教育服务市场。加强家庭教育服务机构行业自律，研究制定服务质量标准，建立行业认证体系，开展从业人员培训。鼓励机关、企事业单位面向本单位职工开展家庭教育指导服务。支持社会组织、社工机构、志愿者组织等社会力量和专业工作者依法依规开展家庭教育指导服务活动。推动建立家庭、学校、社会开展家庭教育指导服务的多方联动机制。

8. 健全完善支持家庭生育养育的地方性法规和政策体系。加快制定四川省家庭教育促进条例。积极推动婚前家庭教育指导试点。完善三孩生育政策配套措施。促进出生人口性别比趋于正常。优化生育政策，降低家庭生育养育负担，提高优生优育服务水平，增加优质普惠托育服务供给，推进教育公平与优质教育资源供给。完善和全面落实产假制度和生育津贴，优化实施父母带薪育儿假政策。把对留守儿童、困境儿童及其家庭的支持与保障作为完善家庭政策的优先领域。落实促进3岁以下婴儿照护服务发展政策，推动将3岁以下婴幼儿照护服务费用纳入个人所得税专项附加扣除，加强住房等支持政策，减轻生育养育教育负担。探索通过税收减免、落实就业创业政策等方式降低家庭服务类企业成本，促进家庭服务业提质扩容。推动将更多家庭服务项目纳入基本公共服务体系。健全社区服务，发展社区照料机构，引导社会力量提供家庭服务。发展公益性社区儿童托育、托管服务，实现95%以上的街道（镇、乡）开办公益性社区儿童托育、托管服务。将困境儿童及其家庭的支持与保障作为家庭支持政策的优先领域。加快完善家政服务标准，提高家庭服务智慧化和数字化水平。鼓励用人单位创办母婴室和托育托管服务设施，实施弹性工时、居家办公等灵活的家庭友好措施。解决好多孩家庭住房保障和改善问题，降低多孩家庭改善住房的政策限制，为多孩家庭改善住房提供贷款支持。

9. 加强家庭领域理论和实践研究。充分发挥学术型社会组织作用，鼓励有条件的高校和科研机构开设家庭教育专业和课程，建立家庭领域研究基地，培养壮大家庭领域研究队伍，提升研究水平。鼓励支持高等院校将"家庭教育指导素养"融入本专科学生的培养方案和课程中。推动将家庭教育指导建设纳入公务员培训课程体系。整合家庭教育讲师队伍，培养家庭教育的职业化、专业化的师资队伍。推进编制符合四川实际情况且能够满足广大父母需要的家庭教育教材。建设有四川特色的家庭教育学科体系，优化配置教育资金资源，加大对农村、少数民族地区等困难地区和留守儿童、流动儿童、残疾儿童等困难群体家庭教育研究和发展的支持。坚持问题导向，聚焦家庭建设、家庭教育、家风培树等开展研究，及时推进研究成果转化，为家庭提供指导和支持，为家庭领域相关工作提供理论支撑。

（六）儿童与环境

主要目标：

1. 将儿童优先理念落实到公共政策制定、公共设施建设、公共服务供给各方面，尊重、爱护儿童的社会环境氛围进一步形成。

2. 提供更多有益于儿童全面发展的高质量精神文化产品。

3. 保护儿童免受各类传媒不良信息影响。提升儿童媒介素养。

4. 充分保障儿童参与家庭、学校、社会事务和健康文化生活的权利。

5. 建设儿童友好城市和儿童友好社区。

6. 增加教育、科技、文化、体育、娱乐等公益性的儿童校外活动场所，并提高利用率和服务质量。

7. 减少环境污染对儿童的伤害。农村自来水普及率达到90%，稳步提高农村卫生厕所普及率。

8. 提高儿童生态环境保护意识，帮助养成绿色低碳生活习惯。

9. 预防和应对突发事件时充分考虑儿童的身心特点，优先满足儿童特殊需求。

10. 广泛开展儿童事务国际交流与合作。

策略措施：

1. 全面贯彻儿童优先原则。建立和完善促进儿童优先发展的制度体系，提高政府部门和社会公众对儿童权利的认识，增强保障儿童权利的自觉性。法规政策出台、规划编制、财政预算、资源配置、工作部署时优先考虑儿童利益和需求。鼓励和引导企事业单位、各类公共服务机构和社会组织更加关注儿童发展和权利保护。在乡村建设和城市改造中提供更多适合儿童的公共设施和活动场所。促进城市、农村儿童生活环境平衡发展，提升儿童在不同区域间享受入托、教育和其他公共服务的平等性。

2. 提升面向儿童的公共文化服务水平。引导社会各界制作和传播面向儿童的体现社会主义核心价值观的精神文化产品。支持儿童参与中华民族优秀传统文化的传承与发展，充分保护和利用四川各地各类文化遗产，增强儿童文化自信。探索在网络空间开展儿童思想道德教育的新途径、新方法，增强知识性、趣味性和时代性。支持儿童题材作品参加国家舞台艺术精品创作扶持工程等重大项目和重要公益性节庆展演活动。鼓励社会组织、文化艺术机构为儿童文化艺术活动提供专业指导和场地支持。支持和鼓励有条件的地区设立少年儿童图书馆，公共图书馆设立儿童、盲人阅览区，社区图书馆设立少年儿童图书专区，鼓励四川文化名家开展儿童阅读讲座、引读、辅导等活动。对接高校、科研院所实验室、图书馆、博物馆、科技馆等，探索和创新合作方式，培育儿童科学兴趣，激发儿童对科学的探索精神。为欠发达地区儿童、残疾儿童、困境儿童安全合理参与网络提供条件。

3. 加强新闻出版、文化等市场监管和执法。加强对儿童出版物审读、鉴定和处置，深化"扫黄打非"工作，清除淫秽色情低俗、暴力恐怖迷信等有害出版物及信息，保障儿童文化市场健康有序。清理校园周边非法销售出版物和涉及低俗内容的儿童文化用品、玩具。严格网络出版、文化市场管理与执法，及时整治网络游戏、网络动漫、网络音乐、网络表演、应用程序、公众号、视频、直播、即时通信工具、学习类移动应用软件传播危害未成年人身心健康的有害信息。严格管控诱导未成年人无节制追星、拜金炫富、泄露未成年人隐私以及利用未成年人进行炒作等存在价值导向问题的不良信息和行为。加强互联网上网服务营业场所和娱乐场所执法，查处违规接纳未成年人、提供含有禁止内容的曲目和游戏游艺设备等违规行为。落实互联网企业主体责任，在产品开发、内容审核、用户管理、保护措施、举报处置等环节完善治理手段。

4. 规范与儿童相关的广告和商业性活动。规范与儿童有关的产品（服务）广告播出。在针对儿童的大众传播媒介上不得发布医疗、药品、保健食品、医疗器械、化妆品、酒类、美容广告，以及不利于儿童身心健康的网络游戏等广告。禁止母乳代用品广告宣传。规范城市楼宇、户外、电梯间有关儿童教育学习广告。重点加强对电视等媒体广告中儿童性别歧视的审查监管，促进性别平等。加大相关虚假违法广告案件的查处力度。规范和限制安排儿童参加商业性展演活动，限制童模、童星及儿童参与其他商业活动，依法保障儿童在商业活动中的安全和各项权益。

5. 加强儿童媒介素养教育。保障儿童利用和参与媒介的权利和安全。丰富儿童数字生活体验，提高数字生活质量。将媒介素养教育纳入中小学、幼儿园教育和家庭教育指导服务内容。提升儿童及其监护人媒介素养，加强对不同年龄阶段儿童使用网络的分类教育指导，帮助儿童掌握网络基本知识技能，提高学习交流的能力，养成良好的网络使用习惯，增强信息识别和网上自我保护能力，防止沉迷网络。开展涉及儿童的舆情研究工作，提升应对涉及儿童舆情的管控和应对能力，保护儿童不受网络暴力影响。为欠发达地区儿童、残疾儿童、困境儿童安全合理参与网络提供条件。

6. 保障儿童参与及表达权利。尊重儿童参与自身、家庭事务和健康文化生活的权利，重视寓教于乐，培养儿童参与意识和能力。涉及儿童的法规政策制定、实施和评估以及重大事项决策，听取儿童意见。将儿童参与纳入学校、校外教育机构、社区工作计划。支持少先队、共青团、妇联等组织开展社会实践、公益劳动、志愿服务等活动。加强学校班委会和学生会建设，畅通学生参与学校事务的渠道。广泛开展儿童参与的宣传、教育和培训活动。建立校园冲突的听证和协商机制，鼓励儿童、家长与教师共同参与解决校园冲突问题。

7. 开展儿童友好城市和儿童友好社区创建工作。鼓励创建理念友好、政策友好、环境友好、人文友好、服务友好的中国特色儿童友好城市和儿童友好社区。建立多部门合作工作机制，制定适合我省省情的儿童友好城市和儿童友好社区标准体系和建设指南，通过不同类型的儿童友好示范社区和示范城区建设，推动建设一批国家儿童友好城市。鼓励各类公共设施、营业性场所和其他社会组织提供儿童友好的公共空间。积极参与儿童友好城市建设的国际交流活动。

8. 加大儿童校外活动场所建设管理力度。将儿童活动场所建设纳入地方经济社会发展纲要，加强各类爱国主义教育基地、党史国史教育基地、民族团结进步教育基地、科普教育基地、中小学生研学实践教育基地等建设，加大对农村地区儿童活动场所建设和运行的扶持力度，推进儿童活动场所无障碍建设和改造。规范儿童校外活动场所管理，加强对各类营利性儿童活动场所的安全监管，各类公益性教育、科技、文化、体育、娱乐场所对儿童免费或优惠开放，根据条件开辟儿童活动专区。在具备条件的校外活动场所普遍建立少先队组织。发挥校外活动场所的育人优势，打造特色鲜明、参与面广的儿童主题活动品牌。

9. 优化儿童健康成长的自然和人居环境。控制和治理大气、水、土壤等环境污染以及工业、生活和农村面源污染，加强水源保护和水质监测。加强铅等重金属污染防治和监测。推进城市集中式饮用水水源地规范化建设。加强农村供水工程提升改造，提高农村集中供水率、自来水普及率、水质达标率和供水保证率。深入开展爱国卫生运动，持续改善村容村貌和人居环境，分类有序推进农村厕所革命，统筹农村改厕和污水、黑臭水体治理，因地制宜建设污水处理设施，力争到2030年全省农村卫生厕所基本普及，有基础、有条件的地方厕所粪污得到无害化处理和资源化利用，优化城市公厕布局，提升公厕利用率。

10. 创新开展面向儿童的生态文明宣传教育活动。把生态文明教育纳入教育体系，融入课堂教学、校园活动、社会实践等环节。推进生态环境科普基地和中小学环境教育社会实践基地建设，在"六五环境日""全国低碳日""全国科技周"等节点开展丰富的儿童环保主题活动，依托自然保护地等建设儿童自然教育保护基地，开展儿童自然教育。鼓励家长和儿童共同参加校外环保志愿活动，培养家长和儿童生态文明意识，树立珍惜资源、保护自然、珍爱生命的观念，自觉养成健康文明、绿色低碳、垃圾分类的良好生活习惯。

11. 在突发事件预防和应对中加强对儿童的保护。在制定突发事件应急预案时统筹考虑儿童的特殊需求。制定儿童防护用品标准，应急处置期间，优先保证儿童食品、药品、用品供给。学校、幼儿园、托育机构、校外教育机构和社区开展形式多样的安全教育和应急演练活动，提高教职工、儿童及其监护人识别灾害事故风险和应对灾害事故的能力。公共场所发生突发事件时，应优先救护儿童。在灾后恢复与重建阶段，针对儿童特点采取优先救助和康复措施，将灾害事故对儿童的伤害降到最低程度。为突发事件应急处理机构和组织配备具有专业能力的心理干预人员，为儿童提供及时的灾后心理干预。

12. 促进儿童发展的国际交流与合作。认真履行联合国《儿童权利公约》等国际公约和文件，落实与儿童发展相关的可持续发展目标，扩大多边、双边特别是与共建"一带一路"国家的交流与合作，吸收借鉴国际社会在儿童领域的有益经验，积极宣介促进儿童发展的"中国故事四川篇章"，在推动构建人类命运共同体、促进全球儿童事业发展中彰显四川担当，贡献四川经验。

（七）儿童与法律保护

主要目标：

1. 健全完善保障儿童权益的法规体系，完善地方性法规，加强法律法规的落实。

2. 加强儿童权益执法工作，全面落实儿童保护执法责任。

3. 完善司法保护制度，司法工作体系满足儿童身心发展特殊需要。

4. 儿童法治素养和自我保护意识进一步提升，社会公众保护儿童的意识和能力进一步提高。

5. 进一步保障儿童的民事权益。

6. 落实儿童监护制度，保障儿童获得有效监护。

7. 禁止使用童工，禁止对儿童的经济剥削，严格监管安排儿童参与商业活动的行为。

8. 依法严惩性侵害、家庭暴力、拐卖、遗弃等侵犯儿童人身权利的违法犯罪行为。

9. 依法严惩利用网络侵犯儿童合法权益的违法犯罪行为。

10. 预防未成年人违法犯罪，对未成年人违法犯罪实行分级干预。降低未成年人犯罪人数占未成年人人口数量的比重。

策略措施：

1. 完善落实儿童权益的法规政策。健全完善保障儿童生存权、发展权、受保护权、参与权的地方性法规和政策。合力构建家庭、学校、社会、政府、网络、司法六位一体的新时代未成年人保护格局，加快家庭教育、学前教育、儿童福利、学校保护、网络保护等立法进程，适时修订《四川省未成年人保护条例》。增强立法工作的科学性和可操作性，充分吸收采纳现有法律政策文件中的理念共识、成熟政策以及有效工作实践中的成熟经验。加强未成年人保护法实施，落实法律监督、司法建议和法治督查制度。通过各级社科规划课题等方式引导、加强儿童保护的法学理论与实践研究。

2. 严格儿童保护领域的执法。全面落实儿童保护责任。加大行政执法力度，出台相关管理规定，完善监测预防、强制报告、应急处置、评估帮扶、监护干预的"五位一体"未成年人保护机制，定期开展专项执法检查，及时发现和处置监护侵害、家庭暴力、校园及周边安全隐患、学校食品安全与营养健康食品药品安全隐患、未成年人节日隐患等问题。提高行政执法水平，明确执法主体，强化法律责任，加强对执法人员未成年人保护知识和业务培训，增强未成年人保护观念。细化部门职责和协作程序，建立健全未成年人保护多部门综合执法制度和未成年人救助协作制度，建立完善省、市、县三级未成年人保护工作议事协调机制，强化部门间信息沟通和工作衔接，形成执法、保护、服务合力。推动建设各级未成年人保护标准化阵地，开通运营未成年人保护热线，统筹建设未成年人保护信息平台。加强对未成年人保护领域的执法监督，指定专门机构或人员承担未成年人保护的监督职责。探索设立未成年人保护专兼职监察员负责未成年人保护工作。

3. 健全未成年人司法工作体系。出台加强未成年人审判工作意见，深化涉及未成年人案件综合审判改革，加强未成年人案件专门审判机构建设与审判机制优化，建立健全涉未成年人审判档案管理制度，坚持未成年人审判专业化发展方向。研究制定未成年人检察工作实施细则，强化未成年人检察业务管理，扩大未成年人检察专门机构设置覆盖面，深化未成年人检察业务统一集中办理改革，推进"捕、诉、监、防、教"一体化工作机制，落实未成年人特殊检察制度。探索设立少年警务机构，推进少年警务工作专业化建设。推动各级公安机关确定专门机构或者指定专门人员负责未成年人保护工作，统筹履行公安机关承担的未成年人保护职责。优先指派熟悉未成年人身心特点的律师承办法律援助案件，加强未成年人案件办理人员专业培训。完善未成年人司法保护工作评价考核标准，加强未成年人司法专业队伍培养建设。强化未成年人司法工作宣传报道，加大未成年人司法典型案例研编力度，培树未成年人司法工作先进典型。加强专业化办案与社会化保护配合衔接，加强司法机关与政府部门、人民团体、社会组织和社会工作者等的合作，共同做好未成年人心理干预、法律援助、社会调查、社会观护、教育矫治、社区矫正等工作，深入推动构建由社会各方普遍参与的未成年人司法保护体系,在全省范围内深化妇女儿童权益保护联调中心作用,强化协调联动,织密未成年人保护网络。

4.加强对未成年人的特殊司法保护。坚持最有利于未成年人的原则,推进少年家事法庭建设,确保未成年人得到特殊、优先保护。依法保障涉案未成年人的隐私权、名誉权以及知情权、参与权等诉讼权利。落实未成年人犯罪案件特别程序关于严格限制适用逮捕措施、法律援助、社会调查、心理评估、法定代理人或合适成年人到场、附条件不起诉、不公开审理、犯罪记录封存等规定。深化未成年人司法理论研究,进一步更新司法理念,准确把握未成年人司法规律,充分借鉴司法实践中的成熟经验,结合各地区实际,在法律框架内积极探索有利于强化未成年人权益保护和犯罪预防的新机制、新方法。增强未成年人社区矫正实施效果,严格落实《中华人民共和国社区矫正法》未成年人社区矫正特别规定,采取有针对性的未成年人社区矫正措施。落实涉案未成年人与成年人分别关押、分别管理、分别教育制度。

5.依法为儿童提供法律援助和司法救助。依托公共法律服务平台,为儿童提供法律咨询等法律援助服务,推进法律援助标准化、规范化建设,推进专业化儿童法律援助队伍建设,充实基层法律援助工作队伍,支持和鼓励基层法律服务机构、社会团体、企事业单位等社会组织利用自身资源为未成年人提供法律援助,确保儿童在司法程序中获得高效、便捷的法律服务。保障符合司法救助条件的儿童获得有针对性的经济救助、身心康复、生活安置、复学就业等多元综合救助。探索设立儿童司法救助基金及儿童权益关爱公益项目。建立健全困境儿童和留守儿童司法保护长效工作机制,扎实推动儿童司法救助机构建设,加强多部门协作,形成儿童司法救助合力。

6.加强儿童保护的法治宣传教育。提高法治宣传普及率,提升法治宣传的针对性和实效性,推动未成年人保护法治宣传实现点到面、单一到多元、短期到长效的跨越。完善学校、家庭、社会共同参与的未成年人法治教育工作机制,提高未成年人法治素养。全面落实《青少年法治教育大纲》,加强青少年法治教育实践基地、法治资源教室和网络平台建设,在每个县(市、区)至少建立一个青少年法治宣传教育实践基地。常态化开展"法律进学校"活动,针对性侵害、校园欺凌、校园贷、毒品犯罪等重点问题普遍开展法治宣传,配齐配强法治课教师、法治辅导员队伍,完善法治副校长制度。创新普法宣传形式,运用以案释法、动漫普法、模拟法庭、少年警队等多样化方式深入开展法治教育和法治实践活动,教育引导未成年人遵纪守法,增强自我保护意识和能力。深入开展专项普法活动,加强校长、教师、家长的法治教育与培训宣传工作,提高教职员工和学生家长的法治素养,发挥教师的学校保护、家长的校外保护作用。推动相关主体自觉履行"谁执法谁普法,谁管理谁普法,谁服务谁普法"普法责任制,广泛宣传与未成年人保护密切相关的法律法规,提高社会公众的法治意识,推动全社会形成依法保护未成年人的良好氛围。引导媒体加强未成年人保护方面的宣传,客观、审慎、适度采访和报道涉未成年人案件,不得侵犯未成年人的名誉、隐私和其他合法权益。

7.全面保障儿童的民事权益。依法保障儿童的人身权利、财产权利和其他合法权益。开展涉及儿童权益纠纷调解工作,探索父母婚内分居期间未成年子女权益保护措施,依法保障父母离婚后未成年子女获得探望、抚养、教育、保护的权利。加强未成年人财产权益保护，依法保障儿童和胎儿的继承权和受遗赠权，依法保障未成年人的知识产权、获得报酬权以及一定权限内独立的财产支配权。在家庭共有财产关系中，不得侵害未成年人依法享有的权益。依法保护未成年人名誉、隐私和个人信息等人格权，尊重未成年人人格尊严，处理涉及未成年人事项，充分听取未成年人的意见。保证非婚生子女、养子女与婚生子女享有同等的权利，不受任何组织或者个人的侵害或歧视。完善支持起诉制度。对食品药品安全、产品质量、烟酒销售、文化宣传、网络传播等领域侵害未成年人合法权益的行为，开展公益诉讼工作。

8. 完善落实监护制度。强化父母或其他监护人履行对未成年子女的抚养、教育和保护职责，依法规范父母或其他监护人委托他人照护未成年人子女的行为。加强监护的监督、指导和帮助，督促落实监护责任，禁止早婚早育和早婚辍学行为。完善对未成年人监护人的评价机制，加大对监护人履行监护责任的约束力度，落实强制家庭教育制度，建立健全对因怠于履行监护职责致使未成年人违法犯罪或受到侵害的监护人处置机制。进一步明确监督主体职责，强化村（居）民委员会对父母或其他监护人监护和委托照护的监督责任，村（居）儿童主任切实做好未成年人监护风险或受到监护侵害情况的发现、核实、报告工作。推动建立监护风险及异常状况评估制度，加强对留守儿童、困境儿童、非婚生子女监护人履行职责的监督和支持。依法纠正和处理监护人侵害未成年人权益事件。符合法定情形的未成年人由县级以上民政部门代表国家进行监护。确保突发事件情况下无人照料未成年人及时获得临时监护。对未成年人父母怠于履行抚养义务、严重侵害未成年人权益等不履行或消极履行监护职责的，鼓励支持群团组织、社会团体、企事业单位和村（居）民委员会监管监护。

9. 严厉查处使用童工等违法犯罪行为。加强对使用童工行为的日常巡视监察和专项执法检查。严格落实儿童参加演出、节目制作等国家有关规定。加强对企业、其他经营组织或个人、网络平台等吸纳儿童参与广告拍摄、商业代言、演出、赛事、节目制作、网络直播等的监督管理。完善相关法规条例，明确未成年人参与上述活动的行业规范与禁止性条款，建立健全相应权益保护与约束管理综合机制。规范用人单位招用已满16周岁未满18周岁的未成年工的行为。严格执行未成年工特殊保护规定，用人单位定期对未成年工进行健康检查，不得安排其从事过重、有毒、有害等危害儿童身心健康的劳动或者危险作业。严厉查处对未成年人的经济剥削，严厉打击利用未成年人乞讨等违法犯罪行为。任何单位和个人不得侵犯未成年人依法获得报酬的权利或利用未成年人谋取不正当利益。父母或其他监护人不得对未成年人实施强迫工作、暴力对待、经济剥夺、减损受教育权等行为。

10. 预防和依法严惩性侵害儿童违法犯罪行为。建立预防性侵害、性骚扰儿童工作制度，严厉打击性骚扰未成年人违法行为，依法严惩性侵害未成年人违法犯罪。加强儿童预防性侵害教育，编写和未成年人年龄相适应的性安全教育教材，提高儿童、家庭、学校、社区识别防范性侵害和发现报告的意识和能力。落实强制报告制度，制定具体方案保障强制报告义务主体依法、及时、适当履行报告职责，建立制度落实的督促和追责机制。加强部门协作与信息交流，积极开展对密切接触未成年人行业及各类组织的专项排查行动，增强对性侵害未成年人风险的源头预防。建立全省统一的性侵害、虐待、拐卖、暴力伤害等违法犯罪人员数据库及信息查询系统，完善落实入职查询、从业禁止制度。将犯罪记录查询尤其是性侵犯罪记录查询作为审核的必经程序，进一步执行教育行政部门对民办学校、幼儿园录用人员的备案审查制度。探索建立性侵害未成年人犯罪人员信息公开制度，严格落实外籍教师无犯罪证明备案制度。加强立案和立案监督，完善立案标准和定罪量刑标准。依法严惩对未成年人负有特殊职责人员实施的性侵害行为，依法严惩组织、强迫、引诱、容留、介绍未成年人卖淫犯罪。推进未成年被害人"一站式"取证机制，依法保障未成年人的名誉权、隐私权和其他合法权益，避免和减少对未成年被害人的"二次伤害"。探索制定性侵儿童案件特殊证据标准。对遭受性侵害或者暴力伤害的未成年被害人及其家庭实施必要的心理干预、经济救助、法律援助、转学安置等关爱保护措施。探索设立未成年被害人精神损害赔偿制度，明确被性侵未成年人的精神损害赔偿标准。

11. 预防和依法严惩对儿童实施家庭暴力、校园欺凌的违法犯罪行为。加强反家庭暴力宣传，倡导以文明的方式进行家庭教育，加强对未成年人遭受家暴的隐患、线索排查，杜绝针对未成年人的家庭暴力，以及严重忽视等不利于未成年人身心健康的行为。落实强制报告制度，明确学校、幼儿园、托育机构、医疗机构、居（村）民委员会、社会工作服务机构、救助管理机构、福利机构及其工作人员等强制报告义务人的责任，鼓励相关人员履行报告义务。有关部门及时受理、调查、立案和转处儿童遭受家庭暴力的案件。制定相关实施办法、指导意见或实施细则，充分运用并落实告诫书、人身安全保护令、撤销监护人资格等措施，加强对施暴人的教育和惩戒，对构成犯罪的施暴人依法追究刑事责任，从严处理重大恶性案件。保护未成年被害人的隐私和安全，及时为未成年被害人及目睹家庭暴力的未成年人提供心理疏导、医疗救治和临时庇护。加强反家暴庇护中心建设，探索建立受暴未成年人紧急救助金，加强对施暴人的矫治和心理干预。加强校园欺凌防控治理，探索构建发现、认定、处理机制，开展防治欺凌专项调查及专项治理行动。强化对涉欺凌学生的教育、惩戒及心理干预。对涉嫌违法犯罪的严重欺凌行为，依法报告有关部门并配合处理。

12. 严厉打击拐卖儿童和引诱胁迫儿童涉毒、涉黑涉恶等违法犯罪行为。贯彻落实《中国反对拐卖人口行动计划（2021—2030年）》，坚持和完善集预防、打击、救助、安置、康复于一体的反拐工作长效机制。坚持预防为主，加大反拐法治宣传教育力度，提升社会广大群众反拐意识以及儿童、家长的防范能力。坚持重拳打击，加大拐卖儿童积案侦破力度，严厉打击出卖亲生子女、借收养名义买卖儿童和利用网络平台实施拐卖儿童犯罪，及时解救被拐卖儿童，完善对查找不到亲生父母和自生自卖类案件的被解救儿童安置工作。鼓励有关社会团体、企事业单位和个人提供资金、技术支持和专业服务，使被拐卖儿童得到符合其身心、年龄和性别特点的救助安置、中转康复服务。坚持综合治理，将反对拐卖儿童犯罪纳入平安建设和基层社会治理，完善预防拐卖儿童犯罪网络，建立健全孕产妇就医生产身份识别、儿童出生登记制度，完善亲子鉴定意见书和出生医学证明开具制度，完善医疗、教育教学等机构和基层政府、村（居）委干部发现拐卖儿童犯罪情形的报告制度，严格落实户口和流动人口管理，防范和减少拐卖犯罪发生。禁止除公安机关以外的任何组织或者个人收集被拐卖儿童、父母和疑似被拐卖人员DNA数据等信息。实施全省青少年毒品预防教育工程，开展对引诱、教唆、欺骗、强迫、容留儿童吸贩毒犯罪专项打击行动。依法严惩胁迫、引诱、教唆儿童参与黑社会性质组织从事违法犯罪活动的行为。人民法院、人民检察院、公安机关和司法行政机关加强协调配合，严惩利用未成年人实施黑恶势力犯罪，形成打击合力。

13. 严厉打击侵犯儿童合法权益的网络违法犯罪行为。制定未成年人网络保护条例，加强侵犯未成年人合法权益的网络违法犯罪监控和查处能力建设。加强对网络空间涉及未成年人违法犯罪的分析研究，以案释法，加强青少年网络法治和网络安全教育，引导青少年理性上网，增强互联网平台未成年人保护的普法宣传，提高公众对未成年人网络保护的意识和能力。加强对网络信息服务平台的监管，禁止制作、复制发布、传播或者持有关未成年人的淫秽色情物品和网络信息，依法严惩利用网络性引诱、性侵害未成年人的违法犯罪行为。规范吸纳未成年人参与商业广告、网络直播等活动，严禁利用未成年人拍摄淫秽色情广告、进行网络色情直播。禁止对未成年人实施侮辱、诽谤、威胁或者恶意损害形象等网络欺凌行为。督促网络信息服务平台落实主体责任，及时履行采取删除、屏蔽、断开链接等必要措施的义务并积极配合有关部门工作，有关部门应当及时介入调查，并为受侵害未成年人提供心理咨询以及后续的心理康复服务。严厉打击利用网络诱骗未成年人参与赌博、非法集资以及敲诈勒索、实施金融诈骗等违法犯罪行为。加强网络不良信息清理整治，打击发展未成年人为犯罪集团成员、利用未成年人身份逃避法律追究的行为。完善网络安全和信息化执法联动机制。建立健全信息共享机制，参与跨区域打击互联网违法犯罪活动。

14. 有效预防未成年人违法犯罪。重视未成年人犯罪问题的调查研究，制定预防未成年人犯罪工作规划，为预防未成年人犯罪工作提供政策、理论支持和经费保障。加强对未成年人的法治和预防犯罪教育。落实未成年人违法犯罪分级干预制度，依法采取教育矫治措施，加强家庭监护指导帮助，落实学校保护机制，及时发现、制止、管教未成年人不良行为。及时制止、处理未成年人严重不良行为和未达刑事责任年龄未成年人严重危害他人及社会的行为。将专门教育发展和专门学校建设纳入经济社会发展规划，根据需要合理设置专门学校。完善专门学校入学程序、学生和学籍管理、转回普通学校等制度。对涉罪未成年人坚持依法惩戒与精准帮教相结合，进一步构建完善未成年人帮教社会支持体系，提升教育矫治效果，预防重新犯罪。保障涉罪未成年人免受歧视，依法实现在复学、升学、就业等方面的同等权利。强化预防未成年人犯罪工作的基层基础。

三、组织实施

（一）坚持党的全面领导。坚持以习近平新时代中国特色社会主义思想为指导，坚持以人民为中心的发展思想，坚持走中国特色社会主义儿童发展道路，把党的领导贯穿于纲要组织实施全过程。贯彻党中央和省委关于儿童事业发展的决策部署，在统筹推进"五位一体"总体布局、协调推进"四个全面"战略布局中推进纲要实施。

（二）落实纲要实施责任。完善落实党委领导、政府主责、妇儿工委协调、多部门合作、全社会参与的纲要实施工作机制。省政府及地方各级人民政府负责纲要实施工作，各级妇儿工委负责组织、协调、指导、督促工作，各级妇儿工委办公室负责具体工作。有关部门、相关机构和人民团体结合职责，承担纲要相关目标任务落实工作。在出台法规、制定政策、编制规划、部署工作时贯彻落实儿童优先原则，切实保障儿童权益，促进儿童优先发展。

（三）加强纲要与国民经济和社会发展规划的衔接。在经济社会发展总体规划及相关专项规划中贯彻落实儿童优先原则，将纲要实施以及儿童发展纳入经济社会发展总体规划及相关专项规划，结合经济社会总体规划部署要求推进纲要实施，实现儿童事业发展与经济社会发展同步规划、同步部署、同步实施、同步落实。

（四）制定地方儿童发展纲要和部门实施方案。市、县人民政府依据本纲要，结合实际制定本级儿童发展纲要。市县纲要颁布后1个月内报送上一级妇儿工委办公室。省市县各级承担纲要目标任务的有关部门、相关机构和人民团体结合职责，按照任务分工，制定实施方案并报送同级妇儿工委办公室。

（五）完善实施纲要的工作制度机制。健全目标管理责任制，将纲要实施纳入政府议事日程和考核内容，将纲要目标分解到责任单位并纳入目标管理和考核内容。健全督导检查制度，定期对纲要实施情况开展督查。健全报告制度，责任单位每年向同级妇儿工委报告纲要实施情况和下一年工作安排，下级妇儿工委每年向上一级妇儿工委报告本地区规划实施情况和下一年工作安排。健全议事协调制度，定期召开妇女儿童工作会议和妇儿工委全体会议、联络员会议等，总结交流情况，研究解决问题，部署工作任务。健全纲要实施示范制度，充分发挥示范单位以点带面、示范带动作用。健全表彰制度，对实施纲要先进集体和先进个人按照有关规定进行表彰。

（六）加强儿童发展经费支持。各级人民政府将实施纲要所需工作经费纳入财政预算，实现儿童事业和经济社会同步发展。重点支持革命老区、民族地区、欠发达地区儿童发展，支持特殊困难儿童群体发展。动员社会力量，多渠道筹集资源，推动全省儿童事业发展。

（七）坚持和创新实施纲要的有效方法。贯彻新发展理念，坚持问题导向、目标导向，构建促进儿童发展的法律法规政策体系，完善儿童权益保障机制，实施促进儿童发展的民生项目。通过分类指导、示范先行，总结推广好做法好经验。通过政府购买服务等方式，发挥社会力量推动纲要实施的作用。开展国际交流合作，交流互鉴经验做法，讲好四川儿童发展故事，宣传四川儿童事业发展成就。

（八）加强纲要实施能力建设。将习近平总书记关于儿童和儿童工作的重要论述以及儿童优先原则有关内容、相关法律法规政策纳入各级干部学习内容，将实施纲要所需知识纳入培训计划，举办多层次、多形式培训，增强政府有关部门、相关机构和人员实施纲要的责任意识和能力。以政治建设为统领，加强各级妇儿工委及其办公室能力建设，促进机构职能优化高效，为更好履职尽责提供必要的人力物力财力支持，为纲要实施提供组织保障。

（九）加大纲要宣传力度。大力宣传习近平总书记关于儿童和儿童工作的重要论述，宣传在党的坚强领导下儿童事业发展的成就，宣传儿童优先原则和保障儿童权益、促进儿童发展的法律法规政策，宣传纲要内容和纲要实施的经验、成效，努力营造关爱儿童、有利于儿童发展的社会氛围。

（十）加强儿童发展调查研究。充分发挥各级妇儿工委及其办公室作用，加强儿童工作智库建设，依托高校、研究机构、社会组织等建设儿童发展研究基地，培育专业研究力量，广泛深入开展理论与实践研究，为制定完善相关法规政策提供参考。

（十一）鼓励社会各界广泛参与纲要实施。健全学校、家庭、社会"三位一体"教育网络，鼓励企事业单位、社会组织、慈善机构和公益人士参与保障儿童权益、促进儿童发展等工作。鼓励儿童参与纲要实施，提高儿童在参与纲要实施中实现自身全面发展的意识和能力。

四、监测评估

（一）加强监测评估制度建设。对纲要实施情况进行年度监测、中期评估、终期评估。落实并逐步完善儿童统计监测方案。各级统计部门牵头组织开展年度监测，各级妇儿工委成员单位、有关部门、相关机构向同级统计部门报送年度监测数据，及时收集、分析反映儿童发展状况的相关数据和信息。各级妇儿工委组织开展中期和终期评估，各级妇儿工委成员单位、有关部门、相关机构向同级妇儿工委提交中期和终期评估报告。通过评估，了解掌握纲要实施进展和儿童发展状况，系统分析评价纲要目标任务完成情况，评判纲要策略措施的实施效果，总结经验做法，找出突出问题，预测发展趋势，提出对策建议。监测评估工作所需经费纳入财政预算。

（二）加强监测评估工作组织领导。各级妇儿工委设立监测评估领导小组，由同级妇儿工委及有关部门负责同志组成，负责监测评估工作的组织领导、监测评估方案的审批、监测评估报告的审核等。领导小组下设监测组和评估组。

监测组由各级统计部门牵头，有关部门负责纲要实施情况统计监测的人员参加，负责监测工作的组织、指导和培训，制定监测方案和指标体系，收集、分析数据信息，向同级妇儿工委提交年度、中期和终期监测报告，编辑出版年度妇女儿童统计资料等。监测组成员负责统筹协调本部门纲要实施监测、分析、数据上报、分性别分年龄指标完善等工作。

评估组由各级妇儿工委办公室牵头，有关部门负责纲要实施的人员参加，负责评估工作的组织、指导和培训，制定评估方案，组织开展评估工作，向同级妇儿工委提交中期和终期评估报告。评估组成员负责统筹协调本部门纲要实施自我评估工作，参加妇儿工委组织的评估工作。支持评估组有关部门就儿童保护与发展中的突出问题开展专项调查、评估，结果可供中期和终期评估参考。

（三）加强儿童发展统计监测。规范完善儿童发展统计监测指标体系，根据需要调整扩充儿童发展统计指标，推动纳入政府和部门常规统计以及统计调查制度，加强部门分年龄统计工作，推进儿童发展统计监测制度化建设。建立完善省、市儿童发展统计监测数据库，支持县级儿童发展统计监测数据库建设。鼓励支持相关部门对儿童发展缺项数据开展专项统计调查。

（四）提升监测评估工作能力和水平。加强监测评估工作培训和部门协作，规范监测数据收集渠道、报送方式，提高数据质量。运用互联网和大数据等，丰富儿童发展和分年龄统计信息。科学设计监测评估方案和方法，探索开展第三方评估。提升监测评估工作科学化、标准化、专业化水平。

（五）有效利用监测评估成果。发挥监测评估结果服务决策的作用，定期向同级人民政府及有关部门报送监测评估情况，为决策提供依据。建立监测评估报告交流、反馈和发布机制。加强对监测评估结果的研判和运用，对预计完成困难、波动较大的监测指标及时预警，对评估发现的突出问题和短板弱项及时提出对策建议。运用监测评估结果指导下一阶段纲要实施，实现纲要实施的常态化监测、动态化预警、精准化干预、高质量推进。

四川省人民政府办公厅
关于印发《四川省中医药强省建设行动方案（2021—2025年）》的通知

川办发〔2021〕4号

各市（州）、县（市、区）人民政府，省政府各部门、各直属机构，有关单位：

《四川省中医药强省建设行动方案（2021—2025年）》已经省政府同意，现印发给你们，请结合实际，认真组织实施。

四川省人民政府办公厅
2021年1月21日

四川省中医药强省建设行动方案（2021—2025年）

为贯彻落实《中共四川省委　四川省人民政府关于促进中医药传承创新发展的实施意见》，全面推进中医药强省建设，制定本方案。

一、总体要求

（一）指导思想。坚持以习近平新时代中国特色社会主义思想为指导，全面贯彻习近平总书记对中医药工作系列重要指示精神，认真落实省委、省政府关于中医药强省建设的决策部署，抢抓成渝地区双城经济圈建设重大机遇，坚持问题导向、目标导向、结果导向，全面推进新时代中医药强省建设。

（二）主要目标。到2025年，中医药服务体系更加健全，综合服务能力全面提升，中医药应急救援能力显著提高，重大疾病中医药防治能力取得重大突破，中医药产业实现高质量发展，传承弘扬中医药文化取得明显成效，中医药对外交流合作更加广泛深入，人才总量稳步增长、结构持续优化、布局更加合理，科技创新、成果转化能力凸显，"信中医、爱中医、用中医"成为全社会广泛共识。

二、重点任务

（一）建立健全中医药服务体系行动。推进省级中医医院新院区建设和市（州）级中医医院独立设置、县级中医医院扶优补短，市（州）级中医医院全部达到三级水平，县级中医医院（民族地区除外）基本达到二级甲等以上水平。建成四川省藏医医院、藏羌医院和彝医医院建设。拓展中医药预防保健服务，65岁以上老年人和0—3岁婴幼儿的中医药健康管理服务覆盖率均达到70%。加强区域协同，打造辐射川渝滇黔等地的中医医疗服务集群，组建区域性中医医联体。争创国家中医医学中心和区域中医医疗中心，建设3—5个中医特色突出、临床疗效显著、示范作用明显的中医特色医院。〔责任单位：省中医药局、

省发展改革委、民政厅、财政厅、省卫生健康委，各市（州）、县（市、区）人民政府。列首位的为牵头单位，下同〕

（二）建立健全中医药应急体系行动。完善重大疫情等突发公共事件中医药防控和应急救援机制，建立中西医协同救治和中西医联合会诊制度。通过新建或改（扩）建感染性疾病科、急诊医学科、重症医学科、肺病科等，规范设置发热门诊，实现市（州）级中医医院全覆盖独立设置中医药传染病病区，有条件的县级中医医院设置感染性疾病科，确保所有县级中医医疗机构能够发挥重大疾病监测哨点功能。依托四川省中医医院和其他省级医疗机构推进国家中医疫病防治基地、四川省重大疫情中医药救治基地建设，布局建设5—8个区域重大疫情中医药防控中心。依托四川省骨科医院和其他省级医疗机构加强国家中医紧急医学救援基地、四川省中医紧急医学救援中心建设，布局建设5—8个省级区域中医紧急医学救援基地和分队。〔责任单位：省中医药局、省发展改革委、经济和信息化厅、科技厅、财政厅、省卫生健康委、应急厅，各市（州）、县（市、区）人民政府〕

（三）推进传统中医诊所惠民行动。鼓励社会力量举办传统中医诊所、公立医院中医类别医师参与传统中医诊所服务，开展多样化中医药服务，增加传统中医诊所服务供给。鼓励将传统中医诊所纳入医联体建设，支持传统中医诊所规模化集团化发展，培育具有一定影响力的四川中医诊所连锁品牌。鼓励传统中医诊所广泛使用中医传统诊疗技术，提供融预防保健、疾病治疗、康复服务于一体的中医药服务。加强传统中医诊所服务能力培训，提升传统中医诊所服务质量。到2025年，传统中医诊所达到5000家，构建"中医诊所在身边"和"10分钟可及圈"的纯中医服务格局。〔责任单位：省中医药局、省卫生健康委，各市（州）、县（市、区）人民政府〕

（四）推进中医药防治重大疾病行动。加强重大疾病专病、专科防治能力建设，聚焦糖尿病、重症胰腺炎、心脑血管疾病、肿瘤等重大疾病，依托现有资源建设20—30个四川省重大疾病中医药防治中心，重点支持50—100个国家和省级中医重点专科建设。加强中药制剂能力建设，遴选一批特色明显、疗效独特的品种调剂推广使用。加强重大疾病中医临床研究和循证能力建设，制定一批重大疾病中医药防治循证指南、重大疾病中医药临床操作技术指南和标准。推进重大疑难疾病中西医临床协作，新实施1—3个国家级、10—20个省级重大疑难疾病中西医临床协作试点项目。〔责任单位：省卫生健康委、科技厅、财政厅、省中医药局，各市（州）、县（市、区）人民政府〕

（五）推进中医药产业高质量发展行动。优化中药材产业布局，建设可持续、多元化、特色化的中药材产区，重点扶持一批全省中药材重点种植产业区，培育3—5个中医药产业发展示范市、10—15个示范县。打造规范化种植基地，新建、改造规范化基地50万亩。培育中药材大品种，重点培育全产业链年产值超50亿元的中药材大品种1—2个，达20亿元的2—3个，达10亿元的4—6个。培育龙头企业和品牌，力争打造营业收入超50亿元企业1—2家、达10亿元企业5—10家，培育区域公共品牌和企业知名品牌10—20个。大力支持中药及大健康产品开发和关键技术装备创新，支持中医药重点龙头企业培育一批高价值专利，提升川产道地药材市场竞争力，研发10—15个大健康产品获批进入市场，推动10—20项具有市场竞争力的中医药智能装备上市。大力发展中医药养生保健服务和中医药健康旅游，争创国家中医药健康旅游示范区1—2个，建成省级中医药健康旅游示范基地15个、示范项目20个。推动中医药服务进入养老机构、社区和家庭，开展中医药与养老服务结合试点。全省中医药材种植面积稳定在800万亩，产业链综合产值1400亿元以上。〔责任单位：经济和信息化厅、省发展改革委、科技厅、民政厅、自然资源厅、农业农村厅、商务厅、文化和旅游厅、省林草局、省中医药局、省药监局、省知识产权中心，各市（州）、县（市、区）人民政府〕

（六）推进中医药助推双循环行动。推动中医药国际合作交流，开展中医药海外惠侨和中医药"健康旅游+国际医疗"行动，推动川产优质中药材"走出去"，扩大川产中药产品国际国内市场份额。建成重点海外中医药中心5—8个，中医药海外惠侨远程医疗站2—4个，支持8—10个重点省际合作项目建设，力争年中医药服务贸易5万人次。扩大中医药对外教育、合作的规模与层次，密切与港澳台交流合作，多形式、多途径传播中医药文化，力争到2025年境外学生来川接受中医药教育、培训和临床实习达1500名。（责任单位：省中医药局、省委外办、省委台办、省发展改革委、经济和信息化厅、教育厅、商务厅、文化和旅游厅、省经济合作局、省贸促会）

（七）推进中医药信息化建设行动。推进以中医电子病历为核心，以中医特色信息系统为重点的中医医疗机构信息化建设。建立健全中医药综合统计制度，创新发展"互联网+"中医药监管，推进政务服务全流程电子化。大力发展互联网中医医院，推进"一码就医"，建立省级远程中医医疗协同管理平台，打造20—30个具有中医特色的"互联网+"示范中医医院。推进川药全产业链数字化管理与服务，大力发展中医药智能装备，培育中医药智能制造产业园。推进中医药古籍、经典名录、名老中医和教学名师教学资料数字化，建立中医药知识资源库，打造省中医药文化数字博物馆。推进省中医药数据中心建设，加快中医药大数据资源开发，拓展中医药服务新领域，发展中医药产业新业态，培育中医药文化新形态，促进中医药现代化、智能化创新发展。〔责任单位：省中医药局、经济和信息化厅、科技厅、商务厅、文化和旅游厅、省卫生健康委、省统计局、省林草局、省大数据中心，各市（州）、县（市、区）人民政府〕

（八）建设中医药人才高地行动。加强中医药高层次人才培育，实施院士后备人才培养计划，力争实现中医药类院士零的突破。培养一批中医药教学、科研、临床、产业骨干和省级老中医药专家学术经验继承人、技能工匠、复合人才、实用人才，加大中医药紧缺人才培养力度，到2025年，为基层培养各类中医药人才2万名。支持成都中医药大学"双一流"建设，推动中医学长学制教育改革，试点开展九年制中西医结合教育。院校、医院建立健全早跟师、早临床学习制度，将师承教育贯穿临床实践教学全过程。大力发展中医药职业教育，支持符合条件的中医药中等学校提档升级，打造一批高水平专业化的中医药产教融合实训基地。（责任单位：省中医药局、省人才办、教育厅、科技厅、人力资源社会保障厅、省卫生健康委）

（九）建设中医药科技创新高地行动。推进省部共建西南特色中药资源国家重点实验室和国家中医临床研究基地（糖尿病、出血性中风病）建设。布局一批新的国家和省级重点科研平台，创建西部中医药传承创新联盟，力争新增中医药国家重点实验室1个，国家中医临床医学研究中心1—2个，中医药类省级重点（工程）实验室、工程（技术）研究中心、技术创新中心2—4个，中医药类省级临床医学研究中心2—4个。围绕重大疑难疾病、中医优势病种和特色疗法，健全适合中医药特点的循证研究方法学体系、标准体系，开展高水平中医药循证研究5—10项，打造循证评价创新团队3—5个，支持5—7个省级中医医疗机构和具有较强研究能力的市（州）级中医医院、民族医院开展中医循证能力建设。实施8项中医药标准化专项工程，力争主导制定国际标准1—2项，制定发布地方标准300项。加强中医药知识产权保护。培养中医药创新型领军人才10—15名，创建国内同领域居领先地位的高层次科技创新团队10—15个。（责任单位：省中医药局、省发展改革委、科技厅、省市场监管局、省药监局、省知识产权中心）

（十）建设中医药文化高地行动。支持中医药文化研究机构建设，推进"天回医简"等中医药出土医学文献文物研究与运用，建立中医药古籍文献数据库。强化川派老中医（药）专家学术经验、"川帮"老药工传统技艺传承，遴选50—100名实施学术经验和传统技艺数字化、影像化记录保护。强化中医药类非物质文化遗产的活态传承，建设一批非物质文化遗产保护传承基地，推动5—8个中医药项目列入省级非物质文化遗产名录，争取1—2个中医药项目列入国家级非物质文化遗产名录。系统梳理中医药文化的历史渊源、发展脉络、基本走向，深入挖掘中医药文化精神内核和价值理念，推动中医药文化学术著作出版。培育、聘任和引进一批中医药文化高端研究人才，加强我省中医药文化研究阐发力量。持续开展中医药文化宣传阵地建设，支持四川省中医药博物馆提档升级，建设15—20个省级中医药文化宣传教育基地或科普基地，争取创建3—5个国家级中医药文化宣传教育基地。（责任单位：省中医药局、省委宣传部、教育厅、科技厅、文化和旅游厅）

三、组织实施

（一）加强组织领导。四川省推进中医药强省建设工作领导小组（以下简称领导小组）负责统筹上述"十大行动"的组织实施和考核工作，研究协调重大事项。领导小组办公室要结合市（州）发展基础和部门（单位）职能职责，细化目标任务，量化工作指标，做好跟踪监测，抓好督促落实。各市（州）要加强组织领导，结合本地实际，统筹推动各项行动落地见效，确保目标任务如期完成。

（二）形成工作合力。中医药、卫生健康、经济和信息化等部门（单位）要切实发挥牵头抓总作用，组织实施好本系统、本领域的专项行动。发展改革、财政、科技、人力资源社会保障、农业农村、民政、商务、市场监管、医疗保障、林草、药品监管等部门（单位）要根据职能职责和任务分工，全力支持"十大行动"有序实施。

（三）强化工作保障。各地各有关部门（单位）要将中医药发展纳入"十四五"经济社会发展规划统筹规划实施，积极对接国家资金投向，争取中央资金支持。省、市、县要按照财政事权分别承担自身支出责任，拓宽资金筹集渠道，保障中医药发展建设资金需要。要认真研究制定促进中医药事业发展的人才保障、物资保障、政策保障措施，为中医药工作发展营造良好环境。

四川省人民政府办公厅
关于印发《四川省促进养老托育服务健康发展实施方案》的通知

川办发〔2021〕57号

各市（州）人民政府，省政府各部门、各直属机构，有关单位：

《四川省促进养老托育服务健康发展实施方案》已经省政府同意，现印发给你们，请认真组织实施。

四川省人民政府办公厅
2021年11月9日

四川省促进养老托育服务健康发展实施方案

为贯彻落实国务院办公厅《关于促进养老托育服务健康发展的意见》（国办发〔2020〕52号）精神，进一步扩大"一老一小"服务有效供给，持续改善民生福祉、促进家庭和谐，结合我省实际，制定本实施方案。

一、总体要求

以习近平新时代中国特色社会主义思想为指导，认真践行以人民为中心的发展思想，坚持政策引导、普惠优先，持续健全体系、创新机制，更好发挥各级政府作用，更充分激发社会力量活力，有效促进"一老一小"服务能力提质扩容和区域均衡布局。到2025年，全省每千人口拥有3岁以下婴幼儿托位数达到4.5个，护理型养老床位占比达到55%以上，养老托育服务体系更加健全，服务供给更加便利可及，服务新模式新业态不断涌现，群众多层次多样化养老托育服务需求得到更好满足。

二、健全服务体系

（一）加强科学规划布局。结合"一老一小"人口分布和结构变化，制定全省"十四五"养老服务发展规划、"十四五"托育服务发展规划和"一老一小"整体解决方案，构建居家社区机构相协调的养老托育服务体系。推进国土空间规划与养老托育专项规划统筹衔接，按照人均用地不少于0.1平方米的标准分区分级规划设置养老服务设施，新建居住区按照每千人口不少于10个托位、老城区和已建成居住区不少于8个托位标准规划建设婴幼儿照护服务设施。优化县级失能特困人员养护院、乡镇区域性养老服务中心、村级互助养老服务点布局，"片区化""集约化"整合利用服务资源，加快建设农村养老服务三级网络。

（二）增强家庭照护能力。强化家庭赡养老年人和监护婴幼儿的主体责任，落实监护人对孤寡老人、遗弃儿童的监护责任。支持优质机构、行业协会开发和共享养老育幼公益课程，发展互联网直播互动式家庭育儿服务。支持基层政府以购买社会服务等方式在社区（村）开展家庭养老育幼技能培训。加快推进老年人居家适老化改造，推动设立"家庭照护床位"，探索建立家庭喘息服务机制。

（三）优化居家社区服务。发展集中管理运营的社区养老和托育服务网络，支持建设集养老、托育等于一体的社区服务综合体，打造全龄互动社区。建立家庭托育点登记备案制度，研究出台家庭托育点管理办法，明确登记管理、人员资质、服务规模、监督管理等制度规范，鼓励开展互助式服务。依托社区力量提供集中托育、育儿指导、养护培训等服务，加强对婴幼儿身心健康、社会交往、认知水平等早期发展干预。提升社区日间照料中心等养老服务设施功能，构建居家社区15分钟养老服务圈。完善老年人助餐服务体系，加强农村老年餐桌建设。

（四）提升机构服务水平。加强城乡公办养老机构建设，支持公办养老机构护理能力和消防安全改造提升，建立入住综合评估制度，适当拓展服务对象，重点为经济困难的失能失智、高龄、计划生育特殊家庭、重度残疾老年人提供托养服务。支持妇幼保健院、社区卫生服务机构等设立托育服务设施。鼓励和支持有条件的幼儿园开设托班，招收2—3岁的幼儿。推动有条件的用人单位单独或联合在工作场所为职工提供托育服务，支持大型园区建设服务区内员工的托育设施。鼓励国有企业、民营企业和社会组织参加普惠养老托育服务，认定一批示范性普惠养老、普惠托育机构，支持养老托育机构专业化、品牌化、连锁化发展。

三、创新体制机制

（五）推进公办养老托育机构改革。按照"宜公则公、宜民则民"的原则，探索通过政府购买服务、委托管理、租赁经营、TOT（移交—运营—移交）等方式，打破以价格为主的遴选标准，综合从业信誉、服务水平、可持续性等质量指标，引入社会力量管理运营公办养老托育机构。鼓励有条件的公办养老托育机构改制为国有养老托育服务企业，引入专业化团队实行企业化管理。探索农村公办养老机构县级直管模式，在有条件的地区将农村养老服务资源整体打包托管运营，在保障特困人员集中供养服务基础上，逐步为社会老年人提供养老服务。

（六）深化城企联动合作。发挥中央预算内投资引领作用，以投资换机制，引导各地政府制定支持性"政策包"，有效降低养老托育服务企业建设和运营成本。支持有条件的地方开展城企联动普惠养老、普惠托育示范城市建设。采用BOT（建设—运营—移交）、ROT（改建—运营—移交）等方式，创新养老托育领域政府与企业合作模式，可由政府与企业共同出资建设形成共有产权，在一定期限内由企业运营管理。

（七）推动培训疗养资源转型发展养老服务。进一步摸清全省党政机关和国有企事业单位培训疗养资源底数，落实"应改尽改、能转则转"原则，将转型发展养老服务作为培训疗养机构改革的主要方向。主要采取划转整合方式，将党政机关和国有企事业单位培训疗养资源转企改制脱钩后的资产，交由从事相关业务的国有企业整合资源、统筹规划、建设运营，集中解决资产划转、改变土地用途、房屋报建、规划衔接等困难，确保转型养老服务项目2022年底前基本投入使用。

四、丰富发展业态

（八）深化医养有机结合。推进医养结合示范省建设，鼓励各级医疗卫生机构与养老机构组建医疗养老联合体，推动社区养老服务、社区医疗卫生设施同址或邻近设置，支持有条件的基层医疗卫生机构建设医养结合服务中心，支持建设一批医养结合机构。养老机构内设诊所、卫生所（室）、医务室、护理站实行备案管理。具备法人资格的医疗机构可通过变更登记事项或经营范围开展养老服务。支持部分二级医院转型为老年医院、康复医院、护理院等接续性医疗机构，推动二级及以上医疗机构开设老年医学科。鼓励社会力量为老年人提供专业化医养服务。将符合条件的养老机构内设医疗机构按规定纳入医保协议管理，将符合条件的医疗、护理和康复项目按规定纳入基本医保支付范围。

（九）促进康养融合发展。研究制定康养服务产业培育方案，促进养老服务与教育、健康、文化、旅游、家政、体育等幸福产业融合发展，打造一批康养产业集群和知名品牌。因地制宜发展阳光康养、森林康养等"候鸟式""度假式"健康养老模式，推动"养老养生+现代农业"、城市养老综合体等新业态发展，支持有条件的地区打造旅居养老目的地。发挥中医药独特优势，发展"药养""食养"等中医药特色养生养老服务。支持各类机构参加老年教育、举办老年大学，搭建四川老年教育数字化公共平台。

（十）发展智慧健康养老。创新发展健康咨询、紧急救护、慢性病管理、康复护理、生活照护、物品代购等智慧健康养老服务，创新"子女网上下单、老人体验服务"等服务模式。鼓励互联网企业全面对接养老服务需求，支持优质养老机构平台化发展，培育区域性、行业性综合信息和服务平台。开展智慧健康养老应用示范，建设一批老年群体数字化生活体验场所，打造一批"智慧养老院"和"智慧养老社区"。

（十一）推进养老托育产品提质升级。完善养老托育服务和相关用品标准体系，提升"一老一小"用品制造业设计能力。推进互联网、大数据、人工智能、5G等深度应用，促进养老托育用品制造数字化转型，推动智能服务机器人后发赶超，鼓励共建养老托育产业合作园区。支持企业研发生产可穿戴设备、智能健康养老监护设备等智能养老设备和相关适老化产品，培育老年用品市场。鼓励采用新技术、新工艺、新材料、新装备，推进高价值专利培育和商标品牌建设，培育托育服务、乳粉奶业、动画设计与制作等行业民族品牌。实施康复辅助器具应用推广工程，支持成都市开展康复辅助器具产业国家综合创新试点。

五、强化要素保障

（十二）加强用地保障和存量资源利用。各地在年度建设用地供应计划中保障养老托育用地需求，并结合实际安排在合理区位。调整优化并适当放宽土地和规划要求，支持利用存量低效用地和商业服务用地等开展养老托育服务。非独立场所按照相关安全标准改造建设托育点并通过验收的，不需变更土地和房屋性质。研究制定存量房屋和设施改造为养老托育设施的建设标准、指南和实施办法。在城市居住社区建设补短板和城镇老旧小区改造中统筹推进养老托育服务设施建设，探索将老旧小区中的国企房屋和设施以适当方式转交政府集中改造利用。支持在社区综合服务设施开辟空间开展养老托育服务，探索允许将空置公租房免费提供给社会力量为老年人开展助餐助行、日间照料、康复护理、老年教育等服务。支持各类房屋和设施用于发展养老托育，鼓励适当放宽最长租赁期限。定期集中处置存量房屋和设施改造手续办理、邻避民扰等问题。将乡镇行政区划调整改革中被撤并乡镇闲置用房进行统筹安排，鼓励改造用于养老托育服务。

（十三）落实财税价格支持政策。同步考虑公建服务设施建设与后期运营保障，加强项目支出规划管理。完善运营补贴激励机制，引导养老服务机构优先接收经济困难的失能失智、高龄、计划生育特殊家庭、重度残疾老年人，鼓励有条件的地方探索开展普惠托育机构运营补贴，探索建立养老托育服务消费券制度。对吸纳符合条件劳动者的养老托育机构按规定给予社保补贴。发挥健康养老投资基金等省级产业发展投资引导基金作用，加大养老托育服务投资力度。到2022年，各地用于福利事业的彩票公益金不低于55%用于养老服务发展。加强部门信息互通共享，确保养老托育服务相关税费优惠政策全面、及时惠及市场主体。养老托育机构用水、用电、用气执行居民价格。

（十四）强化养老托育人才队伍建设。调整优化养老托育学科专业结构，支持符合条件的普通高校、职业院校设置老年医学、老年护理、婴幼儿发展和管理、婴幼儿保育等相关专业。深化校企合作，培育养老托育领域产教融合型企业，支持实训基地建设，推行养老托育"职业培训包"和"工学一体化"培训模式。加强养老托育从业人员岗前培训、岗位技能提升培训、转岗转业培训和创业培训，把养老护理员、育婴员、保育员等技能培训纳入培训补贴范围。鼓励在老年照护等领域开展职业技能等级证书试点。探索建立养老护理员岗位补贴、从业年限补贴制度。加快培养养老托育服务社会工作者、志愿者队伍，推广"时间银行"互助养老模式。

（十五）提升金融服务质效。鼓励银行业金融机构开发养老托育特色信贷产品，探索提供优惠利率支持，灵活提供循环贷款、年审制贷款、分期还本付息等多种贷款产品和服务，推进应收账款质押贷款，探索收费权质押贷款，落实信贷人员尽职免责政策。创新项目收益或资产证券化类融资产品，鼓励银行业保险业机构投资养老产业专项企业债券和养老项目收益债券。支持保险机构开发相关责任险及养老托育机构运营相关保险，兴办养老社区和养老服务机构。

六、优化发展环境

（十六）优化政务服务环境。完善养老托育服务机构设立办事指南，制定养老托育政务服务事项清单，优化办事流程，明确办理时限，推进"马上办、网上办、就近办"，力争实现"最多跑一次"。推进养老托育政务服务"好差评"工作，加强评价结果运用，改进提升政务服务质量。认真做好养老产业重要指标年度统计，探索构建托育服务统计指标体系。借助第三方力量开展人口趋势和养老托育产业发展前景预测，通过发布年度报告等形式服务"一老一小"产业发展。

（十七）强化行业综合监管。落实政府在制度建设、行业规划、行政执法等方面的监管责任，实行监管清单式管理，明确监管事项、监管依据、监管措施和监管流程，重点加强养老托育机构质量安全、从业人员、运营秩序等监管，监管结果及时向社会公布。构建以信用为基础的新型监管机制，养老托育机构对依法登记、备案承诺、履约服务、质量安全、应急管理、消防安全等承担主体责任，政府对养老托育服务机构实施"红黑名单"管理，依法依规进行跨部门联合惩戒。严防"一老一小"领域非法集资，开展专项排查。将养老托育纳入公共安全重点保障范围，建立完善养老托育机构突发事件预防与应急准备、监测与预警、应急处置与救援、事后恢复与重建等工作机制，建立机构关停等特殊情况应急处置机制。

（十八）培育发展社会组织。大力培育发展养老托育领域社会组织和社会企业，引导社会工作者提供专业服务，逐步扩大政府向社会组织和社会企业购买养老托育服务的范围和规模。充分发挥养老托育领域行业协会商会等社会组织积极性，开展机构服务能力综合评价，引导建立养老托育机构用户评价体系，引领行业规范发展。

（十九）建设全龄友好环境。优化街区路网结构，普及公共基础设施无障碍建设，稳步推进城镇老旧小区改造和既有住宅电梯增设。引导房地产项目开发充分考虑养老育幼需求。加强母婴设施配套，在具备条件的公共场所普遍设置专席及绿色通道。加强老年友好型、儿童友好型城市和社区建设，更好弘扬尊老爱幼社会风尚，打造一批具有示范意义的活力发展城市和社区。

七、加强组织实施

（二十）强化组织领导。在党委领导下，各地政府承担主体责任，统筹谋划、整体推进，建立健全"一老一小"工作推进机制，将养老托育服务作为重大民生工程，统筹纳入发展规划和重大改革，系统推进养老托育服务健康发展。有关部门要根据职责分工细化工作措施，确保各项任务落地落实。

（二十一）开展试点示范。遴选积极性高、基础条件较好的城市开展积极应对人口老龄化综合创新重点联系城市建设，支持在服务体系、体制机制、业态模式、要素保障、全龄友好环境等方面探索创新。扎实开展婴幼儿照护服务国家示范城市、优质服务县（市、区）和优质服务机构建设活动，有序推进社区居家养老、公办养老机构改革等试点。

（二十二）推动工作落实。加强宣传引导，营造政府支持、多方参与的养老托育服务发展浓厚氛围。省发展改革委、民政厅、省卫生健康委要加强跟踪分析，健全"一老一小"服务能力评价指标体系，督促指导实施方案落实，及时发现和解决突出问题，定期向省政府报告工作落实情况。

附件：促进养老托育服务健康发展重点任务分工表

附件

促进养老托育服务健康发展重点任务分工表

序号	重点任务	责任单位
1	结合"一老一小"人口分布和结构变化,制定全省"十四五"养老服务发展规划、"十四五"托育服务发展规划和"一老一小"整体解决方案,构建居家社区机构相协调的养老托育服务体系	民政厅、省卫生健康委、省发展改革委、财政厅等有关部门(单位)按职责分工负责
2	推进国土空间规划与养老托育专项规划统筹衔接,按照人均用地不少于0.1平方米的标准分区分级规划设置养老服务设施,新建居住区按照每千人口不少于10个托位、老城区和已建成居住区不少于8个托位标准规划建设婴幼儿照护服务设施	自然资源厅、住房城乡建设厅、民政厅、省卫生健康委按职责分工负责,各市(州)人民政府负责
3	优化县级失能特困人员养护院、乡镇区域性养老服务中心、村级互助养老服务点布局,"片区化""集约化"整合利用服务资源,加快建设农村养老服务三级网络	民政厅、各市(州)人民政府负责
4	支持优质机构、行业协会开发和共享养老育幼公益课程,发展互联网直播互动式家庭育儿服务	省卫生健康委牵头,省妇联参加;各市(州)人民政府负责
5	加快推进老年人居家适老化改造,推动设立"家庭照护床位",探索建立家庭喘息服务机制。支持基层政府以购买社会服务等方式在社区(村)开展家庭养老育幼技能培训,加强对婴幼儿身心健康、社会交往、认知水平等早期发展干预	民政厅、省卫生健康委、省妇联按职责分工负责,各市(州)人民政府负责
6	发展集中管理运营的社区养老和托育服务网络,支持建设集养老、托育等于一体的社区服务综合体,打造全龄互动社区	省发展改革委、民政厅、住房城乡建设厅、省卫生健康委按职责分工负责,各市(州)人民政府负责
7	建立家庭托育点登记备案制度,研究出台家庭托育点管理办法	省卫生健康委牵头,省发展改革委、民政厅、住房城乡建设厅、应急厅、省市场监管局参加
8	提升社区日间照料中心等养老服务设施功能,构建居家社区15分钟养老服务圈。完善老年人助餐服务体系,加强农村老年餐桌建设	民政厅牵头,财政厅、农业农村厅、省乡村振兴局参加;各市(州)人民政府负责

续表

序号	重点任务	责任单位
9	加强城乡公办养老机构建设，支持公办养老机构护理能力和消防安全改造提升，建立入住综合评估制度，适当拓展服务对象，重点为经济困难的失能失智、高龄、计划生育特殊家庭、重度残疾老年人提供托养服务	民政厅牵头，省发展改革委、省残联参加；各市（州）人民政府负责
10	支持妇幼保健院、社区卫生服务机构等设立托育服务设施。鼓励和支持有条件的幼儿园开设托班，招收2至3岁的幼儿。推动有条件的用人单位单独或联合在工作场所为职工提供托育服务，支持大型园区建设服务区内员工的托育设施	省卫生健康委牵头，省发展改革委、教育厅、民政厅等有关部门（单位）参加；各市（州）人民政府负责
11	鼓励国有企业、民营企业和社会组织参加普惠养老托育服务，认定一批示范性普惠养老、普惠托育机构，支持养老托育机构专业化、品牌化、连锁化发展	民政厅、省卫生健康委、省发展改革委、省国资委按职责分工负责，各市（州）人民政府负责
12	按照"宜公则公、宜民则民"的原则，探索通过政府购买服务、委托管理、租赁经营、TOT（移交—运营—移交）等方式，打破以价格为主的遴选标准，综合从业信誉、服务水平、可持续性等质量指标，引入社会力量管理运营公办养老托育机构。鼓励有条件的公办养老托育机构改制为国有养老托育服务企业，引入专业化团队实行企业化管理	民政厅、省卫生健康委牵头，省发展改革委、财政厅、省国资委参加；各市（州）人民政府负责
13	探索农村公办养老机构县级直管模式，在有条件的地区将农村养老服务资源整体打包托管运营，在保障特困人员集中供养服务基础上，逐步为社会老年人提供养老服务	民政厅牵头，农业农村厅、省乡村振兴局参加；各市（州）人民政府负责
14	发挥中央预算内投资引领作用，以投资换机制，引导各地政府制定支持性"政策包"，带动企业提供普惠性"服务包"。支持有条件的地方开展城企联动普惠养老、普惠托育示范城市建设	省发展改革委、民政厅、省卫生健康委按职责分工负责，各市（州）人民政府负责
15	采用BOT（建设—运营—移交）、ROT（改建—运营—移交）等方式，创新养老托育领域政府与企业合作模式，可由政府与企业共同出资建设形成共有产权，在一定期限内由企业运营管理	民政厅、省卫生健康委牵头，省发展改革委、财政厅、省国资委参加；各市（州）人民政府负责

续表

序号	重点任务	责任单位
16	推动培训疗养资源转型发展养老服务	省发展改革委牵头，民政厅、财政厅、人力资源社会保障厅、自然资源厅、住房城乡建设厅、省卫生健康委、应急厅、人行成都分行、省国资委、省机关事务管理局参加；各市（州）人民政府负责
17	深化医养有机结合	省卫生健康委牵头，民政厅、省医保局参加；各市（州）人民政府负责
18	促进康养融合发展	民政厅、省卫生健康委、省发展改革委、教育厅、农业农村厅、文化和旅游厅、商务厅、省体育局、省林草局按职责分工负责，各市（州）人民政府负责
19	发展智慧健康养老	经济和信息化厅、民政厅、省卫生健康委牵头，科技厅、商务厅参加；各市（州）人民政府负责
20	完善养老托育服务和相关用品标准体系，提升"一老一小"用品制造业设计能力。推进互联网、大数据、人工智能、5G等深度应用，促进养老托育用品制造数字化转型，推动智能服务机器人后发赶超，鼓励共建养老托育产业合作园区	经济和信息化厅、科技厅、省发展改革委、民政厅、省卫生健康委、省市场监管局、省残联按职责分工负责，各市（州）人民政府负责
21	支持企业研发生产可穿戴设备、智能健康养老监护设备等智能养老设备和相关适老化产品，培育老年用品市场	科技厅、经济和信息化厅牵头，民政厅、省卫生健康委、省市场监管局、省中医药局、省药监局、省残联参加；各市（州）人民政府负责
22	鼓励采用新技术、新工艺、新材料、新装备，推进高价值专利培育和商标品牌建设，培育托育服务、乳粉奶业、动画设计与制作等行业民族品牌	省卫生健康委牵头，省发展改革委、经济和信息化厅、教育厅、文化和旅游厅、省市场监管局参加；各市（州）人民政府负责
23	实施康复辅助器具应用推广工程，支持成都市开展康复辅助器具产业国家综合创新试点	民政厅牵头，经济和信息化厅、省残联参加；各市（州）人民政府负责

续表

序号	重点任务	责任单位
24	各地在年度建设用地供应计划中保障养老托育用地需求，并结合实际安排在合理区位。调整优化并适当放宽土地和规划要求，支持利用存量低效用地和商业服务用地等开展养老托育服务。非独立场所按照相关安全标准改造建设托育点并通过验收的，不需变更土地和房屋性质	自然资源厅牵头，民政厅、省卫生健康委、住房城乡建设厅参加；各市（州）人民政府负责
25	研究制定存量房屋和设施改造为养老托育设施的建设标准、指南和实施办法。在城市居住社区建设补短板和城镇老旧小区改造中统筹推进养老托育服务设施建设，探索将老旧小区中的国企房屋和设施以适当方式转交政府集中改造利用	省发展改革委、民政厅、自然资源厅、住房城乡建设厅、省卫生健康委、应急厅、省国资委、省机关事务管理局按职责分工负责，各市（州）人民政府负责
26	支持在社区综合服务设施开辟空间开展养老托育服务，探索允许将空置公租房免费提供给社会力量为老年人开展助餐助行、日间照料、康复护理、老年教育等服务	民政厅、省卫生健康委、教育厅、自然资源厅、住房城乡建设厅按职责分工负责，各市（州）人民政府负责
27	支持各类房屋和设施用于发展养老托育，鼓励适当放宽最长租赁期限。定期集中处置存量房屋和设施改造手续办理、邻避民扰等问题。将乡镇行政区划调整改革中被撤并乡镇闲置用房进行统筹安排，鼓励改造用于养老托育服务	民政厅、省卫生健康委、省发展改革委、自然资源厅、住房城乡建设厅、应急厅、省机关事务管理局按职责分工负责，各市（州）人民政府负责
28	同步考虑公建服务设施建设与后期运营保障，加强项目支出规划管理。完善运营补贴激励机制，引导养老服务机构优先接收经济困难的失能失智、高龄、计划生育特殊家庭、重度残疾老年人，鼓励有条件的地方探索开展普惠托育机构运营补贴，探索建立养老托育服务消费券制度	省发展改革委、财政厅、民政厅、商务厅、省卫生健康委按职责分工负责，各市（州）人民政府负责
29	对吸纳符合条件劳动者的养老托育机构按规定给予社保补贴	人力资源社会保障厅、各市（州）人民政府负责
30	发挥健康养老投资基金等省级产业发展投资引导基金作用，加大养老托育服务投资力度。到2022年，各地用于社会福利事业的彩票公益金不低于55%用于养老服务发展	财政厅、民政厅、省卫生健康委按职责分工负责，各市（州）人民政府负责
31	加强部门信息互通共享，确保养老托育服务相关税费优惠政策全面、及时惠及市场主体	四川省税务局牵头，财政厅、民政厅、省卫生健康委参加；各市（州）人民政府负责

续表

序号	重点任务	责任单位
32	养老托育机构用水、用电、用气执行居民价格	省发展改革委牵头，国网四川省电力公司参加；各市（州）人民政府负责
33	调整优化养老托育学科专业结构，支持符合条件的普通高校、职业院校设置老年医学、老年护理、婴幼儿发展和管理、婴幼儿保育等相关专业	教育厅牵头，民政厅、省卫生健康委参加
34	深化校企合作，培育养老托育领域产教融合型企业，支持实训基地建设，推行养老托育"职业培训包"和"工学一体化"培训模式	省发展改革委、教育厅、人力资源社会保障厅、省卫生健康委按职责分工负责，各市（州）人民政府负责
35	加强养老托育从业人员岗前培训、岗位技能提升培训、转岗转业培训和创业培训，把养老护理员、育婴员、保育员等技能培训纳入培训补贴范围。鼓励在老年照护等领域开展职业技能等级证书试点	人力资源社会保障厅牵头，民政厅、省卫生健康委、省发展改革委、财政厅参加；各市（州）人民政府负责
36	探索建立养老护理员岗位补贴、从业年限补贴制度。加快培养养老托育服务社会工作者、志愿者队伍，推广"时间银行"互助养老模式	民政厅、省卫生健康委、团省委按职责分工负责，各市（州）人民政府负责
37	鼓励银行业金融机构开发养老托育特色信贷产品，探索提供优惠利率支持	人行成都分行牵头，四川银保监局参加；各市（州）人民政府负责
38	创新项目收益或资产证券化类融资产品，鼓励银行业保险业机构投资养老产业专项企业债券和养老项目收益债券。支持保险机构开发相关责任险及养老托育机构运营相关保险，兴办养老社区和养老服务机构	四川银保监局、四川证监局牵头，省发展改革委、民政厅、省卫生健康委、住房城乡建设厅参加；各市（州）人民政府负责
39	完善养老托育服务机构设立办事指南，制定养老托育政务服务事项清单，优化办事流程，明确办理时限，推进"马上办、网上办、就近办"，力争实现"最多跑一次"。推进养老托育政务服务"好差评"工作，加强评价结果运用，改进提升政务服务质量	省政府服务和资源交易服务中心、民政厅、省卫生健康委、省市场监管局按职责分工负责，各市（州）人民政府负责
40	认真做好养老产业重要指标年度统计，探索构建托育服务统计指标体系	民政厅、省卫生健康委牵头，省发展改革委、经济和信息化厅、住房城乡建设厅、省市场监管局、省统计局、省残联参加；各市（州）人民政府负责

续表

序号	重点任务	责任单位
41	借助第三方力量开展人口趋势和养老托育产业发展前景预测，通过发布年度报告等形式服务"一老一小"产业发展	省发展改革委、民政厅、省卫生健康委按职责分工负责
42	落实政府在制度建设、行业规划、行政执法等方面的监管责任，实行监管清单式管理，明确监管事项、监管依据、监管措施和监管流程，重点加强养老托育机构质量安全、从业人员、运营秩序等监管，监管结果及时向社会公布	民政厅、省卫生健康委牵头，住房城乡建设厅、应急厅、省市场监管局等有关部门（单位）参加；各市（州）人民政府负责
43	构建以信用为基础的新型监管机制，养老托育机构对依法登记、备案承诺、履约服务、质量安全、应急管理、消防安全等承担主体责任，政府对养老托育服务机构实施"红黑名单"管理，依法依规进行跨部门联合惩戒	民政厅、省卫生健康委、省发展改革委按职责分工负责，各市（州）人民政府负责
44	严防"一老一小"领域非法集资，开展专项排查	公安厅、民政厅、省卫生健康委、省市场监管局、省地方金融监管局、四川银保监局按职责分工负责，各市（州）人民政府负责
45	将养老托育纳入公共安全重点保障范围，建立完善养老托育机构突发事件预防与应急准备、监测与预警、应急处置与救援、事后恢复与重建等工作机制，建立机构关停等特殊情况应急处置机制	民政厅、省卫生健康委、省发展改革委、应急厅、省市场监管局按职责分工负责，各市（州）人民政府负责
46	大力培育发展养老托育领域社会组织和社会企业，引导社会工作者提供专业服务，逐步扩大政府向社会组织和社会企业购买养老托育服务的范围和规模	民政厅牵头，省卫生健康委参加；各市（州）人民政府负责
47	充分发挥养老托育领域行业协会商会等社会组织积极性，开展机构服务能力综合评价，引导建立养老托育机构用户评价体系，引领行业规范发展	民政厅、省卫生健康委和各市（州）人民政府负责
48	优化街区路网结构，普及公共基础设施无障碍建设，稳步推进城镇老旧小区改造和既有住宅电梯增设。引导房地产项目开发充分考虑养老育幼需求	住房城乡建设厅、省发展改革委、民政厅、省卫生健康委、交通运输厅、文化和旅游厅、省残联等有关部门（单位）按职责分工负责，各市（州）人民政府负责

续表

序号	重点任务	责任单位
49	加强母婴设施配套,在具备条件的公共场所普遍设置专席及绿色通道	省卫生健康委牵头,住房城乡建设厅、交通运输厅、文化和旅游厅、省妇联等有关部门(单位)参加;各市(州)人民政府负责
50	加强老年友好型、儿童友好型城市和社区建设,更好弘扬尊老爱幼社会风尚,打造一批具有示范意义的活力发展城市和社区	省发展改革委、民政厅、住房城乡建设厅、省卫生健康委、团省委、省妇联按职责分工负责,各市(州)人民政府负责
51	开展试点示范	省发展改革委、民政厅、省卫生健康委、经济和信息化厅等有关部门(单位)按职责分工负责,各市(州)人民政府负责
52	健全"一老一小"服务能力评价指标体系,强化实施方案落实工作的督促指导	省发展改革委、民政厅、省卫生健康委牵头,有关部门(单位)参加

四川省人民政府办公厅
关于印发《四川省"十四五"卫生健康发展规划》的通知

川办发〔2021〕65号

各市（州）人民政府，省政府各部门、各直属机构，有关单位：

《四川省"十四五"卫生健康发展规划》已经省政府同意，现印发给你们，请认真组织实施。

四川省人民政府办公厅
2021年11月17日

四川省"十四五"卫生健康发展规划

为认真贯彻落实健康中国战略，加快实施健康四川行动，全方位全周期保障人民健康，不断提高人民健康水平，根据《四川省国民经济和社会发展第十四个五年规划和二〇三五年远景目标纲要》和《"健康四川2030"规划纲要》，制定本规划。

第一章　规划背景

第一节　发展基础

"十三五"时期，在省委、省政府坚强领导下，全省卫生健康改革发展取得显著成效，人民群众获得感幸福感不断增强。2015年到2020年，居民人均预期寿命从76.38岁提高到77.56岁，主要健康指标总体上优于全国平均水平，"十三五"规划目标任务胜利完成，为我省决战脱贫攻坚、与全国同步建成小康社会、奋力推动治蜀兴川再上新台阶打下坚实的健康基础。

——健康四川行动成效明显。启动实施健康四川十八项专项行动，全社会关注健康、追求健康的氛围初步形成。创建国家卫生城市26个、国家卫生县城54个，启动健康城市健康村镇建设，爱国卫生运动深入开展。居民健康素养水平达到23.6%，健康文明程度不断提高。

——健康扶贫圆满收官。医疗救助扶持、公共卫生保障、医疗能力提升、卫生人才培植、生育秩序整治"五大行动"深入实施。88个贫困县县级综合医院达到二级甲等标准，贫困患者县域内就诊率达98.71%。近184万因病致贫返贫户成功脱贫，县域内住院医疗费用个人支付占比8.02%，贫困地区"因病致贫"率清零。

——综合医改试点纵深推进。开展全国综合医改试点，强化医疗、医保、医药联动改革。构建分级诊疗服务模式，全省县域内就诊率达到90%以上。深化公立医院综合改革，所有公立医院取消药品和医用耗材加成，现代医院管理制度基本建立。在全国创新开展医疗机构、医务人员、医疗行为"三医"信息监管，医疗质量安全和群众健康权益得到有力保障。

——医疗卫生服务水平实现跃升。国家口腔医学中心、儿童区域（西南）医疗中心落户四川，三级甲等医院达到105个，71.43%的市级疾控机构达到三级乙等及以上标准，84.16%的妇幼保健机构达到二级及以上标准，30%的社区卫生服务中心和乡镇卫生院达到国家"优质服务基层行"基本标准，省医学重点学科（实验室）及重点专科达到740个，优质资源显著增加。省公共卫生综合临床中心等省级重点医疗卫生项目加快建设。建成全球第一支最高级别的非军方国际应急医疗队。全省社会办医院总数、床位数分列全国第二和第一位，社会办医有序推进。

——公共卫生服务能力显著增强。新冠肺炎疫情防控取得重大成果，成功救治822例新冠肺炎确诊病例，医疗卫生服务体系经受住重大考验。优化重大疾病防控策略，艾滋病感染者和病人发现率、治疗覆盖率分别升至83.60%、95.16%，肺结核发病率降至55.19/10万，高血压、糖尿病患者规范化管理率分别达到79.75%、76.78%，精神病、职业病、地方病防治取得明显成效。加强妇幼卫生保健和生育服务，孕产妇死亡率、婴儿死亡率、5岁以下儿童死亡率低于全国平均水平。

——中医药服务体系不断完善。98.6%的县设置公立中医医院，92.4%的乡镇卫生院和100%的社区卫生服务中心设立中医馆，基层中医药服务量稳定在45%以上。建有国家中医临床研究基地2个、国家区域中医（专科）诊疗中心17个、国家中医药局重点专科64个、国家中医药局重点学科31个、省级以上名中医传承工作室159个、海外中医药中心5个。重大疾病中医药防治取得显著成效，中西医结合治疗重症急性胰腺炎病死率降低至20%以下，重症脑出血致残率、糖尿病足截肢风险分别下降6%、15%。

——健康产业加快发展。推进川药全产业链融合发展、医疗康养服务业创新发展，培育出一系列健康服务知名品牌，全产业布局加快形成。加大产业园区扶持力度，业态集聚、功能提升、特色鲜明的现代健康服务业园区和基地加快建设。扩增医养结合服务供给，全省医养结合机构、床位数分别达到312家、8.03万张。

——人才优先战略深入实施。全省卫生人员达到82.70余万人，较"十二五"末增长27.71%。人才优质资源供给不断增加，副高以上卫生技术人员达到4.98万人。国医大师3名、全国名中医3名、省十大名中医30名。创新设立"医疗卫生终身成就奖""首席专家""领军人才"和"临床技能名师"评选项目，探索建立符合行业特点的人事薪酬制度，医疗卫生人员积极性进一步提高。

——信息化建设卓有成效。建设"互联网+医疗健康"示范省，开展"互联网+医疗健康"便民惠民服务，审批设置59家互联网医院，累计注册电子健康卡3120余万张，远程医疗服务覆盖2200余家医疗机构。医疗机构信息化水平大幅提升，468家医院被评为全省数字化医院，35家医院被评为全省首批智慧医院。

——卫生健康科技创新实力整体提升。新建国家临床医学研究中心2个、干细胞临床研究机构2个，科技创新平台加快建设。获得国家级科技奖励5项，省部级科技奖励97项，四川大学华西医院连续7年位居中国医院科技影响力排行第1位，科技创新能力不断增强。

重大新药创制国家科技重大专项成果转移转化基地（四川）加快建设，全省医药专栏转让/许可248项，科技成果转化不断深入。

第二节　机遇挑战

一、面临的机遇

——新时代重大战略机遇叠加为我省卫生健康全面发展营造良好环境。"一带一路"建设、长江经济带发展、新时代推进西部大开发形成新格局，扩大内需、乡村振兴、川藏铁路建设、革命老区振兴发展、"一干多支"等一系列国家和省重大战略部署深入实施，特别是强力推进成渝地区双城经济圈建设，打造"一极两中心两地"，为我省建设西部卫生健康高地、深化川渝卫生健康一体化协同发展创造更好条件。

——"健康中国"为我省卫生健康大力发展明确奋斗目标。党中央国务院高度重视卫生健康发展，坚持人民至上、生命至上，把保障人民健康放在优先发展的战略位置，全方位全周期保障人民健康，明确提出到2025年推动卫生健康体系更加完善、2035年建成健康中国的目标，为我省卫生健康大力发展明确奋斗目标。

——打造高品质生活宜居地为我省卫生健康可持续发展创造广阔空间。未来五年，我省将不断增进民生福祉，人均地区生产总值突破1万美元，着力打造高品质生活宜居地，要求卫生健康提供更加公平、更加优质、更高水平、更加多元的卫生健康服务，发展"健康+医疗、养老、旅游、互联网、健身休闲、食品融合"等健康新产业、新业态，为我省卫生健康可持续发展创造广阔空间。

——人才强省、数字四川、科教兴川为我省卫生健康高质量发展提供强大支撑。我省坚持面向世界科技前沿、面向经济主战场、面向国家重大需求、面向人民生命健康等"四个面向"，大力推动科教兴川和人才强省，将生物医药作为全省建设具有全国影响力的科技创新中心重点领域。同时，加快推进数字四川建设，推动医疗卫生等公共服务数字化、智慧化、便捷化，为我省卫生健康高质量发展提供强大支撑。

二、面临的挑战

——城镇化加速带来新挑战。我省常住人口城镇化率已达到56.73%，实现了从乡村型社会到城市型社会的历史性转变。但我省医疗卫生资源数量、布局、结构、质量与城镇人口增速，与新型城镇化、乡村振兴、全省乡镇行政区划和村级建制调整改革"后半篇"文章的要求还有较大差距。

——人口老龄化形势更加严峻。我省65岁及以上老年人口占16.93%，居全国第三位，具有基数大、占比高、增速快特点。但我省老年健康服务不健全，提供老年医疗、康复护理、长期照护、安宁疗护等接续性服务的医疗机构缺乏，老年医护专业技术人员、照护人员严重短缺，难以有效满足老年人多层次、多样化健康服务需求。

——重大疾病严重威胁人群健康。新冠肺炎等新发传染病对公共卫生安全构成威胁，艾滋病、结核病等重大传染病防控形势依然严峻，流行地区寄生虫病、地方病防控任务仍然十分艰巨。心脑血管疾病、癌症、慢性呼吸系统疾病、糖尿病等慢性非传染性疾病发病人数快速上升，严重影响居民生活质量和幸福指数。吸烟、过量饮酒、不合理膳食等不文明健康生活方式，成为影响人群健康的重要危险因素。

——发展不充分不平衡仍然存在。优质医疗资源缺乏，特别是缺少高水平、高层次技术人才；公共卫生体系存在短板，区域医疗中心带动作用不够，基层医疗卫生服务能力薄弱。五大经济区卫生健康发展不平衡，妇女、儿童、老年人等重点人群卫生健康服务供给水平有待提高，感染科、重症医学科等紧缺重点专科发展不够。"医防"缺少有效融合，"上下"联动协作不足，医药卫生体制改革的系统性、集成性仍待增强。

第二章 总体要求

第一节 指导思想

以习近平新时代中国特色社会主义思想为指导，深入贯彻党的十九大和十九届二中、三中、四中、五中、六中全会精神，立足新发展阶段、贯彻新发展理念、融入新发展格局，贯彻新时代卫生健康工作方针，以满足人民群众日益增长的健康需求为目的，以推动卫生健康高质量发展为主题，以深化卫生健康供给侧结构性改革和科技创新为动力，加快健康四川建设，为全省人民提供全方位全周期健康服务，为推动四川经济社会高质量发展奠定坚实的健康基础。

第二节 基本原则

——坚持党的领导。充分发挥党把方向、谋大局、定政策、促改革的作用，把党中央决策部署落实到卫生健康工作各方面和全过程，为卫生健康事业发展提供坚强政治保证。

——坚持健康优先。始终做到卫生健康发展为了人民，从以治病为中心向以人民健康为中心转变，引导人民群众由被动应对健康问题转变为主动践行健康生活方式，把健康融入所有政策，实现健康与经济社会良性协调发展。

——坚持高质量发展。把提高卫生健康供给质量作为核心任务，加快优质资源扩容，更加注重预防为主和风险防范、资源下沉和整体协作、提高质量和促进均衡，推动实现卫生健康更高质量、更有效率、更可持续、更加安全发展。

——坚持改革创新。突出基本医疗卫生事业公益属性，坚持以改革创新激发卫生健康发展活力，深化医疗、医保、医药联动改革，推进卫生健康领域理论创新、制度创新、管理创新、技术创新，加强卫生健康法治工作，提升卫生健康治理体系整体效能。

——坚持均衡可及。聚焦重大疾病、主要健康危险因素和重点人群健康，在资源配置和投入上加大向公共卫生倾斜力度。以基层为重点，推进基本公共卫生服务均等化，逐步缩小城乡、地区、人群间基本健康服务差异，实现全民健康覆盖，促进健康公平。

第三节 主要目标

——人民健康水平得到新提高。居民健康生活方式基本普及，健康素养水平持续提升，人均预期寿命达到78.2岁，孕产妇死亡率下降到14.5/10万以下，婴儿死亡率下降到5.2‰以下，5岁以下儿童死亡率下降到6.6‰以下。

——卫生健康体系构建新格局。促进优质医疗资源扩容和区域布局更加均衡，强大公共卫生体系初步构建，疾病预防控制体系进一步完善，公共卫生临床救治体系全面建成。

优质高效整合型医疗服务体系基本建立，国家、省医学中心和区域医疗中心建设取得新进展，市、县医疗服务体系进一步健全。基层医疗卫生服务体系不断完善，建成400个左右县域医疗卫生次中心。覆盖全人群全生命周期的卫生健康体系建立健全。

——健康服务能力实现新提升。重大疫情和突发公共卫生事件应对能力显著增强，高水平的国家级重点学科（专科、实验室）数量大幅增加，精准医学、转化医学、核医学、高原医学等高新医学技术创新发展，部分重大疑难疾病的诊治能力达到全国或世界先进水平，省域内人人享有均质化的危急重症、疑难病症诊疗和专科医疗服务，县域内人人享有均等化的基本医疗卫生服务。面向"一老一小"等重点人群健康的医疗卫生服务能力明显增强，健康服务智能化水平显著提升。

——重大疾病防治取得新成效。艾滋病疫情继续有效遏制，结核病发病率进一步降低，持续控制和消除寄生虫病、重点地方病危害，重大慢性病发病率上升趋势得到遏制，心理相关疾病发生的上升趋势减缓，严重精神障碍、职业病得到有效控制。

——健康产业发展迈出新步伐。健康产业发展机制不断完善，营商环境进一步优化，职业技能人群逐步覆盖，健康融合新业态新模式更加丰富，健康产业占全省GDP比重稳步提升，打造一批具有较强竞争力的领军企业、知名品牌和关键技术，西部健康产业高地加快建成。

——医药卫生体制改革取得新进展。深化医疗、医保、医药联动改革取得重要进展，分级诊疗体系、医疗联合体建设、公立医院高质量发展取得显著成效，药品和耗材集中采购使用改革、疾病预防控制体系改革加快推进，综合监管制度更加健全。

——卫生健康治理效能达到新水平。贯彻落实卫生健康领域法律法规，卫生健康发展的地方性法规体系不断健全，依法行政、执法能力显著提升。促进健康的制度体系更加完善，卫生健康领域治理体系和治理能力显著提升。

主要发展指标

领域	序号	主要指标	2020年	2025年	指标性质
健康水平	1	人均预期寿命（岁）	77.56	>78.2	预期性
	2	健康预期寿命（岁）	—	同比例提高	预期性
	3	孕产妇死亡率（/10万）	16.84	≤14.5	预期性
	4	婴儿死亡率（‰）	5.22	≤5.2	预期性
	5	5岁以下儿童死亡率（‰）	7.30	≤6.6	预期性
	6	重大慢性病过早死亡率（%）	16.95	15.74	预期性
	7	城乡居民达到《国民体质测定标准》合格以上人数比例（%）	87.5	91.5	预期性

续表

领域	序号	主要指标	2020年	2025年	指标性质
健康生活	8	居民健康素养水平（%）	23.6	>25	预期性
	9	经常参加体育锻炼人数（亿人）	0.2820	0.3222	预期性
	10	15岁以上人群吸烟率（%）	29（2019年）	<23.3	预期性
健康服务	11	每千常住人口执业（助理）医师数（人）	2.75	2.85	预期性
	12	每千常住人口注册护士数（人）	3.41	3.8	预期性
	13	每千常住人口药师（士）数（人）	0.34	0.54	预期性
	14	孕产妇系统管理率和3岁以下儿童系统管理率（%）	>95	>85	预期性
	15	以乡（镇、街道）为单位适龄儿童免疫规划疫苗接种率（%）	>90	>90	约束性
	16	严重精神障碍管理率（%）	80	90	约束性
	17	每千人口拥有3岁以下婴幼儿托位数（个）	1.5	3	预期性
健康服务	18	全省儿童青少年总体近视率（%）	—	力争每年降低0.5个百分点	约束性
	19	二级及以上综合性医院设老年医学科比例（%）	40.79	60	预期性
	20	三级公立医疗机构建成三星智慧医院比例（%）	—	60	预期性
	21	三级综合医院平均住院日（天）	9	8	预期性
健康环境	22	地级及以上城市空气质量优良天数比率（%）	90.7	完成国家目标	约束性
	23	地表水达到或好于Ⅲ类水体比例（%）	98.9	完成国家目标	约束性
	24	国家卫生城市数量占比（%）	72.22	持续提升	预期性

续表

领域	序号	主要指标	2020年	2025年	指标性质
健康保障	25	个人卫生支出占卫生总费用的比重（%）	27.87（2019年）	<27	约束性
	26	职工和城乡居民医保政策范围内住院费用支付比例（%）	职工≥80城乡居民≥70	保持稳定	约束性
健康产业	27	健康服务业总规模（亿元）	7100	10000	预期性

第三章　加快构建现代化卫生健康体系

第一节　建立健全卫生健康党建体系

加强卫生健康系统政治思想建设，深入贯彻落实习近平总书记关于卫生健康工作的重要论述和指示批示精神，坚持党委（党组）理论学习中心组学习制度，建立健全党员党性教育锤炼体系。加强意识形态工作，挖掘整理卫生健康系统历史、文化特色，探索行业文化建设机制，大力弘扬伟大抗疫精神和崇高职业精神。加强党的组织体系建设，健全卫生健康行政机关、公立医院、社会组织的党组织设置，坚持和加强党对公立医院工作的全面领导，认真执行公立医院党委领导下的院长负责制，完善公立医院议事决策规则，实施临床医技科室党支部书记"双带头人"培育工程。加强干部队伍建设，深化干部人事制度改革，健全干部选拔任用、培养锻炼、考核评价、监督管理制度体系。加强纪律和作风建设，纠治医药购销领域和医疗服务中的不正之风，建立完善医务人员医德考评制度，持续开展行业突出问题专项治理和"大型医院巡查"等工作。

第二节　构建强大公共卫生服务体系

完善疾病预防控制体系。健全以省、市、县三级疾病预防控制中心和专科疾病防治机构为骨干，医疗机构为依托，基层医疗卫生机构为网底的现代化疾控体系。高标准建设"西部领先、全国优秀"省疾病预防控制中心，布局建设区域疾病预防控制中心，支持市级疾病预防控制中心达到三级甲等（三州达到三级乙等）标准，县级疾病预防控制中心达到二级甲等标准。健全重大疫情救治体系。构建政府主导、公益性主导、公立医院主导的分级分层分流传染病救治网络。创建国家重大传染病防治基地，加快推动"1+6"重大疫情救治基地建设，加强市（州）传染病医院、县级传染病科（病区）建设，推进城市社区和农村基层重大疫情监测哨点建设。完善卫生应急体系。加快完善与健康四川要求相适应、覆盖卫生应急管理全过程、全方位的卫生应急体系。依托四川大学华西医院建设国家紧急医学救援基地。谋划探索设置省级区域紧急医学救援基地。建立完善院前医疗急救服务体系。完善以急救中心为主体、二级以上医院为支撑的城市院前医疗急救网络，建立县级急救中心—中心乡镇卫生院—乡镇卫生院的农村三级急救网络。推动市（州）级以上城市设置急救中心，有条件的县及县级市设置急救分中心，其余地区依托医疗机构设置急救站点。完善健康促进与教育体系。建立健全以健康教育专业机构为龙头，以基层医疗卫生机构、医院、专业公共卫生机构为基础，以学校、机关、社区、企事业单位健康教育职能部门为延伸的健康促进与教育体系。加强省、市、县三级健康教育机构建设，支持市州和有条件的县设置健康教育机构，争取每个县具有一个承担健康教育工作的机构，每个村、社区至少有1名健康教育人员。建强建优妇幼健康体系。构建以妇幼保健机构为核心、基层医疗卫生机构为基础、大中型医疗机构和相关科研教学机构为技术支撑、民营妇幼健康机构为补充的妇幼健康服务网络。支持四川大学华西第二医院争创国家妇产区域医疗中心，建设省儿童医学中心和省级区域妇幼健康中心，鼓励支持基础较好的妇幼保健院发展妇女儿童专科医院，支持市级妇幼保健院达到三级水平，县级妇幼保健院达到二级甲等水平。加强精神卫生防治体系建设。完善以专业精神卫生机构为主体，综合性医院精神科为辅助，基层医疗卫生机构和精神疾病社区康复机构为基础，疾病预防控制机构为补充的精神卫生防治体系和服务网络。支持四川大学华西医院争创国家精神区域医疗中心，加强省精神医学中心及绵阳市（省精神卫生中心）、成都市、自贡市、攀枝花市、广元市、南充市等区域精神卫生中心建设。建立健全血站服务体系。建立健全以血液中心、中心血站为主体，边远县级中心血库为补充，横向到边、纵向到底、覆盖城乡、运行高效的血站服务体系，加大对血站新建扩建等建设项目的支持力度，科学设置储血点、固定采血点和流动采血点，提升血站标准化建设能力。构建完善职业健康防治体系。建立健全由职业病监测评估、职业病危害工程防护、职业病诊断救治三类技术支撑机构及相关专业机构组成的职业健康防治体系。依托省、市、县疾病预防控制中心建立全省职业病监测评估体系，推进全省21个市（州）疾病预防控制中心取得职业卫生技术服务乙级机构资质。依托四川大学、西南交通大学、攀钢劳研所等在成都、攀西、川南建设区域性职业健康工程防护中心。建设命名一批职业病防治院和区域性化学中毒救治中心。强化卫生健康监督执法体系。健全三级四层卫生监督网络。结合疾病预防控制体系改革，加强卫生健康监督机构规范化建设。强化卫生健康监督远程指挥中心建设，建设一批医疗废物、生活饮用水、游泳场所等公共卫生风险智能监测点。明确乡镇（街道）承担卫生健康综合监管的机构，将医疗卫生行业综合监管纳入城乡社区网格化服务管理，合理配置监管协管力量。

第三节　建设优质高效医疗服务体系

加快创建国家医学中心和区域医疗中心，建设省医学中心和省级区域医疗中心，形成"主干"有"高峰"、区域有"高原"、市（州）有"高地"、县域有"龙头"的医疗服务新体系。聚力建设国家医学"高峰"。大力推动国家口腔医学中心和国家儿童区域（西南）医疗中心建设，全力争取综合、高原病国家医学中心和呼吸、创伤、传染病等专业类别的国家区域医疗中心落户四川。依托华西医院揭榜创建国家医学中心，集中力量开展核心技术攻关，着力解决卫生健康领域"卡脖子"问题。全力争取四川纳入国家区域医疗中心建设试点。奋力打造一批世界一流的现代化医院，把四川"主干"建设成为引领西部、辐射全国、面向"一带一路"的医学"高峰"。全力打造西部医学"高原"。加快优质医疗资源扩容和区域均衡布局，在成都、川北、川南、川东、攀西等区域遴选中西部专科排名靠前的龙头医院，统筹规划建设综合、儿童、口腔、传染病、呼吸、创伤、精神、心血管、神经、癌症、中西医结合、重症、妇产、骨科、老年医学、内分泌代谢病、核医学、泌尿、消化、肾病等专业类别的省医学中心和五大区域医疗中心，全力打造以省医学中心为引领，省级区域医疗中心为支撑的西部医学"高原"。加快建设全域医学"高地"。推进市级公立医院提标创等，鼓励市级公立医院牵头建设医疗集团，全力构建以市级医院为引领的区域急危重症和疑难复杂疾病诊疗服务体系。到2025年，市级综合医院建设医疗集团率达100%，市级综合医院全部达到三级乙等。加强县级医院建设。发挥县级医院在县域的"龙头"作用，提升核心专科、夯实支撑专科、打造优势专科，带动提升县域医疗服务水平，基本实现"大病不出县"。到2025年，20万常住人口以上的县均有一所综合医院达到二级甲等标准，50万人口以上的县达到三级标准。加强专科医疗体系建设。构建"门类齐全、功能互补、协同发展"的专科医疗服务体系。加快传染、儿童、妇产、老年、肿瘤、精神、口腔、康复等专科医院建设，积极支持其他部门举办的医疗机构建设。支持医学影像中心、医学实验室、病理中心、血液透析中心、互联网医院等新业态医疗机构建设。

第四节 强化基层医疗卫生服务体系

构建以县医院为龙头、县域医疗卫生次中心为支撑、乡镇卫生院和社区卫生服务中心为骨干、村卫生室为网底的基层医疗卫生新格局。优化乡村卫生资源布局。落实乡村振兴战略，顺应乡镇行政区划和村级建制调整改革后空间形态和人口流向等变化，开展乡村两级卫生资源归并整合和布局调整。依托中心镇和特色镇卫生院，规划建设400个左右达到二级综合医院标准的县域医疗卫生次中心，基本形成农村30分钟健康服务圈。积极发展城市社区卫生服务。增加城市社区卫生服务供给，原则上每3万—10万居民的街道办事处范围规划设置1所社区卫生服务中心，根据需要设置若干社区卫生服务站。主动适应城镇化快速发展趋势，推动乡镇调整为街道的乡镇卫生院转型为城市社区卫生服务中心，20%的城市社区卫生服务中心创建为社区医院。

第五节 完善高质量中医药服务体系

发挥中医药整体医学和健康医学优势，健全预防保健、疾病治疗和康复相结合的中医药服务体系。支持省级中医医院高质量发展。推动省级中医医院新院区建设，提升重大疾病中医药救治能力和循证研究水平。支持省内高水平中医医院争创国家中医医学中心、国家区域中医医疗中心、国家中医药传承创新中心、国家中医疫病防治基地、中西医协同"旗舰"医院。加强市、县级中医医院建设。推动中医特色重点医院建设，强化市级中医医院医教研综合能力和区域辐射作用，加强基础薄弱的市级中医医院建设。开展县级中医医院扶优补短建设，满足县域群众全方位、多元化的健康需求。强化基层中医药便民服务网络。补齐建制乡镇卫生院中医馆缺口，支持基础好、服务量大的乡镇卫生院和社区卫生服务中心中医馆提档升级。推进村卫生室"中医阁"建设。大力发展民族医药。依托现有资源建设省级民族医院，提升县级民族医院以常见病、多发病、地方病为主的服务能力，保障民族地区人民健康。加快非中医类医疗卫生机构中医临床科室建设。加强综合医院、妇幼保健机构、传染病医院和有条件的专科医院中医临床科室和中药房建设，强化中医医师配备，逐步建立中西医结合多学科诊疗体系。

第六节 建立完善老年健康服务体系

完善老年健康服务网络。健全以中央在川医疗机构和省级医疗机构老年医学中心为龙头，区域老年医学中心和市级老年医院为依托，县级医院老年医学科和康复科为重点，老年医院、康复医院、护理院、基层医疗卫生机构、医养结合机构为基础，综合连续、覆盖城乡的四级老年健康服务网络。打造西部老年医疗高地。建设国家老年区域医疗中心，推动四川大学华西医院西部老年疑难危重症救治等基地建设，开展老年健康相关预防、诊断、治疗技术研发及转化应用，打造高水平的技术创新与成果转化基地。加大老年健康服务机构建设力度。加强老年健康服务机构标准化建设，规划建设省老年医院，推动21个市（州）各建成1所老年医院，规范推进老年医院等级评审。鼓励医疗资源丰富的地区将部分公立医疗机构转型为康复医院、护理院。提高基层医疗卫生机构的康复、护理床位占比。推动二级及以上综合性医院设立老年医学科比例达到60%。鼓励社会力量参与举办老年医院、康复医院、护理院等老年健康服务机构，为老年人提供多层次、多元化老年健康服务。

第七节 建设新时期健康服务业体系

构建"一主两副多点"健康产业发展格局。做强成都"主干"核心增长极，加快泸州、南充两个健康产业区域副中心建设，推动环成都、川南、川东北、攀西、川西北健康产业高质量发展，打造各具特色、竞相发展的产业集群，形成健康产业发展多点支撑的局面，将我省打造成为全国重要的道地和大宗药材生产及交易中心。做强健康产业主核心。重点支持成都重大新药创制、细胞产业等前沿生物医学技术、生物医学材料和医疗器械创新、运动康复服务等发展，构建"研发在成都、生产在周边，治疗在成都、康复在周边，生活在成都、养老在周边"的阶梯发展态势，打造全球知名的生物医药创新创造中心、面向"一带一路"国家（地区）医疗健康服务首选地和国际医药供应链枢纽城市。做优健康产业副中心。支持泸州发展健康服务、医疗健康装备、创新化学药、现代中药等产业，建设全省重要的健康服务和医药产业基地。支持南充发展医疗卫生服务、创新化学药、现代中药等产业，培育壮大医药制造和现代中药产业发展集群。

第八节 统筹推进卫生健康信息体系

注重以需求为导向，以应用为引领，以安全为底线，推进卫生健康信息化纵深发展。强化信息化支撑体系。推进5G、云计算、大数据、物联网、人工智能、区块链等新兴信息技术在卫生健康行业融合发展，夯实数字健康发展基础。坚持标准先行、基础统筹，完成省、市级全民健康信息平台建设，实现跨部门、跨地域、跨系统的信息共享与业务协同。构建以全员人口、电子健康档案、电子病历等为核心的全省卫生健康数据资源湖，建成分布协同的健康医疗大数据应用平台，驱动数字健康智慧医疗创新发展。完善信息化应用体系。推进以电子病历为核心的医疗机构信息化建设，优化升级基层医疗卫生机构管理信息系统，大幅提升全省医疗健康服务数字化、智慧化水平。以疾病防控、卫生应急、妇幼健康等为重点，完善公共卫生业务信息系统，增强传染病、慢性病、职业病、突发公共卫生事件等监测预警和应对处置能力。完善人口家庭、医养康养、综合监管、便民惠民等应用系统，推动健康医疗大数据应用中心建设，加快发展医疗健康服务新模式、新业态。筑牢网络信息安全体系。贯彻落实国家网络安全等级保护制度，提升网络信息安全监测预警、应急处置能力。强化健康医疗大数据安全防护，保障数据安全，保护个人隐私。

第九节 深入推进卫生健康法治体系

健全地方法规制度体系。完善卫生健康立法和规范性文件制定工作制度和工作机制。按照立法程序推进公共卫生、医疗管理、医疗纠纷预防处置等重点领域地方性法规规章的制修订，加强配套制度建设，努力构建完备的卫生健康地方法规和制度体系。加强医疗卫生标准宣传贯彻，推进医疗卫生技术地方标准和团体标准制修订。健全法治实施体系。深入推进依法行政，健全省、市、县三级卫生健康权责清单体系。全面推行行政执法"三项制度"。深化卫生健康领域"放管服"改革，全面落实公平竞争审查制度。健全矛盾纠纷多元预防调处化解综合机制。健全法制监督体系。强化权力运行制约和监督，健全卫生行政执法责任制和责任追究制度，完善行政执法投诉举报和处理机制，探索建立容错纠错机制。加强行政执法案卷管理和评查制度建设。规范和加强行政复议和行政应诉。全面推进政务公开，完善卫生健康信息公开工作机制。健全法治保障体系。健全法治工作组织领导和工作推进机制，加强法治工作队伍革命化、正规化、专业化、职业化建设。加强法治宣传教育，制定并实施卫生健康"八五"普法规划，扎实推进"法律七进"。

专栏1 现代化卫生健康体系建设项目

> **公共卫生服务能力提升工程：**积极争取国家区域公共卫生中心。建设省公共卫生综合临床中心和成都、泸州、南充、达州、雅安、凉山"1+6"区域重大疫情防控救治基地。建设生物安全三级实验室、区域中心实验室，建立成都等6大区域中心实验室，改扩建市县两级364个生物安全二级实验室。
>
> **妇幼健康服务体系建设工程：**加快推进省妇幼保健院天府院区一期和二期项目建设。支持市级妇幼保健院建设。
>
> **职业病防治体系建设工程：**实施四川大学华西第四医院职业性中毒急救综合楼项目。
>
> **卫生健康监督提能增效工程：**推进卫生健康监督机构规范化建设、卫生健康监督远程指挥中心建设、公共卫生风险智能监测点建设。
>
> **医疗"高峰""高原"工程：**支持创建国家、省级医学中心及区域医疗中心的医院发展建设，实施四川大学华西医院锦江院区项目，四川省人民医院科研教学大楼建设项目、成都医学院第一附属医院新院区迁建项目、西南医科大学附属医院省级区域医疗中心建设项目、川北医学院附属医院省级区域医疗中心建设项目。省肿瘤诊疗中心一期、二期项目和省肿瘤诊疗中心质子中心项目。支持西南医科大学附属口腔医院建设四川省口腔区域医学中心。
>
> **医疗补短板工程：**每个市域内可各设置1家传染、儿童、妇产、老年、肿瘤、精

神、口腔、康复等专科医院。改善县级医院基础设施条件，县域内建有胸痛、卒中、创伤救治中心、癌症筛查和早诊早治中心。支持优抚医院、退役军人医院、公路医院等其他部门办医疗机构建设。加强血站标准化建设，强化"三州"地区储血点建设，合理配置固定采血点（室）、流动采血车或送血车。

老年健康服务体系建设工程：实施省老年医学中心二期项目和省老年医院建设项目。鼓励各地新建或将二级以下医疗机构转型为康复医院和护理院，新建或改建30家康复医院和50家护理院。

第四章　全方位有效维护人民群众健康

第一节　普及全民健康生活方式

构建健康教育新格局。将健康教育纳入国民教育体系，中小学明确一名副校长作为健康副校长专门负责健康教育工作，培养专兼职健康教育师资队伍，开设健康教育课程。依托医疗机构、公卫机构、学校、机关、社区、企事业单位，建设健康科普宣传教育基地。推动各级各类媒体办好健康科普节目和栏目，推动"互联网+健康科普"，强化公交、商场、广场等户外健康知识宣传。推行健康生活方式。全面实施全民健康生活方式行动，引导群众养成健康生活方式，树立"人人为健康、健康为人人"的核心健康观。健全完善控烟制度，按照立法程序推进省级控烟立法工作，深入开展控烟宣传教育，强化公共场所控烟执法，推进学校、医疗机构、机关和企事业单位等无烟环境建设，健全戒烟门诊等戒烟服务体系。倡导合理、适量、科学饮酒，引导居民控制酒精过度使用，减少酗酒。推动全民健身和全民健康深度融合，实施特殊人群体质健康干预计划，加强体医融合和非医疗健康干预，建立完善运动处方库，推进处方应用。开展健康场所建设。广泛开展健康促进县（区）、健康促进家庭、健康促进学校、健康促进医院等建设，完善各类健康促进场所创建标准和工作规范，加强健康促进场所的效果评价和经验推广。

第二节　深入开展爱国卫生运动

深入推进卫生城市、卫生乡镇（县城）创建。加大对南充、达州等市卫生创建的指导力度。进一步促进民族地区爱国卫生运动深入开展，继续安排成都、宜宾、攀枝花市对口帮扶甘孜、阿坝、凉山州爱国卫生工作。建立卫生城镇动态管理和退出机制。到2025年底，国家卫生城市数量占比持续提升，国家卫生乡镇（县城）比例提高到10%；省级卫生县城比例达到95%以上，省级卫生乡镇、卫生村覆盖率提高到70%、60%。深入推进健康城市、健康村镇建设。推动成都市、泸州市、德阳市、遂宁市、攀枝花市、绵阳市、都江堰市等7个省级试点健康城市和米易县城等45个省级试点健康村镇取得成效，建成一批国家级、省级健康城镇建设样板。以健康社区、健康单位、健康家庭等为重点，实施健康细胞建设工程。深入推进城乡环境综合整治。加强公共卫生设施建设，改善城乡人居环境，建设健康支持性环境，加快推进垃圾污水治理，促进"厕所革命"全面提质，切实保障饮用水安全，科学施策开展病媒生物防制。

第三节　加强传染病和地方病防治

继续实施扩大国家免疫规划。扎实做好国家免疫规划疫苗预防接种，维持无脊髓灰质炎状态。规范非免疫规划疫苗管理，做好成人接种指导。稳妥有序做好新冠病毒疫苗接种，提高人群接种率。加强重大传染性疾病防治。积极落实传染病早发现、早报告、早控制的策略与措施，保持全省法定传染病报告发病率低于全国同期平均值。建立固定和流动监测点相结合的新冠肺炎、鼠疫等监测体系，全省重点传染病监测率达100%。启动狂犬病消除行动。全省重大传染病疫情和突发公共卫生事件暴发疫情规范处置指数≥0.8，突发公共卫生事件规范处置指数≥0.85。完善艾滋病防治体系，加强源头治理，强化宣传干预、监测检测、抗病毒治疗和预防母婴传播，实施凉山州艾滋病等重大传染病防治攻坚第二阶段行动，符合治疗条件的艾滋病感染者和病人接受抗病毒治疗比例达91.5%以上。加强重点地区、重点人群肺结核主动发现，落实精准诊断和治疗管理，肺结核发病率控制在49/10万以下。强化寄生虫病及地方病防控。强化包虫病防治，在流行区积极落实以控制传染源为主的综合防治措施，不断巩固提升石渠县综合防治成效。继续做好血吸虫病、疟疾等重点寄生虫病综合防治，全省实现消除血吸虫病，持续巩固消除疟疾成果。巩固和保持碘缺乏病、大骨节病、克山病、耙子病消除状态，积极推进氟中毒病区县实现控制或消除。

第四节　强化慢性病和精神卫生防治

实施慢性非传染性疾病综合防控。整合并逐步扩展现有慢性病及其危害因素监测范围，建立省、市（州）级有代表性的监测数据库，构建反映区域慢性病和危险因素流行情况的综合监测系统。加快国家、省慢性病综合防控示范区建设，实现国家慢性病综合防控示范区覆盖率达到20%，省级慢性病综合防控示范区覆盖率达到30%。完善慢性病综合防控体系，加强心脑血管疾病、慢性呼吸系统疾病、糖尿病等重点慢性病及高风险人群筛查和干预，到2025年，重点慢性病过早死亡率下降到15.74%。建立口腔卫生防控体系，12岁儿童龋齿率控制在29%以内。建立伤害综合监测体系，加强儿童和老年人伤害预防和干预。加强癌症防治。构建省、市、县、乡纵向"四级"癌症防治网络，确保市（州）、县（市、区）癌症防治中心全覆盖，在全省选取20—30个基层医疗卫生机构探索推动乡（镇）癌防机构建设；支持由癌防机构牵头打造集疾控机构、其他医疗机构、环境监测机构等密切配合的"四位一体"癌症防治横向联合体。打造全国领先的省级癌症防治"科普基地"。搭建全省癌症监测大数据平台。加强癌症早期筛查，到2025年高发地区重点癌种早诊率不低于55%，总体癌症5年生存率不低于44%。加强精神卫生健康服务。开展心理健康宣传和促进，完善各级各类医疗机构、机关企事业单位、学校和基层心理服务平台等社会心理服务网络建设，加强心理危机干预，强化老人、儿童、师生等重点人群心理健康服务。推广精神卫生综合管理机制，完善严重精神障碍患者多渠道管理服务，提高严重精神障碍等重点人群救治救助综合保障水平。到2025年，登记在册的严重精神障碍患者规范管理率和规律服药率分别达到90%和70%。

第五节 加强食品安全和营养管理

加强食品安全管理。深入挖掘地方特色食品,组织食品安全地方标准制(修)订,开展食品安全国家标准和地方标准跟踪评价,鼓励企业制定实施严于国家标准或地方标准的企业标准并主动公开承诺。全面提升食品安全风险监测水平,有序推进食品安全风险评估,进一步规范开展食源性疾病监测报告,加强食源性疾病溯源能力,将国家食源性疾病分子溯源网络逐步延伸到市(州)疾控机构。加强各级风险监测相关实验室建设,积极推行应用非靶向监测技术,提升风险识别能力。加快实施国民营养计划。强化营养健康政策支撑,建立健全居民营养监测制度,对重点区域、重点人群实施营养干预,试点开展营养指导员培训和配备使用。大力推进合理膳食行动,加强营养健康食堂、营养健康餐厅、营养健康学校和区域营养创新平台建设。

专栏2 全方位全周期维护健康项目

> **疾病防控救治能力提升项目**:市(州)疾病预防控制中心和三级以上县级疾病预防控制中心纳入细菌识别网建设,开展病原学检测。省疾病预防控制中心、华西公共卫生学院、成都市疾病预防控制中心、自贡市疾病预防控制中心、绵阳市疾病预防控制中心建立规范化培训基地。
>
> **干预健康危险因素项目**:开展居民健康素养监测等健康教育与促进项目,加强环境健康风险评估与防护,开展人禽流感、学生常见病、饮用水和环境卫生等监测,开展重点传染病、地方病、慢性病综合防控,加强精神卫生和心理健康促进。在人群中全面实施减盐、减油、减糖、健康口腔、健康体重、健康骨骼6项行动,到2025年50%的社区(乡镇)全部开展6个行动。建成100个省级营养健康食堂、50个营养健康餐厅、50所营养健康学校,建设1—2个区域营养创新平台。

第五章 全生命周期保障重点人群健康

第一节 促进优生优育和托育发展

落实国家生育政策。依法组织实施三孩生育政策,完善产假、生育保险、生育津贴等政策。强化优生优育全程服务,加强生育力保护,推广成熟辅助生殖技术,提高出生人口质量。健全完善人口监测制度,构建覆盖全人群、全生命周期的监测网络体系。强化出生缺陷综合防治措施。加强出生缺陷防治科普宣传,优化整合一级预防措施,实施免费婚检和孕前优生检查等项目。完善二级预防措施,加大孕妇产前筛查及诊断宣传,提高产前筛查率(诊断覆盖率)。逐步扩大新生儿疾病筛查病种,完善新生儿疾病筛查网络,促进早筛早诊早治。做好生育政策衔接。对人口发展与经济、社会、资源、环境矛盾较为突出的地区,加强宣传倡导,促进相关惠民政策与生育政策有效衔接。强化生育服务管理。落实生育登记制度,做好生育咨询指导。鼓励各地开展计划生育综合保险工作。加强出生人口性别比综合治理。实施普惠托育服务专项行动。引导家庭托育服务规范化发展。鼓励用人单位提供福利性托育服务。支持婴幼儿照护服务设施与社区综合服务设施整合利用。开展全国婴幼儿照护服务示范城市、省级示范县（市、区）、示范机构等创建活动。

专栏3 优生优育和托育发展项目

出生缺陷综合防治项目：加强产前筛查（诊断）能力建设，原则上每个市（州）至少有一家产前诊断机构，每个县（市、区）至少有一家产前筛查机构，培训2500名具备产前诊断（筛查）资质的专业人员。补齐新生儿听力筛查机构服务能力短板。实施免费婚检、孕前检查、增补叶酸、地中海贫血防控、新生儿疾病筛查项目，每年惠及至少200万名群众。

婴幼儿照护服务工程：建设婴幼儿照护服务设施，增加托位10万个，支持社会力量增加普惠性托育服务供给，实现每个县（市、区）至少建成1个婴幼儿照护指导中心或普惠托育中心。

计划生育扶助保障项目：落实国家、省计划生育家庭特别扶助、农村部分计划生育家庭奖励扶助等民生实事，确保目标人群资金发放到位率100%。

第二节 深化妇幼卫生健康服务

提升妇幼健康服务能力。引导各级各类妇幼健康服务机构落实功能定位，补齐服务短板，发展优势特色，健全转诊机制。推动中央在川、省、市、县妇幼健康服务机构重点学科和妇幼保健特色专科建设，提升保健和临床服务能力，健全以围产医学和妇幼健康为特色的学科专科群。做实妇幼基本公共卫生服务，提升县级妇幼保健机构和基层医疗卫生机构的妇幼健康管理及服务能力，强化基层医疗卫生机构的"网底"作用。提升母婴安全保障能力。实施母婴安全行动提升，全面落实母婴安全五项制度。加强危重孕产妇、新生儿救治能力及儿科建设。健全妇幼健康领域质量管理体系，强化母婴保健技术综合监管。强化规划引领，严格技术审批，建设供需平衡、布局合理的人类辅助生殖技术服务体系。推行妇幼"主动健康"服务。合理确定妇幼保健服务项目和价格，健全医疗保险筹资机制，为妇女儿童提供连续、综合、温馨的全周期妇幼健康管理服务。以等级评审和绩效考核等为牵引，促进保健和临床融合，加快实现向"以人民健康为中心"的服务模式转变。鼓励有条件的地区推广产科单间优质服务行动，提供个性化服务。

第三节 促进儿童和青少年健康

促进儿童健康全面发展。实施健康儿童行动提升计划。加强新生儿安全管理，推广新生儿早期基本保健适宜技术，强化危重新生儿救治。实施母乳喂养促进行动，加强爱婴医院管理和母乳喂养社会宣传，巩固儿童营养改善项目成效。关注生命早期1000天，提升儿童早期发展服务质量和可及性。加强托幼机构卫生保健工作业务指导。全面落实0—6岁儿童健康管理。增加儿童医疗服务供给。促进青少年健康。加强贫血、肥胖、视力不良、龋齿、心理行为发育异常等重点健康问题筛查、诊断和干预，积极防控儿童青少年超重、肥胖和近视，强化儿童孤独症筛查和干预。全省儿童青少年总体近视率力争每年降低0.5个百分点。

专栏4　妇幼、儿童健康服务能力提升项目

　　妇幼健康服务能力提升项目：省级妇幼健康领域重点学科（专科、实验室）甲、乙级各达100个，妇幼保健特色专科达50个；国家级妇幼保健特色专科力争达10个。开展基层孕产期保健和儿童保健规范化门诊建设。扩容人类辅助生殖技术服务机构至36个。

　　母婴安全保障能力提升项目：建设80个危重孕产妇救治中心、80个危重新生儿救治中心。规范化培训基层产科医师1000名。

　　儿童健康服务能力提升项目：建设80个省级儿童早期发展优质服务基地。开展儿童友好医院建设。

第四节　加强职业卫生与健康保护

　　落实职业病防治责任。建立用人单位负责、行政机关监管、行业自律、职工参与和社会监督的职业病防治工作格局。建设一批制度健全、管理规范、防护设施完备的示范性健康企业。督促川藏铁路建设责任主体单位，落实用人单位职业病防治法定责任，建设期间工作场所职业病危害因素定期检测率达到100%，接触职业病危害劳动者在岗期间职业健康检查率达到100%。强化职业病前期预防。全面提高劳动者职业健康素养，倡导健康工作方式，督促用人单位做好职业健康监护。加强重点人群职业健康促进，提升肌肉骨骼疾病和心理疾病等防治知识普及率。提升职业病防治能力和水平。逐步完善职业病监测体系与风险评估，加强职业病网络直报系统建设，到2025年，开展重点职业病监测工作的县（市、区）覆盖率达到95%。推进职业病防治信息化系统建设，逐步建立部门间信息共享机制。以四川大学华西第四医院为龙头，整合资源建立职业病发病及预后评估、远程会诊、分级转运、康复治疗的分级管理机制，创建职业病国家区域医疗中心。

第五节　丰富老年健康服务供给

　　提高老年健康服务水平。实施老年健康促进专项行动，强化老年人健康管理，开展老年人慢性病综合防治，预防老年人跌倒。加强市、县级综合性医院老年医学重点学科建设，建成一批国家级、省级重点专科。大力发展老年医疗和康复护理，开展老年人长期照护和安宁疗护服务。加强老年人居家医疗服务，支持基层医疗卫生机构为居家老年人提供家庭病床服务。强力推动医养结合示范省建设。加强医养结合省级重点项目建设，打造四川医养结合品牌。实施社区医养结合能力提升项目，支持基层医疗卫生机构建设医养结合服务中心，健全医疗卫生机构与养老机构合作机制，推动构建方便可及的居家社区医养结合服务圈。支持利用闲置的社会资源改建一批医养结合机构。实施医养结合机构服务质量提升行动，提高医养结合服务质效。支持大型医疗机构或医养结合机构牵头组建医疗养老联合体或集团。构建促进老年人健康的社会环境。开展全国示范性老年友好社区和老年友善医疗机构创建，优化老年人就医环境。到2025年，建成260个全国示范性老年友好型社区，85%为老年人服务的医疗机构建成老年友善医疗机构。

专栏5　职业健康防治和老年健康服务提能升级项目

> **职业健康防治体系能力提升工程：** 依托四川大学华西第四医院、达州市中心医院、攀枝花市第二人民医院、川南职业病医院、广元市第二人民医院等单位在川西、川东、攀西、川南和川东北地区创建命名一批职业病防治院和区域性化学中毒救治中心。
>
> **老年健康服务能力提升项目：** 建成5个省级老年重点学科和专科。支持100个医疗机构开展安宁疗护服务。实施老年医学、老年护理骨干培训项目。
>
> **医养结合服务能力提升项目：** 建设80个医养结合省级重点项目。实施社区医养结合能力提升项目，支持300个基层医疗卫生机构建设医养结合服务中心。建设10个医养结合机构人才培训基地。

第六节　维护残疾人健康

开展全人群、全生命周期残疾预防，加强残疾人健康管理。推广疾病早期康复治疗，发展中医特色康复服务，减少残疾发生，减轻残疾程度。持续贯彻落实好残疾儿童康复救助制度，做好视力、听力、言语、肢体、智力等残疾儿童和孤独症儿童救助，完善残疾人康复服务体系。开展防盲治盲和防聋治聋行动，着力防控疾病致残。深入推进残疾人家庭医生签约服务，积极发展社区和居家康复医疗。

第六章　全力推动医疗服务高质量发展

第一节　加强医疗服务能力建设

提升疑难重症诊疗能力。增强四川大学华西医院、四川省人民医院、西南医科大学附属医院、省肿瘤医院等医疗机构临床服务能力，提升省域内相关专科综合诊治能力和技术水平，推动一批医疗技术达到国际国内一流水平。加大肿瘤、呼吸、消化、重症医学、妇产、儿科、胃肠外科、骨科等临床专科建设，发展微创与介入、移植与再生等特色专科，建设基本覆盖发病率排名靠前疾病的临床医学重点专科群，到2025年，全省力争建成国家临床重点专科70个，省级临床重点专科300个，市（县）级临床重点专科500个。提升基本医疗服务能力。全面提高常见病、多发病、慢性病诊疗服务能力，力争实现县医院100%达到医疗服务能力基本标准、80%达到推荐标准。提升川藏铁路沿线天全、泸定、康定、雅江、理塘、巴塘、白玉等县级医院急性高原病救治和应急救援能力。持续组织乡镇卫生院和社区卫生服务中心参与"优质服务基层行"活动，加强基层医疗卫生机构临床特色科室建设，60%的乡镇卫生院达到国家"优质服务基层行"基本标准，基层诊疗人次占比下滑趋势得到缓解。提升医疗急救服务能力。加强院前医疗急救质量控制。推动院前医疗急救网络与院内急诊有效衔接，建立院前院内一体化绿色通道。加强卒中、胸痛、创伤等中心建设，构建区域脑卒中、胸痛防治网络体系，打造脑卒中"一小时黄金救治圈",逐步打通胸痛救治最后"一公里"。提升临床预防和康复服务能力。推进医疗机构提供连续全面的医疗和护理、预防保健、康复管理等健康服务。探索开展疾病筛查服务,逐步加大癌症机会性筛查覆盖,推进医疗机构将上消化道癌、结直肠癌、宫颈癌、肺癌、乳腺癌等重点癌症及其他适宜慢性病的早诊早治技术纳入诊疗常规。提高康复医疗服务能力,规范合理应用康复医疗技术,推动康复医疗服务高质量发展。

第二节　提高医疗质量安全水平

加强医疗质量管理与控制体系建设。健全医疗质量控制体系,完善省、市、县三级质控组织体系建设,推动医疗质量控制由以住院患者为主延伸至门急诊、日间手术患者的全诊疗人群,并向新业态延伸,进一步扩大质控范围;加快普外科、骨科等分支学科较多的专业亚专业质控组的建立。建立科学的医疗服务质量评价机制,健全医疗安全保障体系,实现医疗质量和医疗安全水平持续提升。建立完善医院等级动态管理机制,推动医院评审工作健康可持续发展。扩大临床路径管理病种覆盖范围。健全限制类医疗技术临床应用管理制度,加强医疗技术信息化监管。提升护理服务能力,健全三级护理质量控制体系。促进医疗合理用药。进一步加强全省医疗机构药事管理和药学服务,加大药品使用改革力度,提升医疗机构药事管理水平。持续开展医疗机构合理用药评估,建立健全常态化监管机制,抓实合理用药评估结果应用,促进门诊患者基本药物处方占比、住院患者基本药物使用率稳步提升,不断提高我省合理用药水平。到2025年,实现二级医疗机构合理用药评估全覆盖,基层医疗卫生机构评估覆盖率达到50%以上并逐年提高。二级及以上综合医院住院患者抗菌药物使用强度控制在每百人天35DDDs以下,门诊处方抗菌药物使用率控制在13.5%以下。建立健全常态化监管机制,抓实合理用药评估结果应用,严格落实医疗机构药事管理重点工作跟踪和通报制度,定期开展考核评估。提升血液服务质量。完善无偿献血激励措施,加强献血者关心关爱力度。强化无偿献血服务标准化,积极开展"互联网+无偿献血"服务,提升无偿献血服务能力。加强血液质量管理体系建设,开展血液安全技术督导核查,提高血站质量安全管理,确保血液安全供应。加强临床合理用血评价,规范临床合理用血标准,提高临床用血精细化管理水平。

第三节　优化医疗服务模式

完善全过程一体化服务。构建以疾控机构、医院、基层医疗卫生机构、妇幼保健机构等为主体,保险与健康管理组织等社会力量为补充,全民参与的健康管理体系。立足健康全过程,加强以人为核心的健康危险因素的监测、分析、评估、干预,形成"病前主动防,病后科学管,跟踪服务不间断"的一体化健康管理服务闭环。改善就医环境与医疗服务。大力开展多学科诊疗、日间服务、医务社工、急诊急救等服务,提高患者就医可及性。持续推进二级以上医疗机构检验检查结果互认,指导各市(州)卫生健康委加强检验检查质控工作,持续开展室内质控和室间质评,保障医疗安全。到2025年,全省二级及以上医院大型医用设备检查阳性率达到89%。加强平安医院建设,持续提高医疗机构安全防范能力,推动医疗机构安检工作,维护医院正常医疗秩序。到2025年,1000张及以上床位大型公立医院安防系统建设达标率达100%，安检覆盖率达100%。

专栏6 医疗服务提升项目

　　省级临床重点专科、基层临床特色科室建设项目：全省建成省级临床重点专科300个。全省县域医疗卫生次中心、社区医院、中心卫生院等布局和建设1000个左右基层临床特色科室。

　　突发事件应急、院前急救能力提升工程：建设国家紧急医学救援基地，加强四川大学华西医院、四川省人民医院、成都中医药大学附属医院等应急救援队伍建设，规范市县级卫生应急队伍建设。建设与升级突发公共卫生事件应急指挥系统，强化传染病与卫生应急监测预警信息化支撑。以市（州）为单位，每3万人口配置1辆救护车，根据院前医疗急救服务需求合理配置救护车类型。

　　医疗质控体系、质量管理建设项目：建立完善覆盖一级诊疗科目的省、市、县三级专科医疗质控体系，对应省级质控中心（成立时间三年以上）相关专业的市（州）质控中心覆盖率90%以上（三州地区80%以上）。三级医院50%出院患者、二级医院70%出院患者实现临床路径管理。

第七章　加强新时代中医药强省建设

第一节　强化中医药独特优势

　　加快补齐中医药应急短板。发挥中医药在突发公共卫生事件中的作用，补齐重大疫情中医药防治短板，健全中西医结合体制机制，推动中医药及早、全面、深度介入重大疫情防控。强化中医药特色专科建设。加快推进国家区域中医（专科）诊疗中心建设，加强国家和省级中医重点专科（专病）建设，支持做优做强骨伤科、肛肠科、儿科、皮肤科、妇科、眼科、针灸科、推拿科及心脑血管病、周围血管病、脾胃病、肾病等专科专病。提升重大疾病中医药防治能力。开展中医经典病房建设。聚焦肿瘤、糖尿病、重症胰腺炎、艾滋病、感染性疾病、老年痴呆、儿童多动症和抗生素耐药问题等，开展中西医协同攻关，形成可推广的诊疗方案。强化中医治未病主导作用。实施中医治未病健康促进行动，加强中医医院治未病科室建设，加强重点人群中医药健康服务管理，推广中医治未病干预方案。提升中医药康复服务能力。依托现有资源建设省级和区域中医康复中心，促进中医药、中华传统体育与现代康复技术融合，探索开展中医家庭病床康复服务。

第二节　加强中医药队伍和文化建设

　　强化中医药人才培养。以院士后备人才、省十大名中医为重点，培养中医药杰出人才，加强名中医及继承人等领军人才、青年拔尖人才队伍建设，培养中药生产加工、健康服务业等紧缺型技能人才。加强中西医结合人才队伍建设，培养一批高层次中西医结合人才和能够提供中西医结合服务的全科医生。强化中医药活态传承。完善中医师承教育管理体系，建立健全早跟师、早临床学习制度，扩大师带徒范围和数量，将师承教育贯穿临床实践教学全过程。弘扬中医药文化。加强中医药文化宣传普及，推进中医药文化进社区、进校园、进家庭，提升公民中医药健康文化素养，推动中医药与文化产业融合发展，打造中医药文化体验区，建设中医药文化宣教基地。

第三节　促进中医药传承与开放发展

加强中医药传承保护。加强"天回医简"等中医药出土医学文献文物研究与运用，将具有原创性的中医药项目纳入非物质文化遗产代表性项目名录予以保护，推进民间中药单验方和技术登记保护。提升中医药科技创新能力。持续推进中医药循证医学研究，开展重大疾病中西医协同攻关，建立多学科融合的中医药科研平台，培育中医药创新团队，加速中医药科技成果转化。促进中医药开放发展。加快建设国家中医药服务出口基地、四川省中医药国际交流中心，多元化发展中医药服务贸易，推进中医药全面融入"一带一路"建设，打造四川对外交流"靓丽名片"。

专栏7　中医药建设项目

实施中医药强省建设行动：支持省级中医医院新院区建设，提升市级中医医院综合服务能力，开展县级中医医院扶优补短建设，补齐建制乡镇卫生院中医馆缺口。建设四川省重大疫情中医药救治基地，补齐中医医疗机构重大疫情防控短板。建设四川省中医药转化医学中心、四川省中医药国际交流中心、四川省中医药循证医学中心。建设3个省级民族医院。

第八章　打造西部健康产业发展高地

第一节　促进健康新兴产业发展

积极发展前沿医疗服务。建立细胞产业公共技术服务平台，加快推进细胞治疗产品规范化生产及质量评价的转化研究，推动细胞产业标准化、规范化发展，实现细胞治疗、免疫治疗领域重点突破。支持基因测序、再生医学、生物医学大数据分析等精准医疗产业公共服务平台建设，打通基础研究到临床应用技术链，培育一批精准诊疗服务企业。深入推进新技术在医疗卫生行业的融合应用。鼓励发展特种机器人、智能医疗看护等智能制造，鼓励开发基于虚拟现实、增强现实技术的临床辅助、康复训练设备以及智能健康设备，推动在线医疗、"互联网+药品流通"等健康产业新业态、新模式发展。构建健康医疗大数据产业链，推动健康医疗与养老、金融、体育、旅游、环境、健康饮食等产业融合发展。

第二节　推进健康产业融合发展

持续发展医药健康产业。坚持从提升城市可持续竞争力的角度布局医药健康产业，促进新药研发体系及医疗器械、防护物品、应急物资生产能力升级增效。推进临床数据开放共享，建立临床研究信息资源库，构建医疗健康数据支撑临床研究、药物研发、临床转化的产业链。推进医疗卫生机构申报药物临床试验机构，加强临床试验能力建设，鼓励联合开展早期药物临床试验研究，支持申报临床服务能力建设、医学类科研、人才队伍建设项目，符合条件的适当倾斜。丰富发展健康服务业态。开展健康服务业示范市、县建设，提升健康服务业规模和质量。做大全医疗产业链，持续培育医学检验、医学影像、病理诊断、血液透析、消毒供应、安宁疗护、健康体检等商业模式，做好全生命周期服务。围绕健康养老、医疗旅游、体卫融合、健康金融等领域，加强健康产品和服务技术研究，建立适应健康新常态、新模式的"产学研用"协同创新体系。发展健康养老服务，创新"候鸟式""度假式""生态休闲式"等模式，支持建设一批中高端养老机构和大型健康养老综合体。全域发展健康旅游，开发特色专科、中医保健、康复疗养、医养结合、医疗旅游等系列产品，探索开展集医疗护理、健康管理、康复保健、休闲养生、旅游观光为一体的医疗旅游服务贸易，创建国家健康旅游示范基地，培育中医康养、口腔、医美等国际医疗旅游品牌。深入推动体医融合，鼓励有条件的综合医院设立体育医学服务中心，鼓励社会资本开办康体、体质测定和运动康复等各类服务机构。丰富发展健康金融，支持商业健康保险公司开发覆盖疾病预防、医疗救治、健康管理等医疗险和医生执业责任险，推广长期照护险，推动医疗机构与保险公司开展医疗健康服务和保险保障一体化模式应用探索。

第三节 推动社会办医高质量发展

构建社会办医差异化竞争优势。推动社会办医在专科设置、发展形态上与公立医院功能互补，大力发展眼科、妇产、儿科、老年、口腔、肿瘤、骨科、精神、医疗美容等专科以及中医、康复、护理、体检等专业领域，支持社会力量提供多层次、多样化、全病程医疗服务。培育社会办医品牌。支持信誉好、技术优、管理强、后劲足的社会办医疗机构做大做强。发展医疗服务领域专业投资机构、并购基金，扩充优质医疗资源。引入培育优质医疗管理集团，鼓励跨区域办医、连锁办医，打造一批具有竞争优势的社会办医品牌。鼓励社会资本举办和运营高水平的全科诊所，构建诊所、医院、商业保险机构深度合作机制。强化社会办医管理服务。规范社会办医机构级别类别管理及依法执业监管，深化民营医疗机构评审工作。增强社会办医发展内生动力，深入开展社会办医管理培训、专业技能培训。鼓励公立医疗机构与社会办医疗机构开展合作，探索形成人才、技术、运营等全方位、可持续互助共赢机制。

专栏8 健康产业发展项目

医药制造：支持打造精准医疗产业公共服务平台，支持温江医学城、资阳口腔装备产业园等建设。

健康养老养生：支持大峨眉、大贡嘎、大秦巴、大乌蒙、大龙门、大华蓥和攀西阳光等开展森林康养基地示范建设，支持雅安康养产业园等建设。

健康旅游：支持健康旅游示范基地、环华西国际智慧医谷、天府国际医疗中心等建设，支持打造一批以体检、疾病治疗为主的实体型高端医疗旅游园区。支持打造一批中医药健康旅游示范基地。

多元化健康服务：支持智慧健康产业园、核医疗健康产业基地、5G智慧医疗、健康服务业集群和健康产业集群建设，支持成都"医美之都"建设，实施人工智能辅助诊疗推广工程、移动医疗产业培育工程。

社会办医：实施医疗管理集团培育工程、医疗服务能力提升工程、医险结合工程、信息化普及工程。

第九章　加快数字卫生健康发展步伐

第一节　夯实数字卫生发展基础

推进数据互通共享。完善全民健康信息标准化体系，依托省、市两级全民健康信息平台，统筹推进便民惠民、医疗服务、公共卫生、人口家庭、综合管理、健康产业等六大业务应用信息系统建设、整合与互联互通，全面提升卫生健康行业信息共享和业务协同水平。推动医疗机构信息平台规范接入全民健康信息平台，建设临床检验、医学影像信息共享平台，推动医疗机构间电子病历、检验检查结果、医学影像资料等信息调阅共享，逐步实现覆盖省域内的信息互认。提升医疗机构信息化水平。实施电子病历系统应用水平提升工程，开展互联互通标准化成熟度测评，推进智慧医院建设。到2025年，力争60%的三级公立医疗机构建成三星智慧医院、20%的二级公立医疗机构建成二星智慧医院；市级及以上综合医院电子病历系统应用水平分级评价达到5级以上水平，县级公立综合医院达到4级水平。在三级公立医院探索建立信息首席负责制。加强网络信息安全保护。深化国产密码应用，建成网络信息安全态势感知平台，开展多场景攻防和应急处置演练，提高行业网络安全防护能力。

第二节　深化"互联网＋"医疗服务

加快互联网医院建设。依托实体医疗机构发展互联网医院，积极开展互联网医疗服务。推进互联网医院与线下依托的实体医疗机构之间实现数据共享和业务协同，提供线上线下无缝衔接的连续服务。到2025年，力争建成300家互联网医院。推进智慧医疗服务。利用信息技术优化医疗服务流程，拓展医疗服务空间，逐步实现在线健康咨询、复诊、审方、用药指导、心理与健康状况评估、接种预约等服务。推动医联体、医共体强化医疗健康服务一体化，普及应用电子健康卡，支持有条件的地区探索开展"医后付""无感付"等便民场景建设与应用。发展远程医疗服务。实施"5G＋医疗健康"远程应用体系建设，扩大远程医疗覆盖范围，到2025年，实现远程医疗服务覆盖所有医联体、县级公立医院和有条件的民营医院、基层医疗卫生机构。探索电子处方流转。推进医疗机构、医保结算机构、定点药店三方信息共享，协同建设电子处方流转平台，构建院内外、上下线紧密结合的新型药事服务模式。

第三节　优化"互联网＋"公共卫生服务

强化传染病早期监测预警。建设智慧化多点触发疾病监测预警平台，横向联通共享相关部门监测数据以及口岸异常症状送医、特定药品销售、冷链食品检测、互联网舆情等多源数据，纵向贯通区域内各级公共卫生机构、医疗机构、第三方检测实验室等传染病相关机构信息，提高实时分析、科学研判、及时预警能力。加快电子健康档案规范使用。完善居民健康档案云平台，构建生命全周期、人群全覆盖、数据全记录的居民电子健康档案，推进电子健康档案在线查询和规范使用。鼓励运用可穿戴式、便携化、居家型健康监测设备和健康管理设施，开展慢性病患者和高危人群的监测跟踪和管理。

第四节　推进"互联网+"政务服务

提升政务共享服务水平。推动全民健康信息平台与政务信息服务平台对接，拓展网上办事场景化服务应用，支撑政务服务事项集成办理，加快实现政务服务"一网通办"与"跨省通办"。便捷信息查询服务。加快网络可信体系建设，逐步实现患者身份在线核验及医疗机构、医师、护士等信息公众查询。面向群众提供接种查询服务，加强疫苗信息全流程记录，确保来源可查、去向可追。支撑行业综合监管。完善医疗"三监管"平台，优化"智慧卫监"系统，加快构建智慧监管体系，提升事中事后监管水平。推进公立医院药品使用监测体系建设和短缺药品监测预警系统应用。

第五节　推动健康医疗大数据应用

加强数据共享。完善健康医疗大数据资源目录，健全数据共享开放机制，畅通跨部门、跨区域、跨行业的数据共享通道，促进健康医疗数据开放共享。强化数据应用。完善卫生健康数据分析与决策支持云平台，推进健康医疗大数据在管理决策、临床科研、健康管理、医养康养、健康保险、生物制药、医疗器械等健康领域的应用。深化统计服务。加快构建覆盖全生命周期的卫生健康统计调查体系，建立健全统计工作分级质量控制体系，完善统计信息共享机制，加强统计数据分析应用，提升行业治理水平。

专栏9　健康信息化建设工程

全民健康保障信息化工程：建设省级全民健康信息平台。建立卫生健康行业网络信息安全态势感知平台。

智慧医疗便民惠民工程：加快推进"5G+医疗健康"远程应用体系建设。建立全省临床检验信息共享平台、全省医学影像信息共享平台、全省电子处方流转平台。

公共卫生能力提升工程：建设公共卫生大数据中心、疾控机构实验室管理信息系统、职业病防治信息系统、妇幼卫生信息平台。

基层信息化能力提升工程：建立全省居民健康档案云平台，升级优化基层医疗卫生机构管理信息系统，推进人工智能辅助家庭医生诊断。

健康医疗大数据应用发展工程：建设健康医疗大数据应用平台、健康医疗大数据应用基地、健康医疗大数据资源中心，开展统计数据质量提升行动。

第十章 深化医药卫生体制改革

第一节 强化"三医联动"和系统集成改革

健全"三医联动"改革机制。落实各级政府深化医改主体责任，实行医疗、医保、医药由一位政府领导分管，实现"三医"联动、区域联动、部门协同和政策统筹，推动医改由单项突破转向系统集成，增强改革的系统性、整体性、协同性和实效性。在成都平原经济区（成都）、川南经济区（宜宾）、川东北经济区（南充）和川渝毗邻地区等地开展系统集成改革试点，重点在药品耗材降价、服务调价、医保支付、薪酬分配、分级诊疗、医疗监管等重点领域和关键环节取得突破，形成可复制推广的典型经验和模式。完善药品供应保障体系。巩固完善国家基本药物制度，形成以基本药物为主体、多种非基本药物为补充的"1+X"用药模式，逐步实现政府办基层医疗卫生机构、二级和三级公立医院基本药物配备品种数量占比原则上分别不低于90%、80%和60%。常态化、制度化推进药械集中带量采购和使用。推广"三流合一"的药械集中采购新平台。全面落实国家、省级及省际区域联盟组织药品和医用耗材集中带量采购政策，引导医疗机构优先使用集中带量采购中选药品，落实集中采购医保资金结余留用政策。建立健全药品使用监测与临床综合评价工作机制，二级以上医疗机构全面规范开展药品临床综合评价。健全医疗卫生机构短缺药品信息监测预警和处置机制，提升药品短缺应对处置能力。深化医疗服务价格改革。规范管理医疗服务价格项目，建立目标导向的价格项目管理机制。健全"互联网+医疗健康"服务、远程医疗、多学科诊疗、日间手术、康复、护理、家庭病床、居家医疗服务、签约服务等医疗服务项目价格政策。建立灵敏有度的价格动态调整机制，明确调价的启动条件和约束条件，定期开展调价评估，达到调价条件的稳妥有序调整医疗服务价格。理顺比价关系，体现技术劳务价值，提高医疗服务收入（不含药品、耗材、检查、化验收入）占医疗收入的比例。优化中医医疗服务价格政策。常态化开展新增项目评审，每年至少开展一批新增和修订医疗服务价格项目立项评审并拟定试行价格。健全医保管理支付机制。统筹门诊和住院待遇政策衔接，逐步将门诊医疗费用纳入基本医疗保险统筹基金支付范围。深化城乡居民高血压、糖尿病门诊用药保障机制，将结核病、丙肝等需要长期服药治疗的重大传染病和严重精神障碍纳入门诊特殊病种保障。完善医疗救助制度及应急保障机制，健全重特大疾病医疗保险和救助制度。完善重大疫情医疗救治费用保障机制，探索建立重大疫情特殊群体、特定疾病医药费豁免制度。完善多元复合支付方式，推广按疾病诊断相关分组（DRG）结合点数法付费和按病种分值付费（DIP）。探索建立符合中医药特点的医保支付方式，将符合条件的互联网医疗服务按程序纳入医保支付范围。落实异地就医结算，完善长期护理保险制度。

第二节 推进疾病预防控制体系改革

理顺疾病预防控制体系管理体制机制。推动成立省疾病预防控制局。优化疾病预防控制机构职能，完善疾控机构投入保障、人员待遇和管理运行机制，强化监测预警、风险评估、流行病学调查、检验检测、应急处置等职能。强化乡镇（街道）公共卫生职能，推动居（村）委会设立公共卫生委员会，健全基层防控职责。创新医防协同机制。

落实各级医疗机构公共卫生职责，完善公共卫生科和人员配置，健全医疗机构公共卫生服务经费保障机制。完善专业公共卫生机构、综合医院和专科医院、基层医疗卫生机构"三位一体"的疾病防控机制，建立完善人员通、信息通、资源通和监督监管相互制约的机制。健全公共卫生医师制度，鼓励公共卫生医师到基层医疗机构执业。探索各级疾控机构参与医联体建设发展。

专栏10　深化医药卫生体制改革项目

公立医院改革项目：深入推进县级公立医院综合改革、城市公立医院综合改革，推动公立医院综合改革示范、现代医院管理制度试点、公立医院高质量发展试点。

第三节　健全完善分级诊疗制度

加强医疗联合体建设。网格化布局组建城市医疗集团，由市（州）三级公立医院牵头，整合各层级医疗机构和专业公共卫生机构，为网格内居民提供预防、治疗、康复、健康促进等一体化、连续性医疗服务，形成"N+1+N"（多个社区卫生服务机构+1个区级医院+多个市级医院的优势专科群）的格局。以县域为单位，加强紧密型医疗共同体建设，按照县乡一体化、乡村一体化原则，推进人员、资金、业务、信息、医保"五统一"。加强各类医联体管理考核，强化考核评估结果应用。深化家庭医生签约服务。完善签约服务内容和功能，建立以医联体为平台、全科医生为核心、全科专科有效联动、医防有机融合的签约服务模式，对辖区内居民实行网格化健康服务，实现基本公共卫生服务与家庭医生签约服务衔接。加强家庭医生签约服务团队建设，鼓励二三级医院专科医生为家庭医生签约服务团队提供技术支持，鼓励引导二级以上医院和非政府办医疗卫生机构医师到基层提供签约服务。推动县域电子病历和基层医疗信息、疾病预防控制和妇幼保健等信息、采集设备信息、可穿戴设备标准化信息等全部归集入健康档案，实现数据"最多填一次"，并向个人有序开放。健全双向转诊机制。按照"大病重病在本省就能解决，一般的病在市县解决，头疼脑热在乡镇、村里解决"的原则，落实各级医疗机构功能定位，明确各级医疗卫生机构在相关疾病诊疗中的职责分工、转诊标准和转诊程序。综合运用行政管理、绩效考核、医保支付和费用控制等措施，引导城市大医院提高收治疑难疾病、危急重症占比，分流常见病、多发病、慢性病患者。依托省、市、县三级全民健康信息平台，建设全省双向转诊服务平台。建立上转患者优先就诊、检查、住院等机制，完善上级医院为下转患者提供诊治信息和后续治疗方案等上下联动机制。强化医保支付杠杆作用。建立健全门诊共济保障机制，探索以慢性病和重点人群为切入点，推进按人头打包付费改革。建立符合条件的紧密型县域医共体实行医保基金"一个总额付费、结余留用、超支不补"支付机制，促进医保基金向基层倾斜。创新慢性疾病支付方式，实施慢性病、精神疾病等长期住院及医养结合、家庭病床等按床日付费，促进急慢分治。完善医保差别化支付政策，对符合规定的转诊住院患者连续计算起付线，对下转患者不再重新计算起付线，对没有按照转诊程序就医的普通病、常见病患者合理降低报销比例。

第四节　推动公立医院高质量发展

建立公立医院高质量发展路径。坚持以人民健康为中心，加强公立医院主体地位，坚持政府主导、公益性主导、公立医院主导，坚持医防融合、平急结合、中西医并重，深化公立医院治理结构改革，进一步健全现代医院管理制度，加强公立医院党的建设。构建高质量新体系，引领高质量新趋势，提升高质量新效能，激活高质量新动力，建设高质量新文化，进一步调动医务人员积极性，提高群众看病就医获得感。进一步深化公立医院综合改革，加大对示范地方的政策支持和指导力度。深化公立医院绩效考核。坚持问题导向，推动公立医院发展方式从规模扩张转向提质增效、运行模式从粗放管理转向精细化管理、资源配置从注重物质要素转向更加注重人才技术要素。开展公立医院高质量发展试点。在五大经济区各选择1—3家公立医院开展公立医院高质量发展"对标竞进"试点，建设功能化、人性化、智能化的现代化医院样板，形成可复制、可推广的四川经验。

第五节　强化医疗卫生行业综合监管

健全医疗卫生行业综合监管协调机制。加强相关部门和地方各级政府协同联动，构建多元化的综合监管体系，增强综合监管合力；加强医疗卫生行业川渝协同和省内区域协同。全面推行医疗废物、生活饮用水、游泳池水等在线监管。建立自查和行业信用管理制度。开展医疗机构、采供血机构、学校卫生自查，推广职业卫生分类分级监督执法。建立医疗卫生行业信用管理制度，在医务人员、社会办医疗机构和部分公共场所开展信用评价试点，加强评价结果运用。持续加大卫生监督执法力度。加强传染病防控等重点领域监督执法，强化对医疗机构传染病防控工作的巡查监督。以问题为导向开展各类专项整治，逐步提高"双随机"抽查比例，加大部门联合"双随机"力度。开展医疗卫生行业综合监管督察，推动工作责任落实。

第十一章　促进区域卫生健康协同发展

第一节　推动川渝卫生健康一体化发展

推动一体化重点领域突破发展。聚焦"一极一源""两中心两地"目标定位，落实《川渝卫生健康一体化发展合作协议（2020—2025年）》，加强健康中国行动、公共卫生、医疗、基层卫生、健康服务业等方面的协同发展。以四川大学华西医院、四川大学华西第二医院、四川大学华西口腔医院、四川省人民医院、重庆医科大学附属医院、重庆医科大学附属儿童医院等为龙头，加强技术交流和疑难疾病会诊，率先推动重庆、成都二级甲等以上公立医疗机构医学检验检查结果互认和双向转诊，打造高水平西部医学中心。强化一体化重点区域带动。构建"一轴两翼三带"卫生健康格局，支持成都、泸州、达州等地先行先试，探索推进成渝地区区域卫生健康协同发展新模式。突出成都极核带动作用，统筹优化"两区一城"优质医疗卫生资源布局，打造与世界先进水平同步的区域性国际医学中心。加快推进遂潼川渝毗邻地区一体化发展先行区、川渝高竹新区、万达开川渝统筹发展示范区、川南渝西融合发展试验区等川渝两地毗邻地区发展，打造卫生健康一体化示范区。

专栏11 推动川渝卫生健康一体化发展

公共卫生协同：协同推进健康中国行动，建立食品安全标准与风险监测协作机制，健全传染病防控联动机制，建立突发事件卫生应急处置协作机制，在应急队伍、专家资源和救援物资上给予协作支持。

医疗服务协同：开展医改经验交流互鉴，加强基层卫生交流合作，推动医疗服务区域合作，实现两地二级及以上公立综合医院检验检查结果互认。

中医药协同：在医疗、教育、科研等领域建立协作机制，推进中医临床研究基地、中医药重点实验室、重点学（专）科、中医专科联盟建设。加强成都中医药大学和重庆中医药学院合作交流。

健康产业协同：积极搭建健康产业博览会、展览会、发展论坛等交流平台，支持两地企业投资发展生物医药、医疗器械、休闲养生、医养结合、度假养老等产业。

支撑保障协同：落实领导互访机制，健全"互联网+医疗健康"服务体系，加强人才培养和科研合作，支持医疗卫生机构和研究单位跨省共享创新平台和资源库，在重大疾病防治、前沿技术或核心技术方面协同开展研究。推动川渝与港澳台地区交流合作。

第二节 加强五大片区卫生健康协同发展

推动卫生健康错位发展。做强做优成都卫生健康"主干"，强化引领作用，加快成德眉资同城化和成都平原经济区一体化发展，打造高水平的医疗中心、高水准的医学创新中心、高层次的人才汇集中心。打造川南医疗卫生服务高地，争创川渝滇黔结合部区域医疗中心和南亚东南亚医疗卫生重要汇聚中心。加快建设川东北省级区域医学中心，努力建成与川渝陕甘结合部区域经济中心相匹配的卫生健康服务体系。打造攀西医疗卫生高地，加快建设国际阳光康养旅游目的地和民族特色康养服务业发展示范带。探索创新川西北公共卫生和医疗服务供给模式，着力发展远程医疗和智慧医院，提高重点疾病防治水平，加强人才队伍建设，大力发展健康服务业。构建卫生健康协同发展新机制。强化区域医疗资源共享，不断优化区域医学中心、次中心重点特色专科布局。推动基本公共卫生服务衔接，建立区域疾病联防联控、卫生应急协调联动、医疗卫生综合监管协调、食品安全风险监测协作、采供血协调联动、信息协同共享、人才培养和科研协作等机制。

专栏12 支持五大片区卫生健康差异化协同发展

成都平原经济区：支持成都打造国家西部医学中心，德阳打造西部主动健康典范城市，绵阳打造全国核医学基地，乐山打造全省康养产业示范基地，眉山打造成都都市圈南部医疗高地，资阳打造"中国牙谷"知名品牌，遂宁打造成渝中部地区区域医疗高地，雅安打造川西医养中心、川藏铁路紧急医学救援综合保障基地。

川南经济区：支持自贡打造川南渝西区域卫生健康高地，泸州打造区域医药健康中心，内江打造区域医养结合示范中心，宜宾打造川南公共卫生应急保障中心。

川东北经济区：支持广元打造川陕甘结合区域医疗高地和成渝地区生态康养"后花园"，南充打造川东北区域医疗高地、医学教育中心和生物医药技术研究中心，广安打造川渝卫生健康合作示范市，达州打造川渝陕结合部区域医疗高地，巴中打造川陕革命老区区域卫生健康中心。

攀西经济区：支持攀枝花打造川西南、滇西北区域医疗高地，凉山州打造巩固拓展脱贫攻坚成果与乡村振兴有效衔接卫生健康保障示范区。

川西北生态示范区：支持阿坝州打造川甘青结合部区域医疗高地和区域紧急医疗救治储备中心；甘孜州打造川西北区域医疗高地，打造康养园区、药旅文化基地和川西北民族医药特色旅游发展区。

第三节 支持特殊类型地区卫生健康发展

加强民族地区卫生健康事业发展。启动实施新一轮民族地区卫生发展十年行动计划，推进民族地区健康促进专项行动，实施涉藏州县"十四五"规划重大建设项目。不断提升民族地区卫生人才和临床专科服务能力，建成15个市级临床重点专科、50个县级临床重点专科。实施州级、县级医院提标扩能工程，强化一批民族医院、乡镇卫生院和村卫生室建设，在高海拔涉藏州县人民医院、民族医院以及符合条件的乡镇卫生院建设一批高压氧舱，推进远程医疗中心建设。实施包虫病、高原病、艾滋病等特殊疾病综合防治工程，新（改）建一批州县疾病预防控制中心、应急医疗救援中心，创建一批省级慢性病综合防控示范区、健康促进县（市、区）。加强民族医药创新转化，支持民族医药区域制剂中心和民族医药传承工作室建设。强化东西部协作和对口支援，扎实抓好卫生专业技术人才交流学习、医疗卫生机构结对帮扶等。持续推进省内对口帮扶。巩固拓展健康扶贫成果与乡村振兴有效衔接。保持健康扶贫主要政策总体稳定，调整优化支持政策。继续做好脱贫人口医疗救治，完善大病专项救治政策和"先诊疗后付费"制度，大病专项救治病种达到45种。探索全专结合家庭医生签约服务模式，高血压、糖尿病、结核病和严重精神障碍患者的规范管理率达到90%。健全"因病返贫致贫"动态监测机制，持续做好救治、康复等健康服务。持续推进脱贫地区乡村医疗卫生服务体系达标提质建设，确保医疗卫生机构和人员"空白点"持续动态清零，加强因病返贫致贫动态监测。

第十二章 夯实基础支撑与要素保障

第一节 加强卫生健康人才队伍建设

完善人才培养培训体系。建立适应行业特点和社会需求的医疗卫生人员培养机制和供需平衡机制，完善医学院校教育、毕业后教育和继续教育体系。加快医学教育创新发展，深化医教协同改革，提升住院医师规范化培训质量，推广"互联网+继续医学教育"，健全健康职业技术技能人才培训体系。夯实基层人才队伍。加强全科医生培养和使用，推动乡村医生队伍向执业（助理）医师转化，提升县乡村卫生人才技术服务能力。加强乡村卫生健康人才队伍建设，贯彻落实医疗卫生人员定期到基层和艰苦边远地区从事医疗卫生工作制度。结合两项改革"后半篇"文章，开展人才招引等政策集成创新试点。充实壮大紧缺人才队伍。加强全科、儿科、麻醉、急诊、重症等急需紧缺专业人才培养培训，加大公共卫生专业技术人才队伍建设，完善适应现代化疾控体系的人才培养使用机制，建立首席公共卫生医师制度。加强高层次人才队伍建设。实施四川卫生健康英才培养计划，遴选培养一批首席专家、领军人才、中青年拔尖人才和临床技能名师。支持四川大学、成都中医药大学、西南医科大学等高校建设高水平公共卫生学院，探索高层次复合型公共卫生人才培养机制。以"天府英才"工程为统揽，加强高层次人才引进培养。完善卫生人才体制机制。建立健全符合医疗卫生行业特点的人事、薪酬、奖励制度。完善卫生健康人才评价体系。推进公立医院编制员额制管理，全面推行聘用和岗位管理制度。落实"两个允许"的要求，健全医疗卫生机构薪酬分配制度。完善保护关心关爱医务人员的长效机制，鼓励医疗卫生机构对急需紧缺专业人才实施薪酬、职业发展激励。

专栏13　医疗卫生人才发展项目

　　规范化培训和急需紧缺专业培训： 开展住院医师、专科医师、公卫医师、护士、医疗卫生机构药师规范化培训，招收住院医师（含专硕研究生）力争不少于2万名。以全科、儿科、麻醉、急诊、重症等专业为重点，开展急需紧缺专业骨干医师培训。

　　基层人才队伍和创新人才队伍建设： 实施全科医生培训、全科医生特设岗位计划、全科医生转岗培训和定向医学生免费培养、县乡村卫生人才能力提升培训项目，建立全省基层卫生人才培养基地。加强医学院校毕业生就业指导，鼓励引导毕业生到基层就业。继续实施城乡医疗卫生对口支援"传帮带"工程，统筹安排5000名专家人才支援脱贫地区。引进培养一批具有在全国甚至国际上处于较高水平的医学领军人才，大力培养杰出中青年学术带头人和优秀青年骨干人才。建立卫生健康信息化人才培训基地，实施信息化人才培养工程。加强卫生健康监督业务骨干、复合型执法能手培养。

　　健康服务人员职业技能培训： 开展医疗护理员、老年护理员、母婴护理员等规范培训，加大健康服务业职业技能实践能力培养。依托四川医养专业人才培养中心，打造西部健康服务职业人群培训基地。支持四川护理职业学院举办本科层次职业健康教育。

第二节　建设卫生健康科技创新高地

　　加强医学科技创新体系建设。深化科卫协同、医教协同、区域协同、军民融合机制，加强区域医学科技创新平台建设，探索构建"成绵遂"医学科技创新三角区。推进医学科技创新体系核心基地建设，优化完善医学重点学科、干细胞临床研究机构、药物临床试验机构等创新单元，形成资源统筹、干支联动、政产学研用一体化的协同创新格局。科学规划布局高能级创新平台。加快转化医学国家重大科技基础设施、重大新药创制成果转移转化基地建设。聚焦老年医学、口腔医学等优势领域，高质量建设国家重点实验室和国家临床医学研究中心；聚焦生命科学、核医学等前沿关键领域，建设生命科学天府实验室，争创国家卫生健康委重点实验室。鼓励医疗机构、高等院校、科研院所、医药企业探索建立医学科技创新联合体和研发平台。深入推进技术创新和成果转化。聚焦医学前沿技术、重大疾病防控、重点人群健康保障等重点领域，加强理论基础研究、应用基础研究、临床研究和成果转化，深化多学科交叉融合，培育一批重大标志性成果。完善医学科技服务体系，探索"市场导向—研企联合—技术创新—企业孵化"全链条成果转化模式，提高川产药物疫苗、医疗器械的国际竞争力。加快推动创新要素高效聚集。聚焦人才、资金、激励、法治等创新要素，持续改善创新生态。加强创新人才培养引进，大力聚集高端紧缺人才，分类打造高水平创新团队。落实激励科技人员创新创业政策。加强生物安全管理、科研诚信管理、医学伦理审查和知识产权保护，提升治理能力现代化水平。

专栏14　四川医学科技创新"攀登计划"和"十大行动"

　　四川省医学科技创新"攀登计划"：按照"攀高峰、登高地"思路，围绕优势学科（口腔医学、麻醉学、急诊医学、老年医学、泌尿外科学、重症医学等）、支撑学科（肿瘤学、呼吸病学、心血管病学、神经病学、普通外科学、骨科学、胸心外科学、肾脏病学、消化病学、内分泌与代谢病学、妇产科学、儿科学、精神医学、检验医学等）、薄弱学科（预防医学、全科医学、眼科学、耳鼻咽喉科学等），分层分类搭建成体系、成建制、多领域、多中心的医学科技创新平台基地。到2025年，培育1—2个省部级及以上重点实验室，10—20个省级及以上临床医学研究中心。

　　四川省医学科技创新"十大行动"：聚焦医学前沿技术、重大传染性疾病防控、重大慢性非传染性疾病、妇幼健康、老年健康、药物与疫苗、设备与器械、突发公共卫生应急、数字健康、中医药传承创新等十大重点领域，组织实施一批行业重点项目，攻克一批关键核心技术，产出一批创新医药产品，培育代表四川医学科技水平的重大标志性成果。到2025年，力争获批省部级及以上科技项目不低于1000项，获得省部级及以上科技奖励不低于50项，科技成果不低于400项。

第三节　加大卫生健康投入保障力度

　　落实投入责任。建立稳定的公共卫生事业投入机制，进一步明确政府、社会与个人的卫生健康投入责任，完善合理分担机制，缓解个人就医经济负担。明确政府在提供公共卫生和基本医疗服务中的主导地位，按照医疗卫生领域财政事权和支出责任划分改革要求，做好卫生健康事业发展经费保障，进一步保障人民群众的基本医疗卫生服务需求。按规定落实政府对符合区域卫生规划公立医院的投入政策。支持省级重点项目、信息化和人才队伍建设。完善多元筹资机制。拓宽资金筹集渠道，鼓励和引导社会力量加大对卫生健康事业的投入，形成政府投入、机构自筹、社会资本等参与的投资主体多元化、投资方式多样化的保障机制。鼓励社会和个人捐赠。

第四节　加强卫生健康传播能力建设

提升应急宣传水平。完善突发事件信息发布机制，及时准确、公开透明发布权威信息。加强突发事件新闻发布能力建设，完善例行新闻发布制度和重大政策解读制度，建立行业新闻发言人制度，定期组织领导干部媒介素养培训，加强新闻发布实战演练。建立应急科普联合宣传机制，组建跨领域科普专家队伍，提高应急科普生产和传播能力。加强突发事件网络舆论引导，主动回应社会关切，及时澄清不实传言和谣言。建强健康传播队伍。加强宣传策划队伍建设，提升重大宣传统筹谋划能力。加强新闻采编队伍建设，提高新闻采编、摄影摄像、多媒体制作和新媒体运营能力。加强宣传专家队伍建设，发挥专家在决策咨询、科普原创、媒体传播、舆论引导等方面作用。拓展健康传播平台。巩固提高传统传播平台，整合各级各类报刊、杂志、广播电视台、新闻网站资源，提高行业宣传权威性。深化拓展大众传播平台，用好大喇叭"村村响"、坝坝电影"村村演"、手机报等，扩大行业宣传覆盖面。创新运用次级传播平台，探索依托媒体内参等扩大传播的方法，提升行业宣传影响力。完善健康传播机制。优化舆情快速反应机制，压实舆情应对属地责任，提高属地第一时间反应、核实、处置效率。优化媒体联络机制，建立重要媒体定期联络交流制度。优化全省联动机制，创新实施全行业新媒体宣传影响力排行榜制度，探索建立全省公立医院健康传播影响力指数。

第五节　促进卫生健康国际交流与合作

深化公共卫生国际合作。秉持人类卫生健康共同体理念，加强与世界卫生组织的沟通与合作，积极参与全球公共卫生治理，维护全球公共卫生安全。立足我省优质医疗卫生资源，加大与国际社会开展技术交流合作的力度，助推公共卫生基础设施建设、多双边机制体制建设、科学研究、信息分享等领域的合作。积极参与健康丝绸之路建设。扩大与"一带一路"沿线国家和地区在公共卫生、健康产业、科技创新、人才培养、传统医药等领域的合作。加强具有国际化视野的卫生健康人才队伍建设，积极搭建智力引进平台，鼓励医疗卫生骨干赴国（境）外研修学习。优化新时代卫生援外工作路径。创新援外医疗队派遣模式，根据受援国的特点开展精准援助。加快实施中非对口医院合作机制建设，持续做好面向发展中国家的人才培训项目，提升四川卫生援外品牌形象。

专栏15　卫生援外项目

援外医疗队：继续做好对安哥拉、莫桑比克、几内亚比绍、佛得角、东帝汶、圣多美和普林西比的援外医疗工作。

中非对口医院合作机制：推进几内亚比绍卡谢乌省卡松果医院—川北医学院附属医院，佛得角普拉亚中心医院—四川省人民医院，莫桑比克马普托中心医院—四川大学华西医院，圣多美和普林西比艾雷思·德梅内泽斯医生医院—四川大学华西医院，安哥拉宽扎河医院—西南医科大学附属医院合作机制建设。

第十三章　加强组织实施与监测评估

第一节　强化组织领导

坚持和加强党对卫生健康工作的全面领导，把党的领导贯穿到规划实施的各领域和全过程，确保党的重大决策部署贯彻落实。充分发挥健康四川行动推进委员会、深化医药卫生体制改革领导小组、爱国卫生运动委员会等作用，健全卫生健康发展考核机制。各地各部门应切实担负起卫生健康事业发展的领导、保障、管理和监督责任，进一步完善卫生健康事业和产业协调推进机制，加强对卫生健康重大支持政策、重大改革举措、重大工程项目、重大平台等研究、部署和统筹推进。

第二节　深化部门协同

加强部门配合，进一步发挥卫生健康、发展改革、经济和信息化、教育、科技、民政、财政、人力资源社会保障、体育、医保等部门（单位）作用，协同推进"三医"联动、健康教育与促进、爱国卫生运动、健康产业发展等工作。注重发挥工会、共青团、妇联、残联、计生协等群团组织以及其他社会组织的作用，充分发挥民主党派、工商联和无党派人士作用，最大限度激发全社会参与规划实施的积极性，形成全社会共同推进卫生健康高质量发展的合力。

第三节　加强监测评估

健全卫生健康规划体系，加强与国民经济和社会发展、国土空间、区域发展和其他专项相关规划的衔接，建立上下级规划衔接机制。做好规划重点任务分解，将主要指标、重点任务、重大工程、重大项目、重大政策纳入年度重点工作。建立健全监测评价机制，科学制订规划监测评估方案，并对规划实施进度和效果进行年度监测和中期、末期评估，适时动态调整或修订。各地要定期组织对当地规划实施情况的检查督导，确保规划顺利实施。

四川省人民政府办公厅关于印发
《四川省推动公立医院高质量发展实施方案》的通知

川办发〔2021〕71号

各市（州）人民政府，省政府各部门、各直属机构，有关单位：

《四川省推动公立医院高质量发展实施方案》已经省政府同意，现印发给你们，请认真组织实施。

四川省人民政府办公厅
2021年11月29日

四川省推动公立医院高质量发展实施方案

为贯彻落实国务院办公厅《关于推动公立医院高质量发展的意见》（国办发〔2021〕18号）精神，进一步推动公立医院高质量发展，更好满足人民群众日益增长的医疗卫生需求，结合我省实际，制定本实施方案。

一、总体要求

（一）指导思想。以习近平新时代中国特色社会主义思想为指导，全面落实党中央、国务院和省委、省政府决策部署，坚持以人民健康为中心，立足新发展阶段、贯彻新发展理念、构建新发展格局、推动高质量发展，加强公立医院主体地位，坚持政府主导、公益性主导、公立医院主导，坚持医防融合、平急结合、中西医并重，强化体系创新、技术创新、模式创新、管理创新，加快健康四川建设。

（二）发展目标。力争通过5年努力，公立医院发展方式从规模扩张转向提质增效，运行模式从粗放管理转向精细化管理，资源配置从注重物质要素转向更加注重人才技术要素。积极争取国家公立医院高质量发展试点，探索开展省级试点，建成人性化、功能化、智能化的现代医院，力争病例组合指数（CMI）值分别达到2、1.5左右，微创手术占比分别达到30%、25%左右，四级手术占比分别达到60%、40%左右，逐步提高医疗服务收入（不含药品、耗材、检查检验收入）占医疗收入比例；县医院100%达到医疗服务能力基本标准、力争80%达到推荐标准；二级以上公立医院门诊患者满意度、住院患者满意度、员工满意度均排名全国前列。

二、重点任务

（三）构建优质高效医疗卫生服务体系

1. 全力打造国内一流高水平医院。推进委省共建国家医学中心和国家区域医疗中心合作协议落实，加快国家口腔医学中心和国家儿童区域（西南）医疗中心建设。依托中央在川和省内高水平医院，争创综合类、高原病等国家医学中心和传染病、呼吸、创伤等国家区域医疗中心。加快老年疾病、口腔疾病国家临床医学研究中心建设，争取更多国家临床医学研究中心、国家中医医学中心、区域中医医疗中心和中医药传承创新中心在川落地。〔省卫生健康委、省发展改革委、财政厅、科技厅、自然资源厅、省医保局、省中医药局和各市（州）人民政府按职责分工负责〕

2. 推动优质医疗资源扩容下沉。紧紧围绕省域内群众急需、医疗资源短缺、异地就医突出的专科医疗需求，依托现有医疗资源规划建设省级医学中心和区域医疗中心，着力解决患者跨区域就医问题。支持部分实力强的大型公立医院适度建设发展"一院多区"。建设省临床医学研究中心和省中医药传承创新中心。〔省卫生健康委、省发展改革委、财政厅、科技厅、自然资源厅、省中医药局和各市（州）人民政府按职责分工负责〕

3. 发挥公立医院在城市医疗集团中的牵头作用。坚持网格化规范管理，发挥三级公立医院或代表辖区医疗水平医院（含社会办医院、中医医院）牵头作用，与其他传染病等专科医院、护理院、康复机构、基层医疗卫生机构、公共卫生机构，共同组建紧密型城市医疗集团，为网格内居民提供一体化、连续性医疗卫生服务。集团内开展多层次医疗协作，构建责、权、利明晰的区域协同模式。城区三级公立医院参与建设城市医疗集团率达100%。推进以全科医生为主体、全科专科有效联动、医防有机融合的家庭医生签约服务。〔省卫生健康委、省中医药局和各市（州）人民政府按职责分工负责〕

4. 发挥县级医院在县域医共体中的龙头作用。按照县乡一体化、乡村一体化原则，积极发展以县级医院为龙头的紧密型县域医共体，对实现了"五统一"的医共体实行"一个总额付费、结余留用、超支不补"医保支付管理改革。加强县级医院与专业公共卫生机构的分工协作和业务融合，做实公共卫生服务。加强县级医院对基层医疗卫生机构的统筹管理和技术指导，提高县域就诊率。加快实现县办中医医疗机构全覆盖，支持中医医院牵头组建县域医共体。加快乡村卫生资源整合聚集和服务模式创新，依托中心镇和特色镇卫生院规划建设400个县域医疗卫生次中心，使其达到二级综合医院水平，与县级医院形成协同发展格局。〔省卫生健康委、省医保局、省中医药局和各市（州）人民政府按职责分工负责〕

（四）加强公立医院医疗能力建设

5. 提升重大疫情防控能力。依托高水平综合性医疗机构，争创国家重大传染病防治基地，加快推进"1+6"重大疫情防控救治基地建设。建立省级高致病性病原微生物检测与研究检测平台和实验基地。二级以上综合医院设置感染性疾病科比例达100%。健全中医药全程介入重大疫情防控救治的运行机制，争创国家中医疫病防治及紧急医学救援基地，打造高水平中医疫病防治队伍。发挥军队医院在重大疫情防控救治和国家生物安全防御中的作用。持续加强院感防控，提高重大疫情应对能力。〔省卫生健康委、省发展改革委、财政厅、应急厅、科技厅、省中医药局和各市（州）人民政府按职责分工负责〕

6. 推动临床重点专科群建设。加强肿瘤、呼吸、消化、心血管、妇产等临床重点专科建设，力争建设国家、省、市（县）临床重点专科70个、300个、500个。持续提升医疗质量，三级公立医院50%出院患者、二级公立医院70%出院患者按照临床路径管理。加大对中医医院支持力度，遴选建设一批省级中医优势重点专科。在"双一流"建设中加强相

关学科建设。〔省卫生健康委、财政厅、教育厅、省中医药局和各市（州）人民政府按职责分工负责〕

7. 提升医学科技创新能力。实施四川省"十四五"生命健康重大科技专项，支持生命健康领域天府实验室等高能级创新平台建设。围绕重大疾病防控、重点人群健康保障、突发公共卫生应急等重点领域，加强应用基础、临床转化研究，推动原创性疾病预防诊断治疗新技术、新产品、新方案和新策略等的产出。推进新冠肺炎等传染病防控科技攻关。推进公立医院深化赋予科研人员职务科技成果所有权或长期使用权改革。推动四川省中医药研发风险分担基金落地见效。建设省中医药转化医学中心，制定一批中医特色诊疗方案，转化形成一批中医药先进装备、中药新药。加快发展商业健康保险，促进医疗新技术进入临床使用。〔省卫生健康委、省发展改革委、财政厅、科技厅、省中医药局和各市（州）人民政府按职责分工负责〕

（五）提高群众就医满意度

8. 突出患者需求导向。传承"大爱成就大医"的医者仁心，遵循临床诊疗技术规范，为群众提供安全可靠、费用合适、方便可及、优质高效的医疗卫生服务。60%二级公立医院和90%三级公立医院推行分时段预约诊疗，30%二级公立医院和50%三级公立医院提供检查检验集中预约服务，40%二级公立医院和70%三级公立医院推行诊间（床旁）结算。推行二级以上公立医院同级间检查检验结果互认。力争建成300家以上互联网医院，推进"网上问诊、电子处方、在线结算、送药到家"闭环服务。实施"便利老年人日常就医"行动，80%二级以上公立医院建成老年友善医院。加强临床药学服务和药品不良反应监测。加大健康教育和宣传力度，强化患者人文关怀，构建和谐医患关系。〔省卫生健康委、省药监局、省中医药局和各市（州）人民政府按职责分工负责〕

9. 创新医疗服务模式。鼓励开设多学科诊疗门诊，为患者提供"一站式"诊疗服务。逐步扩大日间手术病种范围，三级公立医院日间手术占择期手术的比例达20%。发展"互联网+护理服务"，开展上门护理、居家护理等延续护理服务。开设合理用药咨询或药物治疗管理门诊，提供精准用药服务。完善院前医疗急救网络，有效提升院前医疗急救服务能力。创新医防协同机制，加强公立医院公共卫生科室标准化建设，健全公共卫生医师制度。推广中医综合诊疗、多专业一体化诊疗、全链条服务模式，实施重大疑难疾病中西医临床协作试点。〔省卫生健康委、省医保局、省药监局、省中医药局和各市（州）人民政府按职责分工负责〕

10. 加强医疗信息化建设。推动云计算、大数据、物联网、区块链、第五代移动通信（5G）等新一代信息技术在医疗领域融合应用。力争建立覆盖所有县（市、区）的"5G+医疗健康"远程应用体系，60%三级公立医疗机构建成三星及以上智慧医院、20%二级公立医疗机构建成二星及以上智慧医院。推动手术机器人等智能医疗设备和智能辅助诊疗系统的研发与应用。建立药品追溯制度，推动公立医院处方、药品追溯、医保结算、工伤医疗康复费用结算、医疗服务监管等信息互联互通。〔省卫生健康委、省医保局、省药监局、省大数据中心、省中医药局和各市（州）人民政府按职责分工负责〕

11. 厚植优秀特色文化。挖掘整理医院历史、文化特色和名医大家学术思想、高尚医德，提炼医院院训、愿景、使命，凝聚支撑医院高质量发展的精神力量。大力弘扬伟大抗疫精神和崇高职业精神，引导医务人员形成严谨求实的工作作风和"视患者如亲人"的医者担当，传播正能量，努力营造全社会尊医重卫的良好氛围。〔省卫生健康委、省委宣传部、省中医药局和各市（州）人民政府按职责分工负责〕

（六）加强公立医院精细化管理

12. 优化运营管理模式。整合医疗、教学、科研等业务系统和人、财、物等资源系统。加强运营管理信息化建设，健全运营数据的统计、分析、评价、监控系统，推动医院运营管理迈向科学化、规范化、精细化、智能化。以大数据方法建立病种组合标准体系，形成疾病严重程度与资源消耗在每一个病组的量化治疗标准、药品标准和耗材标准等，对医院病例组合指数（CMI）、成本产出、医生绩效等进行监测评价，引导医院回归功能定位，提高效率、节约费用，减轻患者就医负担。〔省卫生健康委、省医保局、省药监局、省中医药局和各市（州）人民政府按职责分工负责〕

13. 加强全面预算管理。以医院战略发展规划和年度计划目标为依据，实行全口径、全过程、全员性、全方位预算管理。运用预算手段开展医院内部各类资源的分配、使用、控制、考核等管理活动，促进资源有效分配和使用。健全"预算编制有目标、预算执行有监控、预算完成有评价、评价结果有反馈、反馈结果有应用"的全过程预算绩效管理机制。强化预算约束，原则上预算一经批复不得调整。定期公开医院相关财务信息，主动接受社会监督。〔省卫生健康委、财政厅、审计厅、省中医药局和各市（州）人民政府按职责分工负责〕

14. 加强内部控制管理。以规范经济活动和医疗、教学、科研等业务活动有序开展为主线，以内部控制量化评价为导向，以信息化为支撑，健全重点领域、重要事项、关键岗位的流程管控和制约机制，建立与本行业、本单位治理体系和治理能力相适应的、权责一致、制衡有效、运行顺畅、执行有力的内部控制体系。强化成本消耗关键环节的流程管理，降低万元收入能耗支出。推广医院后勤"一站式"服务。〔省卫生健康委、审计厅、省中医药局和各市（州）人民政府按职责分工负责〕

15. 开展科学绩效评价。突出公益性导向，扎实推动公立医院绩效考核，优化完善绩效考核指标体系，充分运用绩效考核结果。改革公立医院内部绩效考核办法，以聘用合同为依据，以岗位职责完成情况为重点，将考核结果与薪酬分配挂钩。完善城市医疗集团和县域医共体绩效考核制度，强化分工协作，促进资源共享，提高基层服务能力和居民健康水平。〔省卫生健康委、人力资源社会保障厅、财政厅、省中医药局和各市（州）人民政府按职责分工负责〕

（七）激发公立医院高质量发展活力

16. 改革人事管理制度。合理确定公立医院人员编制，建立动态调整机制。落实公立医院用人自主权，统筹考虑编制内外人员待遇。落实岗位管理制度，按照医、护、药、技、管等不同类别合理设置岗位，坚持按需设岗、竞聘上岗、按岗聘用、合同管理，以健全岗位设置管理制度和聘用制度为重点，以转换用人机制和搞活用人制度为核心，实现由固定用人向合同用人、由身份管理向岗位管理的转变。增加护士配备，逐步使公立医院医护比总体达到1：2左右。〔省委编办、省卫生健康委、人力资源社会保障厅、省中医药局和各市（州）人民政府按职责分工负责〕

17. 改革薪酬分配制度。落实"允许医疗卫生机构突破现行事业单位工资调控水平，允许医疗服务收入扣除成本并按规定提取各项基金后主要用于人员奖励"要求，合理确定、动态调整公立医院薪酬水平，合理确定人员支出占公立医院业务支出的比例。建立主要体现岗位职责和知识价值的薪酬体系，实行以岗定责、以岗定薪、责薪相适、考核兑现。在核定的薪酬总量内，公立医院可采取多种方式自主分配。公立医院内部分配应兼顾不同科室之间的平衡，向关键紧缺岗位、高风险和高强度岗位，高层次人才、业务骨干等倾斜。健全公立医院负责人薪酬激励机制，公立医院主要负责人薪酬水平应与其他负责人、本单位职工薪酬水平保持合理关系。鼓励对主要负责人实行年薪制。〔人力资源社会保障厅、财政厅、省卫生健康委、省中医药局和各市（州）人民政府按职责分工负责〕

18. 完善医务人员培养评价制度。落实住院医师规范化培训、专科医师规范化培训和继续医学教育制度，开展省级中医药师承教育教学基地建设和省级名老中医药专家学术经验继承工作。指导高校附属医院制定符合医学人才培养规律的教学建设规划，着力推进医学生早临床、多临床、反复临床。加强医学人文教育，支持有条件的高校和科研院所设置医工、医理、医文交叉学科，加快培养高层次复合型医学人才。加强老年、儿科、重症、传染病、精神、急诊、康复等紧缺护理专业护士的培养培训。坚持分层分类评价，进一步细化以品德能力业绩贡献为导向的职称评价标准，推行成果代表作制度，淡化论文数量要求。〔省卫生健康委、教育厅、科技厅、人力资源社会保障厅、省中医药局和各市（州）人民政府按职责分工负责〕

19. 深化医疗服务价格改革。建立健全适应经济社会发展、更好发挥政府作用、医疗机构充分参与、体现技术劳务价值的医疗服务价格形成机制。统筹兼顾医疗发展需要和各方承受能力，调控医疗服务价格总体水平。探索建立医疗服务价格动态调整机制，科学确立启动条件、调价空间、调整方法，定期开展调价评估，达到启动条件的要稳妥有序调整医疗服务价格，支持公立医院优化收入结构。逐步统一全省医疗服务项目价格规范。建立医疗服务价格监测制度，定期监测公立医疗机构医疗服务价格、成本、费用、收入分配及改革运行情况等，作为实施医疗服务价格动态调整的基础。优化新增医疗服务价格项目准入制度，常态化开展新增医疗服务项目立项评审。〔省医保局、省卫生健康委、省中医药局和各市（州）人民政府按职责分工负责〕

20. 深化医保支付方式改革。全力推进攀枝花市疾病诊断相关分组（DRG）付费国家试点和泸州、德阳、南充市区域点数法总额预算和按病种分值（DIP）付费国家试点，落实推广DRG结合点数法付费改革工作，统筹推进全省医保支付方式改革，逐步建立适合我省实际的医保支付体系。加强医保基金收支预算管理，逐步实行统筹区域内医保基金总额控制。规范医保协议管理，明确结算时限，细化结算规则，确保基金及时足额拨付。指导推动公立医院积极参与国家组织药品和医用耗材集中采购使用改革，履行合同约定采购量，落实医保资金结余留用政策。探索将中医优势病种纳入支付方式改革范围，建立职工医保普通门诊费用统筹保障机制，将符合基本医疗保障政策规定的中医诊疗项目、中药饮片和民族药品纳入门诊统筹支付范围，鼓励实行中西医同病同效同价。〔省医保局、省卫生健康委、省中医药局和各市（州）人民政府按职责分工负责〕

21. 关心关爱医务人员。通过改善值班条件、落实休假制度、假期子女托管、争取人才公寓等方式，建立关心关爱医务人员长效机制和职工关爱帮扶机制。鼓励公立医院通过设立青年学习基金等多种方式，关心年轻医务人员成长。建立医务人员职业荣誉制度。加强医院安全防范，强化安保队伍建设，1000张及以上床位大型公立医院安防系统建设达标率达100%。健全完善医疗纠纷预防和处理机制，依法严厉打击医闹、暴力伤医等涉医违法犯罪行为。〔省委组织部、省委政法委、省卫生健康委、司法厅、人力资源社会保障厅、省中医药局和各市（州）人民政府按职责分工负责〕

（八）坚持和加强党的全面领导

22.全面贯彻落实党委领导下的院长负责制。公立医院党委（包括医院院级党委、党总支、党支部）对医院工作实行全面领导，支持院长依法依规独立负责行使职权。健全党委会会议（或常委会会议）、院长办公会议（或院务会议）等议事决策制度，建立书记、院长定期沟通和党委领导下的院长负责制执行情况报告制度。把加强党的领导和党的建设有关要求写入医院章程，明确党组织设置形式、地位作用、职责权限和党务工作机构人员配备、经费保障等内容要求。明确党委研究决定医院重大问题机制，把党的领导融入医院治理和现代医院管理各环节。〔省委组织部、省卫生健康委、省中医药局和各市（州）人民政府按职责分工负责〕

23.加强公立医院领导班子和干部人才队伍建设。按照干部管理权限，坚持政治强、促改革、懂业务、善管理、敢担当、作风正的标准，选优配强医院领导班子成员特别是党委书记和院长。允许实行院长聘任制。党委书记和院长分设的，党委书记一般不兼任行政领导职务，院长是中共党员的同时担任党委副书记。坚持党管干部原则，医院党委要按照干部选拔任用有关规定，制定实施医院内部组织机构负责人选拔任用实施办法。坚持党管人才原则，完善人才培养、使用和引进管理办法，建立医院领导班子成员联系服务高层次人才制度，严格执行医疗卫生人员定期到基层和艰苦边远地区从事医疗卫生工作制度。完善以医德、能力、业绩为重点的人才评价体系。〔省委组织部、省卫生健康委、省中医药局和各市（州）人民政府按职责分工负责〕

24.持续加强公立医院党组织和党员队伍建设。全面推进党支部标准化规范化建设，加强基础工作，完善基本制度，提升基本能力，落实基本保障。强化基层党组织政治功能，建立党支部参与科室业务发展、人才引进、薪酬分配、职称职级晋升、评先评优、设备配置等重大问题决策的制度机制，把好政治关、医德医风关。实施医院临床医技科室党支部书记"双带头人"培育工程和高知识群体发展党员计划，建立健全把业务骨干培养成党员、把党员培养成业务骨干的"双培养"机制。通过设立党员先锋岗和开展党员志愿服务等形式，引导党员立足岗位发挥先锋模范作用。〔省委组织部、省卫生健康委、人力资源社会保障厅、省中医药局和各市（州）人民政府按职责分工负责〕

25.全面落实公立医院党建工作责任。建立健全各级党委统一领导，组织部门牵头抓总，卫生健康部门具体负责，教育、国有资产监督管理等部门齐抓共管，一级抓一级、层层抓落实的责任体系和工作格局。认真落实医院党委书记抓党建工作第一责任人责任和班子其他成员"一岗双责"。强化党建工作保障，健全党务工作机构，配强党务工作力量，落实保障激励措施，推动党务工作队伍专业化职业化建设。探索建立公立医院党建工作评价考核机制。全面开展公立医院党组织书记抓基层党建述职评议考核，把党建工作成效纳入医院等级评定和巡视巡察工作内容，作为年度考核和干部选拔任用的重要依据。〔省委组织部、省卫生健康委、教育厅、省国资委、省中医药局和各市（州）人民政府按职责分工负责〕

三、保障措施

（九）加强组织领导。各地要把推动公立医院高质量发展作为深化医药卫生体制改革的重点任务，强化统筹协调、整体推进、督促落实。各地各有关部门（单位）要按照职责分工，各司其职、通力合作，确保各项政策措施落地见效。

（十）加大投入保障。按规定落实政府对符合区域卫生规划公立医院的投入政策，落实对中医医院和传染病医院、精神病医院、儿童医院、妇幼保健院等专科医院的投入倾斜政策。

（十一）强化科学评价。各地要分级分类制定公立医院高质量发展评价指标体系和评估办法，"不搞一刀切"。强化评价结果合理应用，与公立医院绩效考核、公立医院评先评优、重大项目安排等挂钩。

（十二）广泛宣传引导。充分利用新闻媒体和社交平台，加强政策解读和舆论引导。各级卫生健康行政部门、中医药主管部门要会同有关部门（单位）加强调研指导，及时总结经验，树立先进典型，营造良好氛围。

四川省人民政府办公厅
关于印发《四川省"十四五"
中医药高质量发展规划》的通知

川办发〔2021〕78号

各市（州）人民政府，省政府各部门、各直属机构，有关单位：

　　《四川省"十四五"中医药高质量发展规划》已经省政府同意，现印发给你们，请认真组织实施。

四川省人民政府办公厅

2021年12月15日

四川省"十四五"中医药高质量发展规划

　　中医药是中华民族的瑰宝，加快新时代中医药事业发展，对于传承和弘扬中华民族优秀文化、全面推进健康中国建设、维护人民群众身体健康，具有十分重大意义。为加快推进中医药传承创新发展，建设新时代中医药强省，维护人民生命安全和身体健康，根据《四川省国民经济和社会发展第十四个五年规划和二〇三五年远景目标纲要》，制定本规划。

第一章　规划背景

第一节　发展基础

　　"十三五"时期，在党中央、国务院坚强领导下，省委、省政府坚持把中医药工作摆在重要位置来抓，大力推动中医药事业、产业、文化"三位一体"发展，全省中医药服务能力显著提升、产业发展提质增速、人才队伍逐步壮大、科研能力持续增强、对外交流不断扩大，特别是在应对新冠肺炎疫情的大战大考中有力彰显了中医药力量。

　　中医药服务体系更加健全。覆盖城乡的中医药服务网络基本建成，全省中医医院达到328所，每千常住人口中医医院床位数和中医类别执业（助理）医师数分别达到0.94张、0.71人。县域政府办中医医院覆盖率达到98.4%，建成乡镇卫生院和社区卫生服务中心中医馆4225个、社区卫生服务站和村卫生室"中医阁"41662个。98.80%的二级以上公立综合医院设有中医科和中药房。社会办中医医院、中医诊所数量较"十二五"末分别增长97%、38%，成都、南充、绵阳3市成为国家社会办中医试点地区。

　　中医药服务能力明显提升。持续加强中医医疗机构建设，坚持以中医药服务为主的办院模式和服务功能，中医药特色更加明显，优势更加突出，获建国家中医药传承创新工

— 123 —

程6个、国家区域中医（专科）诊疗中心17个，建成三级中医医院93所、二级中医医院132所，2020年中医年诊疗量达到1.5亿人次。重大疾病中医药防治研究取得重大进展，中西医结合治疗重症急性胰腺炎病死率降至20%以下，重症脑出血致残率、糖尿病足截肢风险分别下降6%、15%。建成全国基层中医药工作先进单位104个，建有县级中医药适宜技术推广基地183个，推广中医药适宜技术103项，基层中医药服务量达到48.6%。

中医药人才队伍更加壮大。高层次人才队伍不断壮大，有国医大师3名、全国名中医3名、省十大名中医30名，中医药高级职称人员近万名。中医药人才成长途径不断优化，建成国家中医药重点学科31个、中医医师规范化培训基地10个，建有省级以上名医传承工作室159个、中医药流派工作室19个，举办省级以上中医药继续教育项目1311项，规范化培养中医医师4002人、中医药师承人员3026人、"西学中"人才853人，培训中医全科医生2140人。

中医药产业发展步伐加快。开展第四次全国中药资源普查省内工作，建成国家中药种质资源库1个、中药材种子种苗繁育基地2个。科学规划中药材产业发展布局，推进中药材溯源试点建设，培育以种植中药材为主的现代农业园区7个，2020年全省中药材种植面积达819万亩（含三木药材）。实施中药材产业扶贫行动，支持建设中药材产业扶贫基地、定制药园20个。实施中医药产业"三个一批"建设，推动中药工业提档升级，建成中医药产业发展示范市、县17个，2020年规模以上中药企业230户、主营业务收入757亿元。中医药健康服务业加速发展，中医药与养老服务结合试点成效显著，建成省级中医药养生保健服务示范区4个、省级以上中医药健康旅游示范区（基地、项目）36个。

中医药科研能力显著提高。培育西南特色中药资源国家重点实验室，建设国家中医临床研究基地2个，成立四川省中医药转化医学中心，建成省级中医药科技支撑平台80个。组织实施厅局级以上课题研究800余项，获省级科学技术奖励44项。成立四川省中医药标准化技术委员会，开展中医药标准化研究，发布中医药地方标准20项。设立中医药研发风险分担基金。开展花椒药用价值挖掘及大健康产品研发，培育川产道地药材大品种16个。

中医药文化传承弘扬力度加大。将中医药文化传承发展列为全省传承发展中华优秀传统文化重点工程，成立中国出土医学文献与文物研究院，加大对"天回医简"等出土医学文献和文物的研究，建成全国中医药文化宣传教育基地3个、省级中医药文化宣传教育基地12个。大力普及中医药文化知识，开展"中医中药中国行"、中医药文化"六进"活动2000余场次，公民中医药健康文化素养水平、知识普及率分别达到19.51%、97.43%。

中医药对外交流日趋深入。规划建设四川省中医药国际交流中心。探索推进成渝地区双城经济圈中医药一体化发展，深化泛珠三角区域中医药合作，建立"川港中医药发展联盟"，搭建川澳中医药产业合作平台。大力推进中医药海外传播，与33个国家和地区建立合作机制，建成5个海外中医药中心、1个国家中医药服务出口基地，培训来华留学生1200名，持续举办"海外中医药文化周""驻蓉领事官员走进中医药"等系列活动，四川中医药全面融入"一带一路"建设，成为促进文明互鉴和民心相通的重要桥梁。

第二节　机遇与挑战

中医药既是中华文明的重要载体，又在人民健康事业中发挥独特作用。习近平总书记强调要把老祖宗留给我们的中医药宝库保护好、传承好、发展好，传承精华，守正创新，加快推进中医药现代化、产业化，推动中医药事业和产业高质量发展，推动中医药走向世界，为建设健康中国、实现中华民族伟大复兴的中国梦贡献力量。从国际国内形势看，"十四五"中医药发展面临前所未有的机遇和挑战。

一、面临的机遇

政策叠加机遇。中医药发展已上升为国家战略，我省高度重视中医药发展工作，率先修订发布《四川省中医药条例》（第五版），出台《关于促进中医药传承创新发展的实施意见》《四川省中医药强省建设行动方案（2021—2025年）》等系列文件，将中医药传承创新发展工作纳入对市（州）政府的绩效考核，并高规格召开全省中医药传承创新发展大会。"一带一路"建设、成渝地区双城经济圈建设、西部大开发、乡村振兴等系列重大战略在川叠加交汇，为建设新时代中医药强省创造了更好条件。

内生蝶变机遇。新一轮科技革命突飞猛进，创新驱动成为引领中医药高质量发展的动力源泉，大数据、云计算、人工智能、区块链、5G通信等信息技术加速推进中医药服务领域拓展和产业转型升级。城镇化建设带动资源要素集聚，中西医结合发展、重大疾病及疫情防控需要加速中医医疗服务模式创新，中医药事业、产业、文化"三位一体"深度融合和一二三产业联动发展催生集聚效应和行业合力。

需求拓展机遇。随着经济社会发展和人民生活水平提高，人民群众对卫生健康事业的期盼已经从以治疗疾病为中心逐步转向以健康管理为中心，从"能够早治愈"向"尽量少生病"转变，中医诊疗优势、治未病优势、养生优势、康复优势越来越受到重视和欢迎。中西医药相互补充、协调发展优势不断彰显，"三药三方"成为新冠肺炎疫情防控中国方案的重要特色和优势，以"新冠"系列制剂为代表的"川字号"中药制剂走出国门，在西班牙、荷兰、巴西等国受到好评，让人民群众和国际社会重新认识了中医药，为中医药走向世界创造了有利条件。

二、面临的挑战

从国际看，当今世界正经历百年未有之大变局，新冠肺炎疫情仍在全球蔓延。我国中医药知识产权受到严重威胁，中医药资源不断流失，中药在全球市场中占比较低。从国内看，各省（区、市）均高度重视中医药发展，不断加大战略布局和谋划推进力度，配套出台一系列支持政策，中医药发展区域竞争挑战升级。从省内看，与人民群众健康需要、四川独特资源禀赋和经济社会发展要求相比，我省中医药发展还存在一些问题和短板。

中医医疗资源结构性布局不够。当前，我省中医药服务体系还不够完善，4个市尚未独立设置市级中医医院，3个市级中医医院还未达到三级水平，2个县未设立县域政府办中医医院，部分中医医院临床科室设置不完善，中医医疗机构设施设备老旧，中医医疗资源数量和布局还不能很好地支撑城镇化发展、乡村振兴战略等需要，服务能力还不能很好地满足全川人民健康需求。

中医药产业集约化发展程度不高。中药材种植规范化程度不高，加工生产环节薄弱，智能制造水平较低，龙头企业作用发挥不明显，拳头产品市场竞争力和知名度不高。中医中药发展不够协调，一二三产业分属多个部门，在规划、政策、资金等方面和环节未充分形成合力，单品种药材无一实现全产业链发展。

中医药创新性融合发展不足。人才培育机制不够健全,中医药从业人员总量不足、结构有待优化,领军人物缺乏,中医药师承教育体系不够完善,名老中医药专家学术经验传承亟需加强。中医药文化精髓挖掘不够深入,名著古籍等中医药文化资源创造性转化、创新性发展不足。中医药科技创新机制不够完善,信息化支撑作用发挥不显著。

第二章　总体要求

第一节　指导思想

以习近平新时代中国特色社会主义思想为指导,深入贯彻党的十九大和十九届二中、三中、四中、五中、六中全会精神,全面贯彻落实习近平总书记关于中医药工作的重要指示精神和省委"一干多支、五区协同""四向拓展、全域开放"发展战略,坚持以人民为中心,坚持中西医并重,立足新发展阶段,贯彻新发展理念,融入新发展格局,充分遵循中医药发展规律,完善中医药高质量发展体制机制,传承精华,守正创新,不断深化中医药供给侧结构性改革,走好内涵式与外延式发展并重的路子,加速推进中医药事业、产业、文化"三位一体"深度融合发展,全面提升中医药行业治理体系和治理能力现代化水平,加快建设新时代中医药强省,为健康四川建设和经济社会高质量发展作出新的贡献。

第二节　基本原则

坚持党的领导。坚持党对中医药工作的全面领导,把政治建设摆在首位,深入贯彻新时代党的建设总要求,扎实推进全面从严治党,为中医药高质量发展提供坚强政治保证。

坚持人民至上。围绕人民群众健康需求,加快补短板强弱项,优化中医药资源配置,打通群众看病就医难点、痛点、堵点,有效增强中医药服务的均衡可及性,满足全川人民对美好生活的向往。

坚持深化改革。坚持市场导向,优化营商环境,深化医药卫生体制改革,健全中医药管理体制,完善评价与激励机制,拓展中医药服务新领域,培育中医药产业发展新动能,加速推进中医药治理能力现代化。

坚持守正创新。传承中医药核心理念和价值精华,强化中医药特色和优势,运用现代科学与技术,推动中医药理论创新、医疗服务模式创新、中医药产品和技术创新,推进中医药产学研医政紧密结合,助推中医药发展提质晋位。

坚持开放合作。紧紧抓住"一带一路"建设、成渝地区双城经济圈建设等重大国家战略,全面融入以国内大循环为主、国内国际双循环相互促进的新发展格局,打造内陆中医药开放发展新高地。

第三节　发展目标

"十四五"发展目标:以创建国家中医药综合改革示范区和建设新时代中医药强省为统领,创新推进中医药产学研医政联合攻关和中西医结合发展,打造科技、文化、人才引领高地,形成中医药开放发展新格局和产业高质量发展新局面,建成全国中医药创新改革的策源区,事业、产业、文化"三位一体"高质量发展的样板区和推进区域协同、加强国际交流的领先区。

——中医药体系建设取得新成效。充分发挥中医药整体医学优势，全程、深度参与突发公共事件，创新发展中西医结合医疗模式，建成融预防保健、疾病治疗和康复于一体的中医药服务体系，促进优质资源扩容延伸和服务质量提升，提供覆盖全人群全生命周期的中医药服务。

——中医药产业发展再上新台阶。坚持集聚发展、质量优先，以数字化、智能化推进产业发展现代化，培育在全国有竞争力影响力的龙头企业、拳头产品，实现中医药全产业链高质量发展，规模持续扩大，产值稳步增长，产业富民实效凸显，努力成为全国中医药产业高质量发展的排头兵。

——中医药传承发展迈出新步伐。深度挖掘川派中医药精华和精髓，健全川派中医药传承保护和开发利用机制，进一步明晰文化源流，丰富价值内涵，发挥宝库"钥匙"传导功能，促进中医药文化广泛融入群众生产生活，成为引导群众增强民族自信和文化自信的重要支撑。

——中医药开放发展形成新格局。中医药对外交流合作更加广泛、区域协作更加深入，成渝地区双城经济圈中医药一体化高质量发展。四川中医药深度融入"一带一路"建设，成为民心相通的健康使者，与国际传统医学和现代医学融合发展，得到国际社会广泛认可。

——中医药治理能力达到新水平。贯彻实施《中华人民共和国中医药法》《四川省中医药条例》等法律法规，以中医药强省、强市、强县建设为抓手，创新中医药领导和管理机制，完善中医药发展的政策和支撑体系，构建和提升具有四川特色和优势的中医药治理体系和治理能力。

专栏1 "十四五"发展规划主要指标

类别	主要指标	2020年	2025年	属性
中医医疗资源	中医医院（所）	328	350	预期性
	每千常住人口中医医院床位数（张）	0.94	0.98	预期性
	每千常住人口中医类别执业（助理）医师数（人）	0.71	0.92	预期性
	每万常住人口中医类别全科医生数（人）	0.56	0.8	预期性
	二级以上公立中医医院中医类别执业（助理）医师比例（%）	49.8	60	约束性
	二级以上公立综合医院中医临床科室设置率（%）	98.80	100	约束性

续表

类别	主要指标	2020年	2025年	属性
中医药服务	中医诊疗人次占总诊疗人次比重（%）	19.76	20	预期性
	中医医院出院人数占医院出院人数比重（%）	17.99	18	预期性
	0—3岁儿童中医药健康管理服务率（%）	77.5	90	预期性
	65岁以上老年人中医药健康管理服务率（%）	70.5	80	预期性
	基层中医药服务量（%）	48.6	50	预期性
中医药产业	中药材种植面积（万亩）	819	800	预期性
	产业链综合产值年均增速（%）	—	11.5	预期性
中医药文化	我省居民中医药健康文化素养水平（%）	19.51	27	预期性

2035年远景目标：全面建成新时代中医药强省，中西医药相互补充、协调发展，中医药管理体系健全，领导机制完善，特色和优势充分发挥，全方位全周期维护人民群众生命安全和身体健康，充分满足全川人民美好生活需要，基本实现治理体系和治理能力现代化，建成内陆中医药开放发展的桥头堡，中医药服务能力、产业竞争力、文化软实力全国领先，为健康四川建设和推进治蜀兴川再上新台阶作出新的更大贡献。

第三章　加大优质中医药服务供给

第一节　加快构建优质高效中医药服务体系

加强公立中医医院建设。落实政府办医职责，推动优质中医医疗资源扩容延伸和均衡布局。坚持信息化和特色优势引领，推进省级中医医院高质量发展，提升疑难危重症救治能力和循证研究水平。支持高水平中医医院争创国家中医医学中心和区域中医医疗中心。强化市级中医医院医教研综合能力和区域辐射作用，加强基础薄弱的市级中医医院建设，推动南充、巴中、资阳、眉山市级中医医院独立设置，市级中医医院（不含新建）全部达到三级水平。开展县级中医医院扶优补短建设，提升核心专科，夯实支撑专科，打造优势专科，提升县域中医药服务能力，县级中医医院（不含新建、民族地区）基本达到二级甲等水平。

筑牢基层中医药服务网络。补齐建制乡镇卫生院中医馆缺口。支持基础好、服务量大的乡镇卫生院和社区卫生服务中心中医馆提升服务内涵，建设"旗舰"中医馆。乡镇卫生院和社区卫生服务中心中医类别医师占本类机构医师总数比例不低于25%。深化社区卫生服务站和村卫生室"中医阁"建设，提升乡村医生运用中医药技术能力，每个社区卫生服务站至少配备1名中医类别医师或能提供中医药服务的临床类别医师。开展全国基层中医药工作示范市（县）单位创建工作。加强中医药适宜技术推广基地建设，推广10类60项以上中医药适宜技术，乡镇卫生院、社区卫生服务中心能够规范开展6类10项以上中医药适宜技术，社区卫生服务站、村卫生室能够规范开展4类6项以上中医药适宜技术。

大力发展社会办中医。落实社会办医支持政策，鼓励社会力量举办中医医疗机构。提升社会办中医质量，支持社会办中医医疗机构规模化、集团化、品牌化发展，广泛使用中医药技术方法，提供融疾病预防、治疗、康复于一体的中医药服务。鼓励和支持社会力量兴办连锁经营的名医堂，突出特色和品牌，打造一流就医环境，提供一流中医药服务。实施传统中医诊所惠民行动，发展传统中医诊所5000家，培育2—3家有影响力的传统中医诊所连锁品牌。全面推进中医诊所备案制管理，支持有条件的中医诊所组建团队开展家庭医生签约服务，鼓励街道社区为提供家庭医生服务的中医诊所无偿提供诊疗场所，打造中医药服务10分钟可及圈。

健全现代中医医院管理制度。全面执行和落实公立医院党委领导下的院长负责制，把加强党的领导和党的建设有关要求写入医院章程，明确医院党委等院级党组织研究决定医院重大问题的制度机制，把党的领导融入医院治理各环节。中医医院党政班子中中医药专业背景人员比例达到60%。强化以中医药服务为主的办院模式，逐步推广中医综合诊疗模式、多专业一体化诊疗模式、全链条服务模式。实施公立中医医院绩效考核制度，持续推进内部控制建设，加强全面预算和运营管理，完善医疗纠纷处理机制，推动医院运营管理科学化、规范化、精细化。

加强中医医联体建设。推动省级中医医院组建跨省（区、市）中医医联体，加强与城市医疗集团合作，建立跨区域高水平专科联盟。支持市级中医医院牵头组建城市医疗集团，形成特色鲜明、专业互补、错位发展、有序竞争的区域发展格局。鼓励有条件的县级中医医院牵头组建紧密型县域医共体，带动提升基层中医药服务能力。鼓励二级以上中医医院与中医诊所建立协作关系，将中医诊所纳入医联体建设，建立双向转诊制度，开展技术指导、远程会诊等服务。

提升中医医疗服务质量。建设32个省级中医医疗质量控制中心，完善市、县两级中医医疗质量控制体系，建立医生自控、科室主控、医院总控、中心调控的中医医疗机构质量控制机制，提升中医医疗整体服务效率。加强医疗机构中药饮片质量监控，完善医疗机构中药使用管理，健全中成药处方点评制度和西医合理使用中成药培训制度、处方权授予制度。进一步优化中药药事服务流程，加强调剂、煎煮、配送等全过程质量控制，让人民群众放心用中药。规范中医护理服务，制定并推广优势病种中医护理方案，完善中医护理在儿童保健、产后护理、治未病、养生等方面的审慎监管机制。

支持合理开展中医非基本服务。激发非基本医疗卫生服务领域市场活力，支持公立中医医疗机构在基本医疗服务总量满足人民群众需要、基本医疗费用保持平稳的基础上，提供商业医疗保险覆盖的非基本医疗服务。探索有条件的地方对完成公益性服务绩效好的公立中医医疗机构放宽特需医疗服务比例限制，允许公立中医医疗机构在政策范围内自主设立国际医疗部，自主决定国际医疗的服务量、项目、价格，收支结余主要用于改善职工待遇、加强专科建设和医院建设发展。

第二节 强化中医药特色优势

加强中医药特色专科建设。发挥重点专科在特色优势强化中的载体作用，支持中医医院强化设施设备配置，改善诊疗环境，提升中医诊疗能力和临床疗效，打造优势病种特色鲜明的中医医院和科室。建立省级中医重点专科动态管理机制，做优做强骨伤、肛肠、儿科、皮肤、妇科、针灸、推拿及脾胃病、心脑血管病、肾病、肿瘤、周围血管病等中医优势专科专病，加强眼科、老年病科、风湿病等薄弱专科专病培育。

发挥中医药治未病优势。实施中医治未病健康促进专项行动，推广中医治未病理念和方法，发挥好中医药"未病先防、既病防变、病后防复"作用。依托现有资源建设20—25个省级中医治未病中心，县级以上中医医院全部设立治未病科室，提升基层医疗卫生机构治未病服务能力。加强重点人群和慢性病患者中医药健康服务管理，开展妇女围绝经期、孕育调养、亚健康状态和青少年近视、脊柱侧弯、肥胖等中医药适宜技术防治试点，制定并推广20种中医治未病干预方案。

提升中医药防治重大疾病能力。探索建立"病有专科、病有专人、病有专方、病有专药（术）"的中医药防治重大疾病模式。组建专科专病网络联盟，建设省重大疾病中医药防治中心和中医经典传承中心，开展中医经典病房建设，培养高精尖传承创新团队，研究制订并推广20—30个具有四川特色和临床优势的中医病种诊疗方案和临床路径，整体提升中医药防治重大疾病的诊疗能力和疗效水平。

强化中医药特色康复服务能力。实施中医药康复服务能力提升工程，健全中医药特色康复服务体系，依托现有资源建设中医特色康复医院和中医康复中心，推进中医医疗机构设置康复科室，鼓励基层医疗卫生机构和其他医疗卫生机构提供中医药康复服务。完善中医康复服务标准及规范，推广中医优势病种康复方案和中医康复适宜技术，探索开展中医家庭病床康复服务。鼓励开展具有中医特色的社区康复服务，建立中医医院、社区康复机构帮扶和双向转诊机制。促进中医药、中华传统体育与现代康复技术融合发展。

强化医疗机构中药制剂能力建设。依托制剂品种多、研发能力强、硬件环境好的中医药机构，布局建设区域制剂中心，促进全省医疗机构中药制剂研发申报、委托配制和推广运用。支持医疗机构按照制剂配制质量管理规范，应用传统工艺配制中药制剂，促进中医药特色优势发挥。鼓励医企合作，提升中药制剂产能和质量，促进医疗机构中药制剂成果转化。完善医疗机构中药制剂调剂使用机制，促进纳入《四川省医疗机构中药制剂调剂品种目录》的制剂品种在全省医疗机构调剂使用，充分发挥好医疗机构中药制剂专药专方特色。

第三节 完善中西医结合制度

创新发展中西医结合机制。建立健全中西医结合"有机制、有团队、有措施、有成效"的工作机制，打造中西医协同"旗舰"医院、"旗舰"科室、"旗舰"基层医疗卫生机构。中医资源缺乏的区域，鼓励将富集的综合医院、专科医院改建为相应层级的中医、中西医结合医院。加强综合医院、妇幼保健机构、传染病医院和有条件的专科医院中医临床科室和中药房建设，原则上中医床位数占比不低于5%。将中西医结合工作纳入医院评审和公立医院绩效考核，把建立中西医协同发展机制和多学科诊疗体系纳入医院章程，将中西医联合查房、会诊纳入医院管理制度。

创新中西医结合医疗服务模式。强化综合医院、妇幼保健机构、传染病医院和专科医院临床科室中医医师配备，打造中西医结合团队，逐步建立中西医结合多学科诊疗体系。鼓励科室间、院间和医联体内部开展中西医协作，针对中西医结合优势病种，共同研究制定"宜中则中、宜西则西"的中西医结合诊疗方案。医疗机构要组织开展临床类别医师中医药专业知识轮训，使之具备本专业领域的常规中医诊疗能力，逐步做到"能西会中"，推进中西医结合诊疗服务覆盖医院主要临床科室。

推进重大疾病中西医临床协作。推进糖尿病及并发症、重症急性胰腺炎等国家重大疑难疾病中西医临床协作试点建设，聚焦癌症、心脑血管病、感染性疾病、老年痴呆、高原病防治和微生物耐药问题等，开展省级重大疑难疾病中西医临床协作试点，推动中西医强强联合，共同研究制订重大疑难疾病中西医结合专家共识和临床诊疗指南，并逐步推广实施。

第四节　提升民族医药服务能力

推进民族医医院标准化建设。依托现有资源建设省级民族医医院。改善县级民族医医院基础设施，强化诊疗设施设备配备和临床科室建设，提升县级民族医医院在常见病多发病地方病等方面的诊疗水平。到2025年，85%以上的县级民族医医院达到二级水平。

强化民族医医院内涵建设。加强民族医药重点专科建设，二级甲等以上民族医医院均建成1个以上省级民族医药重点专科。完善民族医优势病种诊疗规范标准，加强民族医药适宜技术研究和推广应用。支持建设民族医药区域制剂中心，加强民族药制剂研发，促进民族药经典名方二次开发和新药研制。

深入推进对口支援工作。持续实施城乡医疗卫生对口支援"传帮带"工程，逐步实现县级民族医医院全覆盖。按照"受扶所需"的原则，加强针对性帮扶力度，力争每个受扶医院新建1个以上临床科室。发展"互联网+"帮扶新路径，推动对口支援单位与受扶医院建立远程医疗协作网，开展视频教学、视频查房等，多途径增强受扶医院发展内生动力。

专栏2　中医药服务"增量提质"工程

推进中医医院高质量发展。支持省级中医医院新院区建设和老旧院区改造，争创国家中医医学中心、国家区域中医医疗中心。提升宜宾、广安、阿坝、甘孜等市级中医医院综合服务能力。开展县级中医医院扶优补短建设。

提升基层中医药服务能力。实施中医强基层"百千万"行动，组织"百个省级中医专家团队""千个市级中医专家团队""万名县级中医师"下基层。补齐789个乡镇卫生院中医馆缺口，支持500个乡镇卫生院和社区卫生服务中心中医馆提升服务内涵。推进村卫生室"中医阁"建设。

强化中医药特色优势。建设7个国家中医特色重点医院，建设20—30个省重大疾病中医药防治中心、10个省中医经典传承中心，建成30—50个省级区域中医（专科）诊疗中心。建成2—3所三级中医特色康复医院，三级中医医院全部设置康复科，90%以上的二级中医医院设置康复科。

推进中西医结合发展。实施1—3个国家级、10—20个省级重大疑难疾病中西医临床协作试点项目，争创1—2个国家中西医协同"旗舰"医院。

传承创新发展民族医药。加强县级民族医医院标准化建设和服务能力提升。建设1—2个民族医药区域制剂中心、50个民族医药重点专科。建成省藏医医院、藏羌医医院、彝医医院。

第四章　提升中医药应对突发公共事件能力

第一节　建立重大疫情中医药防控体系

补齐重大疫情中医药防控短板。通过新建或改扩建感染性疾病科、急诊医学科、重症医学科、肺病科等，规范设置发热门诊，市级中医医院独立设置传染病病区，二级以上县级中医医院全部设置感染性疾病科，所有县级中医医疗机构能够发挥重大传染性疾病监测哨点功能。强化乡村、社区疫情中医药防控，推广行之有效的基层中医药防治方案。

建设区域重大疫情中医药防控中心。根据区域和人口分布，依托综合实力较强、特色优势突出的市级中医医院，建设区域重大疫情中医药防控中心，重点加强急诊科、肺病科、心脑病科、重症医学科和负压病房、实验室等建设，配置负压救护车，全面提升区域重大疫情中医药综合防治能力。

建成国家和省中医疫病防治基地。依托成都中医药大学附属医院（省中医医院），聚合成都中医药大学、西南医科大学、省中医药科学院等中医药教育、科研优势，搭建中医药医疗服务、科学研究、人才培养平台，组建中医疫病防治队伍，建设"国内一流、西部领先"的省重大疫情中医药救治基地，打造国家中医疫病防治基地。

第二节　健全中医紧急医学救援体系

全面加强急诊急救能力建设。加强二级以上中医医院急诊急救能力建设，规范急诊急救标准、流程，建立多学科协作救治机制。加强急诊急救设备配备和中医药急诊急救知识培训，探索总结中医急诊急救临床新技术、新方法，完善中医急诊临床诊疗方案，提升中医医院急诊急救能力。各地将中医医院全部纳入当地"120"急救平台和突发公共卫生事件指挥调度系统，支持有条件的地方开展院前医疗急救呼救定位试点，提升紧急救援效率。

建设省级"1+N"中医紧急医学救援基地。统筹成都中医药大学附属医院（省中医医院）、西南医科大学附属中医医院等机构组建省中医紧急医学救援队，建设集中医紧急医学救援、临床研究、人才培养基地和中医紧急医学救援统筹运行平台于一体的省中医紧急医学救援基地。按照区域布局，依托有条件的市级中医医院，建设区域中医紧急医学救援基地，组建区域中医紧急医学救援分队，强化专科建设，提升区域突发公共事件中医应急处置能力。

建成国家中医紧急医学救援基地。支持省骨科医院加快建设国家中医紧急医学救援基地，组建国家中医紧急医学救援队，加强骨伤科、外科、急诊科、重症医学科等专科建设，强化现场救援、紧急救治、伤员转运等基本装备配置，打造国家区域性中医紧急医学救援中心。

第三节　完善中医药应急机制

完善中医药应急指挥机制。全面加强中医药应急指挥能力建设，推动各地将中医药主管部门纳入各级突发公共事件应急管理体系，建立健全中医药应对突发公共事件的统一领导、调度机制和中医药第一时间介入、全程参与的应急响应机制。探索建设省级中医药应急与监测信息平台。

完善中医药应急防治机制。将中医药防治举措全面融入应急预案和技术方案，制定重大传染病中医诊疗方案、技术指南和操作规程，推广中医药群体防治方案和防治技术，健全中西医结合救治和联合会诊制度。支持疾病预防控制机构建立中医药科室和专家队伍，鼓励定点医院开展重点传染病中医药证候学信息监测，丰富重大传染性疾病预警途径。

完善中医药应急保障机制。建立中药应急物资战略储备保障体系，健全省、市、县三级中医医院中药应急物资周转储备和核销机制。完善中西医救治同等救助保障机制。建立中医药应对重大公共卫生事件和疫病防治骨干人才库。

专栏3　中医药应急体系建设工程

> 补齐省、市、县三级中医医院重大疫情防控短板，建设5—8个省级区域重大疫情中医药防控中心，建成国家中医疫病防治基地和省重大疫情中医药救治基地。加强省、市、县三级中医医院急诊急救能力建设，建设5—8个省级区域中医紧急医学救援基地（分队），建成国家中医紧急医学救援基地和省中医紧急医学救援基地。

第五章　推进中医药产业高质量发展

第一节　推动中药材产业规范化发展

大力提升中药材质量。实施川产道地药材全产业链管理规范及质量标准提升示范工程，建立单品种药材的"两体系、三标准、五规范"。制定中药材追溯标准，持续推进中药材溯源试点建设，逐步建立中药材质量追溯体系。支持医疗机构、制药企业优先采购可溯源的中药饮片。加强中药材源头管理，完善中药材流通行业规范，严厉打击掺假、染色增重、非法添加等违法违规行为。创建国家区域性中药外源性污染物检测与安全性评价中心，加强中药材质量安全风险评估和风险监测，支持第三方检测平台建设。

加强中药资源保护和利用。完成全国第四次中药资源普查省内工作，建立中药资源动态监测与信息服务平台。加强川产道地药材种质资源和原产地保护，支持珍稀濒危中药材人工繁育，开展野生变家种攻关，突破优质中药材种植（养殖）关键技术，建设高质量种子种苗繁育基地。培育中药材大品种，全产业链开发麦冬、川芎、川贝母等川产优势特色中药材。推动中药材非传统药用部位在中兽药领域的应用。加强道地药材地理标注保护，培育知名中药材品牌。

提升中药材产业集约化水平。持续优化四大中药材产区布局，做实中药材产业，巩固脱贫攻坚成果，助力乡村振兴发展。支持民族地区建设特色民族药材示范基地。支持新建、改造规范化中药材种植基地，加快培育以中药材为主导的现代农业（林草）园区。推广生态种植和仿野生栽培，鼓励按年限、季节和药用部位采收中药材，严控农药、重金属残留等限量指标。鼓励中药企业向上游延伸产业链，建立定制药园。推进中药材产地初加工标准化发展，提升药材净制及干燥技术水平，鼓励各地建设区域性精深加工中心。加强中药材商贸流通市场体系建设，完善中药材流通行业规范，打造中药材商业集聚地和物流基地。

第二节　加快川药工业提质增速

做强做优做大川药工业。建立中药配方颗粒省级标准，推动中药配方颗粒创新发展。遵循市场导向，合理加强专业市场和信息服务平台资源调配，鼓励中药制药行业战略重组，促进川药市场良性有序发展。加快中药工业转型升级，推进中药工业数字化、智能化建设，支持天府中药城等中医药产业园区建设，打造现代中药工业集群。加快培育川药龙头企业，加强区域公共品牌和企业知名品牌建设，提升川药品牌市场影响力。

优化川药审评与注册管理。支持具备条件的企事业单位申报国家第三方中药新药注册检验机构、中医药研究平台专业资质。优化医疗机构中药制剂注册管理，支持具有人用经验的中药创新药、中药改良型新药、古代经典名方、同名同方药等依法依规豁免非临床安全性研究及部分临床试验。推进中药企业诚信体系建设，全面落实药品上市持有人制度，按照国家药监局统筹安排开展上市中成药再评价，建立中成药风险管理长效机制。

创新发展中医药装备产业。积极争取承接国家中医关键技术装备试点建设，围绕中医药现代化发展需要，重点支持发展中医诊疗设备、康复辅助器具、新型制药装备、中药检测设备等，培育中医药装备产业集群。抢抓中医药智能装备发展黄金机遇期，瞄准家用智能健康服务、智能诊疗、智慧药房和中药材智能采摘、智能加工装备、精深生产设备等重点领域，推动具有市场竞争力的中医药智能装备上市。鼓励和支持有条件的地方发展中医药智能制造产业园区。

第三节　发展中医药健康服务业

发展中医药养生保健服务。完善中医养生保健服务规范，支持中医医疗机构开展中医健康管理服务。鼓励各地结合地域特点，编印中医养生保健手册，推广普及太极拳、八段锦、五禽戏等养生保健方法，打造以中医药养生保健为主的特色体验场所。鼓励有条件的教育机构开设中医养生保健相关专业，支持中医医院、中医医师为中医养生保健机构提供技术指导，推动社会办中医养生保健机构规范化发展。鼓励中医药机构与国际国内体育赛事举办机构开展协作，发挥中医药在体能恢复、损伤康复及慢性病管理中的独特作用。

发展中医药健康养老服务。推进中医医院适老化改造，建设老年友善医院。加强老年病专科建设，二级以上中医医院老年病科设置率达到80%以上。鼓励社会资本参与中医药健康养老服务，支持有条件的中医医院开展医养结合服务，发展中医药健康养老联合体。推动中医医院与养老机构双向合作，支持基层医疗机构拓展社区和居家中医药健康养老服务，鼓励社区养老综合体配备中医药力量，促进中医药适宜技术和项目在老年群体中广泛应用。创新老年人中医药特色健康管理，开发多元化多层次的中医药健康管理服务包。

发展中医药健康旅游。构建"一核四区"中医药健康旅游发展格局，建设以成都为核心的中医药健康旅游创新发展核和川南、川东北、攀西中医药健康旅游发展区及川西北民族医药特色旅游发展区。开发中医药观光游、文化体验游、特色养生游、疗养康复游、美容保健游等特色旅游产品，推广中医药精品旅游线路，培育中医药健康旅游知名品牌，打造形态多样的中医药特色休闲度假区、景区和主题鲜明、业态集聚、功能完备的中医药健康旅游名街名镇。

专栏4　中医药全产业链高质量发展工程

建设一批中医药强市、强县，打造中医药高质量发展的排头兵。建设10个高质量中药材种子种苗繁育基地，新建、改建50万亩规范化中药材种植基地，培育麦冬、川芎、川贝母等中药材大品种，完成32个重点县中药材溯源体系建设。支持天府中药城等中医药产业园区建设，培育10—20个区域公共品牌和企业知名品牌，打造龙头企业。建设中医药健康旅游示范基地15个，推出中医药健康旅游精品线路4—6条。

第六章　繁荣中医药文化

第一节　加强中医药文化传承保护

挖掘川派中医药文化精髓。加强川派中医药文化资源梳理，挖掘岐伯、涪翁、彭祖等川派中医药文化历史名人故事。加强中医经典著作整理研究，推进"天回医简"等中医药出土医学文献文物的研究与运用，改善成都中医药大学、省中医药科学院等机构中医药古籍保护、名家临床经验传承条件，建立中医药古籍文献数据库。加强民间中医药单验方、技术的保护与利用，强化川派名老中医药专家学术经验、"川帮"老药工传统技艺传承，遴选50—100名实施数字化、影像化记录保护。

加强中医药文化研究阐发。系统梳理中医药文化历史渊源、发展脉络、基本走向，深入阐发中医药与中华优秀传统文化共存共荣关系，推动中医药文化创新性发展、创造性转化。挖掘中医药文化精神内核和价值理念，赋予新的时代内涵和表现形式，推动中医药文化学术出版。培育、聘任和引进中医药文化研究团队，统筹社会资源，加强中医药文化研究利用。

推进中医药文化遗产保护。开展四川中医药文化资源普查，有序推进中医药文物、老字号、名医故居保护利用工作，开展中医药文献抢救性发掘。强化中医药类非物质文化遗产活态传承，建设一批非物质文化遗产保护传承基地，将具有原创性的四川中医药项目纳入非物质文化遗产代表性项目名录予以保护，加大传承传习和宣传阐释力度。

第二节 推动中医药文化融入生产生活

加强中小学中医药文化教育。丰富中小学中医药文化教育，积极建设校园中医药文化角和中医药文化学生社团，开展中医药文化讲座和实践活动，激发学生对中华优秀传统文化的自豪感和自信心。编写中小学中医药文化科普读本，鼓励学校定期开展中医药科普活动，普及适宜青少年的中医养生保健知识，培养良好的健康意识和生活习惯。

加强中医药文化阵地建设。支持省中医药博物馆提档升级，鼓励各地建设中医药文化博物馆，在综合性博物馆增加中医药文化内容。加大中医药博物馆开放力度，省级以上中医药文化宣传教育基地全部设立中小学生开放日。支持各类院校、医疗机构、企业、社会团体建设中医药展览馆和服务体验区。充分利用数字语音、三维影像、虚拟现实等技术手段，形成特色突出的中医药文化传播、展示体系。

加强中医药文化传播。实施中医药文化传播行动，采取展览展示、互动体验、"线上+线下""直播+点播"等形式，常态化开展名中医四川行、名中医大讲堂、健康文化知识大赛等系列群众性活动，推动中医药文化走进乡村社区、融入群众生产生活。在社区卫生服务中心、乡镇卫生院、社区居委会、乡村群众活动场所等，建设中医药文化知识角，将中医药文化送到群众身边。

创新中医药文化体验。推动中医药与动漫、餐饮、体育、演艺等有效融合，发展体验式、情景化、趣闻性中医药文化产业，开发中医药文创产品。支持各地打造中医药文化特色街区、文化广场、主题公园等沉浸式体验区。在省级主流媒体、村村通广播等开设中医药文化宣传栏目，为群众提供中医养生保健知识。综合运用数字电视、短视频、触摸媒体等新型手段，讲好中医药故事，提升群众中医药健康文化素养水平。

专栏5 中医药文化弘扬工程

出版《天回医简》，建立中医药古籍文献数据库。推动5—8个中医药项目列入省级非物质文化遗产名录，争取1—2个中医药项目列入国家级非物质文化遗产代表性项目名录。建成50个左右省级中医药文化宣传教育基地，争创3—5个国家级中医药文化宣传教育基地。打造30个中医药文创集聚区和45个中医药文化主题小镇、主题公园，培育70个中医药文创企业。

第七章 推动中医药开放发展

第一节 加强中医药国际合作交流

深度融入"一带一路"建设。积极参与中医中药国际标准制定，拓展"一带一路"沿线国家中医药发展布局，深化海外中医药中心建设，鼓励中医药医疗、教育、科研机构及中药企业、社会团体全方位多形式加强与"一带一路"沿线国家传统医药交流合作，支持有条件的中医药机构到境外开办中医医院、诊所、学校。

促进中医药海外传播。加快建设四川省中医药国际交流中心，聚合卫生健康领域资源优势，高质量完成援外医疗任务，打造具有国际影响力的传统医药交流高地。依托友好省州、友好城市等交流平台，开展中医药推介、学术交流等活动，多途径传播中医药文化。实施中医药海外惠侨行动，打造中医药海外惠侨平台，促进中医药现代化发展成果惠及海外华人华侨。扩大中医药国际教育合作，面向国际社会开展中医药学历教育、短期培训和进修，提升中医药海外从业人员素质和水平。

多元化发展中医药服务贸易。高质量建设国家中医药服务出口基地，优化中医药产品出口环境，打造中医药服务贸易集聚区，培育具有国际竞争力的中医药服务贸易市场主体。实施中医药"健康旅游+国际医疗"行动，发展入境中医药健康旅游。探索发展中药跨境电子商务，鼓励中药企业在海外建立营销网络，拓展国际中药市场。探索建设海外中医药产业园，推动中药材海外种植、加工、生产和中药保健品、功能食品、药品海外注册与销售。

第二节 深化中医药区域协作

推进成渝地区双城经济圈中医药一体化发展。坚持共建共享，建立跨省（市）中医药区域一体化发展机制。支持两省（市）毗邻地区组建中医医联体，建立错位发展、特色突出的专科联盟，打造惠及川渝人民的中医医疗服务集群。依托两省（市）中医药医疗、教育机构和科研院所，联合培育中医药创新人才、中西医结合人才和中医药产业人才等。聚合两省（市）资源优势，共同规划建设川渝中药材产业经济带，成立成渝双城经济圈道地药材产业高质量发展联盟，联合推广中医药健康旅游精品线路。共同推进中医药科技创新平台建设，开展以道地药材为主的中医药衍生品研发及成果就地转化。

深化泛珠三角区域及台湾地区中医药合作。坚持区域互补、资源共享，输出四川优质中医医疗资源品牌，让四川中医药发展成果惠及更多地区和群众。支持省中医药科学院建设防城港产业技术分院，发挥好川港中医药发展联盟、西部中医药高校联盟作用，深化与澳门中药质量研究国家重点实验室合作，促进中医药传统研究方法与现代科学技术融合创新发展。加强与台湾地区中医药交流合作。

推动毗邻省份中医药产业协同发展。探索中医药产业多区域联合发展新路径，支持川陕革命老区做大做强"秦巴"药材品牌，壮大乌蒙山中医药产业发展联盟，推动乌蒙山片区39个县中医药产业连片成势发展，鼓励黄河流域、川藏铁路沿线发展中藏医药产业链。

专栏6 中医药助推双循环工程

建成国家中医药服务出口基地、四川省中医药国际交流中心，建设海外中医药中心5—8个、海外惠侨远程医疗站2—4个，培养培训境外留学生1200名。支持省、市、县三级中医医院开展省际合作，深化川澳中药质量研究国家重点实验室合作，川渝共建感染性疾病中西医结合诊治重点实验室。

第八章　夯实中医药发展支撑

第一节　加强中医药人才队伍建设

深化中医药教育改革。深化医教协同，突出中医药办学特色，优化学科专业结构，加强中医基础类、经典类、疫病防治类和中药炮制类、鉴定类等学科建设。强化中医思维培养，提高中医药类专业经典课程比重，建立以中医药课程为主线、先中后西的中医药类专业课程体系。实施中医经典能力等级考试，逐步纳入学生学业评价体系和规范化培训考核体系。扩大中医学、中药学研究生培养规模，探索中医学九年制人才培养，鼓励中医药院校与其他高校联合培养高层次复合型中医药人才。支持成都中医药大学"双一流"建设，争取国家中医药类一流本科专业建设点，鼓励有条件的院校增设中医药类专业。发展中医药职业教育，加强职业学校建设，打造专业化中医药产教融合实训基地、适宜技术人才培养中心。

优化人才成长途径。实施川派中医药人才培养工程，培育中医药院士后备人才，加强名中医梯队建设。健全中医药高层次人才引进机制，鼓励高等院校、科研院所、中医医院和中药企业引进中医药高端人才和科研团队。加强中医药教学、科研、临床、产业、文化等类别优秀人才、骨干人才、紧缺人才和实用人才培养。加强民族医药人才队伍本土化建设，推进民族医药人员订单式培养。健全中医药毕业后教育体系，加强中医医师规范化培训基地建设。完善中医药继续教育制度，发展"互联网+"继续教育，多途径提升中医药从业人员能力和技术水平。支持社会力量举办中医药职业培训和评价机构，完善专项职业能力考核规范，试点开展中医药领域职业技能等级证书建设。

加强中医药师承教育。完善中医药师承教育管理体系，建立健全早跟师、早临床学习制度和高年资中医医师带徒制度，扩大师带徒范围和数量，将师承教育贯穿临床实践全过程，开展第六批省级名老中医药专家学术经验继承工作。鼓励中医药院校开设中医药师承班，促进院校教育与师承教育的有机衔接。支持名老中医药专家设立以其学术优势和特色为核心的传承工作室、流派工作室，促进中医药学术传承向临床服务转化。加强中药技术传承，推动中药企业建立健全中药人员师带徒制度，建设技能大师工作室，培养中药行业"技能工匠"。

鼓励西医学习中医。建立健全西医学习中医制度，争取开展九年制中西医结合教育试点，允许攻读中医专业学位的临床医学类专业学生参加中西医结合医师资格考试和中医医师规范化培训，支持设置中西医结合教学门诊。加强临床医学类专业住院医师规范化培训基地中医药科室建设，逐步增加中医药知识技能培训内容。鼓励非中医医疗卫生机构申报省级以上中医药继续教育项目，临床、口腔、公共卫生类别医师每年接受必要的中医药继续教育。建设"西学中"培训基地，培养高层次中西医结合人才和能够提供中西医结合服务的全科医生。

完善人才评价激励机制。遵循中医药人才成长规律和行业特点，深化中医药职称制度改革，将医德医风、中医经典理论、辩证思维、临床能力作为评价重点，突出评价业绩水平和实际贡献。完善中医药专业高级职称评价标准，同等条件下优先评聘长期在基层服务的中医药专业技术人才。进一步完善中医医术确有专长人员考核实施细则，支持中医医院设立中医（专长）医师岗位。推进公立中医医院薪酬制度改革，建立利于中医药行业发展的中医医疗机构绩效考核评价机制，将中医师带徒任务、中医诊疗量等纳入绩效工资分配指标。建立中医药行业表彰长效机制，注重向基层一线、艰苦地区和民族地区倾斜。

第二节 推动中医药科技创新发展

激发中医药科技创新活力。加大中医药科研支持力度，用好中医药研发风险分担基金，持续稳定支持中医药创新发展。完善中医药科研管理制度，推进中医药科技评价体系建设。推进职务科技成果权属混合所有制改革，激发科研人员创新创造活力。加强中医药知识产权全链条保护，推进中医药海外知识产权布局、预警分析和维权援助。

加强中医药科研平台建设。推进省部共建西南特色中药资源国家重点实验室和国家中医临床研究基地建设。聚合省内优质中医医疗、教育、科研资源，争创国家中医药传承创新中心。聚焦中医理论、传染性疾病、中药新药研发等重点领域，布局建设重大基础研究创新、产业技术创新等省级重点科研平台，争创中医药领域国家重大科技创新平台。支持成都中医药大学争创国家大学科技园，促进中医药领域创新创业。

提升中医药科技创新能力。积极申报国家自然科学基金（中医药类）项目和中医药重大科技项目，争取累计立项100—150项。开展中药材规范化生产、中医临床应用等现代化关键技术攻关，突破中医药发展瓶颈。健全适合中医药特点的循证研究方法学体系、标准体系，打造中医药循证评价创新团队，开展高水平中医药循证研究，推进中医药理论创新。加强基础临床研究，深入开展重大疾病、新发突发传染病和民族地区常见病多发病科技攻关，促进中医药临床科研一体化发展。

促进中医药科研成果转化。加快省中医药转化医学中心建设，支持成都中医药大学、省中医药科学院共建中医药转化医学院。鼓励中医医院与企业、科研机构、学校加强协作，共享资源，促进优秀研究成果投入市场应用。加强新型中药饮片研发和名优中成药二次开发，加快基于古代经典名方、医院制剂及名老中医验方的中药新药研发，支持儿童用中成药创新研发。发展"药、酒、果、茶、妆"等关联中药衍生品，加强食药同源中药材综合应用，持续开展花椒药用价值研究，扩大中药提取物产业规模。

强化中医药标准引领。建立健全遵循中医药发展基本规律的标准体系。围绕川产道地药材、诊疗技术及服务标准、中医药技术装备、民族医药等重点领域和方向，开展中医药标准化研究，推进省级以上标准化试点示范项目建设，力争主导制定ISO国际标准1—2项，参与制定国际、国家、行业标准10项，制定发布地方标准DB、地方药材标准和制剂标准等300项，培育团体标准50项。

第三节 推进中医药信息化建设

夯实中医药信息化发展基础。以中医电子病历为核心，以中医辩证论治、非药物疗法、中医护理等基础信息系统为重点，加快补齐中医医疗机构信息化短板。推进中医医疗机构信息互联互通和业务协同，三级中医医疗机构信息互联互通标准化成熟度测评普遍达到四级水平。大力推进"一码就医"，完善便捷就医服务功能，探索开展中药饮片智能调剂。在非中医医院电子病历中增加中医模块内容，建立兼容中医电子病历、电子处方的基础数据库。

发展"互联网+"中医药服务。依托实体中医医疗机构发展互联网中医医院，推动互联网中医医院积极为患者在线提供健康咨询、远程会诊，开展常见病、慢性病复诊服务和"互联网+"家庭医生签约服务。到2025年，互联网中医医院数量力争达到实体中医医院的30%以上。加强5G通信技术应用，完善省级远程中医医疗协同管理平台，促进优质中医医疗资源下沉。

推进中医药大数据应用。建立健全中医药综合统计制度，鼓励各市（州）、县（市、区）先行开展试点。推进省中医药数据中心建设，支持有条件的市（州）建设中医药数据分中心。充分运用云计算、物联网、移动互联网、人工智能、区块链等技术，加快中医寻诊地图等便民平台建设，加强中医药大数据资源开发，拓展中医药服务新领域，发展中医药产业新业态，培育中医药文化新形态，促进中医药现代化、智能化发展。

加强网络安全管理。健全网络安全监测预警和信息通报机制，完善网络安全应急处置预案，开展网络安全应急演练，提升应急处突能力。开展网络安全宣传活动，组织网络安全教育培训，提升中医药从业人员网络安全意识和防护技能。各级中医药机构要明确网络安全和信息化工作职能部门，加强人员配备，加大网络安全基础设施建设，严格落实信息系统安全等级保护制度，加强重要数据和患者个人信息保护。

第四节　营造良好中医药发展环境

优化中医药法治环境。严格执行《中华人民共和国中医药法》《四川省中医药条例》，适时开展《四川省中医药条例》修订工作，做好中医药法律法规执法检查和调查研究、中医药特色优势发挥与相关地方性法规起草修订衔接，促进中医药"五种资源"优势发挥。推进民族地区出台少数民族医药条例。加强中医药法治宣传教育，增强中医药系统干部职工法治观念、法治意识和法治素养，营造中医药发展良好法治环境。建立不良执业记录制度，将提供中医药健康服务的机构及其人员诚信经营和执业情况纳入统一信用信息平台，依法对相关企业行政许可、行政处罚等信息进行公示。深化"放管服"改革，全面落实市场准入负面清单制度，加快中医药电子证照建设与应用，推进政务服务全流程电子化。

推进中医药监管现代化。创新发展"互联网+"中医药监管，健全机构自治、行业自律、政府监管、社会监督相结合的多元化综合监管体系。加快建设中医医疗"三监管"平台，完善中医药特色监管指标。健全中医药监督长效机制，省、市、县卫生监督执法机构要配备中医药执法人员，加强中医药监督管理。建设中医药监督实训基地，培养中医药首席监督员，加强中医药监督知识与能力培训，提升中医药综合监管执法水平。加大中医备案诊所和中医医疗广告监管力度，进一步整顿和规范中医养生保健服务市场，持续打击假借中医旗号开展非法行医和违法虚假宣传的行为。强化医疗废物在线监管。

建立持续稳定投入机制。建立持续稳定的中医药发展多元投入机制，市（州）政府要设立发展中医药专项资金。各级政府要落实对公立中医医院的投入政策，通过多种渠道补齐建设项目资金缺口。支持各级政府在债务风险可控前提下，统筹安排地方政府债券资金，推进符合条件的中医药领域基础设施项目建设。各级政府要加大中医药产业补助、投资优惠等政策支持力度，依法依规落实税费优惠政策。实施财政金融互动政策，鼓励省内中医药企业通过直接融资方式实现融资。鼓励地方探索建立"政银担"风险分担模式，依法合规支持融资担保机构加大对中医药领域中小企业银行贷款的担保力度。支持符合条件的中医药企业上市融资和发行公司信用类债券。鼓励社会资本发起设立中医药产业投资基金，加大对中医药产业的长期投资力度。支持商业保险机构投资中医药服务产业。

加大医疗保障支持。建立医疗服务价格动态调整机制，及时开展中医医疗服务项目调价评估。常态化开展新增医疗服务价格项目评审，对中医医疗服务项目单独开展立项评审。推进中医药服务医保支付方式改革，对实行按疾病诊断相关分组（DRG）和按病种分值付费（DIP）的地区，适当提高中医医疗机构调整系数。探索中医DRG分组。发布中医优势病种目录，探索按中医疗效价值付费，实行中西医同病同效同价。不能纳入支付方式改革范围的一般中医药诊疗项目继续按项目付费。按规定将符合条件的养老机构内设中医医疗机构纳入医保定点范围。将符合条件的中医诊疗项目、中药饮片和民族药品等按规定纳入门诊统筹支付，及时将符合条件的"互联网+"中医诊疗项目纳入医保支付范围，探索医疗机构制剂省内调剂使用的医保支付政策。推进长期护理保险制度试点，支持具有中医药特色的医养结合机构发展。

专栏7　中医药发展支撑项目

中医药人才培育工程：建设中医药人才培养平台，新建1—2所中医药高等职业院校，推动省针灸学校建设彭州校区，建成国家级中医医师规范化培训重点专业基地2—5个、省级"西学中"培训基地2个、省级流派工作室16个、省级重点学科20个、省名中医工作室60个。实施川派中医药人才培养工程，重点培育中医药院士后备人才15名，遴选省十大名中医10名、省名中医200名，培养中青年骨干1000名、名中医学术经验继承人1000名、"西学中"人才2000名、基层中医药人才20000名。加强中医药防疫、急诊急救、中药材种植加工、文化交流等紧缺人才队伍建设。

中医药科技创新工程：持续推进西南特色中药资源国家重点实验室、国家中医临床研究基地、省中医药转化医学中心、省中医药循证医学中心建设。省中医药科学院建成动物生物安全三级实验室。新增中医药类省级重点（工程）实验室、工程（技术）研究中心、技术创新中心2—4个和临床医学研究中心2—4个。

中医药信息化发展工程：持续推进省中医药数据中心建设，完善省级远程中医医疗协同管理平台。发展互联网中医医院。打造20—30个具有中医特色的"互联网+"示范中医医院。

第九章　保障措施

第一节　加强组织领导

将中医药发展工作纳入党委和政府重要议事日程，列入当地国民经济和社会发展规划，在资源配置、政策机制、制度安排等方面予以倾斜。充分发挥省推进中医药强省建设工作领导小组作用，各市（州）、县（市、区）明确相应工作机制，统筹做好中医、中药全产业链管理工作，形成共同推进中医药传承创新发展的强大合力。

<h2 style="text-align:center">第二节　加强宣传引导</h2>

建立中医药新闻发布制度和重大政策解读制度，积极回应社会关注热点。加强中医药宣传队伍建设，综合运用各类传播平台，大力宣传中医药强省建设先进典型和感人事迹。支持中医药新媒体建设，组织开展重大学术活动，定期发布全省中医医疗机构、中医药企业微信公众号综合影响力指数（WCI）排行榜，规范和促进行业宣传能力建设。

<h2 style="text-align:center">第三节　加强监测评估</h2>

健全中医药规划体系，加强规划编制和管理工作，发挥规划在中医药发展中的重要作用。制定规划监测评估方案，对规划实施进度和效果进行年度监测和中期、末期评估，监督重大项目执行情况，及时发现和解决规划实施中存在的问题，确保规划目标任务如期完成。

四川省人民政府办公厅
关于印发《四川省突发公共卫生事件
应急预案（试行）》的通知

川办发〔2021〕89号

各市（州）、县（市、区）人民政府，省政府各部门、各直属机构，有关单位：

《四川省突发公共卫生事件应急预案（试行）》已经省政府同意，现印发给你们，请认真贯彻落实。

四川省人民政府办公厅

2021年12月30日

（本文有删减）

四川省突发公共卫生事件应急预案（试行）

1. 总则

1.1 编制目的

及时有效预防、控制和消除突发公共卫生事件的严重危害，科学有序、精准高效应对本省各类突发公共卫生事件，最大限度减少突发公共卫生事件对公共安全和经济社会发展造成的危害，保障公众健康与生命安全，切实维护社会稳定，促进全省经济社会健康发展。

1.2 编制依据

依据《中华人民共和国突发事件应对法》《中华人民共和国传染病防治法》《中华人民共和国国境卫生检疫法》《中华人民共和国食品安全法》《中华人民共和国职业病防治法》《中华人民共和国动物防疫法》《突发公共卫生事件应急条例》《国内交通卫生检疫条例》《国家突发公共卫生事件应急预案》《突发事件卫生应急预案管理办法》和《四川省突发事件应对办法》《四川省突发事件总体应急预案（试行）》等法律法规和有关规定，结合我省实际，制定本预案。

1.3 适用范围

本预案适用于我省范围内突然发生，造成或可能造成社会公众健康严重损害的重大传染病疫情、群体性不明原因疾病、急性职业中毒事件、食品和药品安全事件、生物灾害事件、动物疫情、环境污染事件，以及其他严重影响公众健康事件的应急管理和处置。

1.4 工作原则

（1）人民至上、生命至上。以人民为中心，把保障公众健康和生命安全作为首要任务，按照"坚定信心、同舟共济、科学防治、精准施策"的总要求，统筹抓好突发公共卫生事件预防处置和经济社会发展。

（2）统一领导、整体联动。坚持党委领导、政府负责、部门协作的工作机制，强化统一指挥、专常兼备、反应灵敏、上下联动、平战结合的公共卫生应急能力体系，共同做好突发公共卫生事件应急处置。

（3）预防为主、防治结合。实行行业（领域）部门源头防控，充分发挥各有关部门的专业优势，衔接好预防和救治的责任链条，提高全社会防范意识，确保责任链条无缝对接，形成整体合力。

（4）分级负责、属地为主。各级人民政府在同级党委领导下全面负责本行政区域突发公共卫生事件的组织应对工作，及时启动应急响应，统一调度使用应急资源，组织动员社会力量广泛参与。

（5）快速反应、高效处置。建立健全以专业医救队伍为骨干，其他防控力量积极参与配合的快速反应、高效应对机制。科学、高效、有序应对突发公共卫生事件，努力提高收治率和治愈率，降低感染率和病亡率。

（6）依法规范、科学应对。严格依法依规，切实维护公众合法权益，提高应急处置法治化、规范化水平。优化整合各类医疗卫生资源，充分发挥专家队伍和专业技术人员作用，做到分区分级、精准施策，提高应急处置科学化、专业化、智能化、精细化水平。

1.5　事件应对和响应分级

1.5.1　事件分级

根据事件性质、危害程度、涉及范围等因素，突发公共卫生事件分为四级，即特别重大、重大、较大和一般。

1.5.2　应对分级

突发公共卫生事件应对遵循分级负责、属地为主，层级响应、协调联动的原则。一般突发公共卫生事件由县（市、区）人民政府成立应急指挥机构负责应急处置，较大突发公共卫生事件由市（州）人民政府成立应急指挥机构负责应急处置，重大突发公共卫生事件由省政府成立应急指挥机构负责应急处置，特别重大突发公共卫生事件在国务院统一领导下开展应急处置。

1.5.3　响应分级

（1）省级响应。当发生特别重大和重大突发公共卫生事件时，由省级有关行政主管部门组织评估，根据需要启动、调整重大突发公共卫生事件省级应急响应。省级层面响应从高到低分为省级一级、二级、三级响应。

（2）市（州）级响应。当发生较大突发公共卫生事件时，各市（州）根据本行政区域事件处置需要评估启动市（州）级应急响应，相应响应启动程序可参照省级响应标准结合本地情况设定。

（3）县（市、区）级响应。当发生一般突发公共卫生事件时，各县（市、区）级根据本行政区域事件处置需要评估启动县（市、区）级应急响应，相应响应启动程序可参照省级或市（州）级响应标准结合本地情况设定。

2. 应急组织机构与职责

2.1 省指挥部

在省委、省政府统一领导下，设立四川省突发公共卫生事件应急指挥部（以下简称省指挥部），负责全省突发公共卫生事件应急处理工作的领导和指挥协调。省指挥部由省政府主要领导任指挥长，省政府分管领导任常务副指挥长，省政府分工副秘书长、省卫生健康委主要负责人任副指挥长，省直有关部门（单位）的主要负责人为成员。

省指挥部下设办公室，为省指挥部日常工作机构。办公室设在省卫生健康委，由省卫生健康委分管负责同志或省政府分工副秘书长兼任办公室主任。

2.2 市（州）、县（市、区）级组织指挥机构

各市（州）、县（市、区）参照省级模式，组建本地突发公共卫生事件应急指挥机构，落实属地责任，制定属地应急管理措施。

2.3 专家咨询委员会

有关省级行政管理部门按规定组建省突发公共卫生事件专家咨询委员会，根据突发公共卫生事件的性质、类别，建立由卫生健康、应急管理、海关、生态环境、动物防疫、市场监管等多部门、多单位、多行业专家组成的专家库，按照职责分工对突发公共卫生事件应急处理提供咨询和技术指导。市（州）和县（市、区）应根据本行政区域内突发公共卫生事件应急工作的需要，比照组建专家咨询委员会和专家库。

2.4 应急处理专业技术机构职责

各级各类医疗卫生机构是突发公共卫生事件应急处理的专业技术机构，要结合本单位职责开展专业技术人员处理突发公共卫生事件的能力培训，提高快速应对能力和技术水平。发生突发公共卫生事件后，医疗卫生机构要服从有关行政管理部门的统一指挥和安排，开展应急处理工作。

2.4.1 医疗机构

主要负责病人的现场抢救、运送、诊断、治疗、医院感染控制，样本采集检测，传染病个案和突发公共卫生事件报告，配合疾病预防控制机构进行病人的流行病学调查，建立应急状态下的医疗秩序。

2.4.2 疾病预防控制机构

主要负责突发公共卫生事件报告，现场流行病学调查处理（包括提出对有关人员采取观察和隔离措施的建议，指导、采集病人和环境标本，环境和物品的卫生学处理等），开展病因现场快速检测和实验室检测，加强疾病和健康监测。

省疾病预防控制中心承担全省突发公共卫生事件应急现场流行病学调查处理和实验室检测的技术指导和支持任务，市（州）、县（市、区）级疾病预防控制机构负责本行政区域内突发公共卫生事件的现场流行病学调查、处理和实验室检测工作。

2.4.3 卫生健康执法监督机构

卫生健康综合行政执法机构主要协助地方卫生健康行政部门对事件发生地区的职业卫生以及疾控机构、医疗机构、采供血机构、公共场所和有关单位传染病预防、控制措施进行监督检查，并查处违法行为。

省级卫生健康综合执法机构协助省卫生健康行政部门组织实施全省性卫生监督检查工

作，对地方的卫生监督工作进行业务指导。市（州）、县（市、区）级卫生监督机构负责本行政区域的卫生监督工作。

2.5 应急联动机制

突发公共卫生事件的调查和处理按照部门职能由各有关行政管理部门牵头承办，相关部门协办。

3. 监测、评估和预警

3.1 监测

建立健全多点触发监测预警机制，省卫生健康委按照国家统一规定和要求，结合全省实际，重点开展法定传染病和突发公共卫生事件监测、症状监测、实验室监测，以及自然疫源性疾病疫情监测和重点疾病的医院哨点监测等；市场监管、农业、林草、药监、公安、海关、教育等部门，针对预防本行业、本领域所涉及的突发公共卫生事件发生开展行业、领域内日常监测。

3.2 风险评估

3.2.1 各相关行政管理部门依据职责建立全省突发公共卫生事件风险评估制度，依法对各类风险点、危害源进行调查、辨识、评估、分级、登记，建立台账，定期进行检查、监控，并采取安全防范措施，完善信息共享机制，及时管控和化解风险。

3.2.2 各有关行政管理部门根据监测信息，原则上每月组织开展1次日常风险评估；针对特殊人群、特殊时间以及国内外重要突发公共卫生事件，大型活动、自然灾害和灾难事故等衍生的突发公共卫生事件，可以适时组织开展专题风险评估。

3.2.3 风险评估结果及时通报有关单位和市（州），部署干预措施，积极化解风险。

3.3 预警

各有关行政管理部门应将监测信息和评估报告向同级人民政府有关部门（单位）和上级有关部门及毗邻省（市、自治区）有关部门通报，按照突发公共卫生事件的发生、发展规律和特点分析对公众健康的危害程度、可能的发展趋势，及时向有关部门（单位）或社会公众发布预警提示信息，做好应对准备工作。

4. 事件报告、通报和信息发布

4.1 事件报告

4.1.1 积极倡导和鼓励公民、法人、机关、企事业单位提供和举报突发公共卫生事件的隐患及有关线索。任何单位和个人有权向各级人民政府及有关部门（单位）报告突发公共卫生事件及其隐患，有权向上级人民政府及有关部门（单位）举报不履行或者不按照规定履行突发公共卫生事件应急处置职责的部门、单位及个人。

4.1.2 各级政府及有关部门（单位），各级各类医疗卫生机构，突发公共卫生事件监测机构、发生单位、药品监督管理机构、动物防疫机构、生态环境监测机构、海关检验检疫机构、教育机构及企事业单位等，均为突发公共卫生事件的报告单位。各级各类医疗卫生机构的医疗卫生人员、乡村医生、个体开业医生，以及学校、托幼机构、养老机构等企事业单位主要负责人，均为突发公共卫生事件的报告人。

4.1.3 突发公共卫生事件监测报告机构、医疗卫生机构和有关部门（单位）发现突发公共卫生事件，应当在2小时内向属地疾病预防控制机构报告，属地疾病预防控制机构接到报告后，应同步向所在地县（市、区）卫生健康行政部门报告。各级卫生健康行政部门接到报告后2小时内同时向同级人民政府和上一级卫生健康行政部门报告。

4.1.4 各级疾病预防控制机构接到突发网络直报信息后，应在规定时限内逐级审核信息，确保信息的真实准确性并汇总统计、分析，按照规定上报本级人民政府卫生健康行政部门和上一级疾病预防控制机构。

4.1.5 有关部门（单位）和人员应及时、客观、真实报送突发公共卫生事件信息，不得缓报、谎报、瞒报、漏报。

4.2 事件通报与信息发布

根据突发公共卫生事件的实际情况和工作需要，各有关行政管理部门应及时向有关部门（单位）和可能波及的毗邻区域各有关行政管理部门通报突发公共卫生事件的情况。

发生特别重大、重大突发公共卫生事件后，突发公共卫生事件发生地各级人民政府以网络直报为依据，最迟5小时内向社会发布权威信息，最迟在24小时内召开新闻发布会。发生较大、一般突发公共卫生事件后，事发地政府应及时向社会发布突发公共卫生事件的有关信息。

一般突发公共卫生事件信息发布主体原则上为县（市、区）人民政府或指定有关部门（单位）；较大及以上事件发布主体原则上为市（州）人民政府或指定有关部门（单位），其中，重大及以上事件在事发地市（州）发布后，省政府或指定有关部门（单位）跟进发布。

5. 应急响应启动和终止

按照《国家突发公共卫生事件应急预案》和《四川省人民政府关于调整完善四川省应急委员会的通知》（川府函〔2019〕98号）等法律法规及文件要求，各有关行政管理部门应组织专家，结合全省实际情况和疫情形势进行分析研判，评估论证我省疫情风险等级，提出启动、调整、终止突发公共卫生事件省级应急响应级别的建议，提交省应急委员会报省政府批准实施，并向国家备案。市（州）、县（市、区）启动、调整、终止本级突发公共卫生事件应急响应级别时，参照上述程序执行。

6. 后期处置

6.1 总结评估

突发公共卫生事件应急处置结束后，省、市（州）、县（市、区）牵头承办部门要组织有关专家对事件应急处置情况进行总结评估。

6.2 抚恤与补助

各级人民政府应对因参与突发公共卫生事件应急处置工作致病、致残、死亡的人员，按照国家有关规定给予相应的补助和抚恤；对参加突发公共卫生事件应急处置的人员，按国家有关规定发放相关补助，给予表彰、表扬或奖励。

6.3 征用及劳务补偿

突发公共卫生事件应急工作结束后，各级人民政府应组织有关部门对应急处置期间紧急调集、征用有关部门（单位）、企业、个人的物资和劳务进行合理评估，给予补偿。

7. 应急保障

7.1 人员保障

各级人民政府按照"专业化、实战化、标准化"的原则,逐步健全国家级—省级—市(州)级—县(市、区)四级应急队伍体系,并加强培训管理。

7.2 经费保障

各级人民政府要将突发公共卫生事件防范和应对工作所需经费纳入同级财政预算,积极争取国家有关部门(单位)专项建设资金投入,多渠道筹集资金,加强资金管理,提高资金使用绩效。

7.3 应急医疗物资保障

医疗防护用品、药品等应急医疗物资的生产、储备,由各级经济和信息化主管部门按平战结合原则进行生产监测调度和生产能力备份建设,各级储备主管部门结合实际情况对应急医疗物资进行储备,并实现轮换轮储。

7.4 通信与交通保障

各级人民政府应根据实际工作需要配备通信设备和交通工具。

7.5 应急培训与演练

各有关行政管理部门根据实际情况组织有关成员单位适时开展应急演练,检验预案、锻炼队伍。定期开展专业培训,提高其应急处置技术和能力;定期针对省指挥部成员单位中非专业人员开展培训或讲座,提高其应急基本知识、技能和自我防护能力。

7.6 健康宣传与教育

各有关行政管理部门应持续组织开展应急宣传活动,采用多种形式提升公众突发公共卫生事件应急基本知识、技能和自救互救能力。鼓励社会力量参与公众应急技能提升行动。

8. 附则

8.1 预案管理

本预案实施后,省卫生健康委根据突发公共卫生事件应急处置过程中出现的新情况、新问题,结合国家有关机构改革和法律法规、上位预案变化,及时对预案进行更新、修订和补充,并报省政府批准。

本预案涉及的有关部门(单位)要结合实际,按照《四川省突发事件总体应急预案(试行)》预案编制及管理要求,起草相应专项预案,并按照程序报批后印发实施。

各市(州)、县(市、区)人民政府参照本预案,结合本地实际制定本地区应急预案。

8.2 预案实施

本预案自印发之日起实施,《四川省突发公共卫生事件应急预案(川办函〔2006〕188号)同时废止。

8.3 预案解释

本预案由省卫生健康委负责解释。

四川省人民政府办公厅
关于印发《四川省突发事件医学救援
应急预案（试行）》的通知

川办发〔2021〕90号

各市（州）、县（市、区）人民政府，省政府各部门、各直属机构，有关单位：

《四川省突发事件医学救援应急预案（试行）》已经省政府同意，现印发给你们，请认真贯彻落实。

四川省人民政府办公厅

2021年12月31日

四川省突发事件医学救援应急预案（试行）

1. 总则

1.1 编制目的

自然灾害、事故灾难、社会安全事件等突发事件（以下简称突发事件）发生后，迅速、有序、高效开展紧急医学救援工作，最大程度地减少突发事件所致人员伤亡和健康危害，保障人民群众身体健康和生命安全，维护社会稳定。

1.2 编制依据

根据《中华人民共和国突发事件应对法》《中华人民共和国传染病防治法》《中华人民共和国执业医师法》《突发公共卫生事件应急条例》《医疗机构管理条例》《四川省〈突发公共卫生事件应急条例〉实施办法》《国家突发公共事件医疗卫生救援应急预案》《四川省突发事件总体应急预案（试行）》及其他相关法律法规，制定本预案。

1.3 适用范围

本预案适用于四川省行政区域内发生突发事件时，各级卫生健康委（局）在同级人民政府或事件对应专项应急指挥机构的统一指挥下，开展紧急医学救援工作。突发公共卫生事件中的病人救治工作根据四川省突发公共卫生事件应急预案及有关专项预案规定开展。

1.4 工作原则

统一领导、分级负责，属地管理、明确责任，依法处置、科学规范，反应及时、措施果断，整合资源、信息共享，平战结合、常备不懈，部门协作、公众参与。

2. 事件分级

由事发地政府及有关行业主管部门负责组织应对的突发事件，按照有关行业主管部门制定的专项预案标准划分事件等级。根据突发事件导致人员伤亡和健康危害情况，原则上将需要开展紧急医学救援的突发事件分为特别重大、重大、较大和一般四级。

2.1 特别重大医学救援事件

一次事件造成100人及以上伤亡；核事故和突发放射性事件、化学品泄漏事故导致大量人员伤亡，并可能造成次生、衍生和耦合事件的突发事件；跨省（区、市）有特别严重人员伤亡的突发事件；重大恐怖事件和生物灾害事件；国务院或国家有关部委、省政府或省级有关行业主管部门确定的其他需要开展紧急医学救援工作的特别重大突发事件。

2.2 重大医学救援事件

一次事件造成50—99人伤亡；2个及以上市（州）有严重人员伤亡的突发事件；较大化学泄漏、核事件或放射性事件；较大恐怖事件和生物灾害事件；省政府或省级有关行业主管部门确定的其他需要开展紧急医学救援工作的重大突发事件。

2.3 较大医学救援事件

一次事件造成10—49人伤亡；事发地市（州）人民政府或市级有关行业主管部门确定的其他需要开展紧急医学救援工作的较大突发事件。

2.4 一般医学救援事件

一次事件造成3—9人伤亡；事发地县（市、区）人民政府或县级有关行业主管部门确定的其他需要开展紧急医学救援工作的一般突发事件。

3. 应对分级与响应分级

3.1 应对分级

应对原则。突发事件紧急医学救援遵循分级负责、属地为主原则，当突发事件超出属地医学救援能力时，由上一级卫生健康委提供支援或者负责应对。

分级方式。发生特别重大、重大医学救援事件，由省卫生健康委组织动员全省医疗卫生力量应对，必要时申请国家或省外医疗卫生力量支援，事发地市（州）、县（市、区）卫生健康委（局）履行属地责任，组织动员当地医疗卫生力量应对；当国家卫生健康委指导协调和组织应对时，省卫生健康委按照国家要求具体组织调度。较大和一般医学救援事件，分别由事发地市（州）和县（市、区）卫生健康委（局）组织应对，或按照上级卫生健康委要求具体组织调度。

3.2 响应分级

根据突发事件严重程度、可控性、影响范围和紧急医学救援难度，省级紧急医学救援应急响应从高到低分为一级、二级、三级。

省级紧急医学救援一级应急响应：发生特别重大医学救援事件，且救援难度大，我省医疗卫生救援力量不能满足救援需求，需要申请国家或省外支援时，省卫生健康委启动省级紧急医学救援一级应急响应，组织调度医疗卫生力量开展处置工作，并接受省级专项应急指挥机构领导和国家卫生健康委业务指导。

省级紧急医学救援二级应急响应：发生特别重大医学救援事件，我省医疗卫生救援力量能够满足救援需求；发生涉及面大、社会关注度高、需要省级或其他市（州）支援事发地的重大医学救援事件，启动省级紧急医学救援二级应急响应，由省卫生健康委主要领导组织指挥应对，并接受省级专项应急指挥机构指挥调度。

省级紧急医学救援三级应急响应：发生重大医学救援事件，事发地市（州）医疗卫生救援力量能够满足救援需求；发生敏感度较高、处置不当可能造成严重后果的较大或一般医学救援事件，经评估后启动省级紧急医学救援三级应急响应，由省卫生健康委分管领导组织指挥应对。

省级紧急医学救援应急响应启动后，可根据事件发展动态和影响程度，经组织专家评估后，及时调整应急响应级别，避免响应不足或响应过度。

市（州）和县（市、区）级层面的紧急医学救援应急响应级别可参照省级应急响应设置方式并结合本地实际情况设置。

4. 组织机构

省政府是全省突发事件应急管理工作的最高行政领导机关，各级卫生健康委（局）在同级人民政府或专项应急指挥机构的统一指挥下，与有关部门密切配合，共同应对突发事件，做好突发事件紧急医学救援工作。

省级层面，当省委、省政府主要领导任专项应急指挥机构指挥长时，下设医疗救治组组长由分管省领导兼任；分管省领导任指挥长时，下设医疗救治组组长由省卫生健康委主要负责同志担任。各市（州）、县（市、区）参照执行。

各级卫生健康委（局）紧急医学救援应急组织机构包括：紧急医学救援领导小组、现场指挥部、专家组、紧急医学救援队伍和医疗卫生机构〔指急救中心（站）、综合医院、专科医院、化学中毒和核辐射事故专业医疗救治机构、疾病预防控制机构和卫生监督机构〕。

4.1 紧急医学救援领导小组

各级卫生健康委（局）常态设立紧急医学救援领导小组，由各级卫生健康委（局）主要领导担任组长、分管领导担任指副组长，相关内设机构、单位负责人和相关专家为成员。全面负责领导、组织、协调区域内的紧急医学救援工作，日常管理工作由卫生健康委（局）负责卫生应急工作的内设机构负责。紧急医学救援领导小组应在同级人民政府或专项应急指挥机构领导下开展工作。

4.2 现场指挥部

当启动省级紧急医学救援一级、二级应急响应时，实行提级指挥、扁平化管理，由属地市（州）卫生健康委在事发地设置紧急医学救援现场指挥部。指挥长由属地市（州）卫生健康委主要负责人或分管负责人担任，省卫生健康委派员任副指挥长，指导协调医学救援工作。现场指挥部接受省级现场处置指挥机构和省紧急医学救援领导小组的领导。

4.3 专家组

各级卫生健康委（局）建立医疗卫生专家库，依托专家库组建紧急医学救援专家组，负责对救援工作提供咨询建议、技术指导和支持。

4.4 救援队伍

全省各级各类紧急医学救援队伍在同级紧急医学救援领导小组统一指挥下承担医学救援任务。

4.5 医疗机构

各级各类医疗机构接受同级卫生健康委（局）统一指挥，承担伤员医疗救治、转运和后续康复等工作。

4.6 疾病预防控制机构

各级疾病预防控制机构接受同级卫生健康委（局）统一指挥，负责突发事件发生现场和可能波及区域内的疾病预防控制工作。

4.7 卫生监督机构

各级卫生监督机构接受同级卫生健康委（局）统一指挥，负责对突发事件发生地及影响区域内环境卫生和医疗卫生机构应急处理措施等进行卫生监督和执法稽查。

5. 应急处置

5.1 应急响应措施

5.1.1 省级紧急医学救援一级应急响应措施

（1）省卫生健康委在接到突发事件的有关指示、通报或报告后，经快速研判，由省卫生健康委主要领导启动省级紧急医学救援一级应急响应。

（2）启用省级紧急医学救援领导小组，由省卫生健康委主要领导统筹指挥调动全省医疗卫生力量开展救援并向国家或邻近省份申请支援。

（3）省卫生健康委派员会同市（州）卫生健康委组建现场指挥部，全面协调指导现场紧急医学救援工作。

（4）向省委、省政府、省级专项应急指挥机构和国家卫生健康委报告应急处置工作进展情况。

（5）按照省级专项应急指挥机构要求，派员参加集中办公，加强信息互通，协调落实各项决策部署，发挥协同联动机制作用。

5.1.2 省级紧急医学救援二级应急响应措施

（1）省卫生健康委在接到突发事件的有关指示、通报或报告后，经快速研判，由省卫生健康委主要领导启动省级紧急医学救援二级响应。

（2）由省卫生健康委主要领导或主要领导指定的分管领导统筹指挥医学救援工作，调派在川国家级、省级及邻近市（州）队伍开展救援。

（3）省卫生健康委派员会同市（州）卫生健康委组建现场指挥部，全面协调指导现场紧急医学救援工作。

（4）向省委、省政府、省级专项应急指挥机构和国家卫生健康委报告应急处置工作进展情况。

（5）按照省级专项应急指挥机构要求，派员参加集中办公，加强信息互通，协调落实各项决策部署，发挥协同联动机制作用。

5.1.3 省级紧急医学救援三级响应措施

（1）省卫生健康委在接到突发事件的有关指示、通报或报告后，经快速研判，由省卫生健康委分管领导启动省级紧急医学救援三级响应。

（2）由省卫生健康委分管领导或有关责任处室负责指挥应对，根据事发地需要调派在川国家级、省级队伍开展救援。

（3）向省委、省政府、省级专项应急指挥机构和国家卫生健康委报告应急处置工作进展情况。

5.2 信息报告和发布

突发事件发生后，事发地县（市、区）卫生健康局应立即与相关主管部门衔接，并组织辖区医疗卫生机构启动信息收集核实工作，初步了解事件造成的人员伤亡、波及范围等情况。对达到上报级别的突发事件，在30分钟内通过电话、短信、微信等快捷方式向同级党委、政府和所属市（州）卫生健康委进行初次报告，在2小时内报送正式书面报告；市（州）卫生健康委接到快捷信息后，应在30分钟内通过电话、短信、微信等快捷方式向同级党委、政府和省卫生健康委报告，并通报其他有关部门（单位）；对重大、特别重大事件，省卫生健康委收到报告后应及时向省委、省政府报告快捷信息，在2小时内报送正式书面报告，同时向省级有关部门（单位）通报。

各级各类医疗卫生机构在出现收治突发事件伤患、机构受损、医疗秩序出现紧张等情况时，均应及时向属地卫生健康委（局）初次报告，并持续梳理统计伤患处置数量、伤情、财产损失、救治需求等情况，并随时更新上报。

各级卫生健康委（局）在本级人民政府或专项应急指挥机构统一部署下，做好信息审核工作，在指定媒体上发布处置信息，配合做好相关新闻报道工作。

5.3 紧急医学救援应急响应终止

本级人民政府或专项应急指挥机构宣布事件应急响应终止；突发事件现场紧急医学救援工作完成，伤病员在医疗机构得到有效救治，经组织专家评估后，终止紧急医学救援应急响应。

6. 紧急医学救援的评估

紧急医学救援应急响应终止后，各级卫生健康委（局）在2周内完成紧急医学救援工作总结评估，提出改进意见和建议。

7. 紧急医学救援的保障

7.1 队伍保障

各级卫生健康委（局）要加强紧急医学救援队伍建设，完善省、市、县三级救援队伍体系，按照各类突发事件的特点，构建卫生应急专家库，满足组建不同类别专家组需要。各级紧急医学救援队伍要根据工作实际需要配备相应的应急救援设备、个人防护设备、通讯设备以及指挥、救护和后勤保障车辆。

7.2 信息保障

各级卫生健康委（局）充分利用现有资源建设全省医疗卫生救治信息和通信网络，实现医疗救治机构、疾病预防控制机构和卫生执法监督机构间以及卫生健康委（局）与相关部门间的信息共享。

7.3 物资保障

各级医疗卫生机构和紧急医学救援队伍要建立物资储备和管理机制，储备一定数量的卫生应急救援物资。省、市两级储备量原则上应能满足处置一起重大突发事件需要，县级储备量原则上应能满足处置一起较大突发事件需要。应急储备物资使用后要及时补充。

7.4 经费保障

各级人民政府要将突发事件紧急医学救援所需经费纳入同级财政预算，积极争取国家有关部门专项资金投入，多渠道筹集资金，加强资金管理，提高资金使用绩效。

7.5 协同保障

各级卫生健康委（局）要在同级人民政府或专项应急指挥机构的统一领导下，加强与交通运输、民航、铁路、公安、海关、市场监管等有关部门的沟通协作，必要时开设应急救援"绿色通道"，保证医学救援人员、伤员和物资运输的优先安排、优先调度、优先放行，保障紧急医学救援工作顺利开展。

7.6　普及教育和培训演练

各级卫生健康委（局）要会同有关部门加强突发事件紧急医学救援知识宣传教育，增强社会防范意识；组织开展应急培训，熟悉实施预案的工作程序和要求，提升应急人员业务技能；定期开展应急演练，检验预案适用性、操作性，提高应急救治能力，做到平战结合、常备不懈。

7.7　社会动员

各级卫生健康委（局）要积极动员各级政府部门、企事业单位、社会组织、社会工作者和志愿者在突发事件中开展自救互救，发挥先期救援作用。根据事件处置需要，及时动员、组织相关人员、团体参加紧急医学救援工作。

8.　附则

8.1　预案制订与修订

各市（州）、县（市、区）结合本地实际制订本地区突发事件紧急医学救援应急预案。

本预案应定期评审，根据突发事件紧急医学救援实施过程中发现的问题及时进行更新、修订和补充。

8.2　预案解释

本预案由省卫生健康委负责解释。

8.3　预案实施时间

本预案自印发之日起实施。

附录
附录1

四川省突发事件伤员伤情评估参考标准

伤员伤情的准确评价是作出救援决策的基础信息之一。由于缺乏统一的科学评价规范，各医疗卫生机构对轻、中、重、危重伤员的评价标准各不相同，不利于伤员抢救工作和后续资源匹配的有序有效展开。本标准根据突发事件伤员救援的"两点一线"，即突发事件现场、转运前至入院收治前、入院后初步诊治三个场景状态分别进行伤情评价。

1. 适用于突发事件现场伤员

ABCD评分

A	Asphyxia	窒息与呼吸困难
B	Bleeding	出血与失血性休克
C	Coma	昏迷与颅脑外伤
D	Dying	正在发生的突然死亡

评分方法：ABCD四项中有一项及以上明显异常，重伤；ABC三项中只有一项异常但不明显，中度伤；ABCD四项全部正常，轻伤。

2．适用于入院收治前伤员（含转运前、途中、到达医院收治前）

（1）创伤类伤员

院前指数法（PHI）定量评分

参　　数	级　　别	分　值	评　分
收缩压（mmHg）	>100	0	
	>99—86<	1	
	>85—76<	3	
	<75	5	
脉搏（次/分）	51—119	0	
	>120	3	
	<50	5	
呼吸（次/分）	正常（14—28）	0	
	费力或表浅>30	3	
	缓慢<10	5	
神志	清醒	0	
	模糊或烦躁	3	
	谵妄	5	
附加伤部及伤型	胸或腹部穿透伤 无	0	
	有	4	
合计计分			

评分方法：将表中上述5项指标的每个参数所得分值相加，根据总分数进行评判。

评分0—3分，轻伤；评分4—5分，中度伤；评分6分以上，重伤。

（2）非创伤类伤员

早期预警评分（MEWS）

项目 ＼ 评分	3	2	1	0	1	2	3
体温（℃）		<35	35—36.1	36.1—38	38.1—38.5	≥38.5	
呼吸（次/分）		≤8		9—14	15—20	21—29	≥30
心率（次/分）		≤40	41—50	51—100	101—110	111—129	≥130
收缩压（mmHg）	≤70	71—80	81—100	101—199	≥200		

续表

项目＼评分	3	2	1	0	1	2	3
神志意识				清醒	嗜睡，对声音有反应	昏睡，对疼痛有反应	昏迷，无反应
合计计分							

评分方法：将表中上述5项指标的每个参数所得分值相加，根据总分数进行评判。

评分<5分，轻伤；5分≤评分<9分，中度伤；评分>9分，重伤。

3．适用于入院后初步诊治的伤员

（1）非创伤类伤员

早期预警评分（MEWS）（同上）

（2）创伤类伤员

创伤严重程度（ISS）创伤评分

损伤部位	AIS分级（分值）					
	轻度 （1分）	中度 （2分）	重度 （3分）	严重 （4分）	危重 （5分）	目前无法救治 （6分）
头颈部	①头部外伤后，头痛头晕 ②颈椎损伤，无骨折	①意外事故致记忆丧失 ②嗜睡、木僵、迟钝，能被语言刺激唤醒 ③昏迷<1h ④单纯颅顶骨折 ⑤甲状腺挫伤 ⑥臂丛神经损伤 ⑦颈椎棘突或横突骨折或移位 ⑧颈椎轻度压缩骨折（≤20%）	①昏迷1—6h ②昏迷<1h伴神经障碍 ③颅底骨折 ④粉碎、开放或凹陷性颅顶骨折、脑挫裂伤、蛛网膜下腔出血 ⑤颈动脉内膜撕裂、血栓形成 ⑥喉、咽挫伤 ⑦颈髓挫伤 ⑧颈椎或椎板、椎弓跟或关节突脱位或骨折 ⑨>1个椎体的压缩骨折或前缘压缩>20%	①昏迷1—6h，伴神经障碍 ②昏迷6—24h ③仅对疼痛刺激有恰当反应 ④颅骨骨折性凹陷>2cm ⑤脑膜破裂或组织缺失 ⑥颅内血肿≤100ml ⑦颈髓不完全损伤 ⑧喉压轧伤 ⑨颈动脉内膜撕裂、血栓形成伴神经障碍	①昏迷伴不适当的动作 ②昏迷>24h ③脑干损伤 ④颅内血肿>100ml ⑤颈4或以下颈髓完全损伤	①碾压骨折 ②脑干碾压撕裂 ③断头 ④颈3以上颈髓下轧、裂伤或完全断裂，有或无骨折

续表

损伤部位	AIS分级（分值）					
	轻度（1分）	中度（2分）	重度（3分）	严重（4分）	危重（5分）	目前无法救治（6分）
面部	①角膜擦伤 ②舌浅表裂伤 ③鼻骨或颌骨骨折△ ④牙齿折断、撕裂或脱位	①颧骨、眶骨、下颌体或下颌关节突骨折 ②LeFortⅠ型骨折 ③巩膜、角膜裂伤	①视神经挫伤 ②LeFortⅡ型骨折	LeFortⅢ型骨折		
胸部	①肋骨骨折▲ ②胸椎扭伤 ③胸壁挫伤 ④胸骨挫伤	①2—3根肋骨骨折▲ ②胸骨骨折 ③胸椎脱位、棘突或横突骨折 ④胸椎轻度压缩骨折（≤20%）	①单叶肺挫伤、裂伤 ②单侧血胸或气胸 ③膈肌破裂 ④肋骨骨折≥4根 ⑤锁骨下动脉或无名动脉内膜裂伤、血栓形成 ⑥轻度吸入性损伤 ⑦胸椎脱位，椎板、椎弓根或关节突骨折 ⑧椎体压缩骨折>1个椎骨或高度>20%	①多叶肺挫伤、裂伤 ②纵隔血肿或气肿 ③双侧血气胸 ④连枷胸 ⑤心肌挫伤 ⑥张力性气胸 ⑦血胸≥1000ml ⑧气管撕裂 ⑨主动脉内膜撕裂 ⑩锁骨下动脉或无名动脉重度裂伤 ⑪脊髓不完全损伤综合征	①重度主动脉裂伤 ②心脏裂伤 ③支气管、气管破裂 ④连枷胸、吸入烧伤需机械通气 ⑤喉、气管分离 ⑥多叶肺撕裂伤伴张力性气胸，纵隔积血、积气或血胸>1000ml ⑦脊髓裂伤或完全损伤	①主动脉完全离断 ②胸部广泛碾压

续表

损伤部位	AIS分级（分值）					
	轻度（1分）	中度（2分）	重度（3分）	严重（4分）	危重（5分）	目前无法救治（6分）
腹部	①擦伤、挫伤，浅表裂伤：阴囊、阴道、阴唇、会阴 ②腰扭伤 ③血尿	①挫伤，浅表裂伤：胃、肠系膜、小肠、膀胱、输尿管、尿道 ②轻度挫伤，裂伤：胃、肝、脾、胰 ③挫伤：十二指肠、结肠 ④腰椎脱位、横突或棘突骨折 ⑤腰椎轻度压缩性（≤20%） ⑥神经根损伤	①浅表裂伤：十二指肠、结肠、直肠 ②穿孔：小肠、肠系膜、膀胱、输尿管、尿道 ③大血管中度挫伤、轻度裂伤或血腹>1000ml的肾、肝、脾、胰 ④轻度髂动、静脉裂伤后腹膜血肿 ⑤腰椎脱位或椎板、椎弓根、关节突骨折 ⑥椎体压缩骨折>1个椎骨或>20%前缘高度	①穿孔：胃、十二指肠、结肠、直肠 ②穿孔伴组织缺失：胃、膀胱、小肠、输尿管、尿道 ③肝裂伤（浅表性） ④严重髂动脉或静脉裂伤 ⑤不全截瘫 ⑥胎盘剥离	①重度裂伤伴组织缺失或严重污染：十二指肠、结肠、直肠 ②复杂破裂：肝、脾、肾、胰 ③完全性腰髓损伤	躯干横断
四肢	①挫伤：肘、肩、腕、踝 ②骨折、脱位：指、趾 ③扭伤：肩锁、肩、肘、指、腕、髋、踝、趾	①骨折：肱、桡、尺、腓、胫、锁骨、肩胛、腕、掌、跟、跗、跖骨、耻骨支或骨盆单纯骨折 ②脱位：肘、手、肩、肩锁关节 ③严重肌肉、肌腱裂伤 ④内膜裂伤、轻度撕裂：腕、肱、腘动脉，腕、股、腘静脉	①骨盆粉碎性骨折 ②股骨骨折 ③脱位：腕、踝、膝、髋 ④膝下和上肢断裂 ⑤膝韧带断裂 ⑥坐骨神经撕裂 ⑦内膜撕裂、轻度撕裂伤：股动脉 ⑧重度裂伤伴或不伴血栓形成：腋、腘动脉、腘、股静脉	①骨盆碾压性骨折 ②膝下外伤性离断、碾压伤 ③重度撕裂伤：股动脉或肱动脉	骨盆开放粉碎性骨折	

续表

损伤部位	AIS分级（分值）					
	轻度 （1分）	中度 （2分）	重度 （3分）	严重 （4分）	危重 （5分）	目前无法救治 （6分）
体表	①擦/挫伤：面/手≤25cm，身体≤50cm ②浅表裂伤：面/手≤5cm，身体≤10cm ③一度烧伤≤100% ④二度—三度烧伤/脱套伤<10%体表面积	①擦/挫伤：面/手>25cm，身体>50cm ②裂伤：面/手>5cm，身体>10cm ③二度或三度烧伤/脱套伤达10%—19%体表面积	二度或三度烧伤/脱套伤达20%—29%体表面积	二度或三度烧伤/脱套伤达30%—39%体表面积	二度或三度烧伤/脱套伤达40%—89%体表面积	二度或三度烧伤/脱套伤≥90%体表面积

简明损伤评分AIS计算表

AIS=6为最大损伤，损伤严重度评分自动确定为75分；△粉碎、移位或开放性骨折时加1分；▲有血、气胸或纵膈血肿时加1分。

评分方法：计算ISS的一般原则，人体分6个区域，ISS是身体3个最严重损伤区域的最高AIS值的平方和，即$ISS=AIS1^2+AIS2^2+AIS3^2$。

ISS分值范围1—75分，当患者存在1处或多处AIS=6分损伤时，直接确定为ISS最高值75分。

ISS评分≤16分，轻伤；ISS评分>16分，中度伤；ISS评分>25分，重伤。

ISS>20病死率明显增高，ISS>50存活率很低。

附录2

突发事件紧急医学救援信息初次报告格式

标题：××市（州）××县（市、区）××事件紧急医学救援情况

事件类别：（按自然灾害、事故灾难、社会安全事件，或更细致分类，如洪灾、山体滑坡等分类填写）

发生时间：_____年_____月_____日_____时_____分

发生地点：四川省_____市（州）_____区（县）_____（乡镇、街道、单位）

事件场所：（如某学校食堂或某宾馆等）

伤情初分类：死亡_____人，重伤_____人，中度伤_____人，轻伤_____人。

医疗机构接诊或收治伤病员总人数：_____人

伤病员主要伤情：（重伤伤员尽可能逐个说明主要伤情）

伤员在不同医院的人数分布（卫生行政部门填写）：

伤员在医院的聚集数量（医疗机构填写）：

已采取的紧急医疗救援措施：

是否需要上级卫生健康委提供支持：（如需支持请具体说明）

报告单位：

联系人：　　　　　　　联系电话：

报告时间：_____年_____月_____日_____时_____分

附录3

突发事件伤员救治情况统计表

填报单位：　　　　　　统计截止时间：　年　月　日（□零时　□8时）
填报时间：　月　日　时　　填报人：　　　联系电话：

序号	医院名称	科室	床号	姓名	年龄	性别	单位或住址	临床诊断	伤病情								治疗措施
									入院伤情			目前情况					
									轻	中	中	平稳	危重	死亡	出院	转院至	
	合计																

填表说明：1. "伤病情"一栏除"转院至"外，皆以打"√"的方式表示；"转院至"则注明转往医院的名称。

2. "科室"一栏，若为门诊留观，则填"门诊"；若为住院治疗，则填写具体科室名称。

3. 表格底部"合计"一栏，填写对应病情或转归的伤病员总数。

四川省卫生健康委员会
关于印发《四川省限制类医疗技术临床应用规范化培训管理实施细则（试行）》的通知

川卫规〔2021〕1号

各市（州）卫生健康委、科学城卫生健康委，省中医药管理局，国家委在川医疗机构，委直属医疗机构：

根据《医疗技术临床应用管理办法》（委员会令第1号）及《四川省医疗技术临床应用管理实施细则》（川卫办发〔2018〕70号）的相关要求，为规范我省限制类医疗技术临床应用规范化培训管理，加强培训过程监管、培训质量评价和效果追踪，我委制订了《四川省限制类医疗技术临床应用规范化培训管理实施细则（试行）》。现印发给你们，于2021年7月20日开始执行，有效期2年，请认真贯彻执行。

联 系 人：曾思远　刘　胡
联系电话：86136360

四川省卫生健康委员会
2021年6月18日

四川省限制类医疗技术临床应用规范化培训管理实施细则（试行）

第一章　总则

第一条　为提高开展限制类医疗技术临床应用医师的专业素质和业务技能，规范医疗机构、参培医师及培训基地的管理，根据《医疗技术临床应用管理办法》（中华人民共和国国家卫生健康委员会令第1号）和《四川省医疗技术临床应用管理实施细则》（川卫办发〔2018〕70号）相关要求，结合我省实际，制订本实施细则。

第二条　本细则所称限制类医疗技术临床应用规范化培训（以下简称规范化培训）是指取得医师执业证书的医师，其执业范围、技术职务任职资格等符合参培要求，在开展限制类医疗技术临床应用前按照相关技术管理规范要求，在培训基地接受规定时限的系统性培训。

第三条　鼓励临床医师到国内外知名医疗机构培训，鼓励专科医院医师到综合医院培训。支持基层医疗机构医师到对口支援、医联体合作关系的上级医疗机构培训。

第四条　拟开展限制类医疗技术临床应用的医师应当按照相关技术管理规范要求接受规范化培训；在境外接受相关限制类医疗技术培训达到规定时限，有境外培训机构的培训证明，并经培训基地考核合格后，可视为达到规定的培训要求；在国家及省级限制类医疗技术管理规范印发之日前，达到相关技术管理规范中关于免于培训条件的规定条件，可免于培训。

第五条　申请参加相关限制类医疗技术临床应用规范化培训的医师，其资质、执业范围、工作年限、技术能力等应符合相关技术管理规范规定。参培医师向培训基地提出报名申请并提交相关申请材料，培训基地应当对申请材料进行审核，根据本基地培训方案和计划，按照公开公平、择优录取、双向选择的原则决定是否接受参培医师。

第六条　参培医师完成规定时限的系统培训，经考核合格后取得全省统一印制（制式）的《四川省限制类医疗技术临床应用规范化培训结业证书》，方能开展相应限制类医疗技术临床应用。

第二章　组织机构

第七条　四川省卫生健康委员会负责本省限制类医疗技术临床应用规范化培训的政策保障；向社会公布承担本省规范化培训工作的医疗机构名单；组织全省规范化培训基地的考核和评估。

第八条　省医疗卫生服务指导中心负责组织制订省级限制类医疗技术临床应用规范化培训标准和考核要求，承担全省限制类医疗技术临床应用规范化培训基地备案工作。

第九条　各市（州）、县（市、区）卫生健康行政部门按照属地管理原则，对辖区内医疗机构开展相关医疗技术临床应用规范化培训情况进行监督、指导。

第十条　各规范化培训基地对本机构限制类医疗技术临床应用规范化培训管理承担主体责任，按照本细则要求具体落实限制类医疗技术临床应用培训管理相关工作。负责本基地规范化培训的计划公布、审核招录、培训安排、教学组织、日常监管、结业考核、证书发放和信息报送等工作。

第三章　培训管理

第十一条　对规范化培训基地实施备案管理。医疗机构拟承担规范化培训工作的，应当达到相关技术管理规范中关于培训基地条件和培训工作基本要求，制订培训方案和计划，通过网站或文件等方式向社会公开发布，并于首次发布招生公告之日起3个工作日内，向省医疗卫生服务指导中心备案。备案材料应当包括：

（一）开展相关限制类技术临床应用的备案证明材料；

（二）开展相关限制类技术培训工作所具备的软、硬件条件的自我评估材料；

（三）近3年开展相关限制类技术临床应用的医疗质量和医疗安全情况；

（四）培训方案、培训师资、课程设置、考核方案等材料。

培训基地的课程设置可包括相关技术法律法规、部门规章及规范要求、伦理道德教育、理论知识、动物训练及临床实践技能等。

第十二条　规范化培训实行导师制，培训基地根据实际情况统筹安排，原则上每名导师同期带教参培医师不超过2人。培训基地应按照相关技术管理规范要求明确培训导师条件，至少具备以下条件：

（一）具有副主任医师及以上专业技术职务任职资格；

（二）连续从事相应技术临床工作的年限、近5年内累计开展相应技术的例数等，符合相关技术管理规范要求；

（三）具有良好职业道德，治学态度严谨，能以身作则、为人师表，有较强的教学意识和带教能力；

培训基地应加强导师遴选和师资培训，优先选拔聘用本培训基地该技术的技术骨干担任培训导师。

第十三条 培训基地应为每位参培医师建立培训档案，至少包括医师基本信息（姓名、单位、职称、科室、工作年限、参培技术名称等）、培训起止时间、参加相关技术诊疗工作或手术培训的例数，参与相关技术全过程管理的患者例数等。

第十四条 培训基地应确保参培医师在考核前完成规定的全部课程和培训内容，参加或参与相关技术诊疗工作、手术培训例数和全过程管理的患者例数应当符合相关技术管理规范的要求。未能在相关技术管理规范规定时间内完成培训的参培医师，培训时间可顺延。

第十五条 培训基地通过过程考核与结业考核相结合的方式对参培医师进行考核。过程考核是结业考核的必备条件。

（一）过程考核。过程考核是培训基地对参培医师培训过程的动态综合评价，培训基地应从参培医师医德医风、出勤情况、理论学习、动物训练、日常临床实践、培训指标完成情况和参加业务学习情况等方面，严格参培医师入科评估、日常管理和阶段考评。

（二）结业考核。结业考核包括理论考核和临床实践能力考核。理论考核原则上采取闭卷考核，临床实践能力考核原则上应当由3位及以上培训导师共同进行现场审核评分，参培医师的培训导师须回避；鼓励培训基地邀请其他培训基地培训导师参与考核工作。

参培医师考核结束后，培训基地应出具考核结论。

第四章 保障措施

第十六条 培训基地应在学科建设、师资队伍、教学体系、设施设备等方面加大投入，保障培训工作有序、有效、高质量开展。

第十七条 培训基地应当加强相关技术培训管理，建立由院长担任组长，技术负责人和相关部门负责人任成员的技术培训管理小组，建立健全规范化培训管理相关制度，明确培训条件、实施流程、教学组织安排、行政管理、住宿管理、培训费用和培训待遇、结业考核要求、激励约束规定等，并根据教学任务完成情况给予培训导师适当教学补助，保障培训工作有序开展。

第十八条 培训基地可根据培训成本费用及市场供需关系确定本基地培训收费标准，并进行公示；鼓励培训基地和有关学协会对民族地区、边远贫困地区和对口支援、医联体内的参培医师免费培训。

第十九条　培训派出机构可将规范化培训工作经费纳入单位年度预算。参培医师培训期间，派出机构应确保其岗位绩效工资不低于本单位同级同类医师平均水平，并按单位规定报销其食宿、交通等费用，落实其他相关福利待遇。

第二十条　参培医师回派出机构后，应将所学新知识、新技术应用于临床工作，加快启动开展所学技术项目，并推动人才队伍建设和学科发展。各培训派出机构应为临床医师运用培训学习成果提供必需的设施设备、人力和经费等支持。

<h2 style="text-align:center">第五章　监督管理</h2>

第二十一条　培训基地实行动态管理。承担培训基地等医疗机构相关信息发生变化（包括医疗机构名称、类别、级别、地址、技术名称、发证机关、联系电话等）或者因条件变化不再适合承担培训基地，应及时向备案部门提出备案变更。因条件变化不再适合承担培训基地的情况主要包括：

（一）不再符合相关技术管理规范中培训基地条件和培训工作基本要求；

（二）违反相关法律法规、部门规章等规定；

（三）不能按照相关要求有效开展规范化培训工作。

第二十二条　培训基地应当定期对培训导师的带教工作进行综合评价，可将评价结果作为奖惩的依据；对不能完成带教工作或违反相关规定受到行政处罚的，可视情节轻重予以批评教育、全院通报、取消培训导师资格等处理。对培训导师聘期内出现以下情形之一的，应取消其培训导师资格：

（一）培训导师聘期内发生二级以上医疗事故（负完全或主要责任）的；

（二）受暂停医师执业活动或吊销《医师执业证书》行政处罚的；

（三）受到刑事处罚的；

（四）其他违法违规的情况。

第二十三条　省卫生健康委员会定期组织对培训基地进行考核和评估，内容主要包括：

（一）培训基地提交备案材料是否符合相关规定；

（二）培训开展情况是否符合要求；

（三）是否存在违反相关法律法规、部门规章及省卫生健康委员会制定有关规定的情况；

（四）不能按照相关要求有效开展规范化培训工作。

第二十四条　培训基地若出现下列情形的，省卫生健康委员会将予以通报批评、责令整改、限制招生直至停止培训工作等处理：

（一）在备案培训基地或开展培训过程中弄虚作假；

（二）未按规定安排参培医师参加培训；

（三）未按要求实施培训过程考核；

（四）无故终止参培医师培训；

（五）管理混乱，经省卫生健康委责令限期整改，未能在限期内整改完毕的；

（六）未通过省卫生健康委组织的关于培训基地的考核评估。

被停止规范化培训工作的培训基地，在培医师由该培训基地负责协调至其他基地继续培训。

第六章　附则

第二十五条　中医医疗机构限制类医疗技术临床应用规范化培训管理相关工作由省中医药管理局负责。

第二十六条　本细则从2021年7月20日开始实施，有效期2年，由四川省卫生健康委员会负责解释。

四川省卫生健康委员会
关于印发《四川省医疗机构、医务人员、
医疗行为责任追究办法》的通知

川卫规〔2021〕2号

各市（州）卫生健康委、科学城卫生健康委，国家委在川医疗机构，委（局）有关直属单位：

为进一步加强医疗机构、医务人员、医疗行为信息化监管结果运用，落实医疗机构自我监管主体责任，规范医疗服务行为，提高医疗质量，保障人民群众健康权益，我委组织对《四川省医疗机构、医务人员、医疗行为责任追究办法（试行）》进行了修订，形成《四川省医疗机构、医务人员、医疗行为责任追究办法》，现印发你们，请遵照执行。

四川省卫生健康委员会
2021年10月9日

四川省医疗机构、医务人员、医疗行为责任追究办法

第一章　总则

第一条　为加强医疗机构、医务人员、医疗行为信息化监管（以下简称医疗"三监管"）结果运用，规范医疗服务行为，提高医疗质量，保障患者安全，根据《中华人民共和国基本医疗卫生与健康促进法》《中华人民共和国医师法》《医疗机构管理条例》《护士条例》《处方管理办法》等法律法规和相关规定，制定本办法。

第二条　在医疗"三监管"工作中发现医疗机构、医务人员违反卫生健康相关法律法规、行政规章制度、技术操作规范，出现不合法、不合理的医疗行为或相关指标不达标的，依照本办法的规定予以责任追究。

第三条　各级卫生健康主管部门（含中医药管理部门，下同）按照分级管理原则负责相应机构和人员的责任追究工作。

医疗机构负责落实对本单位医务人员的责任追究，承担自我监管的主体责任。

第四条　责任追究坚持实事求是、客观公正原则，做到追究与责任相适应，教育与处罚相结合。

第五条　本办法根据监管指标的等级分类进行责任追究。

监管指标根据性质和要求分为三级，一级指标为核心指标，通过数据分析，筛查疑似线索进行个案查处，促进医疗行为合法合规合理；二级指标为重点指标，通过统计分析和

结果展示，提醒医疗机构和卫生健康主管部门关注，必要时采取措施进行干预；三级指标为一般指标，通过统计分析和结果展示，供医疗机构和卫生健康主管部门决策参考。

第二章　责任追究的种类、范围及方式

第六条　根据监管结果和相关法律规定，责任追究方式主要有行政处罚、行政处理、院内处理。

第七条　行政处罚是指卫生健康主管部门对医疗机构、医务人员的违法行为作出处罚决定，行政处罚依法实施。

第八条　行政处理是指卫生健康主管部门对医疗机构的处理，包括不良执业行为记分、约谈负责人、通报、取消机构当年评先评优资格、与等级评审挂钩等。

第九条　院内处理是指医疗机构对医务人员的处理，包括提醒谈话、扣减当月奖励性绩效工资、院内通报、不良执业行为记分、取消评先评优资格、暂停处方权、离岗培训、不予聘任高一级专业技术职务任职资格、降低一个岗位等级聘任等。

第十条　对医疗机构、医务人员的行政处罚按照法定程序实施。

第十一条　对医疗机构的行政处理，由卫生健康主管部门作出认定意见并实施。

对医务人员的院内处理，由卫生健康主管部门或医疗机构作出事实认定，医疗机构根据本办法规定和内部管理制度自行实施。医疗机构要成立或确定院内职能部门负责本单位的责任追究工作。

医疗机构、医务人员的行为按照相关规定应给予不良执业行为记分的，按有关规定执行。

第十二条　医疗机构及医务人员主动发现并及时纠正问题，未造成损害或者未造成不良影响的，应当从轻、减轻或者免予责任追究；医疗行为存在重大过错，造成严重后果或造成不良影响的，从重予以责任追究。

第十三条　医疗机构、医务人员的行为，违反法律法规及本办法规定应当追究责任的，必须查明事实；事实不清的，不得作出认定意见。

第十四条　卫生健康主管部门和医疗机构根据认定意见作出责任追究决定之前，应当告知当事人作出责任追究决定的事实、理由及依据，并告知当事人享有的权利。

第十五条　当事人有权进行陈述和申诉。作出责任追究决定的部门必须充分听取当事人的意见，对当事人提出的事实、理由和证据，应当进行复核；当事人提出的事实和理由成立的，作出责任追究决定的部门应当采纳。

第十六条　医疗机构受到行政处罚的，取消当年评先评优资格；当年受到两次以上行政处罚的，对机构负责人进行约谈。

医务人员受到行政处罚的，自受到行政处罚之日起，取消1年内评先评优资格，不得推荐评选各类专家、人才及荣誉称号；当年受到两次以上行政处罚的，视情节1—2年内不予受理申报考评、聘任高一级专业技术职务任职资格；受到暂停执业处罚的，降低一个岗位等级聘任1—3年。

作出行政处罚决定的卫生健康主管部门应当将医疗机构、医务人员被处罚信息纳入信用档案管理，作为信用等级管理评价、评分的重要参考指标，并按要求推送至信用中国

（四川）平台，及时公示相关行政处罚信息，接受社会监督。

第十七条 医务人员有下列一级指标不合理情形之一的，由医疗机构结合具体情形，可对责任医务人员提醒谈话、扣减奖励性绩效工资：

（一）不合理收费；

（二）不合理药品使用；

（三）不合理耗材使用；

（四）不合理检验检查；

（五）不合理诊疗行为；

（六）不规范医疗文书；

（七）卫生健康主管部门确定的其他相关指标。

当年累计出现上述行为3次以上的，医疗机构对责任医务人员可采取院内通报批评，1年内不得评先评优，不得推荐评选各类专家、人才及荣誉称号和申报考评、聘任高一级专业技术职务任职资格，并可暂停医师处方权、离岗接受培训1—3个月。

第十八条 一个监管周期内同一科室出现第十七条所列行为3次以上的，或当年累计出现5次以上的，医疗机构应对科室负责人进行提醒谈话，并可扣减奖励性绩效工资。

第十九条 医疗机构出现第十七条情形之一的，卫生健康主管部门应当责令医疗机构限期改正；有本办法第十二条规定从重情节的，应当对机构负责人进行约谈，取消当年评先评优资格。

第二十条 医疗机构出现下列二级指标不达标的，由卫生健康主管部门提醒医疗机构采取措施进行干预、改正；任意3项指标年平均值不达标的，对机构负责人进行约谈：

（一）低风险组病例死亡率不达标的；

（二）抗菌药物使用强度（DDDs）不达标的；

（三）手术患者并发症发生率不达标的；

（四）I类切口手术部位感染率不达标的；

（五）重点病种（重点手术）住院死亡率不达标的；

（六）卫生健康主管部门确定的其他相关指标。

第二十一条 医疗机构出现下列二级指标不达标的，由卫生健康主管部门提醒医疗机构采取措施进行干预、改正；任意5项指标年平均值不达标的，对机构负责人进行约谈：

（一）31天非计划再入院率不达标的；

（二）DRG时间消耗指数不达标的；

（三）CT检查阳性率不达标的；

（四）MRI检查阳性率不达标的；

（五）住院患者抗菌药物使用率不达标的；

（六）门急诊患者抗菌药物处方率不达标的；

（七）重点监控高值医用耗材收入占比不达标的；

（八）卫生健康主管部门确定的其他相关指标。

第二十二条 医疗机构有下列二级指标不达标的，由卫生健康主管部门提醒医疗机构采取措施进行干预、改正：

（一）年度双向转诊率不达标的；

（二）年度门诊普通号源预约挂号率不达标的；

（三）门诊患者使用中医非药物疗法比例不达标的；

（四）开展中医医疗技术项目数不达标的；

（五）门诊中药处方比例不达标的；

（六）门诊散装中药饮片和小包装中药饮片处方比例不达标的；

（七）出院患者中药饮片使用率不达标的；

（八）卫生健康主管部门确定的其他相关指标。

第二十三条　医疗机构医护比、床护比、医师日均担负门急诊人次数、医师日均担负住院床日数、DRGs组数、病例组合指数CMI（RW构成）、实施临床路径管理病例占比、中医优势病种比例等三级指标年度不达标的，由卫生健康主管部门通报医疗机构作为决策时参考。

第二十四条　医疗机构有下列情形之一的，由卫生健康主管部门责令限期改正；当年累计出现3次以上下列情形的，约谈机构负责人：

（一）未按要求接入监管平台，并保证信息畅通的；

（二）未报、漏报、虚报、迟报、篡改监管平台采集信息的；

（三）上报数据质量不符合要求经限期整改仍未达到要求的。

医疗机构存在伪造、篡改统计资料等违反《中华人民共和国统计法》相关规定的行为，移交统计部门依法处理。

第二十五条　医疗机构负责人当年被约谈2次的，医疗机构当年不得评先评优；医疗机构负责人当年被约谈3次以上的，由卫生健康主管部门进行通报。

第三章　责任追究实施程序

第二十六条　医疗机构、医务人员涉嫌违反卫生健康相关法律法规应给予行政处罚的，由各级卫生健康主管部门及监督机构按照行政处罚程序办理或移交同级人民政府综合行政执法部门办理。

第二十七条　对一级指标疑似问题线索，分别由各医疗机构开展自查认定、各级卫生健康主管部门依职责进行抽查核实。自查认定结果与调查核实结论存在争议的、线索反映问题较复杂的，由发现疑似问题线索的卫生健康主管部门组织专家进行裁定判决并作出初步认定意见。

第二十八条　对一级指标由医疗机构自查认定存在问题的，由医疗机构依据本办法自行实施责任追究和整改落实。相关自查认定情况于7个工作日内反馈相关卫生健康主管部门，并于完成整改后及时报送落实情况。

第二十九条　对一级指标由卫生健康主管部门组织专家进行裁定判决认定为不合理问题的，由作出认定结论的卫生健康主管部门将不合理问题告知医疗机构。

医疗机构及医务人员对卫生健康主管部门认定结论不服的，可由医疗机构在收到不合理问题认定通知之日起7个工作日内向作出认定结论的卫生健康主管部门提出书面申诉；接受申诉的卫生健康主管部门应当认真组织复核，情节复杂的，可当面陈述，并在30日内作出复核决定。

第三十条　对最终认定存在不合理问题的，卫生健康主管部门应下达责任追究通知。医疗机构应当将整改落实和责任追究情况及时报送卫生健康主管部门。

第三十一条　医疗机构在医疗"三监管"实施过程中，未按要求提交疑似线索证明材料的，由卫生健康主管部门责令限期提供；逾期不提供的，涉及的问题线索直接判定为不合理。

第三十二条　医务人员涉嫌违法违纪，应给予行政处分的，由具有干部人事管理权限的部门按照程序处理；不属于卫生健康主管部门职责的移送相关部门处理。

第三十三条　各级卫生健康主管部门应对医疗机构责任追究落实情况进行监督检查，对拒不落实责任追究或落实不到位的，约谈医疗机构负责人。

第四章　附则

第三十四条　本办法所称"以上"包括本数，对照指标对数据信息分析核查一次为一个"监管周期"，一个监管周期同一指标认定有问题记为"一次"（含一人同一指标多例和多人同一指标多例），"当年"指一个自然年度，"一年内"指作出责任追究决定之日起的一年内。本办法中的"不合理"由各级卫生健康主管部门组织专家依据法律法规规章和诊疗规范分析认定。"不达标"包括指标未达到标值规定或无标值规定按相应分析规则作为问题筛出两种情况。

第三十五条　各市（州）卫生健康主管部门、医疗机构可根据实际，增加监管指标，并制定相应的责任追究办法。本办法中的指标及相关解释另行发文。

第三十六条　本办法由四川省卫生健康委员会负责解释。

第三十七条　本办法自2021年11月11日起施行，有效期5年。

关于印发《四川省规范医疗行为 促进合理医疗检查实施意见》的通知

川卫发〔2021〕4号

各市（州）人民政府，省政府各部门，国家委在川医疗机构，委（局）直属医疗机构：

《四川省规范医疗行为促进合理医疗检查实施意见》已经省委全面深化改革委员会第十三次会议审议通过。经省政府同意，现印发你们，请认真贯彻执行。

四川省卫生健康委员会　　　　　四川省财政厅
四川省人力资源和社会保障厅　四川省市场监督管理局
四川省医疗保障局　　　　　　四川省中医药管理局
2021年7月12日

四川省规范医疗行为促进合理医疗检查实施意见

为加强医疗机构管理，规范医疗行为，促进合理检查，降低医疗费用，切实改善人民群众就医体验，根据《关于进一步规范医疗行为促进合理医疗检查的指导意见》（国卫医发〔2020〕29号）要求，结合我省实际，制定本实施意见。

一、总体要求

以习近平新时代中国特色社会主义思想为指导，全面贯彻党的十九大和十九届二中、三中、四中、五中全会精神，坚持新时代卫生健康工作方针，坚持深化医药卫生体制改革，以提高人民健康水平为核心，以满足人民群众健康需求、改善就医体验为目标，以不断规范医疗管理、大力推进结果互认、持续加强监督管理、切实落实改革措施为重点，切实推行因病施治、合理检查，控制和减轻群众医疗费用负担。

二、工作目标

全省医疗机构、医务人员医疗行为进一步规范，检查资料逐步实现共享，医疗机构间检查结果逐步实现互认，防范过度检查的制度体系不断健全，人民群众看病就医满意度持续上升。

——出院患者按临床路径管理的比例不断提高。全省按照临床路径管理的出院病人比例不断提高，到2021年底，三级医院40%出院患者、二级医院45%出院患者按照临床路径管理；2022年底前，三级医院50%出院患者、二级医院70%出院患者按照临床路径管理。

——检查结果互认医疗机构不断增加。2021年6月底前，全省紧密型城市医疗集团和县域医疗卫生共同体内检查结果实现互认；到2021年底前，省内和成渝地区三级甲等公立医院检查结果实现互认；到2022年6月底前，省内和成渝地区三级公立医院检查结果实现互认；到2022年底前，力争实现省内和成渝地区二级及以上公立医院检查结果互认。

——大型医用设备检查阳性率逐步提高。到2021年底前，全省二级及以上医院大型医用设备检查阳性率达到88%；到2022年底前，全省二级及以上医院大型医用设备检查阳性率达到89%。

——群众就医满意度持续上升。门诊患者满意度、住院患者满意度、患者总体满意度持续高于全国平均水平。

三、重点任务

（一）不断规范医疗管理

1. 加强医疗质量管理。各级卫生健康行政部门（含中医药主管部门，下同）切实履行监督、管理职责，督促指导医疗机构遵循医学科学规律，加强医疗质量管理，保障医疗安全。省、市两级医疗质量控制中心充分发挥指导和引领作用，结合本地区、本专业实际情况，扎实开展医疗质量管理与控制有关工作，确保各专业学科高质量发展。医疗机构严格落实医疗管理主体责任，加强对医务人员医疗行为规范性的监督管理，充分发挥医疗质量管理、药事管理等专业委员会作用，指导医务人员按照临床诊疗指南、临床技术操作规范、合理用药指导原则等，使用适宜的技术和药物，合理诊疗，因病施治。（省卫生健康委、省中医药局按职责分工负责）

2. 强化医疗行为管理。医疗机构要建立大型医用设备检查适宜性点评制度，对检查的适应证、必要性、检查结果阳性率等进行评估，并在机构内进行公示。医疗机构建立健全处方审核与点评工作机制，重点审核和点评处方的合法性、规范性、适宜性，确保实现安全、有效、经济、适宜用药。加强国家和省级监控药物、抗菌药物、抗肿瘤药物、心血管类药物等使用情况监测。强化临床路径管理，加快推进基于医院信息系统的临床路径管理，提高临床路径管理的入径率、完成率，降低变异率、退出率。（省卫生健康委、省中医药局按职责分工负责）

（二）大力推进结果互认

1. 推进检查资源共享。加快推进省、市、县区域卫生信息平台建设，在保障数据安全的前提下，搭建医疗机构检查资料数据库，推进检查资料实现区域共享。医疗机构要加强信息化建设，逐步实现检查资料数字化存储和传输。鼓励配备大型医用设备的医疗机构为其他医疗机构提供检查服务，支持区域医学影像中心、医学检验中心、病理诊断中心等卫生健康领域的新业态、新模式发展，推进资源共享，提高使用效率。（省卫生健康委、省中医药局按职责分工负责）

2. 促进检查结果互认。省、市卫生健康部门要组织制定医疗机构检查结果互认管理办法，明确互认机构范围、条件、诊疗项目（内容）及技术标准等，在保证医疗质量和安全的前提下，控制不必要的重复检查，切实减轻患者就医负担。充分发挥各级放射医学、超声医学、临床检验、病理等质控中心作用，开展医疗检查的质量控制工作，原则上医疗质量控制合格并符合技术要求的检查项目，医疗机构间要稳步实现结果互认。紧密型城市医疗集团和县域医疗卫生共同体应建立健全检查结果互认制度，牵头医疗机构加强技术指导，开展医疗检查的质量控制，帮助基层医疗机构提升检查能力。推进医联体内信息互联互通，通过互联网诊疗、远程医疗等方式，为患者提供便捷的检查服务。（省卫生健康委、省中医药局按职责分工负责）

（三）持续加强监督管理

1. 组织开展专项治理。聚焦每次每项或每个部位计价大于200元、专科覆盖面广、检查适用病人多的检查项目开展专项治理行动，对违反临床技术操作规范、诊疗指南、临床路径等规定的不合理医疗检查行为进行监管，重点整治超适应证检查、违规重复检查、不合理组合检查等行为。联合市场监管、医保等部门，治理违法违规开展医疗检查、违反知情同意原则实施检查、可能诱导过度检查的指标和绩效分配方式、违反规划配置大型医用设备等行为。（省卫生健康委牵头，省市场监管局、省医保局、省中医药局等参与）

2. 持续推进综合监管。各级卫生健康行政部门要强化主动监管意识，不断提升监管能力，将医疗行为、医疗检查纳入医疗机构综合监督、医疗质量管理等日常工作，建立日常监督、整改落实的长效机制。对高值高频、群众反映突出的检查项目进行重点监控，定期通报监控情况，对不合理检查及时预警并纠正，并将结果与绩效考核、评审评价、评优评先等挂钩。医疗保障部门要建立健全医保信用评价体系，建立医疗机构及其相关工作人员医保信用记录、信用评价制度和积分管理制度。创新定点医疗机构综合绩效考评机制，将信用评价结果、综合绩效考评结果与预算管理、检查稽核、定点协议管理等相关联。加强对纳入医疗保障范围内的医疗检查行为和费用监管，建立和完善日常巡查、专项检查、飞行检查、重点检查、专家审查等多种形式相结合的检查制度，明确检查对象、检查重点和检查内容，及时查处违法违规行为。（省卫生健康委、省医保局、省中医药局按职责分工负责）

3. 强化信息化监管。医疗机构要加强信息系统建设，通过电子病历、知识库等加载集成各病种诊疗规范、用药指南、临床路径等，探索开发基于医院信息系统的智能审核、监管功能。启动四川省医疗机构电子病历系统应用水平分级评价提升工程，持续提升公立医院信息化水平。各级卫生健康行政部门运用好医疗"三监管"平台，通过信息化手段、大数据筛查等方式持续排查医疗机构不合理检查问题，强化结果应用。（省卫生健康委、省中医药局按职责分工负责）

4. 严肃落实违规惩处。按照《四川省医疗机构不良执业行为记分管理办法（2020年版）》《四川省医务人员不良执业行为记分管理办法（2020年版）》等有关规定，对违规医疗机构和人员进行责任追究和不良执业行为记分。对线索问题较多、多次约谈整改不力或医保违规性质恶劣、涉案金额较大的医疗机构，严肃追究有关负责人领导责任。辖区医疗机构不合理检查问题严重且监管不力的，追究有关部门负责人责任。（省卫生健康委、省中医药局按职责分工负责）

（四）切实落实改革措施

1. 完善绩效分配制度。医疗机构要建立健全以公益性为导向的绩效考核评价机制，完善内部薪酬分配制度，鼓励多劳多得、优绩优酬，重点向优秀人才、关键岗位以及一线医务人员倾斜。要借鉴疾病诊断相关分组（DRGs）、以资源为基础的相对价值比率（RBRVS）等方法和经验，将技术水平、疑难系数、工作质量、检查结果阳性率、患者满意度等作为绩效分配重点考核指标。严禁向科室和医务人员下达创收指标或设置可能诱导过度检查和过度医疗的指标，医务人员个人薪酬不得与药品、卫生材料、检查、检验等业务收入挂钩。中医医院要优化内部绩效分配机制，将中医药特色优势发挥情况作为绩效分

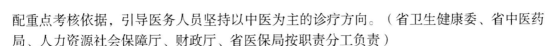

配重点考核依据，引导医务人员坚持以中医为主的诊疗方向。（省卫生健康委、省中医药局、人力资源社会保障厅、财政厅、省医保局按职责分工负责）

2. 持续深化医保改革。深化医疗服务价格改革，按照"设置启动条件、评估触发实施、有升有降调价、医保支付衔接、跟踪监测考核"的基本路径，探索建立医疗服务价格动态调整机制，持续优化医疗服务价格结构。推动完善医疗服务项目准入制度，加快审核新增医疗服务价格项目，合理提高体现技术劳务价值的医疗服务价格，促进医学技术创新发展和临床应用。强化公立医疗机构医疗服务成本核算，公立医疗机构依法向医疗服务价格主管部门提供医疗服务价格、成本、费用、收入分配及改革运行情况等，作为实施医疗服务价格动态调整的基础。深入推进医保支付方式改革，发挥其引导医疗机构控制成本、规范合理诊疗等方面的积极作用。推进攀枝花等市开展疾病诊断相关分组（DRG）付费国家试点，推进泸州、德阳、南充等市开展区域点数法总额预算和病种分值付费（DIP）国家试点。采取措施推进紧密型县域医共体医保支付方式改革任务落地。（省医保局牵头，省卫生健康委、省中医药局、财政厅参与）

3. 科学配置检查资源。卫生健康行政部门要提高大型医用设备配置规划的科学性和约束性，通过规划引导、规范准入和强化监管，努力形成区域布局更加合理、装备结构更加科学、配置数量与健康需求更加匹配、使用行为更加规范、应用质量更有保障的大型医用设备配置规划管理体系，基本满足临床诊疗、科研创新需要和人民群众多层次、多元化医疗服务需求。（省卫生健康委、省中医药局按职责分工负责）

4. 强化绩效考核管理。完善医疗机构运行考核管理，深入推进二级、三级公立医院绩效考核。健全公立医院绩效考核评价体系，规范考核流程，加强考核管理，定期公布考核结果，强化结果分析与运用。建立绩效考核信息共享、结果应用机制，将绩效考核结果与政府投入挂钩。逐步形成精准化、信息化、常态化的公立医疗机构绩效考核体系，并与非公立医疗机构监管有效衔接。中医医院要强化中医药服务为主的办院模式和服务功能，着力发挥中医药特色优势，做好公立中医医院绩效考核结果运用。（省卫生健康委、省中医药局、财政厅、各市（州）人民政府按职责分工负责）

四、组织保障

（一）全面加强党的建设

加强公立医院党建工作，强化医院党建工作指导委员会职能，加强对医疗机构党建工作的领导、指导和监督。严格落实党委领导下的院长负责制，充分发挥公立医院党委等院级党组织把方向、管大局、作决策、促改革、保落实的领导作用。扎实推进党风廉政建设和行业作风建设，严格落实"一岗双责"，班子成员定期约谈重点科室、关键岗位人员，加强医务人员的思想教育、日常管理、监督约束。医疗机构纪检监察部门将过度医疗检查问题纳入日常监督的重要内容，严守重要节点，紧盯关键环节，将预防和惩治医疗检查过程中的腐败问题作为落实全面从严治党的重要内容。对发现违纪违规行为，要给予相关人员党纪政纪处分。（省卫生健康委、省中医药局按职责分工负责）

（二）强化部门责任落实

各地要加强部门协同联动，明确部门职责，细化任务分解，责任落实到人。各级卫生健康行政部门牵头总体工作，加强医疗机构医疗行为监督管理，提高医疗检查规范化水平。各级中医药主管部门要加强对中医医疗机构医疗行为的监督管理。各级医保部门完善医疗服务价格政策，推进医保支付方式改革，严厉打击涉医疗检查欺诈骗保行为。（省卫生健康委、省中医药局、省医保局按职责分工负责）

（三）营造良好社会氛围

各地要加大宣传力度，及时准确做好政策解读，回应社会关切，合理引导社会预期，争取社会各界更多理解，为改革努力营造良好氛围。引导医务人员牢固树立全心全意为人民服务的理念，进一步增强规范医疗服务行为的思想自觉和行动自觉。切实营造卫生健康行业风清气正的氛围，提高人民群众对卫生健康事业的信任度和满意度。〔省卫生健康委、省中医药局、各市（州）人民政府按职责分工负责〕

（四）统筹安排加强督导

各地要高度重视，认真统筹部署，将规范医疗行为促进合理医疗检查作为民生领域重点工作内容，与深化医药卫生体制改革整体同步推进。敢于刀口向内，坚持问题导向，深入细致做好自查自纠，对自查发现的问题要严肃整改。省卫生健康委会同有关部门对各地落实情况进行监督检查，指导各地及时研究解决相关问题。〔省卫生健康委、省中医药局、各市（州）人民政府按职责分工负责〕

关于印发《四川省加快发展
康复医疗服务工作实施方案》的通知

川卫发〔2021〕10号

各市（州）卫生健康委、发展改革委、教育局、民政局、财政局、人力资源社会保障局、医疗保障局、中医药管理局、残联：

为贯彻落实党的十九届五中、六中全会精神和实施健康中国、积极应对人口老龄化的国家战略，进一步加强我省康复医疗服务体系标准化、规范化建设，推动康复医疗服务高质量发展，按照国家卫生健康委等八部门印发的《关于加快推进康复医疗工作发展的意见》（国卫医发〔2021〕19号）要求，结合我省实际，我们组织制定了《四川省加快发展康复医疗服务工作实施方案》，现印发你们，请认真贯彻落实。

四川省卫生健康委员会　　四川省发展和改革委员会

四川省教育厅　　　　　　四川省民政厅

四川省财政厅　　　　四川省人力资源和社会保障厅

四川省医疗保障局　　　　四川省中医药管理局

四川省残疾人联合会

2021年11月24日

四川省加快发展康复医疗服务工作实施方案

康复医疗工作是卫生健康事业的重要组成部分。加快推进康复医疗工作发展对全面推进健康四川建设、积极应对人口老龄化，保障和改善民生具有重要意义。为贯彻落实党中央、国务院和省委、省政府决策部署，增加康复医疗服务供给，提高我省应对重大突发事件的康复医疗服务能力，根据国家卫生健康委等八部门联合印发的《关于加快推进康复医疗工作发展的意见》要求，结合我省实际，特制定本方案。

一、指导思想

坚持以习近平新时代中国特色社会主义思想为指导，深入贯彻党的十九届五中、六中全会精神和实施健康中国、积极应对人口老龄化的国家战略。全面落实省委、省政府决策部署，围绕健康四川行动，以人民健康为中心，以社会需求为导向，健全完善康复医疗服务体系，加强康复医疗专业队伍建设，提高康复医疗服务能力，推进康复医疗领域改革创新，加快推动我省康复医疗服务高质量发展。

二、工作目标

力争到2022年，逐步建立一支数量合理、素质优良的康复医疗专业队伍，每10万人口康复医师达到6人、康复治疗师达到10人。到2025年，每10万人口康复医师达到8人、康复治疗师达到12人。康复医疗服务能力稳步提升，服务方式更加多元化，服务领域不断扩展，逐步构建规模适宜、功能明确、富有效率的康复医疗服务体系，让人民群众享有全方位全生命周期的康复医疗服务。

三、主要任务

（一）以"服务需求"为导向，逐步完善康复医疗服务体系建设

1. 优化康复医疗服务网络。医疗机构要按照分级诊疗要求，结合功能定位按需分类提供康复医疗服务。三级综合医院康复医学科、三级中医医院康复科和三级康复医院重点为急危重症和疑难复杂疾病患者提供康复医疗服务。公立三级医院要承担辖区内康复医疗学科建设、人才培训、技术支持、研究成果推广等任务，发挥帮扶和带动作用，鼓励社会力量举办的三级医院积极参与。二级综合医院康复医学科、二级中医医院康复科、二级康复医院、康复医疗中心、基层医疗卫生机构等重点为诊断明确、病情稳定或者需要长期康复的患者提供康复医疗服务。借助城市医疗集团、县域医共体、专科联盟、远程医疗等多种形式，建立不同医疗机构之间定位明确、分工协作、上下联动的康复医疗服务网络。健全综合医院康复医学科与临床科室协调配合机制，探索推动康复医学专业人员、康复医学专业设备归口统一管理，完善综合医院、康复医院和基层医疗卫生机构及其他延续性医疗机构之间的双向转诊机制，提高康复医疗服务体系运行效率，实现畅通规范的双向转诊。以基层医疗卫生机构为依托，鼓励积极开展社区和居家康复医疗服务，努力做好机构康复与居家康复、护理及养老服务衔接与延伸。

2. 增加康复医疗服务供给。各级卫生健康行政部门（含中医药主管部门，下同）要严格落实分级诊疗工作，按照医疗卫生服务体系规划要求，科学统筹区域内公立医疗机构和社会办医资源，合理增加提供康复医疗服务的医疗机构数量及其床位供给。推动医疗资源丰富地区的部分一级、二级医院转型为康复医院，合理增加康复医院数量。鼓励100张床位以上符合条件的医养结合机构设立康复中心。支持和引导社会力量举办规模化、连锁的康复医疗中心，健全完善覆盖全人群和全生命周期的康复医疗服务体系。

3. 加强康复医院和综合医院康复医学科建设。各地各单位要按照康复医院、综合医院康复医学科、中医医院康复科的基本标准和建设管理规范等，加强软硬件建设。鼓励各地将增加康复医疗服务资源供给纳入"十四五"卫生健康服务体系建设，重点支持地市级康复医院、县级综合医院康复医学科建设。力争到2025年，二级综合医疗机构70%设置康复医学科，并按医院床位总数2%—5%的比例设置康复床位。力争建成或转型1家编制床位数600张以上省级三级甲等康复医院，构建成为国家康复医疗西部中心，发挥全省引领示范作用。原则上，常住人口超过600万人的市（州），至少设置2家二级及以上康复医院；常住人口超过300万的市（州）至少设置1家二级及以上康复医院，充分发挥区域性带动作用；常住人口超过30万的县（市、区）至少有1家县级公立医院设置康复医学科；常住人口30万以下的县（市、区）至少有1家县级公立医院设置康复医学科门诊。

4. 加强县级医院和基层医疗卫生机构康复医疗能力建设。结合国家加强县级医院综合服务能力建设的有关要求，鼓励各地各单位结合实际将康复医疗服务作为补短板强弱项的重点领域予以加强，鼓励医疗资源丰富地区推广实施康复医疗中心标准化建设，切实提升县级医院康复医疗服务水平。依托开展社区医院建设和持续提升基层医疗服务能

力的工作平台，支持有条件的基层医疗卫生机构开设康复医疗门诊（科室）。加强基层医疗卫生机构康复医学专科或康复门诊建设，制订社区康复医疗服务项目目录，推广适宜康复医疗技术，规范家庭医生康复医疗服务标准。鼓励社会力量开设康复专科门诊或诊所，开展日间康复，鼓励康复医师到基层医疗机构多点执业，为群众提供便捷、专业的康复医疗服务。

（二）以"人才培养"为抓手，持续强化康复医疗队伍建设

5. 加强康复医疗人才培养。有条件的院校要积极设置康复治疗学和康复工程学等紧缺专业，鼓励省内医药院校根据实际设置物理治疗、作业治疗、听力与言语康复学和康复工程学（假肢矫形学）等专业，增加康复治疗专业人才培养供给，注重提升临床实践能力，积极开展康复医疗科研创新工作，不断提高我省康复医疗科研水平。支持符合条件的高校建设康复类一流专业建设点，加强康复高等教育发展，建立我省加强康复医疗人才教育的标志性工程。鼓励在临床医学、护理学等专业教育中加强学生康复医学相关知识和能力的培养，普及康复医学专业知识。持续推进康复医学科住院医师规范化培训，积极开展康复专业护士培训，探索开展康复医学科医师转岗培训，鼓励全科医学科、骨科、神经内科等专业人员参加转岗培训，增加从事康复医疗工作的医师、治疗师、护士供给。鼓励省内高校与康复医疗机构联合开展康复医疗人才培养，针对性优化在职康复医疗人才学历结构，力争到2025年，从业康复医师、康复治疗师的硕士以上学历占比分别达到10%、5%。深化康复教育改革，培养复合型康复医疗人才。

6. 强化康复医疗专业人员岗位培训。逐步建立以需求为导向，以岗位胜任力为核心的康复医疗专业人员培训机制。根据医疗机构功能定位和康复医疗临床需求，有计划、分层次地对医疗机构中正在从事和拟从事康复医疗工作的人员开展培训，提升康复医疗服务能力。加强康复治疗师岗前规范化培训，探索建立康复治疗师规范化培训制度。加强对全体医务人员康复医疗基本知识的培训，增强康复医疗早介入、全过程的意识，将康复理念贯穿于疾病预防、诊疗、康复等全过程。

7. 加强突发应急状态下康复医疗队伍储备。探索建立健全省、市、县三级康复医疗应急管理体系，对接并助力完善三级院前医疗急救服务体系。依托有条件、能力强的综合医院康复医学科、中医医院康复科和康复医院组建各级应急康复医疗队，储备康复医疗专家库，建立一支素质优良、专业过硬、调动及时的应对重大疫情、自然灾害、事故灾难等突发公共卫生事件康复医疗专业队伍。强化人员、物资储备和应急演练，切实提升突发应急状态下的康复医疗服务能力。

（三）以"规范制度"为指导，稳步提升康复医疗服务能力

8. 完善康复医疗工作制度、服务指南和技术规范。建立省级康复医学专家资源库，强化各级康复医疗质量控制中心职能，依托省级康复医学专家库及省康复医学会、康复治疗师协会平台，结合康复医疗专业特点和临床发展需求，制（修）订完善医疗机构康复医疗工作制度、康复医疗服务指南和技术规范等，特别是重大疾病、新发传染性疾病的康复技术指南等，规范临床康复医疗服务行为，提高康复医疗服务的专业性和规范性，进一步增进医疗效果。

9. 加强康复医疗能力建设。以提升康复医疗服务能力为核心，重点加强三级综合医

院康复医学科、三级中医医院康复科和三级康复医院的康复早期介入、多学科合作、疑难危重症患者康复医疗服务能力。逐步完善省、市、县三级康复医疗质量控制体系，盘活各级质控中心联动管理，持续提升质控工作履职效能，促进我省康复医学诊疗服务规范化、标准化。强化学科建设，支持有条件的三级医疗机构创建国家级或省级康复医学临床重点学科（专科）。根据不同人群的疾病特点和康复医疗服务迫切需求，积极推动神经康复、骨科康复、心肺康复、肿瘤康复、儿童康复、老年康复、疼痛康复、重症康复、中医康复、心理康复、认知康复等康复医学亚专科建设，开展亚专科细化的康复评定、康复治疗、康复指导和康复随访等服务。

10. 提高基层康复医疗能力。通过医联体、对口支援、远程培训等方式，发挥优质康复医疗资源辐射和带动作用，提高康复医疗中心和社区卫生服务中心、乡镇卫生院等基层医疗机构康复医疗服务能力和水平。鼓励医联体内有条件的二级以上医院通过建立康复医疗联合团队、一对一帮带、选派康复专家定期下沉基层医疗机构出诊、查房、培训等，帮扶基层医疗机构提升康复医疗能力，推进优质康复医疗资源向基层延伸。鼓励基层医疗卫生机构按需设置中医康复室、物理治疗室、运动治疗室、作业治疗室、语言治疗室和假肢矫形室并配置相应专业技术人员。同时，要加强对全科医生、家庭医生签约团队的培训，提高其康复医疗服务能力。支持有条件的医疗机构与残疾人专业康复机构、儿童福利机构、康复辅具机构等加强合作，提高其康复水平。

11. 提升中医康复服务能力。落实《关于印发四川省中医药康复服务能力提升工程实施方案（2021—2025年）的通知》，充分发挥中医药在疾病康复中的重要作用。鼓励有条件的医疗机构积极提供中医药康复服务。依托我省中医康复基础良好、技术力量雄厚的现有优势资源，建设一批中医康复中心和中医特色康复医院，力争到2025年，省内1家达到三级康复医院水平，推动中医医院与三级综合医院、基层医疗机构三位一体紧密协作。进一步加强中医药康复服务机构建设和管理，强化中医药康复专业人才培养和队伍建设，培养名中医、传承中西医结合及中药深加工专业人才，开展中医康复方案和技术规范研究，积极发展中医特色康复服务，增加基层中医康复服务供给，切实提升中医药康复服务能力和水平。

（四）以"提质增效"为目标，创新康复医疗服务模式

12. 逐步推进康复与临床多学科合作模式。强化康复医疗与临床学科协同发展，探索建立康复与临床多学科联合诊疗管理制度。创新开展康复医疗与外科、神经科、骨科、心血管、呼吸、重症、妇科、产科、儿科、中医等临床相关学科紧密合作。以患者为中心，强化康复早期介入，推动加速康复外科，将康复理念与技术贯穿于疾病诊疗全过程，提高医疗效果，推广中医康复适宜技术，促进患者快速康复和功能恢复。

13. 积极发展社区和居家康复医疗。鼓励有条件的医疗机构通过"互联网+"、家庭病床、上门巡诊等方式将机构内康复医疗服务延伸至社区和居家。支持基层医疗机构丰富和创新康复医疗服务模式，优先为失能或高龄老年人、慢性病患者、重度残疾人等有迫切康复医疗服务需求的人群提供居家康复医疗、日间康复训练、康复指导等服务，进一步强化社区康复医疗机构联盟建设，逐步形成"治疗—康复—照护"完整服务链，实现康复医疗连续性。

14. 推动康复医疗与康复辅助器具配置服务衔接融合。落实《四川省人民政府关于加

快康复辅助器具产业发展的实施意见》，推进康复医疗服务和康复辅助器具适配服务深度融合。重点支持创新型康复设备、辅具研发及国家辅助器具西南中心的发展建设，建立研发、孵化、临床试验、市场转化的产业发展链。医疗机构要按照有关要求，合理配置康复辅助器具适配设备设施，强化相关人员培训，建立康复医师、康复治疗师与康复辅具配置工程人员团队合作机制，提高专业技术和服务能力，为残疾人、老年人等重点人群提供精准康复辅助器具适配服务。

（五）以"配套政策"为支撑，加大康复医疗服务保障力度

15. 统筹完善康复医疗服务价格和医保支付管理。将康复医疗服务价格纳入深化医疗服务价格改革中统筹考虑，做好相关项目价格的调整和优化工作。加快康复医疗类新增医疗服务项目评审。加强医疗康复项目支付管理，指导各市（州）落实好29项医疗康复项目纳入基本医疗保险支付范围的政策，按规定及时将符合条件的治疗性康复项目纳入基本医疗保险支付范围，切实保障群众基本康复医疗需求。

16. 调动康复医疗专业人员积极性。医疗机构要建立完善康复医疗专业人员管理制度和人才激励机制。健全以岗位职责履行、临床工作量、服务质量、行为规范、医疗质量安全、医德医风、患者满意度等为核心的绩效考核机制，将考核结果与康复医疗专业人员的岗位聘用、职称晋升、绩效分配、奖励评优等挂钩，做到多劳多得、优绩优酬，调动其积极性。完善包括人才培养与引进、管理与服务保障、人文关怀、执业环境等方面配套措施，增强康复医疗专业人员的职业认同感和获得感。

17. 加强康复医疗信息化建设。要充分借助云计算、大数据、物联网、智慧医疗、移动互联网等信息化技术，大力推进康复医疗信息化建设和智慧康复医院建设，落实网络安全等级保护制度。借助信息化手段，创新发展康复医疗服务新模式、新业态、新技术，优化康复医疗服务流程，提高康复医疗服务效率。积极开展康复医疗领域的远程医疗、会诊、培训、技术指导等，惠及更多基层群众。

18. 推动康复医疗相关产业发展。鼓励各地通过科技创新、产业转型、成果转化等方式，结合实际和特色优势，培育康复医疗相关产业。优先在老年人、残疾人、伤病患者及儿童等人群的康复医疗方面，推动医工结合。积极支持研发和创新一批高智能、高科技、高品质的康复辅助器具产品和康复治疗设备等，逐步满足人民群众健康需要。鼓励有条件的高校、医院、企业或成立联合研发机构，引进相关学科领军人才和成熟项目，强化科研攻关和成果转化，实现校企合作、医工交叉、产学双赢，不断提升我省智能康复医疗产业发展水平。

四、实施步骤

（一）部署阶段（2021年11月—2021年12月）。各地要按照方案有关要求，结合本地实际情况，动员部署辖区康复医疗发展工作，针对主要任务，研究提出分年度目标。

（二）实施阶段（2022年1月—2025年10月）。各地要按照方案要求和目标，加强部门联动，切实推进康复医疗工作发展进程。每年10月底，由各市（州）卫生健康行政部门牵头，组织有关部门对辖区康复医疗工作开展情况进行年度总结，充分了解工作成效，及时查漏补缺。

（三）评估阶段（2023年10月、2025年10月）。各市（州）卫生健康行政部门要积极

主动会同有关部门对辖区康复医疗工作开展情况进行全面的中期和终期总结评估，形成评估报告，报送省卫生健康委。

五、组织保障

（一）加强组织领导。各有关部门务必高度重视发展康复医疗工作，要从全面推进健康中国建设、实施积极应对人口老龄化国家战略，增进人民群众健康福祉的高度，深刻认识加快推进我省康复医疗工作发展的重要意义。切实加强组织领导，形成政策合力，完善支持配套政策。

（二）明确部门职责。各有关部门要明确职责分工，密切配合，加强政策联动，合力推进康复医疗服务发展。卫生健康行政部门要按照要求合理规划布局区域内康复医疗资源，加强康复医疗专业人员培训和队伍建设，规范康复医疗行为，提高康复医疗服务能力，保障医疗质量和安全。教育部门要加强康复医疗相关专业人才教育培养。发展改革、财政部门要按规定落实政府投入政策。人力资源社会保障部门要配合卫生健康主管部门按相关规定积极做好人才队伍建设工作。医疗保障部门要推进医保支付方式改革，完善医疗服务价格管理机制。民政部门要积极推动康复辅助器具产业发展。中医药主管部门要大力发展中医药特色康复服务。残联组织做好残疾儿童康复救助工作并配合做好残疾人康复医疗相关工作。

（三）强化指导评估。各地卫生健康行政部门要会同有关部门建立定期指导评估、重点工作跟踪机制，及时研究解决出现的困难和问题。注重总结经验，推广有益经验。鼓励各地探索将公立康复医院纳入公立医院综合绩效考核体系筹要求，发挥绩效考核的激励作用，引导康复医院持续健康发展。

（四）加大宣传力度。各地要重视和加强康复医疗服务工作的宣传，加大医疗机构医务人员的康复医疗相关政策和业务培训，提升服务能力。要广泛宣传康复理念、康复知识和康复技术等，充分利用广播、电视、网络等媒体，普及和提高群众对康复的认知和重视，在全社会营造推进康复医疗发展的良好氛围。

年度卫生健康工作

2021年四川省卫生健康工作综述

【新冠疫情防线巩固夯实】 常态化防控科学精准。坚持"三个全面、两个支撑",层层筑牢疫情防线。全面落实常态防控措施,全流程闭环管理入境人员,多渠道排查管控重点地区入(返)川人员,持续做好"人、物、环境"多点监测预警,因时因势优化完善防控工作指南、监测技术方案等政策措施。全面推进新冠病毒疫苗接种,建立"三四五"工作机制,全省累计接种1.57亿剂次。全面压实"四方责任",省级以"四不两直"方式开展疫情防控督查25轮,严肃查处隐匿行程、拒不配合疫情防控的单位和个人,形成有力震慑。多部门支撑协同联动,卫生、交通、旅游等部门政策措施整体联动、同频共振,疾控、公安、大数据等部门数据共享、高效协作,社区干部、专业人员、治安民警联合行动,形成防控合力。大数据支撑精准防控,优化"一码两系统",建设省级疫情防控管理平台,开发应用流调溯源信息化应用系统,助力风险人员锁定、行动轨迹追踪和圈层精准管控。

应急处置卓有成效。始终保持指挥体系处于应急状态,组建应急处置前线指挥中心和11个省级常备工作组,健全平急转换机制,战时4小时组建省市前方联合指挥部。持续提升应急处置核心能力,充实流调溯源、核酸检测、转运隔离队伍,全覆盖开展技能培训,常态化开展训练演练,配置信息化终端设备,健全资源区域调配机制,全面做好备战准备。全力处置突发疫情,及早发现、迅速处置绵阳市、宜宾市、泸州市、自贡市等地疫情。省市区扁平指挥、"三公(工)协查""红橙黄三色管理",在一个潜伏期内控制住成都"11·2"疫情。

医疗救治能力显著提升。坚持"四集中一远程"救治策略,强化市级统筹,优化设置定点医院79家、救治床位2.94万张、ICU床位3150张,后备定点医院11家,防护物资储备满足医院30天满负荷运转。组建15支省级医疗救治应急支援队,组织华西医疗团队全面接管成都市重症患者,实行"一人一案"多学科联合救治。全年救治患者468人,无因新冠死亡病例。加强院感防控,严格落实预检分诊"五个一"、发热门诊"三个必须"、重点人群"两个闭环",实现院内零感染目标。

【行业改革发展有序推进】 融入成渝地区双城经济圈建设。成立川渝卫生健康一体化发展领导小组,举办"卫生健康经济管理创新案例经验交流会暨川渝卫生健康经济大讲堂",签订川渝妇幼健康交流合作协议、卫生健康监督执法合作协议。确定第一批川渝互认医疗机构16项临床检验、41项医学影像互认项目以及报告单互认标识,337

家公立医疗机构实现川渝电子健康卡"扫码就医"。实施川渝卫生技术人才"双百"培养项目。获批国家卫生健康委重点实验室1个，遴选推荐国家第五批临床医学中心15家，争取国家临床重点专科14个。

深化综合医改迈出新步伐。推动省市县三级党委或政府主要领导担任医改领导小组组长。推广三明医改经验，在自贡市、宜宾市开展"三医"联动暨系统集成改革试点。推进国家口腔医学中心和国家儿童区域（西南）医疗中心建设，首批"辅导类"国家医学中心创建单位落户四川省，规划布局省医学中心和区域医疗中心。建成71个城市医疗集团，60个紧密型县域医共体。出台推动公立医院高质量发展实施方案，129家公立医院开展薪酬制度改革。开展二、三级公立医院绩效考核，修订三级医院评审标准实施细则。自贡市被确定为公立医院综合改革第二批国家级示范城市，大竹县公立医院改革受到国务院办公厅通报表扬。

做实医疗卫生"后半篇"文章。推进"两项改革"后乡村医疗卫生机构优化调整，乡镇卫生院归并调整为2786个、村卫生室调减为42847个，首批42个县域医疗卫生次中心建设取得进展。扎实开展社区医院创建和"优质服务基层行"活动。印发巩固拓展健康扶贫同乡村振兴有效衔接实施方案，打造"因病返贫致贫"预警监测系统，统筹下派1300余人对口支援脱贫地区。第二个民族卫生十年行动计划启动实施。

"放管服"改革得到深化。推动18个方面24项改革任务落地实施，实现11个事项"川渝通办"、8个事项"省内通办"。国家医疗卫生行业综合监管督察问题整改全面落实，完成国家和省级"双随机"抽查任务，抽查单位（产品）3.3万余户（个）。开展医疗卫生行业6大专项整治

行动，查处违法案件1.4万余件。市（州）医疗"三监管"平台实现常态化运行，在14家医疗机构开展全流程监管试点。深化"大处方、泛耗材和欺诈骗保"系统治理，开展不合理医疗检查专项治理，核实线索11万条，移交纪检监察机构线索、公开查处案件87条（件）。开展大型医院巡查、民营医院管理年活动，7家社会办医院晋级三甲。

【公共卫生服务扎实开展】 健康四川行动深入实施。开展健康四川行动重点任务考核。试点健康城市、健康村镇建设，成都市等11个城市通过国家卫生城市复审。持续为全省8300余万常住城乡居民免费提供12项国家基本公共卫生服务。将3728家企业和63余万职工纳入职业健康监测，随访尘肺病患者4.4万例。18个市完成首批营养健康食堂试点建设，全省食源性疾病病例监测医疗机构增至1184家。普及健康知识，居民健康素养水平达23.6%。

疾病防控能力稳步提升。推动创建11个三甲、18个三乙、66个二甲疾控中心。全省甲乙丙传染病发病率510.86/10万，连续14年低于全国平均水平。加强慢性病监测干预，全民健康生活方式行动县（市、区）覆盖率100%。国家级社会心理服务体系建设试点全面完成。学校卫生监测实现县（市、区）全覆盖，5个县（区）成功申报第二批国家儿童青少年近视防控适宜技术试点县。启动实施凉山州艾滋病等重大传染病防治攻坚第二阶段行动，包虫病综合防治成效持续巩固，结核病报告发病率稳步下降。61个流行县（市、区）达到血吸虫病消除标准，23个燃煤污染型氟中毒病区县全部达到消除标准。

卫生应急机制不断完善。修订《四川省突发公共卫生事件应急预案》，编制《四川省突发事件医学救援应急预案》。

组队参加"应急使命·2021"抗震救灾演习，开展川渝卫生应急暨国防动员联合演练。科学处置达州市等地人感染H5N6禽流感疫情，高效完成泸县地震等灾害事件紧急医学救援。全省报告一般及以上突发公共卫生事件20起，发病855人、死亡6人。

【中医药强省战略稳步实施】 工作机制不断完善。推动召开全省中医药传承创新发展大会和中医药强省领导小组会议，印发中医药强省建设行动方案（2021—2025年）和坚持中西医并重加快中西医结合的实施意见。获批建设国家中医药综合改革示范区、省部共建西南特色中药资源国家重点实验室。

服务水平持续提高。累计建成全国基层中医药工作先进单位108个。支持789个乡镇卫生院中医馆"填平补齐"和96个中医馆"提档升级"，实施中医强基层"百千万"行动。建设省级中医药重点学科20个，国医大师工作室、省名中医工作室等109个，培训特色中医药人才近3万人次。1个国家中医药传承创新工程项目建成投用。

文化交流成果丰硕。印发中医药文化传播行动工作方案，新增国家级非遗项目1项、省级非遗保护传承基地2个。组织全国首个中医药文物特展，实施"世界传统医药日暨四川省中医药宣传日""名中医四川行"等活动，新建奥洛穆茨、布拉格和迪拜3个海外中医药中心。

【人口服务体系工作不断加强】 妇幼健康服务扎实开展。编制新周期两纲，出台辅助生殖技术规划，启动母婴安全和健康儿童行动提升计划。妇幼保健机构二级以上标准化建设率达84.2%，新创建国家级、省级新生儿保健特色专科1个、9个。推进"出生一件事"联办，率先实现出生医学证明和预防接种证联合办理。

生育政策及时优化。完成《四川省人口与计划生育条例》修正，推动实施三孩生育政策支持配套措施，完善生育登记服务办法。落实计划生育扶助保障民生实事，确认国家、省级农村奖励扶助205.49万余人、31.30万余人，特别扶助16.36万余人，"少生快富"工程3651户。推进普惠托育专项行动，开展全国婴幼儿照护服务示范城市、省级婴幼儿照护优质服务县（市、区）、优质服务托育机构建设。

老龄健康工作有力推动。省政府召开全省老龄工作会议。实施"智慧助老"行动，推动解决老年人在就医服务中运用智能技术困难。创建全国示范性老年友好型社区52个，启动第六轮敬老模范县（市、区）和老年友善医疗机构创建。推进全国医养结合示范省建设，支持100个基层医疗卫生机构建设医养结合服务中心。完善老年健康服务体系，二级及以上综合性医院设老年医学科比例达46.47%。

【支撑保障能力得到提升】 重大资金项目保障有力。编制完成"十四五"卫生健康发展规划。争取中央资金18.79亿元、项目67个，支持现代化疾控体系、县级医院提标扩能、妇幼健康服务能力等项目建设。争取省级资金6.33亿元、项目58个，支持省级医疗卫生项目、县级疾控机构等建设。持续实施"补短板强弱项"项目、疾病防控救治能力提升三年行动，加快建设省公共卫生综合临床中心、重大疫情防控救治基地等重点项目，四川省首个P3实验室建成投运。

人才队伍建设成效显著。组织16.6万余人参加卫生专业技术资格、护士执业资格、卫生人才评价考试。评选表彰系统先进个人200名、先进集体99个。省医院杨正林教授增选为中国科学院生命科学和医学学学部院士。评选"天府青城计划"天府名医30人、首席专家31人、领军人才65人。获批国家住培重点专业基地12个，五类规培招生1.15万人。实施农村订单定向医学生免费培养、全科医生转岗及紧缺人才培训等项目。持续做好关心关爱医务人员工作。

信息化建设加快推进。新增智慧医院68家、互联网医院106家，全年累计开展在线咨询762.9万人次、开具电子处方868.6万单，528家公立医疗机构开展预约诊疗服务，建立远程医疗协作网157个。推进电子健康卡应用，523家二级以上公立医疗机构实现"扫码就医"，全年扫码2.5亿次。55个项目纳入国家"5G+医疗健康"建设应用试点。

对外合作交流有序开展。召开援外医疗45周年纪念会，完成5支援外医疗队交接轮换，指导援外医疗队开展"春苗行动"，疫苗接种2万余人次。参与抗疫国际合作，全面推进四川大学华西医院与莫桑比克、圣多美和普林西比，省人民医院与佛得角，川北医学院附属医院与几内亚比绍4个中非对口医院合作机制建设。

【党的领导和建设全面加强】 政治建设不断强化。扎实开展党史学习教育和庆祝建党100周年活动，督导11项重点任务落实，引领全系统开展"我为群众办实事"。深化"四好一强"领导班子创建，委党组被评为省直机关创建活动先进单位。推动公立医院"标杆党支部"、委直系统"五好党支部"创建，加强基层党组织规范化建设。强化统战群团工作。

全面从严治党纵深推进。建立委党组全面从严治党"四责协同"机制，制定加强对直属单位"一把手"和领导班子监督实施方案。抓好中央巡视和省委疫情防控巡视"回头看"反馈问题整改落实，接受省委第九轮常规巡视。对27家委直属单位开展绩效工资专项审计、2家委直属医院开展医疗设备采购规范化管理专项审计。印发委管社会组织廉洁从业"十不准"，持续抓好行风治理。调查核实重点问题线索，依法依规严肃处理。

宣传舆论有力有效。构建"健康四川传播矩阵"，开通"健康四川学习强国号"。举办省直系统庆祝建党100周年先进典型宣讲报告会，组织"献礼建党百年 讲述健康故事"视频征集展播，8人入围"中国好医护"评选。清理政务微信微博、报刊期刊、学术活动等各类意识形态宣传阵地，完善舆情监测引导模式，及时有效应对重大舆情。

（办公室）

人事工作

【人事人才工作】 岗位管理。制定出台委属事业单位岗位管理实施细则，组织省医疗保健服务中心等2个新设委属单位完成岗位设置方案，省疾控中心等4个单位变更岗位设置方案。推荐或审核同意43人申报专业技术二级岗或聘用专业技术三级岗，组织委属单位直接考核招聘紧缺人才94人、公开考试招聘66人。组织512家单位赴成都市、重庆市等地开展4场线上线下招聘会，引导千余名学生服务基层，推动31名"9+3"毕业生就业。

薪酬制度改革。会同人社、财政等部门推动全省129家医院开展薪酬制度改革，薪酬水平人均提高8.92%。推动委属医院、四川护理职业学院改革完善内部考核分配办法。调整省卫生健康委项目管理中心等3个单位绩效工资水平，核定省医疗保健服务中心等2个新设单位绩效工资水平，指导省疾控中心加强绩效工资专项据实核增。

激励保障。评选表彰全省卫生健康系统先进个人200人、先进集体99个。组织16.6万余人参加卫考护考，评选"天府青城计划"天府名医30人、省卫生健康首席专家31人、领军人才65人、临床技能名师60人、基层卫生拔尖人才60人、民族地区基层卫生优秀人才100人。率先在全国将医师临床指标纳入职称评价，评审7037名卫生高级职称申报人员。累计核发临时性工作补助671.6万元，督促指导全省落实构建尊医重卫长效机制和关心关爱医务人员相关政策。

推动人才服务基层。统筹选派1372名专家人才对口支援脱贫地区，开展"师带徒"等九大教学行动，全省三级公立医院招收受援医院进修人员成效明显，受到国家卫生健康委通报表扬。会同省委人才办等部门推动实施乡村振兴卫生人才项目，支持新增15家城市三级医院与原深度贫困县县级综合医院建立紧密型医联体。协同推进全省人才工作先行区建设，省卫生健康委应邀在全省工作推进会上作专题发言。完成卫生系统凉山综合帮扶队轮换，组织50余名省级医疗卫生专家开展智力帮扶基层活动。

【干部队伍建设】 机构编制工作。协调省编办批复同意新设"四川省医疗保健服务中心"和"四川省医学科技教育中心"，完成四川省卫生和计划生育监督执法总队和四川省卫生健康政策和医学情报研究所更名、四川省卫生健康委员会国际交流中心变更为公益二类。按照省委深改办要求推进省疾控体系改革，牵头组织21个市（州）政府、有关部门及卫健系统开展改革调研，草拟报送"1+6"调研报告，协助草拟疾控体系改革方案。

干部选拔任用。选优配强委机关和直属单位领导班子，协助省委组织部晋升3名二级巡视员，选拔任用处级领导干部13人，晋升一至四级调研员9人，推荐2名干部到市（州）任职。完成委机关和直属单位领导班子和领导干部考核、个人事项集中填报抽查。结合省委第九轮巡视自查选人用人工作，发现问题逐一建立台账推进立行立改。

干部监管培训。制定《委机关公务员平时考核实施方案》和《加强干部交流轮岗、培养储备工作实施办法（暂行）》，分批次进行干部交流轮岗，加强关键岗位干部配备。干部任前谈话21人次，集体约谈直属单位领导班子1次，提醒谈话、批评教育9人次，诫勉1人，免职1名涉嫌违纪的处级领导干部。审批任免直属单位7名委管中层干部，全部纳入日常监管和考核备案。举办第八期、第九期递进班和第七期专家培训班，培训中青年干部和高层次人才240人。

指导委直单位工作。开展9个单位选人用人工作抽查督导，查找4个方面30条问题并推进整改。纠正违纪人员处理执行不到位问题，责成并指导四川省中医医院对该院原肛肠科主任黄德铨医师执业注销注册。组织直属单位开展骨干人员档案专项审核，调研督导10家单位。

社会组织管理。完成委管社会组织2家登记、1家更名、8家换届相关工作。报请省委组织部批准11人次省管领导干部社会组织兼职，委党组批复15人次委管干部社会组织兼职。

（人事处）

规划发展

【规划工作】 "十四五"规划编制及健康四川建设。印发实施《四川省"十四五"卫生健康发展规划》。完成《四川省"十四五"卫生健康规划基础研究报告》

《四川省"十四五"医疗卫生服务体系规划基础研究报告》《四川省"十三五"卫生计生事业发展规划终期总结评估报告》和《四川省医疗卫生服务体系规划（2015—2020年）终期评估报告》课题研究。研究制定四川省"十四五"医疗卫生服务体系规划编制工作方案，启动《四川省"十四五"医疗卫生服务体系规划》编制工作。配合国家卫生健康委和省级相关部门制定"十四五"国民健康规划、国家"十四五"医疗卫生服务体系规划、特殊类型地区振兴发展规划、川陕革命老区振兴发展规划、中医药高质量发展规划、民政事业发展规划、扩大内需规划、新型城镇化规划、五大经济区发展规划等，指导市（州）编制"十四五"卫生健康发展规划，指导相关处室编制行业专项规划，印发《关于加强四川省卫生健康规划编制管理的通知》。编写《"健康四川2030"规划纲要强力推进阶段（2017—2020年）评估报告（初稿）》。

推进成渝地区双城经济圈建设暨"一干多支"战略实施。推动《成渝地区双城经济圈建设规划纲要》卫生健康相关工作落地落实，成立一体化发展领导小组，建立联席会议机制。组建80多个专科联盟，建立远程医疗协作网157个，完成川渝两地电子健康卡管理信息系统对接，四川大学华西第二医院会同重庆医科大学附属儿童医院获批国家儿童区域（西南）医疗中心。在选取16项临床检验、41项医学影像检查项目开展检验检查结果互认。川渝实现境外入境人员信息"点对点"数据信息实时共享，两地互派挂职干部、开展川渝卫生专业技术人才"双百"培养项目。在成渝双城经济圈国际健康旅游论坛上，川渝健康旅游重点合作签约项目24个，签约总金额10.23亿元。采取"全程网办"方式

实现11个事项"川渝通办"。

相关方案编制工作。支持革命老区振兴发展，印发实施《新时代支持革命老区卫生健康事业振兴发展的实施方案》。推进西部大开发，印发《提升四川卫生健康水平推进西部大开发形成新格局实施方案》；贯彻落实《国家卫生健康委办公厅关于印发提升西部地区健康水平推进西部大开发形成新格局实施方案的通知》《四川省实施西部大开发领导小组办公室关于印发国家〈西部大开发"十四五"实施方案〉责任分工的通知》，梳理制定《提升西部地区健康水平推进西部大开发形成新格局实施方案责任清单》《西部大开发"十四五"实施方案责任清单》。做好基本公共服务编制工作，配合省发展改革委制定《四川省基本公共服务标准（2021年版）》。

【项目建设】　争取中央资金18.79亿元，项目67个，支持现代化疾病预防控制体系、县级医院提标扩能、妇幼健康服务能力以及"十三五"疑难病症诊治能力工程尚未完成的项目建设。争取省级资金8.49亿元，项目60个，支持省级医疗卫生重点项目、县级疾病预防控制机构、县级医院提标扩能等项目建设。实施疾病防控救治能力提升三年行动，建设省公共卫生综合临床中心和重大疫情防控救治基地，省疾控中心P3实验室通过国家认证。

省级医疗卫生重点项目。推进四川大学华西第二医院锦江院区二期、四川省公共卫生综合临床中心、四川省妇幼保健院天府院区一期、四川省肿瘤医院质子治疗中心4个续建项目加快建设。推进四川大学华西医院锦江院区及生物安全三级实验室2个新开工项目按期开工。推进四川省儿童医学中心（四川省儿童医院）、四川省老年医学中心二期、四川省人民医院综合

科研大楼、四川省妇幼保健院天府院区二期、四川省老年医院（四川省第五人民医院金牛院区）、西南医科大学附属医院和川北医学院附属医院省级区域医疗中心、四川省第三人民医院改扩建项目、成都医学院第一附属医院迁建等9个未开工项目加快推进。其中竣工验收四川大学华西第二医院锦江院区二期项目，完工四川省公共卫生综合临床中心项目主体，开工建设四川大学华西医院锦江院区和生物安全三级实验室项目。

灾后重建项目。加快推进2020年洪涝灾害灾后恢复重建45个项目建设；截至2021年年底，45个项目已开工41个、完工38个（其中35个项目已投入使用）。配合省减灾委办公室开展"9·16"泸县6.0级地震灾害损失评估相关工作。

【民族卫生健康】 实施第二轮民族地区卫生发展十年行动计划。7月11日，省委办公厅、省政府办公厅印发《四川省民族地区卫生健康发展十年行动计划（2021—2030年）》。完善医疗卫生服务体系，实施县级医院、疾病预防控制机构基础设施建设项目19个，规划建设8个县域医疗卫生服务次中心，2021年年底民族地区医疗卫生机构达到1.48万个、每千人口床位达到6.05张。

卫生人才培养培训。累计培训州县疾控机构专业技术人员、基层医疗机构临床骨干人员等1300余人，选派对口支援人员1372人，2021年底民族地区卫生人员、卫生技术人员分别达到10.36万人、7.84万人。

疾病预防综合防控。建设19个P2实验、5个慢性病综合防控示范区，免疫规划疫苗接种率98.86%，艾滋病抗病毒治疗覆盖率96.15%，规范治疗管理肺结核患者成功治疗率94.13%，大骨节病持续保持消除状态。

妇幼健康综合服务能力提升。州县级妇幼保健机构二级以上标准化建设率提升至87.14%，提升"三州"20个新生儿听力筛查机构服务能力，为25.3万名拟婚拟孕人群提供免费婚检、免费孕前优生健康检查服务，为31.56万名农村适龄妇女免费提供"两癌"筛查服务。2021年1—12月，民族地区孕产妇死亡率、婴儿死亡率、5岁以下儿童死亡率分别为12.22/10万、3.36‰、4.48‰。

医疗服务能力增强。1—12月，远程医疗诊治累计23.09万人次，涉藏县流动医院卫生下乡活动累计诊治农牧民4.88万人次。截至2021年12月底，累计建成省级临床重点专科78个、市级临床重点专科268个、县级临床重点专科10个，建立城市医疗集团14家、县域医共体51家、跨区域专科联盟33家、远程医疗协作网33家。

民族医药加快发展。投入省级资金4650万元，支持四川省藏医医院、藏羌医医院、彝医医院和15个县级中医（民族医）医院服务能力建设、凉山彝族自治州165个乡镇卫生院中医馆建设，"三州"实现建制乡镇卫生院、社区卫生服务中心中医馆全覆盖。建成8个民族医药传承工作室。2021年12月底，县级中医（民族医）医院达到二级以上水平的比例为79.7%，基层中医（民族医）药服务量中基层医药服务总量的比例为48.2%。

健康促进与健康教育加强。甘孜藏族自治州雅江县、石渠县、得荣县创建为省级卫生城市，新建9个省级健康促进县（市、区）。67个县（区）134个村实施农村厕所革命整村推进示范村项目惠及农户3.6万户。2021年底，民族地区符合要求的中小学体育与健康课程开课率100%。

（规划发展处）

财务工作

【财政投入】 保障卫生健康事业发展。2021年争取中央和省级财政卫生健康专项资金共计171.65亿元，其中中央财政转移支付137.3亿元，省级财政专项补助34.35亿元，同比增长3.01%和4.67%。

保障新冠肺炎疫情防控。围绕疫情防控重点任务，争取疫情防控资金13463.51万元，用于常态化疫情防控以及支持基层加强流调溯源核酸检测、转运救治能力提升。

【乡村振兴】 巩固基本医疗有保障成果。在21个市（州）、161个有脱贫人口的县（市、区）就脱贫人口医疗综合保障政策落实情况、脱贫地区乡村两级医疗卫生机构和人员"空白点"消除巩固情况开展基本医疗有保障排查。建立防止因病返贫致贫预警监测系统。将原登记在册的625万贫困人口信息全面录入系统，推送风险人员6200余人，坚决守住不发生规模性因病返贫致贫底线。落实巩固拓展健康扶贫同乡村振兴有效衔接的"四梁八柱"措施。成立四川省卫生健康委员会乡村振兴工作领导小组。与11个省级部门联合印发《四川省巩固拓展健康扶贫同乡村振兴有效衔接实施方案》。推动防病关口前移，让群众"少生病"，为8300余万人常驻居民免费提供19项基本公共卫生服务，高血压、糖尿病患者家庭医生签约分别为426.73万人、143.29万人，全省建立家庭医生团队3万余个。加强乡村机构建设，让群众"有地方看病"。巩固乡村两级医疗卫生机构和人员"空白点"动态清零成果，规划建设39个脱贫县的40个县域医疗卫生次中心建设。提升县级机构服务能力，让群众"看得好病"。426家内地优质医疗卫生单位与原贫困地区594家受援医疗卫生单位继续建立结对帮扶关系，为原脱贫地区统筹选派对口支援人员1372人，巩固每个脱贫县建好1所县级公立医院（含中医医院）成果。完善医疗保障体系，让群众"看得起病"。坚持"保基本、兜底线"原则，构建部门协同联动、高效医疗救治、费用综合保障"三位一体"大病救治新机制，及时救治罹患30种疾病的建档立卡脱贫患者。

（财务处）

信息统计

【支撑新冠肺炎疫情防控】 大规模接种信息化保障。建立工作专班，实行"全网监测、每日调度、清单管理"，全面提升全省免疫规划信息管理系统服务能力，短期内迅速将免规系统支撑能力从单日30万剂次提升到300万剂次以上，圆满保障全省完成新冠病毒疫苗大规模接种目标任务。2021年5月22日，四川省成为全国首个单日接种量超200万剂次的省份。创新研发旅行熊猫皮肤，激发群众接种积极性。推动信息互联共享，将核酸检测信息、疫苗接种信息同步至四川天府健康通，实现数据实时关联、信息自动共享。

支持核酸检测快速采样查询。紧急新建四川省核酸检测信息系统，持续优化系统功能，实现信息登记、样本采集、样本转运、样本检测、结果上报、群众查询、监管分析等全流程闭环管理，有力支撑新冠病毒核酸日常检测和成都市、绵阳市等地大规模应急检测平稳开展。建立核酸备用系统，实现极端情况下压力分流，有效确保系统稳定运行。督促核酸检测机构及时、准确、全量上传核酸检测结果信息，及时关联至四川天府健康通，为群众查询核酸检测结果信息、健康码赋码变码提供数据支撑。截至2021年12月底，全省核酸检测信息系统累计采样0.32亿人次，检测结果及时上传率平均超过90%。

完善卫生应急调度平台功能。在动态监控全省医疗资源和防疫物资情况的基础上，优化国内重点地区入川人员监测、疫苗加强针接种、密接与次密接人员信息管理等重要功能。建立部门协同机制，完成与公安厅流调溯源系统对接，推动成都市上线应用省应急调度管理平台，为全省疫情防控态势研判以及密接人员管理"全省一盘棋"提供数据支撑。

配合建设省级疫情防控管理平台。编制全省疾控机构云实验室信息系统（LIS系统）实施方案。优化省应急调度平台密接、次密接人员管理功能。代省政府办公厅电子政务处草拟《四川省疫情防控管理平台运行管理实施细则（试行）》，统一建设省级云实验室信息系统，在全省无实验室信息系统的各级疾控中心部署使用，提升各级疾控中心核酸检测信息化支撑保障能力，实现采、检、传全流程无纸化闭环管理。完成省大数据中心、公安厅、省政府疫情防控管理平台相关数据对接传输，实现确诊、无症状感染者病例数据自动采集，显著提升疫情防控工作效能。

【"互联网+医疗健康"便民惠民服务】 发展互联网医院。组织有条件的医疗机构发展互联网医院，规范开展互联网诊疗服务。2021年，全省建成互联网医院106家，累计165家，2021年累计开展在线咨询762.9万人次、网络复诊571.1万人次、电子处方868.6万单。

开展在线便民服务。推动全省各级医疗机构开展预约挂号、移动支付等便民惠民服务，让数据"多跑路"，让群众"少跑腿"。2021年1—11月，二级及以上医疗机构累计开展预约诊疗0.55亿人次，智能导医分诊0.38亿人次，候诊提醒0.94亿人次，检查检验结果在线查询1.23亿人次，移动支付1.3亿人次，有效降低排队挂号缴费等非医疗成本，显著改善患者就医体验。

普及应用电子健康卡。加快推进电子健康卡普及应用，523家（73%）二级及以上公立医疗机构实现"扫码就医"，2021年累计扫码2.5亿次。举办2021年川渝卫生健康信息统计工作培训班及川渝电子健康卡互联互通启动仪式，会同重庆市推进川渝电子健康卡互通共享，全省337家医疗机构实现重庆电子健康卡"扫码就医"。

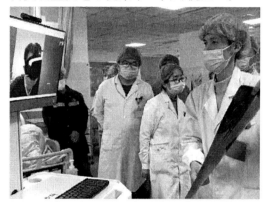

◎2021年3月13日，甘孜藏族自治州第一个5G+VR医疗查房机器人正式在华西甘孜医院ICU病房应用（来源◇微甘孜）

探索开展5G创新试点。加快5G网络建设，覆盖全省716家二级及以上公立医疗机构、183家二级乙等以上民营医疗机构、205家疾控中心。启动"5G+医疗健康"远程应用体系建设，建成省级远程医疗协同调度系统，率先在民族地区部署应用。支持部分地区率先开展新技术、新应用创新试点，全省55个项目纳入国家"5G+医疗健康"建设应用试点。

【信息化基础建设筑基固本】 加快推进委信息化建设"一盘棋"。统筹设计全省卫生健康信息化基础建设，在省级全民健康信息平台（一期）的基础上，争取立项建设省级全民健康信息平台（二期），拟订三年行动计划，推动政务信息系统基于平台实现整合共享与。

推进医疗卫生机构信息化发展。加快智慧医院建设，2021年全省新增1家4星、2家3星、65家2星及以下智慧医院。2020年，17家医疗卫生机构通过国家医疗健康信息互联互通标准成熟度测评，其中四级甲等14家，四级乙等3家。省健康档案云平台覆盖46个县（市、区）、1021家基层医疗卫生机构，建立电子健康档案2500万份。

做好委机关信息化保障。加快推进委信息技术创新工程，完成项目任务竣工验收，除临时调用部分设备支撑新冠肺炎疫情防控外，完成委机关及13个直属单位信创设备分发、安装调试及回收处置工作，完成委机关办公自动化系统等8个信息系统适配性改造及安全测试，运行情况良好。持续做好委视频会议系统运行保障工作。

【政务服务能力提升】 优化网上政务服务能力。牵头推进委政务服务能力提升工作，完成3个国家垂直管理系统、1个自建系统与省政务一体化平台的对接，优化办事流程，完善"好差评""五统一"评价体系，实现跨部门数据实时汇聚、实时共享和业务协同。编制政务数据共享目录73条、开放目录16条，优化委政务信息跨部门、跨区域共享工作流程与审核机制，与部分省直部门、21个市（州）共享55类政务数据。联合公安厅等部门印发专项方案，推动实现"出生一件事"联办。初步建成"四川省政务服务网"省卫生健康委分站点，48个服务应用接入"天府通办"App，服务范围涵盖疫情防控、看病就医、健康科普、政策法规、资质查询等群众关注度高、使用频次高的内容。信息

与统计处被省政府办公厅评为2021年度政府系统电子政务工作先进集体。

推动电子证照共享应用。完成国家医疗机构、医师、护士电子化注册系统与省政务一体化平台审批业务对接，完成7个电子证照数据归集与共享，实现全省出生医学证明、医疗机构、医师和护士执业资质等数据归集与回流。

加快政务信息系统整合。依托省级全民健康信息平台，先后整合、关停、划转政务信息系统55个。梳理2022年拟新建政务信息系统，按程序送审备案。会同省大数据中心优化现有云资源，推动政务信息系统云资源合理分配。

【卫生健康统计工作】 探索建立"健康四川"监测评估模型，试点开展监测评估。修订并印发《四川省卫生健康统计调查制度》，坚持依法统计。做好统计数据采集、质控、数据应用分析和发布工作，发布《四川卫生健康统计年鉴（2019）》、2020年统计公报，定期编印统计月报、统计提要、统计年鉴。开展统计督察整改年度工作，切实履行防范和惩治统计造假、弄虚作假责任，提升统计数据质量。研发上线"卫生健康数据查询微信小程序"，支持机构信息、人员情况、卫生经费、床位情况等常用数据便捷查询，有效提升统计数据使用率。

【网络信息安全工作】 压紧网络安全责任。及时调整委网络安全和信息化领导小组，召开委网络安全和信息化领导小组会议暨"互联网+医疗健康"示范省重点项目建设专题会议，部署推进网络安全和信息化工作。加强网络安全人才队伍建设，会同省委网信办联合举办全省卫生健康行业2021年度网络安全技能提升线上培训，3000余人参加线上培训，总学时1.45万小时。

增强网络安全主动防护能力。与网信、公安、通管等单位密切协作，建立日常安全监测、事件通报、应急处置等工作机制，参加公安厅"2021年护网行动"网络攻防演练。强化省级政务云上云信息系统安全防护，排查安全隐患，杜绝弱口令、数据库未授权访问等风险漏洞。在委机关互联网出口加装互联网和电子政务外网隔离设备和信息监测设备，保障电子政务外网和互联网信息出口安全。建设委网络安全态势感知平台，监测预警委机关、直属单位及部分市（州）政务信息系统的互联网出口开展，2021年底实现网络安全事件监测与处置闭环。

强化网络安全保障。制定专项工作方案，在"两会""七一"等关键时间节点，实施全省网络安全应急值守和"零报告"制度，切实做好网络安全保障工作。国家卫生健康委书面通报表扬建党100周年庆祝活动卫生健康行业网络安全保障工作，信息与统计处等16个集体获先进集体、21人获先进个人，四川省先进集体、先进个人数量均列全国第一位。2021年10月，省卫生健康委被省委网信办、人力资源和社会保障厅授予省网络安全和信息化工作先进集体。组织全省相关医疗机构参加第二届全国卫生健康行业网络安全技能大赛和四川省网信系统网络安全知识技能大赛，川北医学院附属医院获国家大赛三等奖。

（信息与统计处）

医改与法治建设

【医改组织实施加强】 推动由省、市、县主要领导担任医改领导小组组长，由一位领导统一分管"三医"。省领导带队赴福建省三明市考察学习"三医"联动改革经验做法，召开全省"三医"联动改革电视电话会部署安排工作任务，制定推广福建省三明市医改经验工作台账，在自贡市、宜宾市开展"三医"联动暨系统集成改革试点。制定综合医改试点省份阶段性总结评估反馈意见整改方案，推动解决综合医改深层次矛盾和问题。综合医改工作纳入省政府年度目标绩效考核，建立工作台账推动任务落实。

【织密公共卫生防控网络】 持续实施疾病防控救治能力提升三年行动，省疾控中心P3实验室通过国家认证，加快建设省公共卫生综合临床中心。草拟疾病预防控制体系改革实施方案，协力推动疾控体系改革。抓好常态化疫情防控，强化新冠疫苗接种工作，全省累计接种1.57亿剂次。建立健康四川行动监测机制，组织开展成都市等4个国家卫生城市复审省级复查，完成南充市省级卫生城市复审，新创3个省级卫生县城，236个省级卫生乡镇（街道），3426个省级卫生村（社区），1935个省级卫生单位，4275个省级无烟单位。

【分级诊疗体系建设加强】 省政府与国家卫生健康委签订委省共建国家区域医疗中心合作协议。创建国家高原病医学中心，持续推动国家口腔医学中心和国家儿童区域（西南）医疗中心建设。印发《2021年国家临床重点专科建设项目实施方案》加强项目管理，争取中央资金7000万元，支持建设国家临床重点专科14个。实施全省乡村医疗卫生资源结构性改革，整合乡村两级卫生资源，乡镇卫生院由4423个调减到2786个，村卫生室由55026个调减到42847个，首批42个县域医疗卫生次中心建设取得进展。7个国家级试点城市建成城市医疗集团35个，37个国家级试点县建成60个紧密型县域医共体。

【公立医院综合改革】 出台《四川省推

动公立医院高质量发展实施方案》，省政府与国家卫生健康委签订《国家卫生健康委 四川省人民政府共建高质量发展试点医院合作协议》。全省薪酬制度改革试点范围扩大到全省129家公立医院。全面实施二、三级公立医院绩效考核。自贡市被确定为公立医院综合改革示范城市，大竹县公立医院改革受到国务院办公厅通报表扬。推进互联网医院建设，审批设置互联网医院165家。全省528家二级以上公立医疗机构开展预约诊疗服务，88.37%三级公立医院开展分时段预约诊疗，160家二级以上公立医疗机构实行检查检验集中预约。

【全民医疗保障制度完善】 完善四川省医疗服务价格动态调整模型，全省累计完成31批次2643项医疗服务价格调整。推进医疗服务价格改革试点，乐山市被列为全国5个地级市试点城市之一。出台《关于推广按疾病诊断相关分组（DRG）结合点数法付费的实施意见》，DRG付费省级试点市（州）增加为13个，DRG、DIP和病组分值付费改革覆盖2908家定点医疗机构。在紧密型县域医共体实行"一个总额付费、结余留用、超支不补"的医保管理改革。

【药品供应保障改革】 平稳落地第四、五批106个国家组织药品和冠脉支架集中带量采购中选结果，执行国家组织带量采购药品品种数量达到218个，医用耗材1个。依托"八省二区"药械带量采购省际联盟，分批次开展27个药品和冠脉扩张球囊带量采购，药品平均价格下降超过50%，冠脉扩张球囊平均降价90%。做好小品种药（短缺药）集中生产基地建设和短缺药品供应保障工作，实施短缺药和易短缺药恢复生产和委托生产优先审评审批，完成呋塞米注射液、地西泮注射液2个易短缺药品种的恢复生产审批。

【"三医"协同监管强化】 提升医疗"三监管"平台功能，构建医疗服务全程、实时、在线监管机制，将重点监控药品全部纳入医疗"三监管"范围；开展不合理医疗检查、医疗美容服务、人类辅助生殖技术应用等专项整治，全年查办医疗类案件2403件。开展打击欺诈骗保专项行动和全省基金监管存量问题"清零行动"，维护医保资金安全。开展集采中选品种专项检查，采取"一企一档、一品一策"模式，对国家集采中选药品实行生产环节全品种监督检查和全覆盖抽检。开展疫情防控药械质量安全执法行动，组织开展新冠病毒疫苗生产流通专项监督检查，保障疫苗质量安全。

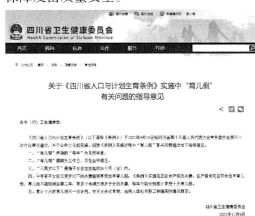

◎2021年11月9日，四川省卫生健康委员会出台《关于实施"育儿假"有关问题的指导意见》（来源◇四川省卫生健康委员会网站）

【推动卫生健康地方性立法】 围绕卫生重点领域工作，推动立法修法工作，在全国率先完成《四川省人口与计划生育条例》修正，同步出台《关于实施"育儿假"有关问题的指导意见》。推进《四川省医疗机构管理条例》修订，如期提交省人大常委会首次审议，推进《四川省公民献血条例》等5部地方性法规和政府规章的立改废，推进《四川省突发公共卫生事件应急管理条例》制定。统筹谋划卫生健康"十四五"期间地方立法工作，完成2021—2025年立法规划项目和省政府2022年立法计划申报。

【履行法治政府建设主体责任】 坚持把法治政府建设纳入党组会、委务会议事日程，印发《2021年度卫生健康法治政府建设实施方案》，明确全省卫生健康法治政府建设7个方面19项重点任务，细化责任分工，推动法治建设任务落地落实。推进示范推动解决业务与法治结合不紧问题，推动实现业务与法治紧密粘连。

【行政决策法治化水平提升】 执行落实《2021年度卫生健康法治政府建设实施方案》《四川省重大行政决策程序规定》《重大行政决策程序暂行条例》，确立委主要负责人为第一责任人，带头抓好法治政府建设各项工作，将公众参与、专家论证、风险评估、合法性审查、集体讨论决定等作为行政决策必经程序。执行"三重一大"集体决策制度，充分发挥法律顾问咨询作用，强化审查意见落实跟踪，确保行政决策合法合规。全年共对18件重大行政决策、规范性文件及对外协作、2件重大行政处罚案件开展合法性审查和法制审核。

【行业依法依规治理强化】 严格规范性文件管理。组织开展规范性文件全面清理，全面推行规范性文件合法性审核机制，建立公职律师和法律顾问辅助审查机制，提高专业化水平。严格实行规范性文件统一登记、统一编号、统一印发，及时向社会主动公布文本和文件解读，全年向省政府报备规范性文件2件。强化权力监督制约。自觉接受人大监督和政协民主监督，严格落实"三联系"制度，及时优质办理答复省十三届人大四次会议代表建议36件（主办29件、分办7件）、省政协十二届四次会议委员提

案78件（主办70件、分办8件），及时办复率、满意率均为100%。

【行政复议与应诉工作】 贯彻落实国家行政复议体制改革决策部署，协同推进行政复议体制改革，做好前后工作衔接，引导行政管理相对人按要求向同级人民政府申请复议。全年作为复议机关共办理行政复议案件7件，办理行政诉讼案件9件，无被撤销或被确认违法的行政行为。及时总结复议诉讼工作经验，参与司法厅"复议为民促和谐"年度十大典型案例评选活动，报送案例被评为年度复议典型案例。

【卫生健康法治宣传教育】 组织开展"12·4"国家宪法日和宪法宣传周活动，组织全省卫生健康系统在线收看2021年四川省"12·4"宪法宣传周线上主题活动。推进"法律七进"活动，利用重大节假日和重要时间节点，组织开展法律法规宣传和政策解读。将新冠肺炎疫情防控普法宣传作为常态化疫情防控的一项重要工作，突出抓好《基本医疗卫生与健康促进法》《传染病防治法》《国境卫生检疫法》《突发公共卫生事件应急条例》等法律法规的解读和宣传。组织全省卫生健康系统参加"追寻光辉足迹 讲述法治故事"2021年川渝法治微视频微电影大赛，9部作品获奖（二等奖1个、三等奖3个、优秀奖5个）。结合业务工作推进普法，开展"呵护婴幼儿健康成长 创建幸福美好家庭"作品征集评选活动，举办2021年国际家庭日暨四川省婴幼儿照护服务主题宣传活动，宣传现行生育、优生托育服务等政策法规。配套新修正《四川省人口与计划生育条例》推出的"育儿假"政策解读网络宣传，被评为2021年四川网络理政十大优秀案例。

（政策法规与体制改革处）

行政审批

【"放管服"改革】 印发《四川省卫生健康委员会2021年深化"放管服"改革优化营商环境重点任务清单》，重点推动18个方面24项改革任务落地实施，主动对接牵头部门，圆满完成各项改革任务。联合省政务服务和资源交易服务中心开展全省卫生健康领域深化"放管服"改革优化营商环境问题专项整治行动，分3个调研组赴资阳市、内江市等9个市的18个县（区）开展工作调研，围绕简政放权、优化服务、放管结合、依法行政和作风建设五个方面的工作，查找问题"发点球"督促整改。通过省市联动构建好各部门"大监管"格局，推进智能化、信息化监管，杜绝形成行政审批的监管盲区和管理真空。

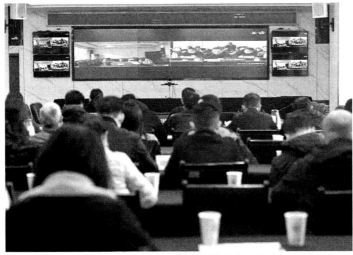

◎2021年11月22日，四川省卫生健康委员会召开全省卫生健康领域"证照分离"改革全覆盖工作电视电话培训会（吴婕◇摄影）

【"证照分离"改革】 印发《关于推行"证照分离"改革全覆盖的通知》，在全省范围内全覆盖推行28项涉企经营许可事项"证照分离"改革。涉及直接取消审批5项、审批改为备案的3项、实行告知承诺的4项、优化审批服务的16项。全面启用卫生健康领域17类电子证照，并在依申请政务服务事项办理中先行推行医疗机构执业许可证、医师执业证书、护士执业证书3类高频电子证照共享应用，亮证应用。举办全省800余人卫生健康系统"证照分离"改革全覆盖培训会，开展省市县三级培训指导，推动照后减证和简化审批，创新和加强事中事后监管。

【"一网通办"改革】 成立"一网通办"工作专班，建立"月调度"和"清单制"工作机制，以每月"亮排名"和"晒问题"方式，层层传导压力抓改革落实。聚焦群众办事堵点、难点问题，先后印发"一网通办"百日攻坚实施方案和能力巩固提升工作台账，推动所有依申请政务服务事项在省一体化政务服务平台上线运行，全力推进"一网通办"前提下的"最多跑一次"改革。会同重庆市卫生健康委印发《关于做好"川渝通办"事项办理的通知》，明确11个"川渝通办"事项清单，检验检查结果互认等项目已在川渝两地三级医院落实；会同省中医药局印发《关于做好政务服务"省内通办"工作的通知》，公布卫生健康系统第一批8个政务服务"省内通办"事项清单。

【指导基层审批】 配合省政务服务中心"一窗受理"改革，将"高致病性病原微生物菌（毒）种或样本运输审批"和"社会办医乙类大型医用设备配置许可证核发（告知承诺制）"2个事项纳入省政务服务大厅"综合窗口"试点运行。有序做好母婴保健专项技术服务机构、血液透析中心和医疗消毒供应中心审批权限下放工作。印发《〈医疗机构执业许可证〉登记指南》，逐一进行详解和规范，并以"示例"形式，将登记内容更加直观地展现出来，切实强化对基层的业务指导作用。

【行政许可标准化建设】 落实行政审批结果定期公示制度，全年公示1987条行政许可结果。结合现场审查，为办事单位提供主动上门指导服务50余次。开展行政许可案卷评查。对评查2020年省、市两级4类共80余份卫生健康行政许可案卷进行，以踢"点球"方式通报反馈发现的问题，督促整改提高。组建包含医院管理等8个专业241名专家的省级行政许可评审专家库，强化专家培训和考核。举办全省行政审批业务培训班，近100人参加培训。

【卫生健康政务服务】 2021年，省卫生健康委行政审批窗口受理许可事项2015件，组织现场审查224次，组织集中评审15次，办结1987件，按时办结率100%，现场办结率100%。坚持依法审批，严格贯彻落实行政审批各项规章制度，启动全省职业卫生技术服务机构资质许可工作，建立分组集中评审制度，高质量完成全省50余家职业卫生技术服务机构资质许可工作。助力疫情防控，保障医疗服务需求，1—12月累计办理新型冠状病毒标本准运证书1485件，提供延时服务50余次。省卫生健康委被省政府办公厅评为2021年度全省深化"放管服"改革优化营商环境工作先进集体，2021年度省级政务服务大厅先进窗口单位。

（行政审批处）

综合监管

【综合监管制度落实】 完成国家督察反馈问题整改。对照国家七部委对四川省医疗卫生行业综合监管实地督察反馈意见，召开省医疗卫生行业综合监管厅际联席会议联络员会议专题研究落实，拟订并报省政府办公厅印发《四川省落实医疗卫生行业综合监管督察反馈意见整改方案》。督促指导各地各部门整改落实，截至2021年12月底，各项整改任务全部完成，及时向省政府和国家卫生健康委报送整改报告。

区域协同监管机制初步建立。落实成渝地区双城经济圈建设战略，与重庆市卫生健康委签署《川渝卫生健康监督执法合作协议》，两省市先后在重庆市永川区、西南政法大学共同举办川渝卫生健康监督管理干部能力提升培训班；重庆市、成都市两地卫生健康监督执法机构先后联合主办"成渝地区卫生监督论坛""成渝卫生健康执法讲坛"。围绕省委"五区协同"战略，探索建立川东北、川南卫生健康监督执法区域合作机制，开展区域内违法线索移交、典型案例交流、案件评查等。

"放管服"改革任务落实。推动完成省一体化政务服务平台与全国消毒产品网上备案信息服务平台跳转，实现跨省通办。印发《四川省公共卫生监督领域"证照分离"改革措施》，在自贸区实行音乐厅等7类公共场所卫生许可备案管理、消毒产品生产企业卫生行政许可告知承诺管理等改革试点，组织开展"证照分离"改革措施培训。组织开展省卫生健康委"互联网+监管"目录清单和实施清单认领，梳理目录清单488项并全部认领到位。及时与省大数据中心对接监管对象、监管行为数据交互情况。

信息化监管。在2个市14家医疗机构开展医疗"三监管"三期试点工作，探索建立线上线下全方位和事前事中事后全过程监管机制；21个市级平台全部建成并实现在线闭环运行，印发季报、通报等10余期；修订《四川省医疗机构、医务人员、医疗行为责任追究办法》，建立责任追究落实情况督查机制，每季度开展一轮省级专项督查。2021年，省市两级共核查疑似问题线索29万余条，认定问题3010例次，责任追究335户次医疗机构1621人次医务人员。持续深化医疗废物在线监管，省级平台接入医疗机构8868家，实现二级及以上医疗机构接入、监管平台运行、院内科室覆盖均达100%。联合生态环境厅印发《关于加强医疗废物在线监管工作的通知》，截至2021年12月底，919家医疗机构实现线上交接，518家医疗机构实现数据互认。

信用体系建设。完成国家卫生健康委"信用+综合监管"试点任务，探索建立"2+N"分类推进模式（省级重点聚焦医务人员和社会办医疗机构两个领域，鼓励支持试点地区在消毒产品生产企业、公共场所、住宿业、职业卫生等多个领域探索）继续在5个市开展省级试点。截至2021年12月底，各地共评价医务人员12329人、社会办医院204家、医美机构60家、血透机构56家、消毒产品生产企业61家、职业卫生企业66家、公共场所（住宿业）143家、游泳场馆19家。组织完成省卫生健康委政务诚信自评价，向"信用中国"平台推送双公示信息1982条。参与开展2021年"诚信企业家"及"诚信企业"评选宣传活动，评选出四川省"诚信企业家"100人、"诚信企业"1000家，并按要求落实评价结果在卫生健康系统的应用。

依法执业自查。持续完善医疗机构、采供血机构依法执法自查指标和工作机制，依托"四川智慧卫监"平台建立信息化自查系统，全面推行依法执业在线自查，截至2021年12月底，全省9359户次医疗机构、176户次单采血浆站、21家血站完成在线自查。联合教育厅印发《关于开展

学校卫生自查试点工作的通知》，研究制定学校卫生自查指标，在7个市（州）22个县1500余家学校开展试点工作。指导眉山市仁寿县全面完成国家职业卫生分类分级监督执法试点工作，优化完善指标体系，在9个市（州）15个县扩大试点。

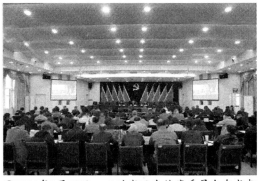

◎2021年3月18日，四川省卫生健康委员会在成都市召开全省医疗卫生行业综合监管工作电视电话会议（来源◇四川省卫生健康委员会网站）

【卫生健康监督执法加强】 开展卫生监督执法，全年全省办理行政处罚案件14539件，人均办案5.73件，均较2020年增长20%。省本级办理政协提案、人大建议9件，办理完结信访投诉58件、行政诉讼5件、行政复议4件，无败诉和被撤销的案件。

"双随机"抽查。开展国家"双随机"和部门联合"双随机"抽查，组织开展放射诊疗、生活饮用水安全、打击非法医疗美容服务等6大专项整治。组织开展监督对象名录库和执法检查人员名录库清理维护，全省监督对象较清理前增加10.86%。在国家下达抽查任务基础上，结合新冠肺炎疫情防控和工作实际，省级增加消毒服务机构、消毒剂和消毒器械生产企业、医疗废物集中处置单位、血液透析中心、托幼机构、输配水设备等抽检任务。2021年，全省共抽查33090个单位（产品），查处违法案件2185件。做好省际协查，及时将抽检发现的12个外省生产不合

格抗抑菌制剂信息通报相关省份。会同公安厅、省市场监管局开展旅馆业联合"双随机"检查，省级共抽查宾馆、酒店40家，市（州）联合抽查住宿场所、学校、医疗机构等775家。

医疗与血液安全监督执法。印发《四川省医疗服务多元化监管工作方案》，推广2020年试点工作成效。根据省卫生健康委加强医疗机构监督管理要求，及时调整省级日常监督医疗机构清单，明确各级责任。严格落实医疗机构医务人员不良执业行为记分制度，全省共对4257户次医疗机构、997人次医务人员实施不良执业行为记分，43名医务人员通过在线学习抵扣202分。按照国家安排部署，联合省级相关部门组织开展全省医疗美容服务专项整治、人类辅助生殖技术应用专项整治，检查医疗、生活美容机构等4676户次，医疗保健机构949家，办理行政处罚案件68件、无证行医案件24件，向国家卫生健康委员会报送3例典型案例。完善日常监管"五位一体"研判通报机制，组织分析研判省级16家医疗机构依法执业情况，点对点通报，并上门指导4家，责成1家医疗机构开展依法执业提升年行动。制定采供血机构依法执业监督指标体系，统一各级检查标准，组织监督检查33家浆站和21家血站。

传染病防治监督执法。继续开展传染病防治分类监督综合评价，2021年共评价医疗卫生机构2180家。协调省市场监管部门，收集全省注册经营范围含消毒服务单位基础数据，组织各地开展核查清理，在"四川智慧卫监"平台新建消毒服务机构本底库。组织开展消毒剂和消毒器械生产企业全覆盖现场监督检查，抽取产品开展卫生安全检测，共抽查消毒剂和消毒器械生产企业127家，抽检消毒剂70件和消毒器械19件。

公共卫生监督执法。开展公共场所通风卫生专项监督检查，专项监督检查影剧院、录像厅（室）、游艺厅（室）、舞厅（KTV）、音乐厅、写字楼、公共浴室等空间密闭性高、人群密集度大的公共场所以及使用地下空间举办的公共场所，共检查8434家。开展生活饮用水卫生安全专项监督检查，共检查涉水产品生产企业191家，涉水产品353个，检测产品139个；检查现制现售水设备3059台、检测1371台。会同教育厅组织开展托幼机构、校外培训机构、学校采光照明抽检工作，共检查各类学校2601家、校外培训机构771家。联合教育厅督导检查21个市（州）春季开学学校卫生工作。

职业放射卫生监督执法。完成国家卫生健康委《职业卫生执法指引》编写项目，编印《职业卫生法律法规汇编》，拍摄《尘肺之殇》尘毒危害监督执法专题片。国家卫生健康委综合监督局副局长秦兴强来川开展职业卫生监督执法工作专题调研。向国家卫生健康委报送2批次职业病预防控制措施不达标企业名单，纳入中国银保监会信贷管理。组织开展放射诊疗专项整治，共检查放射诊疗机构5300余家，下达《卫生监督意见书》4300余份，查处违法案件244件。

【卫生监督体系建设】 以疾控体系改革为契机，统筹研究卫生健康监督体系建设。抢抓"十四五"规划机遇，全面推进监督执法能力建设，协调将卫生健康监督能力建设纳入《四川省国民经济和社会发展第十四个五年规划和二〇三五年远景目标纲要》"疾病预防救治能力提升工程"。全面完成2020年卫生健康监督机构规范建设9个试点单位建设验收工作，争取省级财政资金1000万元，遴选确定2个市级6个县级监督机构继续开展2021年试点工作。

提升监督执法技能。全面完成国家卫生健康委职业卫生监督执法能力提升项目，为204家市、县级监督执法机构配备执法取证装备和现场快速检测设备6092台（件）。落实"首席卫生监督员"制度，经国家卫生健康委培训考核合格，聘任2名母婴保健计划生育员为省级首席卫生监督员。启动省级卫生健康实训基地（职业卫生）建设，加强7个已建成实训基地运行管理。2021年，省级举办各类监督业务线下培训20余期，培训1400余人次；制作58期视频培训资料上传"四川智慧卫监"平台，各地线上培训3400余次；组织开展疫情防控视频培训24期，培训1.4万余人次。

执法稽查力度加大。抽取7个市（州）开展"双随机"、专项整治、新冠肺炎疫情防控等内部稽查和层级稽查，及时纠正执法办案和履职担当方面发现的问题。聚焦"双随机"关闭情况和"两库"清理情况等开展省级专项稽查。编制《四川省2020年卫生健康监督执法案例评析汇编》，推荐选送的成都市、绵阳市、内江市3件行政处罚案件被国家卫生健康委评为2020年优秀典型案例。继续采取"2+2"的方式〔每个市（州）选送2件优秀案件、省级系统随机抽取2件〕开展2021年案例评查工作。

（综合监管处）

医疗服务

【优质高效服务体系建设】 省区域医疗中心建设。省政府与国家卫生健康委签订委省共建国家区域医疗中心合作协议，四川省被国家卫生健康委确定为第二批委省共建国家医学中心和国家区域医疗中心试点省份。持续推动国家口腔医学中心和国家儿童区域

（西南）医疗中心建设。四川大学华西医院入选首批"辅导类"国家医学中心创建单位，成为西南地区唯一入选医院。

公立医院高质量发展。印发《四川省推动公立医院高质量发展实施方案》，推进公立医院高质量发展试点，省政府与国家卫生健康委签订《国家卫生健康委 四川省人民政府共建高质量发展试点医院合作协议》，指导四川大学华西医院草拟《四川大学华西医院委省共建高质量发展试点医院实施方案》。争取中央资金7000万元，支持建设国家临床重点专科14个，印发《2021年国家临床重点专科建设项目实施方案》。

县医院综合能力建设。印发《2021年县医院综合能力建设项目实施方案》《四川省县医院综合能力提升工作方案（2021—2025年）》，通过重点专科、远程医疗等建设，设备采购和技术引进等，推动优质医疗资源向县域下沉，逐步实现县域内医疗资源整合共享，为实现一般病在县域解决打下坚实基础，不断提高县域疾病综合诊疗和服务能力，助力健康四川建设。

医联体建设。全省建成医联体1118个，其中城市医疗集团71个，专科联盟490个，远程医疗协作网287个，实现21个市（州）全覆盖。7个国家级试点城市建成城市医疗集团35个。成都市、自贡市城市医联体经验做法入选国家卫生健康委卫生发展研究中心《分级诊疗制度和医疗联合体建设典型案例集》。

【公立医院综合改革】 公立医院绩效考核。将全省所有符合条件的二级及以上公立医院纳入绩效考核范围。2019年度三级公立医院绩效考核全国排名第七，较2018年度上升2名，其中四川省大型医用设备日常管理、绩效考核结果运用等工作被国家卫生健康委点名表扬，招收进修医生数据

远高于其他省份，在全国发挥示范作用，省卫生健康委党组书记敬静署名文章《四川：探索临床医师进修新模式》刊登在《中国卫生杂志》。

电子病历评价工作。作为全国三个省份之一成功争取全国电子病历"一年两评"试点，完成全省874家医疗机构省级初评，较2020年增加49家，平均级别为2.69级，较2020年提高0.18级，新评5级3家、6级3家，实现电子病历评级5级零的突破。

【改善医疗服务水平】 急诊急救能力建设。制定院前急救培训方案，构建省市县乡村院前急救网络，探索市（州）联动协作机制。会同重庆市探索开展跨界毗邻地区120应急救援服务试点工作，推荐攀枝花市和攀钢集团总医院为开展航空医疗救护试点。牵头制定《四川省加强脑卒中防治工作减少百万新发残疾工程综合方案》，全省分别通过国家脑防委和中国卒中学会认证的卒中中心各77家、215家。全省建成胸痛中心85家；推动胸痛中心"救治单元"建设，5家医疗机构通过省胸痛联盟认证。

"互联网+"医疗服务建设。推动互联网医院建设，全省累计审批设置互联网医院165家，累计提供网络咨询879.5万人次、网络复诊675.6万人次，开具电子处方917.3万单。528家二级以上公立医疗机构开展预约诊疗服务，88.37%三级公立医院开展分时段预约诊疗，160家二级以上公立医疗机构实行检查检验集中预约。建立远程医疗协作网287个，2021年全年远程会诊、远程影像和远程心电服务量分别为24.24万人次、319.41万人次和154.54万人次。

提升护理康复水平。印发《四川省进一步加强医疗机构护理工作实施方案》，夯实医疗机构临床护理工作，加强护士队伍建设，提高护理服务质量。截至2021年

12月底，全省注册护士30.68万人，每千人口注册护士3.67人，较2020年增长7.29%。全面建成省、市、县三级护理质量控制体系，其中省级质控中心1个、市（州）级22个、县（区）级181个，优质护理服务实现100%全覆盖。

【医疗质量安全管理工作】 医疗质量控制。修订完善《四川省省级医疗质量控制中心考核办法》《四川省省级医疗质量控制中心专家管理办法》。全省建成省、市、县三级医疗质控中心54个、884个、2886个，覆盖临床主要专业和二级专业。编制《2020年四川省医疗服务与质量报告》和《全省医疗机构不良事件典型案例汇编》。

医疗技术监管。在全国率先印发《四川省限制类医疗技术临床应用规范化培训管理实施细则》。全面梳理国家卫生健康委在川、委直属医疗机构限制类医疗技术开展情况，并将备案工作纳入一网通办。

药品规范管理。印发《四川省全身麻醉药管理指导意见》《关于贯彻落实〈抗肿瘤药物临床应用管理办法〉（试行）的通知》等文件，推动医疗机构接入全国抗菌药物、抗肿瘤药物临床应用监测网，严格按要求完成重点监控药品遴选工作。抗肿瘤药物临床应用监测工作连续两年被国家卫生健康委通报表扬，省卫生健康委医政医管处被评为"推进合理用药·政府组织"，四川省合理用药管理工作经验被国家卫生健康委《卫生健康工作交流》专刊全国转发交流，并在全国合理用药大会上做专题经验交流。

血液安全管理。联合21个厅（局）印发《2021年血液管理重点工作任务》。绵阳市献血者和献浆者信息联合筛查与屏蔽区域试点工作取得初步成效，启动全省浆站与全国血液管理信息系统联网。推进全省无偿献血者医院临床用

血直免,实现无偿献血者出院时在医院就即时结算直免。"线上+线下"举办"6·14""12·14"无偿献血主题宣传活动,在线观看超过31万人次。全省10个采血班组获评2019—2020年全国血站系统表现突出采血班组。2021年,全省无偿献血人次92.0万人次、献血总量305.0吨,分别同比增长7.1%、6.7%。

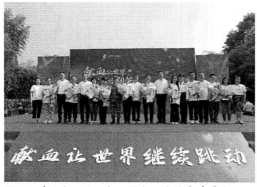

◎2021年6月10日,由四川省卫生健康委员会、四川省红十字会、西宁联勤保障中心卫勤处主办的2021年世界献血者日四川省无偿献血主题宣传活动在成都市浣花溪公园万竹广场举行(来源◇健康四川官微)

【医防结合工作】 推进健康四川专项行动。制定心脑血管疾病防治、癌症防治、慢性呼吸系统疾病防治、糖尿病防治、口腔健康促进5个专项行动2022年工作要点和考核指标。

重大疾病医疗救治。制定《四川省罕见病诊疗协作网建设工作实施方案》,召开罕见病协作网专题会,截至2021年底,累计上报罕见病病例26000余例。确定四川省26家医疗机构作为全国成人白血病诊疗信息登记管理第二批试点机构,召开全省成人白血病诊疗登记管理系统启动和培训视频会。设立全省儿童血液病、恶性肿瘤诊疗协作组办公室,增补四川省妇幼保健院为儿童先天性心脏病定点医疗机构,2021年全省共有儿童先天性心脏病外科诊疗定点医疗机构21家,心脏病介入诊疗定

点医疗机构24家。

公共卫生服务。制定《2021年流感医疗救治预案》,强化今冬明春流感防治工作。印发《关于做好红火蚁伤人医疗救治工作的通知》,制定《红火蚁伤人防治技术方案》。开展全省眼健康情况调查,组织各市(州)开展2021年度"爱眼日"主题宣传活动和"服务百姓健康行动"全国大型义诊活动。组织四川大学华西医院和华中科技大学同济医学院附属同济医院两支国家医疗队分赴甘孜藏族自治州、凉山彝族自治州及阿坝藏族羌族自治州开展为期一个月的巡回医疗工作。

【行风建设】 行业系统治理。继续深化"大处方、泛耗材和欺诈骗保"系统治理,牵头制定《四川省规范医疗行为促进合理医疗检查实施意见》《四川省2021年纠正医药购销领域和医疗服务中不正之风工作要点》《四川省卫生健康行业廉洁从业行动计划实施方案(2021—2024年)》,开展不合理医疗检查专项治理和大型医院巡查,持续增强医疗安全力度和管理深度。在全省各级医疗机构开展医嘱和检查检验申请单点评472万例次,核实线索12万余条,移交纪检监察机关线索、公开查处案件105条(件),共涉及违法违规金额6725余万元,持续纠治医疗服务和医药购销领域中的不正之风。

大型医院巡查。完成省人民医院等4家医院巡查。对省妇幼保健院等5家医院巡查"回头看"。

平安医院建设。组织集中排查医院安保风险,开展全省医疗机构安全风险暗访,发现问题479条,均点对点通报要求立行立改。在《四川省医疗机构管理条例》中设立医疗机构秩序维护专章,组织开展全省患者安全日活动。据2021年医院安防系统信息平台数据显示,全省316家三级医

疗机构进行数据填报，安防系统建设达标290家，达标率91.78%。全年全省发生医疗纠纷7057起，同比下降18.51%。

【筑牢产业发展基础】 完善顶层设计。完善健康产业等发展规划及健康产业重点企业库、重大项目库。印发《四川省医疗康养服务业培育方案（2021—2025年）》，编制《四川省健康产业发展规划（2021—2025年）》。

建立统计监测机制。持续开展健康产业统计监测工作，2020年四川省健康产业增加值3176亿元，占四川省GDP的6.54%。向省统计局申请建立《四川省健康产业四下单位和个体户抽样调查报表制度》，促进健康产业重要指标数据采集、审核、分析和可视化展示，不断提升产业发展分析能力。

推进健康产业融合发展。会同发改、财政、文旅、中医药等部门联合出台《关于进一步推动健康旅游发展的实施意见》，实施市场驱动、试点先行、特色发展，到2025年力争将四川打造成为全国医疗康养旅游目的地。支持成都市、九寨沟县等市、县开展健康服务业示范市（县）试点建设探索健康服务业快速发展工作机制，协同开展健康旅游、森林康养等"健康+N"工作，稳步推进健康融合行动。

【促进社会办医高质量发展】 提升新冠肺炎疫情防控能力。持续开展新冠肺炎疫情防控措施督查、督办及"四不两直"抽查，以及防控政策措施线上线下宣传培训工作，行政处罚不遵守疫情防控相关规定、有重大隐患的61家次社会办医疗机构。制定《四川省社会办个体诊所、门诊部新冠疫情防控工作指南》，确保社会办个体诊所、门诊部真正发挥"哨点"监测作用；按照"一点一策""点对点"督促指导原则，全面完成在册开业社会办医院核酸检测实验室"应建

尽建"，发热门诊"应设尽设"、新冠病毒疫苗接种"应接尽接"及核酸检测"应检尽检"等相关工作。

提升社会办医治理能力。开展民营医院管理年活动，委托省医院协会医务管理分会联合成都市、绵阳市、南充市、泸州市、凉山彝族自治州等市（州）卫生健康委举办5个片区培训班；举办健康服务业暨社会办医高质量发展培训班、社会办医院院长职业化培训班、社会办医设置与依法执业培训班及民营医疗机构管理、大健康企业CEO、森林康养产业管理高级研修班等，线下线上参加约25万人次，培训方式及内容等总体满意度98.55%。开展"万人千院百题"新冠肺炎疫情院感防控知识技能竞赛、首届社会办医机构护理技能大赛。完成2020年度医院等级评审工作，四川现代医院、四川友谊医院等7家社会办医院新晋三级甲等，实现全省社会办医"三甲"零的突破。截至2021年底，全省社会办医院1788家，全省72.3%；床位17万张，占比34.37%，均居全国排名第一。总诊疗人次、出院人数分别占全省16.09%、23.79%。

社会办医规范管理。继续推进成都市诊所备案试点改革、三级医院设置冠名"四川"审批工作，纠正1000余家民营医院的级别、类别及命名设置问题，擅自使用"协和""华西""同济""仁济"等知名医院字号的"傍名牌"现象得到整改。下放民营医疗机构监管权限。印发《关于加强省卫生健康委注册医疗机构日常监督管理工作的通知》，将省级审批的四川泌尿外科医院、成都鹰阁医院、2家医疗消毒供应中心、41家血液透析中心的监督管理权限下放给市县，以便于民营医疗机构就近接受当地卫生健康行政部门的监管与指导。实行诊所备案试点改革，指导

成都市出台《诊所试点工作方案》，将诊所设置审批、诊所执业登记许可事项由审批事项改为备案事项。强化信息化监管，督促948家民营医院接入"三监管"平台，全程动态监督管理医疗机构重点指标，委托省卫生健康信息中心加强卫生统计监测分析及评价，每季度、每年分析评估机构发展运营情况；委托四川大学华西医院医院管理研究所探索开展2020年全省民营医院竞争力评价。针对"宣汉民泰医院骗保"等典型案例，举一反三在全省开展社会办医依法执业检查，开展社会办医疗机构依法执业整顿。指导省医院协会社会办医分会设立9个专委会，形成政府监管与行业自律相结合的工作局面。

【健康产业区域协同发展】 推进自贸区卫生健康开放发展。融合推动德阳市、宜宾市综保区管委会分别与重庆市江北区和渝北区卫生健康委、江津综保区管委会签订合作框架协议，落实成渝地区双城经济圈建设重大战略部署。加大自贸试验区开放创新，成都14家医疗机构开通国际医疗保险直付服务，泸州市引进西南梅奥中心医院，2021年累计入驻11家医疗机构，比2020年增长22%。

搭建产业发展平台。搭建健康产业博览会、论坛等交流平台，支持举办第九届四川国际健康和养老产业博览会、第五届中国牙谷国际峰会、第六届大健康产业升级峰会、第四届国际医美产业大会等会展活动，组织参加博鳌亚洲论坛全球健康论坛大会，分管省领导在全体大会上作主题演讲。9月9日，在首届成渝双城经济圈国际健康旅游论坛上，川渝两地携手拓展健康旅游市场，达成重点合作签约项目24个，签约总金额10.23亿元。

协调企业对接合作。加强卫生健康与飞利浦、复星集团、美敦力公司、阿斯利康、西门子医疗、通用医疗、威高集团、勃林格殷格翰等国内外知名公司合作，提升健康产业发展能级。

【新型业态培育壮大】 培育智慧健康产业。支持四川大学华西医院等开展5G智慧医共体试点项目，科大讯飞智医助理完成电子病历约16万条，电子病例规范率由65%提升至95.20%，提供辅助诊断建议约29万条。会同经信厅组织申报国家工信部和国家卫生健康委"5G+医疗健康"应用试点，全省55个项目纳入国家试点，项目数位列全国第六西部第一。支持省人民医院中国西部5G+急性卒中天网智慧医疗急救体系建设。

持续推进新业态发展。推进"健康+"行动，通过将健康理念融入各行各业。推进细胞产业发展，布局干细胞治疗与再生医学等未来产业。围绕全生命周期推动产业链建设，布局医疗、医药、保健品、健康管理以及健康养老五大基本产业群。持续培育医学检验、医学影像、病理诊断、血液透析、消毒供应、安宁疗护、健康体检等新型商业模式，鼓励连锁式布局发展。京东方医院、万达匹兹堡大学医学中心国际医院相继建设运营，金域医学检验、大家医学检测、羽医医院管理等第三方医学服务商业模式加快发展。

（医政医管处）

基层卫生健康

【基层新冠肺炎疫情防控】 下发有关发热哨点体系建设、预检分诊、冬春季农村疫情防控、交叉检查等文件6个，理顺基层发热诊室（哨点）体系、院感防控流程和督导检查长效机制，全省建有发热诊室（哨点）4561个，其中诊室940家，发热哨点3621家，另有7家乡镇卫生院设置发热门诊，全年未发生一起因基层机构防控不力引发的疫情。有序推进新冠病毒疫苗接种，全省1.2亿剂次全员疫苗接种任务90%以上由基层机构承担。

【做好两项改革"后半篇"文章】 有序推进布局调整。通过直接撤销建制、调整为分院（非独立法人）、设置为地名卫生院（独立法人）三种方式，推进乡村卫生机构布局调整。卫生院由4423个调减到2786个（建制卫生院2668个、地名卫生院118个），被调减的1637个卫生院中，非独立法人分院1290个、直接撤销建制195个、调整为社区卫生服务中心152个。卫生室由55026个调减到42847个。机构撤并平稳有序，未发生一起信访、上访事件。基层卫生健康处被评为全省两项改革"后半篇"文章先进集体。

启动次中心建设。组织完成县域医疗卫生次中心建设规划，全省规划建设489个。印发《次中心建设指南》，明确建设内涵。省财政投入1.26亿元支持首批42个次中心建设，建设效果初步显现。42家次中心获得各级财政投入2.1亿元，业务用房较2020年平均增加525平方米，15个获得规划用地，平均新增用地20亩。拥有100张以上床位的占比由78.57%提高到83.33%。33个次中心配置CT。42个次中心全部开齐内、外、妇（产）、儿、中医、康复、急诊等必备科室，50%的次中心新增眼科、口腔、皮肤科等紧缺科室，8个开设重症监护室，24个开设消毒供应室。平均每个次中心卫技人员106.5人，新增4.3人，平均每个次中心执业（助理）60.6人，增加12.81%。能够诊治常见病种类达100种以上的增至30家，占比71.42%（增加13.2%），住院病种数不少于80种由28家增至32家，开展手术病种数

不少于20种的增至33家。2021年门诊次均费用104.1元，住院次均费用2687.48元，分别下降0.5元、2.6元。

推动体制机制创新。抓住两项改革"后半篇"文章机遇，推动基层卫生综合改革。55个县（市、区）启动岗编分离改革，95个县（市、区）启动"县招乡用、乡聘村用"改革，176个县（市、区）落实"两病"门诊用药认定权下放，21个市（州）出台医保支付家庭医生签约服务标准。

稳定乡村医生队伍。把解决乡村医生历史遗留问题做为做好"后半篇"文章的托底之举，通过"发点球"、纳入乡村振兴考核等方式予以推进。21个市（州）全部出台乡村医生参加基本养老保险和老年村医生活补助政策，历史性地解决了一件多年想解决而未解决的大事，乡村医生长期上访和不稳定的隐患得到化解。

【紧密型县域医共体建设】 在完成顶层设计的基础上，组织全省医共体建设培训会2场，实地调研9个市（州），印发医共体建设试点监测指标，每季度分析评价和全省通报，加强经验亮点宣传推广，在国家和省专题刊物上刊登5篇。经国家卫生健康委评估，四川省总得分64.3分，排名全国11位。

紧密型占比较高。达到紧密型标准的县（市、区）30个，占比81.1%，高于全国10.1个百分点。

患者回流改善。县域内就诊率89.6%，同比上升0.4个百分点，县域内住院人次占比78.3%，同比增加0.8个百分点，比同期全国高0.2个百分点。

能力得到提升。牵头医院达到推荐标准的占比54.1%，比同期全国高3.5个百分点，较2019年增加14.6个百分点。出院患者三四级手术比例46.9%，较试点前增加12.8个百分点，比全国（41.73%）高5.2个百分点。

基层不断发展。2020年县域内基层机

构门急诊占比46.5%，比2019年上升2.1个百分点。基层中医药门急诊占比35.4%，比2019年上升19.5个百分点。牵头医院下转患者占比3.8%，比2019年上升0.7个百分点。基层机构床位使用率67.8%，比同期全国（49.3%）高18.5个百分点。

医疗收入提高。牵头医院医疗服务收入占医疗收入的比例为36.0%，比同期全国（33.2%）高2.8个百分点，较2019年增加3.1个百分点。基层机构医疗服务收入占医疗收入比例为32.4%，比同期全国（29.3%）增加3.1个百分点，较2019年增加1.6个百分点。

医保资金回流。2018—2020年，试点县医保基金县域内支出率分别为56.0%、61.1%和65.1%，逐年递增。

【基本公共卫生服务】 将12项基本公共卫生服务纳入四川省委省政府2021年民生实事内容，建立月通报、日常监管和现场督查相结合制度。完成42个县现场技术指导。举办妇幼、严重精神障碍、老年人、高血压、糖尿病等重点人群管理培训班5期。截至2021年12月底，按期完成民生实事任务，全省基层医疗卫生机构为412.72万名0—6岁儿童、707.33万名65岁及以上老年人、533.04万名高血压患者、182.37万名糖尿病患者提供健康管理服务。

【家庭医生签约服务】 优化签约服务团队，把公立医院、民营医院专科医生、退休医生纳入签约服务队伍，共2.4万专科医生加入家庭医生签约服务团队。举办骨干家庭医生培训班，提高签约服务能力。在成都市新津区举行"5·19"世界家庭医生日宣传活动。持续优化高血压、糖尿病"两病"患者基层用药保障，93.24%的基层机构提供"两病"门诊长处方服务，21个市（州）建立长处方跟踪回访制度，全省"两病"患者家庭医生签约

分别达426.73万人、143.29万人。

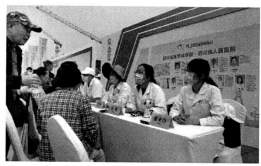

◎2021年5月19日是世界家庭医生日，由四川省卫生健康委员会、成都市卫生健康委员会主办的"家庭医生，守护您健康的朋友"主题宣传活动在成都市新津区三渡水广场举行（来源◇健康四川官微）

【服务能力提升】 持续开展优质服务基层行活动。2021年全省3434家基层机构参与"优质服务基层行"活动，达到推荐标准77家、基本标准512家。2019—2021年三年累计达到推荐标准344家、基本标准共1904家。全省达到基本标准及以上基层机构占比65.47%，推荐标准占比10.02%，基本标准55.45%。

社区医院创建。2021年全省申报社区医院69家，初审合格48，省级复核合格40家。其中社区卫生服务中心9家、乡镇卫生院31家。2019—2021年全省共创建社区医院201家。

各类人员培训。完成基层骨干人员培训1095人，乡村医生4113人。组织67个民族县中心卫生院134名业务骨干到成都市12家三级医院进行6个月临床进修。培训中心乡镇卫生院院长100人。

【基层信息化建设】 推进基层卫生综合管理信息平台优化整合，加强县域内信息系统互通共享。依托健康档案云平台项目推进家医签约和健康档案无纸化，完成30个区县1600余万份健康档案迁移到云平台，推动实现家医签约和健康档案的省级集中和全程电子化。推进基层机构远程医

疗系统建设，全省乡镇卫生院远程医疗覆盖率28.57%，社区卫生服务中心远程医疗覆盖率44.07%。推进3个试点县人工智能辅助诊断系统建设项目。

（基层卫生健康处）

卫生应急

【卫生应急机制体制建设】 推进公共卫生应急管理条例立法。为构建四川省公共卫生大应急管理格局，加强公共卫生应急全过程管理，会同省人大教科文卫委、司法厅成立《四川省突发公共卫生事件应急管理条例》立法工作领导小组及条例文本草拟专班。领导小组由省卫生健康委主要领导任组长，条例文本起草专班吸纳应急、传染病防控、公共卫生、医疗救治等领域专家加入，注重草拟队伍的多元化、多专业、多学科，并根据工作进度及时调整人员构成。印发《四川省公共卫生应急管理条例立法工作方案》，倒排工期，明确职责分工和时间节点，要求在条例中体现属地、部门、单位、个人的四方责任和社会治理，计划2022年3月底形成草案送审稿。

修订《四川省突发公共卫生事件应急预案》。按照省政府第82次常务会议精神和省应急委办公室工作要求，总结新冠肺炎疫情处置经验，修订《四川省突发公共卫生事件应急预案》。对标对表党中央、国务院《疾病预防控制体系改革方案》改革举措，结合省情，形成预案文本初稿，对进一步健全应急管理领导体制、完善联防联控机制、细化部门职责分工等提出针对性要求。就预案文本多次组织专家论证并征求省突发公共卫生事件应急指挥部各成员单位和各市（州）修改意见，经应急管理厅审核同

意后正式报省政府印发全省。

【卫生应急能力建设】 组织开展应急培训演练。建立并不断优化常态化培训演练模式，持续完善培训演练方式、内容和组织管理机制。4月7—9日，在雅安市汉源县举行森林草原防灭火紧急医学救援演练，以队伍响应、集结、救援为重点，培训四川省的国家级救援队、省级紧急医学救援队、雅安基层应急救援队共113名人员实战能力，进一步指导重点市（州）各级医疗应急指挥体系建设，增强紧急医学救援的主动性、预见性和实战能力。10月11—13日，联合省军区动员局和重庆市卫生健康委在广安市举行2021年川渝卫生应急暨国防动员联合演练，国家、省、市、县四级卫生应急队伍共计28支、参演队员600余人、车辆120余台参演，演练期间同步举办2021年四川省卫生应急管理培训班，构建、检验并持续完善省际间、军地间、部门间的卫生应急联防联动机制，共同提升突发重特大地震事件的卫生应急处置能力。

参加抗震救灾联合演习。4月6日—5月14日，组队参加由国务院抗震救灾指挥部办公室、应急管理部和省政府联合举行的"应急使命·2021"抗震救灾演习。本次演习是省卫生健康委成立以来，四川卫生健康系统投入力量最多、响应层级最高、医疗资源配置最齐的一次跨部门联合演习。共调派国家级医疗队3支、省级队伍5支、市县级卫生应急队伍6支，共计医疗装备车（含救护车）43台、医务人员近700人参演。本次演习突出实战性、联合性、检验性，充分展示了四川最高水平的卫生应急救援功能和运行效率，进一步磨合了指挥协调和联防联控机制，有效提升了综合救援能力。

应急信息化规范化建设。根据国家卫

生健康委统一部署，启用突发公共事件卫生应急指挥信息子系统，实现平时应急管理和急时应急指挥功能。建立国家卫生健康委突发公共卫生事件应急指挥中心与省、市、县三级卫生健康行政部门和2支国家卫生应急队伍通信渠道，实现视频互联互通。针对全省应急通信系统缺乏建设标准和市县级卫生应急队伍能力建设滞后问题，结合近年来全省处置突发事件所积累的实践经验和实际工作需求，组织专家制定《四川省卫生应急通信系统建设指南（试行）》和《四川省市县级卫生应急队伍规范化建设指导意见（试行）》，夯实应急救援基础，提升卫生应急管理规范化水平，进一步适应日益复杂的突发事件处置需求。

紧急医学救援项目建设。按照国家发展改革委、国家卫生健康委有关通知要求，联合省发展改革委开展四川省国家紧急医学救援基地项目遴选工作，指导编制项目建设方案，经省政府同意，将项目建设方案正式上报国家发展改革委和国家卫生健康委。按照国家卫生健康委部署，组织德阳市开展卫生应急综合试验区试点建设工作，指导制定卫生应急试验区建设工作方案，计划用三年时间，着力完善三大体系、健全三项机制、提升三类力量，加快推进德阳市卫生应急管理体系和应对能力现代化，将德阳市打造为卫生应急工作地区标杆。

【突发事件防范与处置】 落实卫生应急责任。持续督促和指导各地做好卫生应急值班值守、监测预警、信息报告、应急准备和应对处置工作，及时转发、传达国家、省突发事件应对处置相关文件精神，要求各级卫生健康行政部门和医疗卫生机构进一步强化责任意识和政治站位，建立以单位行政一把手负责制为核心、分级负责、岗位负责为主体的卫生应急责任体

系，将各项工作量化细化，责任到人。总结全省近年来突发事件紧急医学救援工作经验，编制并报省政府印发《四川省突发事件医学救援应急预案（试行）》。配合有关厅局做好森林草原防灭火、防汛抗旱、抗震减灾救灾等专项督查活动。

强化鼠疫、禽流感防控。坚持每月通报全省突发公共卫生事件风险评估结果，分析、研判传染病防控形势，将鼠疫、人感染禽流感疫情防控作为重点关注，开展专项风险评估，为科学精准决策提供参考。与青海省卫生健康委签订《川青两省重大疾病和突发公共卫生事件联防联控工作机制》，建立鼠疫、新冠肺炎、人感染高致病性禽流感等疾病的联防联控工作机制。加强川藏铁路建设工区鼠疫防控工作，陪同国家卫生健康委鼠疫防控工作组实地调研，指导雅江县、理塘县、巴塘县3县与川藏铁路建设施工队伍签订鼠疫等传染病防控协议书，举行甘孜州人间鼠疫应急处置联合演练。截至2021年底，全省设置鼠疫监测点19个，实现外环境禽流感监测全覆盖。

处置突发公共卫生事件。2021年，全省共报告一般及以上突发公共卫生事件20起，其中一般级别事件16起、较大级别事件4起，共计发病855人，死亡6人。影响较大事件包括：达州市、巴中市、宜宾市、泸州市等地人感染H5N6禽流感疫情，成都市新都区西南石油大学、绵阳市三中学、广安市邻水县石永镇初级中学部分学生腹泻呕吐事件。在各起事件处置中，省卫生健康委调派专家赶赴当地指导现场处置，责成属地卫生健康部门会同教育、农业农村、市场监管等部门开展流行病学调查处置并做好患者救治、健康宣教、心理抚慰等工作，将事件影响降到最低，无负面舆情发生。

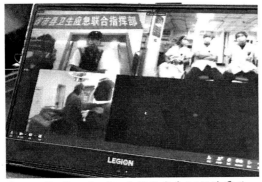

◎2021年9月16日4时33分泸县发生6.0级地震后，四川省人民医院开展5G连线救治病人（卫生应急办公室◇供稿）

应对泸县地震。9月16日4时33分，泸县发生6.0级地震，省卫生健康委立即启动重大地震卫生应急响应，第一时间开展医疗救治、卫生防疫和心理抚慰等工作。累计收治轻重伤员159人（门诊102人、住院治疗57人），所有伤员均获有效救治。累计派出国家及省级卫生应急队伍8支、卫生防疫队伍46支，医护人员79人、防疫人员172人、救护车6台、防疫车辆24台；设置38个临时医疗点，医疗巡回诊治1100余人次；开展环境消杀12.9万余平方米，饮用水采样检测46份，发放健康知识宣传单1.2万余份，心理干预632人次。灾区无地震相关传染病暴发疫情和突发公共卫生事件报告。

事故灾难紧急医学救援。2021年，全省事故灾难频发，"1·28"成都市金堂县淮口街道龚家山村交通事故、南充市成南高速1767段"5·14"重大车祸、宜宾市长宁县福荣笋类食品厂沼气中毒事件、成都市大邑县邑丰食品厂工人掉入污水处理池事件、雅安市天全县在建工地泥石流事件均造成重大人员伤亡。在事件处置中，指导地方卫生健康部门第一时间落实伤员检伤分类、快速转运、集中救治、心理救援和公共卫生等措施，根据当地需要及时派出专家组前方工作组参与现场救援，优化治疗方案，最大程度降低伤员死亡和伤残。

（卫生应急办公室）

疾病预防控制

【推动健康四川行动】 组织管理。印发《健康四川行动2021年工作要点》，明确年度工作任务；印发《健康四川行动推进委员会工作规则》，健全完善工作机制。

宣传推广。在全国会议上做题为《强化高位推进，探索五大模式，打造四川特色》交流发言；挖掘经典案例，《展开三维图，探索五模式，打造健康四川特色》等四篇经典案例被《健康中国观察》杂志刊登。

考核评估。按照省委省政府要求，针对各市（州）年度健康四川行动推进情况、重点工作开展情况、主要指标完成情况开展目标考核。

立法调研。成立健康四川行动地方立法研究工作领导小组及研究工作专班，召开健康四川行动地方立法研究启动暨技术方案研讨会；开展现场访谈和资料收集，完成立法前调研报告。

【疾控机构能力建设】 体系及能力建设。加快省公卫临床中心建设，建成省疾控中心P3实验室并投入使用，实施27个县级疾控机构能力提升、54个生物安全实验室和市（州）致病菌识别网建设，实现全省疾控机构PCR实验室建设全覆盖。新评审疾控机构19家，累计199家取得评审等级，比例达97.07%，其中三级以上33家。

民族地区疾控机构人员培养。2021年省市县三级疾控中心共抽调96名业务骨干对口帮扶脱贫地区疾控机构。为67个民族县（市、区）及三州疾控中心培养140名流调、实验室检测骨干。

【传染病防控】 监测体系建设。完成2021年传染病网络直报质量及疾控信息管理工作评估，共调查评估42个市（县）卫生健康委（局）、42个市（县）级疾控中心、67家医疗机构，组织开展流感监测和防控工作专项评价。病媒生物监测网络覆盖21个市（州），并逐步向县（市、区）延伸，19个市（州）已建立病媒生物实验室。

口岸传染病防控。与成都海关签署《加强公共卫生合作备忘录》，派出120余名实验室检测人员支援成都海关，做好新冠病毒实验室检测工作。

急性传染病防控。强化传染病分析研判，密切关注国际国内重点传染病和新发传染病疫情，每月通报各地传染病防控形势及存在问题。2021年，全省报告甲乙丙类法定传染病30种，报告发病411111例，死亡3745人，死亡数上升3.51%。报告发病率491.32/10万，居全国第十位。甲乙类报告发病率居前五位的为乙肝、肺结核、梅毒、丙肝和艾滋病，报告死亡率居前五位的为艾滋病、肺结核、乙肝、丙肝和狂犬病。

【预防接种】 新冠病毒疫苗接种。创新新冠病毒疫苗"三四五"接种机制，多次刷新全国单日接种记录，在全国交流发言2次。完成接种剂次1.57亿剂次。

脊灰灭活疫苗补种。完成脊髓灰质炎灭活疫苗（IPV）补种工作，共接种152.6万余人，快速评估调查接种率98.16%，实际接种率95.97%。

信息化建设。实现免疫规划信息管理系统全覆盖，做到疫苗全程信息可追溯。开发"熊猫优苗"预防接种App，加强移动端服务。

健康人群监测。开展病毒性肝炎免疫效果评价，完成第一阶段和第二阶段现场调查。

非免疫规划疫苗管理。修订《非免疫规划疫苗挂网阳光采购职责备忘录》，印发《关于加强部分供应紧张非免疫规划疫苗预约接种管理的通知》，指导各地做好4价、9价人乳头瘤病毒疫苗预约接种管理。

【慢性病防治】 慢性病示范区建设。成都市青白江区等8个县（区）通过国家级慢性病综合防控示范区复审。推进民族地区5个县（市、区）开展慢性病示范区建设工作。组织37个区县，1671家单位，1.8万人参与第六届"万步有约"健走激励大赛项目。

慢性病监测和筛查。在全省所有县区继续开展常规死因监测工作，2021年人均预期寿命提高到77.95岁。加强心脑血管病防控工作。心脑血管疾病发病登记项目点扩增至19个国家监测点，在14个区县开展心血管病高危人群早期筛查与综合干预，累计完成35岁以上成人筛查15.7万人；在11个区县累计完成18岁以上成人脑卒中筛查14097人，干预32377人，完成率105.6%。在全省102家医疗卫生机构开展农村（上消化道癌、大肠癌、肺癌）和城市癌症早诊早治项目，全年完成高危人群筛查287606人次。

脱贫地区慢性病防控。继续在脱贫县（市、区）实施健康管理员培训及三病（慢性阻塞性呼吸系统疾病、类风湿性关节炎和高原性心脏病）管理工作。培训合格健康管理员7000余名、培训健康生方式指导员8.7万余名，慢性阻塞性肺疾病患者规范管理率79.5%，类风湿关节炎患者规范管理率79.7%，高原性心脏病患者规范管理率76.9%。

【精神卫生】 社会心理服务体系建设。

联合多部门印发《全省社会心理服务体系建设试点年度重点工作任务的通知》，将工作纳入市（州）平安四川考核，在眉山市彭山区召开全省社会心理服务体系建设现场观摩推进。总结评估绵阳市、自贡市国家级社会心理服务体系建设试点工作，自贡市开展中小学生心理评估干预、绵阳市政府出台《社会心理服务工作管理办法》等做法受到国家表扬，三年试点工作圆满完成。

严重精神障碍治疗管理工作。成立省级精神（心理）卫生专家库强化工作指导，加强与政法、公安、民政、残联横向信息交换，开展精神卫生质量交叉控制，按月通报工作质量与进展。2021年，全省严重精神障碍报告患病率4.89‰，规范管理率94.40%，规律服药率69.47%。

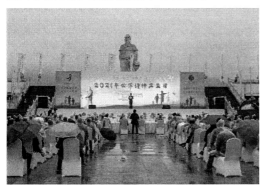

◎2021年10月9日，四川省卫生健康委员会联合政法、教育、公安、民政、残联等部门，采取省、市、区三级联动方式，在眉山市彭山区举行2021年世界精神卫生日省级主题宣传活动（疾病预防控制处◇供稿）

【健康危害因素监测】 饮用水卫生监测。连续7年保持乡镇全覆盖，共检测城市水样4541个、农村水样18219个，城市监测水样31项评价指标合格率95.75%，农村合格率72.37%。省市县按职能职责公开水质卫生监测结果或饮用水卫生状况信息。

学校与环境卫生监测。在21个市（州）183个县（市、区）开展学校中小学生常见病和教学与生活环境卫生监测，监测学校745所，学生常见病监测覆盖学生29万余人，健康状况及影响因素监测20万余人，2021年儿童青少年总体近视率49.63%，超重、肥胖检出率分别为13.19%、7.92%，营养不良检出率9.10%。推进监测项目点扩点增面，实现农村土壤重金属监测每3年县级全覆盖，新增2个省级空气污染（雾霾）对人群健康影响监测点，新增4个省级公共场所卫生监测点。

【污染防治】 配合完成中央环保督察反馈问题整改销号，做好第二轮中央环保督察迎检工作，完成2021年省卫生健康委环境保护党政同责工作自查报告；推动安宁河河长制工作。协助印发《2021年度安宁河河长制工作清单》《安宁河一河一策管理保护方案（2021—2025）》，协调安宁河省级河长开展巡河调研活动，组织完成2021年安宁河河长制、湖长制工作考评。

【爱国卫生】 开展爱国卫生运动。省爱卫会制发《四川省关于深入开展爱国卫生运动的实施意见》，明确新时代四川省爱国卫生工作的目标、任务。

卫生城镇创建和巩固工作。成都市等11市通过国家卫生城市复审；新创建3个省级卫生县城、236个省级卫生乡镇、3426个省级卫生村、1935个省级卫生单位；南充市通过省级卫生城市复审，乐山市峨边彝族自治县等5个县城通过省级卫生县城复审。

健康城镇建设。2个国家级健康城市建设试点和52个省级健康城市健康村镇建设试点工作全面推进。

健康细胞建设。引导和规范全省健康细胞建设，全面推进健康企业建设。

（疾病预防控制处）

重大疾病防治

【艾滋病防治】 推进"三线一网底"（疾控、医疗、妇幼三条专业防治线和乡镇防治网底）防治体系建设，全面落实宣传教育、综合治理、监测检测、治疗管理、母婴阻断等防控措施。省政府办公厅印发《2021年四川省艾滋病防治工作重点任务》，联合省科技厅等9部门制发《关于贯彻落实消除丙型肝炎公共卫生危害行动工作方案（2021—2030年）的通知》，联合省委农办、省妇联印发《巩固拓展凉山州艾滋病防治成果三年行动计划》。省政府、国家卫生健康委、国家疾控局联合召开凉山州艾滋病等重大传染病防治攻坚第二阶段行动启动会，攻坚范围由4个县扩大到全州17个县，防治病种由艾滋病扩大到艾滋病、结核病、丙肝和梅毒"四病"同防。强化安排部署，组织召开相关业务工作会议。健全完善省、市、县三级治疗服务网络，优化管理办公室运行管理，配齐配强专职人员。坚持把预防艾滋病母婴传播作为政治任务和刚性要求，落实"逢妇必问""逢孕必检"，推进孕情第一时间发现，持续落实全流程规范化干预服务。专项调查和追责处理2020年母婴传播个案。强化暗访调研和综合评估，并"点对点"通报各市（州），督促整改落实。坚持宣传教育是最有效的"社会疫苗"，把预防艾滋病教育作为健康四川行动的重要内容，推动各地开展艾滋病防治公益宣传，筹办好世界艾滋病日省级主题宣传活动。全覆盖推进高校免费安全套发放机进校园，持续开展小手拉大手等宣传教育活动。通过形式多样的宣传倡导，各类人群艾滋病防治知识知晓率90%以上。开展第四轮国家艾滋病综合防治示范区2020年度评估和新疆维吾尔自治区、湖北省际交叉现场评估。开展全省遏制与防治艾滋病"十三五"行动计划、四川省预防与控制梅毒规划（2010—2020年）和凉山州艾滋病防治和健康扶贫攻坚第一阶段行动终期评估工作，规划和行动主要目标任务圆满完成。

2021年，全省共建成艾滋病监测哨点170个，检测实验室（含快检点）5728个。常住人口检测覆盖率47.55%；共建立美沙酮维持治疗门诊52个、延伸点100个；开展经性传播专项打击13917次，检测挡获卖淫嫖娼人员11617人（其中阳性195人）；全省抗病毒治疗覆盖率96.15%、治疗成功率95.94%、母婴传播率降至2.45%。凉山彝族自治州抗病毒治疗覆盖率提升至96.44%、治疗成功率提升至95.81%、母婴传播率下降至2.85%、单阳家庭配偶传播率下降至0.31／百人年。

【结核病防治】 持续推进全民结核病防治健康促进、结核病诊疗服务质量提升、重点人群结核病防治强化、重点地区结核病扶贫攻坚、遏制耐药结核病防治、结核病科学研究和防治能力提升、结核病综合防治示范引领等七项具体遏制结核病行动。省重传办印发结核病综合防治2021年重点工作任务。向国家卫生健康委上报"十三五"四川省结核病防治规划终期评估。发文增加四川大学华西医院、四川大学华西第二医院为省级结核病定点医疗机构。联合教育厅暗访调研全省学校结核病防控工作措施落实情况，成功处置4起学校结核病聚集性疫情。针对民族地区学校结核病疫情高发，在阿坝藏族羌族自治州阿坝县和甘孜藏族自治州色达县开展全县学校结核病筛查。联合教育厅在西南石油大学开展全省第26个世界防治结核病日现场主题宣传活动，进一步提高公众特别是高校师生对结核病危害性的认识。

2021年，全省共报告肺结核与疑似肺结核患者45965例，肺结核报告发病率为54.93/10万，比2020年同期下降0.47%；总体到位率98.52%，成功治疗率95.35%，病原学阳性率59.80%。

【包虫病防治】 在全省35个流行区落实犬只管控、人群查治、宣传教育、环境治理等包虫病综合防治措施。印发包虫病综合防治2021年重点工作任务。及时向省委办公厅报送石渠县包虫病综合防治试点终期评估情况重要批示落实情况，持续巩固防治试点成果。指导甘孜藏族自治州、阿坝藏族羌族自治州研究制定包虫病综合防治干预区方案，持续落实综合防治措施。发文确定四川大学华西医院、四川省人民医院、阿坝州人民医院、甘孜州人民医院、凉山州第二人民医院、雅安市人民医院、三六三医院为四川省包虫病外科治疗定点医院。组织开展五省（区）包虫病综合防治交流学习，青海省赴四川省开展包虫病综合防治现场交流学习，推进联防联控向更广、更深层次发展。

2021年，全省累计B超筛查335074人，现有包虫病病人10858人，免费药物治疗9766人，年度手术治疗372例，实现应治尽治，88%的流行县（市）包虫病人群患病率控制在1%以下。

【血吸虫病防治】 坚持综合治理，推进血吸虫病消除达标再上台阶。印发血吸虫病综合防治2021年重点工作任务。成立第五届血吸虫病专家咨询委员会，加强血吸虫病防治技术支撑。发文确认德阳市中江县达到血吸虫病消除标准。组织省、市、县相关人员赴重庆市开展血吸虫病联防联控交流学习。雅安市血吸虫病诊断网络实验室达到准入标准，成为四川省首家市级血吸虫病诊断网络实验室。

2021年，全省人群查病172.08万人次，现存病人1367人（全部为既往存活的晚期血吸虫病人），全省63个流行县（市、区）中61个达到消除标准，已连续15年无当地感染的急感病例、未查见感染性钉螺，连续10年无本地感染的病人和病畜。

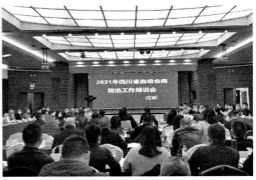

◎2021年12月14日，四川省重大传染病防治工作委员会办公室在成都市召开2021年四川省血吸虫病防治工作培训会（吴健◇摄影）

【疟疾防治】 完成世界卫生组织线上视频评估中国消除疟疾认证，世界卫生组织专家组充分肯定四川省工作成效，国家卫生健康委专此向四川省政府发送感谢信。印发全省疟疾综合防治2021年重点工作任务。组织各地开展以"防止输入再传播，巩固消除疟疾成果"为主题的全国疟疾日宣传活动。按照南方片区疟疾防治联防联控工作要求，广东省赴四川省学习交流疟疾防治工作。全年共报告疟疾病例50例，均为境外输入性疟疾病例，病例的24小时报告率100%，病例报告后3日内流行病学个案调查率100%，7日内及时开展疫点处置，实验室确诊率100%，无疟疾突发疫情报告，无死亡病例，无输入继发病例。

【地方病等防治】 印发地方病综合防治2021年重点工作任务。组织制定《四川省临床氟骨症患者复核技术方案》《新发现疑似水氟超标地区重点调查方案》《四川省餐饮服务单位合格碘盐覆盖率调查方案的通知》《四川省心肌病调查方案》《四川省克山病重点人群监测方案》《关于开展2021年全省地方病防治工作的通知》《2021年四川省地方病防治工作及相关技术方案》等技术方案，统一规范标准，明确任务要求，持续开展监测评估，患者治疗、健康教育等。对症治疗民生实事工程1.3余万大骨节病病人。推进低氟砖茶在30个饮茶型地氟病病区县使用。泸州市叙永县、古蔺县通过省级消除评价，实现全省23个燃煤污染型氟中毒病区县全部达到消除标准。12个饮水型氟中毒病区县8个达到控制标准，4个防控措施达到控制标准。全省持续保持大骨节病、碘缺乏病、克山病、耙子病消除状态。继续推进消除麻风病危害规划。

〔重大传染病防治处（艾滋病防治处）〕

科技教育

【科研创新】 创新平台建设。全国首个生物治疗转化医学国家重大科技基础设施（四川）建成投用，重大新药创制国家科技重大专项成果转移转化示范基地第一轮建设完工。协同推进卫生健康领域天府实验室建设，获批建设国家卫生健康委核技术医学转化重点实验室。

生物安全管理。牵头成立省级生物安全协调机制，建立健全研判预警、危机管控、信息管理等六项工作制度，牵头草拟全省《高等级生物安全实验室管理暂行办法》。经国家卫生健康委专家组线上答辩和现场评审，省疾控中心生物安全三级实验室获批开展新冠病毒等五类实验活动，成为四川省首家建成运行的高等级生物安全实验室。组织开展全省生物安全实验室自查和专项检查2次，举办全省生物

安全管理培训班2期，培训超万人次。

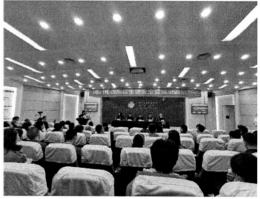

◎2021年4月12日，由四川省卫生健康委员会、四川省科学技术厅主办，四川省人民医院承办的四川省生物安全管理培训班在成都市举办（来源◇健康四川官微）

科研攻关。有序推进47个省级新冠肺炎科研攻关项目和5个委重大创新（新冠肺炎疫情防控攻关）项目，总结形成一批研究成果转化应用到疫情防控一线。其中四川大学华西医院、三叶草生物研发的两款新冠病毒疫苗完成Ⅲ期临床试验，已向国家申请上市审查；四川大学、省疾控中心等开展的新冠肺炎疫情影响因素与防控效果评价、新冠病毒疫苗群体接种后突破性传播对防控策略影响研究等项目，为疫情防控提供了针对性和操作性工作建议。持续加大委级科技项目支持力度，评审立项2021年度委医学科技项目210项，会同省药监局审查推荐四川大学华西医院、四川大学华西第二医院申报的干细胞和体细胞临床研究项目15项。

科技支撑保障。调整充实省级医学伦理委员会、干细胞伦理和专家委员会。加强知识产权保护工作宣传，组织编制《四川省医药卫生领域专利成果分析报告》。组织开展全省医学科研诚信与作风学风建设专项教育整治活动。

【医教协同】 协同推进院校教育。会同教育厅代拟并由省政府办公厅印发《四川

省加快医学教育创新发展实施方案》，联合开展高校附属医院专项治理整顿活动。审核推荐25所院校申报医药卫生类本科专业6个、高职专业25个、中职专业4个。组织招收农村订单定向医学生295人，毕业安置就业334人，截至2021年年底，在校生1973人。

巩固毕业后教育。获批国家住培重点专业基地12个。组织开展住培基地监测评估、督导检查和对标清理工作，撤销不合格专业基地85个，亮牌通报、限期整改住培基地5个、专业基地7个，截至2021年底，全省建有国家住培基地数和招生容量分别居全国第4位和第3位。完成住培、专培等五类规培年度招生11513人，结业9960人。

规范开展继续教育。获批国家级继教项目732项，组织审批省级继教项目2327项，远程继教项目2016项。统筹推进麻醉、康复等紧缺人才培训项目，完成全科医生转岗培训3705人。分专业研究制定临床医师规范化进修指南，开展川渝地区卫生专业技术人才"双百"培养项目，组织两地40名学员完成为期半年的进修学习。

（科技教育处）

药物食品

【完善国家基本药物制度】 组织各地完成"十三五"期间基本药物制度补助资金重点绩效评价，开展2021年度国家基本药物制度补助项目自查自评，并形成绩效自评报告。指导各地开展基本药物制度综合试点工作，以紧密型县域医共体为载体，重点推进药品供应保障体系建设，在上下级用药衔接、合理用药监管、新型药事服务等方面持续深化改革。将成都市青白江区国家基本药物制度综合试点工作作为四川省药政工作亮点向国家卫生健康委推荐。

【落实短缺药品保供稳价】 依托公立医疗卫生机构短缺药品信息直报系统，提升省、市、县三级短缺药品分级应对处置能力。2021年度，全省各级各类医疗卫生机构共上报短缺药品信息32条，涉及药品21种，通过替代使用、供需对接等方式解决大部分地区短缺问题。建议国家处置2种（抗蛇毒血清注射剂、硝普钠注射剂）。发挥会商联动机制牵头部门作用，联动省市场监管局、省医保局采取市场调查、约谈企业等措施，协调解决部分医院反映抗蝮蛇毒血清（6000U）捆绑销售、第三批国家集中采购药品（克拉霉素片）供应不足等问题。联合经济和信息化厅、商务厅、省市场监管局、省医保局、省药监局、省中医药局制定印发《四川省短缺药品清单》。

【药品使用监测】 组织全省4700余家医疗卫生机构上线报送2020年度药品使用监测数据，成为全国完成数据上报机构数量最多的省份。组织省级药事服务质量控制中心、肿瘤领域等医疗质量控制中心编制四川省药品监测分析总体报告和"两病"等重点领域的专题分析报告。

【食品安全标准管理】 按照川渝卫生健康一体化发展要求，支持和推动《食品安全地方标准 火锅底料》上升为国家标准。组织各市（州）卫生健康部门有关单位和相关行业协会，完成食品安全国家标准跟踪评价任务，并首次将食品安全地方标准纳入跟踪评价。组织省标委会专家评审四川省食品安全地方标准立项建议，制定印发《2021年四川省食品安全地方标准立项计划（第一批）》。规范组织制定《食品安全地方标准 竹叶粉》。深化"放管服"改革要求，协调省大数据中心优化食品安全企业标准备案系统与流程，组织各市（州）规范开展企业标准备案工作。指导各级共同开展食品安全标准宣贯培训、指导解答工作。

【提升风险监测评估能力】 根据国家相关计划，夯实基础，扩点拓面，规范有效地开展食源性疾病、食品污染及食品中有害因素、食品放射性污染三类监测工作。根据《2021年国家食品安全风险监测计划》要求，结合四川省实际，联合相关部门制定下发《2021年四川省食品安全风险监测实施方案》《2021年四川省卫生健康部门食品污染、食品有害因素监测工作任务分配表》，根据省情增加地方特色食品（酱类调味品、酱腌菜、肉制品中的亚硝酸盐及冷锅串串中致病微生物等）的风险监测。全省哨点医院达到1184家，实现183个县（市、区）全覆盖，其中新纳入食源性疾病病例监测系统的乡镇卫生院/社区卫生服务中心432家，监测网络向基层医疗机构进一步延伸。贯彻落实成渝地区双城经济圈建设规划纲要精神，与重庆市卫生健康委员会建立食品安全标准与风险监测协作机制。加强能力建设，探索开展四川省居民典型膳食中亚硝酸盐摄入水平风险评估工作。

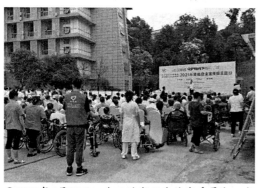

◎2021年6月23日，由四川省卫生健康委员会、成都市卫生健康委员会主办的2021年食品安全宣传周主题日活动在成都市第八人民医院举行（来源◇四川省卫生健康委员会网站）

【推进营养健康工作】 按照国务院《健康中国行动（2019—2030年）》《国民营养计划（2017—2030年）》和四川省相关实施方案，牵头推进"健康四川——合理膳食专项行动"，邀请相关部门、高校、医疗卫生机构、行业学会及企业代表召开工作座谈推进会，协调落实《四川省国民营养计划实施方案》。制定印发《四川省营养健康食堂试点建设工作实施方案》，指导全省18个市共100家食堂开展试点建设工作，倡导中小学校食堂开展沉浸式食育教育，24家试点食堂通过省级评估验收并挂牌。根据国家通知要求，组织全省各地开展2021年全民营养周暨"5·20"中国学生营养日主题宣传活动。协调农业部门，支持区域性营养创新平台——"西南农业与营养健康协同创新中心"开展西南地区高叶酸鲜食玉米方面的研究。贯彻落实成渝地区双城经济圈建设有关工作部署，主动协调重庆市卫生健康委员会，共同支持和推动有关单位创建"川渝·区域性营养创新平台"，并将平台相关材料报送国家卫生健康委申请备案。

〔药物政策与药械临床使用监测评价处（食品安全标准与监测处）〕

老年健康服务

【推动老龄事业发展】 制定省老龄委36个成员单位职责。推动各地健全老龄工作体系，21个市（州）均成立新一届老龄委，加强老龄工作组织领导。推动实施"智慧助老行动"，建立解决老年人运用智能技术困难厅际联席会议制度，制定工作任务清单，推动解决老年人在出行、就医等服务场景运用智能技术困难的问题。省长黄强率队参加国务院组织召开的全国老龄工作会议，并作《聚力打造老年友好环境 开创老龄事业高质量发展新局面》

交流发言。省委常委会、省政府常务会议听取贯彻落实全国老龄工作会议精神汇报。组织召开全省老龄工作会议，省长黄强出席会议并讲话，研究部署全省新时代老龄重点工作，将老龄工作纳入经济社会发展规划、民生实事项目、重要议事日程。

【医养结合示范省建设】 建立四川省医养结合工作厅际联席会议制度，加强部门协同联动。实施医养服务能力提升项目，省级财政补助资金8900万元，支持100个基层医疗卫生机构建设医养服务中心。组织开展医养服务质量提升行动，推动医养服务机构整改医疗服务质量问题六大类132条。与重庆市卫生健康委签订《推动成渝地区双城经济圈建设卫生健康一体化发展川渝老龄健康合作协议（2021—2025）》，推动成渝地区双城经济圈优质医养资源共建共享。四川省医养结合经验在国家卫生健康委医养结合专题新闻发布会交流。全省医养服务机构347家，床位9.51万张，签约服务4968对，有效满足9万名失能老人长期照护需求。

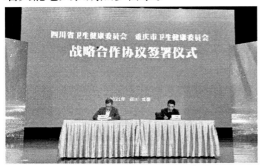

◎2021年10月21日，四川省卫生健康委员会、重庆市卫生健康委员会在成都市签订《推动成渝地区双城经济圈建设卫生健康一体化发展川渝老龄健康合作协议（2021—2025）》（老龄健康处◇供稿）

【完善老年健康服务体系】 组织实施老年健康专项促进行动，提升老年人健康素养。做实老年人健康管理和健康指导，为全省665万65岁以上老年人免费提供健康体检、健康管理服务。推进老年医学科建设，全省303家二级及以上综合性医院设立老年医学科，设置率46.4%。组织开展老年友善医疗机构建设，实行省、市、县三级分级评估复核，共认定老年友善医疗机构1413家。制定《关于加快解决老年人就医服务中运用智能技术困难的通知》，将"便利老年人日常就医"行动纳入省委省政府"我为群众办实事"项目清单，改善老年人就医体验。推进4个国家级和4个省级安宁疗护试点，全省183家医疗卫生机构开展安宁疗护服务，德阳市、自贡市、攀枝花市、雅安市、眉山市5个市出台安宁疗护按床日付费等政策。依托四川省健康档案云平台建成"四川省老年健康服务信息管理系统"，在库65岁及以上老年人个案信息1158万条。举办全省老龄健康管理、老年医疗护理骨干等培训班，培训医务、管理人员1200余人。

【构建老年友好社会环境】 启动第六轮敬老模范县（市、区）和全国"敬老文明号"创建活动。组织开展全国示范性老年友好型社区创建，52个社区成功建成全国示范性老年友好型社区。组织开展"敬老月"和人口老龄化国情省情教育"五进"等活动，发放宣传资料近130万册，举办讲座2600余场，开展义诊5000余场次，播放敬老公益广告1500余则，在全社会营造养老孝老敬老的浓厚氛围。持续优化老年人优待证办理流程，在省一体化政务平台实现"全程网办"，全年办理老年人优待证10.23万件。

（老龄健康处）

妇幼健康服务

【新冠肺炎疫情防控】 强化妇幼保健机构疫情防控，修订完善妇幼保健机构院感防控技术指南和质控标准，建立健全省、市、县三级质量管理体系，组建省、市级专家队伍564人，举办专项培训班两期，开展全覆盖拉网式排查和"回头看"，不定期暗访抽查并督促整改，不断提升妇幼保健机构疫情防控能力。及时回应社会关切，指导各级妇幼保健机构设立24小时咨询服务"热线"，指定并公布197家"黄码"孕产妇就诊定点医疗机构，346家全天24小时可为发热儿童提供诊疗服务的发热门诊。发布《致孕妈妈和宝宝家长们的一封信》《四川孕妈看过来：码"黄"了怎么办？》《@宝爸宝妈，疫情期间宝宝发烧去哪里？》就诊指引，及时回应群众关切。精准科学管理，持续推进有流行病学史、隔离、疑似、确诊孕产妇及所生新生儿，"黄码"孕产妇及所生新生儿10类人群动态台账管理，规范管理隔离孕产妇1057例、新生儿59例。在2021年全国妇幼健康工作会上，四川省就妇幼疫情防控工作作专题交流发言。

【出生缺陷防治】 完善防治网络，截至2021年底，全省共有产前诊断机构21个，产前筛查机构102个，新生儿遗传代谢病筛查中心（分中心）11家，新生儿听力障碍诊治中心（分中心）17家，新生儿听力筛查机构544家。实施全国出生缺陷防治人才培训项目，培训专项技术人员150人，并帮助西藏自治区完成20名学员培训任务。组织56名基层妇幼保健机构检验人员到省妇幼临床检验质量控制中心短期进修。举办新生儿听力筛查、孕前优生健康检查、产前筛查等专项技术培训班10

期，参训人员近2000人。联合重庆市举办首届川渝出生缺陷防治论坛，加强川渝出生缺陷防治领域交流协作。争取中央、省级财政资金1.34亿元，实施免费婚检、免费孕前优生健康检查、增补叶酸、贫困地区新生儿疾病筛查等出生缺陷防治项目，惠及适龄群众227.06万人。落实免费基本避孕服务，完成19个品种的国家免费基本避孕药具和2000台免费避孕药具自助发放机采购、发放工作，惠及84万多群众，落实免费基本避孕手术25万多例，孕情环情检查服务900多万人次。举办妇科适宜技术培训班，受训200余人。举办预防出生缺陷日、世界地贫日、世界避孕日主题宣传活动，营造社会关心、支持的浓厚氛围。组织开展出生缺陷防治项目、产前诊断、新生儿疾病筛查质量控制，推动出生缺陷防治工作持续提质增效。

【促进儿童健康全面发展】 加强爱婴医院动态管理，全省爱婴医院达676家。推进新生儿保健特色专科建设，新创建国家级新生儿保健特色专科建设单位1家、省级新生儿保健特色专科建设单位9家，两类单位

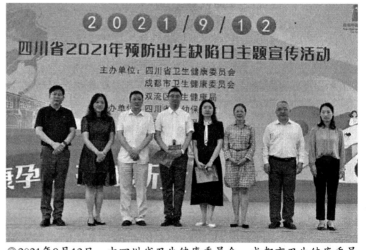

◎2021年9月12日，由四川省卫生健康委员会、成都市卫生健康委员会、双流区卫生健康局主办的以"健康孕育，护佑新生"为主题的四川省2021年预防出生缺陷日主题宣传活动在成都市双流区凤翔湖市政公园举办（来源◇四川省卫生健康委员会网站）

分别达2家、17家。开展儿童早期发展示范基地创建评估，2021年新创建省级儿童早期发展示范基地7家，全省国家级、省级儿童早期发展示范基地分别达2家、59家。实施新生儿科医师和县级儿童保健人员培训项目，系统培训新生儿科医师32人、县级儿童保健人员14人。举办儿童健康管理及托幼机构管理、儿童眼保健及视力检查适宜技术、儿童残疾筛查适宜技术培训班，开展儿童保健质量控制。实施贫困地区儿童营养改善项目，为88个项目县6—24月龄婴幼儿补充辅食营养补充品，惠及项目地区39.28万名婴幼儿。加强出生医学证明监督管理，清理规范出生医学证明印章。

【守护母婴安全】 总结全省母婴安全行动计划实施情况和成效经验，推荐川北医学院附属医院、眉山市妇幼保健院等6家机构为2020年度国家级母婴安全优质服务推荐单位。全面落实母婴安全五项制度，制发四川省新生儿死亡评审工作方案，组织孕产妇、新生儿死亡省级评审，举办川渝地区母婴安全管理培训班，完成200名基层产科医师理论培训和实地进修并启动新一轮基层产科医师培训。加强危重救治协调机制和能力建设，协调转介1500余例省际间流动孕产妇，完成2个省级危重孕产妇救治中心和2个省级危重新生儿救治中心评估。依托省级危重孕产妇和新生儿救治中心微信群和QQ群提供孕产妇死亡信息，密切监测各地母婴安全形势，及时给予指导和质控。

【提升健康服务能力】 争取中财资金2.0985亿元，支持自贡市、泸州市、内江市妇幼保健院和27个县级妇幼保健机构基础设施和能力建设，推动省妇幼保健院实施省域妇幼健康"大手拉小手"行动，启动"云上妇幼"项目建设。持续推进妇幼保健机构等级评审，二级以上妇幼保健机构标准化建设率达84.16%。及时摸排各

市（州）适龄妇女和城市低保、特困妇女人数，多次会商财政、妇联等部门，争取将全省农村地区35—64岁妇女"两癌"筛查纳入2022年省民生实事。印发《四川省人类辅助生殖技术应用规划（2021—2025年）》并组织实施，在全省1家精子库和14家人类辅助生殖技术医疗机构实施全覆盖质控和现场检查。与重庆市卫生健康委员会签订川渝妇幼健康交流合作协议，联合举办首届川渝妇幼健康事业高质量发展论坛和川渝母婴安全保障交流会，印发《川渝省市级危重孕产妇和新生儿救治中心评估工作方案（试行）》。

【妇幼信息化建设】 全面推广使用四川省妇幼卫生信息平台孕产妇及儿童保健等业务模块，加强高危孕产妇、高危儿专案管理。推动实现孕产妇与儿童保健等模块与"四川省健康档案云平台"系统融合和信息共享。完善《出生医学证明》数据库对接方式，实现《出生医学证明》数据实时签发实时上传。会同公安、人社、医保、税务和大数据中心等部门，印发《四川省推进"出生一件事"联办工作方案》，明确"出生一件事"联办服务内容、办理流程、推进步骤和职责分工。率先实现卫生健康系统出生医学证明和预防接种证两证线下联办，惠及10.45万名新生儿家庭。

【开展评估考核】 按照省政府妇儿工委办要求，组织开展《四川妇女儿童发展纲要（2011—2020年）》卫生健康领域目标任务终期评估。举办新"两纲"专家座谈会，梳理卫生健康领域重难点问题，进一步完善目标措施。提出修改完善建议意见18条，均被省妇儿工委办采纳。制发四川省妇幼保健机构绩效考核《实施方案》《操作手册》，组织各级卫生健康部门和妇幼保健机构负责绩效考核工作的人员在线培训，指导机构填报数据，开展线上线

下质控，按时将数据和佐证材料全量导入国家系统，组织专家开发评估工具和初评打分，通报考核结果并图解分析指导等，稳步推进考核工作。

【幼健康指标持续改善】 2021年，全省婴儿死亡率、5岁以下儿童死亡率、孕产妇死亡率分别降至4.70‰、6.96‰、13.65/10万，持续稳中有降，妇幼健康状况继续得到改善。

（妇幼健康处）

职业健康

【推进职业病防治监测项目】 2021年6月印发《四川省2021年职业病防治项目监测方案》，明确任务分工，提出工作要求，同时举办监测项目相关培训班5次，培训620人次。9月，为推动项目高质量完成，派出7个工作组到各市（州）开展督促指导，截至2021年11月30日，完成年度相关工作。

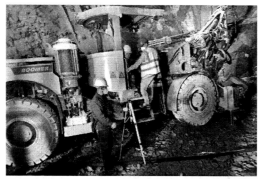

◎2021年9月17日，四川省疾控中心职业与辐射卫生所工作人员在宜宾市隧道施工现场开展粉尘浓度检测（蒋恩霈◇供稿）

重点职业病监测。职业健康检查个案信息报告个案信息数629728例；25个县（市、区）开展尘肺病主动监测工作，监测任务数5000人，完成录入5000例，完成率100%；职业性尘肺病患者随访任务数

44915例，随访到44546例（其中存活42075例，死亡2471例），随访率为99.18%；全省29家职业病诊断机构均进行网络报告（含零报告），报告率100%，新报告各类职业病共1116例；完成155家（57.8%）职业健康检查机构和10家（34.5%）诊断机构的质量控制考核。

工作场所职业病危害因素监测。开展工作场所职业病危害因素监测3728家，任务完成率101.9%，监测企业职业病危害申报率显著提升（2021年为93.5%，2020年为66.3%）。近三年，争取中国疾控中心和上海市、江苏省、广东省等先进省市职业病防治机构先后对口帮扶甘孜藏族自治州、凉山彝族自治州、阿坝藏族羌族自治州，共培训技术骨干211人次，帮助完成监测用人单位230家，其中2021年帮扶阿坝藏族羌族自治州完成42家用人单位职业病危害调查与监测任务，培训疾控和执法技术骨干120人。

医用辐射监测。完成132家医疗机构、425台放射诊疗设备和425个医用放射工作场所监测，对10家放射治疗机构开展TLD输出剂量核查，开展放射诊断CT患者剂量调查572例，DR患者剂量调查310例，介入放射学患者剂量调查20例，均超出国家方案要求。

职业性放射性疾病监测。完成165家监测医院个人防护设备的基本情况、放射工作人员数量等情况调查，任务完成率100%；双剂量计监测800名介入工作人员，其中选择109名工作人员实施眼晶状体剂量监测；完成辖区内开展核医学工作的全部放射诊疗机构与核医学工作人员基本情况调查，同时内照射剂量监测51名从事碘治疗的人员，均达到国家方案要求。

非医疗机构放射性危害因素监测。调查核实全省范围内624家非医疗用人单位基本情况，并建立用人单位清单，完成187家非医疗用人单位工作场所辐射水平监测和放射工作人员职业健康管理情况调查，均达到国家方案要求。

【提升职业病防治能力】 信息化建设。建成省级职业病防治综合管理信息系统。省级系统9月底开始试运行，分配账户592个，个案信息录入184127条，实现与国家信息系统平台对接。同时举办省级平台试运行培训班，相关工作人员共计100余人参加培训。

持续能力提升。推进职业病诊断机构和尘肺病康复站设备招标采购工作。第一批29个尘肺病康复站设备全部到位，康复站全面运行。委托省疾控中心负责职业病诊断机构和第二批尘肺病康复站设备招标采购工作，职业病诊断机构设备完成肺功能仪、听力设备、心电图机招标采购，DR机于2021年12月底完成，第二批尘肺病康复站设备招标采购正在推进中。

人员培训。组织130名职业病诊断医师、职业健康检查主检医师、影像医师、检验医师到省疾控中心和四川大学华西第四医院进修培训，其中尘肺病读片考核17名理论考试合格的职业性尘肺病诊断医师。举办两期职业病诊断医师培训、一期职业性尘肺病诊断医师培训、两期职业健康检查培训、一期职业健康检查（染色体、微核检查）专题提高班，共培训697人。

川藏铁路职业健康工作。拟在川藏铁路沿线增加泸定县、雅江县、理塘县、白玉县人民医院为职业健康检查机构，并组织专家多次实地指导，协调当地职业健康检查主检医师、职业病诊断医师20余人赴省疾控中心或四川大学华西第四医院进修。组织省职业健康协会实施《川藏铁路建设期间参建单位负责人、管理人员、劳动者职业健康能力提升培训项目》，免费线上培训川藏铁路劳动者，实现川藏铁路建设期间职业健康培训、宣传和教育"一体化"。

建成三个技术中心。依托四川安全技术中心铸创安全科技有限公司、西南交通大学交通安全技术研究院和攀钢集团四川劳研科技有限公司分别建成三个行业职业健康工程防护技术中心。开展"井下矿山粉尘在线监测监控系统""轨道交通区间和车站防噪技术措施"等研究项目，编制《职业病防治专项集体合同实用指南》及《职业病防治专项集体合同系列丛书》。

【尘肺病康复站建设】 健全康复诊疗模式。指定四川大学华西第四医院为省级尘肺病康复中心，广元市第二人民医院、绵阳四〇四医院等6家职业病防治院为分中心，采取一对一帮扶方式，建立"乡镇康复站—片区职业病防治专科医院—省级中心"康复诊疗运行管理新模式。省级资金投入100万元建成信息化系统，通过标准化检测、培训、诊断、治疗、康复及远程指导等实现一站式信息管理。

推进康复站建设。运行康复站29个，在建25个，配备医护人员192人，完成相关工作人员658人次培训，服务存活尘肺患者11559人。为5439名尘肺病患者开展康复服务14039人次，患者满意度96%。

争取部门和属地支持。通过省计生协会向中国人口福利基金会申请1000余台制氧机、向中国煤矿尘肺病防治基金会争取价值近100万元的捐赠药品发放到各尘肺病康复站。广元市财政配套150万元用于康复站建设，此外，旺苍县中医院自筹600万元，整合康复、针灸、中医理疗，建成占地1000余平方米（三层楼）的旺苍县尘肺病康复中心。南充市财政补助5万元用于康复站建设。

【尘肺病患者帮扶救助】 协调省医保局将尘肺病的"大容量全肺关系技术"纳

入医保报销范畴。争取将尘肺病纳入特殊门诊疾病。

开展民政救助，将低收入家庭中的尘肺病患者作为特殊困难人员，经本人申请，参照"单人户"纳入低保救助或特困供养覆盖范围，已纳入低保补助的尘肺病对象4649例，2020年临时生活救助703名尘肺病患者，襄渝铁路存积下来的9165名尘肺病患者发放生活补助1.98亿元。

配合省总工会，设立"患职业病职工（农民工）特殊困难群体专项送温暖资金"（每年400万元），慰问患职业病职工（农民工）、救助其在家庭生活、就医等方面的临时困难，并将符合条件的纳入工会困难职工帮扶档案，开展常态化帮扶救助。

【实施职业健康保护行动】 规范化培训用人单位。委托省职业健康协会成立职业健康培训专委会，在全国率先出台《职业健康培训质量等级评估标准》，印发《四川省卫生健康委员会关于进一步规范用人单位职业健康培训工作的通知》，要求"五统一、一公示"。组织开展《四川省重点行业用人单位职业健康培训现状调研项目》，了解用人单位、劳动者实际培训需求，并编制《用人单位职业健康培训大纲及试题库》。

推动健康企业创建。和省爱卫办密切配合，在2020年试点创建13家健康企业基础上，2021年创建成功省级健康企业46家，通过创建引领，以点带面，促进职业健康工作上台阶。为调动企业创建积极性，与人力资源和社会保障厅达成共识，为创建成功的企业实施减免工伤保险缴纳费用鼓励政策，具体实施细则正在制定中。

鼓励争当"职业健康达人"。各地通过邀请中国疾控中心、省疾控中心职业卫生领域专家针对"职业健康达人"活动举行专题培训，组织2020年省级健康企业做经验交流，与广播电视台合作制作《做好职业病防治 争做职业健康达人》短视频，开展"职业健康达人"短视频征集活动等多种形式开展活动，截至2021年11月30日，全省59218人参与评选活动，评选出837人。

编制读本长效宣传。组织编制《劳动者职业健康素养读本》《领导干部职业健康知识读本》，明确职业健康保护行动的具体目标和要求，倡导树立健康意识，强化法律意识，践行健康工作方式。

开展宣传周活动。联合民政厅、人力资源和社会保障厅、省医保局、省总工会，在自贡市开展以"共创健康中国·共享职业健康"为主题的全省《职业病防治法》宣传周活动，近千人参加仪式，活动周期间全省各大新闻电视等媒体播报刊登职业病防治科普知识约100余期，单位官网、微信等推送主题宣传1000余期、优秀作品展播约700小时、线上及现场咨询50万余次、参与线上有奖竞答40万余人、印发宣传资料105万余份、出动宣传人员1.4万余人次、宣传受众180万余人。

开展职业健康传播作品评选。会同省总工会组织专家综合评审全省征集到的85件职业健康传播作品，评选出视频类和图文类优秀作品48件，并报送国家卫生健康委职业健康司参加全国职业健康传播作品评选。省卫生健康委被国家卫生健康委授予最佳组织奖，共有13件视频类作品和3件图文类作品获奖，其中视频类一等奖2件，四川天府新区疾病预防控制中心胡伟和四川省宜宾五粮液集团有限公司蒋文春获优秀个人称号。

（职业健康处）

人口监测与家庭发展

【稳妥有序实施"三孩"政策】 做好"三孩"政策法规衔接。及时修订《四川省人口与计划生育条例》，纳入实施"三孩"政策有关内容。全面清理涉及计划生育内容法规和规范性文件，共清理出不一致、不衔接、不配套的地方性法规1件，人大及其常委会的决议、决定16件，民族自治地方自治条例和单行条例6件，均按程序进行相应调整。

全面取消社会抚养费等措施。落实国家关于清理社会抚养费政策要求，将入户、入学、入职与个人生育情况全面脱钩。加强"三孩"政策实施前后奖励及处罚措施衔接，妥善处理历史遗留问题。

推进优化生育政策落地落细。制定贯彻落实《中共中央 国务院关于优化生育政策促进人口长期均衡发展的决定》的四川实施方案，建立跨部门协同机制，共同解决政策落实中的堵点难点问题。代省委省政府草拟《四川省2021年人口工作情况报告》。聚焦群众"生不出、养不起、没人带"等问题，开展"优化生育政策网络问卷调查"，回收有效问卷7万余份。及时回应群众关切，育儿假落地细则获2021年四川网络理政"十大优秀案例"。

【托育服务体系建设】 政策支撑引领。会同省发展改革委编制《"一老一小"整体解决方案》《"十四五"托育服务专项规划》《促进养老托育服务健康发展实施方案》，制发托育机构登记和备案、设置标准、管理规范等规范性文件，初步形成促进普惠托育服务发展政策体系。对标2025年每千人口达到4.5个托位规划建设要求，各级党委政府将普惠托育服务纳入为民办实事项目和政府目标考核内容，制定年度推进指标和计划，切实增强政策保障能力。

扩大普惠托育供给。将解决婴幼儿日间照护难题列入"我为群众办实事"项目清单打表推进。配合省人大托育工作指导组，推动普惠托育试点。争取中央预算内投资和省级财政资金支持，开展普惠托育服务专项行动，持续扩大普惠托育供给。

强化托育服务管理。遴选四川省首届3岁以下婴幼儿照护服务专家。开展"呵护婴幼儿健康成长 创建幸福美好家庭"作品征集评选活动。在四川大剧院举办2021年国际家庭日暨四川省婴幼儿照护服务主题宣传活动。开展全国婴幼儿照护服务示范城市、省级优质服务县（市、区）、优质服务机构等创建活动，打造行业标杆。成立省优生托育协会、省托育标准化建设与培训指导中心，科学制定技术服务标准与培训标准，全面促进托育服务行业规范发展。按照属地管理和分工负责的原则，督促各地、各单位按照各自职能强化工作监管，加大查处婴幼儿照护服务违法违规行为的力度。

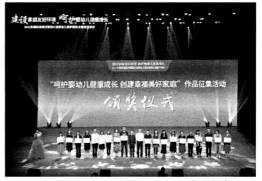

◎2021年5月15日，四川省卫生健康委员会在四川大剧院举办"建设家庭友好环境 呵护婴幼儿健康成长"——2021年国际家庭日暨四川省婴幼儿照护服务主题宣传活动（冯贵兰◇供稿）

【提升人口监测质量】 完善跨部门人口信息共享机制，实现与民政厅婚姻登记信息实时交互。不断升级优化健康档案云平台人口监测系统功能，结合实施三孩生育政策，更新数据报送模块，同时加强与出生医学证明、住院分娩登记等信息协同采集、自动比对，提升人口监测数据质量。在2021年全国人口监测与家庭发展工作会议上省卫生健康委作了题为《创新监测工作思路　助推人口长期均衡发展》的交流发言。组织全省人口监测业务培训，重点提升人口形势分析、人口监测数据应用等能力，参训人员400余人。完成全国人口与家庭动态监测追踪调查任务，涉及全省30个监测点，追踪调查样本量5000份。配合省发展改革委编制《四川省人口发展中长期规划》，探索建立人口长期均衡发展指标体系，科学设定全省人口发展目标。

【做好扶助民生实事】 落实各项奖励扶助政策。将计划生育扶助保障纳入2021年全省30件民生实事，建立"一卡通"审批信息系统，实现扶助资金申请、审批、发放全过程监管。2021年，全省纳入国家农村计划生育家庭奖励扶助205.48万人、省级扶助31.3万人，纳入计划生育特别扶助16.35万人、西部地区计划生育"少生快富"工程3651户，累计发放扶助资金37.78亿元。

特殊家庭帮扶。推进特殊困难家庭"暖心行动"，建成"暖心家园"195个。投入3400万元，为全省16.35万名计划生育特殊家庭成员购买住院护理补贴保险。通过政府购买服务的形式，培训、引导18家社会组织参与帮扶工作。全年共计为2.74万人购买居家养老服务，为2.89万人代缴养老保险，建成暖心家园195个，发放慰问金11763.73万元。

建立"三个全覆盖"交叉检查机制。全面落实特殊家庭"双岗"联系人、家庭医生签约、就医绿色通道"三个全覆盖"，为12.84万人提供免费健康体检，为10.32万人提供就医绿色通道。开展计划生育特殊家庭"三个全覆盖"自查行动，采取市（州）交叉评价的方式，开展计划生育服务项目绩效

评价。指导各市（州）完成四川省奖特扶系统在省政务服务一体化平台上的事项认领及办理验证整改工作。举办计划生育特殊家庭心理疗护人才培训班。

【生育服务管理】 完成"生育登记"服务事项与省政务服务一体化平台数据对接，实现川渝通办、跨省通办。修订《四川省农村部分计划生育家庭奖励扶助政策解释》和《四川省生育登记服务办法》。指导乐山市、甘孜藏族自治州、阿坝藏族羌族自治州完成生育秩序整治评估工作。督促"三州一市"党委政府持续加强宣传倡导，促进相关惠民政策与生育政策有效衔接，精准做好各项管理服务，实现巩固拓展健康扶贫成果同乡村振兴有效衔接。

【统筹抓好其他相关工作】 牵头做好未成年人保护健康教育、疾病防控等相关工作。持续做好母婴设施建设和完善相关工作，开展母婴设施建设运行情况评估。做好农民工健康服务、健康教育等相关工作。完成主办人大建议1件、分办1件，主办政协提案3件、协办1件。完成省委书记、省长、主任信箱等信访件回复和12320卫生热线投诉件171件。

（人口监测与家庭发展处）

宣传与健康促进

【新冠肺炎疫情防控宣传】 协调省委宣传部先后印发7个文件，调动全省宣传力量和媒体资源形成强大的宣传合力。以省指名义印发《规范信息报告、信息发布和信息管理的通知》，完善全省疫情信息发布体系。首次参加国务院联防联控机制新闻发布会，疫情防控的四川经验、四川特色、四川元素亮相全国。跟进策划宣传四川省防控成效，2月央视《新闻直播间》

报道四川乡村防疫10分钟，7月央视《新闻联播》连续报道四川省防控动态，《人民日报》推出深度述评四川省防控力度与温度，《新华社》报道四川省黄码政策，《瞭望》周刊推出《成都天府机场"抓毒记"》。健康四川官微围绕"三个明白"（指挥层、执行层、公众层）及时宣传防控政策和策略，权威发布的影响力和公信力不断提升，粉丝近百万。

【新冠疫苗接种宣传】 紧跟新冠疫苗接种进程，动态调整宣传重点，持续推出特色产品营造浓厚氛围。坚持全省"一盘棋"，分阶段拟制下发接种总体方案和工作台账，21个市（州）、183个县（市、区）同步推进。坚持全媒体推动，上半年大规模接种期间，60天内推出宣传产品100余篇、平均每天3篇，策划热搜话题20余个、平均每3天1个，总阅读量突破12亿次、平均每天2千万次，《新闻联播》《朝闻天下》等报道《四川专家名医和干部职工带头打》《四川开启疫苗接种加速度》。坚持爆款造氛围，《旅行熊猫》阅读量超2亿，《赶紧打》歌曲全网传唱，《仙女七夕降凡间》曝光量破8亿，《那年那兔那些事》动漫全网点赞，《丁真喊你打疫苗》《明星接种倡议》等受到群众喜爱。

【党史学习教育宣传】 抓三个宣讲，邀请省委宣讲团给全系统进行集中宣讲，协调党组成员带头到联系单位开展专题宣讲，组织老党员老前辈、基层先进代表、抗疫英雄人物进行典型宣讲，省卫生健康委组织集中宣讲12场，全省卫健系统宣讲1000余场。抓办事成效报道，在健康四川官微推出6大民生实事系列报道，在两家行业报开设专栏并刊发稿件200余篇，《人民日报》整版报道《四川着力均衡布局优质医疗资源方便基层群众》，《四川日报》整版报道《四川着力缓解群众看病难》。

抓先进典型宣传，四川省8人入选"中国好医护"，居全国前列，妇女节开展"巾帼心向党 相约健康行"活动，护士节举办"献礼建党百年 铭记最美瞬间"图片征集展播活动，医师节组织"献礼建党百年 讲述健康故事"视频征集展播活动。

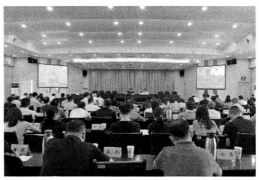

◎2021年9月27日，四川省卫生健康委员会在机关会议室召开2021年全省卫生健康宣传工作电视电话会（吴婕◇摄影）

【意识形态底线抓实】 以专项巡视和问题整改为契机，坚持问题导向和结果导向，压实责任，理顺机制，推动意识形态工作向规范化、制度化、常态化方向发展。压茬推进巡视问题整改，2021年9月底召开全系统宣传暨意识形态工作会，10月中旬党组专题学习研究，11月全系统开展自查，12月召开片区督查会和委宣传思想文化工作领导小组会，次年1月召开党组会专题分析研究和通报情况，制定整改方案，建立问题清单和整改台账。持续抓舆论引导实战能力培训，在复旦大学举办领导干部媒介素养培训班，领导干部的媒介意识和处置能力不断提升。加强网宣平台建设，开通"健康四川学习强国号"，构建由9类新媒体平台组成的"健康四川传播矩阵"。优化舆情监测引导模式，建立重大敏感舆情自动触发报警机制，严格落实7×24小时监测报告制度，突发疫情期间坚持2小时快报、4小时专报，每日呈报转办网民最关注问题。健康四川官微连续8年获

"年度十佳省直部门政务新媒体"，省卫生健康委获人民网"网上群众工作实干担当单位"称号，《育儿假实施细则》获四川省网络问政十大优秀案例。

【健康促进健康教育】 编印《健康四川 幸福有礼》健康知识读本，向全省印发10万册，并将读本电子书植入"天府健康通"，依托大喇叭"村村响"将读本覆盖到全省农村，将读本电子书推送给全川手机用户。以《一周医讲》健康科普栏目为抓手，持续开展健康知识普及，创作防疫科普读本、海报、视频、文章、视频200余条，制作播出各类健康节目2000余分钟，总阅读量10亿余次。组织第六届健康知识上高原暨名医走基层活动，开展健康知识进校园系列宣讲活动。推进健康促进县区建设，建成健康促进县区41个，正在建设的健康促进县区39个，已建成和建设中的健康促进县区占全省县区数的43.72%。加强健康素养监测与干预，在推进14个国家监测点建设基础上，将监测范围拓展到21个市（州），全省居民健康素养水平23.6%，高于全国平均。

（宣传与健康促进处）

交流合作

【新冠肺炎疫情防控合作交流】 立足四川省优质医疗资源，配合省外事办做好视频连线、远程会诊、远端防控工作。组织专家参加旅巴拿马侨胞、埃及华人应对疫情视频会，协调四川大学华西医院为在埃及的华人开展新冠肺炎疫情防治专题讲座。协助省外事办做好中国南亚国家应急物资储备库建设工作。

促进疫苗接种。配合省外事办、省港澳事务办、省台湾事务办做好在川外籍人士、港澳台同胞疫苗接种服务工作。为外籍人士接种16169剂次，港澳同胞5129剂次，台湾同胞7711剂次。

指导援外医疗队在驻外使领馆领导下配合做好"春苗行动"相关工作，助力保障当地同胞生命健康安全。

【援外医疗工作】 优化援外医疗队管理服务工作。完成四川省承派的援佛得角、莫桑比克、几内亚比绍、东帝汶、圣多美和普林西比5支医疗队交接轮换工作（派出58人次，安排回国60人次，目前在外66人）。制定2021—2025年四川省援外医疗队五年选派计划。妥善有序处置9例援外医疗队员染疫事件。召开2021年四川省援外医疗队关心关爱座谈会，多措并举推进援外医疗队员关心关爱工作。在成都市召开四川援外医疗45周年纪念会议暨2021年援外医疗队回国总结会。创新和优化援外医疗工作内涵和模式，6支医疗队获国家卫生健康委通报表扬。

推动5个中非对口医院合作机制建设项目。组织开展中非对口医院合作机制建设项目国家级及省级专家论证会，指导四川大学华西医院对口的莫桑比克项目、圣多美和普林西比项目通过国家级评审，并推动首期项目实施。指导四川省人民医院对口佛得角项目和川北医学院附属医院对口几内亚比绍项目通过省级评审。推动西南医科大学附属医院与安哥拉确定合作医院，丰富中非卫生合作内涵。

创新开展援外培训。面对新冠肺炎疫情影响，主动适应新形式、新要求，以线上培训的模式承办3期国家商务部援外培训，来自莫桑比克、巴基斯坦、刚果（金）等6个国家的127名学员远程参加培训，培训内容包含护理、烧伤整治和艾滋病防治等领域，培训语言涉及英语、法语和葡萄牙语。

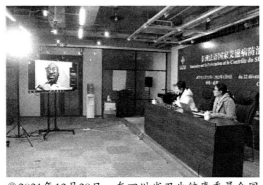

◎2021年12月29日，在四川省卫生健康委员会国际交流中心多媒体会议室"非洲法语国家艾滋病防治官员研修班"上授课教师与学员互动交流（综合科◇供稿）

【改进境外非政府组织管理及服务】 按照《中华人民共和国境外非政府组织境内活动管理法》规定，为利玛窦社会服务基金会（澳门）四川代表处、儿童医健基金会（中国香港）四川代表处、国际专业服务机构有限公司（中国香港）四川代表处提供工作指导，协助清风福康计划有限公司（中国香港）四川办事处办理注销登记手续。

〔国际合作处（港澳台事务处）〕

预防保健

【队伍学科建设】 实施四川省干部保健优秀人才培养项目，完成高层次人才和青年骨干人才年度考核51人，验收考核21人；组织第二届四川省保健专家换届选举工作，产生新一届专家成员358人；完成2021年省干保科研课题受理、评审和申报工作，共立项121项，其中，重点课题5项，普通课题116项。

【基地建设】 印发2021年干保经常性建设项目的立项通知，确定四川大学华西医院"保健对象诊治设施提升与环境改造"、四川省人民医院"运动系统保健康复中心"、成都中医药大学附属医院"干部保健信息化

建设"、四川省第二中医医院"治未病中心（特约门诊）建设项目"立项。

以安全高效为原则，不断优化干部体检信息平台功能，顺利完成平台升级改造，将省肿瘤医院接入信息平台，实现三家体检医院数据实施报送。

【健康体检】 组织开展2021年省干部健康检查工作，共3861人报名，3344人参检，参检率86.61%，满意率93.55%；完成干保信息管理系统升级改造，实现体检签到，短信通知等功能；协助省委组织部（省人才办）开展特殊一线岗位人才健康检查工作，制定体检项目、细化服务流程，共237人报名，157人参检，参检率66.24%。

【保健服务】 完成2021年全国"两会"疫情防控工作部署，成立全国"两会"四川团疫情防控工作专班，制定疫情防控和医疗保障工作方案，做好全国"两会"四川团进京人员健康监测、流调筛查、疫苗接种等防控措施工作。

联系医生和巡诊服务。全年联系医生上门巡诊775人次、电话及短信随访11980人次。在四大班子办公区开展巡诊工作，省第四人民医院和省第五人民医院及金牛西苑巡诊组提供巡诊服务969人次。

中医保健。全年共开展节气保健等传统中医服务3019人次。为保健对象提供中医养生饮片1348付。

【健康宣教与促进】 组稿编印《四川保健》期刊4期，主题分别为"看得见的光明""保胃护肠养肝正当时""保护大脑 早期识别大脑退化""更年期妇女保健"，共发放14000本；组织召开四川省保健编委会年会。

组织保健专家为8个省、市级机关1000余名干部开展健康讲座，寄送健康杂志15800册。

（预防保健处）

干部医疗和保障服务

【综合协调管理】 协调推进中央西藏工作会议精神落地，将西藏自治区副厅级（含享受待遇）以上在职、离退休领导干部纳入特约医疗服务，享受四川省同等优质医疗资源政策。联合省委组织部、省国资委、省委军民融合办、省地方金融监管局及成都市国资委，制发《关于进一步做好中央在川有关单位领导人员医疗服务保障的六项措施》，将中央在川机关、企事业单位对应级别副厅级以上人员纳入特约保障范围。协调组建完成"四川省医疗保健服务中心"，加强四川省保健能力建设，促进服务与保障提档升级。开展省、厅级医疗待遇政策研究，联合省委组织部等5部门出台《四川省省级领导干部医疗专项补助经费管理办法（试行）》《四川省省级机关事业单位厅级干部医疗专项资金管理办法（试行）》，进一步优化省、厅级领导干部医疗待遇保障。筹备组织召开2021年省保健委员会全体会议，总结"十三五"成效，谋划"十四五"工作，推动新时期四川省保健服务工作再上台阶。审核办理特约医疗证6230人次、换发公费医疗证31人。

【干部医疗服务】 合理调配医疗资源，规范有序提供诊疗服务，做好保健对象住院、会诊、手术等常态化工作，共组织协调保健对象住院4968人次，开展院内外会诊3816人次。推进"大病住院到医院、小病取药到社区"分级诊疗机制落地实施，完成73个省直机关和158个省级事业单位离休干部医疗费审核、补助及划拨，共完成省级机关离休干部定点医院记账医疗费审核9728人次，审核费用4691.87万元，审计核减116.18万元；

完成零星报账费用审核265.62万元，审计核减11.87万元；下达省级事业单位补助4536.84万元。开展省级机关事业单位离休干部医疗费用负担调研，落实离休干部关怀举措。

【重大任务保障】 探索常态化疫情防控保障任务工作机制和举措。印发《关于进一步做好重要活动疫情防控工作的通知》《四川省重大活动疫情防控工作指南》，理顺保障范围，明确职责任务，落实责任分工；为各地、各部门（单位）做好各类会议活动提供疫情防控模板1期。全年完成重要级别任务医疗保障52批次；省委全会、省"两会"等重大会议活动疫情防控和医疗卫生保障181批次；均实现"零差错""零失误"。累计派出医护人员486人次、救护车120台次、启动后备医院157次，收到感谢信16封。举办四川省重大任务医疗保障工作规范化培训1期，为21个市（州）、56个省（市）基地医院培训120余人。

（医疗保健处）

离退休工作

【政治引领"守初心"】 组织党员参加省直部门（单位）离退休干部党支部书记网上培训、学习贯彻习近平总书记"七一"重要讲话、党史学习教育省委宣讲团五老、英雄模范先进典型宣讲、四川省庆祝建党100周年报告会、四川省庆祝建党100周年座谈会、直部门老干部情况通报会，网上参学老同志3600余人次。一个党支部换届改选，补充2名支部委员。

【丰富活动"聚人心"】 始终把关心关爱与丰富活动相结合，组织委机关离退休老党员老同志到成都市郫都区参观新农村建设，在成都市郫都区梦桐泉开展党史学习教育交流活动，赴陈毅故居开展"继承革命传统 传承红色基因"主题党日活动，赴绵阳市安州区开展"不忘初心、牢记使命"主题教育活动，与彭州市关工委开展"双走进"活动调研，与阿坝州卫生健康委关工委开展留守儿童近视防控活动调研，为离退休干部订阅《求是》《晚霞杂志》《晚霞报》《大众健康报》等报纸杂志34类859份。全年举办春游、端午节和重阳节等活动4次，参加活动1600余人次。

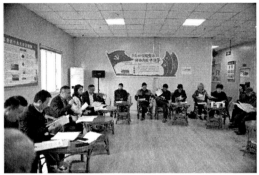

◎2021年3月24日，四川省卫生健康委员会离退休工作处组织开展"学党史 守党心 感党恩 跟党走"主题党日活动（吴婕◇摄影）

【关心关怀"送爱心"】 坚持每月电话慰问3位离休干部、每季度电话慰问6位中华人民共和国成立初期参加革命工作的干部，定期不定期通过微信和短信等方式慰问老党员老同志。慰问党龄满50周年的老党员66名并发放"光荣在党50年纪念章"，走访退役军人74人。为年满80周岁逢五、逢十的15位离退休老同志举办集体生日。组织委机关19名省管退休厅级干部赴峨眉山市参加健康休养。全年共走访慰问离退休老干部老同志273人次，床旁及治丧慰问12人，送去慰问金（购物券）13余万元。

【精心服务"解忧心"】 精心组织老干部健康体检，优化体检套餐，全年完成189名离退休干部健康体检。落实委机关及委直单位988名2016—2020年退休中人的养老

待遇核定、补发工作。为10名委机关离休干部兑现生活补贴10.4万元，为委直系统离休干部审核、申报离休费地方生活补助77万元，为委直系统中华人民共和国成立初期参加革命工作的部分退休干部申报生活、医疗照顾经费33万元。

（离退休人员工作处）

党的建设

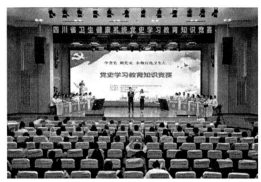

◎2021年5月26日，四川省卫生健康系统党史学习教育知识竞赛决赛在四川省肿瘤医院举行（吴婕◇摄影）

【庆祝建党100周年和党史学习教育扎实开展】 成立委党组庆祝建党100周年暨党史学习教育领导机构，制发"1+5"工作实施方案，部署25项具体任务，组织召开6次领导小组办公室会议，督导重点工作任务落实，以解决看病就医矛盾、强化"一老一小"服务等11项重点任务，引领全系统开展"我为群众办实事"。把习近平总书记"七一"重要讲话精神作为核心内容，通过专题学习研讨、专题组织生活会，在委直系统持续掀起学习贯彻热潮。持续深化学习贯彻中央十九届五中全会、省委十一届八次全会精神，开展"凝共识、问民计、谋发展"活动。组织12次党组中心组学习会，在巴中市举办2期专题读书班，建设"健康四川学习平台"小程

序，开展"学党史、跟党走，永做红色卫生人"党史知识网络和现场竞赛，全省卫生健康系统8.3万人参加，通过线上线下相结合方式，拓展学习平台，深化教育效果。

【机关基层组织建设加强】 深化"四好一强"领导班子创建，委党组7月被评为省直机关创建活动先进单位，示范带动委直单位开展创建活动。进一步推动"五好党支部"创建活动深入开展，完善党支部标准化规范化考核标准，考评2020年度委机关各党支部党建工作。规范委直单位党费收缴、换届选举等，推进基层党组织规范化建设。开展委直系统庆祝建党100周年暨"两优一先"评选表彰，开展"光荣在党50年"纪念章发放活动。举办4期委直系统医学专业知识培训班，提升党务干部能力素质。

【公立医院党建工作指导强化】 制发《2021年全省公立医院党建工作重点任务》，推动"党建入章"、议事规则修订、书记院长分设等重点工作任务落实。协助国家卫生健康委在成都召开全国公立医院党建工作推进座谈会，举办四川省2021年党建引领公立医院高质量发展专题培训班。开展公立医院党建工作调研，摸清工作底数，并探索开展公立医院党建评价体系课题研究。

【定点帮扶责任落实深化】 按照省直工委统一部署，调整全省卫生健康系统定点帮扶力量，指导各帮扶单位选派82名驻村第一书记和工作队队员，举办委直系统驻村干部培训班，帮助驻村干部交接轮换。制定委定点帮扶壤塘县工作方案，分组赴壤塘县、阿坝县、金川县开展定点帮扶工作情况调研，持续抓好定点帮扶工作。

【统战群团工作强化】 召开委直系统党外人士座谈会，征集"十四五"卫生健康规划意见建议18条。参加省直机关工会四届五次（扩大）全委会，委工会联合会做经验交流发言。委工会联合会印发《关于进一步加强新冠肺炎防控医护人员劳动保护和关心关爱的通知》，组织开展"送清凉"活动。开展爱国卫生运动活动评比和工会财务交叉检查，举办系统第13届全民健身运动会。开展三八妇女节"巾帼心向党、相约健康行"、五四青年节"学党史强信念 跟党走"主题团日活动，举办委直系统团干部培训班。

（机关党委办公室）

审计与巡察

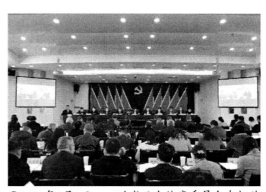

◎2021年2月9日，四川省卫生健康委员会在机关会议室召开全省卫生健康系统党风廉政建设工作电视电话会议（来源◇健康四川官微）

【抓好全面从严治党工作】 抓实党风廉政建设。牵头承办全省系统党风廉政建设会议，协助召开16次党组会研究党风廉政建设工作议题26项，全面系统分析行业党风廉政特点和现状，提出工作思路措施，并主动向省纪委专题汇报。通过促进巡视巡察整改、组织委直机关"一把手"向委党组述责述廉等形式，不断促进责任落实。通过"小切口深解剖"解决"大问题"方式创新开展监督，全面构建"巡视+巡察+审计"三位一体监督体系。制定《委党组党风廉政建设工作要点》及责任分工，印发《委党组关于建立全面从严治党"四责协同"机制的实施意见》《加强对直属单位"一把手"和领导班子监督的实施方案》等文件规定，建立完善监督工作长效机制。

开展廉政警示教育。针对近年来卫生健康系统出现的典型贪腐案，编印廉洁警示录《医之殇》，组织全省系统2100余人观看省人民医院原党委书记、院长李元峰庭审视频直播，用身边事教育身边人。组织委直机关干部观看《黑白人生》《深渊之诫》警示教育片、警示教育读本，开展"铿锵廉音"诗文展演活动。组织委（局）直机关80余人开展纪检巡察暨党史学习教育培训。

【做好中央省委巡视整改工作】 对标中央第四巡视组巡视四川涉及省卫生健康委的1条问题和省委疫情防控机动巡视"回头看"反馈的19条建议和8条问题，牵头制定任务分工和措施，推进整改工作落实。牵头做好省委第九轮常规巡视方案拟制、召开会议、资料报送、反馈问题整改、重点问题线索调查处理等工作，抓好自查自纠和立行立改工作。

【做好委党组巡察工作】 督导第三轮5家被巡察单位问题整改落实，对前两轮13家被巡察单位开展整改"回头看"，对四川护理职业学院党委开展联动巡察，基本实现了对委直单位巡察全覆盖，达到了"发现问题、形成震慑、促进改革、实现发展"目标。在全省卫生健康系统遴选优秀人才，组建成立100人的巡察人才库，出台管理办法，建立长效机制，不断推动卫生健康系统巡察工作高质量发展。

【做好审计工作】 "小切口""深解剖"开展审计监督。对27家委直属单位开展全覆盖的绩效工资专项审计，清退违规资金440.48万元，规范绩效工资发放和编

外聘用人员管理，彻底解决困扰单位多年的发展问题；聚焦"医疗设备采购"廉洁风险点，对2家委直属医院开展医疗设备采购规范化管理专项审计，督促整改规范。

做好审计整改"后半篇文章"。督促4家直属单位领导干部经责审计和14家学（协）会财务收支审计反馈问题整改工作，印发《委管社会组织廉洁从业"十不准"（试行）》，规范管理。

提升审计能力。联合审计厅内审处对4家委直医院开展内部审计工作专项调查，规范和改进医院内审工作，提升审计工作质量效果。

【持续推动作风行风治理】 持续抓好中央八项规定精神贯彻落实和整治形式主义官僚主义问题整治。在委直机关开展贯彻落实中央八项规定精神制度建设"回头看"，重点查找六个方面8个问题；印发《委（局）直属医疗机构整治形式主义官僚主义问题清单》，梳理10条清单台账，督促医疗机构开展自查自纠；开展"一刀切"、层层加码和报表多、报表乱问题清理。

抓好委机关作风提升。在委机关开展为期5个月的作风建设大提升活动，通过学习讨论、查摆问题、参观见学等，着力解决委机关干部作风建设存在的"四弱三差"等问题，以抓机关转变带基层治理。

牵头抓好"为民办实事"活动。聚焦基层群众在医疗卫生领域的"急难愁盼"问题，牵头做好卫生健康民生实事相关工作，有力有序推进"11+6"重点工作任务，覆盖看病就医、"一老一小"关爱、民族地区卫生发展等多方面。督促指导市（州）卫生健康委和委直单位全部建立任务清单，制定工作措施900余条。每月牵头召开领导小组会议，压茬推进工作落实。

（审计与巡察处）

市（州）卫生健康工作

成都市

【卫生健康资源概况】 2021年底，全市有医疗卫生机构12497个、床位16.04万张。卫生技术人员21.26万人，其中执业（助理）医师8.01万人、注册护士10.08万人。每千人口有执业（助理）医师3.83人，每千人口有注册护士4.81人，每千人口有床位7.66张。

【人才建设】 人才评选。市二医院、市妇儿中心医院创建成功四川省博士后创新实践基地，2名专家入选2020年四川省"天府峨眉计划"青年人才项目，2名专家入选2021年四川省"天府青城计划"天府名医，1名专家入选四川省"天府学者"，实现"零突破"；3名专家获评四川省学术技术带头人、2个项目入选2021年度四川省留学人员回国创业择优资助项目；1名专家获评第四届四川省卫生健康首席专家，4名专家获评第四届四川省卫生健康领军人才，15名专家获评第三届四川省临床技能名师，12名专家获评第九批四川省基层卫生拔尖人才。市级3家医院设为"蓉城人才绿卡"定点服务医疗机构，为高层次人才提供就医便捷通道，累计服务专家人才100人次。

资格考试。完成2021年全国卫生专业技术资格暨护士执业资格考试工作，全市50523余名考生网上报名，共有38711人符合参考资格。护士执业考试组织参考考生12081人（含省直考生），无违纪违规人员。卫生专业技术资格考试组织参考考生38898人（含省直考生），处理违纪违规人员5人。

【教育科研】 毕业后医学教育和继续医学教育。全市住院医师规范化培训招收任务810人，实际招收860人；专科医师规范化培训招收93人，护士和医疗机构药师规范化培训注册分别为939人、31人。全市获批国家级继教项目128项，省级继教项目556项；市级继教项目经评审确定582项。

全科医学人才培养。依托国家农村订单定向免费医学生培养项目，重点补充乡镇卫生院及以下医疗卫生机构从事全科医疗专业技术岗位的工作人员。招录定向医学生32人，到岗履约学员32人，履约率84%。继续开展全科医生转岗培训，579名学员参与培训，并完成动态评估17家县级全科医生转岗培训基地，建立整改工作定期报送制度，促进全科医生转岗培训制度进一步落实。加大全科专业住院医师规范化培训招收力度，招录全科住培学员143人，助理全科医生20人。

医学重点学科建设。立项国家临床重点专科2个、市级医学重点学（专）科88个，推荐35个项目参与省级医学重点学科评审。立项省医学科技重点研发类项目1项、普及应用类项目43项，市级医学科研课题479项。持续推进10个成都市高水平临床重点专科项目建设。相继出台《成都市高水平临床重点专科建设项目管理办法》《成都市高水平临床重点专科建设项目资金管理办法》。先后组织召开高水平临床重点专科项目建设推进会、高水平临床重点专科人才引进座谈会，梳理项目建设过程中遇到的难点问题，研究制定解决方案。市级财政按照每个高水平临床重点专科项目给予1000万元财政补助资金，各项目建设单位均按照1：1比列配套。制定下发《成都市高水平临床重点专科建设项目年度（中期）评估工作方案》，有序开展2021年年度评估工作。

科技创新能力提升。全市医疗机构获省科学技术进步奖3项，专利授权1160项，获批各级科研项目立项599项，发表SCIE论文738篇、核心期刊论文1249篇。其中市四医院精神病学、市公卫中心结核病学、市四医院神经病学、市二医院烧伤外科学、市三医院变态反应学等学科在《2020年度中国医院科技量值学科百强榜》中分别排名第8位、第34位、第52位、第56位、第80位；市中西医结合医院变态反应、市妇儿中心小儿内科、市公卫中心结核病科分别进入复旦大学医院管理研究所排行榜西南地区专科声誉榜前5强。市五医院建成医学研究与转化中心，市二医院、市妇儿中心医院获批设立四川省博士后创新实践基地，市四医院挂牌国家精神心理疾病临床医学研究中心联盟单位，市公卫中心获批国家感染性疾病临床医学研究中心分中心（省级）。

实验室生物安全。在全市范围内启用生物安全实验室申报系统，实现23个区（市）县生物安全实验室备案网络化管理。截至2021年底，成都市备案二级生物安全实验室1441个（其中医疗系统1096个，疾控系统113个，各类企业204个，科研系统20个，教育系统4个，出入境系统4个）。建立新冠病毒核酸检测实验室应急审批"绿色通道"，在收到申请后3小时内完成二级生物安全实验室备案。切实按照相关法律法规要求，加强辖区内生物安全一级、二级实验室的备案和监督指导工作。开展两次实验室生物安全自查及专项检查活动，督导检查成华区、双流区、蒲江县的12家机构、38个实验室，存在相关问题的实验室已在限期内完成整改。严格落实新型冠状病毒实验活动管理要求，做到全市生物安全实验室"零感染"。

【项目建设】 推进项目建设。统筹推进成都市重点项目建设，包装策划"十四五"期间全市医疗卫生机构78个重点项目，截至2021年12月底，完成年度投资52.76亿元。协调省级重点推进项目，协调指导的3个省级重点推进项目完成固定资产投资（按产值）6.97亿元，完成年度目标建设任务。稳步推进市本级重点项目建设，11个市属医疗卫生机构建设项目完成13.33亿元，超年度目标建设任务12%。其中市疾控中心重大疾病及健康危害因素检测能力提升项目已完成竣工验收，其余8个在建项目正按"作战图"推进，市妇儿中心医院科技综合楼项目、市紧急医学救援中心项目已通过市政府常务会审议，并完成立项工作，推进市中心医院、市精神卫生中心项目前期工作。指导推进中央预算内投资项目，通过召开项目例会、现场调研、通报、约谈等方式督导区（市）县加快建设，2021年投用4个，完工1个，其余7个项目正按进度推进。

制度保障和资金保障。严格按照《基本建设管理若干规定》《市重点项目管理办法》等要求，建立工作推进台账，落实领导联系制度、约谈通报、项目例会制度，通过现场办公会、协调工作会等方式，加强项目管理。市疾病预防控制中心重大疾病及健康危害因素检测能力提升项目已争取2021年中央预算内投资5000万元；发行2021年第一批地方政府专项债6.6亿元、第二批地方政府专项债券16.77亿元。

【信息化建设】 "互联网+医疗健康"示范试点。通过天府市民云服务平台实现门诊、住院信息查询、检验检查结果查询、预防接种信息查询等便民服务应用。截至2021年底，四川大学华西医院、成都中医药大学附属医院、四川省第二中医医院、11家市级公立医院、56家县级医院已实现数据接入和服务应用。全市共有17家医院通过四川省智慧医院评审，110余家医院获互联网医院牌照。全部二级以上医院通过微信、支付宝、App等第三方应用在移动终端开展预约挂号、移动支付、报告查询、院内导航等便民服务。成都市第二人民医院多院区同质化高效管理作为四川省"互联网+医疗健康"服务典型案例受到省卫生健康委通报表扬。持续开展5G+医疗试点示范，市中西医结合医院5G查房护理项目、市三医院5G智慧急救项目被列为全市5G产业重点打造的示范项目。

看病就医"一码通"。推进成都市电子健康卡应用建设工作。全市有391家公立医疗机构完成扫码环境改造并接入市卡管中心。推广使用电子健康卡二维码提供医疗卫生服务，全市公立医疗机构全面使用电子健康卡二维码替代原有就诊卡，实现操作体验从"刷卡"到"扫码"，服务模式从线上申领到线下使用的转变。截至2021年底，累计生成电子健康卡（码）1740余万张，扫码看病就医累计发生2000余万人次，与四川省及成都市下辖区县的电子健康卡管理系统实现数据信息共享和互连互通；按照成渝地区双城经济圈、成

德眉资同城化发展相关工作部署安排，在电子健康卡管理系统平台建设和就医用卡环境改造的前提下，给予四川省电子健康卡卡管中心电子健康卡（码）在成德眉资四市484家公立医疗卫生机构中实现互认互用；川渝两地电子健康卡"一码通用"正式开启，成都市与重庆市的公立医疗机构之间实现两地电子健康卡（码）的互认互用。

信息平台建设。完成成都市医疗卫生保障信息平台建设主要业务系统的需求调研、平台软件开发和系统部署工作，正式在政务云上线运行。完成业务系统的硬件设备安装点位的勘测和硬件设备的安装工作，进行系统与硬件设备联调，平台开始接受测试数据，同时平台接入大运会平台测试联调。

数据资源整合应用。成都市全民健康信息平台接入医疗机构800余家，汇集数据约120亿条，为实现居民健康信息的互通共享和医疗机构的检验检查结果互认打下坚实基础。成都市健康医疗大数据平台已完成第二阶段建设任务，初步具备大数据采集、大数据治理、大数据查询检索、大数据服务、大数据管理等大数据处理体系的5大基础功能，初步构建健康医疗大数据的全生命周期、应用服务全流程的大数据体系。平台已在20余家医疗机构试点，汇聚341亿余条数据。基于平台，利用大数据、人工智能等信息化手段，建设多中心专科专病数据库，赋能"成都市高水平临床重点专科"建设，完成专病库顶层设计规划和基础功能搭建，正在开展试点工作。梳理和录入共享责任清单与历史数据161项，以文件上传或接口方式统一汇聚到全市统一政务数据交换共享平台，其中73项数据可对社会开放，43项数据纳入成都市公共数据开放平台，实现跨部门业务数据共

享，提升政务数据的社会价值。

网络安全。加强网络安全漏洞排查，督查医疗卫生机构对SQL注入攻击、弱口令、木马病毒、网页篡改情况和安全补丁等网络安全风险排查，及时通知存在网络安全漏洞及医学数据跨境传输风险的相关机构并督查整改；开展安全攻防演练，强化安全意识，防患于未然；鼓励各医疗卫生单位参与卫生健康行业网络安全技能大赛，"以赛代练"，促进网络安全意识和防护技能的提升；开展网络安全自查，全面梳理已建网络安全、信息系统情况，并形成网络安全和信息化审计调查表。在全市医疗卫生机构及核酸检测机构开展网络与个人信息安全自查和单位网站、重要信息系统及信息化设备的梳理，强化日常监督检查。

【法治建设】 卫生健康立法修法。参与国家、省、市法律法规规章立法修订工作，推动卫生健康地方立法修法。2021年10月1日牵头推进的《成都市社会急救医疗管理条例》正式施行。对接市司法局，协调推进《成都市公共场所控制吸烟条例》的修订工作。

依法治市、依法行政。送市司法局审查的行政规范性文件32件，审查的行政规范性文件19件，审查行政执法案件127件，确保应审尽审。办理行政复议案件4件，行政诉讼案件2件，未发生行政复议和行政应诉败诉案件。开展2020年行政执法案卷集中评比工作，组织专家及法律顾问评比2020年22家单位的44宗案卷，以评促改，进一步规范行政执法行为。制定《成都市卫生健康委员会示范推动解决业务与法制结合不紧问题实施方案》，促进业务与法制深度粘连。按照中央全面依法治国委员会"积极推行法律顾问制度，切实加强党政机关法律顾问工作"的要求，

重构常年法律顾问制度，确保行政决策依法合规、风险可控，为全市卫健事业发展提供法治保障。

法治宣传教育。2021年7月，组织召开近年来首次全市卫生健康系统法治工作会，会议邀请到市司法局副局长周新楣、市卫生健康委副主任黄友静专题授课，提升全市卫健系统运用法治思维和法治方式处理工作的能力。印发《2021年"谁执法谁普法"普法责任制清单》，牵头开展落实《关于建立侵害未成年人案件强制报告制度的意见（试行）》宣传活动。协调开展《中华人民共和国固体废物污染环境防治法》《中华人民共和国乡村振兴促进法》等法治宣传活动。推送的1篇法治宣传信息被中共成都市委全面依法治市委员会守法普法协调小组简报采纳。完成市政府常务会前学法工作，完成学习《生物安全法》，筑牢法治意识，提升法治能力。组织开展机关党组会前学法工作，完成学习《保守国家秘密法》《统计法》《生物安全法》《食品安全法》。

【医疗卫生改革】 医改重点工作。完成《关于调整成都市深化医药卫生体制改革工作领导小组组成人员及成员单位职责分工的通知》报请市医改领导小组审定后印发，继续强化由政府一把手担任医改领导小组组长，一位分管医疗、医保（或医药）领导担任副组长的医改组织构架，高位推动"三医"联动改革。以国家、省级医改下半年重点工作任务为基础，会同市医改领导小组相关成员单位牵头制定《成都市深化医药卫生体制改革2021年重点工作任务》，明确各项改革任务责任单位，建立台账，明确职责分工，确保医改工作有序推进，取得实效。组织召开市医改领导小组秘书处主任办公会议，研究公立医院薪酬制度改革、深化医疗服务价格改革

等重点改革任务，召开全市医改推进会并邀请三明市医改专家分享"三医"联动改革经验，全面纵深推进综合医改工作，广泛听取各区（市）县的意见建议，梳理改革重点问题清单。2021年12月召开医改监测培训会，通过培训让各区（市）县、各医疗机构深刻认识信息化支撑医改纵深发展、医改监测明确医改工作重点。组织梳理成都市2019—2021年医改重要政策文件汇编，加强医改交流学习。

医联体建设。①城市医疗联合体建设。截至2021年底，全市共组建医联体139个，2021年医联体内人才下沉9万人次，上挂学习培训9.8万人次；医联体内上转患者6.83万人次，下转患者49.17万人次。②紧密型县域医共体建设试点工作。青白江区、新都区等7个试点区（市）县（5个国家级、2个市级）通过整合县域医疗卫生资源，构建起优质高效的整合型医疗卫生服务体系。截至2021年底，医共体内部累计完成以"八统一"为标准的乡村卫生一体化管理村卫生室建设244家，上转患者5.4万人次，下转患者6.58万人次，远程诊疗服务68.06万人次，建设全专结合门诊119个，两病临床特色科室73个。

公立医院绩效考核。新津区作为公立医院综合改革国家级示范县，获国务院医改领导小组秘书处通报表扬。科学开展三级、二级公立医院绩效考核，强化考核结果应用，成都市妇幼保健机构绩效考核工作试点举措和成效被国家卫生健康委推广。持续平稳推动医疗服务项目价格调整9项，制定四川省新增修订项目市管医院执行价格50项，放开医疗服务项目价格6项。

公立医院薪酬制度改革。公立医院薪酬制度试点工作逐步扩大至36家，共计提取2199万元改革性绩效用于人员考核奖励，市属公立医院人均绩效工资达到18.82

万元。落实10家委属公立医院基本支出10047.71万元，用于在编人员补助、特殊津贴、养老保险、离休费等，特别是B、C类高层次人才核发协议工资、项目工资共计505.4万元。

公立医院综合改革效果评价。制定《2021年成都市医疗服务与保障能力提升（公立医院综合改革）项目实施方案》。按时完成全市公立医院综合改革评价考核工作，根据公立医院综合改革效果评价结果正式下达2021年全市公立医院综合改革中央补助资金。

现代医院管理制度试点。持续推进各级各类现代医院管理制度试点，梳理省级建立健全现代医院管理制度试点医院重点任务推进情况，前往省级试点医院蒲江县人民医院，指导开展试点工作调研，向省卫生健康委报送《省级建立健全现代医院管理制度试点医院工作推进情况》。

改革试点。组织前往青白江区、郫都区、彭州市调研区（市）县紧密型县域医共体以及综合医改重点难点问题。5月，公立医院综合改革试点、城市医联体两项试点工作代表四川省接受国务院医改领导小组秘书处现场评估检查，并获好评。

重大课题研究。按照《成都市政府系统2021年重大课题管理细则》要求，统筹组织，完成市卫生健康委2021—2022年度四项重大课题申报工作，并委托成都卫生经济学会开展《2021年医改监数据统计分析》课题研究项目。完成《成都市"十三五"深化医药卫生体制改革终期评估报告》课题结题工作。完成市卫生健康委成都市委第十三届十次全会3篇调研课题报告收集，并报送调研课题《推动医疗服务高质量发展研究调研报告》。

医改经验交流。2021年编撰刊发医改专刊9期、学三明医改专刊1期，省医改领导小组秘书处刊发成都市医改简报1期。在《中国卫生》发表《成都：探索打造"防疫医共体"管控新模式》推广成都防疫医共体新模式，向国务院医改领导小组秘书处推送专刊1份，向国家卫生健康委体改司报送成都市优质高效医疗卫生服务体系典型案例专题约稿1份。

医疗服务价格管理。加强与省卫生健康委、市医保局对接，开展取消药品、耗材加成后的价格调整补偿情况跟踪；配合做好医疗服务价格动态调整触发评估指标体系建设前期摸底工作。调整、新增、修订医疗服务价格共94项，包含首次制定35项藏医服务项目并将其中33项纳入医保报销，全市医疗服务收入占比稳步提高至33.46%，较2020年提升1.77个百分点。按照同等级医疗机构同城同价原则，进一步理顺新增、特需医疗服务项目价格备案流程，明确医院主体责任，强化事中事后监管。配合市医保局做好核酸检测成本测算，为再次降低核酸检测收费标准提供依据，进一步减轻群众负担，更好地适应疫情防控常态化要求。

自贸试验区改革试验。按照国家、省、市关于推行"证照分离"改革全覆盖工作要求，在自贸试验区范围内进一步加大"证照分离"改革力度。在前期改革的基础上，取消"社会办医疗机构乙类大型医用设备配置许可"，改为备案管理，不受大型医用设备配置规划限制。音乐厅、展览馆、博物馆、美术馆、图书馆、书店、录像厅（室）取消"公共场所卫生许可"，改为备案管理。麻醉药品和第一类精神药品购用许可及生产用于传染病防治的消毒产品的单位审批由审批改为告知承诺制。

【行政审批】 推进"证照分离"改革全覆盖，在前期试点的基础上，自2021年7月1日起，在全市范围内实施涉企经营的卫生健康许可事项全覆盖清单管理，按照直接取消审批、审批改为备案、实行告知承诺、优化审批服务四种方式分类推进卫生健康领域审批制度改革。将行政审批事项全部纳入省一体化政务服务平台运行和管理，及时更新完善实施清单，办事指南准确率100%、"网上可办"率100%、全程网办率85%以上、承诺提速率80%以上。

【综合监管】 完成医疗卫生行业综合监管国家督查意见整改，持续推进"双随机、一公开"监督抽检、医疗"三监管"、医废在线监管、"互联网+监管"建设，探索建立以信用管理为基础的新型监管机制，出台《成都市卫生健康信用信息管理办法（试行）》，开展信用评价管理，联合开展打击非法行医、非法医疗美容、非法代孕等专项整治行动，成立成都市消毒行业协会。

【卫生应急】 紧急医学救援体系建设。2021年，会同市发改委等八部门联合印发实施《成都市完善院前医疗急救服务实施方案》。新增市级120网络医院10家，累计达到114家；智慧急救信息平台上线运行，通过市政务云实现统一指挥、分级调派、人工智能、联动协调。101家120网络医院完成可视化大屏安装工作，全市信息平台统一管理的救护车达到362辆。推进全市公共急救能力建设，在市重点公共场所配置自动体外除颤仪（AED）20台，全市累计达到124台，培训配置点位工作人员300人次。

卫生应急法制建设。制定发布《成都市社会急救医疗管理条例》，界定政府、相关部门、社会急救医疗卫生机构、人民团体以及患者的权利和义务，强调成都市都市圈辐射带动能力。

完善突发公共卫生事件监测预警处置

机制。完善传染病疫情和突发公共卫生事件监测报告网络和系统，规范疫情信息收集、报告、监测的流程和制度；建立以网络直报、舆情监测等信息为基础的多渠道监测预警机制；建立公共卫生机构和医疗机构协同监测机制；健全重大疫情监测预警机制，建立智慧化多点触发监测系统，针对新冠肺炎实现多源人群及环境、重点场所等全覆盖监测。在市疾控中心建立市公共卫生应急培训基地，打造公共卫生人才队伍。突发公共卫生事件及时报告和处置率100%。

卫生应急处置能力提升。院前急救培训基地的标准化培训设备配置到位，标准化培训院前急救专业人员共2512人次，开展公众急救培训约3000人次。

突发事件处置。坚持电话抽查全市卫生健康系统应急值守和领导带班情况，值班人员均在岗履职。处置伤亡10人以上突发事件21次，救治人数292人，突发事件有效处置率和信息报告率均达到100%。

防汛减灾。印发《成都市卫生健康委员会关于做好2021年汛前卫生应急准备工作的通知》《成都市卫生健康委员会极端洪涝灾害应急预案》，及时更新2021年防汛抗旱卫生应急联系表，组织行业内开展防灾减灾宣传周活动，到崇州市、郫都区等地开展汛前检查和防汛督导工作，确保自然灾害防治工作落到实处。

重污染天气应急预警处置。修订印发《成都市重污染天气卫生应急预案》、编制印发《成都市臭氧重污染天气卫生应急预案》。建立重污染、臭氧污染天气卫生应急联系机制，及时通过翼讯通、短信、微信、QQ等通讯工具转发预警信息，组织各区（市）县卫健局和全市医疗卫生单位落实卫生应急响应措施。

卫生应急保障。拟制专项卫生应急预案并开展针对性演练，完成四川省、成都市庆祝中国共产党成立100周年系列活动，省、市"两会"和"两考"等各类重大活动和重要会议应急保障。

区域合作。建立成德眉资区域协作卫生应急联运协作机制。与省内外区域合作市（州）卫健委交换突发公共卫生事件阶段风险评估摘要信息共12期。

公众急救知识与技能普及。以"救在身边"志愿服务项目推动公众急救知识与技能普及。①整合资源扩大覆盖面。新增11支区（市）县志愿服务分队，截至2021年底，全市共有35支队伍。通过整合市、区两级急救资源，全面推动全市重点公共场所和社会公众急救技能培训活动开展。全年共计开展43期公众培训，线下受益4000余人，线上受益800万人。②线下急救培训。基于日常在学校、社区、企事业单位等重点场所和重点行业的培训安排，2021年特别以"教师+急救""党建+急救"为抓手开展三期社会志愿者急救培训。持续打造"少年急救侠"阵地。开展第四期"六一"儿童节主题活动，邀请四川锦观新闻、《四川商报》联合报道。③用足《救在身边》广播电台科普栏目。与成都交通文艺广播FM91.4合作，在高峰时段循环播出急救小知识，全年合计播放1044期。

【疾病预防控制】 疾病防控体系建设。开展实地调研，推进成华区、龙泉驿区疾控机构三级乙等评审，郫都区疾控机构二级甲等复评审，指导四川天府新区、成都高新区、成都东部新区疾病预防控制中心建设项目；实施成都市疾病预防控制中心重大疾病与健康危害因素检测能力提升项目，切实提升成都市重大疾病及健康危害因素检测能力和实验室"一锤定音"能力。截至2021年底，全市疾控机构共计23

个，其中三级甲等1个、三级乙等3个，二级甲等17个。

区域合作。强化协同联动，促进资源共建共享，加强成德眉资同城化疾控区域合作，开展疾控、精神卫生、结核病防治、癌症防治等方面技能培训会议20余次。建立成渝地区双城经济圈重大传染病联防联控机制，推进"西南区域自然人群队列研究"项目，加强高端科研创新。

传染病防治。截至2021年底，成都市连续17年无本土甲类传染病报告。1—12月，全市无甲类传染病报告，报告乙类传染病15种26691例，报告发病率160.97/10万，低于2021年既定控制目标（全市250/10万以下）。及时处置学校、托幼机构各类传染病聚集性疫情2114起。以冬春季易发的流感、手足口病、诺如病毒、流腮、水痘、风疹等呼吸道传染病为重点，加强疫情监测，强化疫情信息分析利用，科学指导防控措施落实。成都市疟疾防控工作获世卫组织专家高度评价，完成世卫组织对中国消除疟疾认证工作。

艾滋病防治。持续巩固艾滋病三年防控成果，防治顶层设计不断完善，建立健全"政府组织领导、部门各负其责、全社会共同参与"的工作机制，"三线一网底"防治体系逐步完善。截至2021年12月底，检测量较2020年同期增加20.83%，新报告病例数较2020年同期下降15.16%，全市现存活艾滋病感染者和病人治疗覆盖率96.27%，治疗有效率98.19%，未发生母婴传播个案。13个区创建全国第四轮艾滋病综合防治示范区，做到一区一策，"艾青春"青少年学生预防模式。

结核病防治。锦江区、新都区、郫都区、简阳市、彭州市创建四川省第三轮结核病综合防治示范区。开展学校结核病"四不两直"暗访督导并通报整改。新生

入学结核病筛查率99.80%，全市结核病成功治疗率97.18%，高于全省肺结核成功治疗率93.47%。

慢性病防控。开展慢性病危险因素动态监测和死因监测，强化多部门信息数据共享，定期组织开展监测培训，2021年全市人均期望寿命81.76岁。建成国家级慢性病综合防治示范区12个，居全国副省级城市第一。指导新津区通过国家级慢性病综合防治示范区国家线上调研复审工作。推进儿童口腔疾病综合干预，免费为全市2021年秋季入学的三年级学生开展健康检查和第一恒磨牙的窝沟封闭。截至2021年12月31日，全市完成929家小学的儿童口腔健康教育，完成口腔健康检查182780人，检查率95.47%，完成窝沟封闭110096人，封闭率57.51%，各区（市）县均达到口腔检查率≥90%，窝沟封闭率≥40%的项目目标。

癌症防治。开展癌症防治科普宣传，启动健康成都癌症防治专项行动，举办癌症防治培训班及学术会议7场，培训1000余人次，完成2020/2021年度城市癌症早诊早治项目1000人次筛查任务。

精神卫生。①强化严重精神障碍患者服务管理力度。联合政法、公安、民政、残联等部门建立严重精神障碍患者信息交换工作机制，压紧压实各级各部门在患者日常管理中的主体责任，实现患者住院治疗、属地接收、随访管理等信息无缝对接，防止患者脱管、漏管。截至2021年12月底，全市登记在册严重精神障碍患者73979例，患者报告率4.46‰，社区管理率97.22%，规范管理率93.69%，规律服药率76.35%。②推进社会心理服务体系建设。建立完善市—区（市）县—镇（街道）—村（社区）四级心理卫生服务网络，开展孕产妇抑郁症、老年痴呆症社区综合干预

模式，向全市提供6条心理援助热线，截至2021年12月底，累计接听80余万人次心理援助电话，累计接受网络视频咨询280人次，为新冠肺炎救治定点医院患者和医务人员提供心理危机现场干预累计1000余人次。③儿童青少年心理健康服务。持续开展未成年人心理健康宣传、热线咨询、免费心理咨询等服务，组织专家针对未成年人心理特点，编制400余条心理健康宣传资料，通过微信、微博、电视等多类媒体进行宣传，并向全市发放16万余册宣传资料；建立"医教结合"模式，为重点人群开通绿色转介通道。

免疫规划。规范开展国家免疫规划疫苗接种和监测工作。截至2021年12月31日，全市共设立预防接种门诊434家，其中5A级门诊66家（15.21%）、4A级门诊16家（3.69%）。全市适龄儿童免疫规划疫苗报告接种率98.17%，新生儿乙肝疫苗首针及时接种率97.23%，儿童脊髓灰质炎灭活疫苗补种率95.91%；急性弛缓性麻痹（AFP）、麻疹各项监测指标均达到80%的目标要求，AEFI各监测指标均达到90%的目标要求，无群体性和重大预防接种异常反应发生。

环境卫生监测。城市和农村设1114个水质监测点，枯丰水期共采集水样2244件；全市城市和乡镇设614个龙头水监测点，每季度开展集中式供水的用户水龙头水水质监测并向社会进行公示。每月开展常规空气PM2.5成分采样及分析，定期开展公共场所危害因素、农村环境卫生覆盖监测。

学校卫生监测。加强学生体质健康检查质控，开展学校"小胖墩""小眼镜"、诺如病毒聚集性感染等常见病监测和儿童青少年近视筛查，在126所中小学及幼儿园视力筛查36078名青少年。设立"健康副校长"工作机制，通过"一对一、一对多"两种模式，实现全市4101所公民办中小学（幼儿园）健康副校长全覆盖。

【新冠肺炎疫情防控】 坚持"动态清零"的防疫目标，充分发挥疫情防控主力军和专家队作用，因时因势动态调整"外防输入、内防反弹"各项防控措施，全市累计拦截航空口岸入境感染者人数位居全国第三，所有本土疫情基本在1个潜伏期内得到控制，确保全市疫情形势保持总体平稳，持续保持医疗卫生机构院感事件"零发生"、医护人员"零感染"。2021年9月，成都市作为唯一的省会城市代表在全国新冠肺炎疫情防控经验研讨会上介绍"成都经验"。

打赢打好"7·27"疫情遭遇战。充分发挥发热门诊"哨点"作用，实现首例阳性病例首次到医院就诊时即被发现。第一时间组建流调溯源专班，在疫情传播链尚不明晰的情况下，快速将病毒溯源至湖南省张家界市，为全国作出"风险提示"。36小时完成重点区域36.6万人核酸检测，累计追踪管控在蓉密切接触者967人、次密接者3600人，迅速划定4个封闭区、12个封控区、11个风险区周边区域，以最短时间阻断疫情传播蔓延，牢牢把握防控处置主动权。疫情发生2日后未再出现新发病例，未出现代际传播和社区传播。仅用16天时间实现中风险地区清零和封闭、封控和风险区解除，6例阳性病例1个月全部治愈出院，将疫情处置对市民正常生活和全市经济社会发展的影响降到最低。

打赢打好"11·2"疫情歼灭战。面对2020年新冠肺炎疫情以来全市最为复杂和严峻的一轮疫情，抽调2400余人组建联合流调专班，针对确诊病例"一对一"组建流调小组，新启用隔离房间2.3万间，坚决防止漏排、漏管。在2天内明确疫情源头，前7天内发现近90%的病例，所有病例均在同一传播链条，疫情在1个潜伏期内得到快速有效控制。组建核酸检测专班，统筹调动检测力量，25家城市核酸检测基地检测量由疫情前的38.5万份/天（每日单管）紧急提升至67.3万份/天，同时增加黄码检测医院，发布24小时核酸检测医院清单，全市累计检测1407.75万人次。探索红色、橙色、黄色三类风险点划分，科学划定封控区13个、管控区13个、防范区8个，累计管控7.4万余人，在管控区设置临时医疗点保障市民基本医疗需求。强化多学科联合救治，每日为确诊患者提供心理评估及干预，确保患者生命体征和心理情绪双稳定。

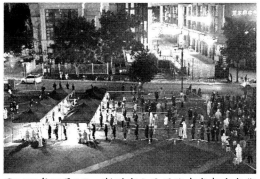

◎2021年11月8日，彭州市人民医院在成都市成华区开展新冠病毒核酸检测（勾承锐◇供稿）

打赢打好"外防输入"持久战。根据国内外疫情发展形势，汲取南京禄口机场教训，结合成都市实际先后4次更新优化入境人员管理服务流程，4次更新集中隔离场所设置与管理要求，建立起省内外的信息推送机制，创新建立隔离点"点长负责制"，严格执行"三区两通道"、工作人员封闭式管理等规范要求，确保所有入境人员从"国门"到"家门"全闭环管理。疫情以来累计管理服务入境人员19万余人、入境航班2600余架次，拦截境外输入新冠肺炎确诊病例716余例、无症状感染者

461余例，平均每天1.76例，全国航空口岸入境拦截感染者人数位居全国第三，仅次于广东省、上海市。

提升基础防控能力。研究制定《成都市新冠肺炎聚集性疫情处置指南》（包含快速流调、密接次密接管理、隔离点管理、分区管理、核酸检测等具体规范），提升疫情处置标准化、规范化水平。创新实施核酸检测压力测试演练，建立片区统筹机制，建成25家城市核酸检测基地，所有二级以上综合医院均具备核酸检测能力，全市检测机构达到227家，单日最大理论单检能力达到103.4万份。规范化建设发热门诊139家，开展八轮医疗卫生机构疫情防控风险大排查。常态化启用集中隔离场所77个、隔离房间约1万间、储备3.1万间，建立成德眉资隔离场所全域统筹调配机制。安全、有序推进新冠病毒疫苗接种，截至2021年12月31日，全市单日最大接种量达62.4万剂，累计接种4255万余剂，全程接种人数占成都市常住人口比例88.68%，达到国家要求的全人口免疫屏障接种比例（78%）。

【健康促进】 爱国卫生运动。组织各区（市）县、各成员单位在春节期间开展以"清洁家园、喜迎新春"为主题的爱国卫生活动，创造干净整洁的节日环境。印发《成都市2021年深入开展爱国卫生运动推进健康成都建设实施方案》，组织各区（市）县、市级有关部门开展"六大常态专项行动"和"一月一主题活动"，强化督促指导，推动各项工作落地见效。以"文明健康绿色环保"为主题，在全市范围内组织开展第33个爱国卫生月活动，主要做法被健康中国官微转发。组织开展秋季爱国卫生运动，制定印发《爱国卫生工作指引》，引导广大群众开展环境卫生整治，养成健康生活习惯；以市新冠

肺炎疫情防控指挥部名义印发《成都市"卫生大扫除"工作方案》，组织开展全市"卫生大扫除"活动；制作《成都疫情防控指引》快板视频，通过各种媒介、平台全方位、多角度、深层次宣传推广，提高群众卫生防病知识和健康素养；做好病媒生物防制，组织开展以秋季灭鼠为重点的病媒生物防制活动，预防虫媒传染病的发生和流行。

国家卫生城市复审。做好第八次国家卫生城市复审工作。制定复审迎检工作总体方案，细化目标任务，排定时间进度，明确职责措施。市政府领导多次召开专题会议，安排部署"国卫"复审工作，并将"国卫"复审工作纳入年度目标考核。多次邀请国家级、省级"国卫"评审专家作专题培训，提升全市巩固国家卫生城市工作水平。制定专项整治行动方案，市场监管、城管、住建、宣传等部门牵头开展六大专项整治行动。利用各种载体开展形式多样的复审宣传工作，营造人人参与、全面动员的浓厚氛围，切实提高群众对复审工作的知晓率。由城管、生态环境、市场监管、交通运输、文广旅等6个部门牵头，每月开展1次分片督查，集中曝光存在的"老大难"问题，复审迎检工作实现动态督办跟踪。充分发挥爱国卫生运动统筹协调和群众广泛参与的优势，在全市范围内开展"卫生大扫除"活动，彻底整治生活、生产、办公、购物、交通及居家等卫生环境，持续改善人居环境。建立《国家卫生城市巩固工作问题清单和整改台账》，明确问题点位、整改时限、责任单位和责任人，实施问题动态管理，限期销号清零。组建和发展14支爱国卫生志愿者服务小队，开展环境卫生监督等志愿服务活动。5月20日通过国家卫生城市省级复查，10月通过国家暗访。

卫生城镇创建巩固。1月，简阳市、邛崃市、崇州市被全国爱卫会正式命名为国家卫生城市，成都市实现国家卫生城市全域覆盖。都江堰市、彭州市、都江堰市青城山镇做好国家卫生城镇复审工作并通过国家暗访。温江区金马街道，崇州市隆兴镇，双流区彭镇、九江街道，彭州市丹景山镇、九尺镇持续推进国家卫生镇创建，于9月通过省级暗访。组织开展省级卫生创建工作，进一步提升镇、村、单位环境卫生质量，年内全市新建省级卫生镇5个，省级卫生村179个，省级卫生单位154个。

病媒生物防制。组织专家培训相关工作人员，提升全市病媒生物防制工作能力和水平。加大宣传力度，宣传相关防制知识，让广大群众掌握安全、科学的防治方法。做好灭前、灭后密度监测和效果评估，及时通知监测和评估过程中发现的问题并促其整改。结合新冠肺炎疫情防控，在全市组织开展灭鼠为重点的病媒生物防制工作，加强重点区域、重点行业消杀力度，"四害"密度控制在国家规定标准范围以内。年内全市共发放灭鼠毒饵约135吨，毒饵盒约13.6万个，灭蟑螂药约23.2吨，灭蚊蝇药约56.9吨，堵塞鼠洞约12万个。在全市开展病媒生物防制示范镇（街道）、社区、居民小区、单位等示范点创建活动，年内全市新建市级病媒生物防制示范点241个。

公共场所控烟。持续推进公共场所控烟修法工作，《成都市公共场所控制吸烟条例（修订草案）》经市人大常委会一审审议通过，并完成公开征求社会意见程序。印发《进一步加强公共场所控烟工作的通知》，统筹推进室内公共场所、工作场所和公共交通工具全面禁烟。举行健康成都控烟专项行动启动仪式暨第34个世界无烟日宣传活动。在青羊区、新都区及3所高校开展青少年烟草流行监测，并完成监测任务。制作完成《无烟成都·好安逸》控烟宣传片，助力健康成都建设。畅通信息反馈渠道，通过市长信箱、市长公开电话和网络渠道，主动接受社会和群众监督，及时回应社会关切。年内全市新建省级无烟单位161个，全市86个市级部门全部建成无烟党政机关。

农村户厕改造。配合农业农村部门持续提升农村改厕质效，开展全市农村户厕问题摸排。加强农村改厕卫生健康培训和宣传教育，通过召开农村户厕改造提升现场培训会，开展线上线下宣传教育，做到宣传入村，教育入户，家喻户晓。年内全市共开展改厕培训381次，培训1万余人次，开展线上线下宣传730次，发放宣传品18.3万份，宣传26.7万人次。结合世界厕所日，在龙泉驿区组织开展以"重视厕所——让'方便'更方便"为主题的农村户厕改造提升健康教育宣传赛课活动。开展农村户厕改造无害化效果评估工作，年内共完成现场调查2444份，完成年初任务的119.8%；现场监测2282户，完成年初任务的111.8%；现场采样1894份，完成年初任务的111.4%。

城乡环境治理。配合市农业农村局落实《成都市农村人居环境整治提升工作方案》，推动家庭、林盘、村社等环境卫生优化整洁。配合市城管委开展全市最美最差街道评选工作，推动城市环境卫生整体提升。在巩固现有整治成果的基础上，以"清洁化、秩序化、优美化、制度化"为目标，持续开展院落环境卫生治理，提升老旧院落整体清洁卫生水平，社区院落环境卫生面貌得到明显改观。年内新建星级院落245个，农村星级卫生院落532个。

【健康城市建设】 印发《关于开展2021年"健康细胞工程"建设工作的通知》，修订完善《成都市"健康细胞工程"建设指导方案（2021版）》《成都市"健康细胞工程"评分标准（2021版）》，会同市委社治委印发《关于开展2021年健康社区建设工作的通知》，举办"健康细胞工程"建设培训会，年内全市新建市级健康街道（镇）19个，市级健康社区（村）106个，市级健康单位152个，市级健康家庭2073个。

开展健康城市建设推动健康中国行动创新模式试点工作，成为全国首批试点城市之一，也是全省唯一入选的城市。推动以宫颈癌防治为重点的试点工作，参加国家癌症中心于5月10日、9月17日在北京市、济南市举办的试点工作研讨会、启动暨培训会，并在会上作交流发言。

组织开展健康城市建设实践十佳案例征集评选活动，最终评选出"愿予你一双明亮的眼睛，护你一路'瞳'行"等10个优秀案例。

联合市文明办在全市组织开展2021年文明健康幸福蓉城知识大赛，经过网络初赛、区（市）县选拔赛、市级决赛，最终产生各支优胜队伍，网络参赛30余万人次。成都市受邀参加健康中国指数发布暨首届健康中国促进行动大会，获评2019—2020"健康中国年度标志城市"，在省会城市和计划单列市组别排名第一，被《人民日报》、新华社等多家媒体报道转发。

【健康成都行动】 制定印发《健康成都行动2021年工作要点》，明确各专项行动重点任务，按照计划全面推动健康知识普及、合理膳食、全民健身等21个专项行动，截至2021年年底，共举办专项行动启动仪式11场，按照时序进度完成2021年度考核指标。加强宣传，制作完成宣传片《健康成都，我们在行动！》。组织专家研究制定《健康成都行动监测评估指标》。配合省卫生健康委做好健康四川行动立法研究资料收集、访谈等有关工作。挖掘、提炼健康成都行动实践经验，征集报送健康四川行动推进典型经验案例10个。向健康四川行动推进办报送健康中国行动专网稿件，获多次推广发布，此项工作受到健康四川行动推进办表扬。

【基层卫生健康】 基层硬件提升工程。截至2021年11月底，"十三五"基层医疗卫生机构硬件提升工程基础设施提升改造项目启动359家，完工296家；诊疗设备提档升级项目启动383家，381家采购完成并投入使用；村卫生室公有化标准化建设项目启动2063家，完工2030家。

基本公共卫生服务和家庭医生签约服务。印发《关于做好2021年基本公共卫生服务项目和家庭医生签约服务的通知》，明确年度目标任务，明确服务项目人均补助标准为89元；优化绩效评价方式。由市级三甲医院牵头，以慢性病为切入点，以信息化为抓手对全市服务项目实施情况开展绩效评价，提升绩效评价效率和质量。绩效评价结果作为市、县财政安排补助资金的重要依据；注重项目实效。合理组建家庭医生团队，结合实际制定A、B、C三种类型服务包，持续推进信息化健康管理模式。截至2021年10月底，全市共组建家庭医生团队2762支，签约服务689.89万人，其中重点人群签约369.45万人，重点人群签约率80.42%，C类服务包共签约20.57万人。

基层医疗卫生服务能力提升。持续推进紧密型县域医共体建设试点工作。青白江区、新都区等7个试点区（市）县（5个国家级、2个市级）通过整合县域医疗卫生资源，构建起优质高效的整合型医疗卫生服务体系。截至2021年10月底，医共体

内部完成以"八统一"为标准的乡村卫生一体化管理村卫生室建设453家，完成上下转诊近6万人次，远程诊疗服务53.73万人次，建设省市级重点专科73个，全专结合门诊134个，"全+专"家庭医生团队456个，两病临床特色科室72个；持续开展优质服务基层行活动。截至2021年底，共有272家基层医疗机构达到基本及以上标准，占比80%，超过国家目标40%，其中89家基层医疗机构达到推荐标准，占比27%，超过国家目标19%。其中青羊区、青白江区、新都区、温江区、双流区、蒲江县的基层医疗卫生机构100%达到基本及以上标准。创建社区医院40家。

基层卫生人才队伍建设。市财政每年投入200万元用于基层卫生人员培训，提高基层服务能力，同时做好项目绩效考核；开基层卫生人才队伍建设课题研究，印发《基层卫生人才培训方案》，采用以大型三甲医院为培训依托+市基层卫生实用培训基地为平台+网络线上培训"三位一体"培养模式，截至2021年底，市县两级共培训基层卫生人员4000余人次。联合重庆市、绵阳市、德阳市、眉山市、资阳市举办成渝地区双城经济圈、成都都市圈2021年基层卫生技能竞赛，成都市高新区代表队获一等奖。

【妇幼健康服务】 母婴安全保障。持续巩固母婴安全五项制度，在实现高危孕产妇分色分级管理全程覆盖产前、产时、产后随访的基础上，创新拓展高危孕产妇管理的深度和广度，开展孕产妇危重症评估工作。全面掌握、动态监管全市孕产妇情况，筛选出诊治难度较大的在管高危孕产妇案例，组织部省市级相关医疗机构专家开展5次市级多学科综合评估，及时发现并干预影响妊娠的风险因素，防范不良妊娠结局发生。市级每月开展一次产儿科急

救"双盲"演练，举办各类妇幼能力提升培训班和全市妇幼健康技能比赛，技能比赛连续两年纳入市总工会一级赛事管理，持续提升产儿科危急重症识别应对和救治能力。1—11月，全市助产机构全人口活产数142093人，孕产妇死亡率2.11/10万、婴儿死亡率2.05‰，均优于2020年水平，新冠肺炎疫情防控实现孕产妇零感染。全市孕产妇艾滋病、梅毒和乙肝检测率100%，其中孕期检测率99.74%，孕早期检测率92.60%；艾滋病感染孕产妇及所生婴儿抗病毒药物用药率100%。1—11月累计为115230名妇女提供免费宫颈癌检查，为60537名妇女提供免费乳腺癌检查。

出生缺陷三级防治网络。继续推行"婚前医学检查—结婚登记—孕前优生健康检查"一站式服务。2021年1月1日起，成都市正式将新生儿先天性心脏病纳入新生儿疾病免费筛查项目。1—11月，全市新生儿遗传代谢病累计筛查141080人，筛查率99.28%；新生儿听力累计筛查140434人，筛查率98.83%；新生儿先天性心脏病累计筛查141232人，筛查率99.39%。

妇幼健康宣传。在母乳喂养周、"六一"儿童节、预防出生缺陷日等妇幼主题宣传日，组织产科、儿科等专家开展专题讲座、义诊咨询，现场解答群众健康疑问，针对妇幼健康知识重点内容开展线上答题活动；利用传统媒体及新媒体平台广泛开展母婴保健法及妇幼健康知识宣传，制作宫颈癌、乳腺癌科普知识宣传片，发放至各区（市）县相关医疗机构及德阳市、眉山市、资阳市等区域协作单位，普及妇幼健康知识，提高群众健康意识。践行"我为群众办实事"活动理念，让群众少跑路，在全市全部助产机构实现出生医学证明和预防接种证联合办理，提升群众获得感。

妇幼健康区域合作。7月，组织10人专家团队赴阿坝藏族羌族自治州调研指导对口支援相关工作，强化两地妇幼健康工作交流，促进产儿科服务能力建设。截至2021年底，累计邀请德阳市、眉山市、资阳市、南充市、广安市共25名相关专业人员参加成都市举办的产儿科急救演练、高危个案多学科评估讨论会，发挥区域资源优势、科学技术优势和人才聚集优势，逐步实现优势互补、服务同质。9月22—24日，邀请重庆医科大学附属儿童医院、重庆市妇幼保健院、重庆市涪陵区妇幼保健院、重庆市万州区妇幼保健院共5名专家参加2021年成都百万职工技能大赛妇幼健康技能比赛市级决赛的考核标准制定及现场评判。

宫颈癌综合防控试点。3月，成都市申报成功健康中国行动创新模式首批国家级试点城市，以宫颈癌防控为重点内容开展创新模式试点工作。6—8月，先后出台《健康城市建设推动健康中国行动创新模式成都市宫颈癌综合防控试点工作方案》《成都市宫颈癌综合防控工作技术方案（2021年版）》，明确了工作目标、实施范围、试点内容、目标人群、工作流程、经费安排及相关技术要求等，建立了多部门联动协作机制。11月15日，市卫生健康委、市教育局、市财政局联合印发《成都市宫颈癌综合防控HPV疫苗接种实施方案（2021年版）》，12月起全面开展在校适龄女孩HPV疫苗接种工作，实现区（市）县全覆盖。

妇女儿童生命全周期服务。继续推行"婚前医学检查—结婚登记—孕前优生健康检查"一站式服务。2021年，共为64099对拟结婚夫妇提供免费婚前医学检查，婚检率92.05%；为75319人提供免费孕前优生健康检查，目标人群全覆盖；

为113457名计划怀孕的育龄妇女和孕早期孕妇提供免费叶酸制剂，目标人群叶酸服用率96.96%。在全市开展新生儿遗传代谢病筛查。

落实《两纲》目标任务。2020年是《成都妇女发展纲要（2011—2020年）》《成都儿童发展纲要（2011—2020年）》收官之年。市卫生健康委梳理总结两纲实施十年的工作成果和经验，向市妇儿工委报送《成都市卫生健康委员会妇女儿童发展纲要终期评估报告》。由市卫生健康委牵头实施的"两纲"指标通过省级验收。2021年，配合市妇儿工委办关于新两纲编制工作，按照《中国妇女发展纲要（2021—2030年）》《中国儿童发展纲要（2021—2030年）》以及《四川妇女发展纲要（2021—2030年》《四川儿童发展纲要（2021—2030年》总体要求，持续推进妇幼健康工作，不断提升妇幼健康服务能力和水平。

妇幼健康服务规范化管理。推进全市基层医疗卫生机构妇女保健、儿童保健规范化门诊常态化动态管理工作。11月，市卫生健康委印发《成都市卫生健康委员会关于进一步加强妇女保健和儿童保健规范化门诊管理的通知》，更新《成都市妇女/儿童保健规范化门诊评估细则》。12月，市卫生健康委组织专家复核评估全市9家妇女保健、32家儿童保健规范化门诊及5家申报或复核的市级儿童早期发展示范基地，并将复核结果通报给各区（市）县卫生健康局。创建国家级、省级儿童早期发展示范基地的同时，开展市级儿童早期发展示范基地创建，将创建工作进一步延伸到基层。截至2021年底，全市有国家级儿早基地2家，省级儿早基地26家（含省级儿童早期发展基层示范基地2家），市级儿早基地6家。

妇幼专科医联体建设。以市妇儿中心医院为龙头，区域内其他三级妇幼保健机构、妇女儿童专科医疗机构和综合医疗机构为依托，建立妇幼专科医联体、医疗联盟体等形式，实现专家下沉指导，推行同质化管理模式，提升县级妇幼保健院业务技术水平。截至2021年底，全市18家妇幼保健机构与市妇儿中心医院建立妇幼专科医联体，12家妇幼保健机构与四川大学华西第二医院建立医疗联盟体，13家妇幼保健机构与四川省妇幼保健院建立医疗联盟体，13家妇幼保健机构与其他部省市级综合医院建立医疗联盟体，实现全域全覆盖。

妇幼保健机构建设。按照保健与临床融合发展的原则，以政府为主导，加大投入，通过新建、扩建等方式实施妇幼保健机构标准化建设，推动妇幼保健机构提档升级，改善当地妇女儿童就医环境，有效提升服务能力。2021年，龙泉驿区、双流区、彭州市妇幼保健机构成功创等达标，成为全省首批3家县级三级甲等妇幼保健机构；简阳市妇保院成功创建三级乙等妇幼保健机构，80%县级妇幼保健机构达到三级水平。

【医政医管】 分级诊疗制度。截至2021年底，全市共组建各类医联体139个，医联体内人才下沉9万人次，上挂学习培训9.8万人次；医联体内上转患者6.83万人次，下转患者49.17万人次。各级医疗机构间"双向转诊、上下联动"的格局进一步巩固，医疗卫生服务体系进一步优化。推动网格化城市医联体试点，6个试点区已签订网格化城市医联体协议，在一体化管理、资源及信息共享平台建设、家庭医生签约等方面，开展网格化城市医联体建设。

医院等级评审。2021年，全市22家医院新晋等级。截至2021年底，全市拥有三级医疗机构117家，其中三甲医疗机构55家，较2020年增长15家，实现优质医疗资源总量倍增。

区域卫生健康协同发展。推动成渝双城经济圈工作落实，强化成德眉资医疗同城化发展，推进成渝、成德眉资深化合作。签订《成德眉资区域医疗检查检验结果互认协议》《成德眉资区域医疗专家资源共享协议》，明确25家三甲医院、确定74个互认项目实现同级别检查检验结果互认。共同印发《关于做好成德眉资医疗机构检查检验结果互认工作的通知》，进一步明确完善检查检验结果互认工作内部体系建设、强化质量控制及监管、强化信息化手段监测、严格医疗机构考核等。由重庆市和四川省卫生健康委员会牵头，联合印发《关于进一步加强川渝两地检验检查结果互认工作的通知》，纳入成都12家三甲医院（含省部级医院），实现成渝两地同级别三甲医院检查检验结果互认。

对口支援。2021年，全市累计下派基层医务人员3392人次、参与受援地诊疗54.8万人次，开展会诊及疑难病例讨论21324次、手术9500例、学术讲座9917次，业务指导培训16928次，教学查房17617次，手术示教10594次。帮扶脱贫地区开展传染病（地方病）防治，累计完成结核病筛查9218人次、包虫病57638人次、艾滋病80397人次。截至2021年底，全市共有11家三甲医院托管甘孜藏族自治州、阿坝藏族羌族自治州县级综合医院，托管覆盖率69%。

幸福美好生活十大工程。成立工作推进小组及推进小组办公室，统筹推进各项日常工作。印发《成都市卫生健康委员会实施幸福美好生活十大工程提供更加优良的健康服务工作方案》，明确"优质医疗资源扩容行动""医疗机构内涵提升行动""公共卫生服务体系提升行动""中医药服务体系提升行动""卫生健康改革创新行动"五大工作重点，并逐条分解任务，严格责任落实，建立长效机制，确保各项工作落地见效。

医疗技术管理。做好限制类医疗技术的备案工作，加强限制类医疗技术临床应用的质量管理与控制，落实事中事后监管工作。各市级质量控制中心应结合日常工作并应用各信息平台监测及定期评估医疗技术的临床应用，加强质量管理，做到国家级及省级限制类医疗技术质量控制全覆盖和医疗机构全覆盖。

医疗质量控制。截至2021年底，全市共建立61个专业的市级医疗质量控制中心，23个区（市）县累计成立785个覆盖市级质控中心相关专业的质控分中心。成立成都市脑卒中联盟、胸痛中心联盟，并发布急救地图。以《2021年国家医疗质量安全改进目标》为抓手，统一质控指标，根据本专业现状提出改进策略，细化落实举措，为目标的实现提供技术支撑，切实提高质控工作科学化、精细化、信息化、同质化。

医疗服务质量检查。印发《成都市年度医疗服务质量与安全考核评估标准（2021年版）》，在全市60家各级各类医疗机构开展2021年度医疗服务质量与安全考评工作。持续开展民营医院管理年活动，组织二级以上民营医院参加国家满意度调查工作。

采供血服务。全市自愿无偿献血公25.90万人次，同比增长14.17%；献血总量86.65吨，同比增长11.64%。向临床发放红细胞类制品40.39万单位，同比增长10.67%；单采血小板5.11万治疗量，同比增长8.22%。

三级、二级公立医院绩效考核。全市

30家三级公立医院、33家二级公立医院纳入2021年度全国公立医院绩效考核。2019年三级公立医院绩效考核全市共8家医院考核为A级（2021年公示），较2018年进步明显。印发《成都市三级公立医院绩效考核结果运用意见（试行）》。依托成都市病案质控中心开展4次关于病案首页和病历书写、医疗质量与安全等方面培训。

诊所改革试点。简化诊所准入程序，由审批制改为备案制管理，执行试点地区诊所基本标准，从重点审核设施设备等硬件调整为注重审核医师资质和能力；鼓励诊所提供家庭医生签约服务，纳入医联体建设；创新行业监管手段，要求诊所均要建立信息系统，接入全民健康信息平台报送和上传诊疗信息；加大诊所执业人员质量安全培训与考核，保障诊所医疗质量与安全。

互联网医疗。2021年，全市建立实体医疗机构互联网医院72家，独立互联网医院39家。新冠肺炎疫情防控期间，互联网诊疗在保障患者医疗服务需求、缓解医院线上线下医疗服务压力、减少人员聚集、降低交叉感染等方面发挥了积极作用。

日间手术备案。印发《关于进一步加强日间手术工作的通知》，要求推动全市三级公立医疗机构日间手术备案全覆盖。全市开展日间手术的医疗机构达到44家，开展日间手术备案的三级公立医疗机构覆盖率58.1%，覆盖全市20个区（市）县。实现日间手术费用医保支付，降低医疗服务成本，减轻患者负担。

医疗行风建设。①系统治理专项行动。持续整治"大处方、泛耗材、内外勾结欺诈骗保"问题，重点聚焦不合理医疗检查专项治理，以站在为民办实事的高度，扎实推进系统治理工作。印发《成都市卫生健康行业领域不合理医疗检查专项治理工作方案》《关于进一步做好不合理医疗检查专项治理工作的通知》，联合市经信局、公安局、财政局等8个部门转发《四川省2021年纠正医药购销领域和医疗服务中不正之风工作要点》，指导各区（市）县科学谋划部署，统筹推进不合理医疗检查专项治理行动。规范医疗行为，加强行风建设，切实营造卫生健康行业风清气正的氛围，提高人民群众对卫生健康事业的信任度和满意度。②医疗机构巡查。组建一支政治素养好、专业能力强的专家团队，从加强公立医院党建、行业作风建设、运行管理、疫情防控等方面开展巡查。市级组织完成6家三甲医疗机构的巡查，并完成2020年接受巡查的5家医疗机构的"回头看"工作。

医疗纠纷依法处置。指导医疗机构利用多种形式与患者保持良好关系，建立健全医患沟通渠道，发挥医患沟通在诊疗过程中的重要作用，2021年，共办理各渠道投诉1623件，接到上述渠道感谢表扬件5250件，全市门诊患者满意度96.52分，住院患者满意度96.43分，患者满意度不断提高。完成医疗事故技术鉴定68例，其中29例属于医疗事故，鉴定事故率42.64%。

大型会议活动医疗保障。完成成都市第十七届人大第五次会议和政协第十五届成都市委员会第四次会议、中高考、庆祝建党100周年系列活动、泛珠三角区域合作行政首长联席会议等医疗保障任务。2021年，共参与组织医疗卫生保障121次，派出医务人员3156人次，出动救护车586台次，医疗保障完成任务率100%。

改善医疗服务行动。实施改善医疗服务行动计划，提供优质医疗服务，推动医疗机构提供预约诊疗、远程医疗、日间手术、临床路径管理、智慧医院建设等服务，为患者提供优质、高效、有序的医疗服务。开展分时段预约诊疗服务，通过医院微信服务号、支付宝生活号、手机App、天府市民云、院内自助机、电话等多个渠道为患者提供预约挂号，绝大部分医院实现半小时精准预约。推广日间手术应用，44家医疗机构开展日间手术，平均住院日同比下降84.4%，例均费用同比下降70.8%，医疗服务效率不断提高、患者住院时间有效缩短、患者就医负担明显减轻。在"尊重疾病变化规律，保证医疗质量安全"的前提下，开展检查检验结果互认工作。2021年底，全市有610家医疗机构74个影像检查、医学检验互认项目实现同级别检查检验结果互认，25家三甲医院纳入成德眉资区域医疗检查检验结果互认。

【药政管理】 国家药物相关政策。①持续推进国家基本药物制度落实。落实中央、省级、市级基本药物补助资金分配任务，加强资金绩效管理。全市各级公立医疗机构采购基本药物实行零差率销售，严格落实挂网采购，全市502家公立医疗机构采购基本药物金额29.93亿元，采购基本药物金额占比均达标。②开展基本药物制度综合试点。选择青白江区、新都区、双流区开展基本药物制度综合试点工作，指导试点区结合当地实际制定工作方案并扎实推进。

药品集中采购。配合市医保局组织市公立医疗机构参加国家组织药品集中采购工作，督促公立医疗机构优先采购，合理使用中选品种。全市529家试点医疗机构第二批集采药品第一个合同周期采购数量为729.21万盒，完成合同约定量的141.84%，超额完成全年合同任务量。

药品供应保障。依托国家短缺药品监测直报系统，开展短缺药品监测预警，截至2021年底，全市医疗机构共上报短缺药

品信息1条涉及药品1种，已及时处置。同时配合省卫生健康委处置抗抑郁药"度洛西汀"短缺舆情，并妥善处置市长公开电话中市民反映的医疗机构药品短缺问题咨询16件。

耗材采购监督管理。开展市级公立医疗机构医用耗材采购、使用、评价、管理情况调研，根据调研结果制定印发《成都市卫生健康委员会关于进一步加强医疗机构医用耗材管理的通知》，同时配合市医保局做好全市公立医疗机构参加国家组织耗材集中采购工作。

【食品安全】 食品安全示范城市创建。①食品安全风险监测与预警工作。汇总市级相关部门食品安全风险监测数据，形成《2020年食品安全风险监测情况报告》报市政府。制定《2021年成都市食品安全风险监测实施方案》，拓展性的将地方特色食品或高风险食品纳入监测范围，食源性疾病哨点医院覆盖全市23个区（市）县并延伸至基层社区卫生服务中心。2021年共计理化及微生物监测16大类5916件食品样品，拓展比例531%（国家及省级下达监测任务样品937件），全市食源性疾病哨点医院累计报告26880例食源性疾病病例信息，二级以上哨点医院上报病例数平均达到199例，高于省级要求（120例）65.83%。②食品安全示范城市创建资料准备与点位打造。梳理食品安全风险监测、会商、预警及知识宣传等评价内容相关佐证材料，印发《关于做好食品安全示范城市创建相关工作的通知》，摸底排查全市哨点医院与医疗机构食堂，并督导整改各区（市）县在省级初评及市级自评中出现的问题。③食品安全标准跟踪评价工作。会同市市场监管局开展成都市火锅底料生产企业、调味料生产企业摸底调查，掌握生产企业的数量、执行标准等情况，

举办成都市食品安全标准跟踪评价暨宣贯培训会，现场调研郫都区四川天味家园食品有限公司、新都区川西坝子红码头食品有限公司等4家企业。

国民营养健康计划。①组织领导。成立成都市国民营养健康指导委员会，加强对《成都市国民营养计划实施方案》实施的领导、协调和指导，依靠科学支撑，统筹推进各项工作。②科普宣传。依托全民营养周、中国学生营养日、食品安全周、"三减三健"等主题宣传活动向群众宣传食品营养知识与技能，全市开展集中宣传次数200余次，发放宣传资料20余万份，受众27万人次。开展居民营养健康知识知晓率调查，在青羊区、彭州市开展居民营养健康知识知晓率调查工作，形成调查问卷662份，全面解全市居民营养健康知识水平，分析居民营养健康知识知晓情况影响因素。开展2021年营养指导能力提升培训，组织区（市）县疾控中心、社区卫生服务中心、乡镇卫生院营养相关工作人员近300人开展营养指导能力提升培训。

营养健康食堂试点建设。择优遴选15家食堂作为试点单位，邀请专家解读营养健康食堂建设指南，并多次组织市区两级疾控专家现场指导，6家食堂通过省级评估验收，位居全省第一。

儿童肥胖干预项目实施。为改善儿童超重肥胖问题，推进"以城市为主体的儿童肥胖干预项目"，市卫生健康委会同联合国儿童基金会访谈、调研市教育局等12个市级部门，形成《成都市以城市为主体的儿童肥胖防控行动计划（2021—2025）》（征求意见稿），向各市级相关部门征求意见，并根据反馈意见拟定营养健康餐厅（食堂）建设、儿童友好超市建设和社区营养健康教育三项优先行动方案。

【中医药事业】 中医药资源概况。2021年底，成都市中医医疗机构2643个，占全市医疗卫生机构的21.15%，其中医院86个（含3家民族医医院），门诊部69个（含1家民族医门诊部），诊所2485个（含1家民族医诊所），研究机构3个。中医医疗机构比上年增加465个（根据《国家卫生健康统计调查制度》要求，从2021年起将中医备案诊所纳入统计），同比增加21.35%。成都市社会办中医医疗机构2602个。2021年，新增二级甲等中医医疗机构1家，二级乙等中医医疗机构2家。

基层中医药服务。成都市100%的镇卫生院和社区卫生服务中心建有中医馆，98.01%的村卫生室和100%的社区卫生服务站可提供中医药服务。65岁及以上老年人、0—36个月儿童中医药健康管理率分别为74.77%、82.21%，基层中医药服务量55.80%。14家社区卫生服务中心（镇卫生院）纳入基层中医特色优势专科创建单位。5家医疗机构确定为"成都市综合医院/妇幼保健院中医药工作示范单位"创建单位。

中医药服务体系建设。青羊区、彭州市中医医院新建项目推进顺利。启动中医强基层"百千万"行动，组建58支市级中医专家团队对口联系252个镇卫生院开展帮扶。56家镇卫生院、社区卫生服务中心中医馆基本完成"填平补齐"和"提档升级"建设。高新区、锦江区、金牛区、成华区、金堂县接受全国基层中医药工作先进单位复审。成都市新增302家中医备案诊所。

中医药服务能力提升。推动实施幸福美好十大工程中医药高品质公共服务项目，深化4个国家中医区域诊疗中心建设。督导14家三级公立中医医院、6家二级公立中医医院做好绩效考核工作。完成金堂县中西医结合医院、崇州蜀州颈腰病医院、邛崃任氏骨科医院3家医院等级评审工作，配合做好龙泉驿区、金堂县中医医院三级医院评审工作。在市中西医结合医院、双流区中医医院、简阳市中医医院开展大型中医医院巡查。制定《成都市基层中医特色优势专科建设与评价标准（试行）》，启动创建申报工作。制定《成都市中医药康复服务能力提升工程实施方案（2021—2025）》。8家中医医疗质控中心累计完成179次业务指导、13次专项指控培训，全面完成年度工作任务。

中医药人才队伍建设。确定10个"天府名中医传承工作室"建设项目并有序推进实施。开展成都市第四批名中医推荐评选工作，评选产生市名中医36人。举办中医管理干部培训、中医类别全科医师转岗培训、中医（专长）医师岗前培训等。签订20名中医学专业农村订单定向医学生。2021年四川省完成中医医术确有专长人员医师资格考核，324人报名审核工作及26名2018年度确有专长（15号令）考核合格人员执业注册。组织2021年传统医学师承出师考核和传统医学医术确有专长考核。51个项目纳入2021年度四川省中医药继续教育项目，194个课题获省级中医药科研专项课题立项。

中医药文化传播。推进中医药文化"十进"活动，组织中医药文化进中小学校园、进幼儿园50余次，进党校7次。在机关推广大健康和"治未病"理念，制作中医四季养生宣传餐桌卡。开展成都名中医流动车进基层活动5次，组织省市名中医到绵竹市、乐至县等地开展义诊活动。《人生二十四味》节气养生视频在成都电视台、公交、地铁、户外LED等累计播放248万余次。双流区中医医院等5家单位获评四川省中医药文化宣传教育基地。

中医药区域合作。推进成渝地区双城经济圈建设及成德眉资同城化发展工作，全年共牵头召开2次中医药工作同城化发展联席会议。成都市中西医结合医院与重庆市中医医院互访初步形成合作框架。新都区中医医院与重庆市九龙坡区中医医院和大足区中医医院签订战略合作协议。邀请德阳市、眉山市、资阳市组队参加各类培训、竞赛等，并互派专家开展评审、巡查等工作。"成德眉资中医寻诊地图"正式上线，全年查询11万余人次。

中医药发展环境优化。编制成都市"十四五"中医药发展规划。市市场监管局印发《促进中药传承创新发展的若干措施》。市医保局联合市卫生健康委印发《关于将藏医医疗服务项目和医院制剂纳入成都市基本医疗保险支付范围的通知》《关于公布第一批民族医（藏医）医疗服务项目价格的通知》。市卫生健康委联合市市场监管局转发《四川省中医药管理四川省药品监督管理局关于公布四川省医疗机构中药制剂调剂品种目录（第一批）的通知》。

促进中医药传承创新。成都市成立推进中医药传承创新发展专项工作组，市政府分管领导任组长，23家市级部门作为成员单位，办公室设在市卫生健康委。专项工作组多次组织市医保局、市经信局、市市场监管局等相关部门就推动中医药发展工作进行座谈，并赴彭州天府中药城及相关医疗机构开展调研，推动出台相关支持政策。12月22日，专项工作组召开中医药工作专题会，专题研究贯彻落实中医药强市及中医药强县创建工作。12月31日，召开中医药传承创新发展推进大会，印发《成都市促进中医药传承创新发展实施方案》。

中医医疗质量控制。开展2021年市级

医疗质量控制中心考核，全市8个中医质控中心均验收合格，其中中医护理质控中心获优秀质控中心称号。全年共制定涉及27个病种的27项中医质控标准；累计开展18次基础调查，67起中医质控专项督促检查行动；举办52次中医质控专项培训；举行25个中医质控专题会议。制定全市统一中药药事管理分级质控标准，建立中药药事管理质量控制体系，在全省创新性地开展中药饮片临方加工质控标准的起草及审订工作，制定《成都市中药药事管理质量控制中心中药饮片临方加工质量控制检查表（试行版）》。

中医治未病健康促进。二级以上中医医疗机构设置治未病科比例达到100%，100%的镇卫生院、社区卫生服务中心能提供中医非药物疗法。贯彻中医治未病的服务理念，各级医疗机构推广中医适宜技术在妇女儿童疾病预防保健中的应用。结合成都市实际，制定中医体质辨识技术规范和15个中医治未病重点人群干预方案并在重点人群和慢性病患者中推广。举办中医治未病健康促进行动启动仪式。发挥市级中医治未病专业医疗质量控制中心的作用加强培训和指导治未病从业人员，规范治未病服务技术，提高治未病服务水平。开展成都市中医小儿推拿适宜技术培训线上培训19次，共计1200余人参加，线下培训2期，共计480人参加。开展成都名中医流动车进基层活动5次，组织省市名中医到锦江区以及眉山市、德阳市等基层开展义诊、免费送药、查房会诊、培训讲座、健康咨询等。

中医药健康服务业。实施"旅游+康养"融合发展行动，打造中医药文化展示区、中医健康养生体验区等，都江堰市申报成功首批国家中医药健康旅游示范区，花水湾中医药旅游康养中心等3家单位创成2021年四川省中医药健康旅游示范基地。探索"互联网+中药材"的产业发展新模式，成都天地网成为全国中药材行业排名第一的互联网企业。鼓励区（市）县利用特色中药材资源，集中连片发展中药材优势产业，经济效益和旅游带动作用明显。发挥成都"中医之乡、中药之库"资源优势，构建中医药产学研联盟，整合多方资源，推动中医药现代化。

【职业健康】 职业健康体系建设。拟制成都市职业病防治"十四五"规划，谋划十四五期间职业健康工作总体思路、目标任务、项目工程；召开市级职业健康局际联席会议，研判职业病防治工作形势，强化部门间协调配合，指导区（市）县均建立本级职业健康联席会议制度；加强职业健康监管能力建设，推动各区（市）县建立镇街职业卫生监督协管制度，现有基层协管员942人，完善了基层监管网底。

职业健康技术服务支撑能力提升。按照规模相宜、结构合理、专业门类齐全标准，建立市级职业健康专家库，聘任专家60人；按照"三年全覆盖"工作思路，完成17家职业健康检查机构、12家职业卫生技术服务机构质量控制考核。

职业健康保护专项行动。印发《关于全面开展健康企业创建工作的通知》，组织专家编制《成都市健康企业建设评估技术指南》，召开创建培训会和现场观摩会，推动5家企业创建省级健康企业，22家企业创建市级健康企业；联合市总工会开展争做"职业健康达人"活动，活动面向企事业、个体经济组织等所有用人单位，重点突出一线劳动者。全市40家用人单位参与，140人被评为2021年"职业健康达人"。

职业健康宣传培训。开展《职业病防治法》宣传周活动暨《健康成都（2020—

2030）职业健康保护专项行动》启动仪式，全市设置主会场1个，分会场22个，开展主题宣讲活动290次，政策咨询、警示教育活动534次，印发宣传材料25万余份，宣传受众58万余人；联合市总工会开展职业健康传播作品征集评比活动，征集传播作品50件，评选出市级优秀作品21件，获评省级一等奖2件、二等奖4件、三等奖3件，优秀奖2件，8件作品上报参与国家优先作品评选；开展全市职业健康监管人员培训，将监管人员培训作为能力提升重点项目，组织区（市）县和市级相关部门监管人员培训、职业病防治项目工作培训、健康企业创建培训3轮次，培训相关人员550余人次。

中小微型企业职业病危害调查。印发《成都市卫生健康委员会关于开展中小微型企业职业病危害基础信息摸底调查的通知》，调查全市涉及职业病危害行业领域中小微型企业基础信息、职业健康管理情况，调查企业6647家并建立基础数据库。拟制《中小微型用人单位职业健康技术援助工作指南》，为下一步开展中小微型企业职业健康技术帮扶奠定基础。

职业病防治项目。开展重点职业病监测，监测职业健康个案卡46万余张，并按要求完成复核，完成2019—2020年11种职业性肿瘤患者数据收集35260例，随访职业性尘肺病患者1121例，完成11家职业健康检查机构、2家职业病诊断机构漏报调查、接尘接噪劳动者疑似职业病调查；开展工作场所职业病危害因素监测，完成用人单位工作场所职业病危害因素监测590家，任务完成率100%；开展职业性放射性疾病监测。完成放射诊疗机构职业健康管理基本情况监测1456家，放射诊疗人员监测8858人。收集监测医院放射工作人员职业健康管理报告个案表1456家，完成过量

受照人员医学随访；开展放射性危害因素监测，完成1371家医疗机构放射诊疗基本数量统计，935家放射诊疗机构和189家非医疗放射机构基本情况调查。完成监测13家医疗卫生机构放射防护监测，15家非医疗机构放射性危害因素监测。

职业健康监督执法。试点开展职业卫生分类分级监督执法，依法查处职业健康违法行为。全市督查检查用人单位4239家和放射诊疗机构1727家，立案查处违规违法用人单位174家，行政罚款348.3967万元。

职业健康信息化管理。加强职业卫生预控服务系统运用，完成系统升级改造，将系统运用列入年度目标管理，定期开展系统巡查。系统注册用人单位9164家，填报档案122125套，发布预警信息94970条，处置预警信息83085条；加强职业病危害项目申报系统运用，清理系统存在的"僵尸"用人单位，督促指导新增用人单位及时进行系统申报，重点用人单位申报率95%以上；加强省级职业病防治综合管理信息系统运用，及时开展系统运用对接，掌握系统功能并熟练操作，组织职业健康检查机构、职业病诊断机构、职业病监测机构及时进行信息填报。

尘毒危害专项治理。治理2020年主动监测超标的116家用人单位，督促用人单位落实问题整改，其中6家用人单位停产、1家搬离、59家治理达标，立案查处18家有违法行为用人单位，其余用人单位持续整改落实；以问题为导向，重点监督检查2020年发生职业病及疑似职业病数量较多的103家用人单位，市级重点检查20余家。

【人口监测与家庭发展】 人口监测。完善人口监测工作网络，依托国家、省人口基础信息库平台，完善出生人口信息管理，形成"网络全方位、业务全纳入、人

群全覆盖"的出生人口信息监测预警机制。运用大数据系统，推动实现教育、公安、民政、卫生健康、医保、社保等人口服务基础信息融合共享、动态更新。发挥5个国家级监测点和3个省级监测点作用，利用第七次全国人口普查数据，加强数据比对，充实完善人口监测数据库，及时、准确、动态掌握全员人口信息，监测质量持续提升。全市全员常住人口覆盖率等主要数据指标准确率均保持在90%以上。每半年开展一次人口动态监测分析，为科学研判人口发展形势提供依据。加强人口性别比综合监测，全市出生人口性别比保持正常阈值。充分利用人口数据库，全面系统分析自计划生育政策实施以来的人口发展演变，研究对比分析"六普""七普"人口数据，针对性提出人口长期均衡发展的政策建议。

计生家庭扶助关怀。全面落实计划生育家庭奖励与扶助"三项制度"，共计兑现10.5亿元，其中奖励扶助金5.85亿元、惠及60.92万人，特别扶助金4.30亿元、惠及4.57万人，独生女父母奖励金0.35亿元、惠及59.11万人。持续落实计划生育特殊家庭全方位扶助关怀政策。经济扶助方面，全市4171名特扶对象享受城乡低保或特困人员供养待遇，重大节日及生日全覆盖走访慰问19.43万人次，发放慰问金6853.37万元。医疗扶助方面，实施免费健康体检计划，为2.69万人提供高品质健康体检服务；签约家庭医生3.71万人次，协调医疗机构帮助有再生育意愿的家庭成功生育12个健康小孩；开通就医绿色通道432个，为33622人次提供"两免五优先"服务、住院护理保险补贴、城乡居民基本医疗保险、一次性医疗救助、心理热线疏导服务。养老扶助方面，资助5209名老人参加城乡居民养老保险，给予193名年满70周岁且生活

长期不能自理、经济困难对象每人每月300元标准的护理补贴，优先安排119人入住公立养老机构，为169名符合条件的失能老人落实长期照护保险制度，落实保障性住房199户，改造农村危房26户，为325人落实殡葬惠民服务。

婴幼儿照护服务。市委、市政府将托育服务发展纳入幸福美好生活十大工程，作为营建全龄友好包容社会的重要内容。在路径上，一手抓发展，充分发挥政府和市场的作用，发展普惠优先、形式多样的托育服务，在全国率先探索开展"1（示范性托育机构）+N（社区托育点）"托育服务新模式，将优质托育服务资源下沉社区，构建主体多元、性质多样、覆盖城乡的托育服务体系；一手抓规范，加强托育机构登记和备案管理，制定和落实相关质量标准规范，出台《成都市托育机构备案办事指南》《成都市新设立托育机构收托前卫生评价标准》《成都市托育机构质量评价标准》等规范。在全国率先建立托育机构健康管理员制度，推进医育结合，被国家卫生健康委纳入国家基本公共卫生服务项目储备库。在全国率先编制《家庭婴幼儿照护指南》《托育机构婴幼儿照护服务指南》。开展示范性托育机构建设，创建市级示范机构33家。组建托育行业协会，充分发挥行业自律作用。启动全国婴幼儿照护服务示范城市创建活动。健全和落实综合监督管理机制，力促托育服务规范、高质量发展。截至2021年底，全市提供托育服务的机构1234家，其中在线登记601家，备案185家，占全省备案机构数的60%以上，列副省级城市前列。每千人口3岁以下婴幼儿托位2.62个，高于全国全省平均水平。推荐"1+N"托育服务模式进社区获市委社治委2021年度成都社区商业"好项目"。

【老年健康服务】 统筹协调机制完善。协调市老龄委市级部门成员单位，畅通联系机制，统筹各方资源，强化老龄工作。及时调整老龄工作委员会成员单位，根据积极应对老龄化战略中长期规划任务清单，增补市公园城市局、市规划与自然资源局、市国资委为老龄委成员单位，市级部门成员单位增至37个。定期组织相关成员单位开展老龄政策研究、老年友好型社区创建、敬老月活动、老年艺术节等为老服务内容，沟通整合职能，推进各项政策措施落实落地，不断满足老年人多层次、多样化需求。

应对人口老龄化中长期规划。出台《成都市贯彻落实〈国家积极应对人口老龄化中长期规划〉的工作任务清单》，明确市老龄委涉及的28个市级部门共13项重点任务分工，协调推动积极应对人口老龄化配套协同政策，有效推进落实国家积极应对人口老龄化中长期规划的重点任务。发布《成都市2020年老年人口信息和老龄健康事业发展状况报告》。

老年友好环境创建。根据省卫生健康委《关于开展示范性老年友好型社区创建工作的通知》《关于开展老年友善医疗机构创建工作的通知》精神，制定全市创建具体实施方案。成都市武侯区玉林街道黉门社区、新都区大丰街道高家社区等11个社区获批全国示范性老年友好型社区，占全省创建总数的21%。全市505家综合医院、老年专科医院、康复医院、护理院、基层卫生院被评为老年友善医疗机构。

"智慧助老"行动。组织实施"智慧助老"行动，加快解决老年人在出行、就医、消费等生活场景运用智能技术困难。围绕老年人"不会用、不敢用、不想用、不能用"智能手机的问题，启动"全国智慧助老公益行动"项目成都站，着力

推广老年人智能手机使用培训教材《玩转智能手机》，消除老年人面临的"数字鸿沟"。按照国家老年人证电子证照试点工作总体安排，会同市网络理政办共同牵头做好老年人证电子证照试点的前期筹备工作，推进老年人证电子证照数据向国家老年人证电子证照库归集测试，开展在出行、医疗、文娱、消费等领域老年人证电子证照应用的技术调研，推进试点工作经费预算申报。

老年健康宣传周活动。以"关注口腔健康，品味老年幸福"为主题，开展成都市2021年老年健康宣传周活动暨老年健康促进专项行动。各区（市）县先后组织为老年群众义诊6万余人次，发放老年健康宣传资料近20万份。

敬老月活动。组织老龄委各成员单位、各区（市）县、各级各类医疗机构开展健康教育、义诊讲座、文艺汇演、以及老年人权益保障、疫情防控知识宣讲等敬老爱老助老活动。市卫生健康委组织走访慰问全市23个区（市）县100名家庭生活困难、为国家做出突出贡献、百岁及以上的老年人，发放慰问金共计10万元。市卫生健康委、市老协围绕"迎党庆、颂党恩、话党情、跟党走"的时代强音，开展庆祝中国共产党成立100周年暨成都市第二十届老年艺术节、诗书画影联展等系列活动。

建议提案办理。办理人大代表、政协委员为老服务相关工作的建议、提案共39件（人大19件、政协20件），其中主办件11件，协办件28件，重点办理降低老年人免费乘坐公交年龄、优化成都老龄健康科学管理系统等建议提案。

老年健康服务体系建设。为解决成都市老年健康服务体系不健全、供给不足、发展不平衡的问题，制定《成都市关于建立完善老年健康服务体系的实施方案》，

聚焦健康教育、预防保健、疾病诊治、康复护理、长期照护、安宁疗护等重点任务，不断完善老年人综合连续、覆盖城乡的老年健康服务体系。承担全国老年医学人才培训、四川省老年护理需求评估员、老年医疗骨干等培训工作，开展全市安宁疗护人才能力提升培训，提升老年医学、康复、护理、营养和心理等专业人才的服务能力和水平，为高质量推进老年健康发展奠定基础。

老年人健康服务管理。规范推进65岁及以上老年人健康服务和医养结合服务，组织各区（市）县为辖区内不少于25%的65岁及以上老年人提供医养结合服务；为辖区内不少于13%的65岁及以上失能老年人（按照65岁及以上老年人口的8%比例测算为失能老年人数量）开展健康评估与健康服务。成都市65岁及以上医养结合服务率26.72%，服务547154人，65岁及以上失能老年人评估与健康服务17.16%，服务28107人。

老年人就医服务。将全市二级以上综合医院开设老年人挂号、就医等绿色通道纳入成都市十大民生实事项目和领导干部"我为群众办实事"实践活动，先后印发《关于做好老年人就医绿色通道的通知》《关于进一步加强老年人就医绿色通道管理的通知》《成都市便利老年人就医工作方案》等文件，进一步优化老年人就医流程，畅通无"健康码"通道，提供人工服务窗口，为老年人免费提供平车、担架、轮椅等助老器具，提升老年人就医绿色通道服务质量。全市140余家二级以上综合医院全部建立老年人挂号、就医"绿色通道"。

老年健康管理水平提升。依托市级老年医学、安宁疗护质控中心，推进老年医疗培训、标准规范等质量管控工作。为进一步提升成都市老年照护水平，优化照护服务项目和标准，探索照护服务质量控制的新路子，成立全市老年照护质量控制中心，建立市级、区县级老年照护培训基地，健全老年照护质量控制体系，提高各类机构照护质量管理意识，着力统一照护培训、评估和质量管理体系，有效推动全市照护专业化、职业化进程，实现不断满足患者及家属多样化护理需求。

医养结合服务推进。①制定医养结合发展规划。制定《成都市医疗卫生与养老服务相结合发展规划（2021—2025年）》，明确未来五年的发展目标和重点任务。②医养结合有机融合。开展全市医养结合机构专题培训会，充分听取区（市）县卫健局、机构管理人员以及相关专家的意见建议。调研全市所有医养结合机构，重点调研医养结合体制、机制建设、盈利模式、发展中存在的困难、问题以及堵点，对于后期具体分析形成调研报告、建设具有成都特色的医养结合服务提供遵循。推动二级及以上综合医院与养老机构组建医养联合体，建立双向转诊绿色通道，规范医养结合机构管理及医养签约合作服务，全面推动医养结合更加具有实操性。截至2021年底，全市有医养结合机构114家，医养结合床位3.09万张，医疗机构与养老机构签订合作协议2112对。③医养结合服务质量提升。新成立全市老年照护质量控制中心，建立市级、区县级老年照护培训基地，健全老年照护质量控制体系，提高各类机构照护质量管理意识，着力统一照护培训、评估和质量管理体系，以提高老年人生活品质、满足老年人健康养老需求为目标，强化医疗卫生与养老服务衔接，经区（市）县初评、市级评审组复评，共向省卫生健康委推荐报送22家医养结合示范机构。开展医养结合机构医疗卫生服务质量检查，全面排查梳理存在的问题和薄弱环节，明确整改方向和重点，推动医养结合机构医疗卫生服务质量不断提升，提升老年人的满意度。④"互联网+医养结合"服务优化。开展国家级医养结合远程协调服务试点工作，全市有6家医养结合机构参与试点。以老年人需求为导向，为给市民提供更加便捷、快速的医养结合机构了解通道，搭建方便、高效的沟通桥梁，基于医养结合服务地图项目一期建设的基础，针对医养结合机构与市民之间的互动沟通，进一步优化医养结合服务地图功能，完善更新医养结合机构相关信息及资料数据，新增建设医养结合机构信息管理系统，增加在线客服咨询功能和医养结合机构内部管理端等功能，提升医养服务便利化、信息化水平。市民可以通过天府市民云平台、市卫生健康委官网、健康成都官微等平台快捷、准确地查找相关信息，从而选择合适自己的医养结合机构。⑤打造医养结合发展"成都样板"。全市医养结合工作被市委办公厅以《创新服务模式健全服务体系 市卫健委打造医养融合发展"成都样板"》政务信息专刊形式向全市推广，成都市第八人民医院在全国医养结合新闻发布会介绍"成都经验"，医养结合做法得到中央电视台焦点访谈等主流媒体报道。

安宁疗护。举办2021年度成都市安宁疗护培训班；开展2021年成都市安宁疗护定点机构质控和指导工作，及时指导和培训在质控中发现的问题，建立整改措施并逐一落实，确保法律法规和技术规范落实到位。与市医保局联系沟通，结合成都市开展安宁疗护的现状和发展瓶颈，先后2次形成安宁疗护服务收费标准建议的函，致力解决安宁疗护收费标准的困难。

【健康服务业】 截至2021年12月31日，全市社会办医疗机构9619家，较2020年底增加735家，占全市医疗机构76.97%。全市社会办医疗机构医疗收入263.60亿元，占全市医疗总收入的比重提高至27.00%。

营商环境建设。按照省、市卫生健康"十四五"规划编制工作安排，委托第三方机构编制成都市健康服务业"十四五"发展规划。指导各区（市）县卫生健康部门分析发展趋势，明确发展重点，落实健康服务业支持政策。贯彻《成都市人民政府办公厅印发关于促进成都市健康服务业高质量发展若干政策的通知》要求，鼓励社会办医参加等级评审，给予新评三级甲等的社会办医机构最高500万元的奖励。2021年全市7家社会办医院新晋三级甲等、4家社会办医院新晋三级乙等。联合市财政局印发《关于组织开展2021年度健康服务业高质量发展资金申报工作的通知》，完成2021年度申报工作，预计兑付奖励资金3040万元。持续对标发达地区，结合成都市实际，持续对上争取支持政策，启动成都市健康服务业支持政策效果评估及优化完善工作。做好卫生健康领域国际化营商环境建设，配合制定《成都市强化创新突破建设稳定公平可及营商环境标杆城市实施方案》（成都市营商环境4.0版政策），并推动落实。配合举办卫生健康领域相关展会活动，9月9日至11日举办第9届四川国际健康和养老产业博览会暨首届成渝地区双城经济圈国际健康旅游博览会，推进成渝双城经济圈健康服务业协同发展；9月27日至28日举办"2021西部智慧医疗产业峰会"；10月11日至13日举办中国大健康产业升级峰会；10月21日至22日举办"2021成都全球创新创业交易会——数字健康创新峰会"。

服务企业。拜访健康服务业重点机构。由委领导带队，先后赴北京市、上海市、天津市，走访中电数据服务有限公司、北京航天长峰股份有限公司等机构企业，推动健康服务业重点项目签约落地。全面梳理全市社会办健康服务业重点企业信息，建立成都市健康服务业重点企业库，收录306家企业（其中规上企业145家）。开发成都市医疗健康服务重点机构管理分析系统，持续监测机构运营情况。持续巩固"送政策、帮企业，送服务、解难题"专项行动成果，与新希望集团、四川现代医院、成都八大处美容医院、成都京东方医院等重点机构座谈交流，收集整理机构问题，依法依规协调解决。推动健康服务业暨社会办医补短板项目建设，向省卫健委争取医疗卫生服务体系补短板项目（健康服务业暨社会办医）省级财政补助资金200万元，用于开展5G+院前急救、民营医院管理年、社会办医党组织建设试点等重点工作。促进非政府办医疗服务重点项目建设，截至2021年12月，全市健康服务业非政府办重点项目共38个，预计总投资454.42亿元，2021年全年实际完成投资39.59亿元，成都京东方医院、四川省人民医院医疗集团成都青城山医院、爱尔集团四川眼科医院等项目竣工投用，成都万达国际医院、泰康西南天府医院等重点项目有序推进。

中日合作示范。牵头做好健康及社会服务领域工作，协调各市级部门、区（市）县完成各项工作任务，更新完善健康及社会服务领域机会清单项目61个、供给清单项目26个、合作示范项目17个。建立中日开放合作卫生及健康服务领域专题推介网站，以健康及社会服务专项小组名义印发《关于做好健康及社会服务领域线上推介系统推广使用相关工作的函》，做好网站宣传推广工作。开展对日推介活动，9月29日在上海市举办"2021成都对日开放合作恳谈会"（健康及社会服务领域专场），支持举办第七届中日国际胃肠精益高峰论坛、中日骨代谢性相关疾病学术专题研讨会等学术交流活动，协调日本医疗国际化机构、CJlink株式会社、日立（中国）有限公司、爱志旺有限公司、三井物产等机构赴蓉投资考察。

产业功能区建设。按照市产业建圈强链工作领导小组工作部署，推进成都未来医学城、成都天府国际生物城、成都医学城、天府中药城、华西医美健康城建设，按照功能区主导产业和功能定位，引导世界500强、国际知名企业等社会资本投资医疗健康项目。组织各医药健康产业功能区赴北京市、上海市等地开展"医美之都"北京招商推介会等专题推介活动。

消费中心城市建设。发展医疗美容等特色健康服务业，协调日本自由之丘株式会社等国际国内知名医美机构与成都市医美机构开展合作，支持举办世界美容抗衰老大会、第四届成都国际医美产业大会等医美领域展会活动，全市获评中国整形美容协会AAAAA级机构9家，AAAAA级机构数量全国第一。落实《成都市卫生健康领域建设国际消费中心城市实施方案》，开展"探索医旅融合促进健康服务业高质量发展"和"急救培训类健康研学场景营造"等重点课题研究，推动健康服务与旅游、健身、研学等业态融合发展。按照《成都市医疗机构加快国际化营商环境医疗服务能力建设行动方案》要求，支持社会办医疗机构提升国际化医疗服务能力建设，开展国际医疗保险直付服务的医疗机构给予经费支持，全市有中外合资或港澳台资举办的医疗机构7家，具有国际化医疗服务能力的医疗机构25家，开展国际医疗保险直付服务的医疗机构17家。

【卫生健康宣传】 责任制落实。落实书

记第一责任、分管领导直接责任和其他班子成员"一岗双责"，推动意识形态工作制度化、规范化。督导委直属单位有效落实意识形态工作主体责任；坚持"谁主管谁负责，谁主办谁负责"，从严管好各类宣传阵地，做到守土有责、守土负责、守土尽责。落实党委（党组）网络意识形态工作责任制，着力提高网上议题设置能力和舆论引导水平，做好做强网上正面舆论。

卫生健康宣传。联动国家、省市媒体，聚焦疫情防控、医疗机构高质量发展、成渝双城经济圈建设、成德眉资同城化发展、爱国卫生等重点工作，组织开展宣传报道，展示亮点特色工作。结合世界无烟日、国际禁毒日、世界艾滋病日等重大健康宣传日做好主题宣传，传播科普知识，提升公众防范意识。围绕党史学习教育，开展"致敬榜样——讲述百名党员（党组织）故事，献礼党的百年华诞"系列主题宣传活动，广泛宣传展示他们平凡而感人的事迹，展现他们发扬红色传统、传承红色基因，赓续共产党人精神血脉的情怀，激发全市卫健工作者迈进新征程、奋进新时代的昂扬精神。

网络舆情管控。网络舆情实行24小时监测，坚持每日汇总报送，重点舆情及时报送，全市各级卫生健康部门和医疗卫生机构及时做好网络舆情监测、研判和处置。全年共处理微博问政近1600件，处理率100%，限时办结率100%；处理成都市卫健系统各类网络舆情共计4400余件，及时处理率100%。

健康教育。举办健康知识普及专项行动启动仪式，开展健康知识"讲遍蓉城"活动，组织市、区两级专家赴基层开展康知识巡讲活动150余场，覆盖全市所有区（市）县。全市各级健康教育机构组织辖区单位围绕高血压防治日、世界卫生日等各类卫生日（周），结合自身特点，采取多种健康传播形式广泛开展健康知识宣传，倡导居民养成健康文明的生活方式。遴选20多个专业领域的100名专家建立科普专家库，扩大优质健康科普队伍。鼓励全市各级医疗卫生机构参与原创健康科普作品创作，遴选出一批优质、群众接受度高的健康科普作品，丰富市级健康科普资源库。2021年，全市居民健康素养水平为29.58%。青羊区、都江堰市通过国家级健康促进县（区）验收，成华区、双流区通过国家级健康促进县（区）复审，蒲江县、金堂县创建市级健康促进县（区）。

（勾承锐）

自贡市

【卫生健康资源概况】 2021年底，全市有医疗卫生机构2143个、床位23208张。卫生技术人员21478人，其中执业（助理）医师7759人、注册护士9683人。每千人口有卫生技术人员8.62人，每千人口有执业（助理）医师3.12人，每千人口有护士3.89人，每千人口有床位9.32张。

【人才建设】 引进高层次和急需紧缺人才205人。获评第十三批四川省学术和技术带头人后备人选4人、第九批四川省基层卫生拔尖人才4人、"天府青城计划"天府名医1人。

【教育科研】 新招收住院医师规范化培训学员245人。获省科技进步奖三等奖1项，获市科技进步奖24项。新建市脑科学研究院、人兽共患病研究院、医学大数据与人工智能研究院等医学科研平台。新增国家临床重点专科建设项目1个，省中医药重点学科建设项目1个。建成市级医学重点专科13个，新增市级医学重点专科建设项目18个。

【规划与财务】 出台《自贡市"十四五"卫生健康发展规划》，全面总结分析"十三五"期间卫生健康事业面临的挑战与取得的成绩，明确"十四五"卫生健康发展路径、主要目标和重点任务，全力打造川南渝西卫生健康高地。构建稳定的财政投入机制，修订完善市级卫生健康专项资金管理办法，加强内部控制，严格绩效管理。市级财政投入卫生健康专项经费2304万元。

【健康扶贫成果同乡村振兴有效衔接】 全面完成脱贫攻坚期内健康扶贫档案清理、收集和归档工作，并通过验收。开展省、市级健康扶贫政策调研6次、覆盖四区两县基层医疗机构24个、访谈120余人、召开座谈会8场次。牵头制定《自贡市巩固拓展健康扶贫成果同乡村振兴有效衔接实施方案》，在保持现有健康扶贫政策基本稳定的前提下，逐步调整脱贫攻坚期内超常规保障政策，强化因病返贫动态监测和精准健康帮扶措施落实，守住不发生规模性因病返贫致贫底线，核实预警信息2823条，系统核实率100%。组织区县开展"基本医疗有保障"巩固情况交叉排查，发现贫困患者费用公示不到位、家庭医生签约过期未续约2类5个问题，均督促整改到位。

【信息化建设】 开展"互联网+医疗健康"试点示范建设，推进电子健康卡与医保电子凭证融合应用，新增互联网医院1家、智慧医院4家，80%的二级及以上医疗机构通过微信公众服务平台实现预约挂号、智能导诊、检查检验报告查询、在线支付等全流程便民服务，群众就医体验显著改善。

【依法行政】 修订"三重一大"事项决策制度。调整计划生育相关政策，废止与《人口与计划生育法》相抵触的文件2件。编制并公布市县两级卫生健康行政部门权力事项400项，委机关行政权力责任清单374项。公布自贡市卫生健康领域行政处罚"十大典型案例"。依法开展复议应诉工作，自贡市卫生健康行政机关年度未发生被撤销、变更、确认违法、责令纠正或者责令履行法定职责的行政执法监督案件。

【行政审批】 公布市、区县行政审批事项清单，实施"一网通办"攻坚行动，省级事项认领率、网上办理率均达100%，网上办件覆盖率为85.29%。压缩许可事项办理时限，市级卫生健康许可事项比法定时限提速81%。实施异地通办，开通川渝通办11项，跨省通办5项，省内通办8项。主动融入天府通办平台，市属6家三级医院完成医生号源信息查询、病人检查检验报告查询与天府通办实现对接。继续实施公共场所卫生许可承诺制服务，材料减免率达8.43%。

【综合监管】 常态化开展疫情防控监督检查，检查各类场所1.2万家次，查处300家，罚款44.3万元。牵头实施自贡市落实四川省整改国家医疗卫生行业综合监管督察反馈问题整改工作方案，健全局际联席会议制度，整改问题16个。110家医疗机构全面落实依法执业自查，75家医疗机构实现医废在线监管。医疗"三监管"对码率提升至90%以上，核查重点异常数据235条，认定不合理行为43条，责任追究13人次。动态清理"两库"本底信息，全面完成随机监督抽查工作。富顺县卫生健康监督机构规范化建设通过省卫生健康委验收。启动自流井区职业卫生分类分级监督执法试点创建。联合多部门开展职业、学校、饮用水卫生，放射诊疗、公共场所、打击非法行医等专项整治行动13个。查办案件623件，涉及金额197万元，103家次医疗机构被记分304分、12名医务人员被记分67分。约谈不良执业行为医疗机构4次，针对不规范使用消毒产品"派特灵"行为，集中约谈涉及妇产、皮肤、泌尿等专科的医疗机构17家次。

【卫生应急】 指导制定《富顺县卫生健康系统"9·16"抗震救灾医疗救护与卫生防疫方案》。建立区域协同联动机制，与重庆市4个区签订《公共卫生联防联控合作协议》《卫生应急资源紧急相互支援协议》。针对荣县地震灾害频发、多地疫情应急处置暴露的问题，及时修订完善相关专项预案和实操手册5个。开展防震减灾科普宣传教育，发放资料5000余份，播放视频300余条，组织知识宣讲10余场次。组织或参与新冠肺炎疫情应急处置桌面推演、实战演练30余场次。承办《四川省公共卫生应急管理条例》立法调研川南片区工作会。报告并规范处置未定级突发公共卫生事件3起。

【疾病预防控制】 艾滋病筛查覆盖率44.30%、治疗覆盖率97.30%、治疗成功率97.99%，无新发母婴传播病例。结核病报告发病率47.4/10万，与2020年同期比较下降3.55%。开展中小学生心理健康疏导与危机干预专项工作以来，累计筛查34.68万中小学生，发现心理问题预警学生2万余人，该项工作受到国家卫生健康委等九部门《关于印发全国社会心理服务体系建设试点2021年重点工作任务的通知》发文表扬。

【新冠肺炎疫情防控】 成功处置富顺"10·24"新冠肺炎疫情，治疗1例确诊患者，无新增病例、无二代病例发生。新建传染病临床医技大楼，增加病区床位160张，购买定点医院CT、移动DR和ECOM等设施设备。建立健全负压救护车指挥调度机制，确保在1小时内能将患者转运至定点救治医院。升级改造发热门诊建筑面积11600.89平方米，发热门诊新配置CT机13台，核酸快检设备14台，购买其他医疗设备458台（件）。全市设置新冠病毒疫苗接种点146个、接种台602个，日接种能力10万剂次。3—11岁人群第一剂次接种208989剂次，第一剂次接种覆盖率87.04%；全程接种187666人，全程接种覆盖率78.16%。60岁以上人群第一剂次接种595994剂次，第一剂次接种覆盖率87.56%；全程接种584285人，全程接种覆盖率85.84%。加强针累计接种585286剂次，加强针免疫接种完成率36.78%。

【爱国卫生】 贡井区建设镇等5个新创建国家卫生乡镇通过暗访评估。新建成省级卫生乡镇（街道）14个，省级卫生村（社区）111个，省级卫生先进单位85个，省级无烟单位95个。组织开展爱国卫生月、世界无烟日等系列宣传活动。全市城乡居民健康素养水平达到25.33%，人均期望寿命达到77.59岁。加强卫生创建和城乡环境综合整治，"四害"密度达到国家病媒生物密度控制水平标准C级要求，重点行业和单位"三防"设施合格率达95%以上。

【基层卫生健康】 做好两项改革"后半篇"文章医疗卫生工作，制定《乡村医疗卫生服务能力提升工作方案》，完成涉改乡村医疗卫生机构调整归并。全面实施县域医疗卫生次中心建设，统筹规划次中心20个，大安区牛佛中心卫生院和富顺县童寺镇中心卫生院县域医疗卫生次中心建设取得进展。开展优质服务基层行活动、社区医院和特色科室创建，建成基本标准机构13个，推荐标准4个。做实基层卫生人才能力提升培训，培训乡镇卫生院和社区卫生服务中心骨干36人、村医236人。加快县域医共体试点建设工作，将"两病"患者认定权限下放至基层医疗卫生机构。

【妇幼健康服务】 实施母婴安全行动计划，完善危重孕产妇和新生儿救治管理机制。组织开展急诊急救演练、质控督导、危重评审等工作。开展免费婚检、孕前优生健康检查、农村妇女"两癌"筛查等妇幼公卫项目，婚检率95.76%、孕检率98.68%、两癌筛查率75.03%。强化出生缺陷防治网络，建成产前筛查机构1个，全市孕产妇死亡率为0，婴儿死亡率2.17‰，5岁以下儿童死亡率4.63‰。

【医政（药政）管理】 自贡市被确定为公立医院综合改革第二批国家级示范城市、"三医"联动和系统集成改革省级试点城市，三级公立医院在2019年度绩效考核国考和省考排名中均蝉联全省第二。推进贡井区为基本药物制度省级试点工作，督促全市105家医疗机构注册登录国家药品使用监测平台，开展国家药品YPID对码工作，实现药品信息全面准确抓取。推动国家、省短缺药品清单监测，会同6部门印发《关于进一步做好全市短缺药品管理工作的通知》，协调处理医疗机构药品短缺信息、群众求助信息5条。建立"院感督查员+院感监测员+院感医生"的院感管理工作体系，实行分片包干、管床到人，严格医务人员、医院院区闭环管理。制定自贡市医疗质量控制中心考核标准，开展质控培训、质控指导900余次。推进区域协同，与重庆市、成都市、川南渝西等地医院组建专科联盟，签订协议86个，与内江市、重庆市等地开展检验检查结果互认。开展卫生健康行业领域系统治理，收集问题线索107条，主动说清问题119人，组织处理1102人。

【食品安全】 食品安全风险监测样品456件，完成率101.56%。新增食源性疾病哨点医院2家，报告有效病例3825例，完成率122.60%，发生暴发事件28起，无食品安全异常事件报告。完成食品安全企业标准备案39件。摸底调查酒类、调味品和火锅底料等食品生产企业90余家，为省级食品安全标准修订和完善提供参考。新建成省级营养健康食堂1家，市级营养健康食堂3家。推动川南区域合作，检测泸州市、乐山市、宜宾市、眉山市食品送检样品120件，外送宜宾市、泸州市检测60件。

【中医药事业】 印发《自贡市"十四五"中医药高质量发展规划》，市中医医院先后与北京中日友好医院、西南医科大学附属中医医院、四川省肿瘤医院等签订肛肠、康复、肿瘤、骨科、心血管、皮肤科等专科联盟8个，各区县中医医院分别牵头组建县域医共体（城市医联体）。自贡市获市级全国基层中医药工作先进单位称号，市妇幼保健院获批全国妇幼保健中医药适宜技术（专病）培训基地。实施标准化中医馆打造，100%的社区卫生服务中心和乡镇卫生院建成标准化中医科室和中医药综合服务区，二级以上综合医院、妇幼保健机构100%设置中医科室。贡井区、大安区获得县级全国基层中医药工作先进单位称号。2021年，全市中药材人工种植面积5.29万亩，产量1.52万吨，产值3.6亿元，分别较2020年增长6.17%、21.6%、17.65%。建成富顺青山岭铁皮石斛，荣县新桥东佳片区佛手柑等千亩核心区3个，新认定荣县正紫中药材、大安区青龙湖中药材等县级现代农业园区2个，培育中药材种植和中医药、兽药加工龙头企业23家，省级以上重点龙头企业4家。

【职业健康】 完成全市90个乡镇、1426家用人单位职业病危害现状调查。职业健康档案卡采集上报18918张，职业性尘肺病患者随访与回顾性调查2034例，完成公共场所职业病危害因素检测156家。监督检查各类用人单位360家次，行政处罚11.8万元。强化风险预警，为27家小微企业538名接尘劳动者提供免费职业健康体检。建设尘肺病康复站3个，为679名尘肺病患者免费评估并建立健康档案，开展免费康复治疗333人次。7家单位参与健康企业试点建设，其中2家纳入省级试点。2家医疗卫生机构承担职业病诊断工作，8家医疗卫生机构承担职业健康检查工作，实现职业健康检查全覆盖。

【人口监测与家庭发展】 网上办理生育登记10192例，及时受理率、办结率均达100%。确认农村计划生育家庭奖励扶助对象69787人，确认计划生育特别扶助对象8765人。兑现计划生育奖励特别扶助金14904.55万元，完成率100%。落实计划生育特殊家庭"双岗"联系人5499人。开通各级就医绿色通道119个，家庭医生签约覆盖率100%，为5084名计划生育特殊家庭对象免费体检。加快推进托育服务体系建设，现有托位6054个，每千人口拥有托位2.43个。在卫生健康部门备案托育机构4个、配置母婴设施57个，母婴设施面积965.65平方米，母婴设施配置率100%。

【老年健康服务】 市老年病医院（市康养中心）项目一期、市中医医院卧龙湖康疗中心项目一期等省、市重大项目先后投用。首次争取到城企联动普惠养老项目，共到位中央省养老服务业发展补助资金9364万元，同比增长105.26%。实施改善老年人就医体验民生实事，累计服务老年人20万余人次。开展社区养老服务设施评优工作，评选优秀社区日间照料中心3家，给予10家社区日间照料中心奖补43.2万元，建成家政服务社区网点12个，完成民生实事目标任务120%，覆盖人群近5万人。

【健康服务业】 6个省市重点项目完成年度投资任务的112.2%；争取中央预算内投资项目补助资金较2020年增长85.71%。市本级卫生健康项目发行专项债券8.725亿元，较2020年增长44%。市一医院内自同城区域医疗中心、市传染病医院住院医技大楼一期工程、市三医院应急医疗和公共卫生能力提升项目、市四医院川南区域医疗中心项目、市精神卫生中心川南心理卫生大楼项目、市妇幼保健院川南妇女儿童医院等项目加快推进；市中医医院中医特色重点建设项目、市老年病医院建设项目二期工程、市疾控中心现代化疾病预防控制体系建设项目即将开工建设。西南医科大学附属自贡医院正式落户自贡市精神卫生中心。京东互联网医院正式上线投入运营。

【宣传与健康促进】 升级"盐都居民健康素养水平在线学习系统"，平台累计用户10万人，月推广率5000人左右，科普内容阅读量200多万。围绕公众健康需求，开展青少年近视防控、新冠肺炎等健康科普作品创作，市四医院作品《正确认识乙肝》获四川省医师协会"创新检验医学 助力健康中国"三等奖，市妇幼保健院作品《艾滋病》获四川省卫生健康宣传教育中心第六届"传承光荣 守护生命"微电影铜奖。建立市级健康科普专家库，遴选健康科普专家60人，开展健康科普传播活动400余场次，覆盖受众近80000人。各类健康科普队伍坚持走入社区、学校、机关、企业等场所开展健康科普活动。

【大安区、沿滩区新冠病毒疫苗接种工作有创新】 大安区安全有序做好新冠病毒疫苗接种，每日接种点位安排覆盖全区近郊、中郊、远郊，通过"定点接种+上门服务""集中接种+零散接种"等灵活方式，快速扩大疫苗接种人群覆盖面，完成率居全市第一，获自贡市抗击新冠肺炎疫情先进集体和先进基层党组织称号。

沿滩区独创新冠病毒疫苗接种"2458"工作法被健康四川官微采用并推广，2021年全区新冠病毒疫苗全程接种率102.87%，居全市区县第一。

【自贡市首家中医药康疗中心建成运行】 6月5日，卧龙湖中医药传承创新发展论坛暨自贡市中医医院卧龙湖院区开诊大型义诊活动在市中医医院卧龙湖医院举行，标志着该市第一家集医疗、康复、养生、养老、健康旅游为一体的中医药康疗中心建成并投入运行。

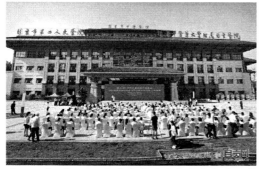

◎2021年6月5日，自贡市中医医院卧龙湖医院建成运行（江婷◇供稿）

总投资5.8亿元的自贡市中医医院卧龙湖医院占地面积80亩，由门诊、住院、规培和行政楼构成，建筑面积7.7万平方米。新院区是一个全新的现代化的中医医院，设置有名医馆、中医门诊、各专科门诊等特色突出的中医科室，配备有齐全的西医科室。

长期以来，该市高度重视中医药工作，始终坚持与社会经济发展同规划、同安排、同部署，持续加大政策扶持力度，不断深化体制机制改革，促进中医药事业守正创新、全市中医药服务体系更加健全，多元化中医医疗服务格局初步形成，中医药健康服务水平显著提升。市中医医院卧龙湖医院的建成投运，将为该市中医药事业、产业、文化"三位一体"融合发展提供平台，也为满足人民群众日益增长的中医药健康需求提供保障。

（江　婷）

攀枝花市

【卫生健康资源概况】 2021年底，全市有医疗卫生机构1077个、床位10519张。卫生技术人员11569人，其中执业（助理）医师4216人、注册护士5291人。每千人口有执业（助理）医师3.48人，每千人口有注册护士4.36人，每千人口有床位8.68张。

【人才建设】 招聘引进高层次人才和紧缺专业人才201人。实施攀枝花名医培养计划，入选24人。15名优秀干部获嘉奖，46名干部、10个集体获市级以上表彰。

【教育科研】 搭建公共卫生人才优质培养平台，四川大学华西公共卫生学院教学实践基地落户攀枝花。实施继续医学教育项目168项，培训9000余人次，继续医学教育覆盖率100%。争取规培补助资金1186万元，规培住院医师403人、护士286人、药师15人；培训骨干全科医师1人、全科转岗培训17人、助理全科规培7人；接收周边城市医学人才到攀枝花市规培、进修，占比达全市规培进修总量的32.84%。市级指导性科技计划项目立项19项，市级科技计划项目立项2项。组织申报适宜技术推广项目10项、普及应用项目34项、市校合作项目3项。

【规划与财务】 编制《攀枝花市"十四五"卫生健康发展规划》《攀枝花市贯彻〈四川省民族地区卫生发展十年行动计划（2021—2030）〉实施方案》。谋划储备"十四五"公共卫生补短板、医疗救治能力提升等项目49个，规划投资

133.27亿元。市妇女儿童医院建成并整体搬迁运营，市疾控实验室提升改造项目、市四医院负压病房、市中西医结合医院急危重症能力提升项目建成投用，市花城新区医院、市中西医结合医院康养示范中心楼一期等8个医疗卫生在建项目有序推进。

【健康帮扶】 全额资助全市44758名脱贫人口参加基本医疗保险，代缴1342.74万元，参保率100%；执行"先诊疗后付费"和"一站式"结算，脱贫人口在县域内定点医疗机构就医住院4158人人次，个人支付65.74万元，个人自付比仅4.81%；卫生扶贫救助基金累计救助住院贫困人口（含县域外）6491人次，使用救助基金434.51万元；"十免四补助"医疗救助优惠政策惠及5.02万人次，减免金额206.59万元（不含参保）。建立"因病返贫致贫动态监测和常态化健康帮扶机制"，继续按照"应签尽签"原则开展全市脱贫人口家庭医生签约服务，签约率100%。累计救治农村大病患者700余人次。开展贫困白内障患者复明手术，累计实施贫困白内障患者免费手术700余例。

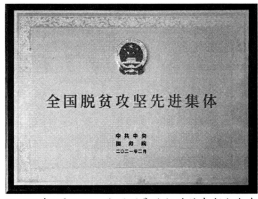

◎2021年2月25日，全国脱贫攻坚总结表彰大会在北京市举行，攀枝花市中心医院获全国脱贫攻坚先进集体称号（曾绍凤◇供稿）

【信息化建设】 累计建成智慧医院2家，互联网医院4家。推进全民健康信息平台应用，累计采集、整合全员人口个案信息98.14万份、居民电子健康档案113.77万份、电子病历1354.15万份。搭建以三级医院为核心的远程医疗服务网络，建成区域远程影像、心电会诊中心6个，市内外70余家医疗（养老）机构接入网络，医疗服务覆盖川滇地区10余个县（区），开展区域远程会诊5万余人次。二级以上医院全面推行非急诊预约诊疗，市中西医结合医院推出以慢性病为核心的互联网诊疗、药物配送服务，三级医院预约诊疗率达到56%。

【行政审批】 持续深化"放管服"改革，涉及卫生健康49项行政许可事项全部纳入"最多跑一次改革"事项，行政审批事项审批时间平均缩短60%；20%的许可事项实现"零材料"审批，群众满意率100%。

【综合监管】 全面落实"双随机一公开"医疗卫生行业综合监管模式，全市17家二级以上医疗机构全部实现医疗废物在线监管，二级以上医院在四川智慧卫监系统开展依法执业线上自查率100%。排查医疗"三监管"平台反馈问题线索3000余条，确认问题线索29条，责成8个医院处理27名医务人员。推进医疗卫生机构阳光监管，305家医疗卫生机构进行依法执业线上自查，实施"信用+综合监管"，通过智慧卫监系统对196家医疗机构不良执业行为记分217次，卫生行政处罚门户网站公示率100%。在210家单位试点"信用+综合监管"，根据检查情况动态调整信用等级。加大卫生健康监管执法力度，在全市11类4584家监管单位开展监督检查7504户次，监督覆盖率93.67%，监督合格率95.3%；实施行政处罚400件，共计罚款68.88万元。

【卫生应急】 市紧急医学救援中心顺利运转，建成以市紧急医学救援中心为主体、15家急救网络医院为补充的陆空立体院前急救网络，实现院前急救号码、市级指挥调度、救护车载具标识"三统一"。攀钢集团总医院建立起以攀枝花市为中心，覆盖川西南滇西北200公里的"空中120"航线网络，开通航线8条，成功救援危重伤病员158人。升级四川（攀西）紧急医学救援队装备，设置16个应急物资储备点。组织开展应对突发公共卫生事件演练35次。

【疾病预防控制】 米易县等3个县（区）疾控中心完成疾控机构等级复审，创建四川大学华西公共卫生学院教学实践基地、四川省疫苗临床研究基地。市三医院为2021年法医精神病能力验证中四川省六大区域精神卫生中心唯一取得"双满意"机构。全市法定传染病报告发病率533.04/10万，国家免疫规划疫苗接种率99%。艾滋病等重大传染病有效防控，有序推进慢病综合防治、地方病防治，米易县启动省级慢性病综合防治区建设。

【新冠肺炎疫情防控】 及时有效处置奶枣事件、云南来攀人员核酸结果误报事件等突发情况，完成452名额济纳旗旅游专列滞留人员转运和规范管控。设置新冠肺炎定点救治医院3家，救治床位1030张，储备呼吸机等救治设备270余台，隔离场所42个，发热门诊12个，建成核酸检测实验室18个，每日单检最大检测能力7.5万余份。5个县（区）配置8台负压救护车，实现负压救护车全覆盖。新冠病毒疫苗接种累计接种231万剂次。

【爱国卫生】 国家卫生城市、国家卫生县城创建成果持续巩固。建成无烟党政机关381个，无烟医疗卫生机构98个，无烟学校269个，无烟家庭12700个。开展冬春季"干净过节、除害防病、清洁市场、预防消毒、健康出行、倡导公筷"6个爱国卫生专项活动和秋季爱国卫生运动。建成区春秋季鼠、蚊、蝇、蟑螂的密度均达到国家病媒生物密度控制水平标准C级，重点行业和单位防蝇和防鼠设施合格率≥95%，3条病媒生物防制示范街道和2个病媒生物防制示范村经市级验收合格。攀枝花市在第六届"万步有约"健走激励大赛中被评为地（市）级二等奖。

【健康攀枝花建设】 米易县建成省级健康促进县，东区完成省级健康促进区验收。新建成省级卫生村11个，实现省级卫生乡镇和卫生村全覆盖。验收通过市级健康乡镇5个，市级健康社区13个，市级健康村22个，市级健康家庭601个，市级健康单位112个，市级健康学校24个，市级健康企业1个。

【基层卫生健康】 在米易县、盐边县打造2个县域医疗卫生次中心，争取省级项目资金各300万元，进一步完善基础设施，增添CT等大型设备3台（件）。仁和区仁和社区卫生服务中心建成省级社区医院。出台乡村医生养老保障机制，完成乡村两级医疗资源整合及布局调整。基本公共卫生服务项目经费人均提高到79元，制定"基本医保二类门特患者家庭医生签约医保付费服务包"，按照每人100元/年标准付费，由医疗机构为高血压、糖尿病等二类门特患者提供相应的家庭医生有偿签约服务。全市一般人群和重点人群家庭医生签约率分别为56.47%、81.37%，二类门特有偿签约8692人。

【妇幼健康服务】 市妇幼保健院完成搬迁运营。新增染色体高通量测序（CNV-SEQ）项目和双胎产前诊断超声及胎儿超声心动图检查技术和夫精人工受精技术。实施攀枝花市孕产妇住院分娩免费服务项目，申报1414人，补助金额约240万元。持续保持孕产妇零死亡记录，预防艾滋病、梅毒、乙肝母婴传播项目规范推进，出生缺陷综合防治不断加强，新生儿出生医学证明与预防接种证实现两证联办。

【医政医管】 加强医疗质量管理，建立"行政主导+专业质控"相结合的医疗质量管理模式，建成市级质控分中心50个，县（区）质控组62个，年内组织开展质控督导110次。市中心医院在全国三级公立医院考核中蝉联川西南滇西北第一名。市中心医院卒中中心被评为国家五星级高级卒中中心。

【区域医疗健康中心建设】 市中心医院引进川西南滇西北地区唯一一台达芬奇手术机器人。全市三级医院市外住院患者占比29%，其中市中心医院、市中西医结合医院均达到40%以上。深化与省内外优质医疗资源合作，新增专家工作站5个，组建区域精神、职业病、病理等10余个专科联盟；与江西中医药大学、川北医学院等院校合作取得实质性成效，与凉山彝族自治州建立急危重症患者转诊与救治绿色通道。

【食品安全】 食源性疾病监测病例1962例，食品安全风险监测任务完成率、消毒餐（饮）具检测合格率、城市饮用水监测合格率均为100%。针对食品销售店、专业冷冻冷藏库房、餐饮服务等场所食品、环境、从业人员进行新冠病毒核酸采样检测14951份，检测结果均为阴性。市中心医院营养健康食堂建设通过省级评估验收。承办四川省康养技能大赛暨攀枝花市首届营养配餐职业技能大赛。

【中医药事业】 健全市县乡村四级中医药服务网络，二级以上综合医院均设有标准化中医科和中药房，全市乡镇卫生院、社区卫生服务中心中医馆全覆盖，97%的社区卫生服务站和村卫生室能提供中医药服务，新增中医诊所2家。实施中医药治未

病健康促进专项行动，县级以上中医医院全部设置治未病科室，四川省治未病中心攀西分中心能开展52项治未病项目。健全中医药特色康复服务体系，90%的综合医院康复科能提供中医药康复服务。市中西医结合医院制剂中心研发的70种中药制剂及协定方进入临床使用，4种制剂纳入全省医疗机构中药制剂目录调剂使用。

【职业健康】 完成西区格里坪镇中心卫生院尘肺病患者康复站建设，市二医院职业病联合体成员单位和跨省专科联盟成员由7个增至17个。推进健康企业建设，2家企业被列为省级健康企业创建示范单位试点。实施职业健康行动，全市220家用人单位进行职业病危害项目申报和职业病危害因素检测，职业健康体检33400人，共报告职业病16例，其中尘肺病14例。

【人口监测与家庭发展】 在全国首推育儿补贴金政策，该项政策被国家卫生健康委2021年第143期《卫生健康工作交流》刊发，并在全国作交流发言，政策惠及650户家庭。全面落实计划生育特殊家庭特别扶助、住院护理补贴保险项目、走访慰问、公共交通补贴等政策。促进婴幼儿照护服务发展，在医疗机构、机场、火车站、用人单位等的公共场所共建设母婴设施75个，利用社会资本举办托育机构4家。

【老年健康服务】 出台《攀枝花市安宁疗护服务按床日结算试行办法》，试行医保总额控制下按床日标准付费，市中西医结合医院等6家医院纳入首批结算单位；实施社区医养结合服务能力提升工程，投入资金600万元开展医养结合服务中心项目建设。攀枝花市积极应对人口老龄化工作在第二届中国人口与发展论坛上作交流发言。东区东华街道金汇社区、仁和区前进镇普达社区被评为全国示范性老年友好型社区，市三医院被列为全国第二批老龄健

康医养结合远程协同服务试点机构，新增2家市级医养结合服务示范单位。

【宣传与健康促进】 坚持每日发布新冠肺炎疫情防控动态信息，发布政策相关信息97条、科普信息662条、健康提示73期。受邀参加全国卫生健康委首场新闻发布会，在全国推介攀枝花经验。建好宣传矩阵，搭建自媒体平台61个。聚焦党史学习教育等当前重点、热点和群众关注点，推出系列报道，多篇报道被学习强国、央视新闻客户端等省级及以上媒体采用推广。健康攀枝花官微影响力不断攀升，粉丝数量较2016年增加50余倍。

（曾绍凤）

泸州市

【卫生健康资源概况】 2021年底，全市有医疗卫生机构4556个、床位35014张。卫生技术人员33697人，其中执业（助理）医师12189人、注册护士16141人。每千人口有卫生技术人员7.92人，每千人口有执业（助理）医师2.87人，每千人口有注册护士3.79人，每千人口有床位8.23张。

【人才建设】 获卫生、中医药高级专业技术职务任职资格259人。

【科研工作】 市级重点专科验收评审通过5个，市级重点专科动态管理评审通过10个。西南医科大学附属医院重症医学中心被确定为2021年国家临床重点专科建设单位。

【重点项目建设】 牵头卫生重点项目14个，计划投资12.89亿元，完成投资约13亿元。市疾控中心整体搬迁项目和叙永县人民医院升三甲扩建项目整体完工，西南医科大学附属口腔医院新院、江阳区妇幼保健院新院、泸县妇幼保健院二期等项目进

入装饰装修阶段；西南医疗康健中心二期完成初步设计；川南公共卫生应急保障中心取得建设用地划拨决定书；川南公共卫生临床医疗中心完成土石方工程，其他卫生重点项目有序推进。

【健康扶贫成果同乡村振兴有效衔接】 印发《泸州市巩固拓展健康扶贫成果同乡村振兴有效衔接实施方案》，搭建同乡村振兴有效衔接的"四梁八柱"措施。开展有合格乡镇卫生院、村有合格村卫生室巡查，巩固"基本医疗有保障"成果，巩固拓展脱贫攻坚成果同乡村振兴有效衔接。建档立卡贫困人口因病致贫返贫比例由2014年的45.2%下降到2021年的0.27%，为巩固脱贫攻坚成果提供了坚强保障。

【信息化建设】 西南医科大学附属医院、西南医科大学附属中医医院建成二星智慧医院，泸州市中医医院、泸州市妇幼保健院建成一星智慧医院。开展远程影像业务18.74万例，收集影像数据52.40万条；开展远程心电业务5.38万例，收集心电数据25.62万条；开展远程会诊319例；开展远程教育161次，共计培训5556人。

【行政审批】 持续深化"放管服"改革，开展"减证便民"行动，推广电子证照共享应用，医疗机构执业许可证等17类电子证照在全市范围内全面启用，相关电子证照全部调整为免提交材料。取消47个市级行政许可事项证明材料，实现行政审批事项"0证明"。推进网上政务服务能力建设，优化流程配置，实施全程网办，市县级政务服务事项网上可办率100%，实际办理时限为法定办理时限的86.7%。强化行政许可制度化、规范化、公开化、专业化建设，推动行政审批部门横向联动、系统上下联动、科室内部联动、专家互补联动，全市统一开展医疗机构集中校验行动，有5家市注册医疗机构因不符合基本标

准而注销，3家医院降级，3家医院被核减床位，1家医院暂缓校验2个月，20家医疗机构被注销诊疗科目（专业）85个，建立起医疗机构评审退出机制。

【综合监管】 持续强化医疗"三监管"，处置问题线索9514条，处理医疗机构53家，处理医务人员71人。深化医院污水排放在线监管，泸州市中医医院、泸州市传染病医院等7家医疗卫生机构完成安装余氯在线监测设备并联网。推进"信用+综合监管"试点工作，112家社会办医院信用被评为AAA等，5家社会办医院信用被评为AA等，医务人员信用全被评为A等。推进"互联网+医废监管"工作，医疗废物全生命周期监管平台接入289家医疗机构。全市共有1103家医疗机构注册"四川智慧卫监"自查系统。加强"双随机一公开"抽查，全市双随机任务1010家，完结率100%（完成+关闭）；处罚单位42家，共计罚款3.12万元。

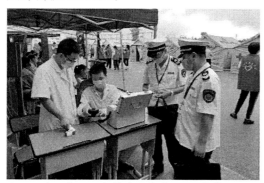

◎2021年9月16日凌晨泸县发生6.0级地震后，泸州市、县两级卫生监督执法机构开展地震灾后防疫卫生监督工作（办公室◇供稿）

【卫生应急】 泸县"9·16"6.0级地震发生后，组建先遣医疗救援队伍，支援泸县灾情第一现场紧急救援工作。组织灾区现场人员新冠病毒核酸检测，在1天内完成受灾群众及救援力量共计3000余人核酸检测工作，确保疫情防控底线。加强安置点巡诊，开展心理干预和群众卫生防疫。妥善

处置西南医科大学部分学生感染诺如病毒症状事件。开展"12·28"古蔺县食用野生蘑菇中毒事件医学救援工作。

【疾病预防控制】 全市法定传染病报告发病率438.63/10万，无甲类传染病报告。接种国家免疫规划疫苗报告接种率99.26%，持续推进"互联网+预防接种"服务，实现接种证查验信息化管理。艾滋病常住人口抗体筛查率44.89%，抗病毒治疗覆盖率95.41%，病毒载量检测比例93.92%，治疗成功率94.65%。结核病新生入学结核病规范筛查率99.35%，病原学阳性患者耐药筛查率95.82%，结核病报告发病率52.02/10万，较2020年下降7.44%。地方病防治方面，地氟病通过省级现场验收，达到消除标准；碘缺乏病保持消除状态。完善联防联控、群防群控机制和医防协作机制，探索疾控机构纳入县域医共体新模式，泸县、合江县成为全省首批试点区县。

【新冠肺炎疫情防控】 2021年两次紧急启用市传染病医院，累计救治无症状感染者2例、确诊病例1例。规范处置"1·29"涉疫食品流入泸州市事件，成功处置"7·24"本土输入无症状感染者疫情和"11·10"古蔺县隔离场所境外人员复阳事件。全市日最大检测量提升至12.6万管，达3000管/日以上的机构能力达9.3万管/日。可调动获得大规模核酸检测支援21万管（含川南四市协同支援3万管，第三方检测机构协议能力18万管）。持续加强采样、样本运送、检测、应急支援和信息平台技术维护五支队伍建设，累计培训合格采样人员8235人。全市核酸检测机构内具备核酸检测资质的专业技术人员有663人。组建省级核酸检测应急支援队伍5支，市核酸检测应急采样队、检测队、转运队各1支。市级物资储备5万采样管、30万张样本条码、5万份提取试剂和扩增试

剂均已到位。全市共设置发热门诊24个，基层卫生机构设置发热诊室52个，发热哨点83个。截至2021年12月31日，全市累计接种776.43万剂次。

【爱国卫生】 完成泸州市国家卫生城市第八次复审，组织开展卫生创建满期市级复查考评，4个新创国家卫生乡镇通过省级暗访检查。新建成省级卫生乡镇7个，省级卫生村191个，省级卫生单位286个，省级无烟单位501个。结合卫生创建与成果巩固病媒生物期满达标复查、城乡环境卫生治理和灾后防疫等工作，统筹推进病媒生物预防控制，完成27个乡镇病媒生物防制达标及期满考评复查。

【健康城市建设】 全面推进优生优育、全民预防保健、全民健身、医疗卫生服务体系完善、食品安全保障、健康文化推进、健康细胞建设、健康环境营造、健康产业、创新发展等"十大工程"。推进"三星级"细胞示范点建设，新建成健康乡镇74个、健康村381个、健康社区55个、健康机关80个、健康学校143个、健康企业95个、健康医院86个。2021年4月，泸州市健康城市建设经验在第四届数字中国建设峰会上作经验交流。2021年5月叙永郎酒东方玻璃有限公司、泸州天宇油酯化学有限公司建成省级健康企业。

【全民预防保健】 健康体检。2021年全市完成全民预防保健健康体检164.8万人，全市累计免费体检1112.67万人次，常住人口按期体检率88.48%。

健康管理。建立居民电子档案4139740人，建档率95.63%，健康档案动态使用率61.41%；家庭健康档案建档率79.06%；实施重点管理158.9万人，精准管理10.41万人。

【基层卫生健康】推进两项改革"后半篇"文章，提升乡村医疗服务能力。每

个镇、村达标卫生院、达标村卫生室全覆盖。全市按国家二级综合医院标准规划布局26个县域医疗卫生次中心，2021年启动10个县域医疗卫生次中心建设。争取到省级财政补助资金600万元，支持合江县九支中心卫生院、叙永县叙永镇中心卫生院建设县域医疗卫生次中心项目。争取到省级补助资金50万元，支持龙马潭区胡市中心卫生院、泸县喻寺中心卫生院提升基层疫情防控能力。7个区县"两病"门诊用药认定权全部下放。泸州市138家基层医疗机构列入优质服务基层行评审达到基本标准47家、推荐标准5家（其中4家为已达基本标准申报推荐标准）。新建成社区医院3家。探索建立乡村医生退出机制，提高年满60周岁乡村医生养老待遇。为432.90余万城乡居民免费提供12类基本公共卫生服务，将基本公共卫生项目的实施与家庭医生签约服务、全民健康工程、乡村振兴等工作有机融合，与新冠肺炎疫情防控、乡村振兴等重点工作同部署、同推进、同落实，实现"一盘棋"整体推进。

【妇幼健康服务】 体系建设。泸州市妇幼保健院建成三级甲等妇幼保健院，纳溪区妇幼保健院建成二级乙等妇幼保健院。合江县、叙永县妇幼保健院通过二级乙等妇幼保健院现场复审。

母婴安全和儿童健康服务。加强危急重症孕产妇和新生儿管理。规范和强化高危孕产妇管理，精准管理高危管理对象，高危孕产妇确保三个100%（100%建档管理、100%专案管理、100%住院分娩）。梅毒感染孕产妇所生儿童预防性治疗率97.99%，先天梅毒报告发病率3.86/10万。全市3岁以下儿童系统管理率96.48%，新生儿访视率98.96%，儿童健康管理率96.31%，0—6岁儿童眼保健和视力筛查覆盖率96.01%；实施0—6岁儿童残疾筛

查项目，实施健康儿童行动计划。市妇幼保健院创建为省级儿童早期发展示范基地。孕产妇死亡率11.57/10万，婴儿死亡率2.82‰，5岁以下儿童死亡率5.28‰，优于全省平均水平。

免费孕前优生健康检查民生工程和妇幼公共卫生项目。在全省率先试点探索宫颈癌三级综合防治项目，开展农村妇女"两癌"筛查试点工作。完成农村妇女宫颈癌筛查50522人次，农村妇女乳腺癌筛查33209人次。创新开展"TCT+HPV"检测模式（液基细胞法+人类乳头瘤病毒检测）。实施全民健康工程妇幼疾病检测项目，累计为17925万名新生儿开展新生儿48种遗传代谢疾病筛查，为6.7万人次妇女开展宫颈癌预防（HPV病毒感染）检测。泸州市作为四川省唯一市（州）在2021年川渝母婴安全管理培训班上作交流发言。

【医政（药政）管理】 西南医科大学附属医院公立医院绩效考核排名位列第70名，省内第3。继续推进泸县、合江县紧密型县域医共体建设试点工作。全市二级以上公立医疗卫生机构、乡镇卫生院、社区卫生服务中心全部纳入短缺药品信息直报范围，全面建立覆盖市、区县两级卫生健康行政部门和医疗卫生机构的联络员制度。泸县开展国家基本药物制度综合试点工作。西南医科大学附属医院被授牌为"中国千县万镇卒中识别与分级诊疗中心"。推进西南医科大学附属医院开展器官移植和肿瘤核医学中心建设。西南医科大学附属医院全力建设西南核医学中心。市人民医院创建国家心衰中心接受国家评估，组建全市儿童"医康体"。推进泸州市医学数字影像系统建设，在市人民医院成功试点，部署启动全市二级以上医疗机构数字影像系统建设。

【食品安全】 完成食品安全风险监测17类550批次食品样品监测，检测项目2830项次，完成率126.15%；全市食源性疾病监测医院由2020年的46家增加到48家，新增古蔺县茅溪镇卫生院、古蔺康兴医院2家监测医院。全市48家监测医院上报食源性疾病病例6427例，平均133.9例，达标率111.58%；48家监测医院无疑似食源性异常病例报告。食品安全企业标准备案共接件61件，其中备案前公示61件，备案后公开47件。泸州市第十二初级中学学校食堂、西南医科大学附属医院临床营养科特膳中心通过省级评估验收。

【中医药事业】 召开全市中医药传承创新发展大会。泸州市作为全省唯一一个市（州）分别在全省中医药传承创新发展大会、全国基层中医药人才工作座谈会上作交流发言。市中医医院城南院区投入试运营。古蔺县中医医院、泸县中医医院创建三级乙等中医医院通过评审并公示，王氏骨科医院创建二级甲等中医骨伤医院接受省级评审。评审首批16个示范中医馆、13个示范中医角。张坝桂圆林创建为省级中医药健康旅游示范基地，天立春雨学校获评四川省第一批中医药文化传承基地。孙同郊被评为全国名中医。全面启动中医人才强基层六大行动，选派681名中医人才下沉基层，提升基层中医药服务能力。

【职业健康】 累计开展化工、矿山、冶金、建材等2307家重点企业职业病危害项目申报。建立劳动者职业健康监护档案，职业健康检查31937人次。开展重点行业企业职业病危害因素检测。泸州老窖股份有限公司、四川科瑞德制药股份有限公司、四川省川酒集团酱酒有限公司新建成省级健康企业。启动泸州市职业健康质量控制中心建设。督导检查职业健康检查机构、职业病诊断鉴定机构、卫生执法支队两轮次，下发监督检查意见书22份。推进职业健康执法，市级监督检查用人单位86家，下达监督意见书86份，立案查处6家；区县级监督检查用人单位412家，下达监督意见书411份，警告12家，责令限期整改19家，约谈8家，立案查处19家。

【人口监测与家庭发展】 人口监测。全市出生人口中一、二和四孩及上比2020年同期分别下降2.8%、0.36%、3.16%，只有多孩出生人口比2020年同期增加，增幅3.16%。全市60周岁以上老年人口占总人口的19.52%；65周岁以上老年人占总人口的15.61%，高于全国、全省平均水平。按照国际通行标准，该市已进入深度老龄化社会。

计划生育家庭发展。全市奖励扶助对象178713人，特别扶助对象12913人，独生子女父母奖励家庭31035户。奖励和特别扶助资金预算24832万元，实际预算下达27711.17万元，完成率111.59%，划拨27711.18万元，划拨率111.59%。独生子女父母奖励金434.33万元，全部发放到位。全面落实农村独生子女父母医疗保险补助、农村独生子女父母增发养老金"两保"优惠政策，2021年共投入8438.42万元，316017人受益。

构建计生特殊家庭常态化帮扶机制。建立计生特殊家庭"一对一""多对一"的"双岗"联系人制度。全市11232名（7284个家庭）计生特殊家庭均确定1名乡镇（街道）领导干部和1名村（居）委会干部作为联系人，实现联系对象全覆盖，确保不"失联"。每户计生特殊家庭均有1名医生负责联系，实现家庭医生签约全覆盖。确定156家医院作为计生特殊家庭定点医疗机构，建立全域就医"绿色通道"。落实住院护理补贴保险及其他服务。保险理赔1134人，理赔金额124.21万元。为1606名计生特殊家庭人员代缴养老保险，为1076名计生特殊家庭人员购买居家养老服务，安排36人入住公立养老机构，免费殡葬12人。落实慰问金、慰问物资共计约289万元，慰问特别（特殊）困难计生家庭7284户，实现生育关怀慰问全覆盖。持续实施生育关怀"安居工程"，投入20万元，为5户计生特殊困难家庭解决危房问题。

推进0—3岁以下婴幼儿托育服务工作。2021年8月省人大常委会确定泸州市、眉山市作为普惠托育试点市任务。现有普惠性托育机构22个，提供普惠托位1512个，招婴幼儿534人。新开办托育服务机构20家，新增托位1984个，增幅40.9%。截至2021年底，全市共有128家机构开展托育服务。初步构建群众能接受、机构可运营，具有可持续、可示范、可复制的"1573"泸州市普惠托育模式。

【老年健康服务】 推进中高端医养结合示范基地建设（春江酒城嘉苑、故里情源）；推进优质医养机构融合发展，市人民医院与天仙硐康养中心强强联手，签署医养结合合作协议，实现"医、康、养"无缝对接。推进乡镇社区医养结合细胞建设，争取省级资金500万元，进行龙马潭区胡市镇卫生院、古蔺县黄荆卫生院等5家医养结合细胞建设，扩大医养结合覆盖面。2021年建成友善医疗机构58家，建成国家级老年友好型社区3个。

【健康服务业】 全市民营医院达到121家，民营医院卫生技术人员5870人，民营医院床位9913张。全市诊所达到1009家，呈现有力增长势头。促进健康服务业发展，建立健康服务业重点企业联系机制和重大项目储备机制。支持川南医学转化研究院等机构开展细胞技术研究及产业转化工作，在泸州市建立综合细胞制备库和区域细胞制备中心，建设细胞科普基地；支持西南医科大学附属中医医院、泸州市中医医院配合解放军总医院第二医学中心，联合申报国家"5G+医疗健康"应用试点项目。促进健康产业融合发展，牵头制定南翼地区山地康养实施方案。

【宣传与健康促进】 在市卫生健康委网站发布动态信息2716篇，微信刊发1148篇，微博刊发1165篇。及时应对"7·24"疫情和"9·16"泸县地震等舆情信息，全年无重大舆情事件。在全省"传承光荣守护生命"第六届微电影、微视频评选展播活动中，市卫生健康委报送的《功夫医生》获最佳导演奖银奖，《中医药预防新冠肺炎公开课》（小学版）获最佳制作奖铜奖。

（办公室）

德阳市

【卫生健康资源概况】 2021年底，全市有医疗卫生机构2251个、床位27170张。卫生技术人员26091人，其中执业（助理）医师9907人、注册护士11613人。每千人口有卫生技术人员7.54人，每千人口有执业（助理）医师2.86人，每千人口有注册护士3.36人，每千人口有床位7.85张。

【人才建设】 申报领军人才2人。获评市学术和技术带头人29人、后备人选51人，"德阳名医"9人，名医工作室5个。

【科研工作】 新立项重点专科（学科）111项。现有省重点专科33个，省重点学科5个，市重点专科113个。

【规划与财务】 开展抗疫物资、设备、项目建资金申报；科学编制"十四五"卫生健康规划。推进27个省、市重点项目建设，总投资165.38亿元，其中发行政府专项债项目22个，发行政府专项债84.1

亿元，年度预期投资21亿元，完成投资25亿元，超额完成年度计划目标；完成"十三五"大型医用设备配置。

【依法行政】 落实重大行政决策合法性审查机制、规范性文件审核机制和重大执法决定法制审核机制。推行行政执法人员资格认证制度。印发《关于开展2021年度会前学法安排的通知》，组织开展17次会前学法。公示行政处罚"三张清单"制度。开展法制宣传活动，编印疫情防控法律汇编。印发《2021年卫生健康法治政府建设实施方案》，推动法治政府、依法治市工作落地落实。2021年未发生被复议机关决定撤销或确认违法的案件。

【信息化建设】 德阳市人民医院通过二星智慧医院初评，德阳市中西医结合医院、中江县人民医院、什邡市人民医院通过一星智慧医院初评，德阳市人民医院、市中西医结合医院等互联网医院上线开诊。推进全民健康信息平台（二期）建设，全市23家医疗机构接入健康德阳App，通过数据主动采集治理，汇集全市36家二级以上医疗机构和100余家使用省基层系统机构数据共120亿条。完成31家二级以上公立医院电子健康卡全覆盖，累积发放电子健康卡169.6万张，累积使用量1430万人次。

【行政审批】 取消计划生育技术服务机构设立许可。医疗广告审查、放射源诊疗技术和医用辐射机构等事项实现"川渝通办"。完成公共场所卫生许可、消毒产品生产企业卫生许可、饮用水供水单位卫生许可、放射工作人员证办理4个事项电子证照实时生成归集。共办理行政许可815件，公共服务151件，行政许可及公共服务事项在四川政务服务一体化平台实现100%网办，办事企业（群众）100%最多跑一次，按时办结率100%，受理电话咨询3000余次。获2021年度市政务服务中心"十佳窗口"称号。

【综合监管】 完成医疗"三监管"闭环运行6轮，初筛问题线索1244条，问题核查361条，问题认定95条，责任追究医疗机构17户次，责任追究医务人员95人次。开展市级常态化新冠肺炎疫情防控专项督导15轮，配合部门60余次，下达监督意见书20303份，立案处罚54件，罚没金额2.31万元，停业整顿131家次，不良记分160家，发现问题1000余条，均整改到位。开展职业卫生、公共场所等专项整治，完成专项任务14个，检查单位482家，立案处罚18家，罚没8.4万元。查处无证行医案件20件，罚没97.40万元。完善医疗机构依法执业自查机制，完成率100%。市卫生计生监督执法支队被确定为全省首家市级规范化卫生健康监督机构。

【卫生应急】 健全卫生应急"一案三制"，修订《德阳市突发公共卫生事件应急预案》《德阳市突发事件医疗救援应急预案》；制定《德阳市新冠肺炎疫情应急预案》等预案；增加应急队伍护理人员比重，医护比达到1∶1。会同经信部门共同修订德阳市卫生应急物资储备目录，要求三级医院应急物资储备量不小于15天，二级以上医疗机构应急物资储备量不小于7天。开展各类应急演练4次。德阳市被纳入国家首批卫生应急综合试验区试点城市。

【疾病预防控制】 全市共有182家艾滋病网络实验室，筛查HIV抗体142.91万人次，除血/浆站外筛查109.13人次，检测覆盖率30.64%，治疗覆盖率95.38%，治疗成功率94.84%，病毒载量检测率94.96%。肺结核报告发病率2021年40/10万，报告发病率连续11年下降。中江县达到国家血吸虫病消除标准。

【新冠肺炎疫情防控】 累计排查中高风险地区来（返）德人员17.7万人，管控密接367人、次密2797人。全市建成发热门诊23家、发热诊室21个、发热哨点103个。落实市级定点医院1家、床位816张（其中ICU床位96张），配合市六医院推进定点医院建设。组建卫生应急队伍399人，卫生应急核心队伍1支，流调队伍185支570人。35家核酸检测实验室日最大检测量提升至9万管，全市新冠疫苗全程接种排名居全省第6位。

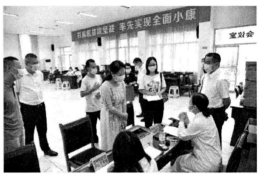

◎2021年9月9日，四川省级督查组督查广汉市新冠病毒疫苗接种工作并进行"回头看"（舒敏◇供稿）

【爱国卫生】 德阳市通过卫生城市国家暗访。新建成市级卫生乡镇8个，市级卫生村（社区）189个，市级卫生单位99个。国家卫生乡镇覆盖率20.24%，省级卫生乡镇覆盖率94.05%，省级卫生村覆盖率71.16%。集中开展春秋季统一灭鼠，夏季灭蚊蝇活动。开展病媒生物防制绩效评估2次，持续规范落实病媒生物防制措施，有效控制"四害"密度。

【健康德阳行动】 推进健康德阳专项行动，结合新冠肺炎疫情防控工作开展健康知识巡讲"六进"，完成讲座1850场，覆盖13万余人次；坚持公共体育设施免费开放，打造百姓身边健身组织和"15分钟健身圈"；结合新冠肺炎疫情防控和国家卫生城市复审，开展控烟行动、生活垃圾分类和爱国卫生运动。推进全生命周期健康管理，成立"校—医"联盟，全市配置330名健康副校长；开展老年友善医疗机构创建活动。德阳市被确定为四川省健康城市省级试点。

【基层卫生健康】 做好两项改革"后半篇"文章，调整优化基层医疗机构资源布局，旌阳区孝泉镇卫生院、绵竹市麓棠镇卫生院被确定为全省首批县域医疗卫生次中心试点单位；规划建设县域医疗卫生次中心18个。稳步推进罗江区、广汉市、绵竹市、中江县4个国家紧密型县域医共体建设。全市370个社区、816个村全面建成公共卫生委员会，在全省率先实现全覆盖。出台《德阳市乡村医生退出保障指导意见》，建立乡村医生退出保障机制。根据《德阳市家庭医生签约服务工作绩效考核方案》，以高血压、糖尿病"两病"患者和老年人、孕产妇、儿童为重点，会同医保部门，考核签约情况，并拨付2019年、2020年签约费用940余万元。

【妇幼健康服务】 推进成德妇幼区域协作，签署《危重孕产妇和危重新生儿等双向转诊协议书》；邀请省、市两级专家开展义诊活动、专家讲座、业务培训；参与成都市孕产妇和儿童死亡、危重症评审，学习观摩成都市产儿科急救演练。健全母婴安全协调联动机制。全市孕产妇死亡率5.40/10万，婴儿死亡率1.57‰，5岁以下儿童死亡率2.86‰。

【医政医管】 完成市级公立医院2020年度综合绩效评价考核。建成7个国家认证胸痛中心、国家高级卒中中心1个、示范防治卒中中心2个、综合卒中中心2个。新成立血液内科、外周介入诊疗、门诊管理、日间手术、核医学、烧伤等6个质控中心。各质控中心开展专项督导检查50余次，开展专题会议、学术讲座60余次，累计培训各级各类医疗机构医务人员8000余人次。推行分时段预约诊疗和集中预约检查检验，其中市人民医院预约诊疗率71.65%，较2020年增长近15%。全市公立医院临床路径管理率较2020年上升11.05%，居全省前列。在全市三级医院推行日间手术，其中市人民医院居全省医疗机构第二。市人民医院获国家卫生健康委办公厅2018—2020年改善医疗服务先进典型通报表扬，市人民医院在全省"三医"联动改革电视电话会议上作经验交流发言。

【区域协同】 与成都中医药大学附属医院签订合作框架协议，成都中医药大学附属医院德阳分院落户天府旌城；省人民医院托管德阳市第二人民医院；四川大学首批非直属附属医院（德阳市人民医院）有序推进，成都医学院与中江全方位合作，19家医疗机构先后与四川大学华西系列医院开展相关合作，加入各类专科联盟36个。与重庆市江北区、渝北区卫生健康委签署《卫生健康事业发展合作框架协议》；成德眉资签订区域医疗机构检查检验结果互认框架协议，58项临床检验项目和41项医学影像检查实现互认；与成都市、绵阳市建立新冠肺炎疫情防控信息互通机制，配合成都市做好入境人员集中隔离分流任务，派员支援成都市开展新冠病毒核酸检测。

【食品安全】 食品污染、食品有害因素监测完成，采样405份，任务完成率100%，完成指标2828项次，指标完成率100%。全市80家哨点医院报告食源性疾病病例5050例，报送任务完成率111.82%，所报病例中无异常病例。德阳市人民医院食堂被省卫生健康委评为营养健康食堂。

【中医药事业】 召开德阳市中医药传承创新发展大会。出台《德阳市中医药强基层"百千万"行动实施方案》；推动德阳市旌阳区中医院、广汉市中医医院、什邡市中医医院牵头组建县域医共体，市中西医结合医院与河南正骨医院建立医联体。推动绵竹夏骡子骨伤专科医院创建二级甲等骨伤专科医院；2021年评审市级中医重点专科10个，新增加中医综合诊所21家、中医备案诊所17家。推动中江县开展中药材溯源试点县建设、什邡市创建四川省中医药旅游示范基地；开展中医寻诊地图构建，推进共建四川省中医医院德阳分院事宜；举办成都市名中医流动车走进德阳活动。100%乡镇卫生院、社区卫生服务中心建成中医馆、配备中医类别医师。开展第三届十大名中医评选。什邡市、广汉市新建成县级全国基层中医药工作先进单位。

【职业健康】 推进绵竹市化工园区职业健康申报；完成163家企业工作场所职业病危害因素监测，职业病危害因素申报100%，完成197家放射诊疗机构工作人员开展个人剂量监测和职业健康检查，完成46家非医疗机构放射性用人单位基本情况调查核实；全市确定省级健康企业2家，市级健康企业7家。开展职业病防治宣传工作，举办主题宣讲活动51次，知识讲座、座谈会、知识竞赛等活动97次，印发宣传资料共72000余份，出动宣传人次97余人次，宣传受众人数5.4万余人次。

【家庭发展】 全市新增奖特扶对象32413人，年审扶助对象23.2742万人，发放扶助金36330.096万元。市县两级财政共投入535万元为9725名计划生育特别扶助对象购买基本医疗保险、补充医疗保险、住院护理补贴保险和基本养老保险。慰问计生困难家庭1.374万户，发放慰问金824.4万元。全市开通计生特别扶助对象就医绿色通道153个、为计生特别扶助对象提供"三免四优先"服务1.1356万人次，实现计生特殊家庭在"联系人制度、家庭医生签约、就医绿色通道"三个方面全覆盖。全市共有托育机构（含幼儿园托班）230家，可提供托位8808个（其中普惠托位600个），每千人拥有托位2.55个，全市9家备案托育机构配备健康副园长。

【老年健康服务】 发布《医养结合机构建设管理规范》团体标准和地方标准，印发《德阳市开展医养结合的公立医疗机构养老服务项目及收费指导意见（试行）》，编制出版《医养结合机构养老护理员培训教材》，启动《医养结合机构评价细则》团体标准和地方标准编制。推动医疗机构设置"无健康码通道"，落实挂号、就诊优先等系列便利老年人就医措施。医养结合工作在国家卫健委老龄健康工作专刊（第9期）上刊登交流。搭建老年人心理关爱项目的社区互助平台；探索应用"5+1"工作模式，13名高危老人心理健康状况得到极大改善。开展百岁老人慰问、敬老月主题宣传、人口老龄化宣传教育等系列活动。

【安宁疗护】 稳步推进安宁疗护国家级试点工作，成立安宁疗护专科联盟，实施百名医护培训计划。扩大安宁疗护服务供给，新增安宁疗护机构7家，新增安宁疗护床位59张，患者及家属满意度99.3%。选派120名优秀医护骨干到四川大学华西第四医院、北京大学人文医学院等医疗机构深造。

【宣传与健康促进】 全年各级各类主流媒体报道新闻1500余条，门户网站共发布信息2600余条，官方微博发布信息800余条，政务微信共发布信息1400余条；官方抖音号发布作品40个，2021年度播放量突破3亿，粉丝量43.5万；出版《德阳市卫生健康发展白皮书》，印发健康教育知识读本14000本。

（舒　敏）

绵阳市

【卫生健康资源概况】 2021年底，全市有医疗卫生机构4556个、床位41878张。卫生技术人员38318人，其中执业（助理）医师14605人、注册护士17357人。每千人口有卫生技术人员7.87人，每千人口有执业（助理）医师3.00人，每千人口有注册护士3.57人，每千人口有床位8.6张。

【人才建设】 柔性引进长江学者1人，新增高级职称550人。获评省学术和技术带头人1人、后备人选2人，获各类人才称号386人次。

【教育科研】 申报成功国家级继教项目39个，省级继教项目136个，审核通过市级继教项目302个。申报省级重点专科20个，评审66个申报、验收和动态管理的医学重点学科、专科。立项省级课题10个，组织专家评审通过市卫生健康委课题65个（补助项目10个、鼓励项目55个）。市中心医院申报的委省共建"国家卫健委核技术医学转化重点实验室"建设项目获批，该市成为全国唯一获得国家卫生健康委重点实验室建设项目的地市级城市。

【财务与项目工作】 争取资金共计16.48亿元，其中卫生健康专项资金9.34亿元，基本建设资金7.14亿元。较2020年同期24.76亿元，减少8.28亿元，下降33.46%。申报市级重点项目16个。

【健康帮扶】 继续开展县域内脱贫人口住院医疗费用救助。截至2021年10月，通过医疗救助各项政策报销医疗费用2.9亿余元，惠及6.7万余人次，县域内住院医疗费用个人支付占比9.44%。

继续实施脱贫人口十免四补助。截至2021年10月，累计减免费用5392万余元，惠及58万余人次。

继续实施医药爱心扶贫基金救助。截至2021年12月，累计帮扶47人次，累计救助金额23.73万元。

建立"因病返贫致贫"监测预警长效机制。开展脱贫地区"基本医疗有保障"巩固情况排查，共计排查28家县级医疗机构、40个乡镇卫生院、88个村卫生室，抽查40个乡镇、120个村，其中脱贫村74个，非脱贫村46个，走访600户脱贫户。排查发现问题17个，完成整改17个。组织各县（市）区卫生健康局开展返贫动态监测新增监测对象相关帮扶保障工作集中排查梳理，共计排查梳理810人，各地结合政策实际予以帮扶。顺利完成脱贫攻坚目标任务，市卫生健康委规财科获四川省脱贫攻坚先进集体称号。

【信息化建设】 完善全民健康信息平台。持续完善市全民健康信息平台互联互通成熟度，汇集各级各类医疗卫生数据31.8亿余条。全面对接"i绵阳"城市服务平台，联通全市53家公立医院、68家民营医院和300余家基层医疗机构，实现全市范围内电子健康档案、电子病历调阅，20余家同级医院检验检查结果在线查询、互认等信息共享。

做好电子健康卡"一卡（码）"通用民生工程项目。发卡265万余张，用卡1342万余人次。80%的二级以上公立医院普遍提供分时段预约诊疗、诊间结算、移动支付、检查检验结果自助查询、候诊提醒、信息主动推送、电子健康卡应用等便民惠民服务。

医联体远程诊疗服务。2021年各级医疗机构开展远程诊断、远程医疗、健康咨询、互联网复诊等互联网诊疗服务共707895人次。2021年全市二级以上医院完成分时段预约挂号328.46万人次，同比增长11.6%；完成检查检验结果自助查询服务428.5万人次，同比增长16.9%，诊间结算260.6万人次，同比增长27.4%。市人民医院、盐亭人民医院等2家医院建成互联网医院；市中心医院、江油市第二人民医院建成二星智慧医院，绵阳四〇四医院、市中医医院建成一星智慧医院。市妇幼保健院"5G+两癌筛查项目"入围国家5G+医疗健康应用试点项目。

网络安全监督检查。与市网安支队开展网络安全联合执法检查市级八家重点单位，反馈网络安全意识薄弱、制度不健全不落实、网络安全漏洞、未按要求进行等级保护备案、未落实必要技术措施等突出问题，并责令限期整改。

【依法行政】 坚持贯彻落实法律顾问制度，全市卫生健康行政部门、二级及以上医疗机构实现全覆盖。持续推进法治宣传教育，组织开展"法治绵阳行"一月一主题普法宣传活动，深入宣传学习宪法、民法典等法律法规。

【医药卫生体制改革】 医疗卫生体制改革。推进平武县域医共体试点，在游仙区开展镇域多点型医合体建设；完成医疗卫生行业综合监管制度建设、紧密型县域医疗卫生共同体建设试点、全国社会心理服务体系建设试点、创新基层医疗卫生服务体制机制试点销账工作；落实基本药物制度，为群众减轻用药负担3.04亿元。

医疗保障制度改革。2021年梳理医疗服务价格项目8460项，新增医疗服务价格项目33项，修订12项。推进国家药品、耗材集中带量采购，2021年全市带量采购的药品节约1.6亿元，耗材节约2300万元。落实分级诊疗制度，建成互联互通的市县两级全民健康信息平台，形成市、县、乡三级远程医疗服务体系，二级及以上医疗自助挂号、预约诊疗等优质服务覆盖率达100%。全市住院患者县域内就诊率达到

82.4%。强化医药卫生综合监管。强化与医疗"三监管"平台数据的比对分析和整合共用，通过数据比对分析，共发现疑似问题数据6858条，现场核查和裁定判决核心指标落实问题数据146条，追究医疗机构21家，处理医务人员11人。

【行政审批】 全面实施"证照分离"改革，医疗机构执业许可证、医师执业证书、护士执业证书三类证照实现在线调阅和核验。动态管理政务服务事项和行政权力清单，同步调整部门责任清单。重新清理认领行权事项356项，其中新增22项、取消25项、变更8项、暂停8项。受理行政许可552件，办结552件，现场办结率、按时办结率、群众满意率、提前办结率均为100%。

【综合监管】 部门联合共管。联合市委网信办、市教体局、市商务局、市公安局、市市场监管局开展学校卫生管理和疫情防控、打击非法医疗美容服务、打击非法应用人类辅助生殖技术、旅馆业等专业的联合抽查等工作。累计监督检查42721户次，查处违法行为1091起。

行业自律自治。在全市二级以上医疗保健机构全面实施卫生监督协管员驻点制度，全面推行在线依法执业自查，累计对标开展自查19期次，辖区内二级及以上医疗机构完成依法执业自查率100%，240家医疗机构不良执业行为记分652分，在信用平台录入行政许可449件、行政处罚信息58件。

信息化监管。强化医疗"三监管"平台闭环管理，筛查发现疑似问题数据147万余条，现场核查和裁定判决核心指标问题线索179条，处理医务人员66人。全市二级及以上医疗机构全面接入省医废在线监管平台，"互联网+监管"新模式初步形成。

双随机监管。完成国、省"双随机"抽检任务1247家。完结率、上报及时率均为100%。

【卫生应急】 建全卫生应急机制建设，出台《健全疾控机构与城乡社区联动工作机制的实施意见》。修订完善新冠疫情防控、职业中毒等相关预案。提升卫生应急能力建设，新建3个加强型二级生物实验室，配备移动P2+核酸检测车，购置核酸扩增仪、质谱仪、基因测序仪等仪器设备200台件，防护用品及试剂近3万件（份），全市现有P2实验室95个，P2+实验室6个，单人单管最大检测量达8.5万管；建立绵阳市应急医药物资储备库并负责市应急医药物资储备工作的日常监督、管理与检查工作。举行四川省2021年冬春季应对新冠肺炎疫情应急演练、2021年新冠肺炎疫情防控和自然灾害卫生防疫应急实战演练。有效处置"7·23"新冠肺炎疫情。

【疾病预防控制】 全市报告甲、乙、丙类法定传染病22种，报告发病率849.91/10万，死亡率2.99/10万。儿童预防接种门诊100%建成规范化预防接种门诊，国家免疫规划疫苗报告接种率98%以上。艾滋病感染者、病人抗病毒治疗率97.08%、病毒载量检测率95.44%、病毒抑制率95.51%。结核病防控报告发病率40.93/10万、成功治疗率96.67%。大骨节病、碘缺乏病分别保持消除和控制状态。

【新冠肺炎疫情防控】 成功处置"7·23"市外输入本土新冠肺炎疫情，除1例输入确诊病例外，无一感染和不良事件发生。设置绵阳四〇四医院、平武县人民医院为市级定点医院，全市储备床位4400张，设置发热门诊30家、发热诊室82家、发热哨点168家，集中隔离场所198个、房间12919个。建成64家核酸检测实验室，储备采样

人员1.02万人，核酸检测人员530人，全市核酸检测日单人单管最大检测11.72万份，建成核酸城市检测基地2处，引进2台车载移动式核酸检测方舱。组建涵盖市县两级的流调溯源队伍共231人。全市共设置新冠疫苗接种点位共计210个，累计接种892.62万剂次。

【爱国卫生】 绵阳市通过第五轮国家卫生城市复审。梓潼县城、涪城区丰谷镇、游仙区新桥镇、梓潼县文兴镇、平武县响岩镇创建国家级卫生县城、乡镇通过暗访检查，省级卫生县城、市级卫生乡镇实现全覆盖。

【基层卫生健康】 基层医疗服务能力建设。全面完成乡村两级医疗卫生机构布局调整，全市153个建制乡镇均有1所达标卫生院，1582个行政村均有1所达标村卫生室。探索推进"两项改革"后非建制乡镇卫生院、敬老院的设施和人员融合发展，开展康复医疗、老年护理和安宁疗护等接续性医疗服务，建设医养结合机构28所。深化优质服务基层行活动实效，服务能力达推荐标准和基本标准的机构分别提高到8%、40%。遴选上报"十四五"基层医疗卫生机构临床特色科室建设项目7个。

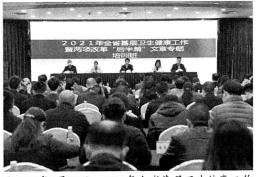

◎2021年3月25日，2021年全省基层卫生健康工作暨两项改革"后半篇"文章专题培训班在绵阳市举行（文俊◇供稿）

村医退出机制和养老保障政策。财政按城镇职工基本养老保险一档应缴费标准

的50%给予补助，老年村医退出岗位生活补助每3年调整1次，每次提高10%，首次实现乡村医生参加养老保险补助政策和退出岗位生活补助动态调整机制"双统一"，2021年共计落实在岗村医养老保险补助1174人、410.36万元，补助标准最高达4572.5元/年·人，落实4022名老年村医生活补助468.42万元。全面推开"岗编适度分离"管理方式改革和"县招乡用"招聘。

家庭医生签约服务。以紧密型县域医共体为载体，推动全专结合家庭医生签约服务模式改革试点，以高血压、糖尿病为切入点，做实家庭医生签约服务，促进医防融合。在平武县开展"全专结合"家庭医生签约服务试点，制定"基本公卫+医保系统筹"服务包，组建签约服务团队162支，惠及平武县"两病"患者14594人。推进重点人群签约履约，全市组建签约服务团队1821个，常住人口签约率68.18%，重点人群签约率84.94%。

国家基本公共卫生服务。2021年，国家基本公共卫生服务人均补助标准增加至79元，按照人均不低于70元的标准拨付至基层医疗卫生机构，新增5元统筹用于新冠肺炎疫情防控。开展城乡居民高血压、糖尿病门诊用药保障和健康管理行动，9个县市区全部实现"两病"门诊用药保障认定权100%下放乡镇卫生院、社区卫生服务中心。市指导中心及成员单位全年组织全市开展国家基本公共卫生服务项目相关业务培训14余次，培训4850余人。

【妇幼健康服务】 为26239位男性和26285位女性提供免费婚前医学检查，婚检率98.60%；为15781对计划怀孕夫妇提供免费孕前优生检查，孕优目标人群覆盖率104.77%；为31648名有生育意愿的妇女免费发放叶酸，农村妇女增补叶酸目标人群服用率达99.16%。全市新生儿遗传代谢性疾病筛查率99.85%，新生儿听力筛查率98.44%。全市孕产妇死亡率6.44/10万、婴儿死亡率1.64‰、5岁以下儿童死亡率2.71‰。

【医政医管】 卒中中心建设。建立和完善脑卒中防治体系，确定14家急救地图成员单位，建成高级卒中中心3个、防治卒中中心6个，初步建立城乡一体、院前院内协同的脑卒中救治网络体系。持续推进"胸痛中心绵阳模式"落实落地，3家医院通过标准版胸痛中心认证，8家医院通过基层版胸痛中心认证，市胸痛救治单元启动建设132家，验收通过17家，居全省第1位。

检查检验结果互认。确定6家试点单位在全省率先试点推进68项检验检查结果在线互认。绵阳市、重庆市北碚区89家二级及以上医疗机构之间展开同级医疗机构医学检验检查结果互认。

"分散收治，分散管理"模式。实行"分散收治，分散管理"模式进行日间手术管理，开展的日间手术中涵盖107个病种，涉及17个专业，2021年共开展日间手术13981例。

无偿献血。全市完成血液采集20.33吨，创历史新高，同比增长9.71%，采血量居全省地级市第一位。全市104家用血医疗机构全部开展血费直免工作。

看病就医"六舒心"行动。开展群众看病就医"六舒心"行动，聚焦医患沟通、院内办事、医疗支付、信息服务、医院环境、检查治疗更加舒心，推进服务一站式，实现院内有人帮，回家有人访，推进无痛医院、阳光医院建设和合理检查诊疗，2021年1—11月，全市三级医疗机构预约就诊率52.77%，三级医院、二级医院临床路径管理率分别为46.82%，46.10%，均居省内前列。

大型医院巡查。10—11月，巡查市中心医院、市第三人民医院等5家直属医院，重点围绕医院党建、运行管理、行风建设和疫情防控等内容，共计发现问题222条，并研究指导提出整改建议意见。

【食品安全】 全市共采集样品456份，监测任务完成率100%。全市61家食源性疾病监测医院上报12895例食源性个案病例，监测总体任务完成率190.47%，病原学检测总体任务数完成率145.63%，病原学阳性检出率14.16%，监测医院报告覆盖率100%。完成和公示食品安全企业标准备案106件。园艺集中办公区机关三食堂被省卫生健康委评为省级营养健康食堂。

【中医药事业】 中医药资源概况。截至2021年底，全市共有中医医疗机构448家（含公立中医医院12家，民营中医院4家，中医诊所和中西医结合诊所等432家），开放床位3847张，中医执业医师2900余人。国家级中医重点专科3个，省级中医重点专科31个，国家级基层名中医工作室7个，国家级名老中医工作室6个，中医药流派工作室2个，中医药医疗服务能力和诊疗水平走在全省地市州前列，是全国基层中医药先进市、全省中医药产业创建示范市。全市12家中医医院均建成为二级甲等及以上中医医院（三甲3所、三乙1所、二甲8所），县级以上综合医院均设置中医科，基层医疗卫生机构中医科设置率为100%，形成以公立中医医院、综合医院中医科为骨干，乡镇卫生院、社区卫生服务机构为主体，村卫生室、社区卫生服务站为网底，民营中医医疗机构为补充的"市县乡村"四级中医药服务网络，构建了多元化办医提供中医药服务格局。

全国基层中医药工作先进单位复审。三台县、梓潼县全国基层中医药工作先进单位复评验收合格。

基层中医药服务能力提升工程。截至2021年11月底，全市中医医院门急诊人次较2020年同期上升24%、住院人次上升14%，老年人中医药健康管理率达到72%，0—36个月儿童中医药健康管理率86%，全市基层中医药服务量超50%。开展中医强基层"百千万"行动，全市组建市级中医专家团队77个，全市1180名中医师参与联村帮扶，帮扶基层医疗机构2018个。

中医药文化宣传。开展中医药文化进学校、进机关、进企业、进社区、进乡村、进家庭活动50余场。组织70名中医药专家开展"千名医师讲中医"活动，宣讲48场次。组织中医药义诊宣传活动55次，覆盖群众6580人次。开展第三届名中医评选工作，评选出绵阳市第三届名中医10人。绵阳市中医医院被评为第二批四川省中医药文化宣传教育基地，北川永昌中学被评为四川省第一批中医药文化传承基地。与俄罗斯、泰国等"一带一路"国家及巴西保持合作关系，推动中医药文化走向世界。与绵阳电视台携手打造"健康绵阳"专栏，宣传中医药文化。

中医药特色产业。推动中医药"三个一批"建设，中药材种植面积、产量、产值分别提升1.85%、1.25%、3.98%，中医药工业产值同比增长38.9%。支持三台麦冬做大做强，三台县建成全国最大麦冬生产基地。加强道地药材保护，三台麦冬、江油附子、梓潼桔梗、平武天麻和厚朴获得国家地理标志保护品种称号。平武天麻、黄柏、厚朴、杜仲、猪苓、吴茱萸、合欢皮、川木通、白及、羌活等10个品种进入同仁堂。拓展服务领域，扶持北川药王谷、花城本草健康产业园成为国家级中医药健康旅游示范基地。争取省中医药管理局中医药产业发展示范区域建设项目资金800万元（其中市级350万元，三台县、梓潼县、平武县各150万元），通过项目实施，全市中药材种植质量明显提高、中医药人才技术水平明显提高。

【职业健康】 职业病及危害因素监测工作。完成重点职业病监测、工作场所危害因素监测、放射性危害因素监测、职业性放射性疾病监测、放射性本底调查等5个项目，监测229家企业和223家放射性单位，放射性本底调查监测693个点位，随访146例尘肺病例，上报体检数据19732例（比2020年8471例大幅度增加），监测项目县级覆盖率100%。全市9家县级疾控中心完成20万元职业卫生检测设备采购，县级健康职业卫生服务能力有所增强。

尘肺病及尘毒危害专项治理。继续把尘肺病及尘毒危害专项治理工作纳入各县市区卫健部门重点工作考核任务，持续巩固纳入尘肺病及尘毒危害专项治理的122个单位职业病防治工作，申报率、职业病危害定期检测率、劳动者在岗职业健康检查率、培训率（负责人、管理人员、劳动者）高于95%。

健康企业建设和争创"职业健康达人"活动。2021年7家企业通过市级健康企业验收。在全市组织开展争创"职业健康达人"活动，评选出县级职业健康达人86人、市级职业健康达人15人。

放射卫生实现信息化动态管理。全市352家放射诊疗机构全部纳入绵阳市放射卫生监管平台管理，在线管理率100%；放射工作人员个人计量监测率100%、体检率100%、培训率100%。

职业健康执法监督。监督检查全市313家放射诊疗机构、394家用人单位，查处放射卫生违法案件35件，给予警告处罚34件，罚款处罚20件，共计罚款13.53万元；限期改正41家职业卫生不合格用人单位，给予行政处罚36家，共计罚款23.8万

元。市卫生执法支队承办的《某公司隐瞒工艺、材料所产生的职业病危害而采用等案》获国家优秀典型案例。

【人口监测与家庭发展】 推动三孩政策落地落实。全面部署配套支持措施，以"一老一小"为重点，编制整体解决方案，建立健全覆盖全生命周期的人口服务体系。开展规范性文件清理，废止相关处罚规定，将入户、入学、入职等与个人生育情况全面脱钩，取消社会抚养费等制约措施。联合市人社局、市医保局、市工会等部门开展女职工生育假、护理假、育儿假等权益专项执法行动，为婴幼儿照护创造便利条件。依托四川省健康档案云平台定期收集汇总人口自然变动，开展人口形势分析，监测生育形势和人口变动趋势。

计划生育惠民帮扶。落实独生子女父母奖励、农村部分计划生育家庭奖励扶助、计划生育家庭特别政策。2021年，纳入农村计划生育奖励扶助对象22.3万人、特别扶助对象1.2万人，独生子女父母奖励10万户，资格确认准确率100%，三项合计发放资金3.4亿余元，资金发放及时到位率100%。继续实施计生特殊家庭就医、养老、住房、日常照料、殡葬等优先优惠政策。落实"三岗"联系制度，加强上门走访，发放慰问金381万余元。开发计生综合保险，全年投保285.25万元，理赔金额218.96万元。落实计生特殊家庭住院护理补贴保险，特殊家庭住院护理补贴保险承保227.82万元，赔付166.75万元。

婴幼儿托育服务。成立四川省首家婴幼儿托育服务协会。建立省内首家托育服务培训学校和实训基地，率先开展托育服务从业人员培训，填补托育服务从业资质培训空白。争取中国人口与发展研究中心托育政策实验基地项目，成为全国仅有的三个实验基地之一。全市提供3岁以下婴

幼儿托育服务的机构有500余家，注册托育服务机构95家，备案24家，提供托位1.3万个。争取中央预算内投资210万元，实施普惠托育项目3个，建设普惠托位210个。游仙区依托区妇幼保健院建成全省首家公办游仙区婴幼儿照护和托育指导服务中心。

【老年健康服务】 创建全国示范性老年友好型社区。绵阳市涪城区跃北社区、江油市重华镇公安社区、梓潼县黎雅镇文昌宫社区被国家卫生健康委、全国老龄办命名为全国示范性老年友好型社区。

老年健康管理。为辖区内不少于20%的65岁及以上老年人提供医养结合服务，其中全市辖区内第一次医养结合服务指导人次279053人次，服务率40.7%；第二次医养结合服务人次约为414063人次，服务率72%。为辖区内不少于10%的65岁及以上失能老年人提供健康评估与健康服务，实际健康评估与健康服务343136人次，评估率约50.04%，服务率约100%。

营造敬老孝老的社会氛围。利用健康周、敬老月等活动，宣传涉老惠老政策、老龄事业发展成果、健康老龄化理念，组织全市辖区内各级各类医疗机构开展老年健康宣传周和敬老月义诊咨询活动。全市共开展各类宣传活动230余场，大小义诊活动270余次，义诊老年患者近36000人，开展大小老年健康知识讲座达170余场，宣传期间共印发传单共计12.6万余张，发放孝亲敬老倡议书6000余份。发放《老年人维权手册》6000余本，悬挂敬老宣传横幅3000余条，张贴敬老标语8000余条。发放老年健康核心20条、知识宣传资料2.3万余份。

【宣传与健康促进】 "主流大报+行业媒体"新闻信息宣传。在央视新闻等国家级媒体发布医药卫生体制改革、互联网+医疗、托育托幼、医养结合、党建等领域稿件40余篇条，在省级主流媒体发布稿件160余篇条，在学习强国发布信息40余篇。强化建党百年系列主题宣传，开展"医心向党""光荣在党五十年""为民办实事""家医有约"等系列主题宣传和图片视频线上展播活动20余期次。注重加强典型做法、经验的采集、加工、推送，策划开展《点赞！绵阳名中医评选！他们是群众心中的好中医、名中医！》线上评选等活动，阅读量超10万的达6篇条，推荐上报"中国好医生"5人、"中国好护士"2人。

发挥"阵地引领+示范带动"推动健康教育促进。推进健康知识普及行动，初步建立跨部门的健康科普宣传机制。推进"互联网+科普"模式，打造在全省具有影响力的《健康绵阳》电视栏目和周刊，开发科普作品资源容量达2T，100%的县市区电视台免费播放健康科普公益广告，设置健康教育宣传栏500余个，实现健康科普知识在绵阳主城区600余辆公交车、2000余辆出租车车载屏，100余块城市大屏、104个多媒体阅报栏，以及各类场所、机构LED屏的全覆盖播放宣传。常态化推进健康教育"六进"活动，在全市创新开展"同唱一首健康歌 共做一套健康操""健康绵阳全民运动汇"等系列活动，开展中医药文化进校园系列宣传活动10余场。加强健康促进示范建设，安州区、梓潼县通过省级验收，江油市、北川县创建工作正稳步推进，涪城区、盐亭县创建成功。强化居民健康素养监测，推进健康素养促进行动，强化健康素养监测评价和健康干预，全市居民健康素养水平达22.9%。

【率先出台社会心理服务工作管理办法】 11月23日，绵阳市在国内率先出台《绵阳市社会心理服务工作管理办法》（以下简称（办法）），全市社会心理服务工作进入常态化、制度化工作状态。该《办法》是绵阳市以开展全国社会心理服务体系建设试点工作为契机,通过近三年来的探索实践,将其中的成功经验做法、政策措施予以总结提炼形成。《办法》明确社会心理服务工作目标、工作原则、服务对象与工作任务,分别界定了基层社会心理服务体系、教育系统社会心理服务体系、机关企事业单位社会心理服务体系建设要求和方式。对各级各类社会心理服务工作室开展社会心理服务的内容范围、形式与工作要求进行了规范。

截至2021年底,绵阳市建立村(社区)社会心理服务工作室2064个、高校及中小学校心理咨询(辅导)室631个、示范性职工心灵驿站22家,100%专科医院、53.5%二级以上综合医院设立精神(心理)门诊,建立市级24小时心理援助热线,已培训各类基层社会心理健康辅导员8000余名,社会心理服务网络建设全覆盖。

各地各部门将社会心理服务工作与各自日常工作、与社会治理、多元化矛盾纠纷调处等工作有机结合,探索出"七帮一"个案化解机制、孕产育一体化""信访+社会心理服务""家长+学校+医疗机构"等一系列可复制可推广的社会心理服务工作模式,部分经验做法曾被中央政法委《市域社会治理现代化专刊》、国家卫生健康委《卫生健康工作交流·疾病预防控制工作专刊》等刊载。

(文 俊)

广元市

【卫生健康资源概况】 2021年底,全市有医疗卫生机构3210个、床位22118张。卫生技术人员20712人,其中执业(助理)医师7412人、注册护士8936人。每千人口有卫生技术人员8.98人,每千人口有执业(助理)医师3.21人,每千人口有注册护士3.88人,每千人口有床位9.59张。

【人才建设】 引进高层次人才91人,获卫生高级专业技术职务任职资格319人。获评省学术和技术带头人1人,"天府名医"1人、"领军人才"2人。

【教育科研】 举办市级继续医学教育项目40项,国家级6项,省级42项,25000余人次参加继续医学教育学习。完成2020年全市全科医生转岗培训结业考核工作,110名考生参考。组织177人参加2021年全科医生转岗培训。市级指导性科技计划项目立项73项。

【规划与财务】 完成"十四五"卫生健康发展规划编制并送审。争取中央预算内投资项目4个,到位资金0.8亿元。争取广元市中心医院医疗诊治能力提升等专项债项目8个,资金4.6亿元。申报2022中央预算内投资项目9个,规划总投资6.9778亿元;申报2022年地方政府专项债券项目8个,争取债券资金4.6亿元;储备广元市第一人民医院三江新区分院等项目19个,规划总投资53.47亿元。全市卫生健康系统建设项目全省开工率排名第一、竣工率第四、投用率第三、中央投资完成率第六。完成固投入库1.98亿元,签约招商引资项目4个,到位资金10亿元。

【健康扶贫成果同乡村振兴有效衔接】 联合12个部门印发《广元市巩固拓展健康扶贫成果同乡村振兴有效衔接工作方案》。健全脱贫人口精准帮扶机制,全市监测因病致贫返贫风险户517户,通过健康帮扶消除风险281户,其余均采取相应措施。大病专项救治病种45种,大病医疗救治5109人。

【信息化建设】 市第一人民医院、市中医医院建成二星智慧医院，剑阁县人民医院、苍溪县中医医院、利州区第二人民医院建成二星智慧医院，全市智慧医院达到8家；剑阁县人民医院、朝天区人民医院建成互联网医院，全市互联网医院达到5家。市精神卫生中心"5G+物流机器人"被列为省卫生健康委新技术试点应用。市卫生计生信息中心被国家卫生健康委办公厅通报表彰为中国共产党成立100周年庆祝活动网络安全保障工作表现突出集体。

【统计工作】 严格执行《统计法》《四川省卫生计生统计调查制度》等法律法规，开展全市统计质量现场质控督查，编制全市《2020年卫生健康统计提要》，强化卫生资源、医改、控费等各类数据分析，夯实卫生健康行业监管数据支撑。统计月报上报率、统计直报系统数据质量监测问题及处理率100%。

【行政审批】 持续深化"证照分离"改革，启动《放射工作人员证》告知承诺改革试点工作。57个审批服务事项全部纳入四川省政务服务一体化平台运行，审批服务事项提速85.94%，审批服务事项网上可办理100%，审批服务事项全程网办率100%、"最多跑一次"率100%、按时办结率100%、申请材料减免率73.25%、即办件比例54.39%、好差评主动评价率100%、满意率100%。

【综合监管】 挂牌成立广元市卫生健康综合行政执法支队，实行"局队合一"体制，率先在全省范围内创立卫生健康领域行政执法改革的新模式。医疗"三监管"平台纳入医疗机构350家，核查问题线索4001例次，追责22名医务人员。各级卫生健康综合行政执法机构监督检查9209户监督单位12208次，覆盖率99.62%、合格率92.57%。受理各类投诉举报87件，办理完结87件，查处率和群众满意率均为100%。办理各类卫生计生违法案件823件，办案率11.67%，罚款209.674万元，没收违法所得4.54万元，没收非法物品、器械17家。

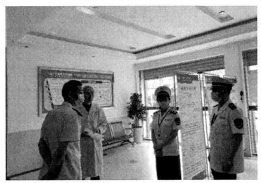

◎2021年5月19—20日，广元市卫生计生监督执法支队组织全市8家卫生监督机构专项执法检查全市发热门诊、发热哨点新冠肺炎疫情防控情况（赵胤琛◇供稿）

【卫生应急】 常态化疫情防控期间，加强与陕西省宁强县协调、协作，建立"卡点共建、经费共担、人员共派"的区域联防联控新模式。牵头制定《广元市自然灾害卫生应急预案》《广元市森林火灾医疗卫生救援应急预案》，出台《广元市突发公共卫生事件监测预警制度》。专题制定《广元市关于庆祝中国共产党成立100周年活动期间卫生应急预案》《广元市第三届运动会卫生应急工作方案》，完成"建党百年"系列庆祝活动和广元市第三届运动会等医疗卫生应急保障8次。全市卫生应急队伍参加各类卫生应急力量演练近百余次，参训医护人员3000余人次。11月10日，牵头组织广元市新冠肺炎聚集性疫情处置实战演练。

【疾病预防控制】 市疾控中心建成三甲疾控机构，支持7个县级疾控机构生物安全实验室建设。全市法定传染病报告发病率644.89/10万，同比上升65.99%，无重大传染病和突发公共卫生事件发生。艾滋病治疗覆盖率93.74%、治疗成功率94.57%。

肺结核报告肺结核发病率66.58/10万，较2020年同期64.45/10万上升3.3%。麻风病随访到位率100%、规则治疗率100%、症状监测完成率100%、密切接触者检查率100%。全市疾控机构登记评审、精神卫生防治、学校卫生和环境卫生等工作全省排名均在前五位。出台《广元市乡镇（街道）、村（社区）公共卫生委员会建设方案》。

【新冠肺炎疫情防控】 提级管理10例确诊病例（其中境外输入4例）和5例无症状感染患者，实行"一人一案"精准治疗，治愈率100%。规范设置1家定点医院，18家发热门诊，52家发热诊室，267家发热哨点。规范设置集中隔离场所126家，房间10172间。建成核酸检测机构42家（含1家城市检测基地），配置96通道扩增仪107台，快检设备79台，日最大单检能力7.7万管。组建156支1627人的流调队伍；培养合格采样人员14117人，检测人员502人，转运人员724人。全市累计接种新冠病毒疫苗419.03万剂次。

【健康广元行动】 印发《健康广元专项行动方案（2020—2030年）》，有序推进17个专项行动。全面开展健康促进县区创建，昭化区通过省级评估，利州区新建成省级健康促进示范区。健康广元专项行动推进成效获健康四川行动推进委员会办公室通报表扬。

【基层卫生健康】 完成全市乡村两级医疗卫生机构布局调整、挂牌。乡镇卫生院从247个撤并至137个，撤并率44.53%，村卫生室从2504个撤并至1517个，撤并率39.42%。苍溪县、朝天区纳入"两项改革"省级重点监测县区，启动"员额管理""岗编适度分离""县招乡用""乡招村用"试点。出台《广元市县域医疗卫生次中心建设实施方案》，规划布局16个县域医疗卫生次中心，启动建设10个，其中2个纳入省级财政次中心建设补助项目单位。新增优质服务基层行推荐标准机构3个，基本标准机构13个，新建成社区医院1个。加强村卫生室运行保障，市级财政分别给予县区村卫生室1000元、3000元专项补助。出台《广元市建立完善乡村医生养老保障补助机制的实施方案》，历史性解决全市5000余名乡村医生养老保障问题。广元市人均基本公共卫生服务经费补助标准从74元提高至79元，为全市常住城乡居民免费提供12项国家基本公共卫生服务。

【妇幼健康服务】 落实母婴安全五项制度，全面落实孕产妇妊娠风险评估与分级管理，开展全市妇幼保健服务质量控制，强化儿童健康管理。37家爱婴医院完成评估和复核。建成利州区、苍溪县、旺苍县、剑阁县、昭化区5家产前筛查机构。成立广元市宫颈癌乳腺癌筛查管理中心，市妇幼保健院建成省级新生儿保健特色专科。市卫生健康委获全省母婴安全保障工作成效突出集体称号。全市孕产妇死亡率为0，婴儿死亡率1.90‰，5岁以下儿童死亡率2.91‰。

【医政医管】 全市12家三级公立医院（含中医类医院）、6家二级公立医院绩效考核有序推进。市中心医院和市中医医院现代医院管理制度试点推动有力，6家直属医疗机构完成章程修订。出台《广元市城市医疗联合体建设试点工作推进方案》，有序推进"1+4+12"（1个医疗集团、4个网格化城市医疗联合体、12个专科联盟）的城市医疗联合体建设。广元市朝天区医疗健康集团正式成立，形成"1+2+5+N"（1个龙头医院、2个特色医院、5个片区医院、N个基层机构）的县域医共体，实现架构、管理、利益、服务、发展、责任"六个共同体"目标。推动5G、人工智能等新兴技术在智慧医疗的应用，4家医院开展5G急救应用，3家医院开展肺结节AI辅助诊断应用，3家医院应用智能机器人提供咨询、送餐、物流服务，3家医院开展整体和部分云应用。持续改进"绿色通道"救治流程，卒中中心完成急性脑梗死静脉溶栓145例次。市中心血站外采三组被表彰为2019—2020年度全国血站系统表现突出采血班组。完成市中心医院、市中医医院、市第一人民医院、市精神卫生中心、市第二人民医院、苍溪县中医医院、剑阁县中医医院的医疗机构巡查工作，并提出改进意见和建议。全市门诊患者满意度在全省排名第2位，住院患者满意度在全省排名第5位。

【食品安全】 完成省级食品风险（含农产品）监测437份，完成率102.1%；完成市级监测任务80份，完成率100%。全市食源性疾病监测网络机构由30家增至65家，其中二级及二级以上医疗机构达到45家。上报食源性疾病病例8925例，哨点医院上报率100%。全市累计上报2人及2人以上事件17起，涉及病例119例，均为一般事件。

【中医药事业】 举办全市中医药传承创新发展大会，推动中医药强市建设"十二大行动"。市中医医院被确定为全省七大中医区域医疗中心之一。省级区域医疗中心建设项目于2021年6月开工，年内投资6300万元。市中医医院重症医学科、剑阁县中医医院儿科等5个学科建成市级中医重点专科。所有公立中医医院全部纳入公立医院绩效考核，市县级中医医院章程制定率100%，中药熏洗、脊柱小关节紊乱推拿治疗等5项中医类医疗项目服务价格上调15%—60%不等。实施中医药"强基层"行动，建成填平补齐中医馆33个、提档升级中医馆4个，基层中医药服务量达到50%。加强中医药领域科技创新，推进中医药科研重点实验室建设，玄麦清咽颗粒

等5种院内制剂纳入全省首批中药制剂调剂目录，"平喘固本胶囊"在省药监局成功注册。发展道地中药材、生物医药、康养旅游业等特色产业，新建标准化生产基地191个、道地中药材初加工厂5个，新增涉药企业及专合社等45个，新增有机认证3个，出台地方标准2个，培育新进规中医药企业2户。2021年中药材总产值81.52亿元，同比增长17.57%。

【职业健康】 全市职业病患者5262例（不完全统计），其中3863人纳入保障体系。专项治理尘肺病易发高发领域285家企业，285家企业达标。2021年3月，广元市代表全省完成迎国检任务。新建成省级健康企业6家、市级健康企业22家，广元健康企业建设经验在全省推广。179个乡镇设置职业健康协管员420人，全面启动职业健康在线监管试点。重庆市、南充市等先后到该市考察交流职业健康工作。广元市主动协调川东北4市与川北医学院签订《川东北职业病防治与职业健康联盟》。建设工作经验在全国尘肺病康复站建设工作推进会（长沙）上作经验交流。职业健康工作经验被国家卫生健康委《卫生健康工作交流》（第110期）刊发。

【家庭发展】 全市享受国家奖励扶助对象78207人，省级奖励扶助14060人，特别扶助5432人，独生子女父母奖励27939户，兑现资金13654.28万元。推进计生特殊家庭住院护理补贴保险工作，理赔409例。全市注册托育机构39家，新增标准托位1300个，其中普惠托育机构11所，普惠托位780个。在全省率先成立托育服务行业协会和专家库，成立婴幼儿托育照护机构指导中心。首诚托育电信园被确定为国家规范标准示范园，婴幼儿照护行业发展态势良好。

【老年健康服务】 实施老年健康专项促

进行动，引导基层医疗机构转型为老年医院、康复医院。推动全市二级以上综合医院老年医学科建设。建成医养结合服务机构23家。利州区芸香社区、剑阁县沙溪社区被评为全国示范性老年友好型社区，嘉陵社区卫生服务中心等6个单位被评为基层医养结合示范单位。结合老年健康宣传周、老年健康宣传月等，开展形式多样的敬老、爱老活动，扎实推进"智慧助老"行动，营造敬老爱老助老的浓厚氛围，有效推进老年健康和医养结合服务。

【健康服务业】 广元康养示范产业园项目建设全面推进，康养小镇一期主体基本完成，项目累计投资15亿元以上。培育规模以上企业2家、限上批零住餐企业1家。牵头完成生态康养产业招商组签约资金11亿元，落地资金20亿元。文旅康养产业完成生态健养产值11.5亿元。昭化区药博园建成四川省中医药健康旅游示范基地。民营医院管理年行动持续开展。

【宣传与健康促进】 加强新冠肺炎疫情防控和疫苗接种宣传，组织专家电台热线直播3场，印制宣传资料10万册。举办"献礼建党百年 铭记最美瞬间——天使心向党"摄影作品展、"十三五"卫生健康事业发展成就展，编撰《同心纾国难——广元市抗击新冠肺炎疫情纪实》画册，"打卡爱教基地 讲述红色故事"短视频获二等奖。市中心医院曾茹被推荐为7月份"中国好医生中国好护士"先进典型，市精神卫生中心赖辉被评为"首届广元市道德模范"，市第一人民医院赵英明被评为"四川正能量网络达人"等。组织健康科普专家进社区、学校，开展健康科普讲座32场次。在中央、省市主流媒体刊登稿件6238余篇。获市委宣传部2021年度全市宣传思想工作先进集体。

（赵胤琛）

遂宁市

【卫生健康资源概况】 2021年底，全市有医疗卫生机构3907个、床位21004张。卫生技术人员20514人，其中执业（助理）医师8308人、注册护士（师）8851人。每千人口有卫生技术人员7.29人，每千人口有执业（助理）医师2.95人，每千人口有注册护士3.15人，每千人口有床位7.46张。

【人才建设和医学教育】 引进高层次和急需紧缺人才42人。开展继续教育培训54次，住院医师（含全科助理医师）规范化培训171人，全科转岗学员培训171人，护士规范化培训170人。选派康复医师、临床药师等紧缺人才7名参加省卫生健康委组织的专业技能培训。

【科研工作】 成功推荐遂宁市中心医院肿瘤科为国家临床重点专科建设项目，并获中央项目建设经费500万元。推荐遂宁市中心医院急诊医学等8个重点学科为省级重点学科。

【项目建设】 启动卫生健康项目22个，争取中央、省级资金6.88亿元。市公共卫生临床医疗中心、市一医院高新院区、市中心医院健康服务产业基地项目顺利推进，市疾控中心迁建项目开工建设。成立遂潼卫生健康事业一体化发展工作领导小组，牵头制定《遂潼川渝毗邻地区卫生健康工作一体化发展2021—2023年重点任务清单》。

【健康扶贫成果同乡村振兴有效衔接】 联合印发《遂宁市巩固拓展医疗保障脱贫攻坚成功有效衔接乡村振兴战略的实施细则》。切实落实贫困人口家庭医生签约服务工作，并督导家庭医生签约服务工作。安居区医共体为保障家庭医生签约服务顺利开展，落实经费100万元医保资金。落实"先诊疗后结算"政策，设立"一站式"综合服务窗口，切实控制贫困患者医疗费用支出。

【信息化建设】 推动市全民健康信息平台升级改造。发展互联网医疗健康服务，市中心医院实施分诊叫号微信消息候诊提醒服务，开展物流机器人送药服务。创建数字化医院12家，发展互联网医院3家。率先在全省建成"空中医院"，开展远程会诊、培训等，覆盖全市118个医疗机构。四川大学华西医院指导市中心医院开展全国首批5G网络手术。

【行政审批】 开展"放管服"改革，政务服务事项压缩办事时限89%，减少申报材料38%。建立"容缺受理"机制，容缺受理行政审批25项。作为全省卫生行政审批工作先进单位在2021年全省卫生行政审批工作会议上作经验交流发言。

【综合监管】 落实"双随机双公示"监督执法机制，办理行政处罚案件198件，罚款共计101.585万元。承办2020年全省卫生健康监督机构规范化建设试点工作总结暨2021年试点工作推进培训班，大英县卫生健康综合行政执法大队获授首批四川省规范化卫生健康监督机构。

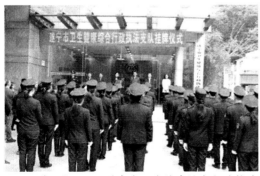

◎2021年4月20日，遂宁市卫生健康综合行政执法支队举行挂牌仪式（但佳◇供稿）

【卫生应急】 编制完善《突发公共事件医疗卫生救援应急预案》，基本构建4支市级卫生应急队伍（132人）。制定印发《遂宁市2021年市城区公共场所配置AED（自动体外除颤仪）试点实施方案》，探索在人员密集地首先试点配置AED。

【疾病预防控制】 艾滋病患者抗病毒治疗覆盖率95.82%，肺结核报告发病率较2020年同期下降7.19%，儿童免疫规划疫苗接种率92%以上。射洪市社会心理服务中心挂牌运行。

【爱国卫生】 印发《健康遂宁专项行动方案（2020—2030年）》，成功建设九莲州健康主题公园。制定《遂宁市爱国卫生运动委员会工作规则》，指导蓬溪县天福镇通过国家卫生乡镇暗访评估。

【基层卫生健康】 切实做好两项改革"后半篇"文章，全市现有乡镇卫生院104个（分院有29个），村卫生室2691个，确保每个乡镇办好一所达到国家基本标准以上的卫生院，每个行政村办好一所达标村卫生室，实现"一镇一院""一院多点""一村一室""一室多医"的布局。规划布局12个县域医疗卫生次中心。承办川渝家庭医生签约服务经验交流培训会。船山区龙凤镇中心卫生院、射洪市金华镇中心卫生院被评为全国标杆乡镇卫生院300强。为全市318.14万常住城乡居民免费提供12项国家基本公共卫生服务，拨付资金24439.54万元。该市基层卫生工作经验被国家卫生健康委办公厅《卫生健康工作交流》（第187期）刊载。

【妇幼健康服务】 在2021年妇幼机构妇幼室间质评中以全优的成绩排名全省第三。遂宁市被纳入四川省人类辅助生殖技术应用规划，在2021年四川省出生缺陷防治管理中心工作会上作经验交流发言。孕产妇死亡0人（自建市以来第一次无孕产妇死亡），婴儿死亡率2.24‰，5岁以下儿童死亡率3.62‰，连续3年未发生艾滋病母婴传播事件。

【食品安全】 组织全市67家食源性疾病监测医院完成食源性疾病病例报送工作，任务完成率115%。在完成省级食品风险监测任务的基础上，全面完成新增350份地方特色样品的监测任务。完成食品安全企业备案公示29个。

【中医药事业】 印发《遂宁市中医药强市建设行动实施方案（2021—2025年）》，贯彻落实中医药强省建设"十大行动"，以市中医院为核心，市第一人民医院、射洪市中医院为依托，打造中西医协同"旗舰"医院、中医特色重点医院、中医疫病防治基地。实施名医堂工程，组织开展第二批遂宁市名中医评选。加快推进基层医疗卫生机构中医综合服务区（中医馆）服务能力建设。全市新增乡镇卫生院中医馆建设项目10个，社区卫生服务中心中医馆建设项目3个。持续推进市中医医院省级中医医疗区域中心建设。

【职业健康】 开展尘肺病防治攻坚行动，会同10个部门制定《遂宁市尘肺病防治攻坚行动实施方案》《遂宁市矿山、冶金、化工行业领域尘毒危害专项治理工作实施方案》等配套文件，推动各级各单位齐抓共管。全市随访尘肺病患者37例，粉尘危害申报率、粉尘浓度定期检测率、粉尘危害重点岗位劳动者个人防护用品配备率、重点行业新增建设项目职业病防护设施"三同时"实施率均达100%。

【人口监测】 2021年全市人口继续保持低速增长。全市共办理生育服务证19228个。推进健康档案云平台人口监测系统的广泛运用，督促各县（市、区）、市直园区等加大培训乡镇人员，切实提升基层工作人员操作技能，实现生育登记、户籍管理、住院分娩、出生医学证明等相关人口信息共享，有效提升人口数据动态监测能力。

【老年健康服务】 争取省专项资金500万元，指导射洪城西社区、会龙镇卫生院、桂花卫生院等5个社区医养结合项目点。指导射洪市中医院等5家医疗机构新增养老服务职能，设立医养中心。河东新区慈音寺社区被评为全国示范性老年友好型社区。实施敬老月走访慰问、健康促进、智慧助老、老年维权等活动，全市各级党委政府走访慰问老党员、高龄、贫困、失独老人4000余人，发放慰问金和慰问物资40余万元。

【健康促进】 推出"恪守遂宁卫健初心——'图'话遂宁健康史"，创新推出健康套餐定制服务，为560家市级"四上企业"负责人办理并发放健康联系卡、开展健康知识专题培训讲座，广泛宣传倡导健康生活方式。

【大英县卫生健康综合行政执法大队获授首批四川省规范化卫生健康监督机构】 2020年6月18日，大英县卫生健康综合行政执法大队被省卫生健康委确定为全省首批卫生健康监督机构规范化建设试点单位。2021年7月22日，规范化建设工通过省级验收，9月16日，获授首批四川省规范化卫生健康监督机构。

一、以组织领导为保障，推动项目建设落地落实

在大英县被确定为全省首批卫生健康监督机构规范化建设试点单位后，市县两级人民政府均成立领导小组，以召开推进会议、现场指导等方式加快推动试点工作。2021年，遂宁市人民政府副市长吴新春实地调研县卫生健康综合行政执法大队规范化试点建设工作，明确要求大英县加快推进项目建设进度，确保各项目按时按质完成；县委书记胡铭超专题调研大英县卫生健康监督机构规范化建设，亲自安排解决推进过程中遇到的困难和问题，给予最大的政策和资金支持，确保试点工作取得实效，力争将规范化试点单位打造成遂宁名片、大英名片。

二、以基础配套重点，推动弱项短板补齐补强

大英县努力补全试点工作推进中的"先天不足"，在解决试点单位办公用房面积不达标的问题时，将3200平方米的原人口计生委培训中心楼无偿划拨给县卫生健康综合行政执法大队；在解决试点工作工程建设资金缺口问题时，县委县政府将其统筹纳入县级财政保障，以保证试点工作的顺利推进。自规范化建设试点工作启动以来，大英县在房屋改造、设施设备购置及小区环境美化配套等方面，共投入资金700余万元。同时大英县引入信息化手段搭建智慧卫监平台，推进"互联网+监管"模式，确保在重大执法案件中基本实现卫生监督执法全过程留痕和可回溯管理；委托专业设计公司严格按照规范化建设标准，融入地方元素和大英理念打造集党建、法治、警示于一体的多功能展示厅，优化完善"十室两中心"功能布局，确保卫生健康监督设施设备配置走在全省前列。

三、以岗编分离为抓手，推动监督网络织密织牢

大英县卫生健康综合行政执法大队原有参公编制13名，相较于繁重的监督执法任务，力量远远不够。①采用岗编分离的方式将县流管站20名工作人员（全额拨款事业编制）分派到基层镇（街道）从事卫生监督执法工作，并将其交由县卫生健康综合行政执法大队直接管理，目前该批人员均已持证上岗。②全面实施卫生监督协管员制度，将监督职能下放到社区村组，通过县级赋权、委托执法等方式解决原有卫生监督执法乡镇断层、缺位等问题，确保"职能归位"，初步构建起"纵横交错、全面覆盖、分级管理、层层履责、网

格到底、责任到人"的网格化监督执法网络，基层卫生监督工作得到进一步加强。

四、以部门协作为支撑，推动文化建设出新出彩

县委组织部牵头，县纪委监委、党史办、团县委、地方志办、司法局、文广旅游局、财政局等部门通力协作、指导，以卫生健康监督性质与特色为基础，围绕卫生健康监督文化价值定位，将县卫生健康综合行政执法大队多功能展示厅建设列为大英县向建党一百周年献礼工程之一，提升大英县卫生健康监督机构综合文化形象和影响力。县卫生健康综合行政执法大队从挖掘卫生健康监督文化内涵，改善执法队伍形象出发，坚持"突出重点、示范带动"的定位，创新举措，打造多功能展示厅，同时运用高科技、新技术在全省率先建设起卫生健康监督机构数字党建、执法云展厅，以鲜活的文化建设凝心聚力，激发创业激情，引领事业发展。

五、以教育培训为契机，推动监督执法提质提效

开展规范化建设试点的最终目的，是为了提升监督执法水平，更好地服务于老百姓的身体健康。①2020年以来，大英县先后多次邀请省级专家在大英县组织开展职业卫生、医疗卫生现场带教培训、突发公共卫生事件应急演练，全面提升执法队伍业务能力及综合素质。②强化行政处罚案卷评查，提升执法案卷质量，县卫生健康综合行政执法大队选送的执法案例多次被评为中央、省、市级优秀案例。③借势规范化建设试点工作，推进卫生健康监督水平提升，丰富和完善卫生健康监督执法"大英模式"的内涵和外延，更好地解决"看得见的管不着，管得着的看不见"的难题。

（但　佳）

内江市

【卫生健康资源概况】 2021年底，全市共有医疗卫生机构3764所、床位26304张。卫生技术人员23348人，其中执业（助理）医师8994人、注册护士10947人。每千人口有卫生技术人员7.43人，每千人口执业（助理）医师2.86人，每千人口注册护士3.49人，每千人口床位8.37张。

【人才建设】 获评第三届市卫生健康委学科带头人28人。现有省级学科带头人及后备人选23人，市学科带头人及拔尖人才等18人。

【教育科研】 在培住院医师473人、已培护士100人、已培156名基层医疗卫生机构的医生完成全科医生转岗培训。印发《内江市医学重点学科建设方案》，明确7个重点建设学科，市财政每年给予每个学科50万元建设经费。将市一院泌尿外科、市二院肿瘤科、市妇保院儿科建设项目纳入"内江市重大任务'揭榜挂帅'行动榜单（第一批）"。2021年，向省卫健委推荐医学重点学科建设项目5个，适宜技术推广项目3个，普及应用项目39个。

【规划与财务】 印发《内江市"十四五"公共卫生事业发展规划》。争取到内江市妇幼保健院门诊医技住院楼建设项目和隆昌市人民医院内科综合楼建设项目中央预算内资金1亿元。

【健康扶贫成果同乡村振兴有效衔接】 联合12部门印发《内江市巩固拓展健康扶贫成果同乡村振兴有效衔接实施方案》。在全市开展"基本医疗有保障"巩固情况的专项排查，乡村两级医疗卫生机构和人员"空白点"完全消除。脱贫人口县域内住院和慢性病门诊维持治疗医疗费用个人支付占比控制在10%以内。开展因病返贫致贫动态监测1153户2894人，救治大病专项患者11825人。

【信息化建设】 市一医院、市二医院建成互联网医院，市二医院、市中医院、资中县人民医院建成一星级智慧医院。全市电子健康卡注册量404.6万张，挂号323.4万人次，持卡实名就医率70%。市本级卫生健康系统政务数据共享285条。内江市卫生健康系统"大千故里""甜城内江""内江联合战队"三支网络安全队伍分别获中国医院协会信息管理专业委员会举办的全国"新华三杯"医疗新基建网络技能大赛二等奖、优胜奖和国家卫生健康委主办的第二届卫生健康行业网络安全技能大赛优胜奖。

【依法行政】 落实《党政主要负责人履行推进法治建设第一责任人职责规定》，继续强化领导干部示范引领作用，2021年党委中心组开展集中学习12期，无一例行政复议和行政诉讼败诉案件发生，连续三年获得法治政府建设先进集体称号。

【行政审批】 全面启用电子证照，实现行政审批、医政管理和卫生监督执法信息共享。市级行政许可、公共服务等事项网上可办率均为100%。减免相关材料行政许可办理事项共40余项。细化13项行政许可事项的办理情形，完成情形项配置120项。精简行政许可申请材料和规范办理时限，实现行政许可事项承诺时限在法定时限基础上平均减少86.87%，即办比例达到53.03%。市本级办理行政许可事项219件。

【综合监管】 完成医疗卫生行业督察整改工作，辖区内各级各类公立医疗机构和民营医院综合监管覆盖率100%；提前完成国家省市"双随机"监督抽检任务，重点监督抽检任务完成率和上报及时率达100%。完成中央环保督导工作，调查、回复10件涉及环保工作的投诉件。依法执业自查工作初见成效，全市128家医疗机构在"四川智慧卫监"平台注册并开展线上自查。落实行政审批、行政处罚双公示，2021年在内江信用平台录入信息275条；全市10家三级医疗机构、23家二级医疗、市级医废监管平台全部并入省监管平台；全市共集中处理各类医疗废物165.35万公斤，全市市医疗机构医疗废物规范分类收集率100%，集中处置率99.5%；处罚案件899件，罚没金额186.20万元。

【卫生应急】 制发《关于改革完善重大疫情防治和应急管理体系的实施意见》。组建7支共115人的应急队伍，组建3支医疗救治分队和1支卫生防疫分队。强化突发公共卫生事件风险评估，及时修订各类专项应急预案。加强紧急医疗救援指挥调度，强化突发事件应急处置和警医联动，2021年累计调度出诊4.5万次，上报应急处置信息41条，警医联动共享信息1836条。妥善处置泸县"9·16"地震灾害，派出市级医疗救治专家前往隆昌市会同省人民医院给予用药、救治等方面指导支援，全市11名伤员均治愈出院。

【疾病预防控制】 传染病报告发病率313.95/10万，连续8年低于全国、全省平均水平。国家免疫规划疫苗报告接种率99.46%，无国家免疫规划疫苗针对性疾病暴发流行。持续巩固艾滋病"三线一网底"防治体系，完成艾滋病筛查158万人次，检测覆盖率42.79%，治疗覆盖率和成功率分别为95.58%、94.28%，无艾滋病母婴传播发生。报告肺结核患者和疑似肺结核患者的总体到位率99.58%，肺结核患者成功治疗率94.80%，全面完成"十三五"内江市结核病防治规划终期评估。获中国防痨协会"分秒必争、终结结核"科普短视频挑战赛全国二等奖。在全市范围

内组织开展学生近视监测工作，监测各类院校共34所、学生9893人，总体近视率50.98%。推动隆昌市社会心理服务体系建设试点。市中区通过国家级慢性病综合防控示范区复评审。

【新冠肺炎疫情防控】 2021年全市无新增确诊病例和无症状感染者。配置专用救治病床800张，改造重症救治病床80张。全市15家二级及以上综合、专科医院发热门诊设置率和专用CT配备率均达100%。建立市、县、乡三级全覆盖的流行病学调查队伍331支共1106人。建成核酸检测实验室32个，成立3支共300人的省级采样应急支援队，储备采样人员11063人、检测人员407人，核酸检测能力以高分通过省级验收。接种新冠病毒疫苗492.65万剂次。

【爱国卫生】 内江市获国家卫生城市称号。资中县罗泉镇、威远县越溪镇创建国家卫生乡镇通过省级暗访。市中区健康促进县区建设工作通过省级专家组考评验收。

【基层卫生健康】 完成乡镇卫生院调整，由原来的109个调整为73个乡镇卫生院。全市新增优质服务基层行推荐标准机构4个，新建成社区医院3个。制定《内江市乡村医疗卫生服务能力提升工作方案》，资中县球溪镇中心卫生院、威远县镇西卫生院被纳入全省项目建设。选派203人参加乡镇卫生院（社区卫生服务中心）骨干人员和乡村医生培训。

【妇幼健康服务】 增设市第一人民医院为内江市产儿科急救中心。组织全市开展新冠肺炎疫情常态化背景下母婴安全联合救治应急演练桌面推演。全市孕产妇死亡率0，婴儿死亡率2.12‰，5岁以下儿童死亡率3.85‰。

【医政（药政）管理】 建成国家高级卒中中心和国家胸痛中心（标准版）各2家，填补了内江市国家级胸痛、卒中中心

的空白。推广多学科诊疗模式、分时段预约诊疗和检查检验集中预约服务和临床路径管理，全市公立医院预约诊疗率53.17%，临床路径管理率43.81%，排名全省前列。推进日间手术，取消日间手术医院等级、病种限制条件，在市一院开展试点并取得显著成效。完善县级医院精神科、传染（感染）科等薄弱科室建设，除威远县人民医院尚未设置精神科外，其余县（市、区）人民医院均设置精神科、传染（感染）科；隆昌县、资中县、威远县3家县医院服务能力达到国家县医院推荐标准。"PCCM学科规范化建设项目"通过率全省第一。全市无偿献血12.86吨，全年无因临床用血致感染事件发生。以隆昌市人民医院、隆昌市中医医院牵头的医共体集团医院开展基本药物制度综合试点。遴选内江市第一人民医院、威远县人民医院、资中县人民医院、内江市市中区人民医院、隆昌市中医医院为短缺药品哨点医院，建立联络人制度。在全市22家公立医院开展改善医疗服务年活动，患者满意度测评达96%。开展合理用药专项评估、民营医院管理年活动和不合理医疗检查专项治理行动。

【食品安全】 超额完成食品安全风险监测任务，其中化学污染物及有害因素监测样品168件，监测项目2185项，食品中微生物及其致病因子监测样品259件，监测项目1030项。完成食源性疾病病例监测2911例，采集食源性疾病患者生物标本497份，完成细菌学检测2976项次，无食源性疾病事件暴发。完成企业标准备案前公示26家，企业标准备案后公开23家。内江市第二社会福利院通过省级营养健康食堂建设验收。东兴区住建局、内江市水务公司、资中县疾控中心和威远县山王镇黄荆沟中心校通过市级营养健康食堂建设验收。

【中医药事业】 全市二级以上综合医院100%设置中医科，100%的社区卫生服务中心及乡镇卫生院建成中医馆、95.93%的村卫生室能提供中医药服务，基层中医药服务量占比50.84%。国家级、省级、市级中医重点专科26个。市中医医院被确定为国家中医特色重点医院，建成省级中医医疗区域中心。联合医保局出台《内江市中医八类骨伤科优势病种结算管理暂行办法（试行）》，推动中医8类骨科优势病种纳入医保同病同效同价政策。

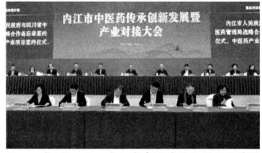

◎2021年3月26日，内江市中医药传承创新发展暨产业对接大会召开（谢丹◇供稿）

【职业健康】 全市重点职业病监测项目覆盖率100%。职业病及健康危害因素监测信息系统内职业病随访管理中1542条尘肺病例数随访及录入，随访率100%。尘肺病哨点医院主动监测224人，完成率113.13%。完成全市135家企业工作场所职业病危害因素监测，完成率100%。完成威远县严陵镇中心卫生院、越溪镇中心卫生院第一批职业病防治康复站试点建设，推进第二批康复站山王镇中心卫生院试点建设工作。四川白马循环流化床示范电站有限责任公司和四川省星船城水泥股份有限公司通过省级健康企业创建考评验收。

【家庭发展】 计划生育奖特扶资金10092.7104万元、独生子女父母奖励金606.09万元发放到位。实施三孩生育政策及配套支持措施，发展多种形式托育机构，新建托位6713个，新增托育机构千人托位2.5个，4所托育机构在国家托育备案系统成功备案，托育行业协会会员单位发展到41家，建立完善公共场所标准化母婴室114个。

【老年健康服务】 全市9家三级以上医疗机构被评为省级友善医疗机构。资中县重龙镇西街社区、隆昌市古湖街道文庙坝社区被评为全国示范性老年友好型社区。

【宣传与健康促进】 围绕健康内江建设、新冠肺炎疫情防控、新冠病毒疫苗接种、公共卫生和重大疾病防治、中医药传承创新发展、全面提升医疗服务能力等重点开展系列专题报道，及时宣传和解读全市卫生健康重大政策和重点工作进展情况。开展医师节庆祝活动，评选"十大名中医""最美医生""最美护士"等系列评先评优活动。发布信息365条、上线"阳光政务"热线栏目2期，上线甜城连心桥3期、召开新闻发布会3期，推送健康提示、疫苗科普知识宣传2000余条。

（谢 丹）

乐山市

【卫生健康资源概况】 2021年底，全市有医疗卫生机构3237个、床位26280张。卫生技术人员23780人，其中执业（助理）医师9087人、注册护士10973人。每千人口有卫生技术人员7.52人，每千人口有执业（助理）医师2.88人，每千人口有注册护士3.47人，每千人口有床位8.32张。

【人才建设】 5人被确定为第五批民族地区基层卫生优秀人才，10名专家被评选为"嘉州名医"项目支持人选。

【教育科研】 完成164名临床类学员全科转岗培训，完成114名全科转岗培训、骨干全科培训结业考核。评审通过市级重点学科6个，市级重点专科20个。

【规划与项目工作】 印发《乐山市"十四五"卫生健康事业发展规划》。市妇幼保健院整体迁建项目全面投用。市人民医院城南院区一期工程和二期城市核算检测基地建成投用，全科医生培养基地改造项目已完工。市疾控中心实验大楼项目、市中心血站业务大楼项目竣工。乐山市新区医院建设项目主体完工，正在实施装饰工程。推进"成渝经济圈"和"成都平原经济区"一体化发展工作，草拟卫生健康事业合作协议。

【健康扶贫成果同乡村振兴有效衔接】 联合市发改委、医保局、乡村振兴局等10部门出台《乐山市巩固拓展健康扶贫成果同乡村振兴有效衔接实施方案》。持续着力政策保障，分类建档已建档立卡脱贫人口，实现就诊精准识别100%、就医信息管理100%。推动建档立卡脱贫人口、边缘致贫户、突发严重困难户"先诊疗后结算""一站式服务"等举措落实落地。累计配套卫生扶贫救助基金、医药爱心基金共计1.5亿元，2021年救助8.5万余人次0.2亿元。

推动新一轮东西部医疗卫生协作，推进全市"三县一区"医疗卫生水平提档升质。马边彝族自治县投入东西协作资金200万元开展苏坝中心卫生院改扩建项目，金口河区投入东西协作资金350万元开展区人民医院发热门诊能力提升建设项目，柯桥区捐赠峨边彝族自治县40万元用于乡镇卫生院能力提升。由东部通过"组团式"帮扶方式，与该市四个帮扶地医疗卫生机构签订"一对一"结对帮扶协议32份。乐山市"三县一区"共派遣到浙江省4县（区）进修学习专业技术人员57人次，浙江省4市共向该市派出28名高质量卫生专技人才。

【信息化建设】 乐山市人民医院、乐山市中医医院建成二星级智慧医院，峨眉山市中医医院建成一星级智慧医院。乐山市人民医院、乐山市中医医院、乐山老年病专科医院建成互联网医院；乐山市精神卫生中心"海棠心悦"心理服务平台上线运行，正筹备建设互联网医院。四川省基层医疗卫生机构管理信息系统覆盖全市所有乡镇卫生院、社区卫生服务中心（站）。市级医疗"三监管"平台全面建成，接入医疗机构271家，实现符合条件的机构100%接入。

【统计工作】 全面完成国防动员潜力统计、服务业工资试点统计等专项统计，全面做好实时报、月报、季报、年报、病案首页工作，全市卫生统计工作纳入常态化管理。

【行政审批】 纵深推进"一网通办"前提下最多跑一次改革，进入一体化平台的政务服务事项实施清单事项发布率100%。以一件事"最多跑一次"为目标，优化政务服务运行流程，共计办理"一件事"170件。推进"证照分离"改革全覆盖，按照直接取消审批、审批改为备案、实行告知承诺、优化审批服务等方式落实分类改革措施，完成母婴保健专项技术服务许可（产前筛查、婚前医学检查）下放到区县的工作。推进电子证照的归集运用，电子证照产生率97.37%。依法完成市本级行政权力事项清理工作，调整完善市本级行政权力共计378项。完成"四川省政务服务一体化平台"办事指南准确度清理工作，修改问题数据100余条。提供共享开放数据500余条。

【综合监管】 监督检查医疗卫生行业6000余家次，发现处理违法违规行为665起，罚款102万元，存在违法行为的医疗机构、医务人员被不良执业行为记分26次，累计记分67分。发挥协同监管机制，确定联合抽查事项356项，抽取国家、省双随机监督任务1281家，任务完结率、报送率均为100%。

【卫生应急】 按照"立足现实、充实加强、细化职责、重在建设"的要求，及时调整市县两级卫生应急管理工作领导小组和紧急医学救援、急性传染病防控、中毒事件处置、核和辐射突发事件处置等应急救援队伍。组织修订《乐山市地震灾害卫生应急预案（2021年修订）》《乐山市突发中毒事件卫生应急预案》《乐山市人感染动物源性流感疫情卫生应急预案》等应急预案。加强突发公共卫生事件报告预警能力建设，建立以市疾控中心牵头，各级医疗机构为依托，覆盖全市的传染病监测报告网络，市本级开展突发事件公共卫生风险评估12期。加强卫生应急物资储备，各级各类医疗机构按照不低于30天需求建立物资储备，确保满足急需。市、县级组织开展紧急医学救援、传染病防控等应急演练99次，参加7600余人次。

【疾病预防控制】 有序推进全人群死因监测、肿瘤随访登记等各项慢性病监测工作，全市全人群粗死亡率537.21/10万，肿瘤粗发病率137.56/10万。全年无艾滋病母婴传播病例报告。学生常见病和健康影响因素相关监测覆盖所有区县，全市儿童青少年整体近视率48.58%，较2020年下降4.17个百分点。通过线上平台提供"精准式"心理服务，直接服务人群10余万人。持续向市民提供24小时免费心理援助热线，全年累计接听并开展心理疏导2000余人次。

【新冠肺炎疫情防控】 全年全市未出现新冠肺炎确诊病例。全市设置新冠肺炎定点救治医院1家，后备定点救治医院1家，发热门诊25家，基层医疗卫生机构共建立

22个发热诊室和136个发热哨点。设置收治新冠肺炎患者床位1300张，重症救治床位130张。建成41个新冠核酸检测实验室和1个城市核酸检测基地，培训医疗保障人员5000余人次。建立市级流调溯源队伍共计10支100人，各县（市、区）组建综合流调队伍共计530人。接种新冠病毒疫苗596.74万剂、276.35万人。

【爱国卫生】 新创建的国家卫生乡镇17个通过省级暗访，待命名后全市国家卫生乡镇共有31个，覆盖率将从10.6%提高到25.6%。峨边县、马边县省级卫生县城通过复审。新建成省级卫生乡镇5个，省级卫生村（社区）126个，省级卫生单位78个，省级无烟单位243个。开展爱国卫生运动，常态化开展"五清行动"，共计7万余人次参与，清理河堰渠道1786.1公里、清理路面930.4公里、清理庭院86.65万户、清理垃圾4708余吨、清理卫生死角3697余处，撤除农村危旧房屋1520处。

【基层卫生健康】 做好两项改革卫生健康"后半篇"文章，全市规划布局24个县域医疗卫生次中心，26个中心镇卫生院中医馆提档升级。新增优质服务基层行推荐标准机构6个，新建成社区医院3个。组建家庭医生服务团队1417个，打造家庭医生示范工作室12个，全市常住居民签约率73.15%。为全市常住城乡居民免费提供12项国家基本公共卫生服务。

【妇幼健康服务】 乐山市妇幼保健院与成都市妇女儿童中心医院签订跨区域妇幼专科医疗联合体。18所爱婴医院全部通过市级复核。加强孕产妇、新生儿急救体系建设，建立市县危重孕产妇救治中心13个，新生儿救治中心14个。孕产妇住院分娩率99.93%，孕产妇死亡率6.82/10万，婴儿死亡率1.98‰，5岁以下儿童死亡率3.07‰。

【医政（医药）管理】 完成13家参加公立医院绩效考核的医疗机构病案首页数据专项质控督查，指导市人民医院和犍为县人民医院2家省级建立健全现代医院管理制度试点医院落实各项改革发展重点任务。新建成三级乙等医院3家、二级甲等1家。乐山市人民医院通过"中国胸痛中心（标准版）"认证。市中心血站体采科外采一组被国家卫生健康委办公厅评为2019—2020年度全国血站系统表现突出采血班组。开展不合理医疗检查专项治理，约谈750人次，院内警告26人次，限制处方权1人。全面推动医疗机构人防、物防、技防"三防"能力建设。及时化解医疗纠纷，处置心连心热线、信访投诉等，全年无重大医疗纠纷发生。

【食品安全】 全市32家哨点医院完成监测3936例，超额完成监测任务。采集食品样品464份，完成食品安全风险监测样品采集任务。组织支队和市疾控成立食品安全标准跟踪评价调查组，现场调查全市3个地区5家有代表性的酒类、调味品类和火锅底料类食品生产企业，完成省上下达的跟踪评价任务。组织开展形式多样的营养宣传与食品卫生宣贯活动近200场次，累计受益3万余人次。

【中医药事业】 召开乐山市中医药传承创新发展大会。省中医药管理局与市政府签署《推进乐山市中医药高质量发展战略合作备忘录》。出台《中共乐山市委办公室 乐山市人民政府办公室关于印发〈乐山市中医药传承创新发展实施方案〉的通知》《乐山市人民政府办公室关于印发〈中医药强市建设行动方案（2021年—2025年）〉的通知》。全市建成乡镇卫生院（社区卫生服务中心）中医馆206个（含在建89个，2021年底完工），70%的村卫生室能够提供中医药服务，基层中医药服务量达到45.6%。实施中医药康复服务能力提升工程，全市设置康复医学科（门诊）医疗机构21家，康复医院1家（社会办）。峨边县争取对口帮扶资金100万元，在毛坪镇中心卫生院建成大小凉山彝区第一个乡镇卫生院数字化智能中医馆。

【职业健康】 随机监督检查职业卫生用人单位220家、职业卫生技术服务机构18家，查办职业、放射卫生案件38件，罚款金额37.38万元。2021年区县均突破"零办案"。第一批4个尘肺病康复站（试点）全部运行。

【人口监测与家庭发展】 完善生育服务，推行网络预约或现场办理服务，实行限时办结制，全年网络共登记13945例。全市确认农村计划生育家庭奖励扶助对象101485人，计划生育家庭特别扶助对象11861人，计划生育"少生快富"工程扶助2户，独生子女父母应奖对象72282户，落实奖励扶助经费2.1亿元、独生子女父母奖励金867万元。全市有托育机构（含开办托班的幼儿园）297个，可为3岁以下婴幼儿提供托位7120个，全市每千人口拥有托位2.2个。

【老年健康服务】 推动完善犍为县人民医院、市中区人民医院老年医学科建设，新增床位20张，全市二级以上综合医院设老年病科占比43.37%。建立完善老年健康服务体系，实施老年健康促进行动，为60%以上的65岁以上老年人提供健康管理服务。推进家庭病床工作，组建家庭医生团队近98个，入户诊疗失能老人136人次。推进医养结合工作，推进137对医疗机构与养老机构签约合作，缓解养老机构老年人医疗服务需求，覆盖率100%。健全完善16家医养结合机构，设置床位1653张。全市5个单位获全国敬老文明号称号，峨眉山市胜利街道红星村、沙湾区福禄镇福禄社区被评为全国老年友好型社区。开展人口老

龄化国情省情教育和敬老月等活动，慰问全市离退体老干部。全年共办理老年人优待证1.2万余件。

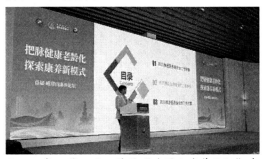

◎2021年10月15日，首届"峨眉山康养论坛"在峨眉山市举行（颜建刚◇供稿）

【宣传与健康促进】 突出疫情防控信息公开和发布，全年在网站发布各类信息595条，依托健康乐山官方微信公众号发布各类信息1328条。以宣传专栏、宣传画册，通过橱窗、LED显示屏、单位网站、微信公众号等各种形式开展卫生应急知识宣传、教育，不断提高医疗卫生机构防灾减灾和群众自救互救能力。全市卫生健康系统共发放宣传资料46800余份，接受教育群众8.2万人次。沙湾区健康促进县（区）创建工作通过省级验收，做好峨边彝族自治县、金口河区创建验收和准备工作。

（颜建刚）

南充市

【卫生健康资源概况】 2021年底，全市有医疗卫生机构8476个、床位4.68万张。卫生技术人员3.85万人，其中执业（助理）医师1.51万人、注册护士1.66万人。每千人口有卫生技术人员9.45人，每千人口执业（助理）医师2.70人，每千人口有注册护士2.97人，每千人口有床位8.35张。

【规划与项目建设】 《南充市"十四五"卫生健康发展规划》《南充市"十四五"

中医药高质量发展规划》等规划编制工作有序推进。2021年计划实施医卫项目14个，年度计划投资34.69亿元，累计完成年度投资32.58亿元。重点项目建设加快推进，谋划包装公共卫生领域市级补短板项目10个，规划投资90亿元。

【信息化建设】 信息化建设加快步伐，申报创建"互联网+医疗健康"省级示范市。川东北卫生健康信息联盟成立大会在该市召开。完成30家公立医院与省电子健康卡管理系统对接，注册电子健康卡94万余张，实现注册、预约挂号、线上缴费等各项功能，年持卡就诊量359万余人次。上线运行健康南充App，接入县级以上公立医院34家，开展互联网诊疗服务6.7万人次。

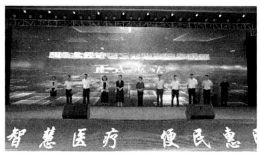

◎2021年6月2日，川东北经济区卫生健康信息联盟成立大会在阆中市召开（杨杨◇供稿）

【行政审批】 推进"一网通办"基础上的"最多跑一次"改革。市卫生健康委窗口获评市政务服务管理局2020年度红旗窗口，市卫生健康委窗口杨春丽获优秀窗口工作人员称号。

【综合监管】 开展"信用+综合监管"试点。全面推行"智慧卫监"综合监管新模式，全域推进医疗"三监管"；全市医废在线监管接入率100%，居全省首位。

【疾病预防控制】 全市免疫规划接种率99.61%，报告肺结核或疑似肺结核患者的总体到位率98.35%，肺结核患者成功治疗率96.18%。全市食源性疾病监测哨点医院

33个，完成食源性疾病报告3011例。全市严重精神障碍管理率96.87%、规范管理率95.17%，高血压患者规范管理率、糖尿病患者规范管理率居全省前列。

【新冠肺炎疫情防控】 指挥机制高效运转。市县两级应急指挥部和"1+9"工作专班保持应急状态。开展6轮疫情防控专项督查，各县（市、区）均开展"双盲"应急演练。全面安排、全面部署、全面落实疫情防控工作。

重点人员排查管控。按照"划小网格，整合资源，延伸力量"的要求，严格按照每个网格员管理不超过10户的标准，进一步划细划小防控网格，落实网格员19.64万人，扎实做好境外、省外重点地区来（返）南人员排查登记、管控服务工作。

重点场所疫情防控。在机场、车站、监管场所、宗教场所、宾馆酒店、文化娱乐场所、景区景点、大型商超、农贸市场等人员密集场所严格实行戴口罩、测体温、扫码亮码通行，严格落实日常清洁、通风和消杀等措施。

重点行业疫情防控。加强冷链食品管控，建立集中监管、持证从业、溯源管理、打私清库、熔断排险等8项防控机制，建成使用集中监管仓8个，坚决防止疫情通过冷链物流输入。从严从紧抓好旅游行业疫情防控，严格执行跨省旅游经营活动管理"熔断"机制，对出现中高风险地区的省（区、市），立即暂停旅游业务。紧盯交通场站进站、出站以及站内管控"三道关口"，严格执行"五个一律"（未佩戴口罩一律不得进站、未开展体温检测或体温检测异常一律不得进站、未查验健康码或健康码异常一律不得进站、车辆未消毒一律不得进站、未全员佩戴口罩的车辆一律不得出站）和"两项制度"

（落实客运车辆趟次消毒、乘客信息登记），最大程度降低聚集性感染风险。严格落实进出校园人员信息登记、扫码亮码和体温检测等措施。加强医疗机构院感防控，严格落实预检分诊、首诊负责、病区管理、感控督查员等制度，规范院内通道设置，全闭环管理发热病人，严格按规定处置医疗废物，避免交叉感染风险。

疫情防控能力建设。组建流调工作组341个，统筹流调人员1206人；设置核酸采样点1479个，统筹采样人员5261人；组建疫情防控专家组2个，统筹专家30人。建成核酸检测实验室65个，1∶10混检最大检测量达121万人份。建成规范化定点医院2家、发热门诊34家、发热诊室58家、发热哨点483个。按照每个县（市、区）每万人准备20间、2小时提供300个房间、24小时提供700个房间的要求，设置隔离场所142家、留观房间12273个。

新冠病毒疫苗接种。按照"常规接种点＋临时接种点＋流动接种点"的服务模式，优化设置接种点位。全市共设置接种点341个、接种台1134个，日接种能力14.39万剂次。全面推动适龄无禁忌人员"应接尽接""即有即接"，接种量居全省第二。

【基层卫生健康】 全力做好两项改革"后半篇"文章，依托调整后的中心镇、特色镇卫生院规划布局40个县域医疗卫生次中心，重点支持20个县域医疗卫生次中心建设。组建3122个家庭医生签约服务团队。推进"高端医疗人才基层行"，市中心医院、川北医学院附属医院首批遴选100余名高端人才派驻基层医院。高血压患者规范管理率、糖尿病患者规范管理率居全省前列。免费为城乡居民提供12项基本公共卫生服务。

【妇幼健康服务】 全面落实妇幼健康服务，母婴安全目标管理责任制落实率100%。孕产妇死亡率、婴儿死亡率低于全省平均水平。

【医政医管】 公立医院改革经验《强化资源下沉，探索实施分级诊疗新路径》作为典型案例上报国家医改领导小组予以推广。市中心医院作为现代医院管理制度国家级试点，仪陇县人民医院、南部县中医医院作为省级试点单位，在医院治理体系、管理体系和党的建设等方面积极探索，成效明显。全市公立医院均建立完善医院决策、民主管理等10项制度。顺庆区作为全国医共体建设试点单位，探索开展"3＋N"医共体建设，实现基层医疗服务一体化管理。全力融入成渝双城经济圈，推动医疗卫生资源共建共享。落实"一干多支"发展战略，立足区域医疗中心建设，在医学教育、学术交流等方面加强与川东北经济区协同发展。签订《川东北经济区信息联盟合作协议》和《川东北精神卫生联盟章程》，成立川东北中医肛肠专科联盟。围绕群众反映强烈的看病就医问题加强行业系统治理。

【中医药事业】 中医药传承创新发展，推动中医药事业、产业、文化同步发展。制定全国基层中医药工作先进市创建实施方案。南充市中医医院建设前期工作抓紧推进。62家基层医疗卫生机构中医馆加快建设。全市中医药服务492万人次。

【人口监测与家庭发展】 贯彻落实人口与家庭发展政策，运用"一卡通"审批信息系统，确保奖励扶助资金阳光申请、审批、发放和监督。为计划生育特殊家庭建立全额代缴最低标准医疗保险费、住院护理补贴等辅助关怀制度。

【老年健康服务】 全市医养结合机构达28家。60%以上二级及以上医疗机构开设老年医学科、老年病门诊。

（杨　杨）

宜宾市

【卫生健康资源概况】 2021年底，全市有医疗卫生机构4867个、床位36457张。卫生专业技术人员33807人，其中执业（助理）医师11704人、注册护士15899人。每千人口有卫生技术人员7.36人，每千人口有执业（助理）医师2.55人，每千人口有注册护士3.46人，每千人口有床位7.94张。

【人才建设】 引进高层次高学历人才151人。获评四川省卫生健康领军人才1人，四川省临床技能名师1人，四川省基层卫生拔尖人才1人，"天府名医"1人。评选宜宾名医7名（含基层专项2人）。

【教育科研】 签订《宜宾市人民政府四川大学华西临床医学院（华西医院）全科医学合作项目协议》《宜宾市人民政府四川大学华西公共卫生学院（华西第四医院）公共卫生合作项目协议》。申报筹建医药卫生类高职学院（宜宾医药健康职业学院），通过省教育厅审核上报教育部。与市自然资源规划局对接，推进宜宾医药卫生类高职院校选址规划。评审通过市级重点专科立项50个、科研项目立项57个，验收通过建设周期内的市级重点专科29个、科研项目33个。

【规划与财务】 组织编制《宜宾市"十四五"卫生健康事业发展规划》《宜宾市"十四五"医疗服务体系规划》。加快推进市一医院西区院区（一期）、市二医院临港院区（一期）、市中医医院医技大楼和住院大楼及市妇幼保健院迁建（一期）等市级卫生健康项目建设。加快推进"幸福宜宾"城乡医疗服务提升工程建设，2021年累计完成投资7.73亿元，占年度计划104.7%；计划开工项目43个，已开工项目43个。加快实施在建中央预算内项

目10个，其中2021年争取中央预算内投资建设项目6个，计划总投资2.87亿元。截至2021年底已全部开工，完成中央投资4600万元，中央投资完成率32.86%。争取中省卫生健康财政专项投入7.14亿元，主要用于基本公卫、重大公卫、医疗服务能力提升、基本药物、计划生育等工作。争取市级财政年初专项预算3.12亿元用于医疗卫生发展。争取2021年专项债券资金3.5亿元，全力支持市一医院、市二医院和市中医医院新院区建设。

【健康帮扶】 落实"四不摘"政策，保持政策总体稳定。全市维持脱贫人口县域内住院和慢性病门诊维持治疗医疗费用个人支付占比均控制在10%以内，孕产妇县域内住院分娩全免费、先诊疗后付费、十免四补助等现有健康帮扶政策。累计筹集县级卫生扶贫救助资金10649.54万元，累计救助213540人次，累计救助支出9493.23万元，市财政投入708.95万元资金分别补助翠屏区、南溪区和叙州区，确保脱贫人口100%参加2021年城乡医疗保险。组织县（区）开展巩固健康扶贫成果"回头看"实地交叉排查2次，共计排查29家县级医疗机构、50个乡镇卫生院、150个村卫生室，抽查50个乡镇、150村，其中脱贫村98个，非脱贫村52个，走访750户脱贫户。依托信息系统，将脱贫人口和监测对象家庭医生签约、医疗费用、乡村两级医疗卫生机构和人员"空白点"动态清零工作等信息进行监测，防止因病致贫返贫。宜宾市卫生健康委被省委、省政府评为四川省脱贫攻坚先进集体。

【信息化建设】 建成二星智慧医院2家、一星智慧医院2家、互联网医院3家。截至2021年底，累计发放电子健康卡174万余张，使用电子健康卡就诊累计达647万余人次，基本实现全市二级及以上医疗机构

看病就医"一卡（码）通"。宜宾市电子健康卡普及应用项目入选全国20个典型案例之一。

【统计工作】 完善统一领导、分级管理的统计管理工作机制。坚持开展每月月报数据质量监测+市级审核，定期通报病案首页数据质量，提高统计数据及时性和准确性。充分发挥统计数据"晴雨表"作用，提高整体数据分析能力，为宏观决策、行业治理和服务社会提供强有力的数据支撑保障。

【依法行政】 坚持学法普法，会前开展专题学法3次、集中学法2次。依托官网、微信公众号、头条、微博、抖音等新媒体、公共区域专栏、LED显示屏、固定法治标语等法治文化阵地，宣传义诊、政策咨询、健康讲堂、法治讲座。加强依法行政，全年完成二次行政权力清理，清理339项权力事项。加强规范性文件管理，清理审核4份文件。防范化解风险，依法依规处理信访案件684件、重大医疗纠纷专题讨论6次。依法应诉行政复议6件、行政诉讼2件。

【医药卫生体制改革】 医改组织领导。①高位推动。坚持"一把手"挂帅、一位政府领导分管"三医"机制，市、县（区）医改领导小组均由党政主要领导担任"双组长"。市委市政府主要领导多次召集会议研究试点工作，市领导先后2次带队赴三明市学习医改经验。②统筹规划。市委市政府出台《关于深化医药卫生体制集成改革的意见》，从深化"三医"联动、医疗服务、公共卫生、信息化支撑、综合监管等5个方面明确了3大改革目标、15项主要任务和6个配套改革实施方案。③强化保障。将医改工作纳入市级相关部门和县（区）政府绩效考核和督查计划。政府加大对公立医院基本建设投入力度，市

财政2021年安排1亿元用于市级医疗机构大型设备购置，每年预算5000万元中医药发展基金，即将出台市级公立医院改扩建项目资金补助方案。

"三医"联动。①药品耗材腾空间。落地国家、省级集采药品249个品种、集采高值医用耗材2个品种，节约费用支出约9800万元。②服务价格调结构。制定《宜宾市医疗服务项目价格目录（2021版）》，项目数达6797项。开展医疗服务项目价格调整4次，新开展医疗服务项目112项、调整180项。③医保支付保衔接。出台《紧密型县域医共体医疗保障管理改革实施方案（试行）》。15家医疗机构对住院精神病患者实行按床日付费，15家医疗机构实行100个病种按病种付费。二甲以上公立医院2021年实现DRG付费改革试运行。④人事薪酬增活力。在10个县（区）开展公立医院薪酬制度改革试点，绩效总量与公立医院考核结果挂钩。在屏山县等地率先实行"县招乡用、乡招村聘"，并在全市推广"岗编适度分离"制度。

重点领域改革。①推动优质医疗资源扩容。与四川大学、重庆医科大学深化合作，推进市级医疗机构"高精尖优"发展。实施知名医院培育工程，财政每年投入专项资金实施阵地建设提升行动，每年预算5000万元专项资金实施知名专科培育行动，每年预算1000万专项资金实施人才引进培育行动，重点打造4个市级名院和6个县级名院，力争实现"大病重病在本市解决"。②推进县乡村一体化。加快建设江安、兴文、筠连3个紧密性县域医共体，实行"基本编制+员额"管理，在"五统一"前提下落实"总额预算、结余留用、超支不补"。2年内将在全市实现紧密性县域医共体县（区）全覆盖。规划建设33个县域医疗卫生次中心，

"十四五"末全部达到二级医院水平。开展"幸福宜宾"城乡医疗服务工程，做好两项改革"后半篇"文章，整合乡村医疗卫生资源，力争实现"常见病多发病在县域解决、头疼脑热等小病在乡村解决"。③发挥中医药特色优势。创建成功市级全国基层中医药工作先进单位，独立设置市中医药管理局，推进中医药产业、事业、文化全行业发展。④强化信息化支持保障。由市、县级财政和社会资本三方投入3亿元，以全民健康信息平台、大数据中心及数据应用扩展为核心，全市统一规划建设"健康宜宾·智慧医疗"信息化集成项目，为全省"互联网+医疗健康"先行先试贡献宜宾智慧。

初步成效。①人民群众得实惠。28家二级及以上公立医院均能向群众提供预约诊疗、智能导医分诊、移动支付等线上服务。城乡居民医保政策范围内住院费用报销比例达70.16%。个人卫生支出占卫生总费用比重持续控制30%以下。②医务人员受鼓舞。全市公立医院医疗服务收入占比较上年上升1.07个百分点，公立医院人员支出占业务支出的比例较上年上升3.07个百分点。③卫生健康得发展。每千人口执业（助理）医师数增幅达5.16%，每万人口全科医师数增幅达6.33%。全市22家医疗卫生机构达到三级水平，12家基层医疗机构达到二级医院水平。县域医共体提质增效，其中江安县公立医院医疗服务收入占比达43.18%，较上年上升1.69个百分点，转往基层医疗卫生机构住院患者数量占比较上年上升13.12个百分点，多次在全国、全省作经验交流。

【综合监管】 医疗"三监管"平台实现全流程闭环运行，累计核查医疗机构和医务人员不合理用药、不合理检查、收费等重点监控指标疑似线索11118条，认定问题

1154个，追究医疗机构责任10家、医务人员353人次。完成国家、省、市级双随机监督抽检任务806家，完结率100%。推进机构自治，全市二级以上医疗机构和乡镇卫生院全部纳入"智慧卫监"线上自查，其余机构开展自查全覆盖，纳入依法执业线上自查的医疗机构197个，学校97个，采供血机构3个，医疗机构累计完成线上自查523户次。实施社会办医信用分级监管，分类监管具有不同信用等级的137家民营医疗卫生单位。医疗废物实现在线监管和预警处置，二级以上医疗机构和部分乡镇中心卫生院共计71家全部接入医疗废物在线监管系统。开展重点专项整治，查处各类卫生健康违法案件641件，案件查办率8.73%，处罚金额219.83万元，处罚金额较2020年增长60%。宜宾市被确定为2021年四川省学校卫生自查系统试点市。叙州区卫生和计划生育执法监督大队被确定为省级卫生监督机构规范化建设试点单位。

【卫生应急】 拟订《川南经济区卫生应急合作协议》《川南渝西卫生应急合作协议》《川南经济区突发公共卫生事件应急预案》。完成《宜宾市突发公共卫生事件应急预案》《宜宾市突发事件医学救援应急预案》起草工作，完成《宜宾市地震灾害医疗卫生应急预案》等预案修订工作。完善院前急救网络站（点）建设，全市共有院前急救网络站（点）67家，可用于院前急救救护车辆160余辆。加强卫生应急队伍建设，全年市级（含市级医疗卫生单位）组织培训59次、参训5888人，县级组织培训330次、参训38553人。参加全市2021年重大地震灾害应急演练，医疗防疫作为单独科目参演。参加四川省川南高等级公路有限公司在宜宾举办的川南地区防震减灾应急综合演练。成功处置该市首例人禽流感H5N6疫情。

【疾病预防控制】 法定传染病报告发病率连续13年保持全省较低水平，免疫规划疫苗接种率90%以上。艾滋病防治核心指标位居全省前列，艾滋病、梅毒和乙肝母婴传播阻断率达到100%。成功处置1起学校结核病突发公共卫生事件和9起学校结核病聚集性疫情。组织参加全省地方病防治技术竞赛活动获四川省寄生虫病防治技术竞赛团体一等奖。

【新冠肺炎疫情防控】 成功处置"7·25"筠连县境外回国人员无症状感染、"7·28"南溪区省外输入确诊病例两起输入性疫情，未发生二代病例、无负面舆情、未开展大规模全员核酸检测，实现16天中风险地区清零。全市共规范设置预检分诊点4625家、发热哨点197家、发热诊室93家、发热门诊28家。全市医疗卫生机构配备96通道扩增仪246台，最大单日检测能力达到19.1万管。签订川南4市核酸检测区域协同互助协议，应急状态下可支援宜宾市3万管。储备核酸检测人员733人、核酸采样人员15930人。全市累计接种新冠疫苗8446237剂次。

【爱国卫生】 宜宾市国家卫生城市、珙县国家卫生县城通过复审。新建成四川省卫生乡镇（街道）14个，新建成四川省卫生村（社区）199个，新建成四川省卫生单位29个，新建成四川省无烟单位57个。

【基层卫生健康】 确定卫生院"一乡（镇）一院""一院多点"，村卫生室"一村一室、一室多点"，实现相对错位发展布局。结合乡村片区规划，把33个中心镇作为县域医疗卫生次中心规划建设。翠屏区白花镇中心卫生院和江安县夕佳山镇中心卫生院首批进入省级试点项目，争取项目建设经费600万元。启动"十四五"基层医疗卫生机构临床特色科室建设项目，全市74家乡镇卫生院（社区卫生服务

中心）根据辐射区域人群疾病谱、诊疗量和健康需求，通过填空白、补短板、差异化等方式，规划建设专科特色明显、群众需求性高、获得感强的临床科室共114个。新增优质服务基层行推荐标准机构10个，基本标准机构55个。指导督促各县（区）进一步落实在岗乡村医养老保险及老年村医的生活补助。持续为全市453.2万常住城乡居民免费提供12项基本公共卫生服务。制定《宜宾市第三轮全民预防保健体检工作实施方案（2021—2022年）》，将体检经费补助标准由70元/人调整到100元/人。

【妇幼健康服务】 实施"母婴安全五项制度"，妇女儿童健康水平持续上升，孕产妇死亡率、5岁以下儿童死亡率、婴儿死亡率均在全省控制指标以内。市妇幼计生服务中心、江安县妇幼计生服务中心新建成省级儿童早期综合发展示范基地。翠屏区、叙州区妇幼保健院通过二级甲等妇幼保健机构省级复评。全市10个县（区）全覆盖全面开展"出生一件事"两证联办工作。涉卫生健康28项"两纲"指标任务均达标，通过省政府办公厅关于宜宾市妇女儿童发展纲要（2011—2020年）终期评估检查。

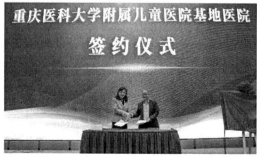

◎2021年4月21日，宜宾市第一人民医院与重庆医科大学附属儿童医院签订合作协议，共同建设重庆医科大学附属儿童医院基地医院（陈谦彬◇供稿）

【医政管理】 完成沙坪社区卫生服务中心、长宁县双河镇中心卫生院、兴文县大坝苗族乡卫生院二级乙等综合医院现场评

价，完成宜宾民心创伤骨科医院、蕨溪镇中心卫生院二级乙等复评工作。建立绩效考核质控体系全面统筹协调推进考核相关工作。调整充实市级质控分中心49个，对应省级质控中心相关专业覆盖率达90%以上。全市共计采血48805人次，采血量15.63吨，同比分别增长9.8%和6.9%；全市千人口献血率从9.9‰提升到10.82‰。全市门诊患者满意度和员工满意度均高于全省平均水平。聚焦群众反映强烈的"大处方、滥检查、泛耗材"等问题开展专项治理。

【食品安全】 国家食品监测任务完成率100%、全市地方特色食品常规监测任务完成率100%、野蘑菇专项监测任务完成率620%。设置城市和农村饮用水卫生监测点487个，以乡镇为单位，生活饮用水监测覆盖率100%，枯水期城市、农村饮用水监测任务完成率分别为122.83%、106.86%。

【中医药事业】 独立设置市中医药管理局和市中医药科学研究所，各县（区）增设中医药服务中心。出台《中共宜宾市委、宜宾市人民政府关于加快中医药高质量发展建设国家区域中医药中心的意见》，进一步明确该市中医药强市目标。宜宾市被评为市级全国基层中医药工作先进单位，长宁县、高县、兴文县被评为县级全国基层中医药工作先进单位，市中医医院接受三级中医医院现场评审，社区卫生服务中心（乡镇卫生院）实现中医馆全覆盖，筠连县筠连镇塘坝小学校新建成第一批四川省中医药文化传承基地。

【职业健康】 建立多部门职业病防治工作联席会议制度，印发年度工作要点、职业病防治项目工作方案，召开全市职业健康工作会议，报送3家企业创建四川省健康企业，开展市级职业健康调研和指导、工作场所职业病危害因素监测、职业病防治

法宣传周、职业健康培训和管理、农民工服务保障等工作，并按时间节点完成各项年度任务。

【家庭发展】 全市共确认农村计划生育奖励扶助政策对象67447人，计划生育家庭特别扶助对象7999人，共计发放扶助资金13303.18万元，资金兑现及时率、到位率均为100%。新建成普惠托育机构8家，新增普惠托位960个。

【老年健康服务】 全市20家医疗机构开设老年病科，219家医疗机构开设老年人就医绿色通道。建成医养结合机构11家，其中医疗开放床位1020张，养老床位1086张。叙州区金江社区、长宁县龙头镇兴龙社区被评为全国老年友好社区。14家三级医疗机构通过省级复审，被认定为四川省第一批老年友善医疗机构。

【宣传与健康促进】 与四川封面新闻、宜宾电视台等多家媒体共建宣传合作平台。组织卫生健康系统开展庆祝建党100周年、2021年宪法宣传周、教师节主题"感人瞬间"微视频推广、新冠肺炎疫情防控及新冠病毒疫苗接种公益宣传等社会氛围营造工作；并做好推进"幸福宜宾"城乡医疗服务提升工程宣传报道等工作。

2021年共收集并向省推荐庆祝建党100周年主题作品68个、典型抗疫故事6个、"记录小康工程"3个。开展基层和一线防控先进典型宣传70余人，报道一线新冠肺炎疫情防控医务工作者30余篇。发布各级各类信息3840余条。

（陈谦彬　陈远超）

广安市

【卫生健康资源概况】 2021年底，全市有医疗卫生机构2333个、床位21768张。卫生

技术人员19037人，其中执业（助理）医师6738人、注册护士8622人。每千人口卫生技术人员5.85人，每千人口执业（助理）医师2.07人，每千人口注册护士2.65人，每千人口床位6.69张。

【人才建设】 引进高层次人才63人，培养副高及以上卫生专业人员258人。

【教育科研】 立项国家级、省级、市级继续医学教育项目4个、22个、355个，培训36977人次。全科医学转岗培训226人。建成省级医学重点专科9个，在建省级重点专科8个；建成市级重点专科45个，在建市级重点专科43个。

【财务与项目建设】 年度内编制储备补短板项目8个，申报成功2个，中央预算资金到位5480万元。推进市级重点项目7个，现竣工1个，在建6个，投资39900万元，完成年度计划投资57.08%、总投资26.09%。组织包装申报专项债券项目29个，申请专项债需求26.75亿元，下达6个，债券资金18150万元；争取中省转移支付46763.62万元。

【健康扶贫成果同乡村振兴战略有效衔接】 出台《广安市巩固拓展健康扶贫成果同乡村振兴有效衔接实施方案》等文件。排查脱贫人口医疗综合保障政策落实情况、乡村两级医疗机构和人员"空白点"消除巩固情况，建立问题台账，按照"清单制+责任制"逐项整改销号发现的问题。

【信息化建设】 建成广安市电子健康卡卡管平台，二级以上公立医疗机构接入卡管平台12家，发卡373559张，用卡1132519张，11家支持重庆电子健康卡扫码就医。二级以上公立医疗机构普遍提供预约挂号、候诊提醒、检验检查结果查询、移动支付等线上服务。推动川东北片区卫生健康信息化协同发展，6月2日在阆中市签署

《川东北经济区卫生健康信息联盟合作协议》。维护网络信息安全，开展网络安全检查，严格落实国家网络安全等保制度。

【依法行政】 以全面推进依法治市、依法行政为主线，制定党委会前学法年度计划，完成合法性审查7个重大行政执法案件、3个规范性文件和2个重大决策。完成3件行政复议和4件行政诉讼案件应对，持续零败诉。理顺公平竞争审查机制，开展存量政策文件清理自查。牵头落实14项重点任务，为推动"包容普惠创新""医疗卫生"指标稳步提升提供服务。

【行政审批】 深化"放管服""一网通办"改革。实施"证照分离"改革，优化调整13项市、县级行政许可事项，"全程网办"可办率100%，依申请事项减免申请材料260项、即办件比例达47%、承诺时限缩短88%。采取"事前指导""办件咨询"的方式，市本级共办结许可事项34件，其中医疗机构执业登记3件、变更登记7件，放射诊疗15件，涉水产品许可7件，消毒产品企业登记2件，行政许可按时办结率100%、满意率100%。

【综合监管】 完成医疗卫生、公共场所等行业国家和省"双随机一公开"重点抽检任务506单，其中省级双随机6单，完结率100%。查处违法违规行为，办理行政处罚案件296件，罚处金额103万元。按照医疗"三监管"要求，实行"医疗机构综合监管、医务人员持续监管、医疗行为动态实时监管"日常工作。全市医疗废物在线监管平台接入34家，实现二级以上医疗机构医疗废物在线监管全覆盖。开展传染病防控、重点公共场所、饮用水和消毒产品监督检查。加大职业健康监管执法力度，组织尘肺病攻坚防治"回头看"，开展放射诊疗专项监督检查。

【疾病预防控制】 报告法定传染病11931

例，报告发病率367.00/10万，连续10年低于全省平均水平。艾滋病检测覆盖率39.63%，抗病毒治疗覆盖率96.60%，病毒载量检测率为93.74%，抗病毒治疗成功率93.57%，母婴传播率市县为零。报告接种国家免疫规划疫苗52.1618万剂次，与2020年相比下降5.75%，全市国家免疫规划疫苗报告接种率均在95%以上；全市报告接种非免疫规划疫苗53.0412万剂次，比2020年上升8.05%。结核病报告发病率为61.02/10万，与2020年（63.09/10万）比下降3.28%。岳池县完成世界卫生组织消除疟疾认证对四川省评审工作。

【新冠肺炎疫情防控】 有效处置广安区境外输入无症状感染者事件，指导各地妥善处置假阳性事件，防范人员感染和社会舆情扩大。强化重点人员排查，累计排查管控入境解除集中隔离后来（返）广人员2680人，重点地区来（返）广人员33174人，密切接触者78人、次密切接触者1287人、红码860人、黄码18616人。坚持开展"人、物、环境"监测，累计检测各类人群核酸样本260.84万份，环境及重点货物样本15.12万份。全市统一设置新冠定点救治医院1家，常备救治床位162张，腾空救治床位800张，其中重症床位80张。储备集中隔离场所105个、房间7307间，其中常备集中隔离医学观察场所42个、房间3768间，各地均能满足2小时内启用隔离房间300间、24小时启用隔离房间700间要求。全市共建成核酸检测实验室32家，单日最大检测能力达8.6万管。全年接种新冠病毒疫苗560.63万剂次。

【爱国卫生】 广安市通过第三次国家卫生城市复审。武胜县礼安镇、岳池县黄龙乡通过创建国家卫生乡镇省爱卫办暗访。新建成省级卫生乡镇3个，省级卫生村138个，省级卫生单位29个，省级无烟单位76

个，四川省营养健康食堂1个。开展爱国卫生月活动、世界无烟日活动、病媒生物防制工作，汛期洪峰过后环境整治工作。

【基层卫生健康】 全市基层医疗机构共达基本标准77家、达到推荐标准9家，共创建社区医院10家；建设家庭医生示范工作室23个，打造家庭医生星级团队19个；乡镇卫生院转型新设置社区卫生服务机构5家。基层医疗卫生机构门诊疗量1090.61万人次，同比下降6.49%；住院诊疗量59.21万人次，同比上升7.44%；床位使用率49.25%。为全市常住城乡居民免费提供12项国家基本公共卫生服务。

【妇幼健康服务】 在公立医疗机构建成产科单间165间。邻水县妇幼保健院建设为产前筛查机构。成功转诊高危孕产妇25人，质控检查37家二级及以上助产机构。全市孕产妇死亡率7.23/10万，婴儿死亡率1.56‰，5岁以下儿童死亡率3.22‰。

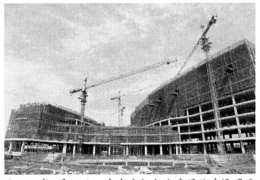

◎2021年4月27日，广安市妇女儿童医院建设项目暨广安市妇幼保健院扩建项目主体封顶（陈龙◇供稿）

【医政医管】 医院等级评审。岳池县人民医院建成三级甲等医院，广安区人民医院建成三级乙等医院，前锋区人民医院建成二级甲等医院，6个县（市、区）实现二级甲等医院全覆盖。

公立医院改革。巩固取消药品和医用耗材加成成效，群众就医负担持续减轻，门诊、住院患者次均费用同比下降

0.96%、3.45%。完善公立医院补偿机制，推进公立医院人事薪酬改革。建立医疗服务价格动态调整机制，配合市医保局202项医疗服务价格调整。

医联体建设。依托川渝优质医疗资源，建立跨区域医联体4个、专科联盟16个。推进市人民医院与四川大学华西医院开展第二轮合作，新开展医疗新技术项目达数十项。邻水县人民医院挂牌重庆医科大学附属第二医院邻水分院，制定合作"十项措施"，诊疗量同比增长14.5%。与重庆建立毗邻区域120应急救援机制。推进渝广检查检验结果互认，实行互认项目57项。

推进医疗资源下沉基层。广安区、华蓥市纳入国家紧密型医共体建设试点，11家市县公立医院与100家基层医疗机构建立医共体，有效推动优质医疗资源下沉到基层。探索实行医共体管理、服务、人员一体化，建立合理利益分担机制。

【中医药事业】 召开全市中医药传承创新发展大会。新建中医馆43个，提档升级4个，100%的综合医院设置中医科、100%公立中医医院能提供网上挂号和缴费、100%的中医医院配置发热门诊CT、100%社区卫生服务中心、乡镇卫生院建中医馆并每个中医馆至少配备1名中医类别医师、95%的村卫生室（社区卫生服务站）能提供中医药服务。岳池县被列入全省"10+3"产业体系32个川药产业重点县之一和全省3个"中药材溯源试点县"之一，岳池县创建为市级中药材现代林业园区，成功申请注册"岳池吴茱萸""岳池佛手""岳池枳壳""岳池黄精"为国家地理标志证明商标。岳池县顾县小学校被认定为省级中医药文化传承基地。开展中医药文化"六进"和"千名医师讲中医"等活动42场次。2项中医药类项目纳入第五

批市级非物质文化遗产代表性项目。

【人口监测与家庭发展】 经监测全市人口自然增长率同比下降2.08‰，人口增长惯性减弱。享受计划生育奖励扶助对象65846人、计划生育特别扶助对象3173人，将独生子女父母奖励金纳入"一卡通"阳光审批平台，惠及15278户家庭。岳池县九龙街道城南社区建成省级"暖心家园"示范点。广安经开区争取到第二幼儿园托育中心改扩建项目，获中央预算内投资80万元，新增托位80个；邻水县争取到省级优生优育指导中心项目建设资金10万元，该项目中"婚育课堂"惠及118对夫妇、"特色孕妇学校"惠及392人、"优生优育亲子讲堂"惠及211个亲子家庭。

【老年健康服务】 新增医养结合机构8家，其中省级补助建设6家基层卫生医养机构。二级及以上医疗机构（含民营医院、中医医院、精神病院）设立老年医学科的有12家，占比60%。创建老年友善医疗机构55家，其中省级7家、市级9家、县级39家。武胜县人民医院、广安区苏福康养有限公司、邻水县中医医院康复科被国家卫生健康委、全国老龄办命名为全国敬老文明号。广安区中桥街道解放社区、岳池县九龙街道五里牌社区被国家卫生健康委、全国老龄办命名为全国老年友好型社区。推动渝广医养健康事业区域协同发展，与重庆周边区县协同打造集"预防、养生、医疗、养老、旅游"功能于一体、深度融合健康服务的川渝康养、医养高地。推进广安医疗健康管理公司和重庆四联优侍科技养老产业公司、岳池县泰康颐养中心与重庆乐享奥琳德健康养老服务有限公司等建立密切的合作关系。

（陈　龙）

达州市

【卫生健康资源概况】 2021年底，全市有医疗卫生机构4223个、床位41557张。卫生技术人员34977人，其中执业（助理）医师13780人、注册护士16008人。每千人口有卫生技术人员6.49人，每千人口有执业（助理）医师2.56人，每千人口有注册护士2.97人，每千人口有床位7.72张。

【人才建设】 通过引进优质医疗资源、建立医联体等措施柔性引才，四川大学华西第二医院选派5名优秀人才到达州市妇女儿童医院任院长、副院长及科室主任，市中心医院柔性引进北京大学、四川大学华西医院、北京阜外医院、南方医科大学等9名专家教授担任学科带头人。

【教育科研】 住院医师规范化培训招生95人，全科医生转岗培训招生107人，护士规培招生268人，组织215名护培学员参加结业考试并全部考核合格。现场评审2020年度申报立项或验收的35个市级医学重点学科、重点专科，通过21个学科（专科）立项，14个学科（专科）挂牌。推进全市二级生物实验室"增量提质"工程，截至2021年12月底，全市有微生物实验室119个，其中一级生物实验室7个，二级生物实验室112个（具备核酸检测能力实验室41个），备案登记103个。

【财务与项目工作】 中央、省转移支付卫生健康专项资金7.97亿元，重点保障基本公共卫生服务、基本药物制度实施、计划生育服务、医疗服务与保障能力提升和重大传染病防控。全市财政卫生健康支出59.83亿元。加大"十四五"医疗卫生服务体系中央预算内投资建设项目储备工作，下达中央预算内投资项目5个，争取中央资金1.7亿元。市本级卫生健康在建项目

7个，总建筑面积61.71万平方米，总床位3950张，总投资73.34亿元。

【健康扶贫成果同乡村振兴有效衔接】 印发《达州市巩固拓展健康扶贫成果同乡村振兴有效衔接实施方案》《健康达州行动2021年工作要点》等文件，确保过渡期间健康扶贫政策落地落实。通过加强医疗卫生服务，建立"因病返贫致贫"预警监测机制，及时向市乡村振兴局等相关部门推送住院医疗费用个人支付高的人群、在随访评估中发现疑似有因病致贫返贫风险的人员，巩固提升乡村居民医疗保障，防止因病返贫致贫现象发生，切实巩固拓展健康扶贫成果同乡村振兴有效衔接。

【信息化建设】 卫健系统信息化建设初见成效，全民健康信息平台基本建成，电子健康卡全面普及应用，医疗"三监管"平台稳定运行，四川省核酸检测信息系统高效使用。"互联网+医疗健康"服务不断深入，医疗机构线上服务不断优化，智慧医院和互联网医院评审有序推进，各级各类医疗机构积极参加国家医疗健康信息互联互通标准化成熟度测评。网络信息安全能力建设进一步加强。

【统计工作】 完成4548家医疗卫生机构2020年年报及500多家医疗卫生机构卫生健康统计月报的报送工作。

【依法行政】 完成年度行政执法和行政执法监督情况公示、备案和统计工作。规范性文件、重大执法决定法制审核率100%，无复议机关决定撤销或确认违法案件，无行政诉讼败诉案件。开展消费者权益日、生活饮用水宣传周、宪法宣传日等法制宣传活动。

【行政审批】 推行"一网通办"，行政权力事项全部纳入一体化平台运行，行政许可事项13项、公共服务事项16项纳入市政务服务管理局实行"一窗"进出，全

部实现网上可办。深化"最多跑一次"改革，承诺办理时限比法定办理时限平均缩短60%以上，实际办理时限比承诺时限平均缩短40%以上，申请人实际提交材料平均减少50%以上。持续推进"证照分离"改革，认领承接改革事项13项，直接取消审批4项，审批改为备案1项，实行告知承诺1项，优化审批服务7项，持续推动照后减证和简化审批。市级受理办件申请977件，办结974件，不予许可3件，按时办结率、群众满意度均为100%。

【综合监管】 医疗卫生监督工作。2021年，累计出动监督执法人员18000余人次，共检查医疗卫生机构等隔离机构11000余户次、下达监督意见书2110份，责令停业整顿诊所和卫生室230余户次，责令立即整改各类机构2900余户次，全市立案查处案件548件，总计罚款金额345.89万元。2021年，新冠肺炎疫情防控专项督查42次，发出督查通报21期。全市各级各类医疗机构开展院感防控自查、县级全覆盖检查、县（市、区）交叉抽查、卫生监督执法常态化检查、市卫生健康委分片包干督查，自查4352家，交叉检查93家，暗访检查221家。

公共场所监督检查。开展公共场所日常监督检查，全市各类公共场所2400余家，其中市本级700余家，监督覆盖率100%。推进创建国家卫生城市工作，完成通川区主城区823家各类公共场所监督检查。专项监督检查市直管车站、商场等空间密闭性高、人流量大的40家公共场所，责令整改7家。

医疗机构监督检查。依法执业专项执法检查36家医疗机构，发现问题76条，责令限期整改23家，立案处罚6家。监督检查3家采供血机构、26家临床用血医疗机构、8家精神卫生机构，立案处罚9家，责令整改15家，发现问题26条，均已整改落实。

强化日常监督。监督检查全市有涉水产品生产企业5家7个产品、现制现售饮水经营户25户设施314台。加强学校卫生监督检查，抽查托幼机构492家，校外培训机构326家，学校131家，通报并责令限期整改26家存在问题的单位，整改完成率100%。专项执法检查高新区存在职业病危害因素的企业26家，责令限期整改15家，给予警告5家，开展职业病鉴定36例。专项检查市级注册开展放射诊疗的医疗机构58家，责令限期整改12家，给予行政处罚7家，警告7家。双随机一公开工作全市共抽检单位964家，完成抽检922家，关闭单位42家，完成率95.64%，完结率100%。通过市级医疗"三监管"平台抓取疑似问题线索377条，问题认定22条，闭环运行6次，约谈机构负责人2次，医务人员提醒谈话8次，给予5名医务人员不良行为记分共计25分。

【卫生应急】 修订《达州市突发公共卫生事件应急预案》《达州市突发自然灾害卫生应急预案》等6个应急预案。与重庆市万州区、开州区卫生健康委签订《万达开川渝统筹发展示范区重大疫情和突发公共卫生事件联防联控合作协议》。组建5支市级卫生应急队伍。组织开展卫生应急及新冠肺炎疫情防控应急演练23次。科学处置"大竹县无症状感染者复阳""渠县进口巴西牛肉外包装疑似阳性""大竹流入山东奶枣外包装疑似阳性"等9起货物包装疑似阳性或复阳疫情。

【疾病预防控制】 通川区疾控中心建成二级乙等疾控中心。全年无甲类传染病报告。全市预防接种单位（常规、产科和犬伤）共计711家，网络报告常规免疫接种353家开展入学（托）儿童接种证查验，维持无脊灰状态。艾滋病病毒感染者（病人）接受抗病毒治疗覆盖率95.69%，抗病毒治疗成功率95.33%，感染育龄妇女治疗比例97.02%。全面完成结核病防治任务，制定《达州市进一步规范学校结核病防治工作方案》并协助具体组织实施。

【新冠肺炎疫情防控】 开发运行"达州码""返达人员报备小程序"，对主动报备人员实行3天2次免费核酸检测政策，2021年度全市累计排查重点地区来（返）达人员230923人。设置2家市级定点救治医院、2家后备定点救治医院、1家县级定点救治医院，设置救治病床1800张，重症病床184张，负压病房28间，负压救护车25台，呼吸机201台。全市一次性应急采购PCR扩增仪89台，检测能力提升至12.8万管/日（10混1检测）。全市共有隔离留观点134个、隔离留观房间11873间。全年累计接种新冠病毒疫苗832.428万剂次，3岁以上人群基本实现应接尽接。

【爱国卫生】 1个县城、7个乡镇通过省上组织的国家卫县城（乡镇）暗访。复审通过23个省级卫生乡镇，新建成省级卫生乡镇24个，省级卫生村（社区）280个。全市开展春秋季统一灭鼠活动，完成城乡人居环境整治行动等。

【基层卫生健康】 基层卫生工作以医疗卫生两项改革"后半篇"文章为契机，撤并全市非建制卫生院，撤并后全市乡镇卫生院由305个减少至186个，社区卫生服务中心由14个增加至20个，村卫生室由3000个减少至2173个。全市整体规划布局县域医疗卫生次中心42个，宣汉县双河中心卫生院、渠县三汇中心卫生院、开江县任市中心卫生院纳入全省第一、二批县域医疗卫生次中心建设试点单位。新增优质服务基层行推荐标准机构2个，基本标准机构47个，新建成社区医院2个。推进乡村医生参加养老保险政策落地落实，渠县、开江县出台具体操作实施方案。以儿童、孕产妇、老年人、慢性疾病患者为重点，开展基本公共卫生服务项目。

【妇幼健康服务】 达州市妇幼保健院建成三级乙等妇幼保健机构，渠县、大竹县妇幼保健院通过二甲复评。达州市妇幼保健院建成省级新生儿保健特色专科、全省新生儿遗传代谢疾病筛查分中心、儿童早期发展示范基地。市卫生健康委被表彰为全省母婴安全保障工作先进集体。孕产妇零死亡，5岁以下儿童死亡4.04‰，婴儿死亡率2.11‰，均低于2020年全省平均值。

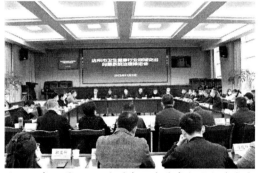

◎2021年11月5日，达州市卫生健康行业领域突出问题系统治理推进会召开（肖肖◇供稿）

【医政医管】 大竹县深化公立医院综合改革，成效显著，受到国务院通报表扬，获奖励700万元。达州市中心医院成立小儿外科，填补川东区域小儿外科空白，达州市中心医院、达川区人民医院分别建成国家高级卒中防治中心、国家综合卒中防治中心。宣汉县人民医院、大竹县人民医院建成三甲综合医院，市妇女儿童医院、市民康医院、大竹县中医院建成三乙专科医院。实施进一步改善医疗服务行动计划，二级以上公立医疗机构中，分时段预约诊疗、智能导医分诊、候诊提醒、检查检验结果自助查询、移动支付等服务开展率达70%以上。新成立市级质控中心2个。全市公立医院医疗费用增幅为0.51%；持续推进万达开三地二级甲等以上医疗机构检查检验结果互认，2021年实施检查检验结果互认22万余例次，降费约1200万元。全市二级以上公立医院医疗责任保险参保率100%，医疗纠纷人民调解组织设立实现市、县全覆盖。强化系统治理工作，扫黑除恶治乱专项工作。

【食品安全】 按照四川省食品安全风险监测实施方案和任务分配表开展食品安全风险监测工作，完成绩效目标任务。任务472份，实际完成482份，任务完成率102.12%，监测数据及时上报率达95.16%。

【职业健康】 完成180家工作场所职业病危害监测评估报告。11家放射工作单位、6类放射源、17台非医放射设备检测率100%。306家单位进行职业性放射危害因素监测，放射工作人员1780人，个人剂量监测1699人，监测率95%以上。职业健康检查1610人，检查率90%以上。监督检查职业病危害严重的建材、冶金、石材加工等行业105家。共出动人员400人余次，车辆140台余次，检查企业442余家，其中8家煤矿用人单位现在处于关停状态。行政处罚存在问题严重的72家企业，其中警告37件，罚款35件，罚款金额51.3万元。2021年，全市3家康复站尘肺病患者518人，建档建卡204人，接受尘肺病患者康复理疗125人次。

【人口监测与家庭发展】 健全人口监测体系，落实人口监测统计调查制度。落实生育登记制度，通过平台在线办理32465人，实现"秒批秒办"自动审批。全市计划生育家庭奖励扶助、特别扶助人数分别为120978人、11804人，发放奖励扶助、特别扶助金合计19270.18万元。全市计划生育家庭综合保险承保5786户，计划生育特殊家庭住院护理补贴保险承保6668人。走访慰问计生特殊家庭4530多户。争取第九轮国家"幸福工程·救助贫困母亲行动"项目，投入资金13万元，通川区、开江县

申报成功国家计生协2021年"暖心家园"项目。推动普惠托育服务专项行动，2021年建设市政府机关幼儿园100个普惠托位。

【老年健康服务】 全市3个社区被国家卫生健康委、全国老龄办命名为全国示范性老年友好型社区，7家三级医院被认定为四川省老年友善医疗机构，20家二级医疗机构被认定为达州市老年友善医疗机构。开展以"关注口腔健康，品味老年幸福"为主题的老年健康宣传周活动，开展以"实施积极应对人口老龄化国家战略，乐享智慧老年生活"为主题的敬老月活动。

【健康服务业】 2021年，社会办医床位5852张，私人办医床位8943张。新建成二级以上民营医院5家，其中渠县佑安医院、宣汉同齐医院为二级乙等综合医院，渠县康缘精神病医院、开江康仁骨科医院、达州元达联合疗养院为二级乙等专科医院。

【宣传与健康促进】 开展"献礼建党百年·铭记最美瞬间——天使心向党"图片和"献礼建党百年·无悔白衣执甲"视频征集展播活动，征集视频十余部，并在达州日报新媒体、委机关官微展播。在省卫生健康委举办的"传承光荣 守护生命"第七届微电影、微视频评选展播活动中，大竹县卫生健康局获银奖，达州市中心医院、达川区卫生健康局获铜奖，渠县卫生健康局获优秀奖。在市级及以上媒体刊载卫生健康相关信息900余篇。启动健康知识普及行动，举办达州市健康知识普及专项行动启动仪式。

（肖 肖）

巴中市

【卫生健康资源概况】 2021年底，全市有

医疗卫生机构3366个、床位22809张。卫生技术人员18366人，其中执业（助理）医师7184人、注册护士7624人。每千人口卫生技术人员6.84人，每千人口执业（助理）医师2.67人，每千人口注册护士2.84人，每千人口有床位8.52张。

【教育科研】 开启新一轮189人为期一年的全科医生转岗培训工作，并组织303名全科转岗培训人员参加结业考核。参加继续医学教育单位覆盖率100%，卫技人员学分达标率95%。建成省级中医重点专科（专病）14个、市级中医重点专科（专病）24个。

【规划与财务】 完成巴中市"十四五"卫生健康发展规划编制并以市政府办印发。协助完成"十四五"川陕革命老区振兴发展规划有关全市卫生健康事业发展项目编制规划。在"十四五"卫生健康规划中编制全市公共卫生医疗救治体系及疾病预防控制体系项目62个，建设规模109.83万平方米，规划总投资65.51亿元。编制重大疫情防控救治体系建设项目34个，总投资16.71亿元。

【信息化建设】 承建并维护"巴中健康一码通"系统，使用时期3个月，共登记信息30余万条。启动智慧化医院创建工作，征集评审专家22名。启用居民电子健康卡，11家医疗机构接入系统，发卡4.9万张。平昌县人民医院通过国家医疗健康信息互联互通标准化成熟度四级乙等测评。

【医药卫生体制改革】 制定出台《巴中市公立医院薪酬总额核定办法》《巴中市公立医院绩效考核实施细则》，全市12家公立医院完成章程制定，公立医院绩效考核机制和现代医院管理制度初步建立。形成采购新制度，公立医院全部实行药品、高值耗材集中采购和"两票制"。指导平昌县出台医共体建设实施方案、成立医疗

集团管委会，组建由69家成员单位参与的平洲医疗集团、同昌医疗集团、江口医疗集团3个医共体，平昌县紧密型医共体建设框架体系基本建成。分级诊疗制度有效落实，县域内就诊率稳定保持在90%以上，群众看病难、看病贵问题逐步缓解。公立医院薪酬总额核定、公立医院绩效考核等领域3个改革典型案例被市委改革办采纳并作为优秀案例呈报省委改革办。

【行政审批】 全面梳理市、县（区）两级依申请政务服务事项全部纳入一体化政务服务平台运行管理，及时做好一体化平台政务服务事项的认领、增减、调整及更新工作，实现行政许可事项承诺时限比法定时限平均减少70%以上，申请材料平均再减少30%以上。自2021年7月1日起，全面推动涉企经营许可事项"证照分离"改革。共办理533件行政许可事项，按时办结率、群众满意率均达100%，并为2家申请拟办医疗机构单位开展事前指导服务，新办中医专科医院1家，新办互联网医院1家，在营商环境好差评中获评"好"等次1次。

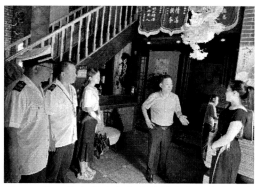

◎2021年，巴中市卫生健康委员会在巴中市主城区开展为期3个月的"六小行业"专项整治工作。图为7月21日检查组在巴州城区随机选择5家美容美发店、1家小旅馆、1家小浴室开展突击监督执法（李成◇供稿）

【综合监管】 推进恩阳区卫生健康监督机构规范化建设试点项目和通江县职业卫

生分类分级监督执法试点工作。推进"信用+监管"工作，收集行政许可事项申请人信用承诺书132份，组织医疗机构签订并公示《医疗机构依法执业承诺书》878份，医务人员签订《医务人员依法执业承诺书》9346份。开展"小诊所"集中治理工作，立案查处400余起，罚款140万余元。结合"创文保卫"开展"六小行业"专项整治工作，责令改正395家，督促办证202家，立案查处6起。开展新冠肺炎疫情常态化精准防控监督执法检查，立案查处162起，罚款42.53万元。开展打击非法医疗美容服务、非法应用人类辅助生殖技术、放射卫生、公共场所、学校卫生、消毒产品、职业卫生、饮用水卫生等专项监督执法行动。"双随机"抽查并公示公共场所20家，集中空调通风系统11家，托幼机构、校外培训机构、中小学校20家，消毒产品生产企业1家，生活饮用水41家，游泳场所7家。

【卫生应急】 制定《巴中市重大疫情防控应急物资储备方案》，完成第一轮市本级新冠肺炎疫情防控应急物资政府储备，应急物资和主要救治药品储备金额1000万元以上。举行全市首次生物安全反恐实战演练，举行极端条件下封城应对大规模新冠肺炎疫情应急处置演练。及时有效处置突发公共卫生事件2次。

【疾病预防控制】 平昌县疾控中心通过三级乙等、恩阳区疾控中心通过二级甲等评审，全市二级及以上疾控机构覆盖率100%。全市无甲类传染病发生，传染病发病率控制在333.30/10万，较全省平均水平491.32/10万低32.16%，传染病控制水平位居全省第2位。全市规范化预防接种门诊比例达100%，国家免疫规划疫苗报告接种率93.41%以上。全市艾滋病病毒抗体检测覆盖率34.77%，感染者和病人抗病毒治疗覆盖率95.64%。未发生母婴传播个案。全市结核病登记发病率50.25/10万，总体到位率98.65%，成功治疗率94.89%。

【新冠肺炎疫情防控】 巴中市自2020年确诊病例清零后未再新增病例。全市设定点救治医院1家（巴中市中心医院）、后备救治医院1家（四川友好医院）；在县（区）共设置定点救治医院5家、后备救治医院4家、收治医院5家、隔离康复医院4家。全市有负压病床20张、传染病床位348张、可整体腾空收治新冠患者床位数2742张、ICU床位91张、可转换ICU床位241张。有可用于收治新冠患者的普通病床5859张、ICU病床138张、可转换ICU病床264张。呼吸机207台、心电监护仪1634台、经鼻高流量呼吸治疗仪23台、体外膜肺氧合仪ECMO 1台。有负压救护车共12辆、负压担架14个，可用于新冠肺炎患者转运的普通救护车72辆。市级医疗救治组下设10个专业小组共195名专家，参与新冠肺炎患者"一人一案"的会诊与救治。全市共有呼吸、感染、重症等临床一线专业医务人员共2960人，同时呈梯队储备医务人员5000余人。建成核酸检测机构30家，日检测单检能力58000人，满足在2日内对单个县区完成全员核酸检测的能力。建立175个应急采样支援队伍、55个标本准运队伍。累计接种新冠病毒疫苗462.2354万剂。

【爱国卫生】 巴中市国家卫生城市通过全国爱卫会组织的暗访。新建成国家卫生乡镇19个，省级卫生乡镇130个，省级卫生村1559个，省级卫生单位849个，省级无烟单位977个；新建成健康村镇和健康细胞工程2212个。集中开展市容市貌、交通秩序、农贸市场、厕所革命、重点场所、控烟工作6大专项整治。开展爱国卫生月、世界无烟日等宣传活动，加强病媒生物防制、环境卫生整治，加大控烟干预、新冠肺炎防控等健康知识宣传，倡导文明健康、绿色环保生活方式。

【基层卫生健康】 新增优质服务基层行推荐标准机构3个，新建成社区医院3个。全市基本公共卫生服务居民健康档案建档率98.08%，全市常住人口家庭医生签约服务率88.3%（贫困人口签约率100%）。

【妇幼健康服务】 通江县妇幼保健院建成三级乙等妇幼保健院，巴州区妇幼保健通过二级甲等妇幼保健院复评；全市24家爱婴医院通过省级评（复）审；南江县、通江县完成省级儿童早期发展综合示范基地省级复评。全市孕产妇死亡率4.28/10万，婴儿死亡率2.10‰，新生儿死亡率1.07‰，5岁以下儿童死亡率4.07‰。

【医政管理】 4家综合医院通过二级乙等评审。与达州市、广安市共同成立川东外周介入诊疗质控中心，恩阳区人民医院、南江县人民医院建成省级初级卒中中心。开展第二届“名医名科名院”评选，表彰3家“巴中知名医院”、20个“巴中医疗名科”、67名“巴山名医”。70名个人获无偿献血奉献奖金奖、32个集体获无偿献血先进集体、14名个人获无偿献血先进个人。开展行业领域突出问题系统治理。在全国公立医院满意度调查中，门诊满意度96.39分，住院患者满意度95.20分，员工满意度83.72分，三项得分均高于全省平均水平。

【食品安全】 完成市级食品风险监测502份，任务完成率131.76%。新增食源性疾病监测哨点医院80家，全年共网报食源性疾病病例3800余例。源性疾病暴发监测涵盖全市所有医疗卫生机构，全年未报告食源性疾病暴发事件和食品安全中毒事件。受理食品安全企业标准备案108件，开展酒类和火锅底料食品安全标准跟踪评价。南江思宇幼儿园通过营养健康食堂省级验收，巴州区十二小学食堂通过市级验收。

【中医药事业】 建成三甲中医医院1家、三乙中医医院3家，二乙中医医院1家。建成全国基层中医药工作先进单位。100%的乡镇卫生院和社区卫生服务中心建有中医馆，所有乡镇卫生院和社区卫生服务中心均设置中医科和中药房，96.19%的村卫生室（社区卫生服务站）配置乡村全科（中医）医生。印发《巴中市中医强基层“百千万”行动实施方案》，成立30个市级“坐诊带教”专家团队，坐诊带教乡镇卫生院（社区卫生服务中心）全覆盖。培育省级名中医15人、市级30人，4人入选第七批省中医药管理局学术和技术带头人及后备人选。建成1个全国名中医工作室、3个全国基层名老中医工作室、1个省级名中医工作室、1个在建省级名中医工作室。通江杜仲、平昌天之福药材产业园等5个中药材园区被评为省级中药材产业扶贫基地和“定制药园”。建成丹参、枳壳、川明参、金银花、杜仲良种良繁基地5个。全市储备启动中医药康养、种植基地等“五个一批”项目33个41.06亿元。

【职业健康】 现有职业病诊断机构1家，职业健康检查机构9家，尘肺病康复站1家，新增4家尘肺病康复站，实现区县全覆盖，基本能实现“市（州）能诊断，县区能体检，镇街有康复站”目标。纳入治理范围的用人单位申报率98%，接尘劳动者在岗期间职业健康检查率97.94%，主要负责人、职业健康管理人培训率97.5%。全市共报告职业性尘肺病8343例，存活6782例。共完成105家工作场所职业病危害因素监测，完成尘肺病筛查23200人，发现尘肺样改变388人；完成59家医疗机构放射性危害因素监测；职业病及健康危害因素信息系统中上报223张职业健康检查个案卡、264例矽肺和22例煤工尘肺。

【人口监测与家庭发展】 加强人口统计

数据研究，准确掌握生育政策调整后人口变动趋势，科学分析评估出生人口变动对经济社会发展的影响。全市确认农村部分计划生育家庭奖励扶助对象56705人、计划生育家庭特别扶助对象4164人、独生子女父母奖励对象44951户，落实资金8400万元，11月底前全部通过"一卡通"发放到群众手中。计划生育特殊家庭"双岗"联系人制度落实率、家庭医生签约服务率、就医"绿色通道"设置率均为100%。累计为计划生育特殊家庭提供居家养老服务172人次，安排保障性住房72户、实施农村危房改造552户、安排入住公立养老机构256人。计划生育特别扶助对象共报销住院护理补贴保险50.32万元，保险赔付率101.25%。全市备案托育机构8家，新增托位1085个，每千常住人口拥有3岁以下婴幼儿托位数1.34个，比2020年增长86%。

【老年健康服务】 创建全国友好型社区1个。争取省卫生健康委医养结合服务质量提升项目4个，到位项目资金200万元。省卫生健康委、省中医药局认定该市老年友善医疗机构创建达标7家。

【宣传与健康促进】 全年网站共发布信息1567条，总访问量159546次；微信公众号共发布信息755条；微博共发布信息493条。开展第六届"最美巴山健康卫士"评选活动，评选出10名"最美巴山健康卫士"。平昌县土兴镇玛瑙村卫生室医生李德斌被评选为"中国好医生"1月月度人物。南江县通过2018—2020年度健康促进县（区）建设省级技术评估。

（李　成）

雅安市

【卫生健康资源概况】 2021年底，全市有医疗卫生机构1365个、床位14453张。卫生技术人员13759人，其中执业（助理）医师5055人、注册护士6002人。每千人口有卫生技术人员9.59人，每千人口有执业（助理）医师3.52人，每千人口有注册护士4.18人，每千人口有床位10.07张。

【人才建设】 获评第四批四川省卫生健康领军人才1人，第三届四川省临床技能名师1人，第九批四川省基层拔尖人才1人，第二批省优秀中医临床人才1人，省优秀中药人才1人。获评第二批市卫生健康委、市中医药局学术技术带头人18人、后备人选20人，第四届雅安市十大名中医10人。获评"大美雅医"20人。"雅州百千英才"7人。

【科研工作】 立项省中医药局科研课题1项，市级11项。创建市级重点学科3个，市级重点专科15个。

【项目建设】 2021年卫生项目共32个，总投资33.7亿元，完成投资11.32亿元。其中续建项目23个，总投资29.61亿元，完成投资10.09亿元；新开工项目9个，总投资4.09亿元，完成投资1.23亿元；投用项目8个，总投资15531万元，完成投资8641万元。

【健康扶贫成果同乡村振兴有效衔接】 按照健康扶贫与乡村振兴有效衔接的相关要求，接续推动脱贫对象发展和乡村全面振兴，严格落实"四个不摘"要求，不断优化分类救治措施，持续做好已脱贫人口家庭医生签约服务，重点做好高血压、糖尿病、结核病和严重精神障碍等慢性病患者的规范管理服务。脱贫患者县域内救治48019人次，获卫生扶贫基金共计2020.58万元，救助率100%。雅安市建档立卡脱贫患者县域内住院和慢性病门诊维持治疗医疗费用个人支付占总医疗费用的比例控制在10%以内。

【信息化建设】 雅安市人民医院通过智慧医院一星评审，互联网医院上线运行。

全市二级以上医院全部接入电子健康卡管理信息系统，发卡110万张，累计使用374.53余万人次。

【医药卫生体制改革】 建立城市医疗联合体2个、紧密型县域医共体1个、远程医疗协作网5个、专科联盟24个。调整201项医疗服务价格。创新实施"1+1+N"公共卫生基层治理模式和"流动医疗送医上门"新模式。推进"互联网+医疗健康"示范市建设，全面完成市级卡管平台建设。

【综合监管】 探索执法+质控、执法+协会、执法+专家在监督检查、现场审查、能力提升等方面的新模式。在二级以上医疗机构推广使用"四川智慧卫监"依法执业信息化自查系统。查处卫生健康行政违法案件610件，处罚金额91.33万元，同比查处案件数增长12.5%，处罚金额增长49.4%。行政处罚案件占比12.9%，"双随机一公开"国家、省下达任务完结率均达100%、公示率100%，查办案件84件，处罚金额7400元。

【卫生应急】 突发公共卫生事件及时报告率、有效处置率100%。做好"应急使命·2021"全国抗震救灾医疗保障和卫生应急救援参演，出动医护人员183人、救护车23台。开展"9·25"天全县喇叭河镇山洪泥石流灾害应急处置工作，所有伤员均得到有效救治，消杀重点区域3.2万平方米，确保灾后无大疫。

【疾病预防控制】 儿童基础免疫。全市开展国家免疫规划疫苗接种率入户调查工作，儿童预防接种报告建卡率100%、建证率100%，儿童国家免疫规划疫苗基础免疫和加强免疫报告接种率95%。对出生于2016年3月1日—2019年9月30日期间的儿童开展脊髓灰质炎灭活疫苗补种工作，脊髓灰质炎灭活疫苗接种率96.37%，市级接种率快评结果99.63%。继续提升预防接种门诊能力，全市有104家国家免疫规划疫苗接种单位，有92家狂犬病疫苗接种单位。治疗与扩大化疗流行区血吸虫病重点人群，救治晚期血吸虫病病人38人，扩大化疗11594人次。碘缺乏病、大骨节病、克山病、燃煤污染型氟中毒巩固消除达标成果。全市治疗适宜地方病病人100例，治疗任务完成率138.89%，管理地方病病人375例，管理任务完成率105.34%，规范管理率100%。

【新冠肺炎疫情防控】 设置新冠肺炎疫情防控常备2小时启用隔离房间3389间、预备24小时启用隔离房间4417间。累计隔离管理国内中高风险区及境外来（返）雅人员、密接、次密等风险人员17097人，排查健康码红码人员392人、黄码人员4334人。累计核酸检测冷链、交通、医护等各类人群217万余人次。累计举办新冠病毒疫苗接种培训会40余场次，投入接种点300个、培训医务人员5000人次。12岁以上人群首剂、全程接种率分别为102.66%和105.87%、重点人群加强免疫接种115.96%，均超额完成省下任务，3—11岁人群首剂接种率96.20%。

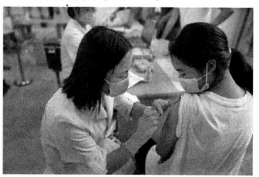

◎2021年8月4日，雅安市雨城区组织为12—17岁人群接种新冠病毒疫苗（办公室◇供稿）

【爱国卫生】 雅安市被全国爱卫会命名为国家卫生城市。8个国家卫生乡镇通过暗访，新创建的省级卫生乡镇1个、省级卫生村159个、省级卫生单位260个、省级无烟单位409个通过验收。现有国家卫生乡镇14个、省级卫生乡镇85个、省级卫生村（社区）635个，覆盖率分别为16.3%、98.8%、96.4%。推荐上报健康单位181个、健康村（社区）136个、健康学校63个、健康医院45个、健康家庭761个。新建设无烟党政机关471个、无烟医疗机构601个、无烟学校243个，建设无烟家庭830个，开设戒烟咨询门诊41个。开展文明健康绿色环保生活方式宣传活动，开展病媒生物防制工作。

【基层卫生服务】 行政区划调整后，全市共有89个乡镇卫生院，7个社区卫生服务中心，575个村卫生室。制定印发《雅安市关于建立乡村医生养老保障机制的实施意见》解决乡村医生养老问题。开展城乡居民健康档案管理、健康教育、慢性病管理等12类基本公共卫生服务，人均基本公共卫生服务经费财政补助标准提高到79元。

【妇幼健康服务】 完成川西孕产救治中心建设方案，签署川西地区孕产妇转运救治合作框架协议。建立9个危重孕产妇救治中心和6个危重新生儿救治中心，新建成爱婴医院19家。雨城区青江街道、汉源县九襄镇、石棉县迎政乡被选评为雅安市艾滋病综合防治明星乡镇。全市孕产妇死亡率0，婴儿死亡率2.31‰，5岁以下儿童死亡率3.62‰。

【食品安全】 按照2021年省级下达食源性致病菌和化学污染物及有害因素监测样品任务共计406份的采样要求，实际完成检测样品共计407份，审核和网络直报样本检测数据2488条，监测任务完成率100.25%。全市21家二级以上食源性疾病病例监测医院（包括病原学监测医院）共计上报2724条病例信息，任务完成率103.2%，均达到120例以上。完成食品企业标准备案前公示和备案54件。开展5家酒类生产企业，2家

调味品类食品安全标准跟踪评价摸底调查工作，全面完成雅安白酒及调味品生产企业标准跟踪评价工作。雅安市人民医院二院区食堂被省卫生健康委确定为省级营养健康食堂。

【中医药事业】 召开雅安市中医药发展大会。全市有中医医疗卫生机构172个，床位2085张。中医类医疗卫生机构卫生人员2353人，与2021年相比增加130人，增长5.85%。荥经县、芦山县中医医院实现独立运行。新建和"提档升级"乡镇卫生院、社区卫生服务中心中医馆50个，实现100%全覆盖。100%乡镇卫生院、社区卫生服务中心能提供6类以上中医药技术方法，99.13%的村卫生室能提供中医药服务，65岁以上老年人中医药参与率86.6%，0—36个月婴幼儿中医药参与率84.6%，基层中医药服务量51.9%。举办"传国医精髓，承健康文化"——首届雅安市中医药大健康文化节。

【职业健康】 加强职业卫生监督执法工作，共检查煤矿6家，非煤矿山20家，其他用人单位181家，责令限期改正单位110家，给予行政处罚45家，罚款37.2万元。11家医疗卫生机构完成职业健康检查机构备案，至此8个区县均满足至少有1家医疗卫生机构承担职业健康检查工作。在汉源县唐家镇中心卫生院、荥经县荥河镇中心卫生院完成尘肺病康复站建设。2021年，雅安市评选"职业健康达人"20人，新建成省级健康企业2家，市级健康企业7家。

【家庭发展】 确认计生家庭奖扶对象43729人，特扶对象2663人，少生快富8户，发放奖扶助资金6870.26万元，通过"一卡通"打卡发放率100%。荥经县、汉源县创建为国家计生协、省级计生协"暖心家园"项目。备案10所婴幼儿照护服务机构。

【老年健康服务】 培育医养结合机构13

家，床位2600余张，将雨城区医养中心打造为示范中心。争取到省级财政资金600万元，支持雅安6个社区（乡镇）医养结合服务中心建设项目。汉源县富林镇滨湖社区、石棉县新棉街道广元堡社区、名山区蒙阳街道东城社区被评为2021年全国示范性老年友好型社区。雅安市人民医院、天全县中医医院等4家医养结合机构被评为四川省第一批老年友善医疗机构。推进安宁疗护按床日付费方式试点，争取省级资金50万元，在市人民医院开展安宁疗护试点项目建设。雨城区人民医院、汉源县人民医院等多家医疗机构已开展安宁疗护服务。

【康养产业】 编制完成《雅安市康养产业发展规划（2020—2025年）》《雅安市中医药及大健康产业规划（2021-2025年）》。续建、新开工35个重大康养项目，完成投资39.8亿元。包装储备2022—2026年雅安市大健康项目37个，投资额超过427亿元。雅安市连续4年进入中国康养城市排行榜50强，其中2018年排名第7，2019年、2020年、2021年均排名第5。连续两年进入"2020年度中国康养可持续发展20强市"。由雅安世外乡村旅游开发有限责任公司、雅安茶厂股份有限公司、雅安德仁医院等6个单位发起成立的雅安康养产业协会，于12月16日在海子山成立。

【宣传与健康促进】 结合"我为群众办实事""健康中国行""三下乡"等主题，开展线下宣传活动39次，赴农村、社区等开展巡回健康讲座6场，受众13800余人次，累计发放科普宣传材料40余种13.2万余份，主题宣传品20余种4.7万余份。全市居民健康素养水平提升至26.6%，15岁以上人群吸烟率降至25.5%。汉源县新建成国家级健康促进县，天全县通过省级健康促进县技术评估。

（办公室）

眉山市

【卫生健康资源概况】 2021年底，全市有医疗卫生机构2247个、床位21019张。卫生技术人员20461人，其中执业（助理）医师7960人、注册护士9036人。每千人口有卫生技术人员6.92人，每千人口执业（助理）医师2.69人，每千人口有注册护士3.06人，每千人口有床位7.11张。

【人才建设】 获卫生、中医高级专业技术职务任职资格224人。开展第二届"眉州名医"培育工作，培训骨干人才400余人次。获评第三届四川省临床技能名师2人，第九批四川省基层卫生拔尖人才2人。

【教育科研】 入选第三批住院医师规范化培训基地的眉山市人民医院、眉山市中医医院2021年启动招生工作，培养住院医师25人。市级临床重点专科立项11个，验收5个。

【规划与财务】 完成《眉山市省级区域医疗中心建设发展研究》《眉山市"十四五"卫生健康发展规划》终稿，启动编制《眉山市"十四五"医疗卫生服务体系规划》。争取上级直达资金、地方专项债券资金和中央预算内投资9.49亿元。争取到专项债券资金3.71亿元、中央预算内资金0.58亿元。全市累计实施卫生健康项目29个，总投资60.7亿元，当年完成投资11.8亿元，累计完成投资44.87亿元。全市中央预算内投资项目竣工率、投用率均居全省第一。

【健康帮扶】 2021年是巩固脱贫攻坚成果第1年，为保障政策的平稳过渡，该市继续实行"先诊疗后付费"，定点医院设立综合服务窗口，继续实施基本医疗保险、大病保险、医疗救助、卫生扶贫基金救助等多渠道帮扶手段。脱贫人口家庭医生签约完成率100%。县域内住院患者个人自付比控制在10%以内。卫生扶贫基金累计帮扶7242人，帮扶资金1476万元。

【信息化建设】 新冠肺炎疫情防控云视讯会议系统保持长期正常运行，全市29家新冠病毒核酸检测机构全部接入"四川省核酸检测信息系统"，检测数据上传及时率保持全省前列。新建成二星智慧医院2家，一星智慧医院1家，互联网医院2家。联通全市20家二级及以上公立医疗卫生机构，办理电子健康卡160余万张，通过"眉山医健通"实现成渝双城经济圈和同城发展市的电子健康卡互认。

【医药卫生体制改革】 分级诊疗。建立医联体23个，其中城市医疗集团2个，县域医共体12个，专科联盟4个，远程诊疗协作网5个，全市县域内就诊率83.36%。

现代医院管理。推进市人民医院和市中医医院作为省级试点单位建设工作，全市所有医院均完成章程制定。推进党委领导下的院长负责制，全市21家二级以上公立医院（含妇幼保健服务中心）均配齐党组织书记。

药品供应保障。出台《眉山市关于改革完善短缺药品供应保障机制的实施方案》《落实国家组织药品集中采购和使用试点扩大区域范围工作实施方案的通知》等文件保障全市药品供应，从源头上减轻群众用药负担。

药事管理。开拓性成立药物临床试验基地，市人民医院完成GCP（药物临床试验）备案。指导各级各类医疗机构880余名药师开展药事管理工作。制定医疗机构合理用药评估指标体系，督导检查和现场指导全市12家医疗机构，推进青神县药品供应保障机制改革，形成以基本药物为主的"1+X"用药模式，促进上下级医疗机构用药衔接。指导二级及以上公立医院、全

部政府办社区卫生服务中心和乡镇卫生院按要求在国家药管平台报送药品合用相关数据，推动药品监测网络向基层延伸。通过"三监管"平台核实不合理用药问题线索936条，涉及金额约22万元，扣罚绩效约5万元，院内约谈320人次，指导督促整改不合理用药问题。

全民基本医保制度。建立完善城乡居民基本医保制度，全市常住人口实现应保尽保。坚持待遇与筹资对应，建立基本医保待遇调整机制，逐步提高住院费用实际报销比例，逐步扩大门诊特殊慢性病保障范围。

综合监管。落实医疗卫生行业综合监管制度，建立相关部门共同推进的协同监管机制。开展"双随机一公开"，全面推进医疗"三监管"。持续纠正医疗卫生领域不正之风，切实规范医疗行为。

【行政审批】 深化"放管服"改革，组织开展"一网通办"攻坚行动，推进跨省、川渝通办改革，生育服务登记、义诊活动备案等事项实现川渝通办，消毒产品备案、医疗广告审批等事项实现跨省通办。开展卫生健康系统深化"放管服"改革优化营商环境问题专项整治行动，围绕简政放权、优化服务、放管结合、依法行政和作风建设五个方面的主要问题，全面清理和自查自纠。落实政务服务"好差评"制度和"五心服务"。受理办结行政许可事项430件，办结率、满意率均为100%。

【综合监管】 制定自查整改清单，完成医疗卫生行业综合监管自查整改工作。持续推进医疗"三监管"工作，筛查"耗材使用、门诊处方、重点药品使用、住院费用、检验检查、抗菌药物处方权限"等6类问题线索23827条，核查认定问题577个，责任追究医疗机构6家次，医务人员223人次。全市共实施各类卫生行政处罚460起，

共计罚没金额84.4万元。案件数同比增加318件，增长223.9%，罚没金额同比增加5.2万元。

【疾病预防控制】 全年报告甲乙类传染病6227例，甲乙类传染病率210.71/10万，略高于全省209.56/10万的平均水平。国家免疫规划疫苗常规免疫报告接种率99.67%。推进艾滋病防治三年攻坚行动，常住人口艾滋病检测率41.53%，抗病毒治疗覆盖率95.38%、成功率97.09%。全年登记并治疗活动性肺结核病人1249例，总体到位率96.57%，治疗成功率96.74%。开展慢性病、心脑血管和儿童伤害监测。

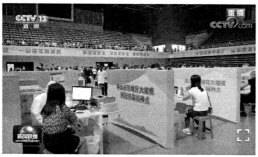

◎2021年5月31日，眉山市东坡区新冠病毒疫苗接种工作被央视新闻联播报道（东坡区卫生健康局◇供稿）

【新冠肺炎疫情防控】 成功处置天府新区贵平镇涉蓉确诊病例在眉活动事件、缅甸入境返彭人员复阳事件、仁寿涉蓉病例在眉活动事件、天府新区东星航空职业技术学院密接者核酸检测异常事件等疫情应急事件10余起。累计排查管控入返眉人员3.8万人。规范设置隔离房间6275间；改造建设援蓉入境人员集中隔离场所4个，完成援蓉入境人员隔离任务395人。建成核酸检测机构30家，实现市县两级疾控机构和二级以上综合医院全覆盖，日最大检测量15.01万管，可满足两日内全员核酸检测要求。市、县（区）建立48支共535人的流调队伍。2021年全市全人群全程新冠病毒疫苗接种率86.72%，接种进度名列全省前

茅，接种工作被中央电视台《新闻联播》宣传报道，主要做法在全省推广。开展眉山天府新区贵平镇全员核酸检测应急演练等省级、市级、县（区）演练。

【爱国卫生】 眉山市被全国爱卫会命名为国家卫生城市，洪雅县、青神县通过创建国家卫生县城暗访。新建成省级卫生乡镇5个、省级卫生村71个、省级卫生单位32个、省级无烟单位691个。举办爱国卫生月主题活动。完成2021—2023年度眉山城区病媒生物防制药物消杀及"三防"设施建设维护服务项目招标，组织春秋两季病媒生物药物消杀和"三防"设施建设维护。

【基层卫生健康】 做好两项改革"后半篇"文章基层医疗服务能力提升工作，推进县域医疗卫生次中心建设，布局共20个县域医疗卫生次中心，完成乡村医疗卫生机构的布局优化调整。新增优质服务基层行推荐标准机构2个，基本标准机构6个。制定乡村医生养老保障和退出机制实施方案。组建1227支家庭医生签约队伍，1971名家庭医生参与服务，签约居民178.11万人，签约率59.47%。

【妇幼健康服务】 市妇幼保健院建成省新生儿听力障碍诊治分中心、产前诊断技术服务机构以及省级新生儿保健特色专科。全市孕产妇死亡率0，婴儿死亡率1.36‰，5岁以下儿童死亡率3.03‰，达到历史最低水平。获全省母婴安全保障工作成效突出先进集体称号，预防艾滋病、梅毒和乙肝母婴传播工作被省艾滋病母婴传播管理办公室评为成效突出集体先进集体。

【医政医管】 眉山市人民医院通过三甲复评。建成44个市级医疗质控中心，开展29次质控督导，召开38次质控工作专家组会议。建成卒中中心3个，胸痛中心2个。无偿献血24369人次，献血量38189单位。

加强医疗行风建设，查证线索1279条，接受调查39415人次，涉及金额约44万元，扣罚绩效约7万元，院内约谈384人次，诫勉谈话31人次，院内警告27人次，移交纪检线索3次。

【食品安全】 采集食品安全风险监测样品采集374份，完成目标任务的100%。食源性疾病监测哨点医疗机构按要求上报病例2643例，完成目标任务的115.92%。组织开展现场调研工作，收集全市火锅底料企业食品安全国家标准（火锅底料）意见建议并汇总上报。市卫生计生监督执法支队营养健康食堂（试点）通过省级营养健康食堂达标验收专家组评估验收。

【中医药事业】 召开中医药传承创新发展大会。启动成都中医药大学眉山临床医学院建设。市中医医院完成整体搬迁并投入使用。彭山区中医医院完成三级乙等中医医院创建评审。建成市级中医重点专科2个，建设单位4个。基层医疗卫生机构中医馆全覆盖，基层中医药服务量稳定在45%以上。争取省级学术技术带头人后备人选3人，评选第一批眉山市拔尖中青年中医师15人。组织确有专长人员医师资格考核、祝之友中药临床药学人才研修班、西学中和中医全科医生培训结业考核400余人。开展中医强基层"百千万"行动，落实省、市、县指导巡诊、坐诊带教、驻村帮扶。彭祖养生文化休闲谷建成四川省中医医药健康旅游示范基地。

【职业健康】 持续开展重点行业领域尘毒危害治理工作，企业职业病危害因素申报率100%。建成洪雅县高庙镇卫生院尘肺病康复站，全面覆盖常住人口尘肺病患者103人的康复治疗，尘肺病患者康复建档率100%。蒙牛乳业（眉山）有限公司和中车眉山车辆有限公司通过健康企业省级评估验收。眉山高新技术产业园区、甘眉工业园区、彭山经济开发区通过省级化工园区认定申报省级专家验收。

【人口监测与家庭发展】 依法实施三孩生育政策，取消社会抚养费征收，完成与三孩政策不一致、不衔接的规范性清理废止工作。将个人生育情况与入户、入学、入职彻底脱钩。取消再生育审批，建立"网上登记、现场登记"相结合的生育登记制度。全市奖励扶助、特别扶助等计划生育惠民政策共惠及218190人，兑现资金2.27亿元。为全市7921名计生特殊家庭购买住院护理补贴保险，全年向1370人次支付住院护理补贴116.61万元。加强计生特殊家庭关爱扶助。建成3个示范公办托育机构，发展托育服务机构34家，完成网上备案7家。

【老年健康服务】 2个创建省级医养结合示范机构已接受评审，127对医疗卫生机构与养老服务机构建立签约合作关系，支持5个基层卫生医疗机构建成医养结合中心，新增1家医养结合机构。建成全国示范性城乡老年友好型社区4个，省级老年友善医疗机构4个。安宁疗护省级试点有序推进，将安宁疗护纳入医保报销范围。组织开展第六轮敬老模范县（市、区）创建。眉山市老年人参与老龄社会基层治理做法在全省老龄委2021年全体会议上作经验交流，是全省唯一发言的市（州）。

【宣传与健康促进】 在主要媒体刊登稿件1485篇。健康眉山微信公众号累计推送128期，推送信息404条，阅读量434790次，关注25700人。全市居民健康素养水平25.91%，洪雅县接受省级健康促进县技术评估。

【仁寿县职业卫生分类分级监督执法试点】 2020年4月，仁寿县被确定为全国16个职业卫生分类分级监督执法试点地区之一，接到试点任务后，高度重视，积极思考，勇于创新，措施落实，确立"分类分级、动态监管"的指导思想，试点工作机制健全，管理精准，推进有力，成效明显。2021年4月，省卫生健康委在仁寿县召开现场培训会。2021年5月8日，仁寿县作为优秀试点代表在国家卫生健康委监督局举办的全国职业卫生分类分级监督执法试点工作总结会上作经验交流。

（办公室）

资阳市

【卫生健康资源概况】 2021年底，全市有医疗卫生机构3225个、床位21639张。卫生技术人员16892人，其中执业（助理）医师6260人、注册护士7439人。每千人口有卫生技术人员7.32人，每千人口有执业（助理）医师2.71人，每千人口有注册护士3.22人，每千人口有床位9.28张。

【人才建设】 强化"人才兴医、人才兴院"战略，12人被评为资阳市领军人才（资阳名医）。

【科研工作】 获省、市科学技术奖2项，全市重大科技成果转移转化项目2项。

【信息化建设】 累计发放电子健康卡21.1万张，1612名医生入驻健康资阳医疗版App，健康资阳大众版App累计注册、下载7.54万人次，通过健康资阳App在线问诊9000余人次。市级医疗机构全部接入"互联网+健康资阳"智慧医疗信息平台，通过区域平台采集存储检验报告189.87万份、检查报告61.6万份、电子病历280.9万份、处方516.9万份，实现跨院区调阅患者诊疗记录，推动检查结果互通互认。

【综合监管】 推进医疗"三监管"，148家医疗机构接入监管平台，累计推送疑似问题线索1000多条。

【疾病预防控制】 建成3个三级乙等疾控机构、新建13个实验室，增加检测设备90台（套），充实疾控专业人员47人。全年无甲类传染病，乙丙类传染病报告发病率低于全省平均水平。精神卫生工作主要指标排名全省第3位，在全省第二个实现县（区）癌症防治中心建设全覆盖，乐至县建成全国慢性病综合防控示范区。

【新冠肺炎疫情防控】 严格实行入境人员"14+7"全流程闭环管理，落实分类管控和健康监测措施，及时有效处置2起境外输入确诊（无症状感染者）病例。新建核酸检测实验室13个，累计建成核酸检测实验室26个，准备隔离病房307间、负压病房8间，设置隔离场所73个、隔离房间5135间。累计接种新冠病毒疫苗427.11万剂次。开展大型综合性实战演练4次。

【爱国卫生】 新建成省级卫生乡镇6个，省级卫生村（社区）370个，省级卫生单位76个，省级无烟单位78个。开展城乡环境卫生集中整治活动80余次，清除乱涂写36000余处、"牛皮癣"50000余处、卫生死角1900余个，清运垃圾600余吨。

【基层卫生健康】 完成乡村两级医疗卫生机构布局调整，调整后有基层医疗卫生机构103家（乡镇卫生院91家，社区卫生服务中心12家）。家庭医生团队639个，城乡居民累计签约152.78万人，签约服务覆盖率61%；重点人群累计签约92.4万人，重点人群签约服务覆盖率75%。全市县域内就诊率92.6%。持续为全市城乡居民免费提供12项国家基本公共卫生服务，建立城乡居民电子健康档案243万份，电子健康档案建档率97.10%。

【妇幼健康服务】 资阳市妇幼保健院挂牌四川大学华西第二医院资阳妇女儿童医院沱东新院区；与重庆市铜梁区妇幼保健院签订成渝双城经济圈合作框架协议。全市上报孕产妇和0—6岁儿童新冠病毒肺炎"零"感染。全市孕产妇死亡率14.51/10万，婴儿死亡率1.45‰，5岁以下儿童死亡率3.19‰。

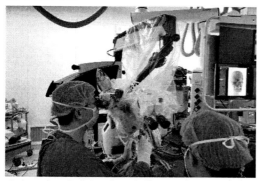

◎2021年2月2日，资阳市第一人民医院神经外科成功开展资阳市首例"开颅+介入"复合手术（苏霏飞◇供稿）

【医政医管】 22家二级及以上公立医院完成章程制定。持续深化与四川大学华西医院、省人民医院合作办医，新一届华西医院管理团队入驻医院，推进"华西—资阳医院"专线一期数据应用，开展二期数据影像云建设，完成省人民医院、市人民医院首轮合作办医现场评估。以市第一人民医院为主体规划布局区域医疗中心建设，推进市人民医院三级甲等综合医院创建工作，市第一人民医院心血管内科、运管管理部被评为2018—2020年全国改善医疗服务先进典型科室。58项检验检查、16项影像检查结果实现成德眉资四市区域互认。

【中医药事业】 召开全市中医药传承创新发展大会。推进中医药临床能力提升，组织成立市级中医疑难病治疗小组，开展中医疑难病临床诊治。建立杨介宾针灸经典分中心和工作站，推进5个中医特色优势病种培育暨专病建设和安岳县中医医院中医经典科室建设工作。推动雁江区中医医院上划市级管理。举办12期全市中医骨干人才培训暨四部经典读书班。推广中医适宜技术，举办黄帝内针公益性活动，培养

医师60人，义诊4000余人次。组织申报省级中医药文化宣传基地2个。举办成德眉资同城化发展中医文化宣传活动和第二届中医经典竞赛。

【职业健康】 提升专项执法力度，查处职业放射卫生案件15起、罚款3.2万元，查办职业卫生案件2起、罚款3000元。

【人口检测与家庭发展】 推动落实三孩生育政策，办理生育服务登记1.3万余例，及时办理率100%。"出生一件事"联办500余件。确认农村部分计划生育家庭奖励扶助对象60103人、计划生育家庭特别扶助对象5047人，发放奖（特）扶资金10020.26万元。142家医疗机构开通特殊家庭就医绿色通道，为特殊家庭提供"两免四优先"医疗服务2679人次、免费体检4250人次。开设托班托育服务机构91家，其中登记备案9家，可提供托位3100个。

【老龄健康服务】 32家医疗机构建成老年友善医疗机构，其中资阳市第一人民医院等7家三级医院拟命名为四川省老年友善医疗机构。雁江区三贤祠街道四三一社区和乐至县南塔街道北街社区被评为全国示范性老年友好型社区。

【健康服务业】 签约安岳县康养项目、浙江乐康（资阳）智慧健康养老颐养中心项目等6个，总投资62.2亿元，任务完成率103.67%。

（苏霏飞）

阿坝藏族羌族自治州

【卫生健康资源概况】 2021年底，全州有医疗卫生机构1620个、床位5287张。卫生技术人员7141人，其中执业（助理）医师2686人、注册护士2388人。每千人口有卫生技术人员8.68人，每千人口有执业（助

理）医师3.27人，每千人口有注册护士2.90人，每千人口有床位6.43张。

【项目建设】 2020年续建项目24个全部投入使用，2021年5个新投资项目全面开工建设。续建项目完成率100%，新投资项目开工率100%。

【医学教育】 签订29名医学本科生培养协议，遴选118名在职村医到阿坝卫校免费接受3年制农村医学专业中专学历教育。内地传帮带专家新签订"师带徒协议"498份（名），累计开展学术讲座及业务培训4044次，24家医疗机构新增40项诊疗项目。全年开展各类培训累计培训卫生人员2.6万人次。

【医药卫生体制改革】 医改工作。稳步推进总额付费、单病种付费、精神类疾病付费改革等医保付费方式改革，完成2021年分级诊疗评估工作。人事薪酬制度改革、现代医院管理、紧密型县域医共体等试点工作顺利实施，多种形式的医联体建设推进有力，各级医疗机构协同作用增强。推进公立医院绩效考核，三级医院考核排名上升4位，满意度上升幅度全省居第一位。

医联体建设。州人民医院城市集团医院、九寨沟及汶川县县域医共体等多种形式的医联体建设推进有力，在州、县两级医院全面推开多种形式的医联体建设，并实现全覆盖，各级医疗机构协同作用增强。

【行政审批】 完成70项依申请服务事项，所有行政审批事项均在网上运行办理和接受效能监督。接受群众各类咨询756件，受理各项许可申请55件，承办业务办结率100%、办理提速99.25%、提前办结100%、全程网办100%、马上办件29.85%、主动评价率99.56%、满意率100%。

【综合监管】 做好卫生健康综合监管工作，以监管促进医疗卫生行业依法依规开展相关工作。监督检查3762户次，合格3605户次，合格率95.83%，行政处罚案件153件，其中警告141件，罚款72件，罚款金额30.12万元。

【卫生应急】 修订完善《阿坝州新型冠状病毒肺炎疫情应急预案》《阿坝州应对秋冬季新冠肺炎疫情应急预案》《阿坝州突发公共卫生事件应急预案》。在全州建立突发公共卫生事件及传染病监测报告网络，建立完善旅游沿线高原应急医疗保障体系。全州有医疗救治应急队伍18支，其中州级5支，各县（市）各1支，总计421名队员。加强卫生应急物资储备库建设，补充更新急救设施设备。

【疾病预防控制】 全年报告国家甲乙丙法定管理传染病2类21种，报告发病5172例，死亡5人，年报告发病率、死亡率、病死率分别为548.70/10万、0.53/10万、0.10%，与2020年相比，发病率上升26.41%，死亡率下降61.41%，病死率下降69.47%。免疫规划报告接种率维持在较高水平，所有免疫规划疫苗报告接种率达到97%以上，脊髓灰质炎灭活疫苗查漏补种接种率达到95%以上，维持无脊灰工作持续巩固。艾滋病报告发病率下降16.82%，成功处置阿坝县藏文中学结核病聚集性疫情，包虫病和地方病防防治成效稳定。完成学生视力及重点常见病监测6567人，学生视力不良及影响因素专项问卷调查4241份；学校教学教室环境监测114间。

【新冠肺炎疫情防控】 累计排查国内重点地区来州10874人，完成87名境外来（返）州人员的接返工作。建成核酸检测实验室30个（含省卫生健康委配置该州的移动检测车），单日最大检测能力29.03万人次（10合1混检）；共设置隔离场所79个、4529间，专用病房186间、393张床位，负压病房床位76张，负压救护车20辆，负压担架32副，配置医护专家346

人。全年累计接种新冠病毒疫苗170.03万剂次，3—11岁人群全程接种率84.72%，60岁及以上人群全程接种率76.01%，全州18岁以上人群加强免疫接种完成率为35.76%，无严重异常反应报告。

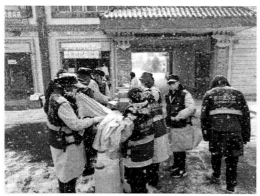

◎2021年2月28日，在若尔盖县发放疫情防控物资（桑吉◎摄影）

【爱国卫生】 新建成省级卫生乡镇35个，省级卫生村184个，省级卫生单位245个，省级无烟单位176个。累计建成省级卫生乡镇138个，省级卫生村1096个。组织各县市评选"卫生家庭"1000户、"健康红旗能手"300人。结合爱国卫生月、世界卫生日、世界厕所日等重要节点和季节性传染病防控等重点工作开展健康宣传。协同开展全州城乡环境整洁专项活动。

【基层卫生健康】 做好两项改革"后半篇"文章，全州乡镇卫生院由220个调减到171个，3个乡镇卫生院调整为社区卫生服务中心，36个乡镇卫生院调整为建制卫生院分院，10个乡镇卫生院直接撤销。村卫生室由1292个调减到1197个，减少95个，医疗卫生资源布局更加优化，服务能力进一步提升。继续向全州93.75余万常住城乡居民免费提供12项国家基本公共卫生服务，全州居民健康档案建档率95.2%，健康档案的真实性和重点人群管理的规范性持续提高。以高血压、糖尿病"两病"患者和老年人、孕产妇、儿童为重点，根

据不同人群签约服务需求，分类制定签约服务包，全州家庭医生一般人群签约率64%，重点人群签约率82%，辖区内贫困人口签约率达到应签尽签。

【妇幼健康服务】 全州孕产妇住院分娩率96.92%，系统管理率83.19%。孕产妇死亡率12.68/10万，婴儿死亡率6.85‰，5岁以下儿童死亡率8.45‰，分别较2020年下降78.55%、16.05%、24.76%。

【医政医管】 继续按照"一核两轴多星"医疗服务布局，推动落实省人民医院托管州人民医院工作，加强区域医疗中心（分中心）建设。加强感染性疾病科、儿科、麻醉、消化等核心专科建设。推进电子病历分级评级，参加电子病历分级评价的医疗机构11所达3级、1所达2级。围绕临床护理服务模式改革、护理管理方式变革两条主线，持续深化"以病人为中心"的服务理念，全州二级及以上医疗机构优质护理服务全院覆盖率100%。开展行业领域不合理医疗检查专项治理和医疗卫生系统"以案促改"工作，接受调查5265人次，核实线索308条，院内约谈3人次，院内警告41人次。依法严厉查处打击医闹和伤医事件。

【中藏羌医药事业】 中藏羌医药人才培养。举办阿坝州中藏羌医药知识技能培训班2期，培训160余人。完成第5批全国名老藏医药学术经验继承工作，10名老藏医药导师培养50名学术经验继承人。申报成功3个中藏医名医工作室。启动民族医医院等级创建和复审工作。

中藏羌医药能力提升。设立中医药发展专项资金，安排资金5349.45万元，重点支持州藏医院的人员支出、购置药品、包装材料以及藏药制剂中心辐射灭菌费用和医疗制剂特种设备维护等项目支出。为推动州藏医院各项工作，县级安排资金共计578万元，重点支持金川县、壤塘县、松潘

县、小金县的基础设施、服务能力提升。做好中藏羌医药服务价格调整和医保支付方式改革，印发《关于新增"经皮冠状动脉内溶栓术"等医疗服务项目试行价格的通知》，新增"札梅"等21项藏医诊疗项目；根据阿坝州藏医院关于藏药蒸气疗法（局部、全身）服务价格调整的申请，调增藏医药浴法等3项藏医诊疗项目，此项价格调整已进入专家论证阶段。

【职业健康】 强化职业卫生监管工作，持续加强职业病执法检查，全年完成4家职业健康检查机构建设，将55家粉尘危害企业纳入治理范围，进一步加强职业性尘肺病患者随访调查工作。

【老年健康服务】 全州4家养老机构在内部设置医务室等医疗机构，满足养老机构老年人就医需求。在九寨沟县中藏医院建设医康养中心。继续加强老年病科标准化建设，提升老年健康服务能力，推进老年病科无障碍设施改造、营养食堂、休息活动室、文化氛围等建设，进一步补齐医院医养结合短板。

【宣传与健康促进】 多方式、多渠道开展卫生健康宣传工作，省级媒体采用信息463条，州级媒体采用935条，州卫生健康委门户网站发布信息总计1505条，微信微博公众号发布信息2034条。持续推进贫困地区健康促进三年攻坚行动，开展健康促进县（市）、医院、学校、机关、企业建设和健康社区、健康村、健康家庭建设。

（勒 波）

甘孜藏族自治州

【卫生健康资源概况】 2021年底，全州有医疗卫生机构2997个、床位5506张。卫生技术人员7086人，其中执业（助理）医师2387人、注册护士2338人。每千人有执业（助理）医师2.0人，每千人有注册护士2.12人，每千人有床位5.06张。

【人才建设】 完成2021年度258名卫生副高资格考试资格初审工作。

【教育科研】 实施全科医生转岗培训和各类卫生专业培训工作，培训基层医务人员225人。培养订单定向医学本科生38名；在西南医科大学开展专升本学历提升教育，培养临床医学本科生64人。截至2021年底，建立省级重点专科5个，州级9个，县级54个。

【规划与项目建设】 州政府印发《甘孜藏族自治州"十四五"卫生健康发展规划》。启动编制《甘孜州"十四五"医疗卫生服务体系规划》《甘孜州"十四五"中藏医药发展规划》《甘孜州"十四五"互联网+医疗健康规划》。全省2016—2021年中央预算内投资项目建设推进排名中该州位列"红榜"第一名。

【信息化建设】 加快推进"互联网+医疗健康"示范州建设，进一步完善覆盖省、州、县、乡四级医疗卫生机构远程医学系统，实现省、州、县、乡四级卫生信息互联互通和数据共享，完成远程会诊1256人次，远程教学38.8万人次。

【统计工作】 督促辖区医疗机构上报网络统计直报系统，杜绝各医疗机构漏报误报不报问题。指导督促各县（市）计生统计人员按时完成计生统计报表。指导、督促各县（市）完成辖区内"撤乡并镇"区划代码调整工作。

【依法行政】 推进法治宣传和普法宣传活动，按照"谁执法谁普法、谁主管谁负责"要求，结合饮用水安全周、消费者权益日、结核病防治日、献血日、职业病防治日等宣传日，开展普法宣传咨询活动，现场解疑释惑，发放宣传资料，普及卫生健康法律法规知识。组织开展宣传咨询活动76场次，出动宣传车辆48辆次、宣传人员197人次，赴学校、企业等重点单位，发放各类宣传资料26500余份，发放印有卫生宣传标语的雨伞、围裙、布袋、笔记本等宣传品2500余份，受众13029人次。

【行政审批】 深化"放管服"改革，一次办事项占比100%，网上办事项占比100%，全程网办事项100%，即办事项占比63.89%，承诺提速82.5%。做好电子证照办理工作，完成6类证照申领和电子印章配置，共制作电子证照176个。受理依申请事项119件，办结119件。

【综合监管】 在辖区内重点公共场所、医疗卫生机构、学校、集中隔离场所等开展监督检查。全州共出动执法人员11462人次，监督检查4735户次。办理行政处罚案件179件，罚款25.28万元，其中简易程序115件、一般程序64件。

【卫生应急】 完成新一轮四川（甘孜）高原救护队组建并通过省级应对队伍评估验收。开展国防动员力量大普查工作，普查州、县（市）国防动员卫生应急力量。开展白玉县人群血铅异常调查处置工作，确定人群血铅异常原因。完成州政府调研研究课题《提升公共应急能力（公共卫生事件）建设研究》。参加川渝卫生应急暨国防动员联合演练、甘孜藏族自治州森林草原防灭火综合演练、"应急使命·2021"地震灾害救援演练等应急演练。及时处置新冠肺炎康定市"假阳性"、泸定县"初筛阳性"等事件。

【疾病预防控制】 免疫规划报告接种率97.16%，以县为单位报告率100%，以乡为单位报告完整率100%，及时报告和妥善处置疑似接种异常反应。州精神卫生中心指导各地严重精神障碍患者管理，开展2期社会心理服务队伍培训。康定市、丹巴县启动省级慢病示范区建设。

【新冠肺炎疫情防控】 规范建设定点医院3家，州级后备2家，设置救治床位1064张、负压病房57间、配备负压救护车31辆。全州42家医疗卫生机构具有核酸检测能力，日最大检测量7.5万管。加强流调溯源、隔离转运、核酸检测、医疗救治等专业队伍建设和管理。积极稳妥推进3至11岁适龄人群应接尽接，提高60岁及以上老年人全程接种率和加强针接种率，累计接种新冠病毒疫苗211.8万剂次。按照满足30天满负荷运转需要，做好疫情防控物资、生活必需品储备。组织开展州、县（市）、乡、村四级本土疫情处置应急演练。

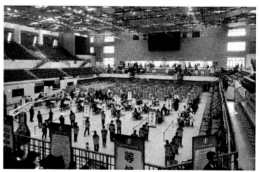

◎新冠病毒疫苗接种（办公室◇供稿）

【爱国卫生】 雅江县、得荣县新建成省级卫生县城；德格县、新龙县启动创建省级卫生县城工作，甘孜县启动创建国家卫生县城工作，得荣瓦卡镇创建国家卫生乡镇通过暗访。评选卫生家庭2000户和健康红旗能手500人。

【基层卫生健康】 推进两项改革医疗卫生"后半篇"文章工作，建成的2个民族地区县域医疗卫生次中心康定市姑咱镇卫生院达到二级乙等综合医院标准，九龙县烟袋镇中心卫生院县域次中心基本完成建设目标和甘孜州医院评审工作委员会专家组二级乙等综合医院初评。新增优质服务基层行推荐标准机构3个，基本标准机构32个。保障乡村医生待遇，德格县一次补助

79名学历低、年龄大的村医，道孚县退出乡村医生89人，白玉县、得荣县、巴塘县参照企业职工养老保险购买养老保险，乡城县为全县村医统一购买城乡居民养老保险。落实基本公共卫生服务均等化，为全州常住城乡居民免费提供健康档案管理、健康教育、慢性病管理等12项国家基本公共卫生服务。

【妇幼健康服务】 得荣县、泸定县妇计中心接受二乙复审，炉霍县妇计中心接受二甲复审，雅江县妇计中心接受申报二甲省级评审工作。20家爱婴医院通过省、州抽查复核工作。

开展妊娠风险防范、危急重症救治、新生儿安全、质量安全提升、便民优质服务五大行动。全州住院分娩率98.73%，孕产妇死亡率19.81/10万，婴儿死亡率4.16‰，5岁以下儿童死亡率6.24‰。

【医政（药政）管理】 康定市百草堂骨科医院通过二级乙等专科医院等级创建现场评估，该医院是该州首家创建等级的民营医院。新设立州级医疗质量控制中心19个，累计设立州级质量控制中心43个。18个县市二级综合医院和甘孜卫校附属医院、州皮防院全部纳入2021年度二级公立医院绩效考核，全州二级及以上综合医院绩效考核全覆盖。二级及以上公立医院和民营医院100%制定落实《医院章程》。构建分级诊疗体系，组建紧密型医联体、县域医共体、专科联盟、远程医疗协作等医联体34个。全面推进国家集中采购试点扩围工作，集采药品落地执行219种药品（含省际联盟"八省二区"29种），集采医用耗材落地执行2种58个型号。2021年州中心血站无偿献血3096人次，采血量4880.75单位，同比增长3.33%。开展卫生下乡惠民活动，加强不合理医疗检查专项整治，全州公立医院医疗费用控制在合理区间。

【食品安全】 食品安全风险监测蔬菜及其制品、水果及其制品等8大类食品65个项目，采集监测232份样品，报送监测数据2099条。年度受理企业标准备案11个，备案9个。

【中藏医药事业】 政策保障。州委、州政府先后出台《甘孜州中藏医药强州建设行动实施方案（2021—2025年）》《甘孜州促进中藏医药传承创新发展实施方案（2020—2022年）》《甘孜州中藏医药康复服务能力提升工程实施方案的通知（2021—2025年）》，《甘孜藏族自治州藏医药条例（暂定名）》通过州政府常务会审议和州人大常委会一审。

服务体系。投入中央资金1550万元实施242个乡镇卫生院中藏医馆建设，实现乡镇卫生院中藏医馆全覆盖。

医疗服务。100%乡镇卫生院能够提供中藏医药服务，基层中藏医药服务量占医疗服务总量的40%。全年全州65岁及以上老年人13.8万人，接受中医药健康管理6.3万人，管理率46.19%。推进藏医诊疗项目和藏药制剂价格动态调整机制，将符合条件的54种藏医诊疗服务项目和1258种院内藏药制剂纳入州级基本医疗保障支付范围。全州中藏医院生产藏药制剂315.9吨，中藏医院门急诊32.5万人次，出院0.81万人次。

人才建设。三批次培养五年制藏医成教本科人才99人，一批和二批75名已充实到各级医疗机构工作，三批24名进入临床实习。完成中藏医药骨干人员师承等培训301人次。选派18名藏医技术骨干赴西藏藏医院进修学习，开展确有专长考核、确有专长医师资格考核、藏医药初中级职称考试等73人。

产业发展。全州中藏药总产值16.7亿元，较2020年增长11.3%，全州中藏药材年加工量315.9吨，增长7%。

【职业健康】 完成28家医疗机构、198名放射工作人员职业性放射性疾病监测，监测覆盖率、职业健康检查率均为100%；督导285家用人单位组织10100余名职工开展职业健康检查。1家企业通过省级健康企业考评验收，在争做"职业健康达人"活动中推选"职业健康达人"21人，监督执法170家企业并下达执法文书104份。

【人口监测与家庭发展】 全州人口保持平稳增长，完善三孩生育政策配套支持措施。确认奖励扶助对象12411人、特别扶助对象1130人、少生快富对象1590户，打卡补助资金2806.85万元。石渠县、色达县等10个重点县持续开始生育秩序整治，为达到生育上限的育龄妇女落实长效节育措施1114例，落实率96.00%。兑现长效节育措施奖励金1060人，发放奖励金38.17万元，政策外多孩率控制在4.18%。10个生育秩序整治重点县通过第三方评估组评估。

【老年健康服务】 9家二级及以上综合性医院设立老年医学科，19家二级以上中（藏）医院设立治未病科。依托省老年健康与医养结合能力建设项目支持2021年完成丹巴县革什扎镇中心卫生院、白玉县昌台中心卫生院、稻城县香格里镇中心卫生院建设医养结合服务中心。甘孜卫校附属医院探索开展安宁疗护服务。康定市炉城街道向阳社区被评为全国示范性老年友好型社区。开展"敬老月"公共法律服务专项行动，共解答老年人法律咨询800余人次，为老年人代写法律文书200余份，发放宣传资料3000余份、普法制品1500余份。

【宣传与健康促进】 加强主流舆论引导，在健康甘孜官微公众号发布各类信息218条举办宣讲活动12场次。开展健康知识普及行动，网络平台制作、转发和推送防治知识436条，"云丹科普"宣传4期，健康提示22期，电视台播放公益广告90余小时，《甘孜报》宣传45期。得荣县申报创建健康促进县。持续开展健康教育"进乡村、进家庭、进学校"工程，做到一家一张"健康明白纸"，一家一个"健康明白人"。推进"民营医院管理年"活动，出动执法人员107人次，检查民营医疗机构3轮次。

（办公室）

凉山彝族自治州

【卫生健康资源概况】 2021年底，全州有医疗卫生机构3404个、床位29881张。卫生技术人员31204人，其中执业（助理）医师9926人、注册护士14142人。每千人口有卫生技术人员6.97人，每千人口有执业（助理）医师2.21人，每千人口有注册护士3.16人，每千人口有床位6.1张。

【人才建设】 获卫生高级专业技术职务任职资格72人。招收免费培养医学本科生47人，引进本科以上医疗卫生人才2067人，委托大中专院校定向培养本土卫生人才200余人。

【项目建设】 推进32个续建项目，建成投用7个，主体封顶16个，完成总投资17亿元；落实2021年度中央预算内投资项目4个；实施五大工程18个项目，4个州级重点项目取得实质性进展。

【信息化建设】 推进安可替代工程，完成2家一星数字化医院建设，州一医院、西昌市医院建成省智慧医院。建设完成分级诊疗系统；完成OA督导系统适配、电子健康卡应用改造、巩固拓展健康扶贫成果数据监测系统建设前期工作。

【综合监管】 开展9轮常态化疫情防控全覆盖监督检查，累计出动监督员2.24万人次，监督检查及"回头看"各类单位1.14

万户次，下达卫生监督意见书8140份，责令停业整顿149家医疗机构。完成州级部门联合"双随机、一公开"抽查91户；完成116所学校卫生自查试点和66家二级以上医疗机构医疗废物异常预警在线监管和依法执业在线自查，12家医疗机构接入医疗废水余氯在线监管。完成医疗"三监管"6轮闭环系统运行，累计发现二级以上医疗机构疑似问题线索初筛870条，责任追究处理11件。共计出动卫生监督员4.85万人次，督查重点单位（场所）2.61万户次，下达卫生监督意见书1.61万份，行政处罚案件458件，警告321家，罚款208.49万元，没收违法所得34.5万元，完成国家下达"双随机"抽检任务数922户，任务完成率93.93%，完成放射诊疗等7个专项整治工作。

【卫生应急】 修订完善应对地震等自然灾害应急预案，推动全州"二级指挥、四级救援"一体化医疗急救体系建设，继续推动23支级紧急医学救援队的建设。完成地震救援、森林火灾救援、山洪灾害救援、疫情防控、川渝地区卫生应急和国防动员联合演练等应急演练。

【启动实施艾滋病等重大传染病防治攻坚第二阶段行动】 启动实施凉山州艾滋病等重大传染病防治攻坚第二阶段行动，扩大攻坚范围至17县（市），累计投入艾防经费2.44亿元，召开攻坚现场会，制发《巩固拓展凉山州艾滋病防治成果三年行动计划》，抗病毒治疗覆盖率96.44%、成功率95.81%，完成8个县全民筛查任务，大众艾滋病防治知晓率90%，全覆盖落实感染孕产妇及所生儿童"一对一"精准规范管理，母婴传播率控制在2.85%。肺结核患者成功治疗率92.71%，为1384人提供免费丙肝治疗，梅毒病例报告较2020年下降20.67%。

【新冠肺炎疫情防控】 累计排查管控风险人群19311人，闭环接回管控入境人员577例。设置定点救治医院19家，定点医院建成负压病房59间（105床）；建成规范发热门诊28个，发热哨点（诊室）319个，集中隔离点137个、隔离房间13671个。组建医疗救治专家队伍10支220人、流调溯源队伍116支1160人、大规模核酸检测采样队伍3250支9746人、排查队伍1377支9610人。配备负压救护车54辆、负压担架56个、ECOM（体外人工膜肺）3台，核酸检测实验室54家、96通道核酸检测仪312台。累计接种新冠病毒疫苗898.6287万剂次，全人群全程接种覆盖率84.06%；60岁以上人群全程接种覆盖率81.61%，3—11岁人群全程接种覆盖率85.31%，18岁及以上人群加强免疫接种完成率24.33%。

【爱国卫生】 现有国家卫生县城5个、省级卫生县城3个、州级卫生县城9个，国家卫生乡镇1个、省级卫生乡镇213个、省级卫生村1408个、省级卫生单位498个、省级无烟单位336个。开展爱国卫生运动周末卫生大扫除、深度贫困县"卫生家庭"和"健康红旗能手"评选活动。

【基层卫生健康】 持续抓好"两项改革"后半篇文章。新增优质服务基层行推荐标准机构1个，基本标准机构15个。持续推进西昌市、德昌县开展紧密型县域医共体试点工作，两县（市）县域内就诊率分别为91.37%、99.02%。组建家庭医生团队2175个，与351.3万常住人口签订《家庭医生签约服务协议》，签约率69%。免费提供健康档案管理、健康教育、慢性病管理等12项基本公共卫生服务。落实乡村医生基本养老保险补助政策及老年乡村医生养老补助政策。推进基层卫生专业技术人员"县管乡用""乡聘村用"，配齐有医学背景有证专职村医3623人，基础工资保障在2000元/月以上。

【妇幼健康服务】 会理县、会东县妇幼保健院通过二甲评（复）审，实现全州18家妇幼保健机构全部达到二级以上水平。11个脱贫县实施儿童营养改善项目，年度发放42.6万盒营养包。为农村适龄妇女提供免费"两癌"筛查服务，年度宫颈癌筛查10.4万人，乳腺癌筛查6万人。全州孕产妇死亡率15.13/10万，婴儿死亡率5.27‰，5岁以下儿童死亡率6.94‰。

【医政医管】 共设立45个医疗质量控制中心，逐步提升省级质控中心覆盖率。全面开展公立医院绩效考核，优化按病种付费和医院绩效方案，全州公立医院临床路径完成率94.67%。全州采血7.51吨，固定献血者32.1%，同比上升7.7%。

【中医药事业】 德昌县、会东县、布拖县、甘洛县中（彝）医院新院区建成并投入使用，雷波县、昭觉县、金阳县中（彝）医院建设主体完工。100%公立综合医院和7县（市）妇幼保健机构设置中医科室。建成州级重点专科17个，申请验收重点专科9个，新申报州级重点专科11个。会理县仙人湖中医药生态旅游区建成省级中医药健康旅游示范基地。

【职业健康】 职业病危害申报同比增长21%，年度增加3家职业健康检查机构。监督检查企业341家，出具监督意见书313份，立案64家，处罚金67.15万元。会东利森水泥公司建成省级健康企业。

【计划生育工作】 抓好计划生育服务管理改革，全州共出生63620人，政策外生育2262人，符合政策生育率96.44%，长效节育措施落实率78.16%。为37661名计划生育对象提供扶助保障，共发放扶助资金6232.104万元。

【老年健康服务】 现有9个医养结合养老机构，床位2154张，医养签约72对。一级及以上医疗卫生机构开设老年人绿色通道率92.45%。二级以上综合医院设立老年医学科占比40%，二级以上中医医院设立老年医学科占比56%。

【宣传与健康促进】 开展系列新冠肺炎疫情防控、新冠病毒疫苗接种和健康教育宣传活动。官网官方微信公众号推送各类信息2466条，开展健康科普巡讲31场次。会东县建成国家健康促进县，冕宁县创建国家健康促进县完成省级评估，木里县等5县创建省级健康促进县申报成功。

【四川省彝医医院挂牌】 3月18日上午，四川省彝医医院正式挂牌。挂牌仪式由州政府副秘书长杨德瑞主持，四川省中医药管理局二级巡视员杨正春，凉山州人民政府副州长肖春，凉山州卫生健康委主任、州中医药管理局局长石一鲁实出席。

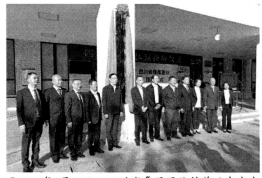

◎2021年3月18日，四川省彝医医院挂牌（吉克克古◇供稿）

凉山州高度重视彝医药事业传承创新发展，将彝医药事业发展工作列入全州经济社会发展总体规划并加快推进。省中医药局于"十三五"期间提出在凉山州挂牌成立四川省彝医医院的意见，经过凉山州各级各部门的共同努力，2021年初，四川省中医药管理局正式批复，凉山州中西医结合医院挂牌四川省彝医医院。

四川省彝医医院是四川省第一家省级彝医医院，标志着彝医药事业在凉山州开启了高质量发展的新征程。

（吉克克古）

四川省科学城

【卫生健康资源概况】 2021年底，科学城辖区有医疗卫生机构6个、床位1790张。卫生技术人员1750人，其中执业（助理）医师587人、注册护士947人。每千人口有执业（助理）医师12.78人，每千人口执业护士20.63人，每千人口有床位38.9张。

【人才建设】 引进高级和紧缺卫生人才8人。

【科研工作】 市级重点专科验收3项，在建四川省重点专科1个、绵阳市重点专科2个。现有四川省重点专科7个、绵阳市重点专科（学科）19个、市级重点学科1个。

【财务工作】 争取、申报中央及省市项目资金合计355万元，完成资金项目的分配和拨付。

【健康帮扶】 5月10—14日，组织辖区医院共16人赴陕西省富平县开展义诊及学术讲座活动，现场义诊550人次，捐赠价值约3万元的药品及物资；开展4个课题的适宜医疗技术讲座，培训420名医务人员；专科指导组派出3名专家指导富平县妇女儿童医院乳腺、护理及院感专业。

5—11月，完成富平县选派的20名乡村医生来院所属医院进修工作。完成四川省下达的对口支援"传帮带"工程任务。1月4日，九〇三医院派出5人驻点支援凉山彝族自治州布拖县人民医院，科学城医院派出3人驻点支援广元市昭化区人民医院。

【信息化建设】 督导2家医院通过信息化建设加强便民惠民措施。辖区医院通过数据接口实现在结算窗口、自助机、新版微信公众号中识读电子健康卡。

【行政审批】 医疗机构年度校验、变更等11户次，医师执业注册、变更等60人次，护士执业注册、变更等182人次。医疗机构电子证照申领率100%，医师、护士申领率均达到98%以上。

【综合监管】 医疗三监管。采集分析数据3607条，查实认定不合理不合法问题68例次，责任追究医务人员11人次，医务人员不良执业行为记分1人次。

应急监督检查。截至2021年11月30日，共出动监督人员480余人次，在辖区各类公共场所开展监督320户次，现场下达监督意见书45份。

传染病防控监督。截至2021年11月底，共派出监督员10轮、50户次、100余人次，监督检查辖区医疗机构的预检分诊、发热门诊等，实现辖区医护人员0感染。

双随机抽检。监督检查辖区医疗机构医疗卫生、传染病管理、职业卫生、放射卫生、母婴保健与计划生育等。

公共场所及饮用水卫生监督。监督检查47家住宿场所，监督覆盖率100%，并抽检客用用品消毒效果、室内微小气候、室内空气质量、游泳池池水水质、集中空调等，共检测被监督单位47户次，抽检样品1000余份。当场行政处罚4家经营单位，并责令立即整改。

传染病卫生监督。监督检查辖区医疗机构预检分诊、发热门诊、实验室生物安全、医疗废物处置、疫情防控、院内感染、疫苗接种等30余户次，下发监督意见书督促医院持续整改；2021年10月，院感监测采样5家医疗机构，所检的35个项目检测结果全部符合国家标准。

学校卫生监督。监督辖区4所小学、1所中学、8家幼托机构，出动执法人员100余人次、执法车辆20余台次，共卫生监督62户次。

母婴保健卫生监督。举办母婴保健技术培训会，培训70，通过考核发放《母婴保健技术考核合格证》66本。

放射卫生、职业卫生监督。现场检查放射诊疗单位6户次，监督覆盖率100%，下达监督意见书6份。完成放射从业人员培训，培训人员173人次，新办证36个，审证137人次。

【疾病预防控制】 加强艾滋病人和感染者管理，抗艾滋病毒治疗有效。做好辖区所有学校、托幼机构水痘、流感疫情监测与暴发处置工作。前三季度邀请绵阳市三医院精神专科专家诊断和复核诊断辖区2家社区卫生服务中心53名疑似和确诊严重精神障碍患者。

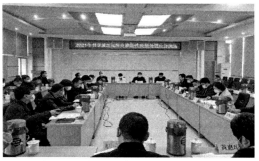

◎2021年11月8日，科学城卫生健康委员会举行2021年新冠肺炎聚集性疫情处置应急演练（办公室◇供稿）

【新冠肺炎疫情防控】 累计排查红黄码人员、境外返回人员、中高风险区及中物院重点关注地区来院人员共计2162人次，流调协查密接7人，次密接22人，红码人员7人；采取集中隔离321人次，居家隔离560人次，居家观察20人次。核酸采样检测90820份，其中重点人群86935份，环境样3885份，结果均为阴性。为辖区医院培训新冠病毒核酸检测上岗人员11人。从绵阳市疾控中心领取新冠病毒疫苗共计68余次，分发辖区2家接种单位新冠病毒疫苗80556剂。牵头组织相关单位举行科学城新冠肺炎聚集性疫情处置应急演练。

【爱国卫生】 科学城通过国家卫生县城复审验收。开展健康教育、爱国卫生月活动、世界无烟日活动，完成年度病媒生物防制工作。

【基本公共卫生服务】 累计建立居民电子档案建档42647份，电子建档率92.91%。加大高血压、糖尿病等患者筛查力度，高血压患者筛查任务完成率107.90%。65岁及以上老年人城乡社区规范健康管理服务率60%。严重精神障碍患者登记在册的确诊227人，社区在册居家严重精神障碍患者健康管理率95.15%。辖区65岁及以上老年人应管5297人，接受中医药健康服务2631人。家庭医生签约1.68万人，签约率36.60%。

【妇幼健康服务】 免费遗传代谢疾病筛查915人、听力筛查914人。新生儿遗传代谢疾病筛查率100%、听力筛查率99.9%。举办母婴保健技术培训会，培训60余人。

【医政医管】 组织辖区医院参加三级公立医院绩效考核和培训工作。落实国家取消药品加成补偿政策，给辖区医院补偿595.59万元。科学城办事处、科学城卫生健康委分别获绵阳市献血先进县市区和献血先进单位称号。开展卫生系统不合理医疗检查治理工作，"平安医院"活动。

【家庭发展】 计划生育特别扶助对象75人、新增审批7人，按时足额发放计划生育特别扶助金79.296万元。落实计划生育家庭综合保险工作，2021年自愿参保（保险期至2022年3月）1720户、承保5011人、缴纳保费61.92万元。截至2021年11月30日，理赔59.41万元，赔付率95.95%。计生特殊家庭护理保险由四川省计生协缴纳保费1.64万元，参保82人，截至2021年11月30日，理赔金额1.96万元，赔付率119.51%。

（办公室）

国家委在川医疗卫生机构和委（局）直属单位及医学院校

四川大学华西临床医学院（华西医院）

【基本情况】 2021年，医院在职职工14128人，其中正高职称530人，副高874人。

【医疗工作】 华西医院（含上锦医院、天府医院）门急诊775.66万人次，出院28.3万人次，手术19.6万人次，平均住院日6.52天，日间手术占比25.37%，CMI1.48，四级手术占比40.22%，微创手术占比22.37%。多院区、多层级服务质效稳步增长，上锦医院获批三级甲等医院。门诊慢性病连续性管理签约5301人次，同比增长103.49%。开设58个疑难病种多学科联合门诊，累计开展4667台次。开展罕见病诊疗服务24814人次，同比增长360.29%。双向转诊门诊转诊量74777人次，其中下转量（转入院）3538人次。完成省市各级干部保健服务4590人次、西藏自治区各级干部保健任务433人次。

在2019年国家三级公立医院绩效考核中，考评等级为A++，连续2年排名全国第二，其中科研经费总额排名全国第一，四级手术人数排名全国第二，病例组合系数（CMI）排名全国第三。7月，被确定为首批国家卫生健康委和四川省人民政府共建高质量发展试点医院，并签署《国家卫生健康委四川省人民政府共建高质量发展试点医院合作协议》；获批国家医学中心首批辅导类创建单位；四川大学华西厦门医院获批成为国家区域医疗中心。获批国家紧急医学救援基地（四川省唯一）。四川大学华西天府医院正式开院，四川大学华西三亚医院正式揭牌。

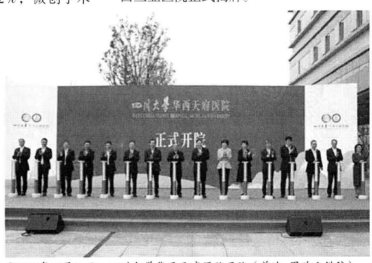

◎2021年10月13日，四川大学华西天府医院开院（曾波 周昀◇供稿）

【新技术推广】 通过优化系统申报流程和定期进展督促等措施，推进临床新技术申报。全年累计申报400项，立项240项，立项开展率61.5%，同比增长8%；收到进展报告420份，结题报告204份，新技术项目进展结题率100%。TAVI手术成功率

99%，医院成为全世界TAVI治疗主动脉瓣反流患者数最多的心脏中心、全国最大的经心尖穿刺TAVI中心。医院作为组长单位开发国内第一款上市、第二款临床研究的经心尖途径微创介入瓣膜。低位直肠癌的微创外科治疗术使低位直肠癌从过去75%需切除肛门改道，转变为85%患者都能实现功能性保肛，年均完成逾1000例，五年总体生存率I期达90%，II—III期达80%。

【特色学科】 2021年，临床医学学科ESI（Essential Science Indicators，基础科学指标）学科继续保持在"国际顶尖"（全球前1‰）行列，排名世界296位（较2020年提升24位）、国内第11位。"2021软科中国最好学科排名"四川大学护理学排名第一，进入中国顶尖学科。在复旦大学医院管理研究所"2020年度中国最佳医院排行榜"，连续12年位列全国综合排名第二位；在专科综合排行榜，麻醉科排名第一，放射科、泌尿外科和超声医学3个专科排名第二，病理科、老年医学、普通外科、神经外科、呼吸科、康复医学、检验医学和重症医学8个专科排名第三，12个专科排名前三，20个专科排名前五，30个专科排名前十。

现有国家重点学科7个：呼吸系病学、普通外科学、外科学（胸心外科）、外科学（骨科）、内科学（消化系病）、肿瘤学、影像医学与核医学。国家重点（培育）学科2个：精神病与精神卫生学、麻醉学。国家临床重点专科34个，数量名列全国医院第一。

【新冠肺炎疫情防控】 落实国家、省、市、校各级疫情防控要求，做好常态化防控形势下的防控及救治工作。落实发热病人和患者闭环管理，持续优化发热门诊预检分诊及样本送检的流程，实行预检分诊

和首诊负责制。聚焦院内关键环节、关键风险点做好防控工作，优化陪伴、探视人员等管理。加强信息支撑疫情防控力度，运行集温度、口罩、健康码检测等功能于一体的智能预检闸机，结合健康大数据实现一系列智能预警和智慧管控，完成一级预检分诊筛查1085万人次，筛查出风险患者2795人次，发热门诊看诊2535人次，其中4例患者核酸检测阳性，未发生一例院内感染。做好员工、师生等各类人员的管理，做好新冠病毒疫苗接种、工作人员新冠病毒核酸检测、出差管理、环境采样等专项工作。全面总结疫情防控实践经验，凝练针对烈性呼吸道传染病等一系列重大公共卫生事件的应急响应机制。

派出188人次医护技管人员赴河北省石家庄市、吉林省长春市、云南省瑞丽市、河南省郑州市、内蒙古自治区呼和浩特市、青海省西宁市、辽宁省大连市、陕西省西安市、福建省泉州市等11个省市区支援新冠肺炎疫情防控。

【医学教育】 本科教育。推进一流专业建设点建设，临床医学、护理学、康复治疗学、医学检验技术（新增）4个专业获批国家级一流本科专业建设点。2021届本科毕业生升学率58.41%，其中进入双一流高校深造率91.36%、出国深造率2.77%。推进教材与课程建设，获国家教材委员会全国教材建设先进集体称号；获全国优秀教材（高等教育类）一等奖2本，二等奖3本；推进五类"金课"（一流课程）建设，新获批国家级金课1门，省级金课20门；主编出版国家级教材6本；获评省级"课程思政"榜样课程和示范专业。《"1+2+3"的医学生双创育人体系建设》获省教工委高校思想政治工作精品项目。获省级教学成果奖7项，其中"厚植育人文化，锻造转化能力，基于研究型医院

培养拔尖创新人才的探索与实践"获省级教学成果特等奖；获首届全国高校教师教学创新大赛（中级及以下职称组）省赛一等奖1项、教学学术创新奖1项、教学设计创新奖1项、教学活动创新奖1项、全国决赛二等奖1项；获第二届全国高校混合式教学设计创新大赛二等奖1项。推动"医学+"建设落地，开办"医学技术+智能制造""护理+管理"两个交叉试验班（双学士学位）项目。

研究生教育。招收全日制硕士549人，非全日制护理硕士40人，博士354人，港澳台研究生8人，留学研究生7人，接收推免硕士生261人，推免生比例47.50%。新增列博导65人，硕导120人，在岗导师达到940名（博导396人，硕导544人）。获批自主增设的人工智能、医学工程技术、疾病分子与转化医学3个二级学科。

学生竞赛获奖。在第七届中国"互联网+"大学生创新创业大赛中获国赛金奖2项，省赛金奖7项、银奖4项；其中《精影求精——全球首创精神疾病诊疗仪》项目获高教主赛道国家级金奖，刷新四川省在互联网+大赛中的最好成绩；《肺常好——呼吸道感染疾病精准防控赋能基层医疗》获"青年红色筑梦之旅"赛道全国金奖，实现四川省在该赛道金奖零的突破。临床医学专业五年制、八年制团队在第十届中国大学生医学技术技能大赛临床医学赛道全国总决赛中分别获总决赛银奖，护理学赛道获全国总决赛铜奖。

毕业后教育。2021年招录规培学员1431人，包括住院医师606人，四川省专科医师122人，国家试点专科医师47人，规培技师/药师241人，规培护士415人。临床病理科、康复医学科、内科、外科、急诊科5个专业基地获批国家住院医师规范化培训重点专业基地。招收进修学员4267人。完

成国家级及省级远程继续医学教育项目79项，《创新远程继续医学教育模式——构建以医务人员为核心的COVID-19防治培养体系》项目获亚洲医院管理奖——人才发展类卓越奖。

【科研工作】 科技影响力继续位居国内榜首。在中国医学科学院2020年度中国医院科技量值（STEM）综合排名中连续第8年位列全国第一；学科排名中麻醉学、泌尿外科学、精神病学、急诊医学、护理学位列全国第一，胸外科学、重症医学排名第二，呼吸病学、肾脏病学、内分泌病学与代谢病学、肿瘤学、普通外科学、神经病学排名第三。

重大原创科技成果。全长四膜虫核酶高分辨结构解析、新冠小分子抑制剂研究以及多巴胺受体新机制研究等方向取得重要进展，成果在国际顶尖学术期刊Nature、Science、Cell相继发表。中国科学院院士魏于全团队研发的重组蛋白新冠疫苗已开展全球多中心Ⅲ期临床试验。刘进教授团队研发的"注射用磷丙泊酚二钠"获1.1类麻醉新药证书，成为医院首个具有自主知识产权的新药；"新型骨骼肌松弛药物""超长效局麻药"两项成果累计转化7.5亿元，其中刘进教授个人所得1亿元全部捐出，用于在医（学）院设立住院医师规范化培训发展基金。拥有自主知识产权的"六合丹软膏"成为医院首个获得临床试验批件的院内制剂。

科技创新平台建设。全国首个生物治疗转化医学国家重大科技基础设施正式启用。国家精准医学产业创新中心通过评审，成为医学领域唯一获批的国家产业创新中心。华西质子重离子医院获批质子放射治疗系统配置许可，华西国际生物学研究与转化中心P3实验室（生物安全三级实验室）纳入国家生物安全实验室体系规划

并取得可研批复。新增创新药物临床研究与评价、化妆品人体评价和大数据和海南真实世界数据研究与评价3个国家药监局重点实验室。获批通过四川省骨与软组织修复重建工程研究中心。筹建全国首家以医药政策研究为主要任务的高端智库——华西医院中国人民生命安全研究院。

获准科研项目。获准科技部项目44项，经费8465.26万元。国家自然科学基金获准数连续11年破百，235项创医院历史新高，连续5年名列全国医疗机构首位，批准经费11280.4万元。获准各级各类纵向课题837项，含省部级课题376项，获批经费3.46亿元。签订横向课题1323项，合同经费9.27亿元，总科研经费12.73亿元。

科技成果获奖。获省部级以上科技成果奖7项，包括四川省科技进步奖一等奖4项、杰出青年科技奖1项。发表论文2653篇，其中以四川大学华西医院作为第一作者或通讯作者单位的ESI高被引论文127篇，影响因子20分以上22篇、10分以上149篇、5—10分686篇、B级以上期刊376篇。2021年"自然指数"（Nature Index）排名中国医疗机构第一、世界第19位。

成果转化。申请专利655项，其中申请发明专利357项（含国际专利19项）；获国家授权专利870项，其中发明专利170项（含国际专利授权4项）。成果转化42项，合同金额1.06亿元。

（曾波　周昀）

四川大学华西第二医院（四川大学华西妇产儿童医院）

【基本情况】　2021年，医院在职职工3865人，其中正高级师资134人，副高级师资217人，博士生导师81人，硕士生导师146人。核准床位1580张，其中华西院区730张，锦江院区850张。

【医院管理】　信息化建设。建成主数据管理平台和三个科研专病库。实现"5G+资产管理""5G+应急求援""5G+ICU+VR"等智慧医院场景。

绩效改革。完成放射科、急诊科、妇产科ICU等人员绩效改革。制定日间手术、机器人手术、海扶刀等专项绩效核算方案。上线护理绩效一级、二级核算以及医师绩效一级、二级核算试运行。连续两年荣获全国医院绩效大会"最佳案例奖"（6项）。

财务资产管理。以"经济管理年"专项活动为契机，创新开展"8专+X"活动。首次对资产配置预算采取"统一申报、全面评审"。国有资产管理工作连续三年获国家卫生健康委一等奖，部门决算工作连续四年获国家卫生健康委一等奖。

【医疗工作】　医院诊疗328.46万人次，出院8.73万人次，手术和操作12.52万人次，活产数1.75万；重症病例占比达57.48%；病床使用率升至91.2%；平均住院日降至5.2天；调剂处方数、检验总标本数、放射检查人次、超声检查治疗人次、病理诊断例数分别较2020年增长21.48%、4.99%、27.79%、25.56%、6.35%。

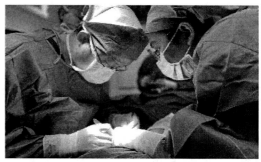

◎2021年12月3日，四川大学华西第二医院小儿骨科专业正式进驻锦江院区小儿外科病房，并成功实施院内首例儿童骨科手术（院长办公室◇供稿）

医疗质量与安全。更新医疗技术分级、高风险诊疗操作及限制性医疗技术授权。成立VTE防治管理委员会。引入全病历智能质控系统。持续推进单病种信息化管理。获批为全省唯一的儿童结核病定点医疗机构。《"静"益求精，"脉"向安全》在第二季国家医疗相关标准执行竞技赛中获全省第一名。

护理服务。完成护理质量检查381次，打造3个智慧病房，持续推进艺术治疗等特色护理项目。

药事管理。静脉药物集中调配中心通过评审验收。医院制剂产量首次突破1000万，同比增长23%。推进处方点评信息化全覆盖。

医疗技术创新。在省内率先引入第四代达芬奇机器人，率先开展多项首例高端机器人手术。批准95项临床新技术进入临床（监管）应用。新获批17个日间手术术式。完成先天性心脏病介入诊疗手术1077台，创历年"新高"。建成全国最有影响力的胎儿宫内疾病诊断及治疗转诊中心之一。全省首例显微取精联合显微冷冻单精子试管婴儿于2021年9月诞生该院。

医联体建设。与西藏自治区签订共建西藏妇产儿童医院协议，选派包括院长、副院长在内的13名专家入驻。医联体医院总数达104家，完成100家妇幼专科医联体建设目标。线上双向转诊功能全面启用。华西妇儿联盟覆盖四川省及云南省19个区县，包括9个区级妇幼保健院和164家基层医疗卫生服务中心，认证华西妇儿联盟医生241人。联盟内总诊疗12.97万人次，上转率仅3.7%；基层首诊率83.66%，基层复诊率73.42%，次均费用仅85.91元，分级诊疗效果显著。

打造健康服务新模式。新增儿童心理、儿童神经外科、儿童皮肤、儿童耳鼻喉等专科门诊。新建MDT门诊及疑难会诊中心，会诊量同比增长228%。小儿骨科进驻并实施院内首例儿童骨科手术。创建老年友善医疗机构并通过省级评审。开设生殖综合病房。上线华西二院官方App。2020年度门诊、住院患者满意度均高于全国平均水平。获评2020年度国家卫生健康委"改善医疗服务示范医院"。

锻造学科发展大平台。发布"早产儿全生命周期平台""胎儿医学平台"。深化国家儿童区域医疗中心建设，推进妇产科国家医学中心和区域医疗中心、国家妇产儿童区域医疗中心（西藏）、四川省儿童早期综合发展示范基地、四川省妇产科学科普基地、四川省康复医学重点学科申报。获批2021年国家临床重点专科（超声科）。

【医学教育】 教学工作。完成本科教学4511学时，招收全日制研究生103人，接纳外校实习生596人。发表教学论文124篇，参与编写教材21本。获2021年省级高校教师教学创新大赛中级组一等奖等奖项。

人才建设。搭建"筑浪"课程体系，针对各类各级人才开展培训121场。选送97人攻读博士学位、151人攻读硕士学位。引进海外高水平科研人才9人。新增硕士研究生导师17人、博士研究生导师6人。新增2名杰青获得者、5名四川省卫生健康首席专家、6名四川省卫生健康领军人才、3名四川省临床技能名师、16名四川省卫生健康委学术技术带头人、18名四川省卫生健康委学术技术带头人后备人选、19名四川省专家委员会评议专家、1名四川大学"双百人才工程"A计划人选、3名四川大学"双百人才工程"B计划人选。

培训与继续教育。规范化培训学员

401人。获批国家级继教项目65项。获批国家首批妇女保健专科能力建设区域培训基地、国家级专科助产士临床培训基地、"院士+"西部儿科医师培训基地、四川省专科护士培训基地（妇科护理专业）、2021年四川省第十三批省级场馆类科普基地。创立华西妇幼—奥林巴斯微创技能培训中心。成为省内首家美国心脏协会心血管急救项目儿科高级生命支持培训中心。

【科研工作】 获批科研项目150余项，到校科研经费7111.89万元。获四川省科技进步奖一等奖1项、全国妇幼健康科学技术奖一等奖1项以及其他科技奖3项。发表SCI论文484篇。获授权发明专利18项。实施各类成果转化7项。获批药物制剂体内外相关性技术研究国家药监局重点实验室、国家呼吸系统疾病临床医学研究中心分中心。发表全国首篇《人类冷冻精液质量安全专家共识》。

【拓展妇幼健康管理新业态】 对外投资成立4家公司。华西第二医院儿童康复与健康中心、华西儿童卓越发展中心新川店相继揭牌。启动成都市武侯区"华西健康谷"医学检验平台及细胞制备储存平台建设。推动运动干预中心落地。推进6大健康产业落地都江堰市。启动与成都市青白江区、资阳市雁江区妇幼保健院大健康产业合作项目，与邛崃市人民政府签署合作框架协议。

（院长办公室）

四川大学华西公共卫生学院（华西第四医院）

【基本情况】 2021年，医院在职职工1023人，其中博士生导师27人，硕士生导师62人。

【医疗工作】 华西第四医院诊疗385638人次，入院25654人次，出院25493人次，病床使用率88.3%，平均住院日为9.4天。

新技术准入评审32项、知情同意书审核19份、人员资质授权130人、诊疗规范/操作流程审核32项、新技术转常规技术23项。医疗新技术动态评价63项，各项医疗新技术临床应用良好。

在医疗业务对外拓展中采用"在线"和"在位"相结合的方式，建立联盟专家委员会，定期组织专家到社区驻点门诊坐诊、开展适宜技术培训、学术讲座、教学查房、疑难案例讨论、在线病例讨论、在线科普培训等方式为医联体合作医院提供学科技术与学术支持活动。

【新冠肺炎疫情防控】 坚持疫情防控工作常态化管理，上线微信端义诊、防控流行病学调查、新冠病毒核酸检测自助开单。11月，省卫生健康委发文将医院由发热门诊改为发热诊室，医院将继续发挥医疗卫生机构"哨点"作用，落实院感防控各项措施。

11月初，由院学工部和教学培训部组织学生组成志愿队参与成都市区疫情防控工作，共116人次，服务时长1601小时。院内组织召集80名医务人员，参加四川大学为期7天的师生新冠病毒核酸检测及华西校区预检分诊工作，共采集核酸标本5908例；组派四批约100名医务人员为川大师生进行核酸采样。

【分析测试中心检验检测工作】 签订44份委托检测合同，受理71个检测样品，涉及保健食品、消毒产品、食品、化学品和肥料，累计发放检验检测报告220份，职业卫生领域检测报告501份。

【医学教育】 招生。招收本科生214人，招收博士生33人、全日制硕士189人、非全

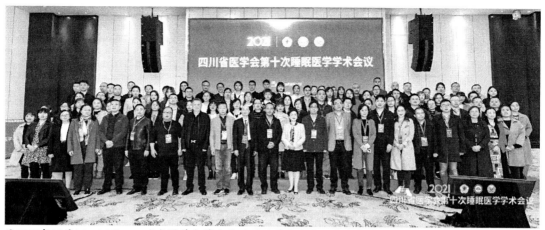

◎2021年10月16—17日，四川省医学会第十次睡眠医学学术会议在成都市召开（刘丽娟◇供稿）

日制硕士14人。2021年度，在读本科生942人、科学学位硕士259人，专业学位硕士233人，博士生76人。

学生竞赛获奖。学生作品获2021年"挑战杯"四川省大学生课外学生科技作品竞赛一等奖，获第十届全国大学生医学技术技能大赛西南西北赛区第一名并获全国铜奖。

【科研工作】 获批国家自然科学基金7项，省科技厅项目19项，批准总经费分别为253万元、376.4万元。完成省卫生健康委委托卫生健康系统改革相关科研课题5项，申报其他各级纵向项目70余项。全院到账科研经费共计2852.7万元。获国家授权发明专利3项。

【交流合作】 在"实践及国际课程周"期间邀请美国北卡罗来纳大学教堂山分校、荷兰鹿特丹大学医学中心、香港理工大学的学者为全院学生开设高水平全英文国际课程。与成都市武侯区委就武侯区大健康产业发展，医院发挥科研、人才等优势推动优质医疗资源向基层医延伸，深化院地合作开展交流。与成都鹰阁医院建立医联体合作，与中国长江三峡集团四川分公司正式签订战略合作框架协议，在医疗服务、学科建设、人才培养、远程医疗以及科研等方面交流合作。

【承办四川省医学会第十次睡眠医学学术会议】 10月16—17日，四川省医学会第十次睡眠医学学术会议在成都市召开。会议由四川省医学会、四川省医学会睡眠医学专委会主办，四川大学华西公共卫生学院（华西第四医院）、四川省睡眠呼吸疾病诊治中心承办，是四川省睡眠医学领域学术水平最高、涉及学科最多的会议。会议授课专家20余人，参会者200余人。会议涉及微创下的腭咽重塑手术对OSA患者的重要意义、儿童OSA与注意力缺陷、老年睡眠呼吸疾病的治疗、失眠的中西医研究进展等。

（刘丽娟）

四川大学华西口腔医学院（华西口腔医院）

【基本情况】 2021年，医院在职职工1095人，其中高级职称264人。

【医疗工作】 医院门急诊1265892人次，出院6946人次，手术6299人次，与2019年相比（2020年受新冠肺炎疫情影响）门急诊人次及手术台次增长明显。

新技术。开展以疑难危重症诊治为核心的临床新技术，2021年共开展临床新技术18项。通过建立院际和院内MDT诊疗模式实现"一站式"疑难危重疾病诊疗。院际MDT模式中，联合多家医院开展的头颈肿瘤多学科模式，优化就诊流程，提升协作效率，年均诊疗患者超1000人次。院内MDT模式中，正颌正畸、正畸与关节、牙周病及正畸风险管控、种植与颌面外科、头颈肿瘤与口腔黏膜等具有特色的诊疗模式不断丰富和完善，年均诊疗患者达15000人次。2021年口腔颌面外科、口腔种植科分别获批国家重大疾病多学科合作诊疗能力建设项目。牵头完成国家卫生健康委口腔种植术、舌鳞状细胞癌、腮腺肿瘤临床单病种诊疗规范。通过中华口腔医学会牵头完成中国唇腭裂序列治疗指南、口腔扁平苔藓诊疗指南等5项团体标准制定；参与完成口腔黏膜下纤维性变诊断与治疗指南、口腔颌面部间隙感染诊疗专家共识等15项团体标准制定；获批牵头立项真性颞下颌关节强直临床诊疗的专家共识等4项团体标准制订。

口腔专科联盟建设。医院牵头成立华西口腔专科联盟，截至2021年底，华西口腔专科联盟成员单位356家，覆盖全国31个省（市、自治区）；建立儿童口腔亚专科联盟，首批试点成员单位29家；华西口腔远程协作网覆盖医疗机构达1170家，注册医护人员6381人。远程协作平台获由中国医院协会颁发的2021年全国"远程医疗协作典范单位"。

探索推广家庭口腔医生服务模式。协同省卫生健康委启动健康口腔科普三年行动计划暨"健康四川"口腔健康促进专项行动"，发布《口腔科常见病及多发病就医指导指南》科普丛书，并举办"健康口腔推广大使"培训。

【新冠肺炎疫情防控】 落实国家、省卫生健康委关于疫情防控常态化管理的工作要求，执行国家三级预检分诊防控标准，结合口腔专科特色，修订华西口腔医院新冠肺炎疫情防控技术指南，紧抓疫情防控常态化管理下的新要求，全面促进疫情防控工作落实到位。

【医学教育】 教学工作。在严格遵守疫情常态化防控的前提下实现返校学生线下授课，未返校学生及留学生线上授课，完成各项教学任务。强化课程思政建设，《口腔医学导论》获批国家级课程思政示范课程，《口腔医学导论》课程教学团队获国家级课程思政教学团队称号。一流课程建设稳步推进，2021年度《口腔修复学》等10门课程获批省级一流课程。在最新一轮全国优秀教材评选中，《口腔颌面外科学（第八版）》《牙体牙髓病学（第五版）》分别获全国优秀教材一等奖、二等奖。教师在口腔医学全国教学竞赛中获第一名，口腔医学教学团队获四川省教育厅"最美教师团队"称号。2021年度获批校级教改项目18项，教育部产学合作协同育人项目2项。注重教学成果奖孵化，2021年度获四川大学教学成果特等奖1项、一等奖3项、二等奖1项、三等奖1项。完成四川大学华西口腔医学院教学中心网站建设，为信息赋能教育提供平台支撑，推动并启动口腔医学智慧教学实验室建设项目。

招生毕业。2021年，本科生招生235人，毕业242人，截至2021年底，在校本科生1306人。

人才建设。1人入选国家卫生健康突出贡献中青年专家，1人获第五届"白求恩式好医生"称号，6人入选国家高层次人才计划。

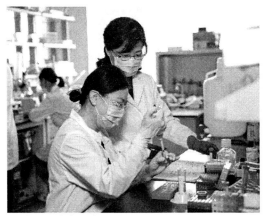
◎科研人员在做实验（院长办公室◇供稿）

【科研工作】 获准各级各类科研项目200余项。获四川省科学技术奖自然科学奖一等奖、科技进步奖一等奖各1项，中华医学科技奖三等奖2项。以一作一单位发表SCI文章500余篇。申请专利67项，获国家授权专利100余项。成果转化7项。

【学术期刊】 INT J ORAL SCI（《国际口腔医学杂志》英文版）连续9年进入学科领域Q1区，连续9年获评中国最具国际影响力学术期刊，并获首届西牛奖"十佳精品英文期刊"。BONE RES（《骨研究》英文版）位列学科领域Q1区，连续6年获评中国最具国际影响力学术期刊，获首届西牛奖"十佳优秀英文期刊"。《国际口腔医学杂志》2021年期刊影响力指数（CI值）位列口腔医学类期刊Q1区，获首届西牛奖"十佳新媒体平台"。《华西口腔医学杂志》获"百种中国杰出学术期刊"，入选第5届中国精品科技期刊，获首届西牛奖"十佳精品中文期刊"和"十佳新媒体平台"，位列《中国学术期刊影响因子年报》口腔医学类Q1区第一名。

【交流合作】 主办国际牙医师学院（ICD）中国区2021年学术年会暨院士授予大会，承办2021年中华口腔医学会口腔生物医学国际前沿论坛；协助IADR及成都市人民政府，做好2022年度IADR成都年会准备工作。举办"实践与国际课程周"、国际交流营、"海外校友把家还"等品牌活动。

【学科建设影响力排名】 教育部首轮"双一流"建设成绩优秀，推荐申报"一流培优学科"；软科世界一流学科排名中国内地第一，逐年攀升至世界23名；软科中国最好学科排名全国第一；复旦中国医院综合榜排名位列口腔医院第一；自然指数（Nature Index）排名位列口腔类机构第一。

【获批设置四川省第一批数字化转型促进中心】 四川省发展和改革委员会印发《四川省第一批数字化转型促进中心名单的通知》，确认四川大学华西口腔医院获批四川省行业型数字化转型促进中心（口腔医学）。

【国家口腔医学中心纳入委省共建协议】 为构建优质高效医疗卫生服务体系，推动优质医疗资源扩容和区域均衡布局，完善分级诊疗体系建设，四川省人民政府与国家卫生健康委签署《国家卫生健康委 四川省人民政府共建国家医学中心和区域医疗中心合作协议》。四川省人民政府将参照中央投资额安排地方配套建设资金；同时将在资金项目、学科建设、人事薪酬、医保制度、医疗服务价格、大型医疗设备配备、科学研究、人才培养等方面对国家口腔医学中心给予政策支持。

（院长办公室）

中国医学科学院输血研究所

【基本情况】 2021年，输血所在职职工163人，其中享受国务院政府特殊津贴5人，省部级人才4人，硕士及以上学历67人，高级职称30人。

【新冠肺炎疫情防控】 按照上级及属地

相关工作要求，通过压实责任，落实措施，科学有序做好新冠肺炎疫情各项防控工作，组织开展人员排查、全员核酸检测和疫苗接种等工作，实现教职工和学生新冠肺炎疫情"零"感染。继续开展新冠肺炎患者恢复期血浆研究，评估捐献恢复期血浆对献浆者的影响；与德国柏林输血研究所合作开展预防新冠肺炎病毒感染的新方法相关项目研究。

【医学教育】 教学工作。获批科学出版社十四五普通高等教育规划教材1项（《输血医学》）。构建输血医学专科培训基地，建立输血医师专科培训信息化系统，修改完善输血医师专科培训方案。完成研究生院2021—2025年双一流学科建设方案编制。

招生就业。招收博士/硕士研究生16人（含推荐免试录取2人）。研究生毕业14人，就业率92.85%。2021年度研究生奖学金评选获奖20人，获评2021届优秀毕业生1人。

人才建设。新增导师2人，通过教师岗前培训14人，获评北京协和医学院优秀教师和优秀辅导员各1人。续聘博士后1人，协助推进企业联合培养博士后2人次进站。组织专业技术资格申报12人次、教师资格认定申报10人次。2021年度入选第十三批四川省学术技术带头人1人、带头人后备人选2人。

【产业合作】 挖掘应用型科研成果并及时启动转化，新型血液病原体灭活产品进入型式检验阶段，完成临床前测试。与重庆市当地政府就计划建设新型研发机构创新载体进行前期接洽与方案研讨，以打造输血医学领域的产学研一体化平台，助力成渝地区双城经济圈建设。所属公司发展与产品创新统筹推进，投资收益持续体现，三家在运营的

一级企业上交2020年度利润45.03万元，较2019年同比增长269.47%。

【科研工作】 获批项目19项（其中国家自然科学基金项目2项），立项金额共计333.4万元。签署横向合作协议32项，到账经费922.5万元。全年在研项目54项，到账经费505.9万元。发表论文64篇，其中SCI/EI 33篇、中文核心期刊31篇。主编及参编出版专著2本，撰写政策研究评估报告1项、国家卫生行业标准1项。获授权发明专利授权1项，实用新型专利3项，软件著作权1项。

【行业促进】 承担国家卫生健康委委托项目《国家血液安全报告（2020年）》的编撰工作和《单采血浆站基本标准》等4个规范性文件的修订工作。主持制定并发布卫生行业标准《血液产品标签与标识代码标准》，编写《全国血液安全舆情监测周报》（共52期）。撰写《四川省单采血浆站设置规划》《四川省血液安全监测平台需求分析报告》，完成献血者与供血浆者信息核查和屏蔽平台绵阳地区试点工作。举办2021年四川省采供血机构输血传播病原体筛查新技术及技能继续医学教育培训班。《中国输血杂志》在中宣部2020年度期刊社会效益评价中考核为"优秀"。

（行政办公室）

四川省医学科学院·四川省人民医院

【基本情况】 2021年，医院在职职工7141人，其中专业技术人员6186人，高级职称1088人，管理人员216人，工勤人员747人。

【医院管理】 印发《四川省医学科学院·四川省人民医院章程》。协同推进一院多区，推动实施东院一体化，加快推进

省老年医学中心一期、院本部综合科研大楼等重点项目建设。优化成本核算规则，实现多系统核算单元完全统一。启动新一轮绩效工资改革。国家医保平台顺利切换上线。推动节能降耗，获评"省级公共机构节水型单位"。推进"5+2"精细化招标采购。在国家卫生健康委三级公立医院绩效考核中，医院从2020年的第99位上升至58位，为全国进步最快的医院之一，继续保持国家监测指标等级A+。

【新冠肺炎疫情防控】 加强指挥、感控、救治、保障、督查五大体系建设，加强"三圈层"防控、发热门诊、门急诊、病区管理，召开疫情防控指挥部会议9次。有效处置"7·27"新冠肺炎疫情，在最短时间内恢复正常医疗秩序。加强核酸检测能力建设和人员技术储备，全年开展核酸检测173.8万人次。接种新冠病毒疫苗8.4万剂次，无不良事件。

【医疗工作】 医院门诊急诊498.1万人次、住院17.2万人次、手术14.1万台次，医疗服务量总体恢复到2019年同期水平。

完善医疗质量和安全管理体系，强化"十八项医疗安全核心制度"，推行单病种质控管理系统，稳步提升DRG路径管理率。鼓励新项目新技术开展，完成4例心脏移植术，创历史新高；完成8例肺移植手术；成功实施西南地区首例卵巢腋窝移植手术。CMI值1.16，RW≥2占比12.63%，四级手术占比26.96%。加快推进线上诊疗中心项目，全年线上问诊13.7万人次，省内率先启动"线上诊疗+处方流转"试点。推进门诊一站式服务、患者入院一站式办理、检验检查一站式预约、出院床旁一站式结算等便民服务举措，通过电子病历应用水平5级评价和互联互通成熟度四级甲等评审。神经外科入选第二批国家临床重点专科建设学科。建成学科专科联盟

31个，医联体覆盖省内21个市（州）。做好卫生应急救援工作，完成"5·14"成南高速1767段特大车祸等多起应急处置任务；指导参与"9·16"泸县6.0级地震救援，在国内首次实现5G与卫星融合通讯用于灾害救援实战。开展行风突出问题专项整治，融合推进不合理医疗检查、三医监管和行风考评工作。

【医学教育】 新增硕士研究生、博士研究生导师33人。申报成功急诊医学、康复医学两个国家级重点住培专业基地。院长杨正林当选中国科学院生命科学和医学学部院士，获"全国杰出专业技术人才"表彰，获吴阶平医药创新奖。全职、柔性引进国家级人才7人，国家青年特聘专家、中华医学会现任主委从无到有。全年博士入职39人，同比增长69.6%；招收博士后20人，同比增长185%。3人入选国务院政府特殊津贴专家，2人入选"天府学者"，17人入选第十三批四川省学术技术带头人。

【学科影响力排名】 在2021年发布的复旦大学中国医院排行榜中，医院综合排名第57位，为全国进步最快的医院之一。健康管理并列全国第2位、临床药学并列全国第5位，均进入全国十强。肾病学、急诊医学、检验医学、超声医学、全科医学获专科声誉提名。

【定点帮扶】 持续做好定点帮扶，选派两名干部到阿坝藏族羌族自治州壤塘县伊里村任职，划拨帮扶资金，以购代捐采购滞销土豆2万斤，购买价值300万元农副产品等。做好医疗帮扶和区域医疗协同工作，选派医疗骨干到阿坝州人民医院、金川县人民医院任职。继续对口帮扶甘孜卫校。

【建院80周年系列学术活动开幕式在成都锦江宾馆举行】 6月20日，四川省医学科学院·四川省人民医院建院80周年系列

学术活动开幕式在成都锦江宾馆举行。全国人大常委会副委员长、农工党中央主席陈竺发来祝贺视频。省委书记彭清华致贺信。省委副书记、省长黄强出席开幕式并讲话。副省长杨兴平主持开幕式。来自中国工程院、中国科学院的两院院士、全国各地及省内相关医疗机构、高校及科研单位、友好单位、医联体机构的领导及嘉宾数千人齐聚蓉城，交流生命科学与医学领域创新发展，围绕创新引领医院高质量发展主题，在医疗、教学、科研、管理等多个方面展开探讨，共话新时代卫生健康事业的高质量发展。此次系列学术活动领域广、层次高，包括天府生命科学与医学大会、公立医院创新管理与高质量发展论坛、天府检验医学学术论坛、天府健康管理学科建设高峰论坛、天府国际药学论坛、天府肾脏病论坛、天府脑科学论坛、天府心血管论坛、第四届西部急危重症大会、全国医学人工智能大会、天府医学机器人大会、生殖医学学术会议等十二个大型论坛和学术会议，涉及生命科学前沿研究、医院管理、临床医技学科发展、疑难疾病诊治、医学人工智能与3D打印、互联网医院等多个领域，是全国医疗行业的一次盛会。开幕式上，医院院长杨正林介绍相关情况，党委书记欧力生致辞。

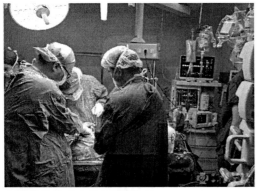

◎手术现场（王静◇供稿）

【完成全球首例双亲属活体供体跨血型胰肾联合移植手术】 8月6日，医院完成全球首例双亲属活体供体跨血型胰肾联合移植手术，是国内首例活体亲属胰肾联合移植病例，同时也是全国首例胰腺活体亲属捐献移植病例。

（王 静）

四川省疾病预防控制中心

【基本情况】 2021年，中心在编职工716人，其中专业技术人员631人，占88%，内设9个职能部门和16个专业部门。截至2021年12月31日中心领导班子由主任吴先萍，副主任张灵麟、周久顺，纪委书记李皎，副主任唐雪峰、钟波、张丽组成。

编制完成《中心"十四五"建设与发展规划》《中心"十四五"人才队伍建设规划》。向省卫生健康委报送《关于四川省疾控机构改革的思考和建议》《支持省疾控中心创新创造引领高质量发展的意见（建议稿）》。

【疾病预防控制】

一、新冠肺炎疫情防控

监测预警与应急处置。坚持人物环境同防，分区分类做好监测工作，科学制定《四川省新冠肺炎监测方案（1—3版）》，指导全省监测应检尽检人群、高风险人群、重点人群和特定环境及物品等。按照点面结合、传染病监测系统与其他部门监测系统结合、常规监测与强化监测结合的原则，探索多点监测模式。持续开展入境新冠肺炎病例样本二代测序，协助流调溯源工作有序开展。按照指挥部"百千万"流调队伍建设要求，强化本土流调队伍建设，建立区域协同机制，组建100人省级流调队伍；协助公安部门开发

e治采流调溯源系统，健全三公（共）协作机制，逐步优化队伍响应流程，提升流调溯源效率。2021年在全省范围内共开展流调技能培训10余次，培训4500余人次，完成全省3552名流调人员知识技能考核认证，全省总体考核合格率94.37%。日常高度重视应急值守，做好应急准备，始终保持高度戒备状态，保持应急指挥体系24小时畅通；疫情期间，打破建制、实行扁平化管理，省市县联合办公，形成一病人一专班的应对模式，应急处置效率大力提升。全年中心共派出25批、200余人次工作人员参与新冠肺炎疫情现场处置工作。"2·20"成都疫情期间，首次跨区调派应急队员支援成都市，中心紧急选派省市170余名应急队员（中心40名队员、17个市州选派100名队员、10名C班学员和20余名规培生）驻点各区县开展处置工作，极大提高了现场处置效率，本轮疫情在最短的时间内得到有效控制。援助兄弟省份，中心先后派员赴厦门市、内蒙古自治区、云南省、陕西省、广西壮族自治区等地驰援当地疫情防控工作。

分析研判与技术指导。充实疫情研判专家队伍，及时根据国内外形势组织开展专题分析研判，共撰写各类分析研判报告382期（国际国内形势分析150期，境外输入52期，本土疫情分析120期、国内重点疫情60期）。牵头编写《四川省新型冠状病毒肺炎防备手册》《四川省新冠疫情防控工作指南（1—5版）》《四川省应对新冠德尔塔毒株防控技术指南》《四川省本土聚集性疫情十步工作法》《四川省农村新冠肺炎防控方案》等若干技术性文件和方案。"11·2"成都疫情期间，中心选派53名领导和骨干编入专班建制，充分发挥参谋助手作用，为上级决策部署提供有力支撑。成立协查工作专班，建立完善协查工作机制，实行24小时值班制，收发31个省（市、自治区）、新疆建设兵团，以及省内21个市（州）跨省协查函件万余份，协查密接、次密等逾万人。

新冠病毒疫苗接种。成立新冠病毒疫苗接种工作领导小组，统筹安排疫苗采购、分配、配送、数据收集等工作。先后召开3次专家研讨会，开展9次紧急招标采购，共采购新冠病毒疫苗22102.0698万剂。全覆盖指导督导全省21个市（州）的接种单位。每日分析新冠病毒疫苗接种情况、供应情况和异常反应发生情况。成立信息专班负责新冠病毒疫苗大规模接种技术保障和升级四川省免疫规划信息系统，顺利完成全省新冠病毒疫苗大规模接种，率先实现日接种量破200万剂次的成绩。

新冠肺炎疫情防控宣传。密切关注疫情和舆情动态，以中心微信公众号为主搭建新媒体宣传矩阵，适时发布健康提示。2021年共发布健康提示88条，阅读量711.1万余人次。通过设计《新冠疫苗 安全有效 积极接种 共筑健康屏障》等宣传海报、手册和折页，录制《接新冠疫苗，安全有效》等宣传短片，为公众科普防疫知识，引导科学防病。

二、传染病防控

继续加强全省鼠疫、流感、人禽流感、夏秋季肠道传染病等监测和防控工作指导，实时监控全省传染病及突发公共卫生事件报告信息，为传染病及突发公共卫生事件早发现、早处理、早控制提供信息支撑。

三、卫生应急处置

加强卫生应急队伍建设，完善预案与技术规范。参与"应急使命·2021"和四川省暨成渝地区卫生应急联合演练等大型演练，提升卫生应急救援协调联动能力。截至2021年12月底，共派出23批、101人次人员参与四川省泸县"9·16"地震灾后防病等突发公共卫生事件应急处置工作。香港赛马会—四川省卫生应急培训项目重大传染病防控子课题研究有序推进。

四、免疫规划

有序开展常规疫苗接种和疫苗相关疾病监测，做好免疫规划疫苗的分发管理和非免疫规划疫苗挂网阳光采购准入。全省国家免疫规划疫苗报告接种率均在98.23%以上，新生儿乙肝疫苗首针及时接种率92.26%。推进全省免疫规划信息管理系统建设，完成与国家免疫规划信息平台和疫苗电子追溯协同平台对接。

五、重大疾病防控

艾滋病防控。全面启动凉山彝族自治州艾滋病防治攻坚第二阶段行动，开展全省138个国家级哨点和32个省级哨点监测。加强宣教干预、感染者管理及病人治疗等工作，主动开展疫情估计、检测发现和专项调查。组织完成10个国家级艾滋病综合防治示范区工作评估，继续开展国家"十三五"科技重大专项凉山彝族自治州布拖县艾滋病综合防治示范区规模化现场队列研究，实施社会组织参与艾滋病防治基金项目。

结核病防控。全面建成省、市、县三级定点医院分级诊疗制度。推进耐多药结核病防治，加强学校结核病防控、民族地区、TB/HIV双重感染防治和抗结核药品管理。科学有效处置3起学校结核病疫情，指导完成阿坝县和色达县学校结核病全覆盖大筛查，为探索民族地区乃至全省学校结核病防控模式奠定了基础。截至2021年12月底，肺结核报告发病率58.84/10万，比2020年同期（59.56/10万）下降1.21%。

寄生虫病防控。2021年中国消除疟疾通过世界卫生组织认证，在评估中四川经验得到世卫组织专家高度赞扬。中江县实现消除血吸虫病，在全省63个国家血吸虫病监测点开展螺情监测、风险监测、应急演练等工作，帮扶凉山彝族自治州血吸虫病防治。组织协调四川大学华西医院、四川省人民医院相关专家为阿坝藏族羌族自治州246例包虫病患者（含疑似）开展包虫病患者疗效判定。土源性线虫病防治工作和媒介生物防治工作有序开展。

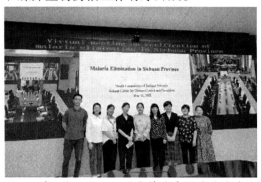

◎2021年5月12日，四川省作为中国消除疟疾认证线上评估点之一接受世界卫生组织评估（龚希◇摄影）

六、慢性病防控

推进慢性病综合防控示范区建设，成都市郫都区等8个县（区）国家慢性病综合防控示范区通过复审。持续推进"三减三健"专项行动和贫困地区健康管理员培训，加强死因监测、肿瘤随访登记、伤害监测等工作。组织37个县（市、区）1.84万人参加全国第六届"万步有约"健走激励大赛，开展中西部地区儿童口腔疾病综合干预、老年心理关爱、脑卒中高危人群筛查和干预等项目工作。

七、地方病防控

叙永县、古蔺县2个燃煤污染型地方性氟中毒病区县实现消除。参与修订6个地方病国家标准，组织开展全省地方病监测评价、重点调查、病人治疗复核管理及健康教育等工作，完成餐饮服务单位合格碘盐覆盖率调查、新发现疑似水氟超标地区重点调查、心肌病调查、第28个全国"防治碘缺乏病日"活动和饮茶型地氟病健康教育，促进全省持续消除重点地方病危害。

【卫生监测检测】 环境卫生。开展四川省学生近视及其他重点常见病和健康影响因素监测与干预，推进城乡饮用水水质监测、空气污染与人群健康影响监测、全省消毒质量监测及全国医院消毒与感染控制监测等工作。继续在5家市级疾控中心和12家县级疾控中心试点环境健康风险评估，发布《考点学校新冠肺炎疫情防控技术规范》等5个地方标准。

食品卫生。组织实施食品安全风险监测、农村义务教育学生营养监测、人群合理膳食指导、食物成分监测等工作，开展"健康食堂"试点创建，推进"国民营养计划"及合理膳食行动。

职业卫生。开展中财职业病防治监测项目，做好食品放射性污染风险监测及放射性本底调查，联合国家疾控中心和部分兄弟省份疾控中心帮扶阿坝藏族羌族自治州所辖各县疾控中心检测技术。完成职业卫生技术服务机构甲级资质延续和2020年四川省健康企业考评验收。

【科研工作】 组织申报国家自然科学基金项目4项，在研课题累计67项。获省科技进步二等奖1项。首批发布新冠肺炎疫情防控地方标准12项，填补了四川省地方标准在该领域的空白。组建性病艾滋病与结核病研究、慢性病防控两个博士工作站，开展放射卫生和慢性病防控两项重点学科申报。推进疾控机构标准化建设，申请组建卫生健康标准化技术委员会。完成艾滋病、病原微生物监测与识别技术、气象敏感性疾病攻坚、慢性性病防治研究四个攻坚团队建设终期评估。有序推进疫苗临床研究中心项目，与15家中外企业开展合作项目21个，项目资金2.2亿元。

P3实验室（中心生物安全三级实验室）通过中国合格评定委员会（CNAS）现场评审，获国家卫生健康委从事高致病性病原微生物实验活动资格。新冠病毒项目组在中心生物安全三级实验室成功分离出新冠病毒德尔塔和奥密克戎株。

【培训与技术指导】 赴22个县（市、区）44个基层医疗卫生机构提供现场技术指导。依托四川省基层医疗卫生机构信息管理系统和国家基本公共卫生服务项目管理信息系统，首次开展全省基本公共卫生服务日常监管工作。开展疾控机构等级评审和爱国卫生技术指导，做好2020年度"三区三州"疾控人才培训、四川省现场流行病学培训项目第四期、公共卫生医师规范化培训、川渝地区卫生人才"双百"培养等工作。

（吴 镝）

附1

健康教育

【社会健康教育】

1. 居民健康素养和青少年烟草流行监测项目工作

按照国家项目监测方案，四川省在14个县区开展居民健康素养调查工作。根据抽取的居民健康素养监测县（市、区）结果，组建监测工作网络，完成14个项目县区乡镇/街道和村/社区级的抽样工作，于2021年9月14日开展省级技术培训工作，12月31日完成全部调查工作任务。

按照国家工作方案，在四川省抽取10个县区及5所大学（包括1所大学分校）开展青少年及大学生烟草流行情况监测工作。根据项目办抽取的青少年烟草流行监测县（市、区）结果，组建监测工作网络，于8月31日组织10个监测点的技术骨干举办省级技术培训班，于10月31日完成9599中学生问卷和2500份电子问卷。

2. 健康促进县区建设工作

根据国家有关要求，本年度推荐成都市青羊区、都江堰市、什邡市和汉源县4个县（市、区）接受国家级技术评估验收工作，并通过国家验收，成都市青羊区作为典型经验在全国推广介绍。受省卫生健康委委托，组织专家组完成2016年第一批通过国家级评估验收的成都市成华区、双流区复评审。

培训2021年新立项的17个开展健康促进县（区）建设的健康教育机构负责人和技术骨干；培训后随即开展技术指导，由专人随时跟进各地工作进展情况。技术指导相关县区，并组织专家组分别对完成建设工作的13个县（天全县、攀枝花市东区、洪雅县、合江县、绵阳市安州区、蒲江县、自贡市沿滩区、冕宁县、通江县、内江市市中区、梓潼县、德阳市旌阳区、乐山峨边县）开展省级评估工作，其他县区评估工作仍在继续。截至2021年底，全省共建成省级健康促进县区40个，其中国家级13个。

【传播材料制作】 设计新冠肺炎疫情防控宣传材料。为宣传新冠病毒疫苗接种，设计《爱自己爱家人我们都来打疫苗》《新冠疫苗安全有效积极接种共筑健康屏障》宣传海报2张，录制《接种新冠疫苗，安全有效》宣传短片1部；设计微信公众号宣传长图《出行需谨慎，防护要做好》1幅，防疫海报《当好自身健康第一责任人》1幅，小册子《消毒知识30问》1本；"口罩专题"的折页1张；设计《居民防疫明白卡》微图文3张和《疫苗接种明白卡》微图文1张，《单位疫情防控明白卡》微图文3张。部分宣传材料在微信和抖音上推送，还有一部分上传

到网络上供下载使用。

制作老年健康知识实物宣传品。为促进老年健康保健知识普及，设计2种宣传实用品折扇和环保购物袋，在科普活动中发放使用。

开发血吸虫病防治宣传材料。以扑克牌为载体，开发血吸虫病防治宣传材料，把血吸虫病防治知识以图文形式印制在扑克牌上，向大众宣传血吸虫病防治知识。

设计结核病防治宣传材料。配合省防痨协会工作，设计完成《结核病防治核心信息》三语宣传折页1套，《结核病防治核心信息》三语宣传画1张。

创作《包虫病防治知识》绘画本。包虫病防治绘画本1册，图文并茂，向民众宣传包虫病防治知识。

制作建党100周年庆祝活动宣传材料。为建党100周年庆祝活动制作各类宣传材料，其中活动展板27块，宣传海报4张，会议背景6幅，PPT演讲稿2篇。中心党建活动制作"疾控英雄板"展板5个。

【发布新冠肺炎疫情提示信息】 2021年，新冠肺炎疫情进入常态化防控，但本土病例时有发生，为高效助力全省疫情防控，指导社会科学防控，引导公众科学防病，以中心微信公众号为主要发布平台，适时向公众发布健康提示。截至2021年12月31日，共发布88条健康提示，阅读量404万余人次，同步在中心的其他新媒体平台发布宣传，阅读量307.1万余人次。

【宣传工作】 继续完成新媒体矩阵搭建服务科普宣传。在微信公众号运营基础上，逐步恢复微博、今日头条号、抖音号运营，新开通人民日报健康号、川观号、视频号的运营。逐步形成四川疾控新媒体宣传矩阵，从以前单一的图文宣传模式，向动画制作、短视频等多形式转变。自制科普动画视频270条，拍摄剪辑短视频

20条，制作科普长图5幅。截至2021年12月31日，微信公众号发布960篇文章，阅读量659.2万人次；人民日报健康号发布98篇文章，阅读量52万人次；川观号发布565篇文章，阅读量884.9万人次；微博发布883篇文章，阅读量283.6万人次；今日头条号发布600篇文章，阅读量27万人次；抖音号发布395条，阅读量633.8万人次；视频号发布377条，阅读量193.5万人次。在做好新冠肺炎疫情相关信息发布的同时，根据其他传染病发病流行趋势做好科普宣传工作。微信公众号获健康中国政务新媒体平台优质公共卫生机构类健康号，并且连续上榜疾控机构微信公众号传播影响力排行榜。

与媒体机构合作扩大宣传影响。截至2021年12月31日，中心共接受媒体机构采访48次，媒体刊登报道中心相关新闻、先进人物事迹、转载公众号等相关信息451条。中心官方抖音号自制的《出厂后的新冠疫苗去了哪儿？》短视频，在中心抖音号和微信公众号上推送，引起新华社、新华网、四川电视台等媒体的关注，2021年1月15日新华社以《出厂后新冠疫苗怎样"走位"》为题，在新华社客户端推送，新华网以《新冠病毒疫苗要过哪些关》为题，在新华网官方微博上推出后引起网友关注，1月19日上新浪微博热搜置顶，阅读量达1亿人次。

开发投放公益广告片。开发2部公益广告片《关注青少年心理健康》《高血压防治》在省级电视台投放半月，在新媒体抖音及今日头条平台上集中投放一周，在微信朋友圈集中投放一周。两部公益广告片在电视台投放180次。截至2021年12月31日，微信朋友圈曝光量607.3万人次，点击量3.5万人次，抖音头条共计发布460万次，浏览量302.8万次。

（季　奎）

附2

2021年四川省慢性非传染性疾病预防与控制工作开展概况

一、缜密部署，明确要求

2021年初，下发《四川省疾病预防控制中心关于印发2021年慢性非传染性疾病预防控制重点工作及质量评估要求的通知》，安排部署全省工作，对重点工作和项目提出具体目标、指标、任务和组织实施要求，确保各项工作按计划实施。

二、规范慢性病综合监测，为政府决策提供科学依据

死因监测。在全省所有县市区开展死因监测工作和2018—2020年死亡漏报调查，加强民族地区的技术指导力度，召开工作质量提升研讨会；监测人口1806.5万人，粗死亡率为659.94/10万，人均期望寿命77.56岁。

肿瘤登记随访。在全省所有县市区开展肿瘤登记随访工作，出版四川省第一本肿瘤登记年报《2018四川省肿瘤登记年报》，同时74个县区数据纳入国家年报，年报覆盖全省4396万人口，覆盖率48%。四川省肿瘤发病率为259.83/10万（男性316.13/10万，女性201.42/10万），死亡率为172.41/10万（男性228.65/10万，女性114.07/10万）。收集、补充、审核上报2013—2017年的五大洲数据（XII），并首次从1个突破至20个县区。2021年四川省疾控中心获"省级单位杰出贡献奖"，全省超20个县区获国家癌症中心表彰。

心脑血管事件报告。在原5个国家点基础上扩增至19个国家监测点（监测数据具有省级代表性），覆盖全省16个市（州）。原5个国家级监测点报告心脑血管

急性发病事件9846例，脑卒中8238例，急性心梗1369例，心脏性猝死239例。

慢性病与营养监测、慢阻肺监测。慢阻肺监测显示四川省40岁及以上人群的慢性阻塞性肺疾病患病率为16.11%，男性（24.18%）远高于女性（9.30%）。完成《四川省慢性病与营养监测报告（2018）》《四川省慢性阻塞性肺疾病监测报告（2014—2019）》撰写、出版社招标以及合同签订等。受国家卫生健康委托参编《慢病监测数据分析技术手册》中独立章节"监测报告撰写的'自动化'实现"。

伤害监测。全省开展儿童伤害监测，并在4个市（州）开展伤害哨点医院监测。哨点医院监测显示当前伤害发生地点前五位为家中、公路/街道、公共居住场所、工业和建筑场所、学校与公共场所，构成比分别为39.99%、20.7%、12.85%、6.83%、6.47%。

口腔健康监测。首次在全省12个县市区开展重点人群口腔监测，并与四川大学华西口腔医院联合开展基层口腔医生现场考核；下发《四川省重点人群口腔监测技术方案》，2021年底全部完成现场工作。

三、多措并举，深化慢性病综合防控

慢性病综合防控示范区。截至2021年底，全省国家级慢性病综合防控示范区28个（覆盖率15%），省级慢性病综合防控示范区61个（覆盖率33%），达到"十三五"规划对国家级、省级慢性病综合防控示范区的要求（要求分别为15%、20%）。同时，强化指导示范区，技术指导和支援5个民族县区攀枝花市米易县、雅安市石棉县、阿坝州松潘县和甘孜州康定市、丹巴县的省级慢性病综合防控示范区建设工作。组织开展8个第三批国家示范区

（成都市青白江区、郫都区、新津区、蒲江县，泸州市泸县、内江市市中区、宜宾市翠屏区、达州市宣汉县）的国家复审工作，完成复审材料上报，指导新津区做好线上国家复审工作；派员赴内蒙古参加国家安排的第三批国家示范区（呼伦贝尔市牙克石市）复审。

心血管病高危人群早期筛查与综合干预项目。在14个县区开展心血管病高危人群早期筛查与综合干预项目，累计完成35岁以上成人筛查15.7万人，检出心血管病高危对象37126人，累计高危检出率为23.6%；高危对象短期随访干预率78%（31880人），长期随访干预率47%（66129人次）。

脑卒中高危人群筛查和干预项目。在11个县区累计完成18岁以上成人筛查14097人，干预32377人，完成率105.6%；检出脑卒中高危对象9919人，高危检出率为21.3%；检出卒中患者1076人，卒中患病率为2.3%。从2011年至2021年12月31日，脑卒中累计筛查682414人次，累计干预116389人次，合计798803人次。

全国儿童口腔疾病综合干预项目。在全省50个县区开展学龄儿童口腔健康检查48155万人，对33278例适宜封闭并知情同意的学生开展窝沟封闭，累计窝沟封闭牙数96014颗，任务完成率103.5%。开展学龄前儿童口腔健康检查96081人，两次用氟均完成的82698人，任务完成率100.5%。

农村癫痫防治管理。完成国家癫痫管理信息系统的部署，纳入管理患者随访信息共3821条，死亡患者信息51条，退组、失访信息42条；在原10个项目县区免费药物治疗及随访管理4557例癫痫患者，同时开展筛查、复核850例，完成年度500例筛查复核任务数，完成国家下达的目标任务。组织各项目县区开展"癫痫关爱在社

区"为主题的癫痫关爱日宣传活动，累计发放宣传资料超过47500份，主题横幅、标语、画报等展示物300余个，利用电视播放、微信推送、宣传车轮播等媒介开展11次活动，用于活动日的物品制作650余份，主题义诊3场，参与主题日宣教5500余人次。

老年健康管理工作。组织开展老年人"健康核心知识知晓情况调查"，完成调查问卷的设计、论证、修订、定稿；完成调查问卷录入系统的研制；并制定工作实施方案。组织项目县区参加国家老年人失能（失智）预防干预试点工作培训班；协助中国疾控中心到成都市温江区开展老年健康工作综合调研工作；协调各地启动本年度老年人伤害流行病学调查项目，完成项目点人口学信息收集、上报，完成工作委托协议书签署。

中英减盐项目。利用减盐项目前期强化干预形成的减盐工具包，在全省开展减盐推广干预活动。截至2021年底，中英减盐行动在全省12个市（州）52个县区开展316次推广活动（省级2项，市级47项，县区级267项）。推广内容包括中英减盐行动项目强化干预形成的减盐干预工具包（课件、宣传折页、宣传册、海报、视频、音频、健康应用工具等）。在中英减盐行动项目县区完成减盐综合干预、家庭主厨减盐干预、餐馆减盐干预3子项目的终末期调查，并做好项目结题准备。

儿童脊柱侧弯流行病学调查项目。首次在全省4个项目县区开展儿童脊柱侧弯流行病学调查项目，组织项目县区人员赴国家培训学习，争取和配合国家团队在四川省举办四川省级专场培训班（全国第一个专场班），按要求开展省级抽样，并在全国首个启动现场工作，组织各点观摩和迎接国家团队督导。截至2021年底，完成4个

项目点的现场工作、质控（血压、体重、身高、腰围）和结果录入工作。

四、开展全民健康生活方式行动，提升全民健康意识

组织全省所有县区（100%覆盖）启动全民健康生活方式行动，组织、督促各市（州）（县区）开展"防疫健康行为习惯"、全民健康生活方式月、全民健康生活方式日、915减油周—减盐周、全国高血压日等宣传活动，制作活动日宣传模板和资料分发各地；通过官方微信公众号持续宣传健康生活方式和慢性病防治。组织全省37个县区，1671家单位，1.8万人参与第六届"万步有约"健走激励大赛项目；多部门联合开展行动的市（州）县区达75.6%。

截至2021年底，全省发文件439个（累计4829个），工作技术培训190次、11167人次，现场活动和健康讲座2487场（累计31184场），媒体传播897次（累计8494次），新创无烟环境102个（累计5034个），新开展快乐10分钟学校14个（累计260个），培训健康生活方式指导员8661人（累计171484人），建设九大支持性环境142个（累计5410个），所有县区均开展"三减三健"专项行动。

五、强化慢性病扶贫项目，助力脱贫攻坚

在88个贫困县区开展慢性阻塞性肺疾病和类风湿关节炎、19个高海拔地区开展高原性心脏病患者健康管理服务的报表统计、收集等。截至2021年底，慢性阻塞性肺疾病患者累计登记数、管理数、规范管理数分别为155840例、132733例、124207例，类风湿关节炎患者累计登记数、管理数、规范管理数分别为39641例、33762例、31551例，高原性心脏病患者累计登记数、管理数、规范管理数分别为553例、

437例、424例。

在贫困和民族地区，为基层医生专业技术人员开展慢性病防控知识和技能培训、质量清理和补缺等。截至2021年底，培训合格健康管理员6654人、健康生活方式指导员77830人，培训和指导群众84419人次，组织病人自我管理小组7935个，管理病人112615人次，创建健康单元1275个，支持性环境225个。

六、重视科研，实践和能力提高并进

在研课题5项，分别为中国慢性病前瞻性研究（国际合作）、中英减盐行动（2016—2021年）项目、国家重点研发计划"精准医学研究"重点专项——大型自然人群队列示范研究（国家重点研发计划，2016—2021年，中国医学科学院合作），西南地区慢性病综合防控示范研究（2018—2021年国家重大慢性病研究课题，四川大学华西医院合作），四川省卫生健康委员会科研课题（基于社会生态学理论的儿童青少年龋齿患病风险影响因素及机制研究，2020—2022年），40—49岁脑卒中高危人群干预效果评估（中心自理课题，2019—2021年），省科技厅项目"传染病简史系列丛书"（2021年新增科研课题1项）。

七、强化培训和指导，提升工作质量

以线上线下相结合的方式，开展省级技术培训班13个，共15期，其中继教项目12个。并针对各项慢性病工作下基层开展技术指导，现场指导16个市（州）、31个县区，针对发现问题提出整改建议。

八、夯实基础，不断突破

完成慢性病重点学科申报，四川省疾控中心博士工作站组建，完成四川省科技进步奖（四川省慢性疾病负担及综合防控示范研究）申请，完成"四川省基本公共卫生服务项目"〔妇幼相关项目

指导及"两纲"相关妇幼健康指标监测（2021FY06，2021年）〕。

获国家授权专利3项（实用新型专利1项，外观专利2项）：一种吃动平衡盘（实用新型专利，专利号：ZL202021789321.1）；动吃平衡盘（外观设计专利，专利号：ZL202030503741.8），糖尿病风险盘（外观设计专利，专利号：ZL202030503740.3）。

九、发现问题，推动慢性病防控工作开展

各地慢性病防控能力急需进一步提升，部分地区工作基础薄弱，人员稳定性差。在政府层面的组织领导上部分地区推进不足，工作开展难度大。肿瘤、心脑血管、慢阻肺等慢性病确诊在临床领域就具有难度，部分地区能力和设备上有欠缺或人员流动性大，无法开展相关检查或持续保质保量开展相关专业性工作。三州地区及少数民族县区是工作开展的重要瓶颈，需要加强指导、培训和投入。

部分工作缺乏全省代表性。伤害、慢阻肺监测全省监测点较少，没有全省代表性，不能满足"健康四川行动"的要求，应扩大监测县区，增加数据全省代表性。

慢性病防控工作出现瓶颈，突破创新难。全覆盖开展的死因、肿瘤、全民健康生活方式工作各地开展质量差异大，尤其是三州地区监测工作质量、数量均存在问题；全民健康生活方式工作、慢性病综合防控示范区整体推进出现工作创新突破难。

慢性病防控干预措施难以实施，效果有待提高。一些慢性病防控干预措施操作难度太大，加之大众参与度低，实施效果较差。高危筛查项目的人群失访为慢性病工作的实施增加了难度。心血管疾病高危人群早期筛查对象失访率高，部分癫痫患

者流动性大，加之对癫痫疾病存在患病羞耻心理，患者参加项目管理存在难度。

中财项目经费不到位。部分县市区财政部门截留中财项目资金，初步了解，部分项目点心血管疾病早期筛查与综合干预项目资金长期不到位，导致工作无法推进，严重影响四川省在全国的排名。

省级激励机制缺乏。每年省级慢性病综合防控评估缺乏有效的激励机制；全国"万步有约"健走激励赛，至少缺乏省级卫生行政部门的有力支持，导致不能获得更高的全国名次。

（董　婷）

附3

2021年四川省
法定报告传染病总论

2021年四川省21个市（州）通过传染病网络直报系统报告国家甲乙丙法定管理传染病2类30种，报告发病411111例，报告死亡3745人，年报告发病率、死亡率、病死率分别为491.32/10万、4.48/10万、0.91%。与2020年相比，报告发病率上升32.96%，报告死亡率上升3.60%，病死率下降22.22%。

一、发病死亡概况

1. 甲乙类传染病

甲乙类传染病中，除霍乱、鼠疫、传染性非典型性肺炎、脊髓灰质炎、人感染高致病性禽流感、登革热、白喉、新生儿破伤风、人感染H7N9禽流感无发病和死亡病例报告外，其他20种传染病报告发病总数175352例，死亡总数3742人；年报告发病率209.56/10万，死亡率4.47/10万，病死率2.13%。与2020年相比，发病率上升6.91%、死亡率上升3.52%、病死率下降3.18%。2000—2021年甲乙类传染病发病趋势见图1。

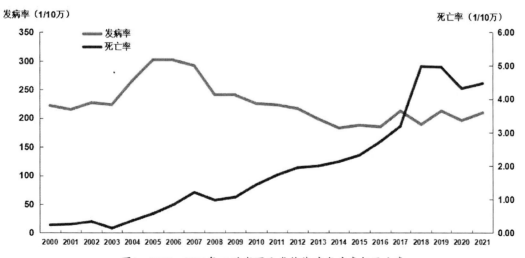

图1　2000—2021年四川省甲乙类传染病发病率与死亡率

甲乙类传染病中，报告发病率上升的病种依次为：百日咳、流脑、出血热、丁肝、猩红热、血吸虫病、布病、淋病、乙肝、丙肝、戊肝、肝炎（未分型）、伤寒+副伤寒、梅毒；报告发病率下降的病种依次为：狂犬病、麻疹、新型冠状病毒肺炎、疟疾、乙脑、钩体病、甲肝、炭疽、痢疾、艾滋病、肺结核。详见图2。

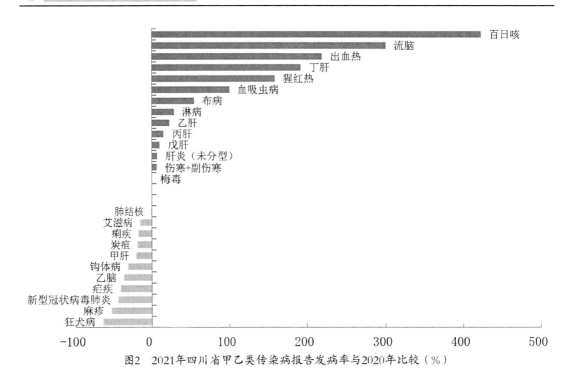

图2　2021年四川省甲乙类传染病报告发病率与2020年比较（%）

2. 丙类传染病

无丝虫病病例发病或死亡病例报告，其他10种丙类传染病报告发病235759例，报告死亡3人；年报告发病率281.76/10万。与2020年比，报告发病率上升62.40%。与2020年比较，报告发病率上升的病种依次为：黑热病、流行性感冒、麻风病、斑疹伤寒、其他感染性腹泻病、手足口病、包虫病；报告发病率下降的病种依次为：风疹、流行性腮腺炎、急性出血性结膜炎。详见图3。

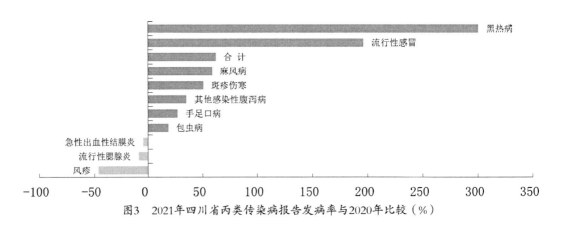

图3　2021年四川省丙类传染病报告发病率与2020年比较（%）

二、发病死亡位次

甲乙类传染病报告发病数居前5位的病种依次为：乙肝、肺结核、梅毒、丙肝、艾滋病，占甲乙类发病总数的91.29%。报告死亡数居前五位依次为：艾滋病、肺结核、乙肝、丙肝、狂犬病，占死亡总数的

表1　2021年四川省甲乙类传染病发病数、死亡数、病死率居前5位病种

排序	发病			死亡			病死率	
	病种	发病数	构成比（%）	病种	死亡数	构成比（%）	病种	病死率（%）
1	乙肝	52313	29.83	艾滋病	3568	95.35	狂犬病	85.71
2	肺结核	45965	26.21	肺结核	111	2.97	艾滋病	30.57
3	梅毒	34600	19.73	乙肝	33	0.88	钩体病	4.35
4	丙肝	15531	8.86	丙肝	15	0.40	肝炎（未分型）	0.32
5	艾滋病	11672	6.66	狂犬病	6	0.16	肺结核	0.24

99.76%。详见表1。丙类传染病按发病数排序，前三位依次为：流行性感冒（89181例）、手足口病（81201例）、其他感染性腹泻病（56654例），占丙类发病总数的96.30%。报告死亡数3人，分别为流行性感冒、包虫病和手足口病（各1人）。

三、发病死亡构成

按不同传播途径划分，甲乙类传染病报告发病数中以血源及性传播疾病所占比例最高，占发病总数的67.28%，主要报告病种为乙肝、梅毒；其次是呼吸道传染病，占28.49%，主要报告病种为肺结核；第三为肠道传染病，占3.92%，主要报告病种为痢疾；第四为自然疫源及虫媒传染病，占0.31%，主要报告病种为出血热、布病；无新生儿破伤风报告。

死亡病例中，血源及性传播传染病所占比例最高，占死亡总数的96.77%，主要死亡病种为艾滋病；其次是呼吸道传染病，占2.99%，主要死亡病种为肺结核；再次是自然疫源及虫媒传染病，占0.21%，主要死亡病种为狂犬病；另外，肠道传染病占0.03%；无新生儿破伤风死亡病例。

四、地区分布

1. 甲乙类传染病

报告发病数居前5位的市（州）为：成都市、凉山彝族自治州、南充市、泸州市、绵阳市，其合计占全省总发病数的56.51%；报告发病率居前5位的市（州）依次是：凉山彝族自治州、甘孜藏族自治州、阿坝藏族羌族自治州、自贡市、泸州市。详见表2、图4。

表2　2021年四川省甲乙类传染病发病居前5位的地区

位次	地区名称	发病数	地区名称	发病率（1/10万）
1	成都市	25413	凉山州	478.56
2	凉山州	23250	甘孜州	430.82
3	南充市	12315	阿坝州	328.24
4	泸州市	10396	自贡市	255.95
5	绵阳市	10189	泸州市	244.37

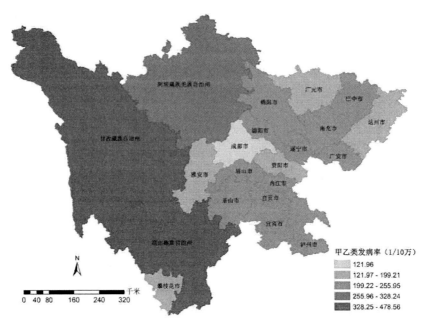

图4　2021年四川省甲乙类传染病发病率地区分布（1/10万）

2．丙类传染病

报告发病数居前5位的市（州）为：成都市、绵阳市、凉山彝族自治州、南充市、广元市，其合计占全省总发病数的59.98%；报告发病率居前5位的市（州）为：绵阳市、广元市、雅安市、成都市、攀枝花市。详见图5。

五、时间分布

1．甲乙类传染病

从发病数月分布情况来看，甲乙类传

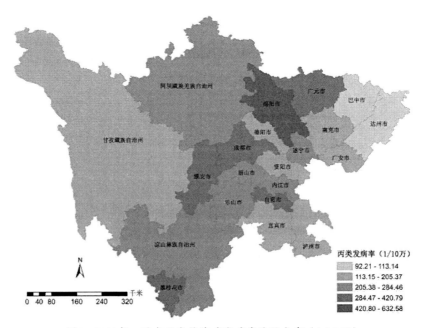

图5　2021年四川省丙类传染病发病率地区分布（1/10万）

染病无明显发病高峰，发病数与前三年平均水平相比在1—3月略有上升。详见图6。

2．丙类传染病

从发病数月份布来看，2021年发病呈现两个高峰，大高峰为10—12月，小高峰为5—7月。除1月、8月外，其他月份发病数与2020年相比有所上升；10—11月发病数高前三年平均水平。详见图7。

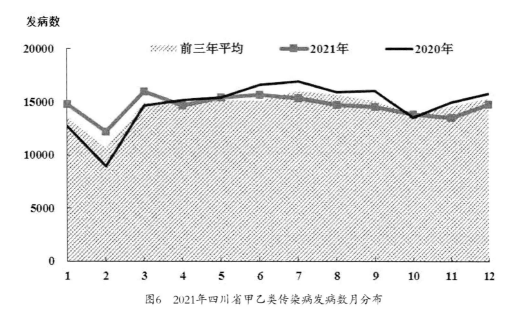

图6　2021年四川省甲乙类传染病发病数月分布

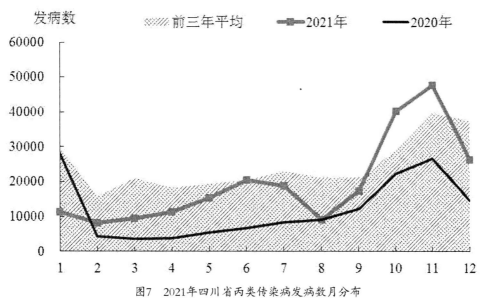

图7　2021年四川省丙类传染病发病数月分布

六、人群分布

1．性别年龄分布

2021年甲乙类传染病男女报告发病率比为1.62∶1，死亡率比为4.54∶1，男性发病率、死亡率均明显高于女性。发病率较高的为15岁以上人群。详见图8。

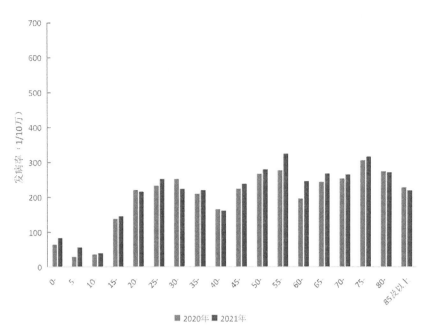

图8　2020—2021年四川省甲乙类传染病分年龄组发病率（1/10万）

2021年丙类传染病男女报告发病率比为1.17∶1。发病率较高的是5岁以下人群。与2020年相比，各年龄组的发病率均有所升高。详见图9。

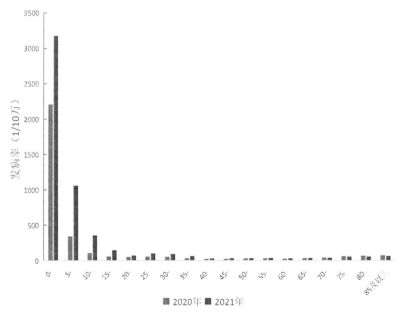

图9　2020—2021年四川省丙类传染病分年龄组发病率（1/10万）

2. 职业分布

2021年甲乙类传染病发病以农民（57.19%）、家务及待业人员（16.91%）为主；丙类传染病发病以散居儿童（38.38%）、学生（26.06%）、幼托儿童（22.52%）为主。

（马　瑶）

附4

2021年度四川省
全人群死因监测统计年报简析

一、统计口径及地区

数据来源。死亡数据来自具有全省代表性的31个国家死因监测点通过"人口死亡信息登记管理系统"收集的死亡数据，按户籍地址、死亡日期（2020年12月1日—2021年11月30日）下载。为提高数据产出及时性，并保持与白皮书公布数据一致，从2017年起，均实行11+1统计口径模式（以后类同，特此说明）、已终审卡片下载数据（2022年1月6日15时下载）。户籍人口数据来自四川省公安厅2021年的年报数据。

二、总体死亡情况

监测人口18029995人，报告粗死亡率699.93/10万。2021年全省人均期望寿命为77.95岁，男性75.24岁，女性81.12岁。2021年四川省四大类慢病（心脑血管疾病、恶性肿瘤、慢性呼吸系统疾病和糖尿病）的过早死亡率为16.35%；心脑血管疾病死亡率为264.26/10万（标化死亡率为143.67/10万）；70岁以下人群慢性呼吸系统疾病死亡率为19.41/10万（标化死亡率为12.11/10万）；18岁以下儿童伤害死亡率为13.47/10万。

三、三大类疾病死亡水平及构成

慢性非传染性疾病（简称慢性病）构成比为88.57%，慢性病死亡率男性高于女性，但构成比女性高于男性。详见表1。

表1 2021年四川省三大类疾病分类

死亡率：1/10万，构成比：%

死因分类	男女合计		男		女	
	死亡率	构成比	死亡率	构成比	死亡率	构成比
1	22.00	3.14	26.63	3.29	17.19	2.93
2	619.90	88.57	713.27	88.10	522.92	89.23
3	53.21	7.60	64.24	7.93	41.76	7.13
其他	4.82	0.69	5.44	0.68	4.17	0.71
合计	699.93	100.00	809.58	100.00	586.04	100.00

注：1. 感染性、母婴及营养缺乏性疾病；2. 慢性非传染性疾病；3. 伤害。

四、分大类死亡原因及顺位

1. 监测点人群分大类疾病分性别死亡率、构成比与顺位

男女合计前5位依次是循环系统疾病、肿瘤、呼吸系统疾病、伤害、内分泌营养代谢疾病。男性、女性与全人群前5位基本一致，仅男性消化系统疾病位于第5位，内分泌代谢疾病位于第6位。详见表2。

2. 分单病种死因顺位

男女合计前5位依次是脑血管病、慢性阻塞性肺疾病、缺血性心脏病、肺癌、肝癌，占总死亡率的59.04%。无论男女，前5位死因顺位基本一致，仅女性糖尿病位于第5位，肝癌位于第8位。男

性前5位死因占总死亡的59.00%，女性前5位死因占总死亡的60.22%；男女性别间第6—10位死因顺位与总体分布不完全一致。详见表3。

表2 2021年四川省人群分大类疾病死亡率、构成比与顺位

死亡率：1/10万，构成比：%

顺位	男女合计			男			女		
	疾病	死亡率	构成比	疾病	死亡率	构成比	疾病	死亡率	构成比
1	循环系统疾病	264.26	37.76	循环系统疾病	278.38	34.39	循环系统疾病	249.59	42.59
2	肿瘤	177.06	25.30	肿瘤	230.97	28.53	肿瘤	121.05	20.66
3	呼吸系统疾病	120.50	17.22	呼吸系统疾病	142.57	17.61	呼吸系统疾病	97.58	16.65
4	伤害	53.21	7.60	伤害	64.24	7.93	伤害	41.76	7.13
5	内分泌营养代谢	23.20	3.10	消化系统疾病	26.31	3.76	内分泌营养代谢疾病	24.59	4.20
6	消化系统疾病	21.51	3.07	内分泌营养代谢疾病	21.86	2.70	消化系统疾病	16.53	2.82
7	神经系统疾病	10.89	1.56	传染病与寄生虫病	11.91	1.47	神经系统疾病	11.16	1.90
8	传染病和寄生虫病	8.34	1.23	神经系统疾病	10.62	1.31	泌尿生殖系统疾病	6.31	1.08
9	泌尿生殖系统疾病	7.83	1.12	泌尿生殖系统疾病	9.30	1.15	传染病与寄生虫病	4.64	0.79
10	精神障碍	3.31	0.34	精神障碍	3.12	0.39	精神障碍	3.49	0.60

表3 2021年四川省分单病种死因顺位

死亡率：1/10万，构成比：%

顺位	男女合计			男			女		
	疾病	死亡率	构成比	疾病	死亡率	构成比	疾病	死亡率	构成比
1	脑血管病	135.86	19.41	脑血管病	147.74	18.25	脑血管病	123.52	21.08
2	慢性阻塞性肺疾病	103.94	14.85	慢性阻塞性肺疾病	122.30	15.11	缺血性心脏病	92.70	15.82

续表

顺位	男女合计			男			女		
	疾病	死亡率	构成比	疾病	死亡率	构成比	疾病	死亡率	构成比
3	缺血性心脏病	93.84	13.41	缺血性心脏病	94.93	11.73	慢性阻塞性肺疾病	84.86	14.48
4	肺癌	53.24	7.61	肺癌	75.14	9.28	肺癌	30.49	5.20
5	肝癌	26.31	3.76	肝癌	37.49	4.63	糖尿病	21.30	3.64
6	糖尿病	20.16	2.88	食道癌	28.15	3.48	高血压及并发症	17.31	2.95
7	意外跌落	19.68	2.81	意外跌落	22.05	2.72	意外跌落	17.21	2.94
8	食道癌	18.06	2.58	胃癌	19.83	2.45	肝癌	14.69	2.50
9	高血压及并发症	17.62	2.52	糖尿病	19.05	2.35	结直肠癌	12.36	2.11
10	结直肠癌	15.43	2.20	结直肠癌	18.39	2.27	胃癌	8.57	1.46

3. 恶性肿瘤死亡率与死因顺位

男女合计前5位依次是肺癌、肝癌、食道癌、结直肠癌、胃癌，占恶性肿瘤死亡的72.86%。男性前5位死因占恶性肿瘤死亡的78.32%，女性前5位死因占恶性肿瘤死亡的62.23%；男女性别间前5位恶性肿瘤顺位基本一致，仅女性结直肠癌位于第3位，食道癌位于第5位，男女性别间第6—10位顺位与总体均不完全一致。详见表4。

表4　2021年四川省人群恶性肿瘤死亡率、构成比与顺位

死亡率：1/10万，构成比：%

顺位	男女合计			男			女		
	疾病	构成比	死亡率	疾病	构成比	死亡率	疾病	构成比	死亡率
1	肺癌	7.61	53.24	肺癌	9.28	75.14	肺癌	5.20	30.49
2	肝癌	3.76	26.31	肝癌	4.63	37.49	肝癌	2.51	14.69
3	食道癌	2.58	18.06	食道癌	3.48	28.15	结直肠癌	2.11	12.36
4	结直肠癌	2.20	15.43	胃癌	2.45	19.83	胃癌	1.46	8.57
5	胃癌	2.04	14.31	结直肠癌	2.27	18.39	食道癌	1.29	7.58
6	胰腺癌	0.93	6.51	胰腺癌	0.93	7.52	乳腺癌	1.04	6.12

续表

顺位	男女合计			男			女		
	疾病	构成比	死亡率	疾病	构成比	死亡率	疾病	构成比	死亡率
7	唇、口腔和咽恶性肿瘤	0.57	4.02	唇、口腔和咽恶性肿瘤	0.72	5.81	胰腺癌	0.93	5.45
8	淋巴瘤与多发性骨髓瘤	0.51	3.59	前列腺癌	0.69	5.58	子宫颈癌	0.90	5.28
9	白血病	0.50	3.49	淋巴瘤与多发性骨髓瘤	0.53	4.30	白血病	0.54	3.17
10	乳腺癌	0.44	3.06	白血病	0.47	3.80	卵巢癌	0.54	3.15
	恶性肿瘤	24.97	174.78	恶性肿瘤	28.23	228.56	恶性肿瘤	20.29	118.91

4．分年龄组主要死因顺位

0—15岁人群死亡数占总死亡数的0.60%，该年龄组死亡率为29.51/10万；15—60岁劳动力人群占总死亡数的15.36%，该年龄组死亡率为167.07/10万；而死亡主要发生在60岁及以上的老年人，占总死亡的84.04%，该年龄组死亡率为2745.59/10万；15—24岁组人群自杀排第一位，应加强干预和重视。

五、去死因期望寿命

影响人均期望寿命的分大类死因主要是循环系统疾病，其次是恶性肿瘤和呼吸系统疾病，分别造成居民人均期望寿命损失8.13岁、3.25岁、2.81岁。

（祁冰洁）

四川护理职业学院·四川省卫生学校

【基本情况】 2021年，学院有专兼职教师601人，有成都、德阳两个校区。

基础建设。筹措资金3.38亿元，建成德阳校区一期建设项目、四川省医养专业人才培养中心项目等13万平方米；推进世界大学生运动会场馆校内周边环境品质提升，德阳校区2号、3号、4号学生公寓建设等项目；开展两校区大型维修、房屋建筑物零星维修等项目12项；投入实训设施设备、信息化建设约1.5亿元。

【医学教育】

一、教育教学

推进"十大"育人质量提升工程，2021年获评四川省"三全育人"综合改革试点高校；学院4门课程获批省级"课程思政"示范课程；构建"政行校企"四方联动协同育人机制和"123"课堂革命相结合育人模式；护理专业群获评四川省高水平专业群，学院获评四川省高水平高职学校培育单位；2021年增设预防医学（国控专业）和智能医疗装备技术两个新专业。学院获批国家级职业教育示范性虚拟仿真实训基地；获批首批全国急救教育试点学校、美国心脏协会（AHA）心血管急救培训中心；学院"民族地区高职基层卫生人才'1134'培养模式创新与实践"获2021年四川省职业教育教学成果特等奖。"儿童康复专业'三贴近、三对接、三提升'

多样化人才培养模式的创新与实践""新时代卫生类高职院校思政课'三课融通'实践教学模式的创新与实践""基于产教融合的'3410'实习管理模式创新与实践"获2021年四川省职业教育教学成果二等奖；获2021年四川省职业技能竞赛转化成果奖三等奖1项、优秀奖2项；学院获2021年四川省职业院校教师教学能力大赛最佳进步奖；学院立项2021年精品在线开放课程4门，立项线上线下混合式课程9门、在线开放课程8门；《基础护理技术》获国家级精品在线开放课程，2021年校企合作双元教材和新型活页式教材编写8部。4名教师获全国教师教学能力大赛三等奖和四川省职业院校教师教学能力大赛一等奖、二等奖，2名教师分获四川省高校思想政治理论课"精彩一课"一等奖、二等奖。

二、招生就业

招收3624人，其中大专生3586人。毕业3951人，初次就业率95.63%，其中护理系95.23%，药学系96.61%，康复技术系95.90%，医疗技术系98.17%，整体对口率88.95%。专升本拟录取379人，专升本率13%。

三、学生工作

做好各级各类学生资助工作，制定《四川护理职业学院关于成立学生资助工作领导小组的通知》《四川护理职业学院学生临时困难补助管理暂行办法》《四川护理职业学院学生资助工作档案管理实施办法（试行）》；开展"红心向党 资助同行"学生资助主题活动和诚信资助诚信教育主题活动。加强心理健康教育工作，开展以三行情诗、"榜样的力量""少年说"沙龙等心理健康知识宣传活动；采用线上心理辅导和线下心理辅导，辅导学生284例，开展理危机干预29例；建立朋辈心理互助队伍，成立心理健康教育专业社团2个，开展朋辈心理辅导技能培训6场；加强心理辅导队伍建设，引进1名心理咨询教师。组织学生参与或开展校内外各类各级活动共计4056次；加强社团管理，新成立急救协会等12个社团，开展社团活动941次；开展青年志愿者工作，与学院周边6个社区签订结对协议，设立四川护理职业学院大学生志愿活动基地；在"志愿四川"平台注册志愿者9825人，全年开展线下志愿活动229次，参与5364人次，累计服务时数3000余小时。开展献血车进校园活动。中共四川护理职业学院团委实践队获2021年成都市大中专学生志愿者暑期文化科技卫生"三下乡"社会实践活动优秀团队奖。学生获全国助产技能大赛二等奖、全国护理技能大赛三等奖等省部级以上奖项123人次。做好大专生应征入伍征兵工作，29名男生和1名女生（士官）入伍。

四、人才建设

全年引进人才59人，聘用客座教授23人。强化师德师风教育，建立健全荣誉制度、辅导员管理和考核制度等；开展各级各类教师培训，参训4000余人次；与企业共建高水平"双师型"教师教学创新团队；创新组建"思政教师+专业教师+行业导师"教学团队；护理教学团队获评四川省创新教学团队，教师2021年获评成渝"双城杯"黄炎培职业教育杰出校长、四川省学术和技术带头人、四川省学术和技术带头人后备人选。

【产教融合】 2021年学院获批国家级职业教育示范性护理虚拟仿真实训基地、全国急救教育试点学校、中国健康管理协会护理分会副会长单位、四川省生命健康科普基地、全国卫生职业院校执业资格考试联盟理事长单位、全国护士执业资格考试工作委员会主任委员单位等。学院与华美口腔牙科、全国医学美容协会、一心堂集团等签署产教融合基地8所，完成全省老年护理医疗骨干培训等财政资金拨款类培训项目，申报成功幼儿照护、母婴护理等10个项目，牵头成立"四川省医药卫生与健康类职业技能等级证书联盟"，获批四川省7个工种和4个专项考核的第三方职业技能认定机构、国家级医疗护理员培训基地等。

【科研工作】 学院院级人文社会科学课题立项185项，自然科学课题立项66项；获省级立项课题13项。定期发布《职业教育发展动态》，发布4期《四川卫生职业教育》。

【后勤安全保障】 构建"节约型校园"，做好节能减排，制定四川护理职业学院开展厉行节约制止餐饮浪费行为2021年工作计划、开展"第二季光盘打卡行动"、食品安全宣传教育周、"'5·12'感恩天使食堂在动"等系列主题活动。开展爱国卫生运动，落实每月一次的自查工作。开展师生垃圾分类培训和垃圾分类知识竞赛。

组建成都校区人防专业队伍，成立四川护理职业学院人民防空工作站。以"全民国家安全教育日""安全生产月""119消防宣传周"等活动为载体，开展全院师生消防培训8次，应急疏散演练3次，禁毒知识讲座2次、防范电信网络诈骗专题讲座2次、防震减灾知识讲座1次、消防安全知识讲座2次。组织7000余名师生安装注册"蓉城反诈卫士小程序""国家反诈中心App"；开展《安全生产法》以及消防安全知识竞赛活动。学院被评为2021年度四川省高校"平安校园"建设先进单位。

【新冠肺炎疫情防控】 学院组织召开新冠肺炎疫情防控工作会议25次，定期修订疫情防控方案，坚持师生每日健康监测和日报告制度，组织师生进行新冠病毒疫苗接种以及定期核酸检查工作，落实校园安全卫生、消毒等工作，备齐疫情防控物资等疫情防控工作。

【定点帮扶】 继续帮扶壤塘县，推进对口帮扶若尔盖县健康振兴战略，制订《乡村振兴对口帮扶五年规划》，选派驻村干部2人。学院机关党总支第一支部与若尔盖县班佑村党支部签署支部共建协议；1名扶贫干部评获四川省脱贫攻坚先进个人，7名扶贫干部获省委教育工作委员会、省教育厅脱贫攻坚嘉奖，学院连续3年获省委、省政府表彰定点扶贫先进单位。

（党政办公室）

四川省肿瘤医院

【基本情况】 2021年，医院在职职工2005人，其中高级职称313人。

医院有武侯院区本部和天府院区（在建）两个院区。天府院区（四川省肿瘤诊疗中心）占地135亩，截至2021年底，项目一期装饰装修工程完成90%，二期项目主体结构工程完成82%，质子治疗中心项目主体结构工程完成50%。

【医疗工作】 医院门急诊674577人次，出院65580人次；手术17676人次，其中三、四级手术占比92.89%，四级手术占比71.20%，微创手术占比36.40%。完成日间手术471人次，日间化疗2953人次。医院在最新发布的全国三级公立医院绩效考核中，考核监测等级为A级，在全国肿瘤专科医院中位列第4位，CMI值排名保持第3位。

肿瘤MDT体系建设。医院14个MDT团队共讨论病例816例，实现医院癌种全覆盖。

依托疑难病症诊治能力提升工程项目，持续推进国家临床重点专科建设。引进第四代达芬奇手术机器人，全年完成247

台机器人手术；成功开展全国首批、西南首例CART-T（嵌合抗原受体T细胞）细胞免疫治疗；引入智慧外科数字化手术室，全年完成术中放疗33例；西部地区首台核磁加速器投入临床使用，获PET/MRI（正电子发射型磁共振成像系统）配置许可。全省首个5G云放疗系统投入使用。

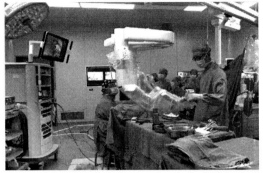

◎2021年，四川省肿瘤医院引入智慧外科数字化手术室（院长办公室◇供稿）

新技术。全年申报新技术37项，转常规技术13项。备案国家限制类技术6项，开展限制类技术1173例。

完善三级医疗质量监管体系。开展治疗药物监测，抗菌药物使用强度、门诊和住院基药使用率均达标，完成全年国家抗肿瘤药物临床应用监测数据上报，获2020年度优秀工作单位和第一批自动上报示范单位，获评四川省药品不良反应监测哨点单位。完成年度电子病理系统应用水平四级评价工作，获评国家医疗健康信息互联互通标准化成熟度四级甲等授牌。

持续改善就医服务。完成门诊等待区、发热门诊及新冠病毒核酸采集区域、门诊采血区改造，启用出入院预约系统，在院内公共区域安装急救设备AED，开通为患者及家属提供送餐服务的线上订餐系统。获评为四川省第一批老年友善医疗机构。推行市医保按病组分值付费和省本级医保DRGs付费工作。加强重点项目改善，制定"一科一品"优质护理服务项目。在国家患者满意度调查中，门诊患者满意度和住院患者满意度分别为89.49%、94.44%。

【癌症防治】 省癌症防治中心拟订《四川省市（州）、县（市、区）两级癌症防治中心建设与管理指南》并上报省卫生健康委，发布《四川省癌症早诊早治项目管理办法（试行）》。在全省10个试点市（州）开展癌症筛查卫生经济学评价、肿瘤相关危险因素监测及癌防核心知识知晓率抽样调查。统筹推动全人群肿瘤信息监测，完成全省以医院为基础的肿瘤患者发病数据库、全生命周期数据库建设，初步获得全省癌症发病流行情况。

2021年，牵头完成全省各类癌症筛查与早诊早治项目共计49万余例。派出专家27人次到项目单位开展现场督导和技术培训。获国家癌症中心授予的2021年度全国癌症防治先进集体称号，获癌症筛查与早诊早治项目国家癌症防控平台"突出进步奖"。

开展形式多样的肿瘤科普宣传，打造"一廊一所两馆三厅六科"科普模式，医院成为四川省癌症科普基地和成都市癌症防治科普基地，获评为四川省科技创新工作先进园区（平台）。建立特色肿瘤防治科普教育中心。

【新冠肺炎疫情防控】 完善疫情应急防控体系，动态调整应对新冠肺炎疫情工作领导小组，强化人员配备和组织保障，更新多个防控文件、预案。建立新冠肺炎疫情防控网络化培训机制，通过"线上+线下""演示+实操"等多种形式，确保培训全覆盖。按照区域、岗位划分风险等级，实施精准防控，按照最新要求完成发热门诊改造。严格设置"三区两通道"，落实三级预检分诊制度，全年门急诊预检分诊140万人次。建立疫情信息发布与风险排查机制，建立全院健康监测体系，执行每日零报告机制。提升医院核酸检测能力，组建核酸采样应急队伍，建立快速检测系统，全年完成患者及陪护核酸检测20万人次，全院职工及第三方服务人员开展17轮、64042人次核酸检测。完成环境新冠核酸监测1986份。

优化门诊及住院管理流程，严格落实"一患一陪护"和探视制度。完成门诊候诊区扩容改造，增设自助服务机，上线电子陪护证、线上排号入院、核酸检测线上缴费开单等便民举措，促进便捷就医，减少人员聚集。全院医务人员新冠病毒疫苗整体接种率96%以上。医院实现"医护零感染、病人零感染"。

【医学教育】 招收硕士研究生113人，博士研究生8人，新增硕导19人。院内现有硕导118人，博导13人。承担电子科技大学教学任务。通过2021年四川省住院医师规范化配培训基地督导检查。完成年度住院医师规范化培训招生，首次结业考核通过率93%。与四川省人民医院联合开展住院医师规范化培训工作，新申报核医学科、临床病理科、麻醉科3个住院医师规范化培训专业基地。接受并通过四川省专科医师、药师规范化培训基地督导。

柔性引进院外高层次专家40余人。新增国务院特殊津贴专家1人，省学术技术带头人3人，省学术技术带头人后备人选7人，省卫生健康委首席专家、领军人才、临床技能名师各1人和省中医药局学术技术带头人2人。新增中华医学会肿瘤学分会主委、常委各1人，国家肿瘤质控中心淋巴瘤质控专委会主委1人。

【科研工作】 立项科研项目105项，其中主持国家级重点研发项目2项，省部级及以上42项，到院科研经费1612.51万元。获科技奖7项。SCI收录文章首次达到137篇，在肿瘤学顶级期刊Journal of Clinical Oncology

（IF=44.5）上发表原创性研究论文1篇。全年发表中文核心论文156篇，制定指南、共识8项。作为主编/主译单位参编书籍3部。获授权专利282项，其中发明专利4项，转化专利2项，软件著作权13项。立项临床研究项目229项，I期（含Ib期）临床试验18项，牵头全国多中心GCP试验及IIT研究17项，临床研究项目立项经费7679万元。

【学科影响力排名】 在最新发布的复旦医院排行榜中，医院肿瘤学升至全国肿瘤专科医院声誉榜第9位，保持西南区肿瘤专科医院第1位。在最新的中国医院科技量值排行榜中，肿瘤科在全国肿瘤专科医院中排名第13位，蝉联西南区首位。

（院长办公室）

四川省妇幼保健院·四川省妇女儿童医院

【基本情况】 2021年，医院在职职工1246人，高级职称219人，中级411人，初级410人。

天府院区建设项目。一期工程主体结构完成100%，连续三个季度进入省政府"省重点项目推进和投资运行通报红榜"。

【妇幼公共卫生工作】 全省妇幼健康核心指标持续改善。2021年，孕产妇死亡率13.65/10万，连续5年低于全国平均水平。婴儿死亡率4.70‰，连续14年低于全国平均水平。全省艾滋病母婴传播率2.54%，先天梅毒报告发病率5.70/10万，完成各项目标任务。

妇幼健康促进专项行动。举办各类培训班44期，现场培训4900余人，网络培训56000余人。累计派出下基层开展质控、业务指导工作等250余人，累计开展工作880余人天。全面推广使用孕产期保健管理业务模块、儿童保健管理业务模块，探索建立四川省育龄妇女管理业务模块。修改完善《四川省出生缺陷评审方案》，制定《全省两癌检查项目提质增效的工作方案（试行）》《四川省母婴安全行动提升计划实施方案（2021—2025年）》等政策文件。

妇幼健康脱贫攻坚。持续实施贫困地区妇幼健康服务项目。为88个脱贫县6—24月龄婴幼儿免费提供营养包。为项目地区39.25万名儿童免费发放营养包，营养包发放率89.27%，有效服用率94.26%。

预防母婴传播工作。制定《四川省预防艾滋病、梅毒和乙肝母婴传播工作实施方案》，每季度召开预防母婴传播领导小组会议。在凉山彝族自治州推进艾防攻坚第二阶段行动。全年孕产妇孕早期接受HIV抗体检测率92.96%，HIV感染妇女孕早期抗病毒治疗率96.41%，HIV感染产妇所生婴儿抗病毒治疗率100%。

【医疗工作】 医院门急诊1018353人次，出院27644人次，床位使用率88.56%，住院分娩7780人次，住院手术台次13917，平均住院日5.56天。

医疗保健质量安全管理。临床路径管理率为52.55%，出院患者四级手术占比2.79%，较2020年同比上升12.50%，微创手术比例11.56%，较2020年同比上升9.37%。2021年无新发医疗纠纷赔偿，危重抢救成功率≥99.5%，非计划重返手术率0.07%，住院患者31天非计划再入院率1.75%，甲级病案率99.8%，剖宫产率41.85%，非医学指征剖宫产率3.35%，新生儿窒息发生率1.35%，新生儿产伤发生率0.01%，无孕产妇死亡。

改善医疗保健服务。互联网医院提供线上医疗保健服务18400人次。门诊预约诊疗率66.36%，较2020年同期上升8.11%；分时段预约就诊率100%，预约后平均等待时间缩短为25.45分钟；预约诊疗有效时间由15天延长至30天内；日间手术占择期手术15.64%。12月10日，获批加入成都市120急救网络医院。

新技术推广。立项新技术69项，新项目38项，重大新技术2项，共109项。动态管理已立项的新技术、新项目。开展儿童心血管介入治疗30例，同比增加36.36%，成功开展儿童心脏外科手术治疗21例，儿童结直肠息肉内镜下切除术7例，儿童严重脊柱侧弯矫正术4例，单绒双羊双胎射频减胎术3例，全省年龄最小儿童肝母细胞瘤介入治疗后切除1例。

学科建设。妇产科获批国家卫生健康委2021年国家临床重点专科建设项目。医院获批国家更年期保健特色专科建设单位、国家孕产期保健特色专科建设单位。医院建成、在建省医学重点学科（重点实验室）10个。

专科联盟建设。新签9家成员单位，总数64家，另覆盖4家社区卫生服务中心。

对口支援。对口支援14家医疗机构，向受援单位派出18个专业51名优秀业务骨干开展带教帮扶工作。

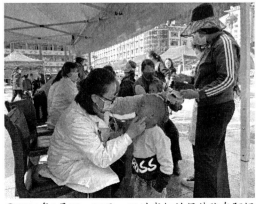

◎2021年9月22—24日，四川省妇幼保健院在阿坝藏族羌族自治州壤塘县斯跃武村开展"我为群众办实事"义诊活动（行政办公室◇供稿）

对外合作。新签订项目8个，重新遴选项目4个，持续运营项目10个，为医院增加约3542万元收入，同比增长51%。与米易县人民政府签订合作办医协议，共建米易分院。与浙江大学医学院附属第一医院签约合作，挂牌浙江大学医学院附属第一医院儿童肝病诊治分中心、浙江大学医学院附属第一医院儿童感染性疾病诊治分中心。与重庆市人口和计划生育科学技术研究院、重庆市妇幼保健院签订川渝战略合作协议。

【新冠肺炎疫情防控】 定期召开疫情防控领导小组会，研究部署疫情防控重点工作，杜绝院内疫情扩散事件发生。落实三级预检分诊、首诊负责制，规范设立三级预检分诊点。执行病区管理制度，落实陪伴、探视人员管理，以及工作人员健康状况监测和出行报备管理。落实院区出入人员管理，设置"三通道"，实行分类分区就诊，最大限度减少人员聚集。定期开展新冠肺炎相关知识培训，强化应急处置演练，提升防控应急处置能力。落实疫情防控督导检查，发现问题、及时整改，严肃追责问责，确保问题"清仓归零"。推进全员新冠病毒疫苗加强针接种工作，做到应接尽接。统筹推进新建发热门诊建设，合理制定实施组织方案，倒排工期，顺排工序，确保在2022年4月15日前完工并投入使用。

【医学教育】 教学工作。承接临床、检验、护理等专业实习生共257人。

人才建设。新增成都医学院临床专硕导师1人。现有临床专硕导师共22人，其中14名硕导完成硕士研究生招录工作，在培临床专硕31人。

规范化培训与继续教育。在院规范化培训学员205人，三类规培结业考核首次理论考核通过率、结业考核率均为100%。举办国家级继教项目10项，省级继教项目Ⅰ、Ⅱ类共计52项。新申报立项国家级继教项目5项。新增省级新生儿医师、儿童保健医师培训基地。全年接收进修人员430人次。完成医学实验中心基础平台建设，临床技能培训中心于2021年初投入使用，为各类培训学员提供临床实践场地保障。

【科研工作】 获各级各类纵向科研项目立项32项，获资助经费154.3万元，同比增长56.33%。其中省部级课题立项5项，与2020年持平。获全国妇幼健康科技奖二等奖1项，实现省部级科技奖励历史性突破；获厅局级科技成果奖3项。发表论文184篇，其中SCI 29篇，中文核心期刊24篇。每百名职工发表论文14.76篇，同比增长26.15%。获国家授权实用新型专利64项，同比增长1180%。首次获国家授权发明专利1项，首次获软件著作权2项。

药物/医疗器械临床试验项目稳步增长，新增5个专业组医疗器械临床试验网上备案，签订2个药物临床试验项目（小儿呼吸组和小儿消化组各1个），全年GCP项目合同金额累计142万元，同比增长282.75%，到账金额累计104.3万元，同比增长460.75%。

【学科影响力排名】 医院在中国医学科学院发布的2020年度中国医院科技量值（STEM）排名中，妇产科排名第69名，儿科排名第96名。在2020年复旦西南区域专科声誉排行榜中，妇产科和小儿内科再次获提名，生殖医学科首次获提名。在艾力彼医院管理研究中心发布的2020年度中国医院竞争力排行榜"妇产医院50强""儿童医院50强"中，分别排名第26名、第44名。

（行政办公室）

四川省卫生健康综合行政执法总队

【基本情况】 2021年4月，经省委机构编制委员会审定，四川省卫生和计划生育监督执法总队更名为四川省卫生健康综合行政执法总队，承担法律法规规章赋予的省级卫生健康执法职责。

【新冠肺炎疫情防控平战结合】 轮番监督检查。四川省卫生健康综合行政执法总队（以下简称省总队）全年完成省政府督查室组织的3次专项检查，10次省政府督查室和省应急指挥部疫情防控明察暗访检查任务，16次参加省卫生健康委组织的各类疫情防控相关检查，每月开展省直管医疗机构发热门诊传染病分级诊疗咨询和预约抽查。同时为推进全省常态化疫情防控，以分组包片形式，成立5个工作组，常态化监督检查21个市（州）。

指导培训。通过视频教学方式，组织24期疫情防控培训，全省受训14000余人次。组织编写8版疫情防控卫生监督检查口袋书，印发全省各级监督机构，作为疫情防控检查参考工具。在疫情防控工作中，全年累计出动监督人员26.85万人次，检查指导各类疫情防控责任单位（场所）12.82万户次，行政处罚2437户次。

【随机监督抽查】 省总队通过培训、电话答疑、现场指导等方式督导各地开展被监督单位名录库和监督执法人员库的清理维护，核实和任务调整人员和底档信息，并稽查和督导部分市（州）双随机开展情况，力保圆满完成随机抽查任务。全省共承担国家随机监督抽查任务20414条，任务完成率92.83%，完结率100%，查处各类案件1506件，罚款141.78万元。全省开展针对托幼机构、输配水设备、医疗废物

集中处置单位、血液透析中心等省级抽查315条。同时启动各级部门联合随机监督抽查，省级组织参加1次住宿场所联合抽查，另有17个市（州）卫生监督机构开展部门联合随机抽查工作。

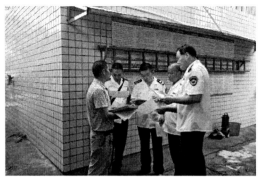

◎2021年9月17日，四川省卫生健康综合行政执法总队卫生监督员在泸县地震灾区检查指导泸县天洋自来水厂工作（吕瑾◇供稿）

【卫生健康监督机构规范化建设】 全省启动卫生监督机构规范化建设后，省总队组织召开10余次专题讨论，牵头编制全省规范化建设指南、图册，并多次到试点单位开展实地指导，并参与验收试点单位的工作，9月全省完成第一批9家试点单位验收授牌。另有8家试点单位正在进行第二批规范化建设，省总队牵头开展方案制定、参考图册制定、现场指导等工作。

【探索医疗卫生行业综合监管】

一、推动依法执业自查

自查系统建设。截至2021年底，"四川智慧卫监"平台已开发启用医疗机构、采供血机构、学校3类自查模块。

依法执业自查工作。全省有14491家医疗机构在"四川智慧卫监"平台自查系统完成登记注册，全省100%的二级以上医疗机构按要求完成年度依法执业在线自查。四川省率先在全国开展采供血机构线上依法自查试点工作，全省21家血站和33家单采血浆站100%在平台注册并完成年度依法执业在线自查。学校自查系统10月上

线运行,由省卫生健康委、教育厅联合发文在成都市、绵阳市、南充市、眉山市、宜宾市、广元市、凉山彝族自治州开展试点,全省有1347家中小学校通过"四川智慧卫监"平台自查系统,完成自查管理本底建档工作,有1021家完成年度自查工作。该项工作在国家卫生健康委《卫生健康工作交流》中作了题为《四川省强化部门联动,落实机构自治,探索构建学校卫生在线自查系统》的工作经验交流。

二、推进在线监管

深化医疗"三监管"。①按时完成合法性指标疑似问题线索调查核实和涉嫌违法线索调查处理,加大核查医疗机构落实人员责任追究的力度。省总队完成医疗机构责任追究落实情况3轮专项督查,共督查医疗机构68户次,核查各类责任追究线索792条,督查医务人员记分落实情况95人,共495分;在医疗"三监管"工作中省级查办案件2件。全省有19个地市卫生健康综合行政执法机构参与各地医疗"三监管"工作。②丰富完善三监管规则库。全省医疗"三监管"规则库从最初的26项监管指标发展到如今的123项,涵盖医疗服务的各个方面。2021年省总队修改完善妇幼保健、医疗美容、放射性粒子植入等监管规则,并组织专家和执法人员新制定13个内镜技术监管规则。

推进医疗废物在线监管。完善推广医疗废物在线监管平台接入使用,建立定期通报制度,每月通报各地接入和运行情况,组织11次省级医疗废物数据质量控制专项调研督查,9次医疗废物线上及线下在线监管培训,培训4000余人次。截至2021年底,全省医疗废物在线监管累计接入医疗机构16361户。其中二级以上医疗机构100%实现医疗服务在线监管全覆盖;7227户诊所、卫生站、卫生室等医疗卫生机构以院外科室方式非独立接入在线监管。同时推动辖区内医疗机构做好环保线上对接准备工作,二级以上医疗机构中有486家医疗机构实现与环保线上交接。开发上线污水余氯在线监测平台,截至2021年底,全省有19家医疗机构接入医疗污水余氯在线监测系统。

三、深化"执法+"监管模式

"执法+专家"联合执法检查。抽调省市监督员30人次联合人类辅助生殖技术质控中心75人次,拉网式检查获准机构,及时将专家意见采用执法文书加以固化促进了问题整改。

"执法+专家"监管规则制定或论证。组织专家92人次完成13个内镜医疗三监管规则起草、审查和修订;邀请专家完成器官移植在线监管方案论证。通过专家参与监督执法、案件查办、专项整治、咨询论证等,强化专家技术支撑,提高执法专业化水平。

【查处违法违规行为】 开展医疗美容专项整治、打击"两非"专项检查、生活饮用水卫生安全、放射诊疗机构和职业病危害等专项整治行动。2021年,全省办理行政处罚案件14539件,其中简易程序10236件、一般程序4303件,罚款4140.26万元,没收违法所得225.96万元。2021年省总队选送的3个案件获全国卫生行政处罚优秀典型案件,并入选《全国典型案件汇编》。

【卫生监督项目研究】 完成国家卫生健康委卫生健康监督中心委托的医疗卫生监督教研组相关工作,牵头汇总整理18个典型案例和198道试题,高质量完成4个新课程开发、3个核心基础课程更新。完成国家卫生健康委卫生健康监督中心委托的医疗机构分级分类监督模式研究(基层医疗机构部分)项目和国家卫生健康委监督局委托编写《职业卫生监督执法指引》项目。

【智力支援青海省卫生监督执法工作】 按照国家卫生健康委卫生健康监督中心《关于开展2021年全国卫生监督骨干智力支援青海、新疆和新疆生产建设兵团卫生监督执法工作的通知》要求，选派12名业务骨干组成支援队，现场带教青海省海东市、黄南州所辖10个县区卫生监督机构，教授当地卫生监督执法人员办理卫生行政处罚案件12件。

（吕　瑾）

四川省计划生育协会

【基本情况】 2021年底，协会机关在编人员18名，其中正处级领导干部3名、副处级领导干部（一级调研员，保留正处级领导职务待遇）1名、一级调研员1名、二级调研员1名、四级调研员1名、一级主任科员9名、二级主任科员1名、工勤人员1名。

2021年3月，协会被四川省人力资源和社会保障厅、四川省卫生健康委员会评为四川省卫生健康系统先进集体。

【计生协会改革】 根据省委编办批复精神，组建家庭服务部和组织宣传部，人员和职责调整到位，并承接省卫生健康委部分工作任务，协会职能职责进一步充实，改革任务全面完成。指导各地贯彻落实《四川省计划生育协会改革方案》，推进市（州）、县（市、区）计生协会改革，厘清新时期职能职责，加强组织和工作创新，坚定走好新时代群团发展道路。截至2021年12月底，全省19个市（州）和8个县（市、区）已出台改革方案。

【计生家庭帮扶】 投入财政资金3271.6万元，为全省纳入特扶体系的163580名计生特殊家庭成员购买计生特殊家庭住院护理补贴保险。切实加强项目管理，与承保机构坚持定期联席会议制度和信息共享等机制，确保项目持续稳健发展。委托第三方机构评估该项目运行以来的绩效情况，形成评估报告。截至2021年11月底，全省理赔案件26603件，累计受益19893人次，赔付金额2669.58万元，简单赔付率81.59%。宣传倡导涵盖意外伤害保障、重大疾病赔付、身故慰藉等服务的计生综合保险项目，努力为群众构筑起多层次的保险保障体系，增强计生家庭防范和抵御风险的能力。2021年度全省计生综合保险保费规模3380余万元，惠及120万余名群众。按照有场所、有标识、有制度、有计划、有活动、有管理的建设标准，新建中国计生协"暖心家园"项目点6个，省级"暖心家园"示范点8个，项目覆盖人群3000余人。投入项目资金50万元，培育扶持10家社会组织参与计生特殊家庭帮扶服务。分别在元旦、春节、中秋、重阳等节日期间组织动员各级计生协会开展走访慰问活动，全省慰问39518户，发放慰问金（品）1570.89万元。

【实施家庭健康促进行动】 组织全省各级计生协会开展家庭健康主题推进活动，引导广大家庭树立健康家庭生活理念，养成健康行为习惯。在成都市温江区永宁街道实施中国计生协新市民健康行动项目，开展身体健康、心理健康讲座、义诊、营养餐助餐计划等活动。举办民族地区科学避孕知情选择宣传培训班，培训乐山市马边彝族自治县、峨边彝族自治县等县的基层宣传员160余人。在5所学校实施"青春健康"项目，开展青春健康知识讲座33场（次），同伴教育42次。在成都工业学院举办"科学孕育 为爱负责"四川省2021年世界避孕日主题宣传活动，表彰一批青春健康优秀工作者，评选一批优秀作品。

【融入"一老一小"服务】 完成第五次

中国城乡老年人生活状况抽样调查，组织培训839名调查员，赴13个市、20个县（市、区）、400个村（居）中的8000名老年人家中调查其生活状况。开展中国老年健康和家庭幸福影响因素跟踪调查，组织动员35个县（市、区）计生协会工作人员，入户调查883名老年人。开展优生优育指导工作，制定出台优生优育指导中心建设标准、服务标准和考核办法。确定广安市计生协会、自贡大安区计生协会为省级优生优育指导中心示范点，开展优生优育服务培训班2期、婚育课堂30场、亲子课堂20场、孕妇沙龙8期。

【推进公益慈善活动】 协调联系有关爱心机构，拓展公益服务项目，扩大群众受益面。协调中国人口福利基金会，为四川省94个县（市、区）的部分医院和73个乡镇医疗机构捐赠制氧机5000台、无创呼吸机500台、医用呼吸机30台，价值3213.35万元。与中国人口福利基金会合作，在四川省推广"幸福工程——善佑母婴"行动公益项目。对接上海远大医院探索开展少儿先心病免费救治项目。接受爱心捐赠30余万元用于计生特殊困难家庭帮扶活动。

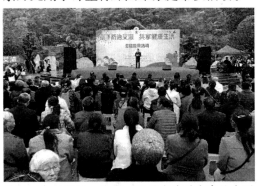

◎2021年11月18—22日，四川省计划生育协会联合乐山市和马边彝族自治县计划生育协会举办"携手防治艾滋 共享健康生活"大型主题宣传活动（组织宣传部◇供稿）

【宣传教育】 依托协会门户网站和微信公众号宣传各地工作动态，在中国计生协会官网官微、《工作通讯》《人生》杂志、学习强国、《人民日报》《四川日报》《家庭与生活报》等国家和省级宣传平台发表各类工作信息200余篇。联合成都市、简阳市计生协会以及省卫生健康委部分直属单位，举办"永远跟党走·奋进新征程——庆祝建党100周年"主题宣传服务活动启动仪式，慰问计生战线老党员和贫困儿童代表。联合乐山市和马边彝族自治县计生协会举办"携手防治艾滋·共享健康生活"大型主题宣传活动。向部分防艾任务较重的县（区）免费发放简易型安全套发放机，并设计制作印发一批以"艾滋病防治教育"和"家庭健康"为主题的宣传品。指导凉山州甘洛县计生协会承办中国计生协2021年度预防艾滋病宣传项目。推荐优秀艺术作品参加中国计生协第四届全国会员艺术作品征集活动，6件作品获奖。参加中国计生协"孕妈萌宝小鸟餐"评选活动，四川省有3个作品入围全国百佳优秀案例。省计生协会创作选送的作品《准妈妈的营养小鸟餐》《小小萌厨的彩虹小鸟餐》获网络投票第一名，遂宁市计生协会推荐的《裙带菜虾滑汤》获第二名。联合《家庭与生活报》推出健康家庭、专家学者专题访谈，拍摄创意短视频，开发公益海报等活动。

（办公室）

四川省第四人民医院

【基本情况】 2021年，医院在职职工542人，其中卫生专业技术人员487人，高级专业技术职称110人。

【四川大学华西春熙医院建设】 夯实共建基础。落实3月22日省政府副秘书长郭春英与四川大学党委书记王建国座谈会议精神，按照校局合作共建要求，全面推进软硬件提升，各项指标均达到建设标准。

争取支持。加强向省委常委、常务副省长罗文，副省长杨兴平等省领导请示汇报，合作共建工作得到充分肯定和支持。做好9月6日常务副省长罗文一行来院调研视察工作，对照建设特色专科品牌、提高主动服务水平、建强专家人才队伍、改善医疗设备和就医环境等调研要求抓好工作落实，推动5280万元专项资金的落地。

签约挂牌。医院领导随省机关事务管理局领导两次赴四川大学向该校党委书记王建国、校长李言荣汇报交流，推动合作共建达成共识。12月6日，医院成为四川省机关事务管理局与四川大学华西医学中心合作共建医院，副省长杨兴平、四川大学校长李言荣为四川大学华西春熙医院揭牌，医院增挂第二名称"四川大学华西春熙医院"。

建设进程加快。成立工作领导小组，建立健全联席工作机制，征集各科室意见建议，形成初步工作方案。开展与四川大学华西医学中心的第一轮专题座谈，推动华西专家"在线""在位"帮扶机制落实，确保建设工作有计划、有目标、有措施。

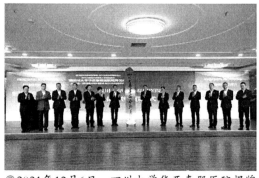

◎2021年12月6日，四川大学华西春熙医院揭牌
（办公室◇供稿）

【医疗工作】 医院门诊188227人次，急诊24958人次，入院11081人次，出院11084人次，手术13374台次，病床使用率56.1%，平均住院日9.4天。全年无重大医疗差错和安全事故发生。

医疗质量与安全管理。对标三级公立医院绩效考核指标，综合运用医疗"三监管"平台，强化医疗质量与安全控制，建立健全医疗质量、安全和服务体系。落实护理三级垂直管理，强化"三基三严"全员培训，强化护理质量目标管理，实现优质护理全覆盖。加强临床路径和病案质控管理，临床路径病种数、抗菌药物应用、病案首页填写完整率等指标持续向好，启用"病案服务"微信便民小程序，极大提升患者就医体验。

提升干部保健服务水平。建立健全干部保健服务闭环管理体系，推进干保病区和干保体检中心建设。完成医疗保障任务41批次，巡诊18次，保健1.2万余人次。

医联体建设和互联网医疗服务。为基层医疗机构提供远程心电判读服务1.5万余人次，有序推进"慢阻肺·呼吸睡眠远程监测管理项目"，促进优质医疗资源下沉。

重点学科建设。呼吸与危重症医学科成为全国PCCM单修基地，获2020年度公立医院高质量发展典型案例；新增胸外科、消化内科加入四川大学华西学科联盟。着力推进细胞治疗项目，聘请细胞治疗技术、药物临床试验、伦理等方面专家8人，完善资质审批，筹备建立GCP（药物临床试验）中心。开展肿瘤微创消融等新技术8项。

对口支援。选派5名中高级职称医务人员组成对口支援"传帮带"医疗队，赴喜德县人民医院开展为期一年的医疗帮扶工作，诊疗患者5500余人次，开展新技术新业务10余项，培训医护人员1200余人次。

【新冠肺炎疫情防控】 落实科学防控措

施，优化预检分诊和发热门诊布局，强化院感防控和病区管理，持续巩固疫情防控成果，全院工作人员及就诊患者实现零感染。推进新冠疫苗接种工作，完成疫苗接种7800余人次，同时派出医务人员560余人次，执行社区疫苗接种点保障任务185次。

【医学教育】 引进专业技术人员6人。接收见习、实习、规范化培训和进修人员180余人次，开展各类教学培训近50次。

【科研工作】 科研立项8项。发表论文19篇，其中SCI2篇，核心期刊5篇。获国家专利1项。

【健康扶贫同乡村振兴有效衔接】 做好健康扶贫同乡村振兴有效衔接，派驻在凉山彝族自治州喜德县洛都村、南充市高坪区红光村的4名驻村干部完成历时3年的脱贫攻坚任务，获全省事业单位脱贫攻坚"记功"奖励。新选派2名驻村干部赴喜德县且拖乡三甘果村开展党组织结对共建、产业发展等乡村振兴工作。医院"以购代捐"6万余元。

（办公室）

四川省第五人民医院（四川省老年病医院、四川省老年病研究所）

【基本情况】 2021年，医院在职职工363人，其中高级职称73人，中级114人。编制床位256张，开放床位216张。

金牛区项目建设。①建设用地划拨前期工作。完成项目选址，并与成都市土地储备中心签订供地协议，成都市规划和自然资源局出具项目勘测定界图、用地规划红线图及用地规划条件、委托成都市文物考古工作队完成项目用地文物初勘工作，成都市和金牛区规划和自然资源局完

成选址意见书初审报告，已报送四川省自然资源厅审批。②推进可行性研究及方案设计。完成报审稿编制工作，经省发展改革委同意开展初审工作。方案设计正在深化。③通过省卫生健康委向省政府报送申报项目建设资金方案，加快办理立项申报，确保2022年初完成立项年底按期开工。

【医疗工作】 医院完成门急诊143906人次，同比上升9.86%；其中中医骨伤、推拿、针灸门诊8046人次，会诊804人次；中医内科门诊11709人次，会诊220人次；调配中药处方84538付，同比上升18.3%；出院患者5222人次，同比上升6.18%；手术2204台次，同比上升18.3%；病床使用率73.9%，较2020年增长3.6%；平均住院日11.1天，比2020年缩短0.8天；平均住院年龄62.3岁，最大104岁；药占比42.2%；门诊处方抗菌药物使用率5%；住院患者抗菌药物使用率40.76%。

特色学科。发展老年医学，以老年医学服务模式、老年营养管理、围手术期管理等实践为重点，深化老年友善服务，召开"老年医学模式在我院落地措施研讨会"，各科室结合实际探讨老年医学模式的建设、实践与展望；承办第十一届金沙老年医学国际论坛"围术期管理"分会会议；推动老年医学科在羊马院区落地建设；以四川大学华西医院心脏内科为依托，加强心血管内科建设，开展房颤、高血压、急性冠脉综合征的规范化管理，筹建高血压防治中心、心脏康复中心，加入四川高血压联盟、华西高血压联盟、华西心衰中心联盟、四川省房颤中心联盟建设单位，被授予"心脏支架俱乐部""心房纤颤俱乐部"，成功申报并成立基层心衰中心；开展老年呼吸专科建设，将心肺诊疗中心更名为呼吸与危重症医学科，引

进学科带头人，谋划学科建设规划，推进慢性气道疾病、呼吸康复、肺血管、呼吸重症、呼吸感染性疾病等亚专业，推动呼吸与危重症科规范化建设，启动院内静脉血栓栓塞症防治能力建设项目，开展呼吸慢性病全程规范化管理项目；通过四川大学华西医院入驻消化内镜专家及全科医疗组引领带动以内镜为主的消化、全科和内分泌专业发展，开展消化内镜检查及治疗技术、老年营养病房规范化管理、全科医学师资培训，拓展及完善内分泌常见疾病的诊治；骨关节与疼痛诊疗中心MDT团队继续开展"高龄患者髋部骨折的绿色通道手术治疗""高龄患者脊柱退变性疾病的微创手术治疗""骨关节与退变性疾病的关节镜及椎间孔镜下治疗"为特色的专科建设；推进康复医学科及护理学科建设，打造老年医学支撑学科。引进学科带头人，正式成立康复医学科，并加强中医老年康复特色专科建设，完善专科病种的诊疗规范。全国老年医学人才培训项目护士培训班2批次学员参访我院，互学互鉴，不断推动老年护理工作。

新技术推广。①全年审核通过18项新技术新项目，做好新业务、新技术临床应用效果、安全性、有效性及随访等工作。②推进老年诊疗适宜技术开展。心电监护拔牙79例，平均年龄80.1岁，最大年龄105岁；全面开展舒适拔牙、舒适洁牙、舒适牙体牙髓治疗、舒适牙周治疗、舒适修复治疗等笑气辅助的口腔舒适化治疗项目；呼吸与危重症医学科支气管镜检查治疗90人次（同比增长11.11%）、呼吸睡眠监测127人次（同比增长62.82%），9月呼吸与危重症医学科开展医院首例无痛支气管镜检查治疗，仅两个多月科室已开展7例，整体效果都非常满意；普外泌尿病区特色专科"局麻下腹股沟疝修补术"80余例，疗效显著，打造了"无痛膀胱镜检查、无痛前列腺穿刺活检、尿流动力学检查"的特色项目，并制定相应的流程；手术447台次，同比增长18.25%；眼科推进以白内障手术为特色的手术开展，从7月下旬开始开展OCT及眼底照相检查新项目，11月底开展白内障超声乳化微小切口手术，手术262台次，同比增长43.16%。

医联体建设。聘请四川大学华西医院骨科付维力教授、泌尿外科李响教授、胆道外科林圯昕副教授担任医院院学科主任；5月，特聘四川大学华西医院消化内科赵颖教授担任医院消化内镜室主任，入驻消化内镜室和消化门诊开展工作。2020年华西医院派出20个科室182位医生轮流到医院坐诊，其中副教授超50%，专家累计服务门诊病人140993人次，其中耳鼻喉科门诊超过4万人次，心内科门诊超2万人次，疼痛门

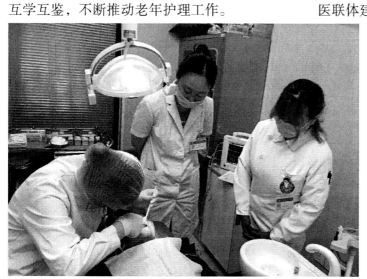

◎2021年6月18日，四川省第五人民医院口腔科主任李苹为医院史上最年长者105岁患者完成心电监护拔牙手术（刘学兰◎摄影）

诊超1.5万人次，内分泌、神经内科超1万人次，实现华西优质资源前移和下沉。

医养融合。签订《四川省养老服务中心采购合同》，医院承接该项目"医疗运营"板块，即羊马院区项目，该项目是医院走出商业街、一院三区建设迈出的第一步，不仅为天府颐园长者健康保驾护航，更丰富了崇州市优质公共医疗服务供给，为周边群众就医带来方便。加强项目管理，任命羊马分院综合办主任、首期开诊病区负责人，推进开业前期相关工作。受新冠肺炎疫情影响，9月16日中心举行建成投运仪式，10月8日门诊开诊，10月14日首个开诊病区老年科病区于重阳节正式试运行。

【新冠肺炎疫情防控】 强化组织领导，应对疫情及时组织召开疫情防控领导小组紧急会和全员视频会，传达省委及上级疫情防控相关会议精神，安排部署疫情防控工作，明确重点要求，加强统筹联动，压紧压实责任，严防严管严控。按照规定落实预检分诊、首诊医生负责制、发热患者的诊治工作。加强线上线下防控知识培训及考核。完善制度，加强监督巡查。加强人员健康管理，完善核酸检测。推动新冠病毒疫苗接种工作，按照"应接尽接"要求，加强针接种率100%。加快推进发热门诊改造、核酸实验室和方舱CT建设，并投入使用。加强病区管理，优化设置患者和员工通道。加强医疗废物管理，升级使用医疗废物互联网监控系统，医疗废物按规定处理，标识清楚，无流失泄露。做好疫情防控保障工作，完成省委办公厅会议保障310人次和成都职业技术学院、成都市青羊区中医医院万家湾分院和草堂社区卫生服务中心新冠病毒疫苗接种的保障任务。

【科研工作】 科研课题《全程安宁疗护模式在晚期老年肿瘤患者的构建及应用》《住院老年慢性阻塞性肺疾病（COPD）患者合并衰弱的发生情况及相关性研究》通过省干保委员会科研课题立项。发表论文10篇，其中核心期刊3篇。

（袁 果）

西南医科大学附属医院

【基本情况】 2021年，医院在职职工近4600人，编制床位4200张。

完成康健中心院区一期工程竣工结算。省级区域医疗中心——肿瘤中心通过省发展改革委、省卫生健康委评审，建设方案已报国家发展改革委、国家卫生健康委。

【医疗工作】 医院门急诊272.94万人次，出院14.52万人次，出院患者总手术4.41万人次，分别同期增长31.44%、16.18%、13.97%；四级手术占比25.75%，病床使用率97.44%，分别较2020年同期高出0.55个、16.63个百分点；平均住院日7.87天，同期下降2.96%。

全年实现器官捐献6例，超额完成既定目标，同种异体皮肤移植技术、ECMO技术通过四川省医疗卫生服务指导中心审核且成功备案，共有27项新技术、新项目准予立项。重症医学科获批国家临床重点建设专科。产前诊断中心被设立为泸州市产前诊断中心，中标泸州市卫生健康委员会全民健康工程妇幼疾病检测服务采购项目。新增伤口造口等多个省级护理培训基地，全年护理工作病人满意度97.98%。深化医联体合作，现有合作单位9家。推进专科联盟建设，新成立5个专科联盟，现有成员139个医院。推行远程医疗模式，现有远程医疗协作单位19个。四川省泸县"9·16"地震发生后调派16名医务人员开展应急救援，联合国家应急队成功救治12名重症伤员。开展古蔺县蘑菇中毒应急医疗救治，22名病人脱离危险转入普通病房。

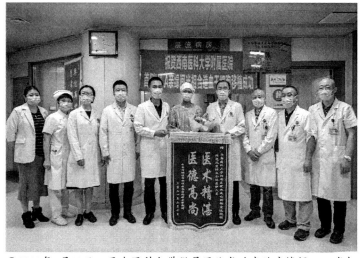

◎2021年6月10日，西南医科大学附属医院成功实施亲缘间HLA半相合造血干细胞移植手术（宣传部◇供稿）

持续优化预约诊疗、多学科诊疗、日间服务、临床路径、优质护理等工作。创新推进妇科"门诊—住院一体化诊疗"服务模式。成立新生儿户口登记服务中心，增设外国人服务中心，优化门诊通道管理，开放门诊电子病历打印、病历复印邮寄服务，新增配置共享轮椅、自助复印机、口罩售卖机等便民服务，提升患者就医获得感。开展职能部门服务门诊患者活动，共计参与1825人次，服务时长7300小时。国家满意度调查中患者满意度在泸州市排名第一。电子医德医风系统正式上线，开展患者满意度调查，全年患者综合满意度93.28%。畅通投诉渠道，及时解决群众诉求，投诉办结率100%。

【新冠肺炎疫情防控】 增加方舱CT，开通24小时新冠病毒核酸检测服务。开展疫情防控现场应急演练2次、桌面推演1次。举办疫情防控及院感知识培训15次，参训1万余人次。先后调派24名医务人员入驻泸州市传染病医院开展新冠肺炎医疗救治工作。

【医学教育】 本科教育。内科学、病理学、诊断学获评省级一流课程，开展申报国家级一流课程工作。耳鼻咽喉头颈外科学获评精品在线开放课程。临床技能中心获评省级实验中心、虚拟仿真实验中心。完成2021年"互联网+"院系评审工作。

研究生教育。临床医学获批博士专业学位授权点。遴选首批校内临床医学专业学位博士研究生导师31人，新增暨南大学兼职博导7人，新增硕士研究生导师26人次。完成第5轮学科水平评估材料上报工作。研究生发表SCI论文184篇，比2020年增加32篇。

学生竞赛获奖。本科生获全国大学生讲思政课公开课展示活动二等奖、全国临床技能大赛团体三等奖等奖项。研究生在全国大学生智能技术应用大赛、"挑战杯"等竞赛中获多项奖项

本科生研究生就业。本科毕业生初次就业率90.18%；考研录取率50.50%，创历年最高；执业医师通过率88.07%，高于全国平均水平10个百分点以上。研究生就业率98.03%，较2020年高出1.98个百分点。

继续教育。重症医学科获批国家级住培专业基地，康复医学科、临床病理科获批国家级重点住培专业基地。整形烧伤外科烧伤康复基地获批中国康复医学会烧伤康复基地，成为全国13家烧伤康复专科培训基地之一。通过四川省药师规范化培训基地现场检查。2021年住培结业率92.64%，较2020年高出6.66个百分点。

人才建设。新增高端人才及各类博士14人，送培博士23人，新聘、续聘客座教授12人。获评省学术技术带头人6人、第四

届省卫生健康领军人才1人、第三届省临床技能名师4人。

【科研工作】 科研成果。中标国家自然科学基金项目13项，其中面上项目6项，资助经费551万元，首次获批外国青年学者研究基金项目。中标省部级科研项目26项，获经费466万元。获四川省科技进步奖二等奖1项。发表论文509篇，其中SCI 350篇，影响因子5分以上89篇，最高分54.564，中科院1区收录42篇，双1区收录30篇。获国家授权专利137项，其中发明专利8项。签署成果转化协议1项。

平台建设。获批代谢性血管疾病四川省重点实验室。人体微生态与精准诊疗、分子肿瘤学获批泸州市重点实验室。加强以省级平台为重点的临床研究中心建设，推进脑血管病疑难病症诊治能力提升工程建设，完成本年度中央投资计划。推进"互联网+"实验室信息化平台建设。GCP中心药房运行良好，I期临床研究病房全年完成PK/PD项目1项，立项中I期项目3项，联系中I期项目2项；全年新签合同37项，合同总金额1541万元。

【学科影响力排名】 临床医学ESI排名持续提升，最新排名44.22%。2020年度中国医院科技量值排行榜中19个学科进入前100名。2020年复旦排行榜西南区医院综合实力排行榜排名第14名，创历史最高排名，其中科研学术得分位居西南区医院第6名、省内综合医院第2名，西南区专科声誉榜上榜学科15个，核医学科连续7年排名西南区第二名。

（宣传部）

川北医学院附属医院

【基本情况】 2021年，医院在职职工3900余人；分为茂源南路综合院区和文化路妇女儿童中心院区，综合院区编制床位2500张，妇女儿童中心院区规划床位600张。

【医疗工作】 医院门急诊231万人次，出院11万人次，手术6.1万台次，全院平均住院日8.15天。

对标三级公立医院绩效考核指标持续发力，核心运营数据进一步趋于合理，医疗服务能力不断提升。川东北首台第四代达芬奇手术机器人投入使用，医用回旋加速器开始生产放射性药物。电子病历应用水平分级评价、智慧医院建设项目位居省内前列，接近国内先进水平。健全互联网诊疗管理制度，完善管理流程，构建线上、线下医疗服务新业态。规范手术中心、介入中心、日间手术中心设置与职能，分级管理开展的手术。一流的信息化、智能化、智慧化平台助力诊疗规范性、临床路径和单病种管理，远程诊疗协作网络体系初现规模，专科联盟建设发展势头良好，共成立专科（专病）联盟38个，联盟成员单位达到155家。

【新冠肺炎疫情防控】 加强平急结合、强化风险研判，统筹、科学、精准、毫不松懈推进疫情防控各项任务。狠抓重点区域和关键环节，完善应急管理机制，提升快速响应能力、物资保障能力及舆论引导能力，开展疫情防控培训工作及疫情处置演练，强化高效协同工作机制，及时查补短板漏洞。

【医学教育】 教学工作。全年承担理论课21614学时，见习10000余学时。临床医学、眼视光学进入国家一流专业目录。按照川北医学院推进临床医学教育管理体制改革要求，新设2个教学管理部门，从教育理念、体制机制、管理手段等方面推进临床医学院与医院运行的全方位调适。围绕新医科发展的新内涵，不断探索医防结合、医工融合的新举措。颁布并实施新的教学奖惩制度，保障本科教育、研究生教育、留学生教育和毕业后教育的规范和质量得以持续提升。

人才建设。向基层医疗机构柔性派驻博士/专家50人，柔性引进专家4人，新进和学成回院全日制医学博士17人。

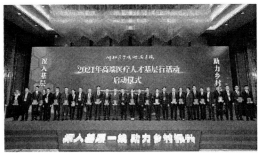

◎2021年4月7日，川北医学院附属医院举行2021年高端医疗人才基层行活动启动仪式（孙丹◇供稿）

【科研工作】 立项科研项目80余项，其中国家自然科学基金1项，省科技厅课题5项，省卫生健康委课题5项。获四川省科技进步奖三等奖2项，四川省医学科技奖4项。发表论文850余篇，其中中文核心期刊和中国科技核心期刊410余篇，SCI 140余篇。中科院赵宇亮院士工作站通过四川省第十批省级院士（专家）工作站审查，申报成功成渝合作高科技项目和南充市校地合作示范基地。

【学科影响力排名】 5个学科进入复旦排行榜西南片区专科声誉榜提名，3个学科进入中国医学科学院发布《2020年度中国医院科技量值排行榜》百强名单。医信天下互联网医学标准委员会发布《2021年度中国地市医院排行榜》，医院综合排名全国第四、西南地区第二，有23个学科入围全国前列。

【对口支援】 巩固拓展脱贫攻坚成果同乡村振兴有效衔接。推动甘孜藏族自治州甘孜县南多乡卓依村、俄绒村的乡村振兴以及凉山彝族自治州美姑县艾防工作，开展健康振兴、党建振兴、产业振兴、教育振兴四位一体的"川北医模式"。

（孙 丹）

川北医学院第二附属医院

【基本情况】 2021年，医院在职职工215人，其中高级职称16人，中级36人，初级128人。

基础设施建设。投资3000万元开展病房改造及其附属信息化建设项目，病房改造工程装修全面完工，配套医疗设备安装到位，信息化建设完成，基本达到交付使用条件。

【医疗工作】 医院门诊32561人次，住院2855人次，手术639人次，胃肠镜诊疗（含手术）1703人次，体检6088人次，床位使用率85.16%，平均住院日7.5天，医疗业务总收入3261.47万元。

通过加强医联体建设，建立专科联盟，保持与附属医院、基层医院密切联系和协作，实现资源共享、同质化发展，落实双向转诊。通过实施"服务百姓健康行动"，到乡村、社区开展义诊及医疗帮扶活动，扩大医院社会影响力。通过走进周边企事业单位，开展健康宣教，拓展健康体检业务。通过对医务人员持续开展医疗核心制度、依法执业培训，开展医师定期考核，加强医疗质量控制与医疗技术管理的力度，提升患者治愈率、满意度。号召临床医技科室申报新项目，开展新技术，扩大诊疗范围。年初医院检验科新冠病毒核酸检测（PCR）实验室完成建设并投入使用，8月申报成功临床分子细胞遗传学诊疗项目。达到国家电子病历系统应用分级评价三级，并推进国家二级公立医院绩效考核相关工作，完善近三年历史数据填报，形成考核自评报告。

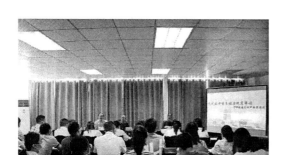

◎2021年10月，川北医学院第二附属医院在六楼会议室召开国际疾病分类和住院病案首页主要诊断专题培训（医务科◇供稿）

【新冠肺炎疫情防控】 强调责任担当，防控工作小组履职尽责，关注疫情动态，掌握疫情防控最新要求，落实中央、省、市、校关于新冠肺炎疫情防控工作的决策部署。

按照省市卫生健康委要求，先后投入近200万元，在春节期间建成新冠病毒核酸实验室，全年核酸检测1.5万人次。2021年8月底，完成医院发热门诊全面改造和流程再造，并投入使用。

完善防控方案预案、物资准备、人员培训，完善医院三级预检分诊设置，规范岗位值班值守，提高医院防疫处置能力。

协同做好学校师生、高坪区城乡居民新冠病毒疫苗接种工作，派出医务人员和救护车到高坪区所辖乡镇、社区、企事业单位及其他流动接种点开展新冠病毒疫苗接种医疗保障。截至2021年12月底，共派出750余人次参与250余场次9万余人次（剂次）的疫苗接种。

【等级评审】 按照中长期发展目标，分步骤有序推进医院等级达标工作。制定《川北医学院第二附属医院等级评审实施方案》，成立达标领导小组以和五个工作小组。医院在人才队伍、技术力量、管理制度等方面基本达标。学科建设拟培育肿瘤内科学、呼吸内科、胃肠外科为市级重点学科，筹建急诊科、儿科、感染科。2021年基础设施完成的病房改造将使医院业务用房达到9000平方米，床位200张；完成等级评审中发热门诊、核酸实验室两个必要指标业，医院总体规模基本达到二级甲等综合医院最低标准。

（党政办公室）

成都医学院第一附属医院

【基本情况】 2021年，医院在职职工1533人，其中高级职称216人；开放床位1520张。

【医疗工作】 医院门、急诊84.5万人次，出院5.2万人次，手术15252台次。

做强做优优势特色学科。获批四川省"名中医"工作室2个。获批"四川省限制类医疗技术—心血管疾病介入诊疗技术培训基地"、国家级"高血压达标中心（标准版）"，成立盆底医学健康与产后康复中心、聚焦超声消融手术临床应用示范中心培育基地，创建成北区域1级创伤救治中心暨成都医学院第一附属医院创伤中心，率先在区域内开展独有特色医疗技术，引领区域医疗技术发展。围绕心血管疾病、神经疾病两大病种，着力打造一批优势学科，为争创省级区域医疗中心奠定基础。

织牢织密医疗质量安全网底。落实质量与安全分析例会制度，动态梳理分析质量安全相关问题，抓细抓实问题整改，形成全院共同参与、齐抓共管质量安全的氛围。变革推行二级质控交叉检查，实施专项改进行动，加强不良事件管理，护理质量管理能力进一步提升。全面启用临床用血管理系统，实施临床用血全过程管理，进一步规范临床用血管理。质量管理相关案例获全国医院质量管理案例奖"卓越奖"、第二届中国医院绩效大会"医疗质量优秀案例奖"、四川省医院协会医务管理分会首届医务管理优秀案例与征文大赛"优秀案例奖"和"优秀组织奖"。

落实医疗"三监管"线索查处。坚持以问题为导向，全面加强院内自主监管，全年开展全面自查1次、季度自查4次、日常自查12次。推进医疗"三监管"常态化管理，全年累计接收平台反馈问题12次，疑似问题线索34条，院内通报批评3个科室、9人次，提醒谈话7人次，扣罚个人奖励性绩效累计7618元。

药事管理规范。完善药事质控管理体系及相关制度，持续加强临床合理用药监管。2021年，全院药占比降至22.71%，较2020年下降2.55个百分点；抗菌药物使用强度为35.36DDDS，较2020年下降1.94DDDS；基药比达到41.02%，较2020年提升2.53个百分点。

临床路径管理。完善临床路径管理制度，改进管理系统，加强监控、落实奖惩，为有效落实DRGS付费奠定了基础。临床路径平均入径率达到86.11%、全省排名第一。

日间手术开展。理顺日间手术管理机制，推行日间手术模式，增设日间手术间，完成21个病种的日间手术备案，开展23例日间手术，医疗工作效率有效提升。2021年，平均住院日为9.5天；床位使用率为98.17%，同比增长5.57个百分点。

药学门诊便民惠民。创新药学服务模式，由临床药师为患者提供药品咨询、药物重整、健康教育等服务，促进临床合理用药，获"PCCM咳喘药学服务门诊"认证。

获批VTE防治中心。全面加强静脉血栓防治能力建设，有效预防院内VTE发生，规范诊断与治疗。2021年4月通过全国VTE防治能力建设项目评审，获批全国静脉血栓防治中心达标单位。

开展新技术新项目。全年开展院内新技术新项目37项，个别技术达到国际领先水平。联影一体化CT医用直线加速器正式投入使用，标志着该院在肿瘤精准放疗上迈出了关键性的一步。2021年，出院患者手术占比29.06%，微创手术占比17.93%，四级手术占比24.44%，医疗技术水平显著提升。

医联体建设。加强与国内一流科研教学医疗机构的深度交流与合作，形成"横到边"的医联体模式；加强"五个层次"的特色医联体建设，逐渐完善并形成以医院为中心的"纵到底"医联体模式。2021年新增彭州市人民医院、四川省第一退役军人医院等专科联盟8家，并获全国医院医联体建设实践案例大赛"专科联盟典范单位奖"。

【新冠肺炎疫情防控】 组织召开疫情防控专项会议21次，制定完善工作方案、制度、预案等20余项，持续优化发热门诊等重点科室流程，严格落实"三关、三问、三防"及"闭环管理"，全年院内"零感染"。全年共接诊发热病人13050例，收治发热患者555例，报告新冠肺炎病例41例（均为输入病例，其中无症状感染者38例、确诊3例），完成392868份核酸标本检测。

医务人员和行政后勤人员负责成都市新都区体育场核酸监测点核酸检测、保研院集中隔离点医学观察、封控小区孕产妇医疗保障及区域新冠肺炎疑似及确诊患者的救治、转运工作；1人援滇开展疫苗注射医疗保障、医疗救治与疫情防控督查工作；137名医生支援发热门诊，44名护理人员支援隔离病区和发热门诊，400余人次行后人员参与日常防疫工作；100余人支援成都市新都区参与疫苗接种，89人参与新都区疫苗接种点医疗保障。

【医学教育】 教学专业优势扩大。获批临床医学硕士科学学位授权点，临床医学专业获批国家级一流专业建设点，医学影像专业获批省级一流专业建设点。《临床医学综合PBL课程》《小丑医生课堂》《外科手术学基础》获批省级一流课程。病理科住培基地获批2021年度国家级重点住培专业基地。

人才建设。1人获批享受国务院政府特殊津贴，2人获批第十三批四川省学术和技术带头人，3人获批省学术技术带头人后备人选，1人获批省卫生健康领军人才。引进、招聘各类人员共计131人，其中高层次人才13人，硕士研究生50人。

四川省科技进步二等奖

◎成都医学院第一附属医院科研成果《代谢性心血管损伤的机制研究与临床干预》（第一完成人、第一完成单位）获2021年度四川省科技进步奖二等奖（院长办公室◇供稿）

【科研工作】 获批立项科研项目107项，科研总经费688.1万元。其中国家自然科学基金3项，四川省科技厅项目7项。获四川省科技进步二等奖1项。发表科技论文351篇，其中被SCI期刊收录85篇。获授权专利22项，国家一级出版社出版专著一部（独著）。

（院长办公室）

西南医科大学附属口腔医院

【基本情况】 2021年，医院在职职工342人，其中高级职称29人，中级54人，初级209人。

新院建设。新院建设进入装饰装修阶段。获四川省口腔区域医学中心项目土地划拨批文。完成地方政府债券申请工作，获批地方债券9467万元，支付率100%。

【医疗工作】 医院门急诊24.59万人次，同比增长24.34%。组织开展2021年新技术新项目申报、评审，共立项8项。做好医疗"三监管"相关工作。完成三级公立医院绩效考核阶段性工作。深化优质护理服务，加大科室护理骨干选拔和培养力度，逐步完善护理人力梯队建设机制。推进口腔护理绩效改革。护理人员在省级各类比赛中获一等奖1人、二等奖2人；1人获2021年度"健康泸州最美护士"称号。1人获四川省卫生健康系统先进个人。

【新冠肺炎疫情防控】 坚持疫情防控、医疗服务两手抓。始终拧紧疫情防控"安全阀"，贯彻落实上级关于疫情防控重大决策部署，把常态化疫情防控工作作为重大政治任务。在保障日常医疗服务的同时，实现院内"零感染"目标。持续推进新冠病毒疫苗接种工作，职工疫苗接种率97%。

【医学教育】 学科专业建设。口腔医学被评为校级一流优势学科。口腔基础医学获口腔医学一级学科目录内自主设置二级学科论证备案。口颌面修复重建和再生实验室获批泸州市重点实验室，获建设经费10万元；校级口腔医学研究所获立项，立项经费100万元。

一流本科专业建设。精心组织、扎实推动国家一流本科专业建设点申报工作。

《口腔内科学》获省级线下一流本科课程。《k学》被推荐为专业学位教指委研究生精品课程。加强教材建设，优化教学资源。组织开展第22届口腔实习基地临床教学工作会。组织开展口腔医学院首届"课程思政"微课比赛。教师获四川高校教师教学创新大赛教学学术创新奖、中华口腔医学会西部口腔医学临床科研基金项目结题评审第一名、中华口腔医学会口腔医学教育学术年会青年教师技能比赛二等奖，分获第十届泸州老窖"金教鞭"奖和"金教鞭之星"奖各1人、西南医科大学课堂教学比赛二等奖2人、双语教学比赛三等奖2人；医院在学校2021年教育大会上获教育教学管理先进集体称号，获先进个人6人。

本科生教育。2021届本科毕业生考研上线率53%，同比增长3%；实际录取率36.25%，同比增长4.05%；就业率93.75%，同比增长2.58%。2020届毕业生执业医师资格考试通过率92.86%，同比增长5.68%，高出全国平均通过率16.34%。持续构建三全育人格局，举办"巧手灵心"手工技能大赛、寝室文化风采大赛等品牌活动。重视学生科研与创新创业，大创项目省级立项13项，校级26项。重视学生思想教育，全年举办各类讲座30余场。口腔医学院获学校2020—2021学年创先争优学生工作先进集体、学风品牌建设先进集体。本科生党支部"固实拓新"工作法入选学校党支部示范工作法。

研究生教育。完成2018级研究生毕业系列工作，论文盲评通过率、授位率、就业率均100%，获评省级优秀毕业生2人。

继续教育和毕业后教育。获批省级继续教育项目4项，国家级继续教育项目5项。医院获批中华口腔医学会"西部行"公益活动继续教育基地。完成2021年住院医师结业考核工作，一次性通过率100%；

完成2021年国家住院医师规范化培训基地督导自评上报工作。

人才建设。引进全职博士2人，送培博士5人；选送医、护、管等各类人员170人次专业知识、技术能力或管理能力培训。完成2021年新导师遴选，获批学校首批博导1人，新增硕士导师5人。肖金刚教授当选第四届四川省卫生健康领军人才、国际牙医师学院2021年度中国区院士，获酒城英才科技之星称号。

【科研工作】 科研课题立项65项，其中省部级5项，厅局级18项，校院级42项，总立项经费587万（不含匹配），比2020年（246万）增长139%，为历年最多。结题51项，其中国家级1项，省部级4项，厅局级22项。发表论文115篇，其中SCI 24篇（其中IF≥5分7篇，为历年最多），北大中文核心期刊19篇（其中卓越期刊1篇）。获国家授权专利9项。

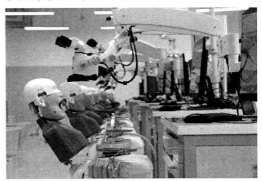

◎2021年8月，西南医科大学附属口腔医院口颌面修复重建和再生实验室获批为泸州市重点实验室（邓婕 周铭礼◇供稿）

【健康扶贫同乡村振兴有效衔接】 完成普格县施加村、古蔺县白良村及石榴村脱贫攻坚工作。落实"乡村振兴""脱贫不脱帮扶"政策，派驻第一书记赴九龙县烟袋镇桤木林村、古蔺县马蹄镇石田村开展驻村帮扶工作。1人获四川省脱贫攻坚先进个人，1人获凉山州脱贫攻坚综合帮扶优秀帮扶工作队员；医院党委获学校脱贫攻坚集体记功，机关第一党支部获集体嘉奖，获个人嘉奖1人、个人记功2人。

（邓婕　周铭礼）

四川护理职业学院附属医院（四川省第三人民医院）

【基本情况】　2021年，医院在职职工948人，其中高级职称112人。编制床位1480张，实际开放732张。

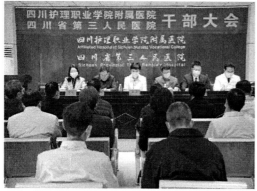

◎2021年2月1日，四川护理职业学院附属医院（四川省第三人民医院）召开干部大会（林洋◇供稿）

【医疗工作】　医院门急诊402119人次，手术4493台次，出院19603人次。构建院科两级三层质控体系，定期召开全院质量分析会。通过强化医护技"三基培训"，推动临床路径开展，加强病案质量考核管理、强化处方点评和特殊药物管理等手段，运用现代化管理工具解决问题，《基于PDCA循环的病案质量管理实施方案的实证研究》入围2021年四川省医院协会医务管理分会首届医务管理优秀案例。出台和完善《药品动态监测和超常预警管理办法》《中成药使用管理办法》《处方点评管理实施细则》等13个相关文件。全年抗菌药物使用率、住院患者抗菌药物使用率均呈下降趋势。全院药品收入占比28%，同比下降3.05%。召开医院首届学科建设大会，全年共开展新技术项目11项，开展首场肿瘤MDT病例讨论会。选派派出17人对口支援小金县人民医院。

【新冠肺炎疫情防控】　完成医院发热门诊、PCR实验室、方舱CT黄码核酸检测点的建设。先后抽调医护人员5批次436人，完成成都市龙泉驿区、锦江区、成华区核酸检测共103848人次，完成院内核酸采集86511人次，黄码人员检测550人次。该院管辖的川护社区、航天社区及星光东路龙泉人家完成疫苗接种352339人次，其中龙泉驿区3—11岁群体接种疫苗4421人次。完成密切及次密切接触者核酸采样工作6000余人，采集居家隔离人员核酸852人，体温监测近3000余人，转运密切、次密接触者57人。对成都市龙泉驿区部分重点小区、菜市、小学、幼儿园等场所进行核酸采样及消杀工作。

【医学教育】　建立完善医学教学组织架构体系，选拔62名教学组长及秘书，形成教学组长—教学秘书—远程教学管理员—临床带教老师为一体的四级教学管理体系。建立医院临床带教师资库档案472人、双师型人才培训500人。参加学院教材编写，获全省高职院校护理专业教师技能大赛一等奖，获学院首届教学成果一等奖。承接国家级继续医学教育项目1项、省级继续教育项目6项、医务人员能力提升培训项目12项。引进博士3人、硕士18人。

【科研工作】　申报省科技厅项目8项（作为牵头单位申报6项），省卫生健康委课题18项，省医学会课题2项。参与国家重点研发计划项目1个，省科技厅重大专项课题2项，主持四川省卫生健康中心信息立项课题1个。全年共计有4人次代表医院在国家级学术会议上发言。

（院长办公室）

四川省卫生健康发展研究中心

【基本情况】 2021年，中心在职职工47人（含编制、聘用），其中高级职称4人，中级12人，初级31人。

2021年7月8日，省委编办下发《关于省卫生健康委下属事业单位机构编制事项调整的批复》，同意四川省卫生健康政策和医学情报研究所更名为四川省卫生健康发展研究中心，挂四川省卫生健康政策和医学情报研究所牌子，增加该中心承担全省卫生健康发展政策研究、发展战略规划拟制的事物性工作职责。

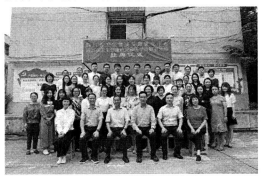

◎2021年9月1日，四川省卫生健康发展研究中心挂牌（办公室◇供稿）

【政策研究与决策咨询评估】 政策研究。全年承接4类15项政策研究项目，其中政务调研类课题4项，涉及共同富裕、人口、疾控、药品等方面。申报并获批课题5项，包括首次申报成功的国家级项目中国科协"2020年高端科技创新智库青年项目：县域层面公共卫生预防机制研究"、四川省社科"2020年规划重大课题研究项目：四川应对重大公共卫生事件体制机制建设研究"、辉瑞公司"四川省抗菌药物合理使用评价与管理现状研究"等。

政策评估。①完成各类医改规划评估工作。完成四川省深化医改主要问题及改革对策研究、四川省"十四五"医改规划、四川省综合医改试点省和四川省"十三五"医改规划评估等工作。②完成2021年度全省公立医院综合改革绩效评价考核工作。负责全省考核数据整理计算、各市（州）、县（市、区）考核评分排名和公立医院综合改革奖励资金分配等工作。③开展医养结合示范机构评估工作。修改完善四川省医养结合示范机构评估指标和评分细则，选取40家医养结合机构进行现场评估并形成评估报告。

决策咨询。①组织完成《四川省民族地区"十四五"卫生健康发展规划》《四川省推动公立医院高质量发展实施方案（送审稿）》等9项重大政策的专家论证和风险评估，提高重大决策科学性、可行性。②为委机关多个处室提供情报和咨询服务，包括医院检查结果互认可行性、复旦医院排行榜四川省排名情况分析等报告。

【科研与医学教育】 科研项目管理。①委管科研课题组织管理。组织申报委管科研课题3693项，较2020年增长25.4%，申报数为历年最高。持续加强全省卫生健康适宜技术项目推广培训管理，组织开展科技成果评价80余项。持续加强临床研究管理，组织开展干（体）细胞专家审查11项。②中心科研课题组织管理。完成科研课题5项，其中国家级项目1项，省部级项目2项。尚在开展课题11项，其中省部级课题5项，课题整体级别水平持续提高。课题普遍取得较好的转化成果，其中四川省人口与计划生育条例修正研究项目成果——《四川省人口与计划生育条例》，经省第十三届人民代表大会常务委员会第三十次会议审议通过。

科技创新参谋助手作用。高效完成省卫生健康委交办的川渝共建医学重点实验室方案起草等任务30余项。组织开展新冠肺炎疫情风险评估和防控、四川省疾病预防控制体系改革等4项重大创新项目专家论证，参与编制《川渝协同医学重点学科建设工作方案》《四川省"十四五"医学科技创新规划》等重大规划文件，进一步修订完善省医学科技计划项目分类改革配套制度及指标体系，为医学科技创新平台布局的优化调整提供智力支撑。

医学人才培养。为甘孜藏族自治州、阿坝藏族羌族自治州、凉山彝族自治州各县级医院举办藏区县级医疗机构高压氧舱操作人员专业技能培训，22名学员均通过考核取得合格证。继续做好医学专业评审和订单定向医学生工作。完成2021年新设医药卫生类本科专业及23个高职专业、5个中职专业的评审。协助委人教处完成《四川省2021年农村订单定向医学生免费培养项目实施方案》和2021年定向生计划数的统筹分配，完成农村订单定向免费医学生相关数据统计上报。

【期刊出版与医学情报服务】 编辑出版期刊。全年编辑出版《中国计划生育和妇产科》12期，共计刊发287篇文章；其中基金论文139篇，较2020年上涨6%，基金论文比和稿件录用率连续四年稳居医药卫生期刊质量综合评估量化指标第一档次。编辑出版《四川保健》4期，面向省直厅级及以上干部发放1.3万余册。编辑出版《四川艾滋病防治信息》5期，进入大学校园开展防艾宣传教育活动。完成《四川省志·人口和计划生育志（1986—2005）》修订，完成《四川卫生健康年鉴2021》《四川省中医药年鉴2021》《四川省中医药年鉴2020》编撰工作。

成果查新。全年共计完成国内、国内外医药卫生科技查新及其他专题咨询项目共计872项，较2020年增长18%；其中立项查新728项，较2020年增长28%，成果查新143项，与2020年基本持平。完成国内外科技论文查收查引检索证明283项，较2020年增长7%。完成940余篇英文论文、1490余篇中文论文的查收查引，70余项学术不端论文查重。

【参与新冠肺炎疫情防控】 持续参与疫情防控。自新冠肺炎疫情防控保卫战打响以来，先后抽调干部职工17人参与省卫生健康委应对新冠肺炎疫情领导小组科研攻关组、重点保障组、综合工作组等工作，至今仍有同志坚守在一线岗位。助力疫情防控科技支撑，协助创新资源统筹调度，推进解决科研立项、技术支持等方面的问题。

聚焦疫情联动学术抗疫。围绕新冠病毒疫苗接种热点，尤其是备孕期、妊娠期和哺乳期妇女疫苗接种安全问题，《中国计划生育和妇产科》组织刊发《备孕期、妊娠期和哺乳期接种新冠病毒疫苗的建议》等文章，《四川保健》围绕新冠病毒疫苗接种等话题进行专栏答疑。

追踪新冠肺炎疫情研究情报。完成"新型冠状病毒药物的研发进展"等文献分析报告，为上级部门科学决策、完善疫情应对措施提供重要参考。

（办公室）

四川省卫生健康委员会机关服务中心

【基本情况】 2021年，中心在职职工56人，其中编制7人，聘用49人。

【国有资产管理】 按照国有资产管理有关规定及要求，及时建立健全"需求提报、采购审核、资产管理"联合审查机制，有效防止超标准、无预算和未达到报废年限等各类不合规购置行为。依据省机关事务管理局有关土地、房屋、车辆、无形资产等重点资产专项清查部署安排，组织清查核查委现在重点国有资产，按时完成核查土地2宗、房屋产权23项、车辆19台、无形资产2235个（含电脑操作系统、防病毒软件、办公软件等），做到底数清、账目明、资产实。坚持"管理规范化、手段信息化"原则，依托国有资产管理信息平台系统，动态入库土地、房屋、办公设备等固定资产7593项，跟进张贴各类固定资产条形码5338余条。

【政府采购】 遵循"厉行节约、科学合理、保障需求、提高效率"的思路，规范政府采购行为，梳理政府采购工作流程，建立健全"需求编制、预算报批、采购实施、货物验收、经费结算、资产登记"的业务运行机制。按照采购限额标准科学确定采购方式，先后组织网上竞价采购办公设备、打印纸张、防疫物资、办公家具等物资金额85.5万元，平均节资率在5%以上。紧密结合日常办公用品、低值易耗品等零星物资采购，采取定点协议供应商供货机制，累计供应涉及档案盒、电池、文件夹、印泥、胶水、订书机等办公用品2万余个（本、件、支），金额1.35万余元。

【服务保障】 跟进国家和全省疫情防控形势及阶段性特征，重点做好往返中高风险地区人员排查检测，协调省疾控中心定期组织核酸检测和社区门诊疫苗注射，先后完成9000余人次核酸检测和2000余剂疫苗注射。严格公务车辆定点加油、维修、租赁、保险，网上审批率100%，车辆派遣重点保障赴"三州"边远地区和各类应急性任务，全年累计行车里程36.12万千米。坚决落实以"减盐、减油、减糖"为载体的科学膳食行动，加强食堂餐饮源头管理，严格食材加工制作，倡导文明就餐行为，精准供应保障餐饮13.1万人份次。

依托电信部门和会议设备供应商，常态化组织会议室设施设备维护保养，及时保障各类会议1560场次（约1.83万人次）。跟进了解委机关干部职工住房补贴需求，及时对接省机关事务管理局，按要求办理152名干部职工住房补贴手续。按照公文制作及保密管理有关要求，快速精准制作、装订各类文电资料103万余页，整理归档文电资料1300册。突出机关服务需求导向，协调办理5名幼儿上学，保障委机关固定电话300余部，配送饮用矿泉水2.85万桶，发放报纸杂志1.17万册（本、套）。

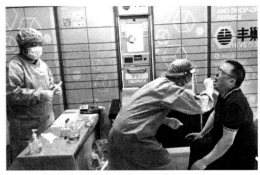

◎组织核酸检测（办公室◇供稿）

【办公用房整治】 遵循"立足现有、减少增量、盘活存量"的思路，加强委机关办公用房维修整治，先后投入经费357.93万元，完成委机关人南、玉林办公区综合楼维修改造和健康文化运动场所更新改造项目，以及委档案室、委附楼办公用方、34号院公寓房维修等零星项目。科学合理布局委各类办公用房，调整搬迁四川省卫生健康政策和医学情报研究所到人南办公楼集中办公，优化整合委办公楼附楼办公用房25间。协调省机关事务管理局，及时启动委机关食堂厨房消防设备、烟道、灶台等设备改造和办公用房室内装饰及水电安装改造项目立项，协调落实维修改造项目经费259.29万元。

【节能减排】 开展第29届"世界水日"、第34届"中国水周"、第31个全国节能周等宣传，组织"全民营养周暨'5·20'中国学生营养日宣传"活动，持续落实"拒绝舌尖上的浪费 光盘打卡行动"第二季参与率97%以上。依据节约型机关创建5个方面56项指标及要求，稳妥推进节约型机关创建行动，委机关整体综合评定为优秀，率先进入全省第一批节约型机关创建行列。实施节粮、节水、节电、节油、节气等节约行动，更新改造高能耗电梯、节能炊灶、节电灯具、节水器材，严格落实"禁塑"和生活垃圾分类，坚决制止餐饮浪费行为，全年人均能耗和单位建筑能耗同比下降1%以上。

（办公室）

四川省卫生健康委员会人才服务中心

【基本情况】 2021年，中心在职职工22人，其中编制6人，聘用16人。

【人才培养】 举办第七期高层次人才专题研修班，第八、九期中青年干部人才递进培训班、省卫健系统人事干部培训班等。

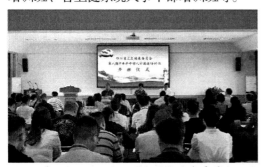

◎2021年5月18日，由四川省卫生健康委员会人才服务中心承办的四川省卫生健康委员会第八期中青年干部人才递进培训班在成都职业技术学院青羊校区开班（来源◇健康四川官微）

【人才评价】 完成16万余人的卫护两考工作，连续四年质量评估被评为优秀单位。推进卫生职称改革，组织高级职称评审，

参评7037人。配合完成省卫生健康首席专家、领军人才、临床技能名师等人才评选工作。

【人才交流】 落实成渝地区双城经济圈就业创业联盟医卫健康分盟秘书长单位职责，赴成都市、重庆市等地开展2021年四川省医药、卫生人才招聘活动，配合省委组织部开展"美丽四川·创业天府"知名高校四川人才活动卫生分会场工作。

【推进专家服务】 巩固党史学习教育成果，扎实开展"我为群众办实事活动"，组织各类专家赴巴中市、泸州市、宜宾市等市开展专家智力服务基层和省医疗卫生专家国情省情研修班等活动，助力基层医院高质量发展。

【助力川渝双城经济圈战略】 区域协同，推进"双百"培养项目。与重庆市合作，组织实施川渝地区卫生健康人才"双百"培养项目。川渝两地各派出20名中青年医疗卫生骨干人才，到对方区域内综合实力较强、有影响力的三级综合医院进行为期6个月的学习培养。

（张 垒）

四川省卫生健康委员会项目管理中心

【基本情况】 2021年，中心在职职工21人，其中编制13人，聘用8人。

【推进全省医疗卫生建设项目规范实施】 完善项目监管制度。及时宣贯国家最新项目建设政策文件，开展EPC项目管理的专题工作讨论。组织编印《医疗卫生建设项目设计任务书编写要求》《工程建设项目审计》《政府采购》等相关资料，草拟完成《四川省医疗卫生建设项目管理办法》修订稿。

提升项目监管手段。优化升级省级项目管理系统，新增预警、大屏展示等功能模块。获国家版权局《医疗卫生项目管理系统著作权证书》。新增民族卫生发展十年行动计划项目、省级重点项目等全部纳入线上动态管理。

现场调研督导。坚持问题导向，赴市（州）及委直属单位现场督导调研，完成《督导调研总报告》。组织专家完成川北医学院等项目工程决算审核和卫生建设项目医疗工艺方案专家咨询工作。

提升管理人员水平。参编已颁布实施的《综合医院建设标准》（建标110-2021）、《中医院建设标准》（建标106-2021）。组织参加全国医院建设大会学习，协助组织"新时期医院高质量建设与发展峰会暨全国医院建设大会公益行——川渝站"专题培训；开展2021年全省医疗卫生建设项目培训会，累计全省800多人次参训。

【卫生健康中长期规划监测和民族地区卫生规划工作】 配合开展卫生健康中长期规划监测。配合开展《"健康四川2030"规划纲要》评估、《"十三五"医疗卫生服务体系规划》终期评估，协助完成《四川省"十四五"医疗卫生服务体系规划（征求意见稿）》《四川省"十四五"卫生健康发展规划》编写工作等。

配合做好民族地区卫生规划工作。配合编制四川省民族地区卫生健康两大行动指南和开展第二轮十年行动计划前期研究，协助出台第二轮十年行动计划。配合完成《第一轮十年行动计划实施效果评估报告》《第二轮十年行动计划前期研究报告》两个课题研究和《四川省民族地区"十四五"卫生健康发展规划（送审稿）》，协助开展2020—2021年度《十年行动计划》重点项目和涉藏州县高海拔县乡镇卫生院高压氧舱建设项目监管工作。承办民族地区基层医疗卫生机构设备操作人员培训，参训学员考核合格率达到99.5%。

（综合科）

四川省卫生健康委员会国际交流中心

【基本情况】 2021年，中心在职职工21人。2021年7月8日，省委编办批复中心由公益一类事业单位变更为公益二类事业单位。

【援外医疗队管理】 完成四川省承派的援佛得角、莫桑比克、几内亚比绍、东帝汶、圣多美和普林西比5支医疗队交接轮换工作，全年派出援外队员58人次，安排回国60人次，做好在外66人管理服务；协助制定2021—2025年四川省援外医疗队五年选派计划；妥善有序处置9例援外医疗队员染疫事件，抓实抓牢在外医疗队疫情防控和染疫工作；承办四川援外医疗45周年纪念会议暨2021年援外医疗队回国总结会；不断创新和优化援外医疗工作内涵和模式，6支医疗队获国家卫生健康委通报表扬。

【中非对口医院合作机制建设推动实施】 组织开展中非对口医院合作机制建设项目省级专家论证会，指导四川大学华西医院对口莫桑比克和圣普项目通过国家级评审；指导四川省人民医院对口佛得角项目和川北医学院附属医院对口几内亚比绍项目通过省级评审；推动西南医科大学附属医院与安哥拉确定合作医院，丰富中非卫生合作内涵。

【创新援外培训项目线上模式】 面对新冠肺炎疫情影响，主动适应新形式、新要求，精准对接对方需求，以线上培训的模式承办3期国家援外培训项目。莫桑比克、巴基斯坦、刚果（金）等6个国家的

119名学员远程参加培训，培训内容包含护理、烧伤整治和艾滋病防治等领域，培训语言涉及英语、法语和葡萄牙语。

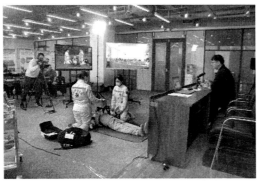

◎2021年12月8日，在四川省卫生健康委员会国际交流中心多媒体会议室"莫桑比克临床护理技术培训班"上，授课教师作"基础生命支持操作技术演示"（综合科◇供稿）

【合作构建多方合作平台】 赴重庆市卫生服务中心开展调研，签署《四川省卫生健康委员会国际交流中心与重庆市卫生服务中心关于成渝双城经济圈卫生健康国际交流合作框架协议》，助推成渝地区卫生健康国际交流全面发展。与四川外国语大学成都学院探索筹备共建中国（四川）援外医疗队葡萄牙语培训基地，签订战略合作协议书，进一步提高援外医疗队预备队员葡语培训质量。筹备部分国外医疗机构在线研修项目，探讨线上研修可行性，以多种形式提升全省医护人员语言能力和专业技术水平。

（综合科）

四川省卫生健康宣传教育中心

【基本情况】 2021年，中心在职职工62人，其中高级职称14人，中级21人，初级9人。

【新冠肺炎疫情防控常态化宣传】 分类制作推送新冠病毒疫苗接种短视频、海报等。制作吴京、黄渤、巩汉林、王迅、张山、李伯清等10余位明星名人的社会接种倡议短视频；推出以四川大学华西医院权威专家梁宗安为代表的"专家喊话青少年一起打疫苗"科普短视频、医疗疾控专家携子女问答式科普短视频、疫苗接种标语海报等；面对老年群体，推出由"王保长"沈伐、"三嫂子"嫒凤录制的宣传小品《王保长新传——打疫苗》，以接地气的文艺形式解答老年群体关于疫苗接种的各种疑问；与教育厅合作，制作3期青年学子"请党放心强国有我"疫苗接种倡议短视频及海报。与康巴卫视联合制作推出网络明星丁真宣传疫苗接种公益短视频，联合泸州市人民医院，继续打造疫苗接种公益短视频《赶紧打》，全网浏览破亿。

依托媒体力量，科学引导疫情防控宣传。与省疾控中心健康教育所联合，以科普文章、视频、一图读懂等形式制作"消毒相关知识问答""核酸检测注意事项""居家隔离≠宅家里"等原创科普宣传作品10余个。联合四川观察策划微博"成都封控区按下重启键""成都解封"话题（微博和App首页置顶），分别名列同城热搜榜第一和第二。在疫情解封后的农历"七夕"节制作推出《成都解封 七仙女下凡》公益短片，全网阅读量超过8亿人次，话题讨论量超过3000万人次，《人民日报》、新华社、央广网、央视频、川观新闻、四川观察、四川新闻网、四川手机报、腾讯、新浪、《家庭与生活报》《大众健康报》等主流媒体转载报道。联合厦门翼下之风动漫推出"那年那兔那些事"特别版《那兔抗疫那些事儿》，全网阅读量3.2亿人次，留言点赞量超过300万人次。

策划天府健康通"旅行熊猫"宣传推

广工作。邀请成都大学副教授、大运会首席设计师田海稣团队设计推出天府健康通"旅行熊猫"背景12张，独具四川特色的创意设计受到《人民日报》等主流媒体和社会大众的高度关注，全网累计阅读量3亿人次，留言百万余条，微博热搜榜排名第二，之后利用旅行熊猫IP热度，在疫苗加强针接种宣传期间制作推出动画《旅行熊猫 紧急连线》，取得良好的宣传效果。

开展健康四川好新闻征集活动。讲述建党百年来特别是抗击新冠肺炎疫情期间卫生健康系统先进典型的好故事，为健康四川建设营造良好舆论环境。

【新闻广播电视宣传】 制作播出成都广播电台经济频率热门节目《小刚方言》健康脱口秀节目160期合计480分钟，四川广播电台新闻频率《健康四川》栏目52期节目合计520分钟。摄制播出四川广播电视台公共乡村频道《健康四川》栏目专题节目52期，合计1300分钟。

【新媒体宣传】 全年创作科普读本、海报、视频和动漫等宣传作品100余部（条），编辑并发布卫生健康文章、视频近8000篇（条），面向全媒体平台发布，总阅读量超过3000万次。

【卫生热线宣传】 开展卫生健康咨询服务29918次（其中涉新冠肺炎疫情防控18543次），群众满意率94.13%。开通"一键通办"服务，受理群众投诉建议6902次，办结率94.52%，作风满意率91.22%。聚焦群众健康需求，开展"健康四川12320"直播25期，制作政策解读节目43期，受众60余万人次。

【社会活动宣传】 组织第六届"点亮一盏灯 照亮一家人"健康知识上高原暨"党员、名医走基层"活动，前往凉山彝族自治州、阿坝藏族羌族自治州开展医疗专家健康宣讲、入户巡诊、义诊服务，发放健康宣传品，服务基层群众上万人次，活动在四川广播电视台、康巴卫视、四川观察等媒体被重点报道，点击率超过4000万人次。组织第六届微电影微视频评选展播颁奖活动，90余部获奖作品在四川广播电视台、爱奇艺等平台播出，点击率达千万人次。在凉山彝族自治州、阿坝藏族羌族自治州、成都市、眉山市等市（州）开展"小手拉大手 健康一起走"健康知识进校园系列宣讲活动9场，受益5000余人。

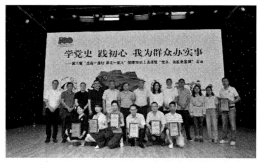

◎2021年9月7日，四川省卫生健康宣传教育中心举办第六届"点亮一盏灯 照亮一家人"健康知识上高原暨"党员、名医走基层"活动启动仪式（吴婕◇摄影）

【健康促进与教育】 修订完善四川省健康科普专家库、资源库管理办法，撰写科普专家队伍沟通协调方案。邀请专家以撰写文章、拍摄视频等形式开展健康科普宣传，当前资源库共收集18个门类1400余篇科普资源，在健康四川、健康四川12320官微等平台发布。

（办公室）

四川省医疗卫生服务指导中心

【基本情况】 2021年，中心在职职工45人，其中高级职称11人，中级11人，初级11人。

【医学考试考核】 全省医师资格考试

审核通过约4.3万人（含技能免考0.57万人），技能考试通过约2.2万人，综合考试合格1.5万余人，技能考试和综合考试剪刀差连续多年名列全国前茅。着力提升实践技能考试基地标准化建设，除公卫类别外，其余类别全部集中到国家基地考试。推进电子化注册工作，全省医师、护士、医疗机构电子化注册激活率均在99.5%以上，分别位居全国第3、5、2位。

【医学教育培训】 继续医学教育。全年获批国家和省级I类继续医学教育项目3111项，授予学分34.3万人次；备案实施远程继教项目4038项，授予学分90万人次。

毕业后医学教育。建立匹配基地容量使用率的调整机制和关联培训质量的末位淘汰制，基地动态调整后全省设置6类基地213个，总容量36089人。开展第二批国家住培重点专业基地遴选，新增12个住培重点专业基地。调控住培招生结构，加强紧缺专业招生，全年五类培训招收11513人。完成五类结业考核，培训合格学员9960人。推进继续医学教育、毕业后医学教育工作移交，借调人员到接收单位"传帮带"，顺利完成工作交接。

【社会组织管理】 落实日常监管指导职责，指导32家委管社会组织履行年检审核、日常登记事项变更、依章程开展业务等。召开挂靠社会组织党建及党风廉政建设工作会议，加强廉政风险防控教育，做好廉政风险管理。组织32家委管社会组织开展"学习百年党史·践行初心使命"主题教育培训活动。

【医疗质量管理】 完善质量控制体系，新增比选成立器官移植、高原病、VTE三个省级医疗质控中心。强化医疗技术管理，印发《四川省限制类医疗技术临床应用规范化培训基地备案工作的通知》，制定《省级限制类医疗技术规范化培训实施细则》，启用"全省一体化政务服务平台"，共完成限制类医疗技术备案7项，培训基地1家，PCR实验室6家，医疗美容项目核准283项。举办全省院感防控技能大赛，组织第二季国家医疗相关标准执行竞技赛省级评审工作，以赛促学推动院感标准践行。连续4年编写《医疗不良事件典型案例汇编》，以生动案例和专家点评强化警示和指导作用。

【医疗机构监管】 组织编制《四川省三级医院评审标准实施细则（2021年版）》及指标解读，开展省级评审专家全覆盖培训与考核，有序完成16家三级医院现场复评工作。细化妇幼评审标准信息化管理内容，开展成渝共建，实现两地妇幼评审专家共认共享，完成41家妇幼保健机构现场评审评价工作。开展"优质服务基层行"省级复核工作，共复核机构166家。组织开展11批次医疗"三监管"裁定判决工作，共裁定判决1078条线索。

【健康服务业发展】 与电子科技大学出版社合作完成《四川省医疗护理员培训教材》编校、出版。举办全省医疗护理员师资培训班三期，参培540余人。加强《四川省医疗护理员服务规范》宣贯。

【医学期刊管理】 完成12期编辑出版工作，两本杂志影响力和学术水平得到稳步提升。《四川医学》刊登论文299篇，核心影响因子0.454，排名第28；《实用妇产科杂志》刊登论文252篇，核心影响因子1.198，排名第三。《实用妇产科杂志》入选全国医学高质量科技期刊和《中国学术期刊影响因子年报2020版》Q1区，连续九次入选北大中文核心期刊。正式上线两本杂志电子版，实现传统期刊和电子化期刊双向协同良性发展新模式，电子版验收以来，总阅读量已达3500余次。

（办公室）

四川省卫生健康信息中心

【基本情况】 2021年，中心在职职工66人，其中高级职称11人、中级15人。

【新冠肺炎疫情防控】 合力建好省免疫规划信息系统。牵头升级省免疫规划信息系统并同步至天府健康通，实现接种机构信息展示查询、疫苗登记预约、接种信息查询、扫码登记接种等服务。全力支持省疾控保障大规模疫苗接种系统运行，系统承载能力提升到300万剂次，保障新冠疫苗有序、规范接种，顺利完成国家要求，截至2021年12月，全省共接种新冠病毒疫苗1.5亿剂次。

支撑省核酸检测信息系统建设。协助省卫生健康委建设省核酸检测信息系统，实现核酸采样、转运、检测全流程闭环管理，保障日常和大规模应急核酸检测。系统累计采样3396.2万人次，向天府健康通上传检测结果1.07亿余条，向市（州）回流4623.7万余条。

参与常态化疫情防控。中心抽调10余名职工完成数据收集分析、简报编纂、技术服务等疫情防控工作。优化省应对新冠肺炎卫生应急调动管理平台，实现成都市自建密接管理系统功能迁移整合；协助完成省、市级卫生应急快报200余期，疫情值守140余次，配合开展专题现场督导13次，支撑保障国家、全省视频会议近300场次。

【卫生信息化建设】 标准测评成效显著。推动《四川省健康医疗大数据共享应用指南》上升地方标准，完成10个标准的制修订。组织互联互通标准化成熟度测评工作，2020年全省共有17家医院通过测评，为历年之最。牵头2021年全省智慧医院评审工作，约60家医疗机构通过评审，较2020年增长近一倍。承担2021年电子病历系统应用水平分级评价工作，完成省级评审抽查300余次。

平台服务功能日臻完善。依托省全民健康信息平台对接国家平台，实现省卫生健康委7个电子证照的数据归集与传输。建设"四川省政务服务网"分站点、上架"天府通办"App，协助编制政务数据资源目录，为省政府、省公安厅、省大数据中心和委相关处室提供新冠疫情、互联网监管、奖特扶、生育登记与省政务一体化平台对接和迁移服务，配合推进"出生一件事"相关工作。省级全民健康信息平台（一期）通过验收。

大数据建设应用稳步推进。签订省健康医疗大数据（温江）应用基地合作协议，14个业务系统迁移至天府健康云。业务系统数据整合和下沉共享项目立项建设。全面推进医疗三监管平台三期试点建设和推广，290家互联网医疗服务机构与监管平台对接。卫生健康数据管理与决策支持云平台为全省近100多家机构提供"数智"服务。

统计分析卓有成效。完成全国医务人员高级职称评审试点改革工作数据分析并获国家人事司肯定。依托统计直报系统建设医院等级评审数据采集模块，收集全省2327家医院数据，有效支撑医院等级评审。编制《川渝地区卫生事业发展情况彩绘》，实现川渝卫生健康资源共享。研发"省卫生健康数据查询"微信小程序，多维度提供数据查询和指标展示服务。全年对外提供数据查询分析服务3500余次。

"互联网+医疗健康"加速发展。医疗健康远程应用服务项目立项，省级远程"服务云"完成搭建。省内电子健康卡加快普及应用，累计发放电子健康卡4653万张，509家二级以上公立医疗机构实现扫码就医，累计扫码2.7亿次。川渝电子健康卡实现"扫码互认",累计跨省使用6.5万余次,相关工作受邀在国家电子健康卡工作交流会上进行介绍。"电子健康卡医疗健康公共服务建设项目"获四川省金融科技应用试点优秀项目。加快互联网医院建设,全省累计审批设置互联网医院144家,开展网络咨询717万人次、网络复诊620万人次,开具电子处方835万单。二级以上医院提供预约诊疗1.35亿人次,检查检验结果在线查询2.53亿人次,移动支付2.56亿人次。

基层信息化持续加力。完善健康档案云平台功能,全省50个县区,1260家基层机构完成数据迁移,在管电子健康档案2600万份,家庭医生签约1200万份,开展老年人失能评估120万人次。升级基层系统架构,支撑全省基层医疗卫生机构医保贯标和国家医保系统切换工作。成都市新都区、泸州市泸县辖区内6个医共体部署业务协同集成平台,助力整合型医疗服务体系改革和紧密型县域医共体国家级试点工作。完成基层综管平台一期建设,实现与国家基层医疗卫生综合管理平台对接及数据上传。

科研双创成果丰硕。编制《四川省"十三五"信息化规划指标完成情况评估报告》《四川省"十四五"卫生健康信息化发展规划》。设立2021年度"卫生健康数字化发展"专项课题,遴选15项课题予以立项支持。修订《省中心科技成果转移转化管理办法》,支撑中心科研双创工作升级。《现代社区智慧老年健康服务信息平台构建》获批四川省科技厅重点研发项目,《四川省应对新冠肺炎卫生应急调度管理平台》等3项省级科研项目通过结题验收,7篇论文在核心期刊发表,获软件著作权3项,完成科技成果评价2项,孵化科技成果1项。

信息安全夯实。上线行业网络安全态势感知平台,加固政务云安全防护系统,排查省卫生健康委建设系统,对11个系统定级备案,完成10个系统等保测评和5个系统的密码测评,不断提高行业信息系统安全。

(综合办公室)

四川省药械临床使用监测与评价中心

【基本情况】 2021年,中心在职职工21人,其中副高级职称1人,中级2人,初级2人。

【药品使用监测】 5月中旬,指导全省4000余家医疗卫生机构完成用药目录和药品配备使用情况的填报及国家药品国家标准对码工作。

4—6月,参与国家卫生健康委药政司《关于完善儿童药品供应保障机制联合调研》课题研究,完成四川省生产的儿童专用(适用)药品清单梳理。完成短缺药品监测哨点机构相关基础信息以及短缺药品基础清单的整理。

9—10月,参与国家卫生健康委召集的药品使用监测规范编制专题会,协助草拟药品使用监测管理指南和技术指南等规范性文件。参与国家卫生健康委药政司《关于短缺药品保供稳价征询实效评估网络调研》课题研究,指导督促四川省相关医疗机构、药品企业及时登录国家短缺药品多源信息采集平台完成调查问卷上报。

【药品临床综合评价】 与国家卫生健康委相关司局、药具中心、卫生发展中心、信息中心以及北京市、上海市、武汉市等地从事药械监测评价的高校、科研院所

（单位）建立密切的工作联系和协调、合作关系，协调聚合国家儿童医学中心（北京儿童医院）、四川大学华西医院、省人民医院、省妇幼保健院等试点构建临床综合评价四川多中心并跟进融入相关领域国家多中心团队，探索研究同方法、同标准、同质控、重证据支撑政策和决策应用转化等协同共进多中心平台。

8—11月，在成都市举办药品临床使用监测与综合评价专题培训会，邀请国家层面省内专家面向全省召开药品综合评价工作专题培训会；组织高规格、代表性和广涵盖的省内和中央在川医疗机构分管领导和科室主任、临床专家参与的药品临床综合评价主题遴选研讨评审会；召开由WHO药物专员牵头参与的药品临床综合评价课题项目论证会。基于前期广泛调研和专家研讨、论证的结果，与相关医疗机构高校探索开展《基于真实世界数据的国家儿童用药主题遴选和多中心评价规范》等9个药品评价主题的科研合作。协助省卫生健康委草拟《四川省药品临床综合评价实施方案》，为构建全省药品临床综合评价体制机制提供技术支持。

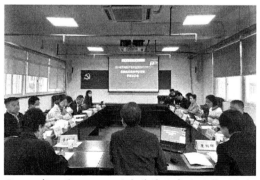

◎2021年11月2日，四川省药械临床使用监测与评价中心在办公区会议室召开药品临床综合评价项目专家论证会（滕英◇供稿）

【计划生育药具管理】 9月16日，省卫生健康委印发《关于直属单位机构编制事项调整的通知》，原四川省计划生育药具管理中心职能职责并入四川省药械临床使用监测与评价中心。12月底，原四川省计划生育药具管理中心完成库存计划生育药具、省管计划生育药具自助发放机、部分重点业务资料清点并移交四川省药械临床使用监测与评价中心。

【应急物资保障体系建设资金绩效评价】 9—10月，参加财政部四川监管局牵头的四川省应急物资保障体系建设资金绩效评价工作，赴南充市南部县、嘉陵区、成都市新都区、温江区4个区县开展应急物资保障体系建设储备项目、生产能力建设项目建设情况座谈、收集查阅相关资料、现场调研核查等工作。

【医疗"三监管"政策评估】 3—4月，赴达州市卫生健康委和宣汉县卫生健康局开展《四川省医疗机构、医务人员、医疗行为责任追究办法（试行）》实施情况专题调研，编制卫生健康行政部门、医疗机构、医务人员《医疗"三监管"责任追究办法（试行）推进情况问卷调查表》，向省管医疗机构和全省市（州）卫生健康行政部门发放并收回近2000份问卷调查表，完成问卷调查表录入、统计、分析，经多次专题研究讨论编制形成《四川省医疗机构、医务人员、医疗行为责任追究办法（试行）》实施情况评估报告。

【新冠肺炎疫情防控】 全面落实国家和省疫情防控政策，严格履行防控责任，制定《2021新型冠状肺炎疫情防控预案（第三版）》《新冠肺炎疫情防控管理制度》《关于做好疫情防控"八落实"工作的通知》等文件。加强疫情防控日常监测工作，在重要节假日、重大活动期间组织开展职工全员核酸检测，无禁忌症职工100%接种新冠病毒疫苗。

（滕　英）

四川省老龄健康发展中心

【基本情况】 2021年，中心调入1人、公招4人、调出1人、劳务派遣3人，现有在职职工15人，其中专业技术岗9人。按期考核任命中层干部3人，成立妇女小组，健全支部、行政、工会三支队伍。

【健康宣传宣教】 日常宣传宣教。改版中心官网和官微，常态化开展人口老龄化国情省情、老年健康权益维护、老龄健康政策措施和老年健康科普知识宣传。2021年上传官网信息91条，发送官微推文264条（其中原创90篇）、推广科普小视频50部，公众号粉丝年增长2940人，达到4342人。

"老年健康宣传周"系列活动。以"关注口腔健康，品味老年幸福"为主题，组织开展科普知识宣传、现场访谈、主题义诊和政策宣讲活动，近100家权威媒体关注推广，阅读量1098.7万次，参与讨论1028人次。

"敬老月"系列宣传活动。以"实施积极应对人口老龄化国家战略，乐享智慧老年生活"为主题，承办全国和省级2021年"敬老月"大型宣传活动，组织开展义诊、科普宣传、政策宣讲和文艺演出；组织开展老年健康科普征文比赛、"老龄知识加油站"网络知识问答、"四川乐活老人—银龄达人秀"老年风采短视频网络征集评选活动；制作老人心理关爱、孝老敬亲典型案例等宣传视频11个，发放宣传资料1000余份、宣传品400余份、普法手册9000余册。

【为老服务】 弘扬孝亲敬老文化。制作老年人权益保障政策动画宣传视频2部、"智慧助老"主题宣传视频2部，其中《爱的说明书》获2021年全国敬老养老助老公益广告电视类扶持作品。制作发放《四川省老年人优待证》20万本。筹备省老年学学会换届工作。

助老志愿服务。联合社区开展老年健康志愿服务活动5次。定制《2020年老龄健康政策汇编》2000套、《开启老年幸福生活》智能手机使用教材1500套、"孝亲敬老宣传包"等4400套，联动市（州）开展慰问老人活动。开展互助养老"时间银行"运作机制调研，探索老年健康养老志愿服务模式。

推进医养结合工作。配合国家卫生健康委来川调研医养结合工作；审核全省319家医养结合服务机构资料，配合完成全省医养结合服务电子地图建设，并在中心官微上试运行。线上线下结合开展全省医养结合服务品牌形象设计需求调研，完成品牌形象和导视系统初步设计。

【培训评估】 人员培训。举办两期老年护理需求评估员培训班，410人参训并通过考核。协助承办全国积极

◎2021年10月，四川省老龄健康发展中心承办全国2021年"敬老月"大型宣传活动。图为为社区居民义诊（张梅◇供稿）

应对人口老龄化工作培训班和四川省"高龄少子"人口问题专题研讨会。购买《医养结合服务应用实践》教材1980套分发到各市（州）。

指导创建友善医疗机构。组织研究制定《四川省老年友善医疗机构创建评估标准》；举办全省老年友善医疗机构创建工作培训班，培训创建工作师资300余人；组织专家复核评估19个市（州）、50个区（市、县）的64家三级医疗机构，全省首批认定190家老年友善医疗机构。

参与指导友好社区建设。制定《四川省敬老模范县（市、区）考核验收评分细则》。完善《全国示范性老年友好型社区评分细则》，赴3个市（州）开展实地评估，组织专家审核各地创建资料，全省共52个社区被评为全国示范性老年友好型社区。

【监测研究】 参与老龄健康政策制定。起草《四川省"十四五"健康老龄化规划》《四川省关于加强新时期老龄工作的实施意见》。完善《四川省失能老年人健康管理服务规范》《四川省失能老年人健康管理技术规范》。

老年医疗护理调研。赴4个市开展老年医疗护理服务调研，起草《四川省老年医疗护理服务工作调研报告》《四川省老年医疗护理服务工作自查报告》，配合国家卫生健康委医政医管中心来川开展调研评估。

组织开展老年健康监测。完成《金牛区老年健康服务供需状况调研报告》《关于建立完善金牛区老年健康服务体系的实施方案》。委托建设全省老年健康服务监测信息系统，在全省28个区（市、县）、112个点位开展老年健康核心知识知晓情况调查，形成《四川省老年健康服务监测报告》《四川省老年人健康状况监测报告》《四川省老年健康监测报告》。

（张　梅）

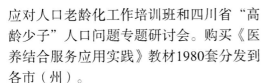

成都中医药大学附属生殖妇幼医院

【基本情况】 2021年，医院在职职工151人，其中在编制30人，聘用107人，返聘及临聘14人。

【医疗工作】 医院门诊90081人次、辅助生殖取卵周期999个、医疗收入4512.75万元、药品收入（含中草药）1944.99万元（药品收入占医院总收入的43%）、住院部床位使用率42.82%、住院病历甲级率100%、处方合格率99.79%，无菌手术切口感染率及麻醉死亡率均为零。医院继续承担政府赋予的失独再生育服务工作。

医疗管理质量。①强化依法执业，落实目标责任。完善并实施医院本年度"三基三严"培训计划及考核实施方案，修订完善并落实医院"三病"管理制度及上报。组织开展抗菌药物临床合理应用培训、预防艾滋病、梅毒和乙肝母婴规范管理、医务人员不良执业行为记分管理、依法执业自查管理、医保等方面的专题培训，并按照医院医疗管理核心制度落实相关管理细则。②完成生殖中心辅助生殖技术年度抽查及督查工作，并接受四川省卫生健康综合行政执法总队"两随机、一公开"检查及母婴保健技术专项检查。③成立科室感控管理小组，增备2名感控专职人员、8名感控督查员，完善相关职责，加强医院感染预防与控制。

医疗技术管理。审批新项目、新技术10项，手术目录6项，新增高风险及限制性技术目录1项，新增手术授权医师1人，调整手术权限授权医师1人。新入医师、医师职称变动或完成相关培训后，及时组织医疗技术应用管理会议，再次考核及授权相关人员处方权限或手术分级权限。

【新冠肺炎疫情防控】 修订完善新冠肺炎疫情防控制度与流程，定期督导检查各科室落实情况。完善院科两级防感控管理职责，以及感控质量考核标准。经上级卫生执法部门检查均达标。

截至2021年11月底，全院接种率95.29%。与第三方核酸检测机构签署新冠核酸送检协议，组织制定标本采集及外送流程，严格把控标本采集中的防控措施，按要求完成新冠病毒冠核酸检测任务。完成新冠病毒核酸门诊采样5271例、医院职工多批次采样1990例、承接外单位采样约400例。

【科研工作】 申报各级各类课题60项，其中国家级19项、省级26项、市级3项、成都市卫生健康委1项、校级11项；新立项课题16项，其中省级8项、市级2项、校级6项（29项课题2021年度已结题），立项经费126.5万元。发表论文70篇，其中以第一作者、通讯作者发表SCI论文20篇，参与SCI论文撰写5篇，CSCD/北大核心期刊论文7篇。获授权发明专利1项。

四川省科技厅科研院所成果转化项目"基于线粒体基因组变异胚胎质量评估试剂盒的研发"通过结题验收，另外23项医院专项课题通过结题验收。

医院作为世界卫生组织人类生殖研究合作中心，向世界卫生组织提交WHO合作中心2020年度报告，完成并向国家卫生建康委世界卫生组织在华活动管理系统提交2020年中、英文年度摘要报告；完成并提交2021年WHO合作中心年度在线电子报告，按拟定工作进度开展项目活动；与国家科研所就合作完成"WHO精液检查实验室手册（6版）"的翻译工作；与人民卫生出版社国际部沟通，完成翻译WHO手册的审批程序，目前医院参与项目的三方协议正在准备之中；作为合作单位参与"四川省接受免费孕前优生健康检查1年后未受孕妇女的基本特征、经历及其应对受孕失败行动的现况调查"，完成与合作单位协议签署，并同期完成与WHO总部和区域办事处的日常工作联系。

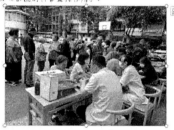

携手跳伞塔社区中秋游园活动
开展服务百姓健康行动

9月18日，我院受邀参加了在成都市中国科学院成都分院广场由跳伞塔社区组织的中秋游园活动。为积极发挥公立医院的医疗惠民服务的社会责任，我院派出了来自妇科、泌尿外科（男科）的2名医生参与现场的健康咨询，并为整场群众活动人员健康安全保驾护航。在活动进行中，群众驻足浏览医院展架并踊跃的向医生提出健康咨询，现场十分火热。群众就相关常见的慢性非传染性疾病问题进行了咨询，我院医生团队积极主动的为现场群众进行健康宣讲，做好健康科普排头兵，做好公立医院的科普宣传作用。

◎医院微信公众号配图发文（黄强　窦婷◇供稿）

【拓展宣传】 组织实施社区及相关机构社会化健康服务4次，受众1000多人；与12320等媒体宣传平台联动，参与4档医疗科普《健康四川》直播节目，总点击量1.5万次以上。医院微信公众号配图发文近200篇，推送文章总阅读量4.2万人，同期增长126.5%。

（黄强　窦婷）

四川省医学科技教育中心

【基本情况】 2021年4月7日，省委编委印发《关于省卫生健康委下属事业单位机构编制事项调整的批复》，同意设立四川省医学科技教育中心为省卫生健康委直属公益一类事业单位。中心主要承担医学科技项目平台基地管理、生物安全管理以及科技成果评价和转化服务等工作，组织实施卫生专业人员的岗位培训、职业化素质培训等医学继续教育，承担医学教育基地管理、卫生专业人员毕业后规范化培训、其他卫生人员培训等工作。10月20日，省卫生健康委在中心办公区举行四川省医学科技教育中心揭牌仪式。

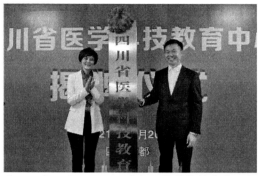

◎2021年10月20日，四川省医学科技教育中心揭牌仪式（吴婕◇摄影）

【思想政治工作加强】 经中共四川省卫生健康委员会直属机关委员会批准，成立中共四川省医学科技教育中心支部委员会，完成8名党员组织关系转接，按程序选举党支部书记1人、委员2人。成立中心工会委员会，选举工会主席1人、委员4人。在中心办公楼6楼公共区域打造党建文化墙及中心工作简介，将党建、廉政与中心工作等内容相融合，提升基层党建文化内涵。开展公文写作培训、优秀公文分享，不断提升干部职工的综合能力。

【规划办公场所】 经省卫生健康委批复同意，中心办公场所设在成都市玉双路3号8栋。办公区设在6楼，共有办公室14间、会议室1间。完成办公座机及网络建设改造工作。

【人才队伍建设】 完成原四川省计划生育药具管理中心9名在职人员、9名退休人员转隶接收工作。按相关规定在全国范围内公开招聘具有医学等专业背景的工作人员2人。

【完成财经工作】 按照财经规定，通过比选确定中心基本账户开户银行，开设零余额账户，完成税务登记和个税申报。编制完成2022年度经费预算。

【制定规章制度】 制定中心"小三定"方案并按程序报上级审批；拟定"三重一大"制度、经费审批及报销管理制度等6项内部控制制度，召开职工大会专题讨论通过，经主任办公会和支委会审议通过印发实施。

【承接医学科技教育工作】 抽调1名职工到省卫生健康委人事科教处锻炼。安排3名职工分别到业务科室承担医学科技管理、继续教育培训、毕业后教育培训相关工作。

【新冠肺炎疫情防控】 抽调1名主要领导、2名职工到省卫生健康委疫情防控组工作。成立疫情防控、安全生产领导小组，建立健全工作机制，明确工作责任，先后组织召开职工大会4次，传达学习疫情防控、安全生产、保密工作等精神和要求，筑牢疫情防控、安全生产底线。针对疫情形势，单位在岗职工每周进行健康监测，集中开展全员新冠病毒核酸检测，督促全体职工新冠病毒疫苗接种"应接尽接"，第二针和加强针接种率100%。

（综合科）

四川省医疗保健服务中心

【基本情况】 2021年4月7日，省委编委印发《关于省卫生健康委下属事业单位机构编制事项调整的批复》，同意设立四川省医疗保健服务中心为省卫生健康委直属公益一类事业单位。中心主要负责省直机关公务员健康教育、健康促进和健康监测评价，负责省本级干部保健信息化平台建设，承担省直机关事业单位离休干部医疗费管理，参与省保健科研课题、保健基地医院管理和干保人员培训等工作。12月9日，省卫生健康委、省保健办在中心办公区举行四川省医疗保健服务中心揭牌仪式。

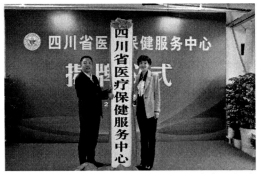

◎2021年12月9日，四川省医疗保健服务中心揭牌仪式（吴婕◇摄影）

【思想政治工作加强】 经中共四川省卫生健康委员会直属机关委员会批准，成立中共四川省医疗保健服务中心支部委员会，完成7名党员组织关系转接，按程序选举书记1人、支委2人。在中心办公楼4楼、6楼公共区域打造党建文化墙，将党建、廉政与中心工作等内容相融合，提升基层党建文化内涵。

【规划办公场所】 经省卫生健康委批复同意，中心办公场所设在成都市玉林南街2号。办公区设在4楼、6楼，共有办公室12间、会议室2间、档案室1间。完成办公座机及网络建设改造工作。

【人才队伍建设】 完成原四川省计划生育药具管理中心8名工作人员转隶接收工作。按相关规定在全国范围内公开招聘具有医学等专业背景的工作人员3人，公开选调骨干人员2人。

【完成财经工作】 按照财经规定，通过比选确定中心基本账户开户银行，开设零余额账户，完成税务登记和个税申报。编制完成2022年度经费预算。

【制定规章制度】 制定中心"小三定"方案并按程序报上级审批；拟定"三重一大"制度、经费审批及报销管理制度等6项内部控制制度，召开职工大会专题讨论通过，经主任办公会和支委会审议通过印发实施。

【承接医疗保健工作】 安排4名职工到省卫生健康委机关对口处室跟班学习，参与2021年第四期《四川保健》杂志编辑印发工作，筹办2021年《四川保健》编委会年会，完成多次重大会议活动医疗卫生保障工作，承接重点保健对象院前急救呼叫系统管理工作。

【新冠肺炎疫情防控】 中心成立疫情防控、安全生产领导小组，建立健全工作机制，明确工作责任，筑牢疫情防控、安全生产底线。先后组织召开职工大会4次，传达学习疫情防控、安全生产、保密工作等精神和要求。开展全员核酸检测1次，督促全体职工疫苗接种"应接尽接"，第二针和加强针接种率100%。

（向　娟）

四川省中医药科学院（四川省中药研究所）

【基本情况】 2021年，科学院在职职工224人（含编制、聘用），其中高级职称97人，中级49人，初级40人。

国家中医药传承创新工程建设项目主体完工，内外装修工程施工完成90%，达到成都市"标化"工地标准。

【科研工作】

一、科研项目

申报各级各类课题150项，"抗新冠肺炎创新中药SC-J201003的研制与应急使用"等59项立项，纵向项目到款3463万元（含专项）。"治疗DPN组分中药新药——丹葛酚酮胶囊的研制"等40余项纵向项目通过验收。新签"广西道地药材大健康产品开发"等横向项目89项，合同总额1482万元，到款金额1425万元。办理开发类合同技术登记20项。全年签订科技成果转化合同27份，合同金额256万元，登记到款130万元。办理成果转化合同的免税备案登记5份。

二、科研平台建设

四川省道地药材系统开发工程技术研究中心获评优秀。川内中医药系统首家以基因组学、转录组学、免疫组学等生命组学检测为特色的第三方医学检验实验室试运行。创建西南地区最大的药用菌种质资源库，保藏经标准化整理、整合的药用菌菌株445株。中医知识传承与发现平台核心板块中医药文献信息及数据挖掘持续开展文献标引、深度学习和数据模型研发，相关文献发表于IEEE顶刊；中医名家智能场景化诊疗与经验传承系统初步建立王成荣诊疗思维系统。稳步推进中药非临床安全性评价中心（GLP）和动物生物安全三级实验室的筹建工作。

三、科研成果

"高品质附子（川乌）标准化生产技术体系构建与应用"获四川省科技进步奖二等奖1项。发表论文55篇，其中中文核心期刊26篇。获授权专利26项。

"芩味胶囊""马甲子胶囊""马甲子叶"获国家药品监督管理局临床批件3个。姜黄、川芎ISO标准获首批中药材提案立项。全面完成省中药资源普查省级验收工作。国家普查数据库录入四川省植物物种数名列全国第二，超11000种。出版《四川省药用植物原色图谱》《峨眉山中药资源图志》等。建成四川省中药材省级溯源平台1个。灵芝新品种选育与育种材料创新项目通过田间技术鉴定灵芝新材料1个。

开展经典名方温经汤、开心散、泽泻汤的物质基准研究，完成麝香地方标准研究、麝香特殊产品开发。中医脏腑智能超声健康管理技术装备、云脉远程中医诊疗设备研发、名贵中药材品质现场快检设备—声表面波—气相色谱仪研发、藏医药诊断技术装备研发完成样机制备。

【医学教育】 推荐、选派领导干部参加各类研修班、读书班25人次，培训干部职工1600人次。印发党委联系服务专家办法，启动"青年才俊项目"，每年设立200万元基金，支持35岁以下青年人才开展40个项目。制定《院柔性聘请专家管理办法》，引进高层次专家1人，上报"天府学者"特聘专家1人，从行业系统内外柔性引进专家4人、引进优秀人才13人。

2021年推荐申报国医大师、全国名中医、岐黄学者、全国名老中医药专家学术经验指导老师及继承人、第五批全国中医临床优秀人才、四川省十大名中医、"天府青城计划"等人才109人次。入选第十三批省学术和技术带头人2人、后备人才7人。聘任专业技术职务171人，其中正高职称14人，副高42人，中级115人。5名正高专家获批事业单位专业技术二级岗位。开展博士后创新实践基地评估工作，2名博士后出站。获批四川省卫生健康首席专家1人。

【交流合作】 承办"第四届未来中医药论坛——高科技助力中药高质量发展战略研讨会"。举办川澳中医药产业发展研讨会暨中药境外注册及质量标准研究高级培训班。联合四川大学华西药学院、诺奖邵斯达克成都高新大核酸研究院共同筹建"道地药材结构生物学诺奖国际研究中心"。与成都中医药大学签署合作协议，共建成都中医药大学中医药转化医学院。省际区域合作项目持续推进，川桂合作项目获省科技厅支持，牵头成立川产道地药材川贝母产业创新发展联盟、成渝双城经济圈道地药材产业高质量发展联盟。与好医生药业集团有限公司、四川省中药材集团有限责任公司等新签框架合作协议7个。防城港、达州、巴中、泸州、广元等产业技术分院创新引领，支撑地方经济发展。

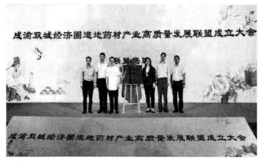

◎2021年5月14—15日，由四川省中医药科学院等近100家单位共同发起的成渝双城经济圈道地药材产业高质量发展联盟成立大会在成都锦江宾馆召开（院办公室◇供稿）

【新冠肺炎疫情防控】 统筹落实全院疫情防控工作，开通员工应急通道，封闭管理家属区，保障干部职工健康安全。督促全院职工新冠病毒疫苗应接尽接，全院接种率93.1%。抽调3名科研专家驰援成都市武侯区人民医院开展新冠病毒核酸检测。强化疫情防控监督检查力度，督促整改院属医院医护人员防护穿戴不规范、二级预检分诊值守不到位等问题。

（院办公室）

四川省骨科医院

【基本情况】 2021年，医院在职职工1138人，其中高级职称卫生专业技术人员125人，中级150人。

【医疗工作】 医院门诊64.69万人次，急诊9万人次，入院3万人次，出院3万人次，手术2.31万台次，Ⅲ、Ⅳ类手术占比66.90%，急诊手术3988台次，日间手术1138人次。床位使用率92.21%，平均住院日9.30天，病床平均周转次数36.11。中医治疗率99.46%，非药物中医技术治疗率占门诊总人次56.77%。实行临床路径9111例，占全院出院人数比29.04%。

创伤急救工作。建立院内中西医结合创伤急救中心，将创伤急救"关口前移"，为急需手术患者建立绿色通道，将术前准备前移至急诊科、正骨科，为创伤患者提供快速诊疗通道，及时开展院内MDT创伤团队的多学科联合会诊，快速分流病员、快速伤情评估，确保创伤患者得到及时、有效救治，降低创伤患者死亡率和致残率，提升医院创伤患者综合救治能力。

专科联盟工作。骨伤专科联盟成员118家，成员单位覆盖全川，并辐射甘肃省、山东省、云南省、重庆市等省市，持续发挥以中医骨伤、中西医结合骨科为纽带的"优势学科联盟"的特色作用，加强专科联盟内的学术交流与学科发展。

医疗"三监管"工作。派出专家7人次参加医疗"三监管"线索裁定任务，发现疑似问题线索7例，完成自查报告6份，医疗"三监管"判定不合理并追责1人，处罚1人，约谈3人。

中医强基层"百千万"行动工作。按照省中医药局统一部署安排，组建10支中医专家团队在省内19个地市（州）开展基层巡诊指导，共有9支队伍完成首次巡诊指导任务。

卫生应急工作。作为国家（四川）中医应急医疗队牵头单位，2021年先后在雅安市、广安市开展应急演练2次，举办"国家（四川）中医紧急医学救援队2021年创伤救治及野外生存培训班"1次，第一时间派出队员参与"9·16"泸县地震紧急医学救援工作，参加各类应急培训22人次，1人获应急管理部三等功表彰奖励。

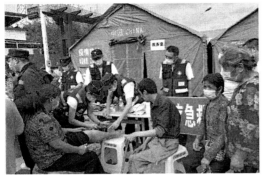

◎2021年9月16日四川省泸县地震发生后，四川省骨科医院救援队立即赶赴泸县参与救援（办公室◇供稿）

新技术推广。采取"线上+线下"形式进行适宜技术推广，其中省卫生健康委适宜技术项目"超声引导下疼痛治疗技术"在医院及阿坝藏族羌族自治州共举办推广培训6次，"郑氏推拿手法配合牵引治疗膝骨关节炎伸直障碍技术"在医院、眉山市、岳池县推广培训3次。

特色（重点）专科。医院所有骨伤科专业进入重点学科/专科/专病建设体系，麻醉科、制剂室进入重点学科建设。

运动竞技保障工作。投入2021年东京奥运会、全运会和北京2022年冬奥会和冬残奥会的保障工作，与多支国家队、省队开展合作，多名技术专家通过巡诊、远程会诊、亲临赛场等多种形式为运动健儿提供医疗服务保障，并收到来自东京奥运会中国体育代表团、国家体育总局射击射箭运动管理中心、国家体育总局排球运动管理中心、第十四届全运会四川省代表团等多方的感谢。

服务大众健康。医院开展治未病、运动创伤防治和运动健康促进等工作，推动全生命周期运动促进健康中心工作。围绕"运动促进健康"发展战略，制定《运动促进健康管理中心规划方案》，打造涵盖全生命周期的集运动促进健康体检、运动促进健康干预、运动促进健康培训、运动促进健康信息、运动促进健康开发五位一体的四川省运动促进健康基地。

【新冠肺炎疫情防控】 根据国家诊疗方案和防控方案及时调整院内相关工作流程，完善各项防疫工作制度，先后编制"四川省骨科医院新冠防控工作手册（2021版）""四川省骨科医院新冠肺炎疫情应急预案汇编"等。建立健全长效机制，完善院内防控体系建设，日常开展疫情防控督查、培训和演练，持续加大院内通道管控力度，持续加强临时隔离病房和核酸检测实验室管理措施。不定期开展全院巡查，了解疫情防控实际，梳理防控短板和薄弱环节，严抓整改与落实。组织人员坚持为社区、街道办、派出所、地铁站等各级组织、机构派送防疫大锅汤。

【科研工作】 立项课题73项，其中省部级课题4项，厅局级课题46项，获资助经费130万元；院内课题23项，支持经费43万元。获省级学会以上各类奖项12项，成果奖4项。发表论文194篇，其中SCI 18篇，核心期刊132篇。获国家授权专利22项，其中发明专利1项，实用新型专利21项。出版专著3部。

（办公室）

成都中医药大学附属医院（四川省中医医院）

【基本情况】 2021年，医院在职职工2356人，专业技术人员中高级职称395人，中级833人，初级823人。

【医疗工作】 医院门急诊279.69万人次，住院6.64万人次，平均住院日10.3天。

专科专病建设。推进新入选的7个省级重点专科和10个省中医疾病防治中心建设，对标竞进制定中长期建设规划。VTE防治能力建设建设获全国优秀单位，并以此为契机筹建四川省中医系统VTE防治联盟，联盟单位达到50家。开设3个多学科专病门诊，新增10个专科专病门诊，规划建设放疗中心，推动消化内镜中心投入使用、透析中心扩容、妇产康复中心正式开业。承担四川省中医药治疗艾滋病试点项目，完成四川省20个点位1800例患者的巡回诊疗工作。推进新技术开展实施，论证通过放射性碘125粒子植入治疗恶性肿瘤、眼针带针运动康复疗法等37项。

护理工作。增设中医护理门诊，筹备慢性病管理门诊、糖尿病护理门诊等6—8个特色护理门诊。发挥中医护理特色优势，开展辨证施护，中医特色护理服务比例达60%以上。定期随访出院患者，提供具有中医药特色的健康教育和康复指导，患者满意度持续提升。

医疗监管。着力推进卫生健康行业领域不合理医疗检查专项治理工作，持续开展专项治理自查自纠。强化医疗"三监管"，成立合理诊疗委员会，建立重点监控榜单，实施临床医生用药过程、开单检查信息化监控与预警。降低医疗风险，全面推行主诊医师负责制，制定外科手术医师手术分级授权目录，重新调整院内特殊级抗生素会诊专家分区。

医联体建设。与成都市龙泉驿区人民政府和小金县人民政府所在地的医院建立紧密型医联体。畅通医联体双向转诊，与社区建立24小时双向转诊绿色通道，启动双向转诊信息平台建设工作，推进转诊数据信息化。向区县引入名中医系列工作室，将优质的中医适宜技术、管理理念辐射到县乡卫生院。医院成为"中国急诊专科医联体 中国中医急诊专科医联体"副主席单位；特色案例——《采用"互联网+医疗"建立中医重症医联体"共生模式"》入选2021届中医医院优秀管理案例。

中医传承教育。18名专家首批入选四川省名中医工作室建设名单，7个工作室申报2021年全国名老中医药专家传承工作室建设项目。

【新冠肺炎疫情防控】 完成新冠病毒核酸检查26.03万人次。派出189名医护人员支援社区核酸采样，派出医护人员110人次、救护车50次参与社区新冠病毒疫苗接种保障。组织专家参与宜宾市、自贡市等新冠肺炎患者远程会诊。

【医学教育】 获批国家级中医药继续教育项目22项，省级中医药继续教育项目19项。完成中医全科规培基层培养基地遴选，确定5个候选基层单位。在国内率先开展中医住培临床理论课程体系建设探索研究，完善医院中医住培临床理论教学体系。规培基地获国家2021年度中医规培全科重点专业基地。师资博士后进站4人，专职博士后进站3人。

【科研工作】 获纵向课题资助367项，其中国家级课题20项，部省级课题48项，厅局级课题138项；横向课题资助30项。发表SCI论文418篇，北大中文核心119篇，卓越期刊论文28篇。

持续推动国家中医临床研究（糖尿病）基地建设，立项与糖尿病相关项目20项。牵头承担国家中医药管理局中医药标准化项目1项，制定专家共识1项。四川省中医内分泌代谢性疾病临床医学研究中心、四川省中医心脑血管疾病临床医学研究中心通过省科技厅组织的绩效评估。落实四川省中医药循证医学中心建设，参与多项中医药临床循证项目及专家共识制定工作。伦理平台通过省药监局年检和世界中医药联合会的CAP认证复核，年度完成伦理审查项目183个，同比增长64.9%。

【交流合作】 建设"天府云医—海外惠侨远程医疗站"，开展11期在线义诊活动及养生专题讲座，惠及海外侨胞。参加"2021中拉传统医学交流论坛"及四川省委外办与中国驻巴拿马使馆共同举办的应对新冠肺炎疫情视频会，分享中医抗疫经验。开展"剑桥UKeMED项目在线学术交流60场次，提升学术能力。加强中医药国际合作基地（四川）的建设工作，申报国家中医药服务出口基地项目。

（办公室）

成都中医药大学第三附属医院

【基本情况】 2021年，医院在职职工184人，其中卫生专业技术人员144人。其中高级职称21人，中级41人，初级52人。

省中医药局批复医院为医疗机构等级二级。获省政府批准的四川省针灸推拿传承中心建设项目，项目金额为2亿元，纳入2022年中医药强省建设项目。

【医疗工作】 医院门急诊88126人次，入出院1042人次，手术0台次（仅开展门诊手术），病床使用率45.24%，平均住院日9.8天。

中医药服务。①在住院病区开展中医药治疗，住院中医药治疗率45.25%。②2021年中医药门诊诊疗48584人次，住院病人应用中医药服务361人次；中医药服务量占总服务量55.13%。③开展针灸、推拿、康复训练、中药熏蒸、药物敷贴、牵引等38种中医非药物疗法技术应用，诊疗人次42206人次。④开展中药药物配方和中成药诊疗服务，并提供中药煎煮和膏剂、

丸剂、散剂加工技术服务。中药饮片处方5304张，中成药处方18963张，中药及中成药处方占处方总数的20.44%。⑤运用中医药为65岁以上老年人、0—36个月儿童、慢性病患者开展中医健康管理，其中65岁以上老年人接受中医药健康管理服务5380人，0—36个月儿童接受中医药健康管理服务588人，高血压、糖尿病中医药健康管理3585人，并为其提供体质辨识、健康指导、饮食起居运动指导等服务；高血压中风干预服务44人次；应用中医药技术和方法开展健康管理的孕产妇168人；中医体质辨识的居民健康档案管理累计建档5380人；开展其他中医药健康管理服务的种类3种；积极开展中医药防治传染病工作。⑥开展中医健康知识讲座6次，健康咨询活动7次；在四川省公安厅、中国电信四川分公司等单位建立长期定点家庭医生签约及中医药服务工作，全年累计服务25次，受益300余人。

【新冠肺炎疫情防控】 组织领导和制度规范。按照上级部门要求和统一部署，成立防控应急工作领导小组并完善组织体系，先后制定疫情期间防控工作方案、病区管理制度、社区防控工作规范、捐赠防控物资及专项资金管理办法等疫情防控管理规章制度。制定应急处置模拟演练方案，开展人员培训、应急处置演练，2021年开展线上、线下新冠疫情防控专项培训和应急演练10余次，参加培训1000余人次。

强化防控措施。及时启动防控应急预案，优化工作流程、落实工作部署，按照疫情防控要求不断完善通道设置，发热诊室建设。医院发热诊室诊疗处置发热患者83人次；联合第三方机构开展新冠病毒核酸检测10447余人次。

联防联控。派出工作人员12批次、

80余人次到成都市重点区域（优品道、成华区猛追湾街道）开展人群集中核酸检测采样1.5万余人次；派出工作人员连续104天、110余人次到辖区居家重点人群开展上门核酸检测采样，采样650余人次；完成成都市疫情防控指挥中心统一部署的青羊区大规模核酸采样5000余人；安排青羊区人大换届选举省政协投票站医疗保障工作；派出14人参加酒店专班医学观察270余人；接种新冠疫苗52394人次。

发挥中医药优势。熬制中药大锅汤累计服务1000人次，为省卫生健康委配送新冠肺炎防疫中药处方500付。

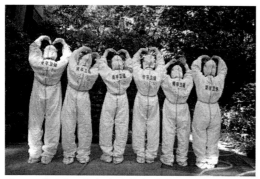

◎2021年8月，成都中医药大学第三附属医院派员到成都市成华区开展人群集中新冠病毒核酸检测采样（张玫琍◇供稿）

【医学教育】 教学工作。培养临床见习生30人次，实习生20人次，中医针灸推拿专业进修医师5人。

院内培训。2021年举办各类线上及线下讲座及培训50余次，参与培训共计1500余人次，内容涵盖新冠肺炎疫情防控知识、麻醉药品管理、抗菌药物合理应用、中医药相关知识、《处方管理办法》、病历书写、国家基本药物使用、不合理用药相关知识、医院感染等基本技能及专业知识。举行卫生应急演练4次、消防演练2次。

外派学习培训。选派医护人员"西学中"学习3人。选派100余人次参加四川省、成都市及青羊区组织的各级各类专业培训学习，包括医院管理、财务管理、病案管理、药事管理、核酸采样、流调消杀、中医适宜技术、急诊急救等项目。

中医药人才培养。注重中医药队伍人才培养，选送参加中医药健康管理县级培训4人；医院组织临床医务人员中医药知识与技能培训9余人次，培训工作纳入年度继续医学教育范围予以考核。

继续医学教育学分管理。根据继续医学教育学分管理要求，严格学分审核，共计115余人，以强化能力培养和保障医务人员的职称晋升条件建设。

【科研工作】 立项省科技厅重点研发项目1项，到位经费50万元。发表论文5篇。

（办公室）

四川省中西医结合医院

【基本情况】 2021年，医院在职职工836人，其中高级职称148人。编制床位1400张，临床科室26个，医技科室11个。

高新医院建设。一期工程建设项目主体结构通过分部验收，拟于2022年10月竣工验收并交付使用。二期工程系四川省中医药国际交流中心项目依托工程，2021年6月省发改委批复立项。

【医疗工作】 医院门诊挂号人次同比增加38.9%，出院人次同比上升9.68%，中药饮片占业务收入的比例10.96%，同比上升0.31%。

学科建设。制定鼓励临床科室开展高难度技术和高级别手术措施，完成中医科老年病科、预防保健科和医学影像科神经肌肉电图等专业以及国家级限制临床应用技术和医疗美容外科3—4级手术的备案。中医肿瘤重点学科、四川省肠癌病重大疾

病防治中心、中医肿瘤质量控制中心获255万元财政资助。

医疗保障。全年派出21批次干部保健人员执行省卫生健康委指派的重大任务医疗保障，并承担成都市武侯区新冠病毒疫苗注射现场医疗保障任务。持续建设高水平高素质保健队伍，干保人员获四川省青年骨干保健人才称号。

援外工作。选派第4批次援外人员援助莫桑比克，医院获四川省援外医疗工作先进集体，1人获四川省援外医疗工作先进个人。

【新冠肺炎疫情防控】 医院与临床科室及部门签署《疫情防控工作责任书》，压实疫情防控主体责任。北院区被指定为黄码人员核酸采集定点医院，全面落实"应检尽检、愿检尽检"核酸采集工作。

PCR实验室再次通过室间质评考核。取得医院南北区、市疾控中心的核酸准运证。建立全院核酸检测机制，开展全员核酸检测及环境核酸检测共计12205次。全院职工新冠病毒疫苗接种率98.27%。

组织人员支援成都市高新大源片区、武侯区锦官新城片区核酸检测采样工作，并圆满完成任务，受到表扬。

第一时间为封控小区、社区群众、防疫一线人员、企事业单位以及医院职工、家属、患者发放"大锅汤"，服务群众上万人次。

【人才队伍建设】 续聘第十三批四川省学术和技术带头人1人，新增四川省中医药院士后备人才1人、第十三批四川省学术和技术带头人后备人选3人，获第三届四川省临床技能名师称号1人，获批建设四川省名中医工作室4个。培养在读研究生10人，毕业研究生5人。

【科研工作】 申报国家级、省级等各类课题项目53项，获批立项32项，并入围国家级中医药科技创新平台广东省新黄埔中医药联合创新项目，获批科研经费共计372万元，结题18项。获中国民族医药协会科学技术奖二等奖。发表SCI论文3篇。

获批四川省中医药科学院传承创新研究中心建设项目8个，推进在建重点实验室、临床研究中心等临床科研平台建设，亚健康临床医学研究中心三年期建设动态评估结果等级为良好。筹建临床GCP中心、科研生物样本库。

【定点帮扶】 坚持"四位一体"帮扶工作机制，选派优秀干部担任阿坝县河支镇日进贡村驻村干部，接续推进定点帮扶工作。医院领导下乡结对，开展订单采购、豌豆基地、党建结对、义诊巡诊送药、儿童营养改善等创新帮扶举措。医院获全省脱贫攻坚先进集体，驻村干部多人获脱贫攻坚先进个人。

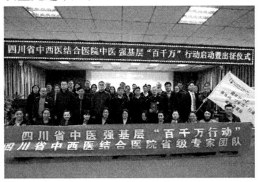

◎2021年12月16日，四川省中西医结合医院召开中医强基层"百千万"行动启动暨出征仪式（谢钦臣◇供稿）

【对口支援】 落实中医药强基层行动，选派以四川省名中医、中青年拔尖中医师等中高级职称专家为主的专家团队指导巡诊全省27个县（市、区）的医疗工作。保质保量完成对口支援"传帮带"工程任务，选派15个小组赴全省各地开展中医强基层"百千万"行动。

（谢钦臣）

四川省第二中医医院（四川省中医药科学院中医研究所）

【基本情况】 2021年，医院在职职工667人，其中编制职工207人，聘用460人。编制床位2300张，开放床位632张。

【医疗工作】 医院门诊223063人次，同比增长22.1%；急诊6893人次；出院14352人次，同比增长35.9%，平均住院日12.00天，床位使用率77.75%，同比提升15个百分点；手术4687台次，同比增长47.6%。其中三级手术2667台，四级手术601台，分别同比增长51.36%、62.87%。疑难病例593人次，危重病例3000人次，分别占出院总人次的4.13%、20.9%，分别提升1.2个、2.7个百分点。门诊中药处方比例67.76%，住院中医药治疗率22.44%，门诊患者中药饮片使用率48.73%，出院患者中药饮片使用率72.89%；中成药费占所有药费比例15.39%；制剂生产同比增长26.5%；自制制剂使用占比3.97%；自制制剂使用占中成药使用25.15%。

药事管理。完善、修订《中药饮片处方点评制度》；在全省省级中医医疗机构中首家获成都市药品不良反应中心"药械不良反应监测哨点医院"授牌；开设全省中医医疗机构首个药学门诊。推进第四批"国家药品集中采购"和"6+2"品种中标药品厂家、规格的集中带量采购。国家组织集中采购中标药品使用比例99.84%。

规范医疗行为。严格依法依规执业。加强执业医师及其处方权限的管理，依法做好各项注册、备案等管理工作；按照三级公立医院绩效考核标准和2019年度绩效考核结果对标整改，并完成2020年度信息填报、自评报告撰写和资料上传工作。强化医疗质量管控。调整医疗技术管理委员会，印发《医疗质量管理通报》11期、《输血评价及病历检查结果》10期；制定《医院急诊手术分级目录》，实施手术权限动态化管理；推进病案数字化管理，甲级病案率97.65%。开展卫生健康行业领域不合理医疗检查专项治理工作，成立领导小组，制定印发工作方案，创新开展"专项治理工作一分钟测试"督导方式；根据自查和三医信息监管平台发现的不规范医疗行为开展针对性培训考核。2021年医院被辖区评为年度平安医院。

学科建设和中医药服务能力。医院获批中医医院康复能力提升项目，杜氏骨科四川省中医经典传承中心项目，肾病科和妇科的四川省重大疾病中医药防治中心项目等，中医老年病学成为第二批四川省中医药重点学科建设单位，医院拥有国家级重点专科3个，省级重点专科9个。妇科、针灸康复科、皮肤科相继荣获"中国中医医院最佳临床型专科"。护理7S管理品管圈活动案例获四川省护理学会2021年度护理质量管理优秀奖，学科建设和中医药服务能力得到显著提升。医院在2021年第二届四川省中医护理技术传承创新大赛中获三等奖、优秀奖。

医联体建设。建立以"医院为枢纽，上联大型综合医院，下接基层医疗机构"的"N+1+n"医联体模式。医联体单位共计101家，推动与四川大学华西医院、省人民医院等建立20个专科联盟，为学科建设搭建发展平台。先后选派2名中层干部和15名医务工作者分别赴松潘县人民医院、九寨沟中藏医院等医联体开展对口帮扶，开展远程培训20余次。医院注册特色制剂品种49个，其中29个品种已投入临床使用，19种中药制剂在医联体医院调剂使用，18种制剂纳入《四川省医疗机构中药制剂调剂品种目录》。

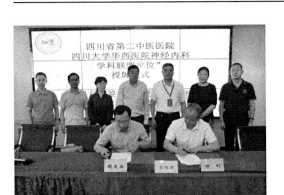

◎2021年8月27日，四川省第二中医医院"四川大学华西医院神经内科学科联盟单位"授牌仪式举行（办公室◇供稿）

互联网医院建设。新开通智能导诊和线上预约挂号、咨询、健康档案管理、开方及药品配送、门诊病历查询、报告查询解读等智慧医疗服务；护理信息化移动智慧病房建设走在全省中医系统前列；院内医生互联网医院注册率90%以上。

【新冠肺炎疫情防控】 持续优化完善患者管理、预检分诊、核酸检测等院内疫情防控流程和制度；完成PCR标准试验室建设并投入使用，优化改造发热门诊、预检分诊点；组建新冠肺炎医疗救治应急队伍，做好应急人力储备。承担疫苗接种、医疗保障和核酸检测及应检尽检工作；抽调11个科室17名医护人员参与成都市青羊区红墙巷新冠病毒疫苗临时接种点医疗保障工作、临时接种点预检分诊和疫苗接种等工作。

【医学教育】 住院医师规范化培训和进修实习管理。制定完善《中医住院医师规范化培训招收实施办法》等21项管理制度。接受2021年中医住院医师规范化培训基地省级评估。截至2021年底，医院有在培中医住院医师规范化培训学员130人。接收医护专业进修人员89人，实习生362人，同时选派36名医护人员外出进修学习。

院内继续教育。每月举办"四道讲坛"系列学术讲座并授予院内学分；2021年申报成功国家级中医药继续教育项目4项，省级中医药继续教育项目19项，受新冠肺炎疫情影响3个项目申请延期，其余项目均采用线上线下方式完成。

人才建设。引进高级职称专业技术人才4人。选派3名中青年干部和2名高层次人才参加省卫生健康委组织的中青年干部人才递进班和高层次人才专题研修班；20余名临床专业技术人员参加各类专业培训；1名专家到北京中日友好医院参加"西部之光"项目进修。3名专家分别成为第三届四川省临床技能名师、第四届四川省卫生健康领军人才和第四批全国中医优秀人才（临床+基础）研修项目培养对象，6名第六批全国老中医药专家学术经验继承工作继承人出师，4人成为第二批四川省优秀中医临床人才，4人成为四川省优秀中药人才。

【科研工作】 申报科研项目126项，立项71项；签订横向项目10项，横向经费56.28万元；结题科研项目20项。

（办公室）

西南医科大学附属中医医院

【基本情况】 2021年，医院在职职工2366人，其中卫生专业技术人员2040人。

【医疗工作】 医院门急诊149.80万人次，入院7.18万人次，出院6.98万人次，手术3.88万台次，病床使用率80.9%，平均住院10.3日。住院中医药治疗率98.43%，住院中医药技术使用率（出院患者使用中医非药物疗法比例）92.02%。门诊患者中药饮片使用率34.9%，住院患者中药饮片使用率92.9%。中成药收入占药品收入比例20.01%，院内制剂收入占药品收入比例5.82%。

新技术新项目。持续推进心脏中心、卒中中心等15个医疗中心建设，新获批国家高级卒中中心、国家中医急诊与重症医学区域诊疗中心协作单位、全国心血管疾病管理能力评估与提升工程国家标准化房颤中心示范中心、泸州市外周介入诊疗质量控制中心。持续加大医疗核心技术的开展和应用，2021年开展新技术、新项目42项。提倡四级手术及日间手术，四级手术台次同比2020年增长50.44%，日间手术占比同比2020年提升1.83%。拓宽医疗服务领域，作为四川省唯一一家中医医疗机构获批四川省开展人类辅助生殖技术医疗机构。医院病情复杂程度CMI值及病种覆盖率DRGs组数在四川省中医系列中排名第一。

重点专科建设。医院对重点专科（学科）实行目标管理，2021年与各重点专科、学科签订《重点专科（学科）建设年度计划任务书》，参照重点专科、学科建设标准从基础条件、中医医疗技术队伍、中医医疗服务能力、医疗质量、科研与教学等方面制定建设计划和目标，不断丰富内涵建设，提高诊疗水平。同时予以政策支持和经费保障，在人才培养、科研立项、新技术、新项目开展上予以倾斜；在建设中予以经费支持，落实专款专用。医院现有国家临床重点建设专科2个（脑病科、肾病科），国家中医药管理局重点专科5个（耳鼻咽喉科、脑病科、肝病科、肾病科和重症医学科），四川省中医重点专科17个、重点专病2个、省卫生健康委甲级重点学科2个（麻醉学、医学检验科）。

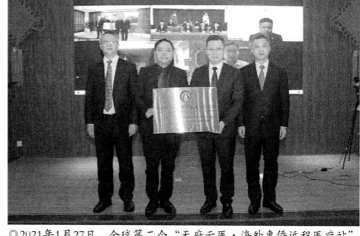

◎2021年1月27日，全球第二个"天府云医·海外惠侨远程医疗站"落户西南医科大学附属中医医院（谢艳玲◇供稿）

【新冠肺炎疫情防控】 完善医院防控体系建设，改造发热门诊，升级门禁系统。修订医院《新型冠状病毒肺炎疫情防控常态化工作方案》《新型冠状病毒肺炎疫情防控应急预案》。全年完成疫苗接种医疗保障384场次，保障21.7万人次。收治疑似新冠疫苗接种不良反应病例9例、组织应急演练2次，开展疫情防控培训38场、实地防控督察70余次，培训5000余人次。全年完成核酸检测68000余人次，派出7批次22名医务人员支援泸州市传染病医院疫情防控工作。

【医学教育】 教育教学。2021年通过教育部专家中医专业认证初访。获批省校级一流本科课程14门；省级"课程思政"示范课程1门；省级"课程思政"示范教学团队1个；省高校思政精品项目1个；大学生创新训练计划项目124项。加大教学改革，全面实施本科生导师制；获批省教指委教改项目1项，校级教学成果奖一等奖1项、三等奖3项。学生技能竞赛结硕果，获第十届中国大学生医学技术技能大赛中医学专业赛道全国预选赛团体二等奖及全国总决赛铜奖；2021华佗杯全国中医药院校针灸推拿临床技能大赛团体三等奖、单项二等奖和三等奖各1项。开展教学竞赛，4人获校级教学三等奖。举办"传习同郊风范"学风品牌建设活动、中医导引术比赛等丰富多彩的特色活动。做好教学基地管理，不断完善就业—创业—升学服务体系建设。

研究生培养管理。完成118名研究生招生录取及7名硕士研究生复试、录取工作。获评校级优秀学位论文3篇，发表SCI 13篇（最高IF=5.246），中文核心10篇；授权实用新型专利1项。新增硕士生导师7人。

继续教育。招收中医住培学员215名、护培学员87名、实习生648名、进修生162名。推进各类学员临床教学管理，通过四川省中医住培基地评估督导。信息化执业医生考试高效完成2021年中医类别医师资格考试实践技能考试、全国中医临床优秀人才研修项目选拔考试和规培医、护结业考核。开展学术会议49场次（其中国家级12场，省级25场，市级12场），承办市内外"西学中"培训班，院内各级各类培训43次。开展师承、中医药流派工作室及名中医工作室建设，完成国家级第六批师承继承人结业5人、第四批全国中医临床（基础）优秀人才研修项目结业3人、全国名老中医药专家传承工作室验收2个；新增四川省名中医工作室6个。新增各级学会任职213人次，其中国家级44人次，省级92人次，市级77人次。

人才建设。新进职工102人，引进培养博士10人。送出培养脱产博士10人、硕士3人，送出进修培训人员130人次。推进博士后创新实践基地及博士后科研工作站招生工作，4位博士签订入站协议。新增国务院特殊津贴专家1人、二级教授1人、省学术带头人后备人选3人、省中医药局及省卫生健康委学术带头人及后备人选20人、省卫生健康领军人才1人、省中医药

传承创新发展先进个人3人、酒城英才突出贡献奖及科技之星3名、金教鞭、金教鞭之星奖2人。

【科研工作】 立项课题169项，其中国家级1项，部省级5项，厅局级106项。获省部级科技成果奖2项。发表学术论文1410篇，其中SCI 83篇。专利授权147项，其中发明专利4项。出版专著146部。开展10余种院内制剂研究，其中枳葛口服液获四川省院内制剂备案号。

开展四川省重点实验室申报工作，中西医结合防治心脑血管疾病实验室、川渝共建慢性病中药新药实验室获批泸州市重点实验室。临床实验室通过国家ISO15189认证。

【影响力排名】 获首次国家中医特色优势与科技影响力排名第43名，中国医院竞争力中医医院第39名。

（谢艳玲）

成都中医药大学附属医院针灸学校（四川省针灸学校）

【基本情况】 2021年，学校教职工398人，其中高级职称41人，中级34人，初级156人。

【新校区建设】 持续推进新校区建设工程。新校区整体规划用地481.41亩，建筑面积331750平方米。一期建设项目建筑面积37200平方米，投入资金2.4亿元。截至2021年底，一期建设项目取得由省自然资源厅核发的项目用地预审与选址意见书，完成项目可行性研究工作，并按照省发展改革委初审意见修改完善可行性研究报告，待省发展改革委审批立项。

【高职学院建设】 学校对以四川省针灸

学校为基础新建中医药职业学院做了大量政策咨询和市场调研，进行必要性和可行性论证，得到省委编办、财政厅、教育厅和彭州市委市政府的支持。截至2021年底，新建四川中医药职业学院项目通过省高校设置"十四五"规划高评委专家评审，并经省政府批准报送至教育部高校设置规划部门备案，结果待公示。

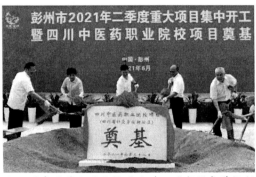

◎四川中医药职业院校项目（四川省针灸学校新校区）奠基仪式（学校办公室◇供稿）

【医学教育】 专业建设。新增中医护理、中药制药两个专业。牵头教育部《中等职业学校专业目录（2021年）》论证，动态调整专业设置结构和专业方向，提议将中医康复保健专业拆分为中医养生保健、中医康复技术两个专业并被采纳。牵头完成国家中职中医康复技术、中医养生保健、中药制药三个专业的专业简介、教学标准制（修）订工作。完成"四川省第三批中等职业学校示范（特色）专业建设项目"中期检查工作。

教学管理。完成全年148个班级的日常教学工作。疫情期间，推出"停课不停学"网络教学模式，复课复学后适时调整教学计划，按要求完成中高职各专业、教学班教学任务77227学时，实训教学7050学时，成人教育666学时。实现中医康复保健专业授课教师教学督导全覆盖，安排教学督导共计208人次，专家督导综合效果评价90.96分（满分100分）。全年学生评教综合效果平均分4.80分（满分5分）。

竞赛获奖。在2021年四川省中等职业学校护理技能大赛中获三等奖。在2021年四川省职业院校学生中药传统技能大赛中，1名学生获一等奖，1名学生获二等奖，1名学生获三等奖。在重庆市第二届传统中医手法技能大赛中，2名学生获二等奖，6名学生获三等奖。在"我要上全运"2021年四川省学校健身气功锦标赛中，学生高校组获八段锦集体项目二等奖1个，学生高中组获八段锦集体项目一等奖2个，获八段锦个人第一名1人、第二名2人、第三名1人。组织310余名学生参加2021年"香港赛马会"杯第七届海峡两岸暨港澳地区健身气功交流比赛大会开幕式展演，获"突出贡献奖"。同时举办校内五大竞赛，第十五届"明日之星"针灸推拿技能大赛、第十五届"南丁格尔杯"护理技能大赛、第五届"至道杯"康复技能大赛、第五届"远志杯"中药技能大赛、第五届"精诚杯"临床技能大赛和首届"好医生杯"药学技能大赛。将专业设置与产业发展、课程体系与行业需求、教学内容与职业岗位、实践要求与技能标准、培训目标与单位用人相结合。

实习就业。2021年，学校实习学生分别到四川省中医医院、四川省骨科医院、四川省第二中医医院、四川省中西医结合医院、绵阳市中医医院、汶川县中医医院等70余所医院参加岗位实习。完成2542人的毕业生工作，2021届毕业生就业率97%，对口就业率93.2%，升学率94.2%。

人才队伍建设。柔性引进9名高层次专业学术领军人才。通过公开招聘、现场招聘等形式招聘录用人员共计24人。开展高级专业技术岗位聘任工作，1人聘任专业技术四级岗位。1名教师获评"四川工匠"和"天府工匠"称号。

【学生工作】 完成9004人次的国家免学费及350人次的建档立卡贫困生申报工作。完成3234人次的国家助学金和418人凉山彝族自治州州外资助拨款发放工作，总计420.93万元。为585名贫困学生发放冬衣补助，总计8.77万元。为6名特困生发放一次性补助，总计0.95万元。

【职业技能培训鉴定】 全年完成人社部专项能力考核培训鉴定共计1050人次，其中小儿推拿专项技能301人、中医康复理疗师555人、产后康复师194人。获批四川省人社厅第三方职业技能等级认定点及7个职业工种的认定资质，含保健按摩师（5—1级）、美容师（5—1级）、育婴员（5—3级）、养老护理员（5—3级）、健康管理师（3级）、中药炮制工（5—3级）、药物制剂工（5—3级）。学校获批教育部"1+X"四川省医药卫生与健康类职业技能等级证书联盟常务理事单位。选派教师参加教育部1+X芳香疗法、中医体质评估与应用师资及考评员培训共计12人。完成校内各专业学生1+X证书母婴护理、芳香疗法、中医体质评估与应用、失智老年人照护的培训考核共计200人，过关率99%，专业覆盖率100%。

【中医药基层适宜技术推广】 完成全省18个市中医药适宜技术县级师资培训298人。完成凉山彝族自治州、阿坝藏族羌族自治州、甘孜藏族自治州中医药民族医药适宜技术培训140人。完成民族基层中医骨干临床培训30人。收集整理"十三五"期间全省中医药适宜技术推广项目汇编。组织6名专家指导督导甘孜藏族自治州泸定县、阿坝藏族羌族自治州茂县、凉山彝族自治州西昌市、冕宁县、宜宾市翠屏区、高县、内江市中区、隆昌县等15个单位中医内科、针灸、康复、治未病科相关项目，以及乡镇卫生院、社区卫生服务中心中医诊疗区的项目建设。开展全省中医药适宜技术技能大赛师资培训1次。

【科研工作】 四川省中医药管理局中医药科研专项课题立项1项，组织教师申报四川省中医药标准委员会标准化研究项目7项，立项2项。组织教师报名参与成都职业教育技术学会2021年度成都市优秀论文评选活动，参选论文10篇。发表论文22篇，其中SCI 5篇，核心期刊1篇，获奖论文1篇。

【校、地、企合作模式深化】 与四川中医药高等专科学校、四川护理职业学院、眉山药科职业学院3所高职院校合作"3+2"高职教育，搭建学生成才"立交桥"。与米易县中医医院、宜宾市第六人民医院、彭州市中西医结合医院、成都市青羊区中医医院等9家医院开展院校合作，探索现代学徒制试点。与凉山彝族自治州卫生健康委合作订单定向委托培养本土化中医药基层人才4个班共计173人。与广东杏林商业运营管理有限公司、成都市健康服务业商会等4个企业签订合作协议，开展"订单班"、师资互派、技术交流等合作项目。学校牵头组建成立四川省中医药健康服务学会中医康复保健产教融合分会，并召开分会成立大会，分会共计吸纳单位会员60余个，个人会员160余人。

【健康产业建设】 学校实训实习基地新增外阴宫颈治疗中心、母婴护理中心、药膳中心。该基地与四川省中医院国际病房、普外科等开展系列合作，为社会人员提供养生康复服务10000余人次。学校相关专业教师到实训中心开展带教和临床示教共计300课时。接收学生实习、见习、实训3000余人次。

【新冠肺炎疫情防控】 按照各级政府和教育主管部门关于疫情防控工作要求，落实各项防控措施。制定完善《全员核酸检测工作应急预案（试行）》《学校新型冠状病毒肺炎疫情防控应急预案》，修订完善学校新冠肺炎疫情防控"三案八制"。按照上级部门相关要求，结合属地管理原则，在学期开学前全面摸排及追踪返校师生情况，开展隐患排查整治、防控物资储备、环境卫生整治、错峰就餐安排、人员培训、防控演练等工作，全面做好疫情防控工作，确保校园师生平安。

【职教扶贫】 与凉山彝族自治州卫生健康委员会开展校地合作"职教扶贫"工作，开办凉山委培班，招生173人（其中中医专业85人，护理专业47人，中医康复技术专业41人）。

（学校办公室）

四川省中医药发展服务中心

【基本情况】 2021年，中心在职职工16人，其中高级职称1人，中级4人。

【提升基层医疗服务能力和质量】 完成全省中医医疗机构等级评审和质量监控、5家局直属医院巡查等工作。开展省级中医质控中心工作经验交流和新一轮质控中心申报遴选工作，组织13个省级中医医疗质量控制中心指导10个市（州）相关单位业务工作。

【医学教育】 完成省级中医药继续医学教育项目的评审及管理工作，组织开展传统医学师承和确有专长人员医师资格考核，完成中医住院医师规范化培训招录工作、"西医人员学习中医药知识"结业考核、"中医类别全科医师转岗培训"结业考核等，开展中医药人才高级职称评审和2021年全省公立中医医院绩效管理、基层常见病多发病中医药适宜技术县级师资专题培训等。

举办乡镇卫生院人员培训，为全省300余名乡镇卫生院人员开展适宜技术培训；从甘孜藏族自治州、阿坝藏族羌族自治州遴选36名藏医药临床骨干赴西藏自治区藏医院培训180天、组织三州寺庙中从事藏医工作60名僧尼开展专题培训。

【推动中医药产业发展】 平台建设。中心组织川内10余家种植、生产、加工等中药企业以及省中医药健康旅游示范基地参加第十八届中国西部国际博览会；组织川内"三个一批"中药材重点企业、省内中药材种植重点示范县参加第3届四川省中药产业产销用对接洽谈会，为中药材企业和中药材种植基地、农户、生产合作社搭建平台、推动合作、助力乡村振兴；组织社区推介会开展中医药主题推介3场，增加百姓对中药的认识和信赖。中心承担乌蒙山中医药传承创新发展联盟组建筹备工作。该联盟由四川省中医药管理局牵头联合云南省、贵州省中医药管理局共同成立、以中医药发展为主线，涵盖川滇黔三省39个县，通过开展区域中医药学术交流、人才培养、中医院联合发展和中药材种植规划、产品推介、健康旅游推广、对接洽谈会等活动，推动乌蒙山地区经济、社会发展。

技术攻关。启动中医药发展研究项目，分析研判全省中医药产业经济运行情况，邀请专业机构、各行业专家提出对策建议，为局党组提供决策依据。整合各类专家资源，攻关麦冬、川芎、黄柏、黄连、丹参、川贝母、冬虫夏草、附子、厚朴、川牛膝10个大品种发展的难点。

中医药产业升级。推进建立省中医药促进会信息中心，基本完成中医药信息网络平台建设，开展"互联网+医疗健康"便民服务，集中医药活动筹备、信息推动、资料管理、数据分析等功能于一体的中医药运行管理平台基本建成，推动中医药产业融入新业态。

【中医药文化宣传】 中医药健康文化推进行动。在成都市青羊区双眼井社区开展"中医药文化进社区"活动，200余名市民接受中医诊疗意见和养生保健知识。举办为期3天、以"逛集市、玩养生、看汉服"为主题的中医药特色文化集市活动，全省20余家中医药大健康及文创企业参加，1500余名市民感受中医药健康养生文化。开展"千名医师讲中医"系列讲座，每场讲座受众超过100人，群众的中医药获得感幸福感明显增强。

中医药文化传承普及。开展第一批四川省中医药文化传承基地遴选工作，全省18家中小学报名。开展第二批四川省中医药文化宣传教育基地申报与认定工作，42家从事中医药文化宣传和健康科普的企事业单位、社会团体申报。举办庆祝中国共产党成立100周年中医药文化创意作品大赛，121个作品通过美术、摄影、视频、书法等形式传承弘扬中医药优秀传统文化。

中医药健康旅游。举办2021年四川中医药健康旅游管理人才培训班，130余名健康旅游行业的人员参加培训。组织开展2021年四川省中医药健康旅游示范基地评选和2018年四川省中医药健康旅游示范基地复核工作。

中医药对外交流合作。"岐黄四川、本草天府——四川中医药走进驻蓉领事机构"活动走进泰王国驻成都总领事馆、新加坡驻成都总领事馆、捷克驻成都总领事馆。

（办公室）

西南医科大学

【基本情况】 2021年，学校有教职工1861人，其中高级职称633人，博士学位625人，博士生导师53人，硕士生导师933人。

【医学教育】 教育教学。新增精神医学本科专业1个、预防医学、康复治疗学第二学士学位专业2个，申报智能医学专业；获批四川省"新文科"研究与改革实践项目2个；新增护理学、预防医学国家级一流本科专业建设点，医学检验技术省级一流本科专业建设点。《组织学与胚胎学》等26门课程获批省级一流课程；《耳鼻咽喉科学》获批来华留学生在线精品课程；学习强国平台上线优质课程3门。完成10所教学基地教学评估，新增硕士联合培养基地4个、本科教学基地15个。获批中药学、预防医学、公共事业管理等成教专升本专业3个，新增药学自考本科招生专业1个；新增成教校外教学点4个、自考校外助学点1个。临床技能中心获批省级实验教学示范中心，公共卫生虚拟仿真实验教学中心获批省级虚拟仿真实验教学示范中心。教育教学研究不断深化，30项成果推荐申报省级教学成果奖。推进"三全育人"综合改革试点高校建设，获批省级"三全育人"综合改革试点院系2个、思政精品项2个；思政微电影、公开课分别获四川省特等奖、一等奖；学校"三全育人"综合改革实践入选泸州市思想政治工作优秀创新案例。大学科技园获批第十一批国家大学科技园。

学科建设。获批博士学位授予单位，临床医学博士专业学位授权点，形成"本—硕—博"完整的医学人才培养体系。现有博士专业学位授权点1个，一级学科硕士学位授权点8个、硕士专业学位授权点10个。临床医学ESI在全球前1%的机构中位列44.22%。药理学与毒理学新晋ESI全球前1%，排名提升近40%。有普通本科专业32个，涵盖7个学科门类；有国家级、省级一流本科专业建设点12个、国家级特色专业3个、省级特色专业3个、省级应用型示范专业5个；新增应用心理硕士专业学位授权点，撤销生理学二级学科硕士学位授权点，增列口腔医学一级学科硕士学位授权点。完成临床医学等7个一级学科以及中医硕士等3个专业学位水平评估工作，法律硕士专业学位授权点通过专项合格评估复评。

招生就业。2021年招收本科生3600人，硕士研究生1125人，留学生19人。优化招生计划编制，停招专科，一本招生专业增至17个，新建优质生源基地高中18所。毕业本科生4068人、专科生101人、硕士研究生702人，毕业生初次毕业去向落实率92.47%。临床医学、口腔医学、中西医临床医学等专业毕业生执业资格考试通过率分别为87.7%、95.59%、78.81%。

教师学生竞赛获奖。教师参加各级各类比赛，获国家级、省厅级奖项20项。学生参加各级各类竞赛获国家级、省级奖项640余项；其中参加第十届中国大学生医学技术技能大赛实现四个赛道全部晋级全国总决赛的突破，获全国铜奖4项、西南西北赛区一等奖3项。

人才建设。新增博士43人，柔性引进专家12人，送培硕士及以上研究生26人、进修访学6人，从事博士后研究工作7人。规范博士后工作站管理，新入站2人、出站5人。新增政府特殊津贴专家等国家级称号2人次、省学术技术带头人等各类人才31人次。

【科研工作】 获批各级各类项目593项，其中国家级27项、省部级76项。获省部级以上奖项10项。发表SCI论文1390篇，同比增长26.4%，获授权专利536项。全面启动核医学、代谢性疾病、脑科学、中西医结合、口腔医学5个校级研究所建

设。医学电生理学教育部重点实验室通过五年周期性动态评估，厅市共建中枢神经系统药物四川省重点实验室通过建设期验收。获批四川省科普基地1个、泸州市重点实验室13个、科普基地2个。

【交流合作】 稳步推进与德国波恩大学、泰国清迈大学、英国曼彻斯特城市大学的联合人才培养项目，毕业博士研究生1人、在培博士9人。选送138名教师开展线上线下研修、交流、访学；聘请26名长期外籍专家教师来校工作。服务"一带一路"倡议，与埃及亚历山大大学建立友好联系。举办国际护理学术研讨会等国际会议2场，提升学校国（境）外影响力。学校获批四川省国际医学教育来华留学示范基地。

【新冠肺炎疫情防控】 做好建校70周年庆祝大会、全国四六级英语考试和全国研究生考试等防疫工作，成功处置各地疫情对学校影响，筑牢校园疫情防护屏障。动态做好中高风险地区旅居史师生筛查。推进师生新冠病毒疫苗接种，接种率99.53%。5个集体、30人获泸州市新冠肺炎疫情防控先进表彰。

【建校70周年校庆】 举办以"铭初心、聚众智、弘文化、谋发展"为主题的建

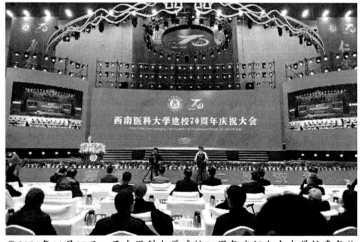

◎2021年11月27日，西南医科大学建校70周年庆祝大会在学校青年体育馆举行（谢明雄◇摄影）

校70周年庆祝大会，并向全球校友同步"云"直播；组织校长论坛、高等医学教育发展论坛等系列学术、文化、体育活动；广泛组织校友讲坛、校友代表座谈会等线上线下活动36场次；学校70周年校庆获省委、省政府主要领导亲切关怀和重要批示，得到泸州市委市政府等地方党委政府和泸州老窖集团、郎酒集团等社会各界支持。

【定点帮扶】 选派11名干部定点帮扶6个县8个村；2021年招收凉山彝族自治州昭觉县、泸州市古蔺县生源41人；完成甘孜藏族自治州乡城县2021年临床执业（助理）医师理论提升培训班线上培训；通过以购代捐等支出191.9万元；组织博士、专家14人次赴凉山彝族自治州昭觉县开展讲座、义诊等。学校获评全省教育脱贫攻坚专项奖励"记功"集体、社会扶贫突出贡献奖；5人获全省教育脱贫攻坚专项奖励"记功"和"嘉奖"奖励。

（彭梨梨）

成都中医药大学

【基本情况】 2021年，学校在职职工2227人。专任教师1644人，其中高级职称884人，中级589人，初级及未定职级171人。

【医学教育】 教学工作。新增国家级课程思政示范项目1项，设立"柳台书斋"经典大讲堂引导学生建立中医认知思维模式，创新开设特色中医妇科人才培养"刘敏如班"，获批教育部首批新文科研究改革实践项目《书院模式下"文+医"复合型人才培养路径及机制研究》，获四川省高等教育教学成果特等奖1项、一等奖5项、二等奖7项；获全国首届优秀教材主编教材二等奖3项，副主编教材特等奖1部、

一等奖1部、二等奖4部，获奖情况位列全国中医药院校首位。获批马克思硕士学术学位点，管理硕士专业学位点，组织中医学、中药学、护理学3个硕士专业学位点参加全国专业学位水平评估。

学科建设。编制2021—2025年"双一流"大学和学科建设方案，入选新一轮国家"双一流"建设名单。组织中药学、中医学等5个一级学科参评全国第五轮学科评估；新增国家级一流本科专业建设点5个、省级一流本科专业建设点4个，通过教育部临床医学专业认证。

招生毕业。2021年本科生报到率97.37%、就业率91.65%、升学率26.44%。招收硕士研究生1341人，毕业806人，在校硕士研究生3666人。招收博士研究生224人，毕业97人，在校博士研究生736人。

学生竞赛获奖。获大学生创新创业训练计划国家级立项34项、省级立项100项，首次获"互联网+"国赛金奖，在"挑战杯"等全国全省大学生创新创业赛事中获国家级奖项10项、省级奖项49项。

人才建设。新增国务院特殊津贴专家6人，国医大师、全国名中医3人，岐黄学者1人，专业技术二级岗专家17人，入选省部级人才称号52人；引进院士入选四川省"天府学者特聘专家"，27人入选四川省学术和技术带头人；获批教育部第二批"全国高校黄大年式教师团队"1个。博士后全年办理进站42人、出站15人、在站130人，在站数量和新增数量均居省属院校首位。

【科研工作】 立项纵向科研项目573项，国家级课题立项数连续3年实现年均增长12%。获评国家中医药多学科交叉创新团队1个、国家中医药传承创新团队1个。

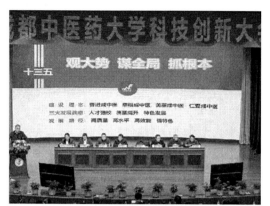

◎2021年12月29日，成都中医药大学召开"创新驱动 对标竞进 科技引领一流中医药大学高质量发展"科技创新大会（朱迁◇供稿）

【平台建设】 省部共建西南特色中药资源国家重点实验室获科技部批准，实现学校国家级科技创新平台"零"的突破；中药种质资源四川省科技资源共享服务平台获科技厅批准。获批川渝共建感染性疾病中西医结合诊治重庆市重点实验室，获批省社会科学重点研究基地四川中医药大健康产业发展与乡村振兴研究中心，入选首批四川省非物质文化遗产保护传承基地，获建四川省濒危药用动物工程研究中心，国家中医药管理局经穴效应特异性重点研究室获周期考核优秀。

（朱　迁）

川北医学院

【基本情况】 2021年，学校在职职工1345人。专任教师1020人，其中高级职称454人，中级349人。

【医学教育】 教学工作。学校入选四川省教育评价改革试点高校；临床医学等2个专业入选国家级一流本科专业建设点，新增临床药学1个本科专业；获批高教司产学合作育人项目8项；《医用化学（第3版）》等学校教师主编、副主编的2部教材

均获全国优秀教材二等奖；川北医学院创新创业教育研究与二十年实践等3个项目被授予省级教学成果奖，获省级优秀教学成果一等奖1项；内科学等20门课程被评为省级一流课程。深化研究生教学改革，分类修订研究生培养方案；统筹做好留学生线上线下教学，获批HSK（汉语水平考试）考点。优化成教学生培养体系，新增自考助学点3个。

学科建设。获批省中医药重点学科建设项目1个，风湿病学与自体免疫病学等3个学科进入中国医院科技量值排行榜百强。国家学位委员会批准"公共卫生""公共管理"2个硕士专业学位授权点，实现硕士学位授权点从"医学"到"非医学"的突破。

招生就业。招收新生4481人，其中本科生3745人、研究生707人、留学生29人。2021届毕业生4263人，其中本科生3737人、专科生130人、研究生388人、留学生8人，毕业生平均就业率94.4%。2021年全日制在校学生19781人，其中本科生17620人、专科生45人、硕士研究生1727人、留学生389人。

人才建设。新进博士30人，柔性引进高层次人才6人。获批专业技术二级岗5人，四川省学术和技术带头人6人。获聘四川省卫生健康首席专家1人、四川省卫生健康领军人才4人，入选"天府青城计划"1人、四川省临床技能名师2人。

【科研工作】 立项各级各类科研项目460余项。获全国首届检验医学科技创新三等奖1项、省科技进步奖三等奖2项、省社科成果三等奖1项、市社科成果奖81项。《川北医学院学报》再次入选RCCSE中国核心学术期刊（A）。SCI、SSCI等期刊收录论文2200余篇。

【新冠肺炎疫情防控】 全年组织召开疫

情防控工作会议9次，开展疫情防控应急演练2次，开展疫情防控专项督查3次。开展校园门岗管理、师生健康监测、重点人群排查、核酸监测、防疫服务保障、校园环境消杀、宣传教育引导、疫苗接种等重点工作，全年核酸检测1.5万人次，组织全校师生集体接种新冠病毒疫苗10次，全校师生接种率100%。做好大型活动疫情防控工作，做好庆祝建党100周年、建校70周年系活动以及英语四六级考试、研究生入学考试期间疫情防控工作。全年校园师生零感染。

【庆祝建校70周年】 2021年是川北医学院建校70周年，学校坚持"简朴、隆重、学术、共建"原则，应对疫情影响，建设校史馆，编撰校史，录制"杏林 弦歌"校庆晚会，实施校园形象提升工程，系统推进校友工作，举办院士论坛等研讨活动40余场次，各二级单位组织开展校庆主题活动100余场次，40余个国内外兄弟单位发来贺信。

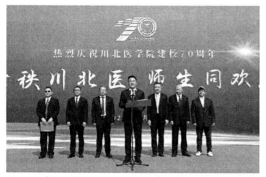

◎2021年10月29日，川北医学院举行建校70周年庆祝活动（宣传部◇供稿）

【高端医疗人才基层行】 4月7日，南充市委组织部（市人才办）、南充市卫生健康委员会、川北医学院在南充市联合开展"川北医学院启动2021年高端医疗人才基层行活动"启动仪式。2021年川北医学院附属医院向南充市、达州市、广安市、广元市、巴中市派出高端医疗人才50余人

次，入选2021年（第五届）全国人才工作创新案例。

（陈 瑕）

成都医学院

【基本情况】 2021年，医学院有专任教师915人，其中硕士生导师467人，高级职称523人。

【数字化校园和图书信息资源建设】 完成14078种54933册中文纸质图书的验收、编目、入藏，585种782册外文原版图书和2021年国内英文图书的编目、加工；完成609种630册外文原版图书的验收。完成24个数据库招标项目需求论证。开展特色数据库文献梳理分析，实现老年医养研究区域分布、老年医养相关期刊、文献词频云图的可视化展示。全年入馆110万余人次，借还图书35479册。通过微信、QQ群和邮件等形式接受咨询1500余人次。完成校园无线网络升级一期改造项目和站群系统升级项目。

【医学教育】 学科专业建设。临床医学、医学检验技术专业入选2020年度国家级一流本科专业建设点，生物制药、医学影像学专业等入选2020年度省级一流本科专业建设点。获批智能医学工程、食品营养与健康2个本科专业，纳入本科二批次招生。新增临床医学一级学科硕士学位授权点和生物与医药、公共管理、农业3个硕士专业学位授权点。出台《成都医学院学科创新团队管理办法》，资助首批学科创新团队6个。

教学工作。完成28个专业2021版人才培养方案修订工作。在四川省第二批一流本科课程建设工作中，《临床医学PBL综合课程》等4门课程获批线下一流课程、

成都医学院现有硕士学位授权点情况一览表

学科代码	学科名称	学位类型	获批时间
0305	马克思主义理论	一级学科	2018
1001	基础医学	一级学科	2018
1010	医学技术	一级学科	2018
1002	临床医学	一级学科	2021
1051	临床医学	专业学位	2014
1055	药学	专业学位	2014
1053	公共卫生	专业学位	2018
1054	护理	专业学位	2018
0405	应用心理	专业学位	2018
0860	生物与医药	专业学位	2021
1252	公共管理	专业学位	2021
0951	农业	专业学位	2021

◎成都医学院现有硕士学位授权点情况一览表
（周慧敏◇供稿）

《突发公共卫生事件应急处置》等6门课程获批线上线下混合式一流课程、《三创项目软件开发与实践》等4门课程获批社会实践一流课程；《毛泽东思想与中国特色社会主义理论体系概论》等6门课程获批省级课程思政示范课程，医学科研思维与方法教学团队获批课程思政示范教学团队。被省教育厅遴选参评国家一流课程5门。

招生就业。录取分数在2021年四川省各批次创历年来新高，本科一批次招生1283人，占学校普通本科招生人数的42.5%（同比提高6%）。加入成渝地区双城经济圈高校就业创业联盟医卫健康分盟，截至2021年8月31日，本专科总体就业率（不含灵活就业）86.99%。全额完成8个专业共418名研究生招生计划，获四川省2021年度研究生招生考试目标责任完成先进单位。截至2021年8月31日，2021届研究生总体就业率（不含灵活就业）95.36%。

教师学生竞赛获奖。两名教师在首届全国高校教师教学创新大赛中，获四川省正高组、副高组一等奖，并包揽所有单项奖；全国总决赛获正高组二等奖、副高组三等奖。获第六届全国大学生生命科学竞赛（2021，创新创业类）全国一等奖1个，二等奖2个，三等奖1个。获中国第七届"互联网+"大学生创新创业大赛国赛铜奖2项，省赛金奖1项、银奖3项、铜奖1项。承办"四川省导航名师"创新创业课程教学大赛预赛、决赛，获优秀组织奖、一等奖1项、优秀奖1项。获第十六届"挑战杯"四川省大学生课外学术科技作品竞赛二等奖3项，三等奖7项（含红色专项1项）。获"创青春"第三届成都平原经济区青年创新创业大赛优秀奖。获批省级大学生创新创业训练计划项目100项。

人才建设。引进博士、副高及以上人才22人。职称评审通过50人，其中正高12人、副高12人、中级26人。送培博士2人，博士后进站1人；送培国内访问学者1人，国内进修2人；国内各类学术交流访问约80人次；开展线上线下教师培训共计10余次，累计培训2700余人次。送培新教师96人，取得教师资格证书43人。

【科研工作】 国家级项目立项17项，其中国家自然科学基金项目16项，国家社会科学基金项目1项。获批省部级项目25项，厅局级53项。立项科研经费1906万元，其中校外纵向经费1269万元，横向经费272万元。获各级各类科技奖项8项，其中省部级5项。发表论文325篇，其中SCI 114篇，新增5篇论文入选ESI高被引论文。出版著作19部。获国家授权专利31项；组织申请软件著作权9项。完成科技成果转化1项。2021年与企业联合申报，人体·生命·健康教育科普基地获批为成都市科普基地，新立项建设成都医学院—迈克IVD临床联合研究中心等7个校级科研机构。

【交流合作】 向成都市委提交《关于恳请成都市全面共建共管成都医学院的报告》，推进"厅市共建"工作。与成都市新都区签订共建医科大学战略合作协议，打造北部区域医学中心。与阿坝藏族羌族自治州人民政府、四川科伦药业等地方政府企业签订合作协议，助力学校医药卫生健康事业发展。获成都市产教融合项目经费资助1300万元。与易三仓大学签订联合培养博士框架协议。4名学生被"2020年新加坡护理医科奖学金项目"录取。

【新冠肺炎疫情防控】 常态化疫情防控责任落实到位，紧密加强人员出入管理，加强与上级和属地沟通联系，坚持"日报告""零报告""周报告"，确保各类信息、数据上报及时、准确、全面。全年印发疫情防控相关文件36份，召开领导小组专题会议21次，接受省、市、区检查及开展校内自查20余次，举行应急演练3次，常态化防控期间共排查重点人员561人，处置发热学生215人。在2021年11—12月疫情防控应急状态期间，组织召开5场工作专题会，印发22条疫情防控措施和12条校园管控细则，落实各项防控措施。全校师生实现两剂次新冠病毒疫苗应接尽接，加强针接种有序推进。

（周慧敏）

电子科技大学医学院

【基本情况】 2021年，医学院有教师750人，其中博士生导师70人，硕士生导师453人，高级职称595人。

【医学教育】 学科建设。完成药学专业学位水平评估，启动药学专业2020—2025学位授权点周期性合格评估工作。

教学工作。持续推进教研教改，2021年获全国药学专业学位优秀教学案例1个，组织翻译国外原版教材1本并正式出版，获批校级课程思政示范课项目3项，"挑战性学习课程建设项目"1项，教材立项建设项目1项，院级"课程思政"示范课项目9项。组织课程思政、精品课程专题交流会，课程思政示范课观摩，教学质量分析会等各类教学活动近20场。教师获学校优秀研究生指导教师称号3人、本科教学优秀奖1人、青年教师教学竞赛二等奖1人、课程思政微课大赛三等奖2人。院长杨正林获2021年度吴阶平医药创新奖。

招生就业。2021年医学院在校生984人；招收新生355人，其中本科生88人、硕士研究生241人、博士研究生26人；毕业生112人，其中本科生16人、硕士研究生87人、博士研究生9人。首届本科护理学专业毕业生就业率100%，就业单位均为三甲医院；2021届研究生毕业生就业率96.88%，国家重点单位就业比例77.08%。

学生工作。①加强学生思想政治教育，引导学生深刻领会"珍爱生命、大医精诚"的精神内涵。开展党史学习教育、"我为师生办实事"等系列活动50余场，开展"请党放心，强国有我""山河已无恙，吾辈当自强"等主题团日活动30余场。获学校先进研究生党支部二等奖1项，3个班级获学校优秀班集体称号，1名研究生获学校优秀共产党员称号。②2021年，大学生创新创业训练计划立项15项，举办大学生医学技术技能大赛校内赛，3名本科生发表中文核心期刊等高水平学术论文；研究生发表高水平论文200余篇；1名学生获"成电杰出学生（研究生）"称号，3名学生获2021年国际基因工程大赛（iGEM）金奖。

人才建设。2021年院长杨正林当选为中国科学院院士，新引进国家级人才3人。

【科研工作】 获批国家自然科学基金22项，其中青年项目13项，面上7项，创新研究群体项目1项（经费1000万元），原创探索计划1项（获最高资助280万元），总经费1954万元；获批省科技厅项目7项，总经费184万元。发表论文391篇，其中ESI高影响力论文16篇。

【新冠肺炎疫情防控】 落实上级部门和学校新冠肺炎疫情防控政策及要求，把保障师生员工的生命安全和身体健康放在首位，经常性摸排师生情况，做好师生出省备案、行程排查、新冠病毒疫苗接种和核酸检测的组织以及预约进校健康资料查验等工作。加强学生管理，落实每日打卡、请销假、三测体温、晚点名等制度。

（办公室）

社会组织

四川省健康教育协会

【组织建设】 2021年9月11日，协会召开第三届第一次理事会，审议通过第三届常务理事选举办法，选举产生37名常务理事；召开协会第三届第一次常务理事会，审议通过秘书长提名的副秘书长建议名单、聘用人员工资待遇相关工作制度（草案）等议案；召开协会第三届第一次监事会，审议通过第三届监事会监事长选举办法，选举产生何金戈为第三届监事会监事长。12月30日，召开协会第三届二次常务理事通讯会，法定代表人年度工作述职并测评。

12月22日，完成协会章程、法人、社会组织负责人、地址变更，并备案。

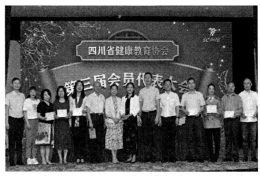

◎2021年9月11日，四川省健康教育协会召开第三届会员代表大会（杨松 周章俊◇摄影）

【学术活动】 9月10—12日，在成都天邑大酒店举办媒介素养与舆情处理能力培训班，来自健康教育、疾控、医院、妇幼、基层公卫机构的医务工作者100余人参加培训。

（包静梅）

四川省社区卫生协会

【组织建设】 2021年，全科专委会和中心主任联合工作委员会完成换届，四川大学华西医院尹耕教授当选为全科专委会第三届委员会主任委员，成都市青羊区新华少城社区卫生服务中心主任王伟当选为中心主任联合工作委员会第二届委员会主任委员。

现有个人会员608人，单位会员90个。现有管理专委会、全科专委会、中心主任联合工作委员会等专业学术组织3个。现有四川省社区卫生协会培训基地3家。

四川省社区卫生协会与四川省医师协会联合成立四川省医师协会联合工会委员会，召开第一届委员会成立大会暨第一次会员大会，选举产生第一届委员会委员共5人，其中工会主席1人，副主席1人，经费审查委员1人，女工委员1人，宣传委员1人。

【学术活动】 4月，协会面向全省基层医疗机构卫生工作者在成都市举办全省基层卫生公共服务管理能力提升培训班。培训内容是以强化全省基层医疗机构重点人群健康管理和公共卫生服务能力，提升基层医疗卫生工作者服务水平，共380余人参加培训。

5月，协会在成都市高新区召开"全专结合—全生命周期健康管理之护理闭环服务模式交流会"。共同探讨医联体体制下，如何做好出院患者的延续护理及居家护理，打造护理闭环服务模式，为居民提供连续、专业、个性化的健康管理。

12月，中心主任联合工作委员会和全科专业委员会联合举办2021年学术交流会。会议围绕社区医院高质量发展建设、"全科医疗新进展"等主题，邀请中国社区卫生协会、省卫生健康委、成都市卫生健康委和省内基层卫生专家出席大会。中国社区卫生协会会长陈博文就"中国特色社区卫生新篇章之思考"专题进行分析解读。来自全省各市（州）社区卫生服务中心主任和乡镇卫生院院长、科室主任、家庭医生团队队长共300余人参加会议。

【项目工作】 参与制定行业标准。按照国家、省卫生健康行政部门工作安排，组织基层卫生机构相关专家，根据当前人口老龄化、乡村振兴、医防融合、中西医协同、医养结合等基层医疗卫生机构发展新要求，提出《社区卫生服务中心能力标准（2018年版）》《乡镇卫生院能力标准（2018年版）》修改意见，梳理、归类和论证专家提出的意见，上报修订意见或建议106条（社区卫生服务中心40条，乡镇卫生院66条）。

受省卫生健康委妇幼健康处委托，组织基层卫生专家修订四川省儿童早期综合发示范基地评分指标，形成符合四川省社区卫生机构发展实际的《四川省儿童早期综合发示范基地评分指标（社区卫生版）》建议稿。

规范开展基层医疗服务质量评价。按照省卫生健康委基层卫生处安排，协助四

川省医疗卫生服务指导中心组建成立基层卫生专家库，共158名专家成为全省基层卫生专家。抽取基层卫生专家80余人参加2021年"优质服务基层行"推荐标准省级复核工作，通过机构情况介绍、查看资料和现场检查、专家集体评议等方式共复核基层医疗卫生机构162家（其中现场复核61家，线上复核101家），促进基层医疗机构严格落实医疗质量和安全管理核心制度。

12月11日，协会推荐的《"互联网+社区赋能"精准整合式慢病管理关键技术与应用示范》项目，在福建省福州市举办的"第十六届中国社区卫生服务发展论坛"上，获2021年度中国社区卫生协会科学技术进步奖二等奖。

【培训基地工作】 落实国家卫生健康委2021年度基层卫生人才能力提升培训项目，受中国社区卫生协会委托，组织协调3家国家级培训基地（成都市青羊区新华少城社区卫生服务中心、成都市武侯区玉林社区卫生服务中心、成都市武侯区晋阳社区卫生服务中心）和3家省级培训基地（成都市双流区西航港社区卫生服务中心、成都高新区中和社区卫生服务中心、四川天府新区华阳社区卫生服务中心）带教培训新疆维吾尔自治区42名骨干全科医生两个月。

（秘书处）

四川省输血协会

【组织建设】 采供血工作委员会、血液制品工作委员会、临床用血工作委员会分别完成换届选举工作，产生新一届工作委员会组成人员和主任委员、副主任委员、秘书长、副秘书长。

【学术活动】 2021年5月11日，采供血工

作委员会在成都市血液中心召开工作会议,交流全省采供血机构"十三五"总结和"十四五"规划,安排部署2021年工作重点。各会员单位按照《血站新冠肺炎疫情防控常态化工作指引》要求,适应新形势,应对新挑战,结合各地实际,在无偿献血工作中精准施策,有效保证了临床用血需求。部分会员单位抓住成渝地区双城经济圈高速发展机遇,提升区域间血液应急保障、安全监测及调配能力。建立成德眉资血液调配与工作交流机制。截至2021年10月底,全省开展血液调剂累计23.5万单位,其中成渝两地间开展血液调剂共7次7860单位,成德眉资间开展血液调剂共44次5214单位。

【政府委托工作】 受省卫生健康委委托,分别邀请省内外专家论证《四川省单采血浆站设置规划(征求意见稿)》,召开四川省延长无偿献血年龄试点工作专家评估会议,均将论证意见上报省卫生健康委。推荐第四届四川省直机关青年科技工作者1人。

【发挥政府参谋助手作用】 针对全省血液安全保障不平衡的问题,协会组织专家调研阿坝藏族羌族自治州血液安全现状,特别是县级医疗机构临床用血安全及保障,并针对性地草拟《边远地区县级医疗机构血液供应保障方案》。组织专家参加西藏自治区阿里和昌都地区中心血站核酸检测实验室验收。

组织专家或通过会员单位征询全省血液安全存在的主要风险点,开展血液安全风险预警研究,为政府提供决策依据。

专委会专家参加卫生行政部门组织的法规修订、标准制定、专家评估会、监督检查,规范浆站业务管理。专委会会员及专委会专家组专家入选省级行政许可评审专家14人。

及时反映会员单位诉求,依托血液制品企业为法规修订提供数据支撑,组织专委会成员编制《献血浆者须知(2021年版征求意见稿)》的修订建议。

组织专家参与修订《单采血浆站基本标准》《单采血浆站质量管理规范》《单采血浆站实验室质量管理规范》《单采血浆站技术操作规程(2020年版征求意见稿)》等法规。

【行业自律】 各会员单位坚持把采供血质量、血液安全、保障人民健康作为采供血工作的总目标,严格按照《血站管理办法》《血站质量管理规范》《血站实验室质量管理规范》《血站技术操作规程》等法规规范要求,从组织机构、人员培训、资源管理、过程控制、监督改进等方面确保质量管理体系的正常运行,通过不断修订完善质量管理体系文件,强化采供血全过程质量管理和质量意识,做到人人有职,层层有责,逐级负责。工作委员会组织各会员单位依托四川省输血医学在线教育平台,围绕疫情防控下血液安全保障、血站质量管理等开展业务能力培训。

【定点帮扶】 4月,针对全省县级血液安全保障能力建设问题,协会资助8000元用于阿坝藏族羌族自治州壤塘县县级血液安全保障工作,同时定点帮扶壤塘县中壤塘镇查托村、若尔盖县阿西乡色拉寺。

12月,与巴中市中心血站联合开展血液安全知识下基层,赠送血液安全书籍和教材,并资助8000元用于弘扬志愿服务精神,推动无偿献血、保障血液安全。

(办公室)

四川省人口学会

【组织建设】 2021年10月18日,学会召开第六届理事会第六次会议，会上审议换届方案、第七届理事会领导候选人名单、章程修改事宜。11月9日、10日，分别获副会长候选人王卓、杨成钢和王学义等同志的兼职批复文件。11月17日，学会提交的章程修订草案通过民政厅网络预审；12月7日，获得省卫生健康委关于修订章程请示的批复。

【学术活动】 7月，组织专人参加在贵州省贵阳市举办的主题为"新阶段新理念新格局与人口发展"的中国人口学会2021年年会。

10月，参加农工党组织的第四届人口发展战略研讨会视频会议。会上讨论"人口发展的战略取向和重大举措""健全基本养老服务体系 促进老有所养老有所依""适应农村人口老龄化的新形势""积极构建高龄少子化背景下的智能社会""积极应对人口老龄化的思考"5个问题。

11月，参加省统计局和省卫生健康委联合组织的关于第七次全国人口普查数据的讨论会。会上讨论如何充分利用人口数据、发挥数据价值。

12月，组织学会专家参加省卫生健康委"关于优化生育政策促进四川人口长期均衡发展的实施意见"专家讨论会。

12月，学会组织召开"一老一小"座谈会，探讨社区卫生服务中心在"一老一小"中发挥的作用，四川省第二中医医院、成都市锦江区春熙社区卫生服务中心、成都市高新区南新社区卫生服务中心、成都市天府新区太平中心卫生院相关负责同志参加会议。

【承办四川省2021年人口监测与家庭发展业务培训】 12月9日，在成都市承办四川省2021年人口监测与家庭发展业务培训。培训共分3期，每期历时2天。全省各市（州）及所属县（市、区）共400余人参加培训。培训旨在进一步研判省内当前生育形势和人口变动趋势，提升各级卫生健康行政部门人口统计分析能力，履行人口监测职责职能。培训内容涵盖四川省人口发展态势讲座、人口预测技术、人口统计基本指标计算方法、健康档案云平台人口监测功能模块演示、基层人口监测工作情况及经验分享。培训形式以专家授课为主，辅以课后答疑、测试。

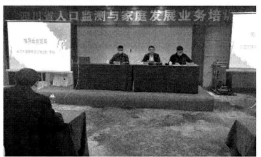

◎2021年12月9日，四川省人口学会承办的四川省人口监测与家庭发展业务培训班（第1期）在成都市召开（徐晓敏◇摄影）

【开展四川省人口发展和三孩生育政策调查】 8月，学会联合四川家报传媒有限责任公司开展《优化生育政策》网络问卷调查。调查对象为截至2021年8月7日18时居住在四川省内的20—49岁人群。调查有效样本71743人，覆盖21个市（州）所辖的183个县。调查内容主要包括家庭健康状况及生活水平、子女养育情况及政策需求、生育意愿及影响因素、生殖健康服务及配套政策等方面。通过调查，为加强人口监测、落实完善三孩政策配套措施、促进人口均衡发展和实施健康中国行动提供数据支撑。

【人口课题研究】 组织实施省卫生健康委"2021年人口监测项目"的两个人口重大课题研究，完成《四川优化生育政策调查研究报告》和《新时代实现幼有所育的策略研究》两个课题的撰写。《四川优化生育政策调查研究报告》从优生优育、普惠托育、教育、就业、家庭5个方面以及相关政策的需求进行分析，以此提出从转变生育观念，完善生育配套政策，加大托育投入，政府、企业、家庭三方协同四个方面入手来优化生育的政策建议。《新时代实现幼有所育的策略研究》从优生优育、0—3岁婴幼儿照护两个角度，从国内外幼有所育政策及实践经验总结和梳理着手，剖析四川省幼有所育工作推进中的成就与问题，从政策法规建设、支撑力量整合、服务能力提升、专业队伍培养、弱势群体服务等方面提出相应的政策建议，以期为全省幼有所育工作的高效有序推进提供参考指引。

承接省卫生健康委《四川省人口发展报告》项目。课题从人口规模、育龄妇女及生育状况、人口流动、年龄结构、人口素质等方面剖析2020年四川人口发展现状，预测未来人口发展趋势，分析四川省人口发展存在的问题与挑战，并针对存在的问题提出政策建议。提出要高度重视人口发展基础战略地位，建立人口综合宏观决策机制；引导人口有序流动，促进人口空间合理布局；充分利用人口数量与质量红利，助力四川现代产业体系建设；加快建设老年服务体系，全面推进人口老龄化战略。

完成攀枝花市发展改革委《攀枝花市人口变化态势与中长期发展战略研究报告》课题。报告从人口特点及人口预测入手，指出攀枝花人口长期均衡发展面临的问题，剖析问题出现的成因，最后针对存在的问题给出相应政策建议。建议包括完善生育配套政策，提高人口内生增长速度；拓产业扩就业，增强人

口迁入与集聚基础动力；优化创新创业环境，吸引人口及人才集聚；应对劳动力供需变化，推动人力资源深度开发；提升人居环境质量，强化人口流入和留居意愿等。

【推先荐优】 向省社科联推荐4项优秀研究成果参加四川省社会科学优秀成果奖评奖，于2021年获二等奖2项、三等奖1项，分别为《西藏人口转变研究》《构建中国特色社会主义视域下农村养老社会支持体系研究》《统筹解决人口问题的理论与实践研究》。

（徐晓敏）

四川省预防医学会

【组织建设】 2021年，以线上线下相结合、通讯等形式，召开1次会长会议、2次常务理事会议、1次理事会，研究审议学会重要工作与重大事项，法人代表述职测评；召开分支机构委员会和常委会议总计42场，传达国家规范管理社会组织的相关文件精神及学会管理要求，讨论研究组织建设与学术工作等事宜。新建1个分会，2个拟建新分会完成前期筹备工作，6个分会完成换届改选。通过2020年度财务审计，民政厅及银行年度检查。

【学术活动、技术培训】 共举办各类学术活动143次，线下共计服务参会代表9653余人次，线上共计服务参会代表41.5万余人次。其中主办、联合主办举办国家级继续培训12次，服务线上参会代表34.4万余人次，线下参会代表2918人次；省级I类继续培训3次，服务参会代表500余人次；省级II类继续培训18次，服务线上参会代表9234余人次，线下服务参会代表2448人次。

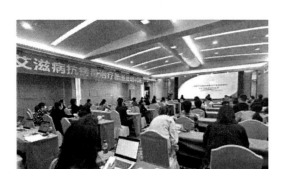

◎2021年4月10日，四川省预防医学会在四川望江宾馆举行艾滋病抗病毒治疗新进展培训班（来源◇四川省预防医学会网站）

【参与成渝双城经济圈建设】 12月4—5日，联合重庆市预防医学会在重庆市举办首届川渝两地健康教育大会，征集论文200余篇，评选出优秀论文60篇，线上线下共计45350余人次参加会议。通过活动，建立川渝健康教育合作机制，总结一批健康教育工作理论成果，提炼一套基层健康教育实用技术。

【开展公益活动】 2021年，经学会常务理事会批准，在四川省城乡融合人才培育基金会设立预防医学发展基金，开展公益活动20场。

投入专项资金，携手成都商报、四川名医，合作推出在线互动类医学科普访谈节目《遇见·好医生》。节目以网络直播的形式播出，并通过红星新闻、今日头条、搜狐健康、人民号等互联网媒体发布，同时可通过中国移动IPTV在电视客户端点播。截至2021年年底，推出14期，全平台总观看量逾150万人次。

学会儿童伤害防治健康教育基地建设。5月29日，在绵阳市北川县举办"儿童伤害防治，我们一直在路上"走进北川公益活动。多名医学与教育专家通过现场互动与视频交流等形式分享儿童意外伤害的预防经验，成都市东城根街小学、成都市西北中学外国语学校、北川羌族自治县永昌小学等11所学校被授予四川省儿童意外伤害防治健康教育培训基地。这些学校将在四川省预防医学会儿童伤害防治分会指导下，开展儿童伤害防治的各项工作，组织各类儿童意外伤害防治公益活动，并定期向儿童和家长开放。活动期间，还举行了AED捐赠仪式，北川羌族自治县永昌小学成为四川省第一家配置AED的小学。

（莫小堃 汪 洋）

四川省抗癌协会

【组织建设】 2021年，协会新成立6个专业委员会、2个青年委员会，现有专委会42个、学组（协作组）8个、青年委员会16个。成立癌症康复会绵阳片区。

新增专业个人会员705人、康复会员200余人，现有专业个人会员6053人、康复会员5500余人。新发展单位会员8个，现有单位会员15个。新增专科高级会员613人，现有专科高级会员2363人。

2021年，协会获四川省民政厅社团组织等级评估AAAAA级、四川省科协先进协会。

【学术活动】 全年开展各类学术活动223次，其中国际性学术会议7次、全国性学术会议4次、片区性学术会议7次；省级Ⅰ类（综合性年会）学术会议30次，省级Ⅱ类（专题性）学术会议113次，举办培训班22次，义诊巡讲33次，其他活动（比赛、操作演示等）15次。共计参会8455144人次（线上+线下），授课专家3455人次。开展继续教育项目42个，包括国家级I类继教项目6个，省级I类继教项目9个，省级Ⅱ类继教项目27个。协会主办的"第四届天府肿瘤国际论坛"获2021川渝科技学术大会"2021年度川渝最具影响力学术活动"。

【科普活动】 "关爱患者，共同抗癌（I

am and I will）"的世界癌症关爱日活动。受众120000余人，张贴海报宣传画200张。新华社、四川频道等多家媒体报道。

关爱女性健康、预防宫颈癌三八节公益活动。协会打造的"预防宫颈癌—越早、越小、越好"公益广告在成都地铁7号线"宫颈癌预防专列"展出宣传，公益海报浏览量近720万人次。同期也在电子科技大学、四川大学锦城学院、西南石油大学、成都市盐道街中学、成都市外国语学校、四川水利职业技术学院等院校进行宫颈癌预防科普宣传。

"4·15"全国肿瘤防治宣传周系列活动。宣传周期间协会与四川省肿瘤医院（四川省癌症防治中心）联合1377余家医疗卫生机构和疾控中心、46家各类抗癌组织开展形式多样的防癌抗癌公益宣传活动、志愿者培训，共计参与专家和医护人员8343余人，开展科普讲座441余场，参加科普讲座约9.17万人；举办学术研讨38场，参与研讨约3035人；义诊咨询579场，接受义诊约6.65万人；张贴海报宣传画1.38万张，发放科普知识印刷品约41.96万份，直接受益人数约58.02万人，预计受益约178.41万人。人民网等多家媒体报道约300篇次，媒体宣传受众近500万人次。

【康复会关爱癌症患者】 康复会坚持带领会员走"群体抗癌、科学康复"的道路，每年召开"五整新生庆贺会"、康复大家庭年会；成立爱心志愿者团队、开展抗癌健身文体活动、患友交流会等各种活动，在群众中成为一支癌症可防可治的宣传队伍。

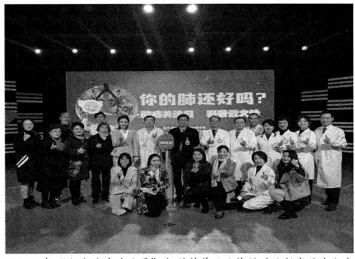

◎2021年"全球肺癌关注月"大型科普云义诊活动（秘书处办公室◇供稿）

【2021年"全球肺癌关注月"大型科普云义诊活动】 每年11月是由世界肺癌联盟提出的"全球肺癌关注月"，其目的在于呼吁世界各国重视肺癌预防，通过广泛的科普宣传活动，提高人们对肺癌的防癌、抗癌意识，普及肺癌的规范化诊疗知识。2021年11月25日下午，四川省抗癌协会、四川省肿瘤医院、四川省医学会临床流行病专业委员会、四川省癌症防治科普基地携手四川广播电视台，共同举办2021年"全球肺癌关注月"大型科普云义诊活动，邀请四川省肿瘤医院10余名肺癌防治专家组成"王炸帮帮团"，为大家关心、关注的肺部健康问题进行全面系统的科普，帮助大家解除心中疑虑、树立正确的应对观念。本次活动通过四川观察App、四川乡村App同步播出，观看人数20余万次。

（秘书处办公室）

四川省卫生信息学会

【组织建设】 2021年3月20日，学会召开第三届常务理事会第十一次会议，确定启动第三届理事会换届工作，审定第四届理事会理事、常务理事人数设置及领导班子候选人选建议，同时成立换届选举工作组（简称工作组），明确换届改选工作由"工作组"负责落实。9月15日，向省卫生健康委报送《关于第四届理事会职务设置及拟任负责人选的请示》，10月2日获批准，同意按换届方案换届。由于受新冠肺炎疫情影响，换届大会推迟到2022年3月召开。

健康医疗大数据、医院、基层、统计专委会发展委员及团体会员，及时增补专委会常务委员。标委会吸收10名高学历、强专业的人才进入专委会。

【学术活动】 召开各类会议31次，其中学会7次，各专委会24次；参加2498人次。

【科研和调研工作】 学会征集科研课题48项，其中常规课题46项，追加课题2项；立项课题36项；孵化课题10项。

基层专委会"现代社区智慧老年健康服务信息平台构建（立项编号：22ZDYF1825）"获四川省科技厅重点研发项目立项1项。省科技厅重点研发项目"四川省应对新冠肺炎卫生应急调度管理平台"通过结题验收。

妇幼卫生专委会"基于计划行为理论的育龄妇女生育行为及影响因素动态监测评估研究"获四川省医学会立项课题；"四川省妇幼健康领域中医药服务现状及对策研究"获四川省中医药管理局课题。

标委会组织专家调研考察标准化试点机构，因地制宜确定标准化试点主题。新增标准化试点机构1家，现场调研2家医疗机构，评估标准化试点方案进行1次。

网络医疗专委会为统筹推进全省互联网医疗、远程医疗、智慧医疗、物联网＋、5G等新技术在全省落地，组织专委会委员赴成都市区县、内江市、泸州市、阿坝藏族羌族自治州等地机构调研。

【发挥参谋助手作用】 网络医疗专委会为全省互联网+医疗健康相关重要文件建言献策，推进川渝两地电子健康卡管理平台互联共享、配合相关处室梳理《互联网医院行政许可一件事》《关于加快推进电子健康卡普及应用的通知》、"5G+医疗健康"远程应用体系建设实施方案等文件。

妇幼卫生信息专委会完成《四川省妇幼健康信息统计资料汇编（2020年）》《2020年四川省妇幼健康事业发展报告》《四川妇女儿童发展纲要（2021—2030年）》《四川省妇幼保健院推进我省妇幼健康领域中医药工作方案》《四川省"十四五"妇幼卫生健康事业发展规划（建议稿）》文档。完成2021年度全省妇幼卫生报表审核工作和全省妇幼健康信息管理工作。

统计专委会编写《四川省卫生健康统计年鉴》，完善和实施调查制度，开展2021年卫生健康统计年报数据质量会审。

标准专委会组织开展标准制修订工作，发布《四川省健康医疗大数据共享标准》《四川省诊所信息系统功能规范》两项团体标准。

护理信息专委会完成四川省护理信息化建设现状调查工作。

【论文及获奖】 基层专委会电子陪护证管理系统案例在第二届数字四川创新大赛（2021）获"创新应用赛——天府健康通赛道"二等奖。

中医药专委会协助会员单位获第五届智慧医疗创新大赛三等奖。

护理专委会专委会主任委员何梅、秘书王海燕获科技进步奖、获进一步改善医疗服务行动计划全国医院擂台赛创新建设价智慧医院价值值案例奖、获绵阳市护理学会综合奖二等奖。《基于前瞻性管理的护理风险评估信息系统的构建与实践》获中国医院信息网络大会优秀论文奖。

妇幼卫生专委会发表《2010至2018年四川省出生缺陷发生情况分析》《基于熵权TOPSIS联合RSR法的三级妇幼保健机构中医服务能力综合评价》等论文。出版专著《自然人群出生队列建设思考与实践》《儿童营养不良管理与健康促进策略》。

青委会向国家、省学会提交论文7篇，其中获省级优秀论文三等奖5篇，省级优秀论文二等奖1篇，国家级优秀论文1篇。

【服务企业和送信息下乡】 4月14日，组织召开企业会员座谈会。83家企业的130余名代表参加会议。会上省卫生健康信息中心耐心回答企业提出的问题，并互动交流企业关心的问题。

基层卫生专委会组织委员赴各市（州）解读县域医共体信息化建设指南、培训健康档案云平台及卫生健康信息化授课共10余人次。

中医药信息专委会开展弘扬中医药文化，传播中医药健康知识，为广大群众传递健康，走进社区开展免费义诊活动4次。在眉山市洪雅县瓦屋山开展中药材种植监测、"互联网+中药溯源乡村振兴"活动。

（秘书处）

四川省卫生经济学会

【组织建设】 2021年，学会完成第六届理事会理事、常务理事及负责人审核工作；通过《四川省卫生经济学会第六届理事会换届方案》，通过换届会议相关议程；草拟各项规章制度，拟由会员代表大会通过执行。

【学术活动】 在成都市举办公立医院财务及医院运营管理培训，授课专家来自本省知名医院财务管理专家，培训来自全省各地医疗卫生机构400余人。培训内容为后疫情时代公立医院全面预算管理，DRG时代以及医保支付改革下的医院成本精细化管理，公立医院绩考核下的医院运营管理质效提升，医院成本控制，医院财务审计实操，基层医疗卫生机构执行政府会计制度的重难点解析等。

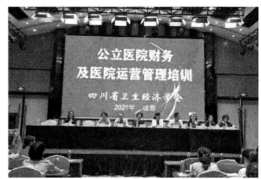

◎2021年7月19日，由四川省卫生经济学会举办的公立医院财务及医院运营管理培训在成都郫湾国际酒店举行（李晓淳◇供稿）

【科研工作】 完成2020年中标的自主课题的结题评审，课题研究成果报告汇编成册。自筹经费自主招标研究课题，经专家组评议审定，达到立项研究课题24项。

（李晓淳）

四川省康复治疗师协会

【组织建设】 召开康复评定专业委员会、居家康复治疗专业委员会、骨与关节康复治疗专业委员会、康复管理工作委员会、PNF技术专业委员会成立大会。

协会个体会员从成立之初的278人突破千人。

【康复治疗师岗位从业资格认证持续开展】 从2020年起全省开展康复治疗师岗位从业认证，2021年该项工作持续进行，115

名康复治疗师通过2021年度岗位从业认证。

【培训工作】 开展7次康复前沿技术线下培训；特别是四川省"2021第二届康复治疗及产业发展研讨会"，聚焦智慧康复、人工智能、大数据带来的康复治疗模式及康复医学发展转变成为参会者关注的焦点。

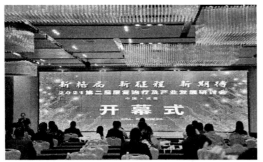

◎2021年3月20日，由四川省康复治疗师协会主办、四川唯高科技有限责任公司承办的四川"2021第二届康复治疗及产业发展研讨会"在成都市举行（苏俊◇供稿）

协会第一次举办国家级继教项目"第九届华西心肺康复国际论坛"，各位专家学者在授课过程中强调加强多学科团队通力合作，提升心衰急性期康复综合管理质量。

第六届"国际作业治疗研讨会暨四川省康复治疗师协会作业治疗师分会年会"以云会议方式在成都市第二人民医院举行。这是协会分支机构第一次联合主办国际级会议。

协会召开第五次学术大会暨康复治疗培训班，全国首个康复治疗师行为规范和行业自律白皮书在会上发布。会议期间，举行四川省康复治疗师协会首届科普大赛、康复治疗技术培训班、第二届青年论坛、圆桌交流会等系列活动，来自全川200余名康复治疗师参会。

【出版内刊】 协会内刊《康复治疗资讯》已连续出刊14期，宗旨是在宣传国家及四川省康复治疗相关政策、增进协会会员之间互动，会员展示、促进协会会员之间的技术交流、普及康复治疗相关知识，为康复治疗师创建一个学术交流、科普宣教、行业咨询的平台。

【全国首个康复治疗师行为规范和行业自律白皮书发布】 在2019年2月20日四川省卫生健康委员会在委机关会议室召开省级医疗卫生社会团体行业自律座谈会后，协会召开会议，组织10余名康复治疗专家，根据相关要求，查阅大量文献资料，开始草拟《四川省康复治疗师行为规范和行业自律》，前后历经两年多时间，反复修改40余版，最后邀请省内外10余名专家评审修订。

目的是给全省康复治疗师提供专业指引，使康复治疗师执业符合该专业的道德标准及执业规范。从而充分发挥医疗卫生社会组织的教育引导和约束作用，加强全省康复治疗师行为规范，维护四川省康复治疗师的合法权益，推进全省康复治疗师队伍的建设。

《四川省康复治疗师行为规范和行业自律》全书分"四川省康复治疗师行为规范""四川省康复治疗师行业自律""四川省康复治疗师伦理准则""承诺书""康复医学与康复治疗"五个部分，8000余字。

在2021年协会第五次学术大会上邀请参会的康复治疗师共同签订了承诺书。

（苏 俊）

四川省性学会

【组织建设】 2021年5月，学会召开第四届理事会常务理事会会议成立换届选举委员会。12月20日，召开第五次会员代表大会，民主选举产生学会第五届理事会，完成学会换届选举工作。学会换届选举当天组织召开第五届理事会成立大会，宣布新任第五届理事会当选名单并为各位理事颁发聘书、宣讲四川省性学会发展愿景和使命。组织召开第五届理事会第一次常务理事会议，审议第五届理事会副秘书长名单、设立办事机构等学会事宜，讨论第五届理事会工作计划。

【学术活动】 青少年性健康教育专业委员会广泛参与防疫抗疫主题化和常规化活动，开拓线上科普途径与原有线下途径相结合，举办60余场科普类活动，活动形式包括讲座、培训、系列推文，人群覆盖学生、家长、教师、社工等。专委会开展"三月科普活动月""五月科技活动周"为主题的系列活动；组织省内外性教育科普专家线上开展专题讲座、学生社团志愿者和大学生社会实践小分队等在校园内举办性教育科普宣传活动等。专委会胡珍教授在2021年度走入成都市30所大学和中小学，为广大学生、家长、志愿者开展性健康知识科普，主题包含"初中生的性困惑：你们问我来答""幼儿的性存在与家庭性教育""准大学生性教育

营""青春性困惑 专家来解答"等，总参与人次约8000人。胡珍教授为学校心理教师、班主任、管理干部开展性健康教育培训，主题包含"学校防艾教育与性教育""班主任怎样关心学生的性健康成长""青少年性心理发展与性教育""教师开展性教育应具备的素养"等，参与总人次超过3000人。

男性学专委会由于新冠肺炎疫情影响，2021年度线下活动基本停止，未再举办年度男科培训班和男性学专委会学术沙龙，每年的世界男性健康日义诊活动也由各成员单位根据疫情防疫管控情况自行安排线上或线下活动。男性学专委会本年度联合成都商报四川名医栏目、红星新闻栏目、今日头条、搜狐健康等媒体开展线上男科学/性学相关知识的科普工作，发布《门诊数骤增！天越冷，这个部位越易受伤！医生：先学会尿尿的正确姿势》《这些关于蛋蛋的秘密，80%的男生都不知道》《男人更硬女人更紧的秘诀，竟然是靠这块肌肉》《成都57岁大爷腰疼没当回事儿，一年后右肾直接被切除》《原来老年人过性生活的好处这么多！医生：守好这3个关键》《切了丁丁，就真的没有性欲了吗？》《前戏，你真的会吗？》《痛！！！这些体位竟然会导致丁丁"骨折"》《我只和另一半过性生活，为啥也HPV阳性了？！医生：男女都可能感染，关键是……》《你猜你觉得的小是不是真的小？如何正确测量丁丁伸展长度？女士勿入》等一系列相关科普文章，提高广大读者的性健康知识水平，促进读者的性身心健康。

◎2021年10月18日，四川省性学会青少年性健康教育专业委员会在遂宁市大英县举办心理健康教育暨青春期性教育专题研讨会（马骋◇供稿）

性学专委会全年采用线上线下结合的方式发动分支机构委员开展健康教育及相关学术活动，内容涉及更年期保健、生育力保护和调控、宫颈癌预防等多方面。

（蔡凤翔　唐　杨）

四川省民族卫生健康促进会

【学术活动】 策划和指导会员单位在少数民族聚居的街道、社区举办公益心理健康讲座、提供免费心理咨询、开展心理科普宣传活动。2021年度，累计开展心理讲座31场，受众1200余人；共为394位普通居民、基层政府工作人员以及特殊居民提供心理个案咨询，提供及时的心理疏导与支持；举办26场心理科普宣传活动，发放心理宣传资料6000余份，全面提升居民对心理健康的认识，增强对自身及家人心理状态的关注。

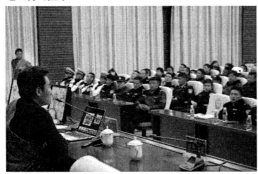

◎为一线警察开展心理疏导（办公室◇供稿）

【服务三州】 策划和指导会员单位在三州部分县、乡镇举办公益健康讲座、提供义务免费诊疗、开展科普知识宣传以及专项培训当地医院医务人员。为311名单眼残障人员安装义眼，资助853545.83元；医疗救助48名大病患者520871.52元，为1896名患者提供导医服务。

（办公室）

四川省医师协会

【组织建设】 2021年，协会理事会共有理事163人，其中会长1人，副会长15人，常务理事68人。监事会3人，其中监事长1人，监事2人。协会下设日常办事机构秘书处，内设办公室、会员与组织管理部、培训会务部、医师教育培训部、财务部。秘书处工作人员23人，其中秘书长（兼职）1人，副秘书长（兼职）3人，专职工作人员19人。现有单位会员177个，个人会员3862人；分支机构53个，直属专委会4个，直属学组1个。

召开65次分支机构换届/成立工作会议，完成9个分会、10个学组、8个青年委员会的换届工作，启动8个分支机构换届改选和8个分支机构的新建工作，新成立医学机器人和人工智能分会；年度评估56个分支机构实施，表彰奖励优秀分支机构。

经推荐122名专家担任中国医师协会委员，其中常务委员39人。

【学术活动】 举办各级各类业务活动89次，包括国家级会议2次，省级I类会议36次，省级II类会议9次，下基层活动42批次，参会26337余人次，会议数量同比增长26%。

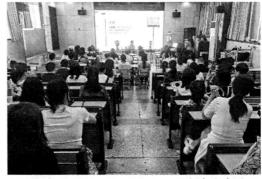

◎2021年6月9日，四川省医师协会在成都市玉林小学开展心理健康教育培训活动（秘书处办公室◇供稿）

【规范化培训工作】 完善规范化培训管理。印制《住院医师规范化培训文件汇编》，修订《专家抽选办法》、完成协会住院医师规范化培训27个工作组及专家库组建工作。首次制定督导评估纲要性指南，修订住院医师、全科医师、专科医师、医疗机构药师规范化培训四类指标。

优化督导流程。初步建立科学规范的闭环管理模式，组织20余名国家专家及130余名省级专家督导、复评规范化培训机构80家。

【参与制定标准】 组织相关专家参与《中华人民共和国医师法》修订工作。参与省卫健委廉洁从业"十不准"制定并提出修改意见。组织专家参与中国医师协会抗肿瘤药物临床处方点评和用药医嘱审核结果纳入医师定期考核论证工作。参与拟定四川省医疗机构工作人员廉洁从业九项准则实施办法，为政府制定医师队伍管理政策建言献策。

【推先荐优】 推荐5名编委任《中国医学人文》杂志编委。推荐5名专家参与第五届"白求恩式好医生"公益活动的评选。推荐2名医师参加"以岭关爱医师健康专项基金医师身心健康活动"。推荐论文参加2021年度川渝科技学术大会优秀论文评选，获一等奖、三等奖各1篇。推荐6名住院医师规范化培训专家参与重庆市住院医师规范化培训基地现场督导。

（秘书处办公室）

四川省性病艾滋病防治协会

【组织建设】 2021年5月召开第四届第六次常务理事会，9月召开第四次和第五次理事会，主要通过党建及修改章程。12月召开第二次会员代表大会、第四届第六次理事会和第七次常务理事会，审议修订章程、理事调整、法定代表人年度述职测评等。

【培训、学术活动】 协会联合宜宾蓝梦健康咨询服务中心举办四川省社会组织参与艾滋病防治经验交流会，全省共计30余家社会组织90余人参加。

协会联合省疾控中心性艾所举办四川省首届社会组织艾滋病防治检测咨询技能培训班，四川省内16个市（州）56家机构的105名学员获培训合格证。

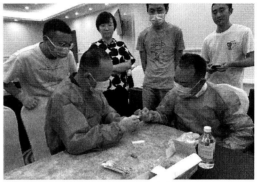

◎2021年9月，四川省性病艾滋病防治协会、四川省疾病预防控制中心在成都市举办四川省社会组织艾滋病防治检测咨询技能培训班。图为学员检测实操（梁佩◇供稿）

协会联合四川省性社会学与性教育研究中心举办高校志愿者骨干防艾宣传培训班，成都市片区10余所高校30余人参加。

协会组织省内11家社会组织骨干赴北京市开展学习交流。其间考察北京市5家社会组织、参加由北京无国界爱心公益基金会举办的2021年艾滋病合作交流大会。

临床治疗专业委员会组织培训及学术交流会议30余次，多位专家级骨干医师通过线上、线下等形式为四川省抗病毒治疗点的医务人员开展艾滋病防治知识培训。

性病专业委员会以线上线下相结合的形式开展多期以预防控制性病艾滋病等感染性皮肤病的健康教育主题培训，受训200

人；针对甘孜藏族自治州、乐山市等7个市（州）开展性病临床规范化诊断治疗培训，培训860人次。

【实施社会动员项目】 强化社会动员项目日常管理。通过召开线上进展通报会和工作群定期通报项目核心指标等形式，促进项目机构按时按质完成项目工作。联合省、市（州）疾控中心专家力量，共分9批次现场督导或集中督导除攀枝花外15个市（州）、40家社会组织。

组织验收2020年社会动员项目。运用四川省社会动员项目绩效考评指标体系建构研究结果，组织专家验收2020年项目，结果显示宣传覆盖高校师生32.05万人次，干预重点人群21419人，HIV检测14635人。8家机构被评为优秀执行机构，16家被评为良好执行机构。

启动实施2021年社会动员项目。5月下发招标指南，6月组织专家评审并公示评审结果，组织各机构撰写实施方案、协议签订，7月完成项目启动培训。2021年度共有57个项目获批，其中宣传类17个，干预类40个，支持项目总经费为248万元，覆盖16个市（州）。

【参与凉山州公益行动】 开展日常协调与技术支持。协会相关人员多次参与中国性病艾滋病防治协会相关会议、调研等活动。分别在4月、6月、7月参加中国性病艾滋病防治协会举办的凉山州重点县预防艾滋病母婴传播技术支持和能力建设项目年度总结会、凉山州艾滋病防治公益行动第一阶段总结暨第二阶段启动会、"爱在阳光下"夏令营开营仪式。7月和10月，协助中国性病艾滋病防治协会和凉山彝族自治州性病艾滋病防治协会筹办两期凉山州州重点县县级"三线"师资培训会。

承接公益行动相关子项目。2021年度共承接中国性病艾滋病防治协会涉及凉山5个子项目。涉及预防母婴传播、高校志愿者社团实践活动等多个领域，组织开展现场调研、督导评估等多项工作，共派出省级和委托州县级协会项目人员26人次、7批次；完成共计60余人次现场访谈，700余份的项目问卷调查，10余份的项目现场观察记录，5份技术报告。

扶持凉山州社会组织参与防艾项目。2021年指导扶持凉山州内社会组织申报国家基金和四川省社会动员项目共计11个，涉及留守妇女干预、中学生健康教育、感染者关怀等多个领域，预计覆盖各类目标人群近3万人，总经费55.2万元。

【接受社会捐助】 接受常务理事单位——四川德佩莱科技有限公司捐赠资金3.94万元，资助昭觉县民族中学8名受艾滋病影响的贫困学生学杂费用。

接受中国预防性病艾滋病基金会捐助杜蕾斯安全套5万只，公允价值184641.03元，分发给省内10个社会组织用于开展艾滋病宣传干预工作和单阳家庭感染者关怀活动。

（梁 佩）

四川省防痨协会

【学术交流】 组织四川省结核病防治工作者100余人参加中国防痨协会第33届全国学术大会暨中国防痨科技奖颁奖大会，组织撰写结核病防控、实验室检测等方面论文12篇，其中被大会学术委员会评选为优秀论文2篇。组织四川省结核病防治工作者120人次参加中国防痨协会结核病控制专业委员会等分支机构举办的结核病防治培训班、研讨会等各类活动。

组织推选6名中国防痨公益基金全国结核病防控促进计划——人才培训项目全

国结核病防治培训师。按照征求中国防痨公益基金项目——"双千行动"项目典型事迹采访意见要求，四川省两位专家接受电话采访，在中国防痨协会官网、国际在线辽宁频道电脑端和手机客户端开展文字交流。组织参加"3·24"世界防治结核病日"分秒必争终结结核"科普短视频挑战赛，协会获优秀组织奖，内江市疾控中心获二等奖，眉山市疾控中心、自贡市疾控中心获三等奖；在第三届全国结核病防治知识网络竞赛中，协会获优秀组织奖及优秀团体奖，四川省参赛人数和满分人数居全国第一。

【学术活动】 3月17日，协会联合成都市公共卫生临床医疗中心举办一期结核病防治专家访谈，三位专家访谈结核病疫情现状及防治工作进展与问题、肺结核诊断和治疗、耐药结核病防治，向社会大众宣传结核病相关知识。协办在西南石油大学举办的第26个"世界防治结核病日"主题系列宣传活动，近150余人参加活动，全省100余所高校的师生同步线上参与。秉承"终结结核流行，自由健康呼吸"理念，充分动员社会力量，发挥各级宣传、教育体育、卫生健康部门和相关企事业单位的积极性，营造出政府重视、各部门配合的良好社会氛围。组织专家编辑印发"三语"结核病防治核心信息海报。

5月7—9日、20—22日在成都市和广元市分别举办四川省结核病防治技术培训暨交流会。全省各市（州）、县（市、区）疾控中心、结核病定点医疗机构等共计493人参加两次培训班暨交流会。

【开展送知识、送技术下乡活动】 9月1—3日、9月16—18日，协会分别在甘孜藏族自治州泸定县、阿坝藏族羌族自治州马尔康市开展送知识、送技术下乡活动。两次活动邀请省疾控中心、成都市公共卫生临床医疗中心专家为当地群众开展结核病防治知识宣传义诊活动，前往泸定县人民医院、阿坝藏族羌族自治州定点医院、马尔康市人民医院为当地结核病诊疗医生开展结核病临床诊疗技术现场指导，举办结核病防治培训班并为当地结防工作面临的困难出谋划策。两地州县（市）人民医院、县疾控中心的结核病诊疗、防治医生、乡镇卫生院结核病防治和管理的医生及院长等共计100余人参加培训。

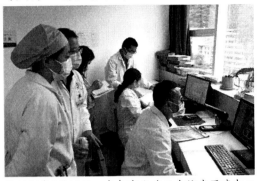

◎2021年9月15日，成都市公共卫生临床医疗中心结核病防治专家在阿坝藏族羌族自治州马尔康市调研结核病诊疗、影像情况（邓雪◇摄影）

【定点帮扶】 9月15—17日，组织成都市公共卫生临床医疗中心结核病防治专家赴阿坝藏族羌族自治州马尔康市开展调研，通过现场指导、查阅资料、访谈相关工作等方式，了解该州结核病防控工作、诊疗能力、诊疗质量等情况。为该州结核病防治工作及时提出科学合理化建议。

（仲　玲）

四川省医学会

【组织建设】 新成立体医融合与非医疗健康干预专委会、结核病学专委会等31个学术组织，其中体医融合与非医疗健康干预专委会是全国医学会中第一个响应国家"体医融合"号召成立的学术组织。截至

2021年底，共有101个专业委员会，8个直管学组/协作组，126个亚专业学组/协作组和67个青年委员会。

新发展36家单位会员、2033名专科高级会员，新吸纳学术组织委员1332人次。截至2021年底，共有专家委员1.2万余人，专科高级会员12598人，单位会员542人。

向中华医学会33个专科分会推荐52名委员和青年委员。截至2021年底，医学会共有中华医学会专科分会委员211人次，其中主任委员4人，候任主任委员5人，副主任委员16人。

【学术活动】 举办国际性、全国性及片区性学术会议18次，省级学术会议106次，邀请省外国外专家1047人，现场参会2.6万余人，专题讲座2431个，收集论文2235篇。

针对新冠肺炎疫情防控、健康中国行动提及的重大慢性病防治以及15个重大专项行动等卫生健康工作重点、热点开展31期专项培训，专题讲座107次，案例分享32次、实操培训8次、手术直播9次、现场交流26次等，培训市（州）、区（县）医疗机构学员2840人。

聚焦乡村振兴开展下基层活动，完成2020年度中华医学会"基层医师人才千人计划"工作，组织围产医学、临床药学等20余个学术组织开展57次卫生下基层活动，选派专家583人次，专题讲座432次，义诊病患2560人次，现场指导病例35次。

【服务水平提升】 规范开展医疗鉴定。培训全省医疗事故技术鉴定1300余名专家。全年完成鉴定31例，依法终止15例。

促进医疗服务质量提升。定期向省卫生健康委报送医疗事故技术鉴定案例分析报告，完成交办的涉医信访、行政复议及医疗纠纷技术支持相关工作。举办第二届医疗美容主诊医师备案培训，梳理近三年美容消费乱象典型案例，规范医疗美容服务行为。

承接政府委托职能。完成四批次453例伤残等级评定。成立四川省医学会医疗损害鉴定工作办公室，建立四川省医疗损害鉴定专家库。推荐53名专家参加四川省罕见病用药保障药品论证评审和成都市罕见病诊疗机构和用药保障责任医师确定工作。

【医学科技评审】 "两奖项"评审一等奖11项、二等奖22项、三等奖75项，"两论文"评选优秀论文100篇；"两课题"立项课题216项；专款支持4项重点专项科研课题。获中华医学会医学科学技术奖三等奖1项，四川省科学技术奖2项，川渝优秀论文奖4篇。

（党政办公室）

四川省麻风防治协会

【组织建设】 协会召开第五届会员代表大会，选举60名理事、20名常务理事、1名秘书长、4名副会长及会长。成立协会监事会，选举监事会5名成员和监事长。换届材料通过省卫生健康委、民政厅审批。

【学术活动】 2021年1月26日是第68届"世界防治麻风病日"暨第34届"中国麻风节"，省卫生健康委、民政厅、省残联、省红十字会、省麻防办、省麻风防治协会与当地领导和相关部门在宜宾市叙州区皮肤病防治院开展现场宣传活动暨慰问麻风病康复者和医务人员。5月15—17日，协会组织部分理事到凉山彝族自治州布拖县阿布洛哈村（原麻风村）开展慰问麻风病康复患者和义诊活动，并捐献生活用品和药品。按照民政厅、省卫生健康委对三州扶贫要求，协会资助2万元在凉山彝族自治州雷波县麻风村附近中小学开展麻风健康教育知识活动，并派会员现场培训、指导当地疾控中心、教师。48名会员参加中国麻风防治协会在山东省青岛市举办的皮肤病、麻风病学术交流会，推荐6篇文章，大会发言1篇，6篇文章均获优秀论文奖。组织专家和省麻防办人员到相关市（州）指导工作。协助省麻防办完成省内4个县消除麻风危害达标工作。

【推先荐优】 经协会推荐，剑阁县疾控中心魏明海获2021年度马海德基金奖。

（新　征）

四川省心理卫生协会

【学术活动】 2021年4月23日，心理治疗分会与北京致道中和医学研究院在成都市天辰楼宾馆联合举办成都市首届德式行为治疗连续培训（第一阶段）。

6月24—26日，协会在德阳市旌湖宾馆举行主题为"发扬抗疫精神，提高社会心理服务水平"的四川省心理卫生协会暨四川省精神病与精神卫生质量控制2020—2021年学术年会，全省代表260人参加会议。

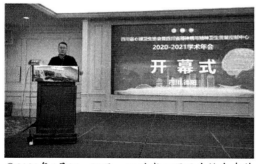

◎2021年6月24—26日，四川省心理卫生协会在德阳市旌湖宾馆举行四川省心理卫生协会暨四川省精神病与精神卫生质量控制2020—2021年学术年会（雷雪◇供稿）

6月24日，心理治疗分会委员会在德阳市旌湖宾馆举行心理治疗分会工作交流会，会议采用"线下+线上（腾讯会议）"的方式进行，共计130余人参加。

协会号召各理事单位、团体会员单位在世界精神卫生日、睡眠日、世界老年痴呆日、世界预防自杀日、世界卫生日、世界助残日等重大时间节点举办义诊、心理知识健康讲座，为社区及广大民众普及心理健康知识，提供初步心理评估及心理咨询服务等。

【新冠肺炎疫情防控】 协会组织学习《四川省2021年新冠肺炎疫情防控工作指南》《四川省社会组织管理局关于切实做好当前疫情防控工作》，并按照相关要求做好疫情防控工作，并且为确保疫情期间会议安全。制订《进一步加强新冠肺炎疫情防控工作的工作方案》。号召各理事单位、团体会员单位继续做好疫情期间心理抗疫服务热线，进入常态化管理。

（雷　雪）

四川省女医师协会

【组织建设】 按期召开会长办公会议和理事会，研究协会重大事项、部署工作，包括推荐表彰先进典型人物、专委会换届、学术活动等。

【学术活动】 主办和参与开展各类学术活动线上线下会议共21次，其中3次省级Ⅰ、Ⅱ类继续教育项目和18次线上会议，包括口腔、病理、呼吸、乳腺疾病、肛肠、治未病、传染病、皮肤病、血液、医学影像、儿科、妇科生殖和肿瘤学等不同专业领域的学术交流和病例讨论，共培训医务人员5000余人。

9月10—12日，第七届中国女医师大

会在北京市召开，此次大会协会受邀派遣多名四川优秀女医师参加大会，并作专题学术报告。

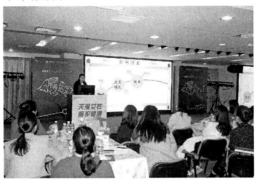

◎2021年3月7—9日，四川省女医师协会与多家协会举办"献礼中国共产党建党100周年'她·呵护计划'之三八节系列公益活动"（秘书处◇供稿）

【定点帮扶】 3月7—9日，与多家协会共同主办"她·呵护计划之三八节系列活动"，先后派遣10余位妇产科、乳腺科及全科医疗专家，面向社会女性群体、媒体、患者，开展四场"线上直播答疑+线下筛查科普"的两癌筛查公益宣传活动，惠及300多名女性和2000多名乳腺肿瘤患者。

（秘书处）

四川省护理学会

【组织建设】 2021年4月，学会召开第十次会员代表大会，完成换届工作，选举产生第十届理事会、第一届监事会。5月，完成护理管理专业委员会换届改选，成立第十届护理管理专业委员会。新成立1个专业委员会，截至2021年底学会共设37个专业（工作）委员会和19个专业学组。新发展团体会员23个，较2020年增加11.17%。

经推荐1名会员当选中华护理学会信息工作委员会委员，1名会员当选中国科协第十届全国委员会委员。

学会在民政厅组织开展的2020—2021年度四川省社会组织等级评估工作中获AAAAA级全省性社会组织称号；在省科协组织开展的2021年度省级学会评价活动中获二等奖。

【学术活动】 全年共举办学术会议51个，其中500人以上会议3次，参会9700余人，与2020年同期基本持平。举办"巾帼英雄杯"全省护理技能大赛（康复篇）、四川省青年护理教师临床技能竞赛、大学生创新创业比赛。全年共开展下基层科普宣传活动6次，投入资金约4600元。

【专科护士培训】 2021年仅上半年开展全省专科护士培训招生工作，共计招生2306人，新建培训基地30个。截至2021年底，累计开设专业33个，建立培训基地医院26个，下设培训基地146个。

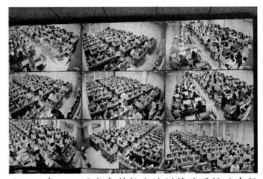

◎2021年，四川省专科护士培训笔试现场（喻毅鸿◇供稿）

【委托工作】 受省卫生健康委委托承担全省护士规范化培训督导评估工作，组织25名专家完成43个护士规范化培训基地督导评估工作。

受省卫生健康委委托牵头负责全省医疗护理员培训、考核与发证的组织、管理和实施。协助省卫生健康委医政医管处举办全省医疗护理员规范管理相关培训线上会议。组织全省7家培训机构开展培训考试工作，首期医疗护理员考试合格73人。

组织专家参与国家卫生健康委赴川开

展的老年医疗护理服务师评估工作，草拟《四川省老年医疗护理员服务工作试点方案》；参与国家卫生健康委《全国护理事业发展规划（2021—2025）（征求意见稿）》《国家卫生健康委医政医管局关于征求医院洁净护理与隔离单元技术标准（报批稿）》，省卫生健康委《规范护士执业注册信息修改工作（意见稿）》《四川省进一步加强医疗机构护理工作实施方案（征求意见稿）》的征求意见工作。

【护理团体标准建设】 2021年在全国标准信息平台上发布《老年照护服务标准》《老年照护服务质量评价标准》2项团体标准，立项《麻醉恢复患者转运规范》《脑卒中患者吞咽障碍评估与护理》《新生儿肠内营养支持护理》《体外膜肺氧合技术护理规范》等11个团体标准。

【科研课题立项工作】 增设"基层护理专项课题"，加大科研课题覆盖面。2021年度立项科研课题54项，基层护理专项课题14项，资助金额53.4万元。

【四川省护理科技奖】 设立"四川省护理科技奖"，激发护理人员科技创新内生动力。首届四川省护理科技奖授奖20项，其中应用研究类一等奖3项、二等奖3项、三等奖11项；成果推广类一等奖1项、二等奖1项、三等奖1项；奖励总金额44万元。

【推优选先】 学会推荐的2名会员获中华护理学会"杰出护理工作者"称号，1名会员获"中华护理学会科技奖"二等奖，42名会员成为第三届中华护理杂志社通讯联络站成员，1名会员获川渝科技学术大会优秀论文奖，20名会员成为国家体育总局反兴奋剂中心血检官，组织42名会员参加"国际护士会领导力变革"培训项目。

（喻毅鸿）

四川省医院协会

【组织建设】 2021年6月，协会召开换届选举大会，选举产生第五届理事会，安劬当选为会长，胡卫建当选为常务副会长，张伟等22人当选为副会长，杨茂康当选为秘书长。

城市医院工委会、县级医院分会、社会办医分会、药事管理专业委员会和医院党建与文化专业委员会等分支机构按时完成换届工作。

新成立医务管理分会、医院廉洁建设分会、医院运营管理分会、医疗联合体工作委员会4个分支机构。

【学术活动】 举办各类主题的线上学术研讨交流23场次、线下学术研讨交流49场次，线上线下共51480人次参加学术活动。开展各类专题管理培训共16场次，培训各级各类医院管理人员3292人次。承办"四川省民营医院经济管理年"系列巡回培训活动，培训1000余人。

开展建党100周年医院党建文化特色案例及故事征集活动，评选出优秀论文及特色案例一等奖4篇、二等奖14篇、三等奖16篇、特色视频故事8个。

【调研并发挥参谋组手作用】 参与中国农村卫生协会和中国社区卫生协会组织的制定《基层医疗卫生机构标识设计规范》《基层医疗卫生机构工作单元视觉设计规范》《乡镇卫生院（社区卫生服务中心）能力建设2021年版修订标准》和《村卫生室能力建设2022年版修订标准》，共提出140条修改意见。完成国家信访局委托的四川省农村卫生室医保资金使用、村医队伍建设、基本药使用、村医社会保障等问题的调查，形成5000字的书面调查报告上报省卫生健康委；完成基层医疗卫生机构债权债务情况调查，形成5000字的书面调查报告上报省卫生健康委。

组织召开市（州）级哨点医院"病案首页主要诊断正确率专项评估会"，评估结果被省卫生健康委采纳。组织专家逐条核对7万多条疾病诊断编码和1万多条手术操作编码，最终确定《疾病诊断编码映射表（国家临床版2.0与国家医保2020版）》《肿瘤形态学编码映射表（国家临床版2.0与国家医保2020版）》《手术操作编码映射表（国家临床版3.0与国家医保2020版）》。组织专家梳理《关于征求医疗服务价格项目相关分类归集口径意见》，参与省卫生健康委组织的专家讨论会，提出专业意见，被省卫生健康委全部采纳。

与团省委、四川青年志愿者协会共同牵头编制《卫生应急志愿服务规范》四川省地方标准，通过四川省质量技术监督局获批立项。参与中国医院协会《中国医院质量安全管理·医疗保障医务社会工作保障》团体标准制定工作，承担相关调研工作，向省卫生健康委提交《关于推进四川省医务社会工作发展的建议》。

通过调查，初步制订《四川省医疗机构临床新技术准入评价指标体系》，为研究制定临床新技术规范提供科学依据。

组织起草《四川省社会急救志愿服务体系建设方案（征求意见稿）》，已印发急救中心（站）管理分会会员单位参考。

《中国农村卫生》杂志刊载农村卫生分会提供的《四川向中国强省迈进》《四川创建医养结合示范省》2篇文章。

【服务会员、基层】 协会及分支机构编印的《四川医院管理》《县级医院管理》《四川农村卫生管理》等内部刊物及信息16期、67.8万字、11800册全部免费邮发会员单位。

受省卫生健康委委托，遴选38人组成基层公共卫生健康专家团队免费培训巴中市乡镇卫生院从事急诊急救工作的医务人员150余人，向巴中市中心医院捐赠价值近2万元的心肺复苏培训模型，向巴中市巴州区清江镇中心卫生院捐赠价值10万元的心电图机等急救设备。

【推先荐优】 获全国优秀论文41篇，经推荐4名院长被中国医院协会评选为全国优秀院长，四川大学华西医院院长李为民获全国科技创新奖。急救中心（站）管理分会在全国首创急诊急救一体化救治实景工作坊"四川模式"被评判专家首席顾问陆一鸣给予"震撼"的高度评价，创立了四川品牌。

【新冠肺炎疫情防控】 协助省卫生健康委完成三级预检分诊流程图，承担培训乡镇核酸样本采样人员任务，《中国农村卫生》杂志第17期刊载协会撰写的《在常态化疫情防控中积极作为》。举办四川社会办医"万人千院百题"院感防控知识技能大赛。组织交流四川省人民医院高效狙击成都"7·27"疫情防控成功经验。联合四川省青年志愿者协会共同拍摄制作"四川省社区疫情防控青年志愿者培训微课"，依托线上平台面向全省社区防疫青年志愿者开展宣教和培训。

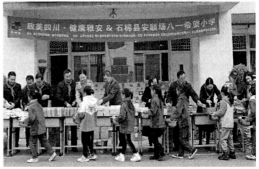

◎在雅安市开展健康帮扶（付明◇供稿）

【定点帮扶】 协会与致公党四川省委合作，共同出资到汉源县松林小学、石棉县安顺场八一希望小学，为四年级以上的

741名学生开展生理卫生、爱牙护眼等基础卫生知识及禁毒防艾、自我保护等知识培训，并向女生赠送卫生包。

（白国志 付 明）

四川省解剖学会

【组织建设】 2021年3月21日，第一次常务理事会会议在成都市通过线上线下同时进行。会议民意测评法定代表人齐建国理事长2020年度工作；选举确定《四川解剖学杂志》编辑委员会（编委会）组成成员。

4月29日，第二次常务理事会会议在成都市以线上会议形式进行。会议讨论《四川解剖学杂志》编辑部"申请对《四川解剖学杂志》进行休刊6个月"的请示报告，一致同意该杂志休刊6个月。

12月18日，理事会会议在四川省阆中市现场进行。会议审议《四川省解剖学会财务管理制度》《四川省解剖学会固定资产管理办法》《四川省解剖学会会费管理办法》；审议增补赵海霞为常务理事；审议增补文晓红等4人为《四川解剖学杂志》编辑委员会成员；讨论学会下一步工作计划。

【学术活动】 12月17—19日，在四川省阆中市与重庆解剖学会联合举办川渝解剖学会2021年学术年会暨第二届西部解剖学年会。来自四川省、重庆市、贵州省、陕西省、湖南省、西藏自治区等地的29所大学和高职中职学校等194人参会。会上9位专家作报告；进行"国希望云解剖"混合式教学比赛，37位教师参赛。

组织参加解剖学科及相关学科全国学术交流活动。共计出席20余次会议，约225人次。

【科普工作】 人体标本陈列室对社会公众开放。2021年全省各学校人体标本陈列室接待参观共计6325人次。

推广医学知识。西南医科大学人体科学馆以"认识生命，珍爱生命"为主题，采取走出去、引进来的措施，引进来11批次，受益1477人，走出去流动科普馆3次，受益2777人，专题讲座8次，遗体捐献祭奠活动1次，走进社区宣传活动6次。该校2021年被四川省科学技术协会表彰为"天府科技云——最受欢迎科普共享基地"。西南医科大学孙国刚老师牵头的"急救整合与创新科普"课程，被认定为国家级"金课"。雅安职业技术学院开展"关爱生命，培养职业素养"为主题的科普活动，健康环境促进行动培训，癌症防治科普行动，亲子公益研学等。四川卫生康复职业学院与自贡市红十字会联合举办自贡市第一届"生命的乐章"遗体（器官）捐献缅怀活动，120人参与。

【乡村振兴】 援藏支教。5—7月，四川大学王蕾、彭谨2位老师赴西藏拉萨承担为期2月的援藏支教任务，为西藏大学医学院临床医学专业学生讲授《组织学与胚胎学》课程（共144学时）。同时进行示范性教学，并与该校本专业教师开展集体备课、教学研讨等活动，帮助提高该校医学教学水平。

宣讲活动。7月4日，组织学生参加由大爱清尘基金会主办的第九届世界呼吸日"大爱同行·守护健康"全国大型主题公益活动。10月16日，在"大爱清尘宣讲会（线上）"上，四川大学王蕾老师为有公益愿望的同学介绍尘肺病和大爱清尘基金会。西南医科大学赴泸州市合江县大桥中学开展"科普实践育人，助力健康中国行"及"青春相伴，你我同行"心连心""公益宣传活动。

开展项目。四川大学董立华老师带领学生开展项目《乡振智疗——聚焦乡村医疗人才，赋能乡村医疗建设》，实现优质医疗资源的有效下沉，助力提升乡医水平。此项目在第七届中国国际"互联网+"大学生创新创业大赛中获金奖。

定点帮扶。凉山卫校晋一棋、李祥云2位老师赴美姑县洪溪镇拉洛村担任为期1年的驻村干部。达州职业技术学院对口帮扶四川省万源市吴家沟村，为肖公庙社区居民王清帮扶捐款1544元。四川大学教师参与对于学校定点帮扶的凉山彝族自治州甘洛县的"大川汇爱 消费有情 多方联动 共富甘洛"的以购代捐活动，约8人次，购买商品价值约1200元。

（王　蕾）

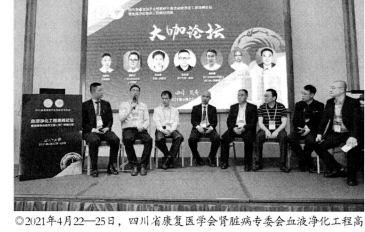

◎2021年4月22—25日，四川省康复医学会肾脏病专委会血液净化工程高峰论坛暨血液净化临床工程师培训班在成都市举行（秘书处◇供稿）

四川省康复医学会

【组织建设】　脊柱脊髓损伤专委会、呼吸分会、神经病学专委会完成换届。原冲击波专委会更名为疼痛专委会。筹备新建胸外科、肝胆外科、口腔、头颈外科、智能康复等专委（分）会。

学会常务理事金荣疆教授（成都中医养生康复学院院长）、常务理事/呼吸分会会长王永生教授（成都市一医院副院长）、肾脏病康复专委会主委李贵森教授（省人民医院肾内科主任）、康复教育分会副会长/秘书长章荣教授（四川卫生康复职业学院副院长）获中国康复医学会2021年度先进个人。

【学术活动】　完成Ⅰ类继教项目14个，授予学分3274份；完成Ⅱ类继教项目15个，授予学分2931份。以主办、承办、联办等方式，在线上/现场开展51场学术交流或技术培训等活动。

学会主办天府康复大讲堂，邀请梁宗安、余涛、苗娅莉、廖晓灵、周波等专家，以"健康第一责任人""三八妇科常见疾病""六一话儿保""种疫苗、筑屏障""肿瘤防治""睡眠误区与失眠康复"等为主题作专题科普报告6场，收视约5万人次。

冲击波、神经、妇产、心血管、康复护理专委会赴基层开展巡讲6场次，参与专家30余人次，受益群众800余人次。

呼吸护理专委会吴小玲教授带领团队开展线上病例分享会4场，2021年出版《无创通气技术临床实用手册》等专著5部。

【推先荐优】　向中国科协推荐全国先进1人，向中国康复医学会推荐优秀"三师"（医师、护师、治疗师）9人，向教育厅推荐考生评残专家3人。

（秘书处）

四川省超声医学工程学会

【组织建设】　2021年，学会线上线下相结合召开常务理事会2次，召开全体理事会2次。有会员2109人，无下设分支机构。

【学术活动】 在宜宾市与四川省医学会合办四川省超声医学学术年会，现场参会600余人。通过学术交流和研讨，为四川省超声医学的医生搭建学习交流平台，提升省内超声医学学术水平，促进四川超声医学学科建设。

主办线下超声培训班2次，线上超声公益讲座约10次。

在四川省内10家医院举办四川省超声造影直通车主题活动10次。内容包括腹部和浅表器官的超声造影讲课及演示，主要形式为超声科内线下授课，现场病例演示，临床科室MDT沟通会，累计线下27场学术讲座，超声科辅助完成超声造影267例，与肝胆外科、甲乳外科、肿瘤科、消化科等共开展18次MDT沟通会。

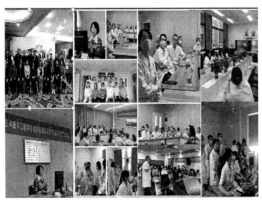

◎2021年，四川省超声医学工程学会举办四川省超声造影直通车活动现场（张霞◇供稿）

【完成政府委托交办的任务】 参与国家自然科学基金评审、超声医学规培医师结业考试出题、国家卫生健康委高级职称命题、科技成果评审、技术职称资格审评、杂志期刊编委及稿件审稿、硕士/博士论文盲评、制定行业规范、参编超声书籍、教材、专著、专家共识。

【新冠肺炎疫情防控】 组织参与为新冠肺炎确诊患者及疑似病例做超声诊断，为新冠疾病的诊断提供影像学依据。组织全员学习新冠肺炎疫情防控知识，学习穿脱隔离服，号召各单位参加志愿者、义工及献血活动。参编中华医学会主编的《新型冠状病毒肺炎超声与CT对照图谱》《新型冠状病毒肺炎心肺超声联合检查及远程诊断实施方案》等书籍。

【定点帮扶】 2021年，3次组织超声专家到甘孜藏族自治州、凉山彝族自治州、阿坝藏族羌族自治州地区定点帮扶，培训基层超声医生100余人，会诊病人200余次，检查1000余人。

（张　霞）

四川省糖尿病防治协会

【组织建设】 遵循自主自愿的原则发展会员；严格按照协会章程及《四川省糖尿病防治协会会费标准》收费；严格按照《民间非营利组织会计制度》管理日常经费开支，每年聘请第三方专业机构进行审计并接受会员大会、理事会或常务理事会和会员的质询和监督。在本年度审计过程中未发现任何违规情况。

【新冠肺炎疫情防控】 协会领导高度重视，迅速反应，贯彻落实上级单位的部署要求，把会员和工作人员的生命安全和身体健康放在第一位，把疫情防控作为当前压倒一切的头等大事，牢固"宁可严一点，不可松一毫"的理念，全面开展疫情防控工作。疫情防控总体情况自新冠肺炎疫情发生以来，协会未有工作人员和相关活动人员感染或确诊病例，未发生各类安全事故，线上会议活动有序开展。

（秘书处）

四川省优生托育协会

【基本情况】 2021年3月19日，四川省优生托育协会在民政厅登记注册，业务主管单位为四川省卫生健康委员会。协会是由从事或热爱支持优生优育优教事业、托育服务行业的专家学者、单位团体及各界人士自愿结成的全省性、行业性、学术性、非营利性社会组织。协会的业务范围：组织开展行业、专业调查研究；协助政府相关部门制定行业政策法规及行业标准；开展政策宣传、科普教育；对生殖健康服务、婴幼儿照护服务等进行行业指导；组织开展相关培训及国际国内交流；受政府相关部门委托，组织开展行业技能竞赛等。

【组织建设】 5月8日，协会召开第一次常务理事会审议通过18项规章制度。8月5日，召开第二次常务理事会审议通过《四川省优生托育协会分支机构管理办法》等3项管理办法、2项管理制度和《四川省优生托育协会财务报销制度》。截至2021年底，协会共制定23项制度，各项管理举措落地顺利，各项工作规范有序。

成立体医融合分会、生育力保护分会、妇幼营养分会。截至2021年12月底，协会有285个单位会员，收到243名个人会员入会申请。

【学术活动】 与北京联慈健康扶贫基金会开展"四川省婴幼儿养育关爱行动"，该项目使全省96825个家庭受益。实施"2021预防接种宣传之新媒体公众教育""基层疾控管理及培训信息化提升"、四川省婴幼儿（0—3岁）大病公益救助服务项目等5项。

5月15日国际家庭日，以现场参与和网络直播相结合举办"建设家庭友好环境，呵护婴幼儿健康成长"宣传活动。活动由省卫生健康委指导，协会主办，省发展改革委、教育厅等20个省级部门参与。活动包括领导致辞、四川省优生托育协会系列信息系统启动仪式、专家讲座、主题圆桌论坛、文艺节目表演、"呵护婴幼儿健康成长 创建幸福美好家庭"优秀作品和组织奖颁奖仪式等环节。截至2021年5月30日，共吸引1600余名观众现场参与，766.99万名观众线上参与。

10月13—15日，在内江市举办"2021年儿科呼吸系统疾病新进展专题学术会议"。本次会议由协会主办，四川大学华西第二医院、成都市妇女儿童中心医院、内江市医学会儿科专委会、内江市第一人民医院共同承办。协会会长、四川大学华西第二医院院长刘瀚旻教授，成都市妇女儿童中心医院儿童呼吸内科主任艾涛教授担任大会共同主席。

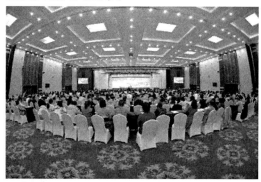

◎2021年10月14日，四川省优生托育协会在内江国际酒店举行"2021年儿科呼吸系统疾病新进展专题学术会议"（陈秀兰◇供稿）

2021年12月，召开四川省2020年度"生命英雄·免疫英雄"推选宣传活动总结暨2021年度启动会议，举办"第三届托育与儿童早期发展论坛""四川省优生托育协会妇幼营养分会成立大会暨第三届华西妇幼营养会议""四川省优生托育协会体医融合分会成立大会暨体医融合学术会议"等6次大型会议活动。

【发挥参谋助手作用】 开展"制约托育机构发展的问题和解决问题的建议"征集工作，收到86家机构反馈的信息，反馈26个问题，提出53条建议。开展"关于医疗机构开展托育服务相关问题问卷调查"工作，收到32家医疗机构、24家非医疗机构的意见，汇总15条建议。开展"托育机构质量评估标准公开征求意见"工作，收到2家单位6条建议。反馈中指出四川省0—3岁婴幼儿照护行业存在"行业专业人力资源匮乏、行业管理不规范、群众对行业认可度不高、行业发展艰难"等情形。以上情况已向省卫生健康委做了汇报。

开展2021年四川省托育行业发展情况调研工作，为行业主管部门和执法监督部门等制定托育和执法监管政策提供依据。通过反映诉求、建言献策，依法完善行业管理，促进行业发展，同时履行社会责任，助力托育行业快速发展。

（陈秀兰）

四川省干细胞技术与细胞治疗协会

【基本情况】 2021年6月，四川省干细胞技术与细胞治疗协会在民政厅登记。业务主管单位是省卫生健康委，挂靠四川大学华西医院。协会是标准制定、行业交流、人才培养、技术推广、临床转化、行业发展战略与政策研究的新平台，是西部首家既包含干细胞技术又包括细胞治疗领域的省一级社会组织。

【组织建设】 3月，协会召开第一届第一次会员代表大会，106名会员代表参加会议。会议审议通过协会《章程》《会员管理办法》等，选举产生第一届理事会（73人）及第一届监事会（3人）。随后召开的第一届第一次理事会会议、监事会会议中，选举产生常务理事会（22人）、会长（1人）、副会长（5人）、秘书长（1人）及监事长（1人）。6月，经民政厅批准登记。协会有单位会员50个，个人会员230余人。

10月，完成日常办事机构秘书处的部门设置，设立办公室、组织与学术活动部、会员与公共关系部、财务部。

11月，协会线上召开第一届理事会第一次会长会议及第一次常务理事会议，审议通过协会内部管理办法、协会工作总结、计划、成立分支机构以及关于聘请协会名誉会长、专职副秘书长、部门负责人等。

【学术活动】 承办世界美容抗衰老大会，协会会长田卫东教授和意大利洛维纳大学颌面整形外科主任Dario Bertossi教授共同担任大会主席。会议由成都市人民政府支持，英国英富曼集团主办，邀请50余位国外及164位国内从事医学和生物医药学科领域研究的专家，围绕美容新技术、生物材料、干细胞再生医学、美容抗衰老创投、金融及管理等内容作专题演讲交流。会议注册4600余人，网上点击超33万人次。

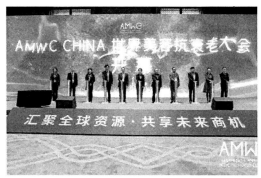

◎2021年10月22—24日，世界美容抗衰老大会开幕式在成都市举行（袁锦嘉◇供稿）

主办"颌面外科和运动医学新技术与前沿细胞治疗学术会议""华西医美健康城产业推介会暨运动医学生物治疗分会筹备会议"，参加人员近100人。

申报并立项3项2022年国家级继续医学教育项目，即"运动系统骨缺损和软骨重建技术""干细胞临床研究及转化标准研讨""口腔干细胞与再生医学研究进展"；1项2022年省级Ⅰ类继续医学教育项目"干细胞与医疗美容新理论新技术"。

【地方标准顶层设计】 为做好细胞类地方标准顶层设计，推动细胞库及相关地方标准建设，申报2项地方标准；梳理全国各省市出台的细胞相关的地方标准和团体标准；成立"标准化工作委员会"筹备小组。

【承接政府项目】 11月，与成都市武侯区华西医美健康城管委会签订《华西医美健康城前沿科技及未来赛道招商渠道建设工作》项目合作合同，为武侯区提供产业发展资讯、分析报告，结合武侯区大健康产业发展现状筛选目标企业、开展招商专题培训，作营商环境推介，塑造区域竞争优势，吸引相关产业及上下游企业，促进政府招商引资，支撑城市能级提升。

（秘书处办公室）

四川天府健康产业研究院

【课题研究及规划编制】 完成省卫生健康委《四川省医疗卫生服务体系规划终期评估》《四川省卫生高级职称评审政策及评价体系研究》《老龄事业和养老体系"十三五"规划终期评估及"十四五"规划编制》《四川省卫生健康"十四五"信息化规划编制》等课题。

完成市（州）及医疗机构《四川省第四人民医院"十四五"发展规划》《金牛区区域卫生信息化建设中长期规划及实施方案》《四川天府新区医疗健康产业规划》《成都天投健康产业投资有限公司"十四五"发展规划》《凉山州第一人民医院信息化发展规划及建设方案》《全域成都医联工程建设技术方案编制》等规划编制。

【学术活动】 3月12日，参加四川省区块链行业协会等举办第二届区块链创新与产业发展峰会，并联合举办医疗健康区块链应用发展高峰论坛。

3月24日，与中国数字医疗网、成都市医学会卫生信息专科分会联合举办"互联网+"新医疗建设与发展研讨会。

4月16日，与中国非公立医疗机构协会信息化专业委员会在成都市共同举办该会第四期信息化技术沙龙。

5月13日，应邀参加西南财经大学社会发展研究院人口研究所举办的第七次全国人口普查公报解读与交流研讨会。

5月28日，参加由中国人民大学人口与发展研究中心、北京社会建设研究院、北京市人口学会等联合举办的人口新格局与人口发展战略学术研讨会，并做"百年未有之大变局之人口变局"的大会发言。

10月29日，与四川省人民医院骨科联合承办脊柱畸形青年论坛，探讨交流脊柱畸形新成果临床应用的实施策略、存在问题等。

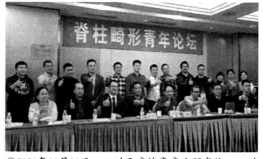

◎2021年10月29日，四川天府健康产业研究院、四川省人民医院骨科联合承办的"脊柱畸形青年论坛"在成都市世代锦江国际酒店召开（办公室◇供稿）

【咨询服务】 为广元精神卫生中心、成都市第四人民医院、遂宁市人民医院及安居区人民医院、南充高坪区人民医院、彭州市人民医院、凉山州第一人民医院、成都市金牛区人民医院、眉山市人民医院、成都中医大银海眼科医院、温江区人民医院等医疗机构提供信息化建设技术咨询服务。

【助力健康产业企业创新发展】 与10余家健康产业企业形成良好稳定的合作关系，为各企业提供卫生健康相关政策与法规、建设标准与规范、发展重点领域和方向、项目技术指导等领域的综合咨询服务，推进健康产业与健康事业的深度融合，助力企业进一步深化应用，创新发展，更好地为四川省卫生健康事业高质量发展提供强有力的支撑。

【心理干预辅导服务】 4月，心理健康研究所常务副所长李昕带领访视团队在小金县开展产妇心理关爱服务。并在小金县人民医院开展"产后抑郁的预防和干预"讲座，培训阿坝藏族羌族自治州小金县妇产科及其相关人员。

3月，与大专家.COM合作成立四川省心理医学教育分中心，开展心理咨询、心理治疗及心理干预辅导服务。11月初，受新冠肺炎疫情影响，中心召集心理咨询志愿者开通新冠肺炎疫情免费心理服务热线，疫情期间共为100余名有需求的市民提供免费热线服务。

【健康扶贫政策研究】 11—12月，组织专家团队赴凉山彝族自治州越西县、喜德县、昭觉县及雅安市天全县、汉源县、荥经县等地，在50余个脱贫村开展脱贫人口家庭调查，了解其致贫原因，脱贫过程和成效，分析其返贫风险及控制策略，为推进健康扶贫常态化提供政策参考和方法策略。同时专家还利用课题调研机会，为脱贫地区基层医疗卫生机构提供免费咨询服务，在政策、发展思路、方向上给予指导。

（办公室）

四川省医药爱心扶贫基金会

【组织建设】 根据《四川省民政厅关于开展2020—2021年度社会组织等级评估工作的通知》，经自评申报、上报评估报告、专家现场评估，基金会获评AAAAA级社会组织。

【医疗卫生人才培训项目】 继续组织实施风湿免疫、眼科、放射影像专业等医疗卫生人才培训项目。共设立10个培训项目，项目资金支出316.27万元，组织四川大学华西医院、四川省人民医院等医院专家培训基层医疗人才7万余人次。

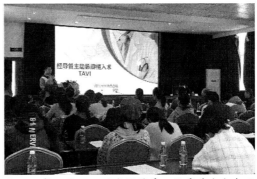

◎2021年12月，四川省医药爱心扶贫基金会在巴中市开展四川省主动脉瓣疾病流行病学调查项目（曾馨◇供稿）

【医疗救助工作】 为减轻计划生育特殊家庭成员因罹患重大疾病带来的沉重负担，根据2020年度计划生育特殊家庭住院个人自付费用情况，基金会列支150万元（其中100万元为基金会非定向资金，另50万元来源于北京联慈健康扶贫基金会定向捐赠资金）救助2020年度计划生育特殊家庭成员，共救助105人次，救助金额最高115364元，最低1000元，平均救助金额14285.70元。

【提升院前医疗急救能力】 按照国家卫生健康委、发展改革委等9部委（局）联合印发的《关于印发进一步完善院前医疗急救服务指导意见的通知》中"到2025年，以县域为单位，根据县域人口的300%估算人口基数，按照每3万人口配备1辆救护车的标准，其中至少40%为负压救护车"的配置要求，三峡集团向基金会捐赠1000万元用于购置22辆负压型救护车（含配套车载医疗设备等），补充配置22个库区县的负压救护车。基金会参照政府采购相关规定，制定项目招标方案，完成车辆招标工作，第一批车辆已交付。

（曾　馨）

四川仁爱医疗基金会

【组织建设】 2021年10月9日，基金会获民政厅社会组织等级评估AAA。

【项目工作】 "公益助残"（善工家园项目）项目。2021年继续与成都市武侯区政府和武侯区残联合作，该项目已成四川省和成都市残联系统最大的民办专业助残托养服务项目，被武侯区民政局评为5A级社会组织。截至2021年12月底，成功为250位3—6岁和16—59岁脑瘫、智障和自闭症的残疾儿童及青少年提供长期托养服务，其中服务内容涉及特殊教育、康复、心理辅导、生活能力培训多项综合性内容。该项目由"大龄心智障碍青少年和成人日托康复项目""学龄前特殊儿童早疗项目""大龄轻度智障职业重建项目""'蜗牛山庄'心智障碍人士农疗颐养基地""'蜗牛生活馆'武侯区智障人士全托中心""武侯助残社工站"等子项目共同组成，拥有特殊教育、康复治疗、行为矫正、生活照料和专业社会工作师在内的专职员工105人。其项目宗旨是通过"以人为本"的社工服务理念，为智障群体提供有尊严且有品质的生活。该项目一定程度上缓解了智力障碍家庭的负担，维护了社会的稳定。

尿毒症患者救助专项基金。2019年3月11日，基金会与成都道和圣益健康管理有限公司共同设立。该专项基金旨在救助因病致贫和因病返贫的尿毒症患者，减轻家庭负担，维护社会稳定，并通过合适的培训劳动技能，提供合适的工作岗位帮助尿毒症患者回归社会。"专项基金管理小组"负责人由基金会理事长段唯担任。专项基金可用于患者自费部分的补贴，患者心理辅导和营养帮助，适合患者从事的劳动技能的培训、就业及工作辅导，治疗所需的药品和耗材资助。2021年为1909人次提供治疗救治费用补贴，共计127.99万元。

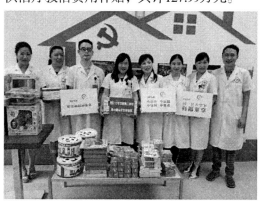

◎四川仁爱医疗基金会"善工家园"项目志愿者组织活动（办公室◇供稿）

【规范志愿者服务活动】 基金会通过"善工家园"项目，全面构建志愿者参与基金会项目的制度和管理体系。从而达到基金会和志愿者之间相互支撑、共同成长之目的。基金会的善工家园项目已开始逐步形成一个由自然成长的公信力所支撑的公众化公益服务平台，开始影响更多的年轻人。很多企业愿意通过志愿服务或捐赠的形式实现企业的社会责任。2021年志愿者组织活动89次。

（办公室）

四川省华西天使医学基金会

【**基本情况**】 2021年8月，四川省华西天使医疗救助基金会更名为四川省华西天使医学基金会，业务主管单位是省卫生健康委，登记管理机关是民政厅。

宗旨是坚持慈善医疗救助，满足社会慈善救助领域的需求；推动医学事业进步和人类健康事业发展，致力于提高医疗技术的诊治水平和人民健康水平，积极促进和谐社会的发展。开展公益慈善活动，助力城乡社区发展治理，服务成渝地区双城经济圈建设，促进社会和谐和经济发展，为全面建设社会主义现代化四川贡献力量。

业务范围是开展针对困难人群的医疗援助；资助重大疾病、罕见病等诊断和治疗；当发生自然灾害、事故灾难和公共卫生事件等突发事件，根据政府的安排部署和救灾的需要，帮助受灾地区开展医疗相关救灾捐赠和紧急救援活动；支持志愿者队伍开展符合本基金会宗旨的慈善公益活动；开展促进医学事业发展的医、教、研等活动。

【**设立四川省华西天使医学基金会医学学科发展基金**】 12月，基金会设立"四川省华西天使医学基金会医学学科发展基金"，拟在困难救助工作的基础上，重点资助人才培养、技术创新、临床研究等方面的项目。拟于2022年启动各项目。

【**健康帮扶**】 2021年，基金会实施医疗援助项目6个，总投入5859295.68元，共援助282位困难患者，这些患者普遍存在患重大疾病、家庭困难等特殊情况，部分来自贫困地区以及少数民族地区。

不定向基金"天使爱心项目"共援助19名贫困患者，总支出894434.63元。

"罩爸带你听"专项基金，又名人工听觉植入装置专项基金，共支出专项经费117069.5元，帮助20位患听力障碍的贫困患者恢复听力。

美敦力血管疾病救助专项基金共支出为290734.39元，共援助3位贫困患者。

润泽慈善专项基金共援助28位患者，共支出1062057.16元。

嘉事馨顺和心脏内科（TAVI）专项基金共资助210位贫困患者，共支出343.5万元。

华西医院困难职工重大疾病或意外伤害医疗救助专项基金共援助两位困难患者，共支出60000元。

（张思敏）

经验交流

创新实践 精准施策 艾防攻坚助推彝区脱贫奔康

链接：2021年2月7日，2021年全国疾病预防控制工作电视电话会议在北京市召开。会议深入学习党的十九大和十九届二中、三中、四中、五中全会精神，贯彻习近平总书记关于疾病预防控制和新冠肺炎疫情防控工作的重要指示批示精神，认真落实2021年全国卫生健康工作会议要求，总结2020年疾病预防控制和疫情防控工作，部署2021年重点工作任务。

在四川省分会场，四川省卫生健康委员会主任何延政作了题为《创新实践 精准施策 艾防攻坚助推彝区脱贫奔康》的经验交流发言。

2017年，国家卫生健康委和省政府将艾滋病作为凉山州健康扶贫主攻方向，在布拖、昭觉、越西、美姑4个重点县启动凉山州艾滋病防治和健康扶贫攻坚行动。

通过3年强力、有序、扎实的攻坚工作，全民防艾氛围全面形成，防治体系机制基本建立，攻坚11项核心指标圆满完成，与攻坚前比较，突出表现为"三升三降"：治疗覆盖率、治疗成功率、感染者发现率大幅提升，新发感染率、母婴传播率、单阳家庭配偶传播率大幅下降。

一是"四级书记"抓艾防，理顺体制机制。

强化领导保障，部省主要领导任领导小组双组长，凉山州建立党政主抓指挥体系，州县乡村四级书记抓艾防。

强化投入保障，中央、省、州、县加大经费投入。

强化能力保障，国家设立凉山州工作站，省级选派2000余人驻点帮扶，州级选派200名专职乡镇副书记，基层艾防队伍达1.2万余人。

强化法制保障，推动颁布实施《凉山彝族自治州艾滋病防治条例》，逐步建立长效机制。

二是"三大策略"抓关键，破解难题短板。

将宣传教育作为最有效的"社会疫苗"，村艾防员每月入户面对面宣讲，通过家支头人、同伴教育等约束高危行为，强化大众宣传，促进知艾防艾成为自觉行动。

将发现治疗作为最管用的防治策略，实施全民筛查，最大限度发现感染者；千方百计追踪动员外出、失访感染者，分类治疗管理，努力实现应治尽治。

将预防母婴传播作为政治任务和刚性要求，建立"孕情第一时间发现"机制，强化全流程综合干预服务，母婴传播率连续3年大幅下降。

三是"一套体系"抓落地，打通"最后一公里"。

创新建立疾控、医疗、妇幼三条专业防治线和乡镇一个网底的"三线一网底"防治体系。

省州县分别设立"三线"管理办公室，配置不低于10名专职人员，实行疾控牵头、"三线"一体、定期会商、分片包干、联合督导五项制度。

构筑乡镇党委政府+医疗卫生机构+村级艾防人员的"1+M+N"网底工作模式，实行乡村组"三级联动"和"一对一"精准管理服务，确保措施落地见效。

下一步，将按照国家卫生健康委和省政府统一部署，在凉山全州启动实施第二阶段攻坚行动，持续深入推进艾滋病等重大传染病防治工作。

积极应对新冠疫情　全力守护妇幼安康

链接：2021年3月4日，2021年全国妇幼健康工作电视电话会议在北京市召开。湖北、四川、天津等10个省份或单位就新冠疫情防控、保障母婴安全和儿童健康、出生缺陷防治、预防母婴传播、促进妇幼保健机构建设、以中医药推进妇幼健康事业发展、行业监管、"云上妇幼"等方面进行了交流发言。四川省卫生健康委员会副主任赵汝鹏作了题为《积极应对新冠疫情　全力守护妇幼安康》的经验交流。

2020年，四川积极应对严峻复杂新冠疫情形势下的妇幼健康服务需求，统筹兼顾疫情防控与母婴安全双重目标任务，全力守护妇幼安康，疫情防控平稳有序，全省孕产妇死亡率、婴儿死亡率均达到历史最优水平。

一是"三个融入"，强化安全管理。

融入防控重点。将母婴安全管理纳入2020年度省政府考核，在疫情初期、秋冬及春节等不同时期专门印发通知进行妇幼疫情防控部署。

融入防控大局。在委疫情防控领导小组下专设妇幼防控小组，既与全局工作同部署同调度同督查，又聚焦强化妇幼领域专业防控。

融入体系建设。积极争取14.6亿抗疫国债加强各级妇幼保健机构建设，53家妇幼保健机构具备了核酸检测能力。

二是"四层防护"，保障母婴安全。

强宣传防风险。以科普文章、漫画、致信孕妈妈和宝宝家长等多种形式广泛开展宣传教育，提升群众防控意识和能力。

强导诊防聚集。引导各级妇幼保健机构开发和推行线上健康宣教、就诊指导、预约诊疗等服务，有序分流就诊人员，减少聚集。

强值守优服务。在全省设立211家应急助产机构，在202家妇幼保健机构设立16个发热门诊，186个发热诊室或哨点，并常年提供热线值守电话。

强精准保安全。 实行隔离孕产妇动态台账管理、疑似或确诊新冠肺炎孕产妇"一人一策一案"管理。

三是"五个专项"，筑牢院感防控。

健全专业管理体系。 成立全省妇幼保健机构院感质量管理中心，并以上率下建立健全市、县级质量管理体系，全省共计547名院感专家纳入管理组织。

制定专项技术指南。 为妇幼保健机构量身定做新冠防控"十个基本要求""五个重点方面"技术指南，以及院感6大项70小项质控标准，提供基本遵循。

举办专题技术培训。 结合不同阶段防控要求，多形式多层次举办新冠肺炎疫情防控和院感管理能力建设培训班，历练一支妇幼院感防控队伍。

强化专业应急演练。 组织全省助产机构对患新冠孕妇急产、母子均有感染风险、院区发生疫情需封闭管理等极端情况制定预案，开展多层次、多形式应急演练430余次。

健全专门管理闭环。 对各级助产机构进行全覆盖"暗访督导—通报反馈—整改落实"闭环管理，坚持春节期间日报告和零报告，持续改进提升。

国务院联防联控机制新闻发布会
分享四川新冠肺炎疫情防控和新冠病毒疫苗接种经验

2021年5月31日下午3时，国务院联防联控机制召开新闻发布会，介绍近期疫情防控和疫苗接种情况。四川省卫生健康委员会党组书记敬静受邀出席发布会，介绍了四川在疫情防控和疫苗接种方面的经验和措施。

中国网记者：四川是人口大省，交通不便的地区也较多，请问四川在保证疫苗接种方面有哪些经验和措施可以分享？对于下一阶段疫苗接种计划有何安排？谢谢。

敬静：非常感谢这位记者的提问。四川地域辽阔，有48.6万平方公里，在全国排第五位，人口众多，常住人口8367万，在全国也是排第五位。而且分布不太均衡，有交通非常便利、人口超过2000万的特大城市，也有地广人稀、山高路远的边远地区。因此，需要统筹地做好疫苗接种工作。按照国家安排，四川省是第二梯次开展大规模接种的省份，5月份开始全面启动，截止到今天中午12点，四川省已经累计接种新冠疫苗2835万剂次，上半年目标人群第一剂次的完成率已经达到了86.9%。5月22日，我们的接种量达到了210万剂次，在全国首次单日突破了200万剂。

我们的做法主要有这么几点：

一是纵横联动加强了组织部署。

我们主要采取"三四五"措施，"三"就是三个层面抓主导，省委机动巡视压责任，省指挥部专项督查抓落实，省卫健委分片包干做指导。"四"就是四项机制打疫苗，党政负总责，基层组织人，卫健打好苗，部门保运转。"五"是有五支队伍来抓落实，每一个大规模的临时接种点有一名县领导挂帅现场统筹，一支社区队伍组织协调，一支接种队伍规范打苗，一支医疗队伍专业保障，一支公安队伍维持秩序。

二是因地制宜，增强服务能力。

我们接种点位的设置是"两为主、两为辅"，以大规模临时接种点和常规接种点为主，以高校、企业的上门接种和边远山区的巡回接种为补充。做好现场保障，设立了主检医师严格接种禁忌症核查并且提供相应的咨询意见，接种者如果在现场万一出现了任何身体不适，有驻点的医生可以快速处置，还安排了片区的专家巡回指导。

三是创新宣传，营造社会氛围。

我们策划推出了说唱短视频《赶紧打》，成为爆款，广为传播。我们还推出了巴蜀笑星李伯清的散打评书《李伯伯喊你打疫苗》等宣传片，作品的主题关联、梯次推送、入脑入心，我们也正在策划把天府健康码融入四川的"三九大"元素，就是"三星堆、九寨沟、大熊猫"，接种完成以后，我们每个人可以获得一只旅行熊猫，背景是随机产生的，让群众能够体会到开"盲盒"的快乐，从而提高接种的积极性和自豪感。

四是精准调度，提升配送效率。

我们优化路线图，实施专人盯，跑好接力赛，配送"串联"变"并联"。从疫苗分配开始，我们就精准地测算入川、入市、入县到接种点的时间节点，力争做到配送的路程用时最短。比如山高路远的凉山州17个县全部提前到州疾控中心待命，做到"苗到车发"，对危险的路段和管制路段和夜间行车，全部由警车护送。企业配送疫苗到边远地区，从过去最长十多天，现在能够压缩到两三天。总之，不管山有多高，路有多远，有需必达。

五是温馨服务，满足实际需求。

接种点位的管理实现了"双点长制"，行政点长负责组织调度，就是要做到"苗到人到、人苗匹配"；技术点长负责安全保障，做到"放心接种、安全接种"。**接种人群实现了分类服务**，对残障人士、老年人士开通"绿色通道"。**接种的时间柔性分配**，开展延时服务、节假日专场，对农村地区大型企业、社区，我们提供上门服务。一些地方的现场还配有防暑用品，还有健康咨询、义诊，有的地方还提供了"爱心理发"的服务。

总之，我们想努力做到群众"让等待变期待"。

下一步，四川将进一步优化队伍的配备和轮换休整，持续改善我们服务的质量，按照国家的统一部署，做好后续的接种安排。谢谢。

封面新闻记者：四川成都的双流机场是我国中西部最大的航空口岸，又离南亚国家比较近。请问在"外防输入"上，四川有哪些措施，如何保障输入病例不对本土造成影响？谢谢。

敬静：非常感谢您对四川防控工作的重视。如你所说，成都双流国际机场是我国中西部最大的一个航空口岸，从去年疫情以来到现在，双流国际机场的旅客吞吐量和航空起架班次位于全国第二，各地人员往来非常频繁。从2月以来，我们省累计管控了入境客货航班6000余班次，管理服务入境人员34万人次，成功检出输入新冠肺炎的感染者近800余例，居全国第三。

我们在落实国家基本防控要求基础之上，主要是从两个大的方面着力：一是落实三个闭环，二是强化三项举措。

第一个闭环就是工作闭环。我们成立了外事专班、机场专班和信息专班，30多个部门联动参与，省市区三级联动，从口岸的检疫、转运隔离、信息推送到社区管理，每个环节都做到人员到位、责任到位和监督到位。

第二个闭环就是转运闭环，这非常重要，我们严格落实首站负责和属地责任，成都是"主干"，其他20个市州是"枝干"，183个县区是终端，人员做到闭环转运，各个节点做到有机衔接，对病例首站入境的人员、解除隔离的人员点对点、人对人转运，确保不漏一个人。

第三个闭环就是信息闭环，四川在全国较早和其他30个省区市建立了人员信息推送机制，省内21个市州每天都可以实时共享入境人员信息，确保入境返川人员健康监测和服务管理能够不断线。

在强化举措方面，第一个就是强化通关能力。我们升级了机场入境检疫区，入境检疫区的作业场所面积扩大了10倍，核酸检测能力提升了5倍，能够满足1000余人同时入境的需求。入境航班的验放航班时间压缩了80%，从入境人员落地到隔离酒店一般在两个小时之内就可以完成。

第二个强化就是人物同防，我们构建了省市县三级冷链物流专班，搭建了"川冷链"平台，推行了"集中监管仓+库长制"的模式，确保"应进必进、应检必检、应消必消"，全链条可以追溯，来源可查，去向可追。另外，全面打击非法的进口冷链食品，截至目前，全省没有发生一起由物到人的疫情传播。

第三就是要加强最终溯源，落实核酸检测的频次，提升检测的质量，对入境发现的感染者，我们开展全覆盖的基因测序，一旦发生本土疫情，我们可以提供快速的追踪溯源，提供相应的参考依据。

另外，我们同时对于所有的输入病例进行了集中隔离治疗，强化院感防控，严格出院标准，全面落实出院以后的随访、复诊和社区的管控要求，严防其引发本土的疫情。

我的回答完毕。谢谢这位记者的提问。

中国青年报记者：2021年的高考即将到来，请问四川将如何开展高考期间的疫情防控工作，保障高考的顺利进行？谢谢。

敬静：谢谢这位媒体朋友的提问。四川是人口大省，也是高考大省，今年有考生约70万人，考务人员近10万人，考点350个左右。为保障高考顺利进行，我们坚持"严"的主基调，早安排、抓重点、多演练，努力做到不因疫情影响高考，不因高考引发疫情。

一是早安排。教育、卫生、公安、市场监管等部门定期会商，制定了周密详尽的高考疫情防控方案和应急预案，建立医疗卫生机构与考点"点对点"协作保障机制，确保每个地区、每个考点有预案、有责任人、有防控副主考、有医疗保障人员，全省共投入专业防治人员5000余人。

二是抓重点。专门安排疫苗用于考务人员接种，实现考务人员全覆盖。考前14天对所有考生及工作人员实行每日健康监测，对出现异常情况的人员及时进行核查。每个考点设置发热考场和体温异常考生应急处置专用通道。开展考点周边住宿、餐饮等场所环境卫生综合整治，保障考生安全。

三是多演练。结合高考疫情防控预案，已组织开展多次应急演练，力求突发情况考虑周全、关键环节无缝衔接、工作流程顺畅高效。谢谢。

红星新闻记者：在常态化防控中，四川在"外防输入、内防反弹"上成效显著，四川在疫情防控方面主要采取哪些举措，有什么经验可以分享？谢谢。

敬静：谢谢您的提问。四川省委省政府高度重视常态化疫情防控，**坚持以大概率思维应对小概率事件**。我们的主要做法是：

一是指挥体系上热下烫。主要是三个坚持：**坚持平战结合、快速转换**。建立常态与应急的即时转换机制，省市县各级指挥部集中办公，主要领导靠前指挥，确保指挥步调一致。**坚持每日调度、挂图作战**。落实信息"日报告、零报告"。**坚持整体联动、同频共振**。省级统筹调配防控、救治资源，市级侧重流调溯源、患者集中救治、大规模核酸检测，县级着力流调追踪、核酸采样和集中隔离，确保省市县三级同频共振。

二是立足实战，做足准备。主要体现在三个方面：**核酸检测能力强**，成立省市两级核酸检测指挥中心，组建省级应急核酸采样队、检测队，核酸检测机构数、单日检测能力位居全国前列。**隔离场所储备足**，全省常规储备集中隔离房间8万余间，2小时内可紧急启用，24小时内可拓展到16万间。**疫苗接种提升快**，截至目前，全省有接种台1.6万个，日接种能力达230万剂次，有能力应对疫苗大量配送的接种需求。

三是突出重点，严抓规范。四川医疗卫生机构总数全国第二，其中，基层和社会办医疗机构均为全国第一，量大面宽，能力又参差不齐。我们突出抓实三个重点环节：**抓实早发现**。基层医疗卫生机构分类设置发热门诊、发热诊室、发热哨点，应设尽设，筑牢基层一线监测预警防线。**抓实发热病人规范管理**。严格预检分诊，压实首诊负责制，严格执行接诊患者登记，发热患者上报，可疑发热患者规范转诊，发热门诊所有患者核酸检测"四个必须"强化发热病人闭环管理。**抓实院感防控**。落实医疗机构隔离病区与普通病区人流、物流、空气流"三分开"，严格"三区两通道"、病人陪护、病区管理"三加强"。

四是研判处置，快速精准。主要是两个强化：**强化动态研判**。专家组日研判、周报告，精准提出防控建议，实行防控指南版次管理、动态调整。**强化应急处置**。一旦发现本土病例，30分钟内启动应急响应机制，三级常备工作组，省级2小时、市级1小时、县级半小时内赶赴现场处置，争取疫情早控制。谢谢。

东方卫视记者：请问面对大规模的疫苗接种和日常频繁的人员流动，四川是如何通过信息技术来保障工作开展和方便广大群众的？谢谢。

敬静：谢谢这位媒体朋友的提问。四川省委省政府高度重视科技赋能疫情防控，较早建成"一码两系统"。**一码**，就是天府健康码。**两系统**，就是核酸检测信息系统和免疫规划信息系统。并将"一码两系统"整合融入"**四川天府健康通**"，做到数据实时关联、信息自动匹配、服务一网通办。通过"一码两系统"，让信息多跑路、群众少跑腿。群众通过手机，足不出户就可以在线查询核酸检测机构、核酸检测结果以及新冠疫苗接种情况。同时，依托云计算、大数据，统筹管理全省疫苗库存及接种情况，做到"人苗匹配、精准到点"。

为保障"一码两系统"平稳运行，我们成立了上百人的工作专班，实现全程监控、快速响应，一般问题15分钟内解决。目前，全省核酸检测机构100%接入核酸检测系统，免疫规划系统可支撑单日300万剂次疫苗接种需求。谢谢！

四川：展开三维图　探索五模式　打造健康四川特色

链接：2021年第6期《健康中国观察》杂志刊登了四川省卫生健康委员会党组书记敬静、四川省卫生健康委员会主任何延政的署名文章《四川：展开三维图　探索五模式　打造健康四川特色》，介绍健康四川行动推进情况及成效。

国务院印发《国务院关于实施健康中国行动的意见》以来，四川省委省政府高度重视，省委书记、省长亲自关心，分管副省长具体推动，2019年11月由四川省人民政府印发《关于推进健康四川行动的实施意见》《健康四川行动考核评价指导方案》，确定了18项健康四川专项行动，明确了26项考核指标每年度目标值。

2020年将"推动实施健康四川行动"纳入省委省政府对各地各部门的党务政务目标考核，由健康四川行动推进委员会印发《健康四川行动2019—2020年试考核工作方案》，从政策制度建设情况、重点工作推进情况、主要指标完成情况和成员单位履职情况四个方面进行考核。

两年来，健康四川行动紧紧围绕"展开三维图，探索五模式"的"3+5"工作法，各项工作有序开展。

"3"：展开三维推进图

意识维度

四川省加大宣传力度，营造良好社会氛围。

特聘13名各界知名人士为"健康四川行动宣传推广大使"，发挥名人效应，带动全社会共同参与健康四川行动。

在2019年11月举行健康四川行动启动仪式后，结合各类活动日、纪念日、重大节日分别举行18个专项行动启动仪式，让健康四川行动家喻户晓。

技术维度

科学构建健康四川行动监测体系，全面掌握推进情况。

2020年将"健康四川行动监测评估体系研究"纳入委领导的政务调研课题，通过专家论证、现场调研、德尔菲法和层次分析法，构建起包含20个一级指标、108个二级指标的监测评估体系，并于2021年3月由健康四川行动推进委员会印发《健康四川行动监测评估工作方案》，建立健全监测评估机制。

法治维度

积极推进健康四川行动地方立法，强化党政在卫生健康方面的责任。

2021年4月召开了健康四川行动地方立法研讨会，正式启动立法前调研工作。拟通过2—3年努力，将健康四川行动重大措施纳入法治化轨道，强化"四方"责任，切实解决健康四川战略实施中的突出问题。

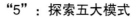

"5"：探索五大模式

文化模式

四川省结合各地文化特色，打造健康支持性环境，营造浓厚的健康文化氛围，用心为群众传播健康知识，助力健康四川行动。

如：眉山市东坡区以"三苏文化""东坡养生文化"为基础，将其融入健康支持性环境中，精心打造"东坡健康一条街"和"苏洵健康主题公园"，把健康作为一种特殊文化进行传播，不仅提升了居民的健康素养，也提升了群众的获得感和幸福感。

产业模式

四川省以"促进健康"为中心，在营养食品、休闲健身等多个健康相关领域推进健康产业发展，努力推动健康产业成为带动经济增长的强大动力。

如：成都市新津区紧盯校园、医院和产业三大领域，推动中小学加强营养健康教育和管理，加强特殊群体营养措施干预，规范指导企业开发和生产满足不同需求的营养健康产品，促进生产、消费、营养、健康协调发展。

服务模式

四川省始终坚持以人为本发展理念，不断强化各类健康保障，务实推进各项健康服务工作，提升健康服务质量，满足人民群众健康需求。

如：乐山市沙湾区建立"1+1"（全科医师服务团队+县级公立医院医师）家庭医生签约服务模式，开展全覆盖式巡回医疗，使群众获得更加便捷、更加优质的健康服务，群众满意度和健康获得感稳步提升。

智慧模式

四川省高度重视卫生健康信息化建设，全面提高卫生健康信息化服务水平，充分利用现代信息化技术，为群众提供更加优质的卫生健康服务。

如：成都市继续推动妇幼健康服务体系规范化建设，通过"妇幼保健一卡通信息系统"，实现了对全市妇幼工作质量控制和对孕产妇、儿童健康的全程管理。

治理模式

四川省积极推动将健康融入所有政策，把全生命周期健康管理理念贯穿到社会治理的全过程各环节，聚焦突出的卫生健康问题，坚持精准施策，提高社会治理的能力和水平。

如：宜宾市江安县依托社会心理服务体系建设，及时掌握并化解各类潜在矛盾问题，将心理服务与社会治理工作有机融合，促进社会和谐稳定，积极营造共建共治共享的社会治理新格局。

加快构建区域卫生健康事务协同治理体系

链接：2021年10月20日，中共中央、国务院印发的《成渝地区双城经济圈建设规划纲要》（以下简称《纲要》）公布。《纲要》中对卫生健康领域"双城记"提出了明确的要求和任务。围绕《纲要》的要求，四川如何贯彻落实？就此，四川省卫生健康委员会党组书记敬静接受了川观新闻记者专访。

《规划纲要》摘要

构建强大公共卫生服务体系。增强公共卫生早期监测预警能力。健全重大突发公共卫生事件医疗救治体系，建设省级和市地级重大疫情救治基地、公共卫生综合临床中心。提高公共卫生应急能力，完善联防联控常态机制。加强公共卫生应急物资储备，提升应急物资生产动员能力。

优化医疗资源配置。依托四川大学华西医院、重庆医科大学附属医院等优质医疗资源，加快建设国家医学中心。深化中医药创新协作。推动优质医疗资源下沉，支持医联体建设和跨区办医，推动中心城市三甲医院异地设置医疗机构。发展在线医疗，建立区域专科联盟和远程医疗协作体系，实现会诊、联网挂号等远程医疗服务。

推进养老服务体系共建共享。开展普惠养老城企联动专项行动，发展居家养老、社区养老、机构养老，构建综合连续、覆盖城乡的老年健康服务体系。鼓励养老设施跨区域共建。统筹医疗卫生和养老服务资源，促进医养融合。

川观新闻：推动成渝地区双城经济圈建设、打造高质量发展重要增长极，在强化公共服务共建共享方面，尤其是卫生健康方面重点做了哪些工作，这些工作给老百姓带来哪些收获？

敬静：自2020年1月，中央财经委员会第六次会议提出推动成渝地区双城经济圈建设以来，川渝两地卫生健康委积极主动谋划部署，紧紧围绕"一极一源、两中心两地"的发展定位，按照《纲要》，以川渝卫生健康一体化推动公共服务共建共享，加快构建区域卫生健康事务协同治理体系，打造川渝健康圈，为两地群众共同富裕贡献卫生健康力量。

重点抓好三个方面的工作：一是抓协同机制。

2020年以来，川渝两地卫生健康委反复研究对接，逐步签署《川渝卫生健康一体化发展合作协议（2020—2025年）》《川渝中医药一体化发展合作协议》《川渝基层卫生交流合作协议》《川渝妇幼健康交流合作协议》《川渝疾病预防控制一体化发展合作协议》等协议12份，在协同推进健康中国行动、推动医疗服务区域合作、健全卫生应急和传染病防控联动机制等12项内容上深入合作，形成了覆盖全领域的协同合作机制。

二是抓重点领域。

川渝两地坚持"统筹布局、分布实施"的原则，着力在医教研防管等重点领域加强协作、形成合力，尤其是医疗服务方面，川渝两地现已建立眼科、神经外科、疼痛科等80多个专业的专科联盟，重庆医科大学附属儿童医院还会同四川大学华西第二医院获批建立国家儿童区域（西南）医疗中心，两地群众能够就近享受高质量、同质化的医疗服务。疫情防控方面，川渝建立境外入境人员信息推送联络机制，建立省级数据信息共享平台，全面实现两地间隔离期满入境人员信息"点对点"数据信息实时共享。

三是抓重点区域。

充分发挥成都的极核引领带动作用，支持成都市重点打造高水平的医疗中心、高水准的医学创新中心、高层次的人才汇集中心。加快推进川渝两地毗邻地区发展，在渝西、川南地区试点开展"120"一体化服务，推动实现合川区、广安市两地"120"信息系统对接，广安市与重庆市潼南区在辖区内率先开展二级甲等以上医疗机构开展检查检验结果互认，形成一体化示范区，提升重要节点城市服务能力和水平。

通过"一揽子"的卫生健康共建共享举措，川渝两地老百姓看病就医渠道进一步畅通，医疗服务水平进一步提升，保障范围进一步拓展，卫生健康获得感显著增强。

川观新闻：《纲要》提出，"推进基本公共服务标准化便利化"，如何落实这项要求？

敬静：党的十八大以来，川渝两地卫生健康领域公共服务能力提升显著，但发展不平衡不充分、服务水平与经济发展不适应等问题依然突出，目前，川渝两地公共服务共建共享还处于由浅入深的阶段，川渝两地卫生健康委以《纲要》为指引，以更好满足人民群众美好生活需要为目标，大力推进基本公共服务标准化便利化。

在推动医疗卫生服务标准化中，一是谋划"同心"。

川渝两委共同成立一体化发展领导小组，建立两省市卫生健康委处室每月对接联系，分管委领导每季度沟通交流，委主要领导每半年联合调度的沟通协调机制，积极探索共建共享合作事项，强化政策及各类标准体系衔接协同，做到思路一致、内容相当。

二是发力"同向"。

川渝两地卫生健康委围绕公共服务标准化，积极打破一体化过程中的政策壁垒，联合印发卫生健康一体化年度工作要点、问题清单、任务清单和评估清单，建立工作台账和月报制度，督导各项工作落地落实。

三是标准"同质"。

积极探索在医疗服务、资格互认、标准制定等方面合作，推进川渝两地多项标准同质化。全面推行二级以上公立医院开展检验检查结果互认，明确16项、41项临床检验、医学影像检查互认项目及质控标准。共同印发《关于做好"川渝通办"事项办理的通知》，明确11个"川渝通办"事项清单。推动川渝两地《食品安全地方标准火锅底料》上升为国家标准。

在推动公共服务便利化中，一是推动公共服务"可知"。

通过报纸、电视、微信、微博等多渠道宣传川渝卫生健康便民惠民措施，如举行川渝电子健康卡互联互通启动仪式广泛宣传川渝电子健康卡扫码互认，截至目前，省内220家二级以上公立医疗机构实现重庆电子健康卡"扫码就医"。

二是推动公共服务"可及"。

明确11个"川渝通办"事项清单，原则上采取"全程网办"方式实现"川渝通办"；在渝西、川南地区试点开展"120"一体化服务，建立远程医疗协作网157个，远程会诊服务量达到16.67万人次，远程影像服务量206.56万人次，远程心电服务量104.52万人次。

三是推动公共服务"可感"。

从人民群众急难愁盼问题入手，切实解决人民群众最关心、最直接、最现实的利益问题，通过检验检查结果互认、打通成渝两地血液高铁运输绿色通道等一系列举措，为川渝两地人民群众看病就医提供了便利，节省了费用，医疗服务满意度进一步提高，人民群众切实感受到了成渝地区双城经济圈建设带来的实际变化。

川观新闻：如何确保《纲要》提出的目标实现？将采取哪些措施和办法？

敬静：《纲要》作为当前和今后一个时期成渝地区双城经济圈建设纲领性文件，为我们明确了未来的发展蓝图，我们将凝聚力量、抢住机遇，以实际成效服务国家战略全局，确保《纲要》顺利贯彻实施。

一是多方位合作。

构建"一轴两翼三带"卫生健康格局，支持成都、泸州、达州等地先行先试，探索推进成渝地区区域卫生健康协同发展新模式。突出成都极核带动作用，统筹优化"两区一城"优质医疗卫生资源布局，打造与世界先进水平同步的区域性国际医学中心。鼓励遂潼川渝毗邻地区一体化发展先行区、川渝高竹新区、万达开川渝统筹发展示范区、川南渝西融合发展试验区等川渝两地毗邻地区先行先试，打造卫生健康一体化示范区。

二是多领域构建。

以共建国家级区域医疗中心、检验检查结果互认、电子健康卡互联互通等重点项目工作为抓手，共同推动双方在加强医疗服务区域合作、建立"互联网+医疗健康"服务体系、健全卫生应急和传染病防控联动机制、加强人才培养和科研合作、完善食品安全标准与风险监测协作机制、深化中医药创新协作、推动健康产业协作发展、加强国际合作交流等多领域的合作共建。

三是多要素保障。

川渝两地卫生健康委设立固定专班，持续互派挂职干部积极推进卫生健康一体化工作，联合举办中青年干部递进班和高层次人才专题研修班，组织开展川渝卫生专业技术人才"双百"培养项目。积极与高校、科研院所等研究机构开展合作，共同开展"成渝地区双城经济圈卫生健康协同发展"等课题研究，有序推动川渝协同医学重点学科建设，共享西部卫生健康科技成果转化平台资源，努力为成渝地区卫生健康一体化发展提供理论支撑和实践指导。

成都市人民政府
在全国新冠肺炎疫情防控经验研讨会上的发言

尊敬的晓伟主任、贺胜副主任，各位领导：

成都市委、市政府始终坚持深入学习贯彻习近平总书记重要指示批示和重要讲话精神，认真落实党中央、国务院关于统筹推进新冠肺炎疫情防控和经济社会发展各项工作部署要求，坚持科学防控、精准防控、规范防控，慎终如始抓好疫情防控各项工作。从2020年初到2021年8月，成都先后有效应对了三轮疫情的冲击，全力守护了市民健康和城市安全。按照会议安排，现就成都市常态化疫情防控和聚集性疫情应对处置的做法作简要发言。

一、坚持"快"字为先，精准开展疫情防控应急处置

（一）构建统一的组织领导指挥体系。按照"统一领导、统一指挥、统一行动"要求，成立由市委、市政府主要负责同志任组长的疫情防控领导小组，由市政府主要负责同志任指挥长的疫情防控指挥部，并在指挥部下设专业疫情防控、社区疫情防控等17个工作组。针对疫情防控重点和关键环节，设置流调溯源专班、核酸检测调度专班、聚集性疫情处置专班等，保持24小时应急状态，确保一旦疫情发生，第一时间规范开展疫情处置工作。

（二）建立高效的疫情应急处置机制。**一是建立多点监测预警机制。**坚持人、物、环境同防，聚焦海关口岸、航空服务、冷链行业、医疗机构等重点区域环节，采用症状监测和主动采样监测结合的方式，通过即时检测、全覆盖检测及抽样检测，做到早发现、早报告。特别是在原有医疗机构监测体系基础上，按照发热门诊、发热诊室、发热哨点、发热探头四级设置标准，完善发热病人网格化收治体系，形成发热患者"15分钟"医疗圈。**二是建立快速精准流调溯源机制。**建立卫健、公安、网络理政等部门同步响应的联合流调机制，结合流行病学调查、天网视频监控、通信大数据比对等手段，紧盯关键对象、关键人群、关键场所和关键环节，及时查明所有病例间的流行病学关联、轨迹交叉点和传播链条，精准锁定高风险人群。**三是建立协同联动核酸检测机制。**由市核酸检测调度专班统筹，根据疫情防控形势，及时协调跨区（市）县的核酸检测支援，确保满足短时间内完成大规模人群筛查的核酸检测需求。各区（市）县成立属地大规模核酸检测指挥中心，开展由点及面、层层递进的核酸检测工作，建立"5个1+N"的核酸检测工作模式，最短时间内把政府的组织效率和专业机构的技术力量统筹起来，保障核酸检测工作的有序开展。

（三）实施精准的分区分类管控措施。制定出台《成都市新冠肺炎疫情分区精准化防控规范》，在疫情发生后，立即组织相关专家结合疫情形势、流行病学调查情况、社会稳定风险评估，确定封闭区、封控区、风险区周边区域、其他区域，及时向社会公布封闭区和封控区范围。各区（市）县根据风险区划定类型，按要求落实疫情风险区圈层管理措

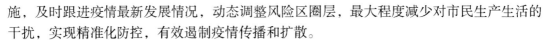

施，及时跟进疫情最新发展情况，动态调整风险区圈层，最大程度减少对市民生产生活的干扰，实现精准化防控，有效遏制疫情传播和扩散。

二、坚持"严"字为要，坚决守住境外疫情输入关口

（一）构建扁平化的工作组织架构。主动承担属地防控职责，成立由分管常委、副市长任组长，市卫健委、市政府外办、市口岸物流办、成都海关、机场集团牵头，30余家省、市、区级单位为成员的成都市新冠肺炎疫情防控指挥部机场现场工作组，构建卫健、海关、边检、民航、机场、接机区（市）县共同组成的联防联控机制，抽调工作人员1.6万余名，打破行政层级壁垒，实现省、市、区三级防控力量统一调度、协同指挥，确保"哨声"一旦吹响，各环节能够有机衔接、第一时间响应。2021年6月天府国际机场投运后，我市立即成立机场现场工作组天府机场联络处，形成了高效规范的"两场一体"疫情防控格局。截至目前，累计管理服务入境人员17.93万人，拦截境外输入阳性病例1040余例，管理服务的入境人数、阳性感染者拦截人数位居全国第三。

（二）建立全流程的闭环管理体系。一是加强设施基础支撑。2020年投入5000余万元，新改造建设空间全隔离、通道全闭环的双流机场入境检疫区；结合成都实际单立了澳门通道，确保了澳门入境人员的疫情防控需求。二是加强入境流程规范。针对入境检疫、闭环转运、集中隔离、人员分流等关键环节，制定了《入境抵蓉人员疫情防控和服务工作规范》，并根据国内外疫情形势变化修订至第4版，科学设置26个步骤严格实施闭环管控。三是加强入境人员转送衔接。对目的地为我省其他市州的入境人员，由省内各市州指挥部闭环接回；对我市入境并集中隔离14天期满的省外人员进行受控转运至机场、车站，并向目的地省份推送人员信息，真正确保各管控环节的无缝衔接，形成"从国门到家门""从口岸到社区"的全链条防控。四是加强工作人员闭环管理。严格区分从事入境、出境的一线工作人员，严格区分机场地服、清扫保洁服务、商业服务保障工作人员，坚决杜绝混岗工作。对海关、边检、机场、航空公司、交通转运、集中隔离场所中直接接触入境人员的工作人员，全部实行闭环管理，每天对工作人员进行全流程健康监测，定期进行全员核酸检测。

（三）实施标准化的隔离场所管理。聚焦隔离场所选址、内部分区、污水处理、医废储存、消毒清洁、预警监测、人员分工等重点环节，制定了《成都市集中隔离医学观察场所设置与管理要求》，并根据形势变化修订至第3版，全面加强隔离酒店管理。着眼标准化管理，创新建立了属地区（市）县管理、部门专业指导、"点长负责制"相结合的集中隔离场所管理机制，制定《成都市集中隔离医学观察场所评分表》，把全市集中隔离场所管理进行了量化。

三、坚持"稳"字为基，筑牢常态化疫情防控防线

（一）充分发挥社区防控堡垒作用。一是构建"平战结合"的应急防控体系。市县两级指挥部均设社区疫情防控组，由市委常委组织部部长任组长，市委社区治理委员会牵头，组建6465支、14.9万人社区应急响应队伍，开展人员排查、秩序维持、服务管理、环境整治、应急支援、物资保障等，确保"战时"有力量。以小区封控管理、重点人员排查、核酸检测组织为重点，常态化开展应急演练，确保"守得住"。针对重点区域、关键环节，常态化开展社区"体检"，形成"体检"—整改—再"体检"的管理机制，确保

"守得好"。细化出台社区精准防控指引、社区防控操作手册等指南，根据国际国内疫情调整变化，指导基层精准调整防控策略，确保"守得准"。**二是建立联动高效的社区排查机制。**充分发挥基层党组织作用，统筹居民组织、物业机构、红袖套和志愿者等群众力量，全覆盖开展入户排查，做到"底数清"。充分运用大数据信息技术，依托天府市民云"社智在线"，帮助基层实现线上"到访登记"，做到"信息准"。充分把牢小区入口，常态化开展扫码亮码、测温、戴口罩措施，坚决执行来（返）蓉人员和非本小区人员"四问四登记"制度，做到"情况明"。**三是建立闭环规范的人员管控体系。**健全完善社区与指挥部各工作组，与基层派出所、医疗卫生机构、定点隔离场所协作的工作机制，严格落实境外抵蓉人员"14+7"管控措施。制定《居家隔离医学观察指引》，确保居家观察人员单人单间，生活垃圾日产日清，专人、专车收运处置。强化社区网格化管理，划细划小"四级网格"，落实"四人小组"管理责任，确保重点人员精准有序管理。

（二）不断提升疫情防控基础能力。**一是全面提升核酸检测质效。**建成以城市核酸检测基地为龙头、辖区内各医疗机构参与、签约的第三方检测机构为补充的核酸检测体系。成立由卫健、经信、公安等5个部门组成的核酸检测调度专班，指导各区（市）县合理布局并统筹调度核酸检测资源，确保高效、科学、规范、有序开展核酸检测。目前储备大规模核酸采样人员2万余名，全市核酸检测单日理论最大单检能力合计103.4万份，具备3日完成全员核酸检测能力。**二是着力提升医疗救治能力。**建成以市公共卫生临床医疗中心为龙头，区域治疗中心为骨干，基层医疗机构为基础的重大疫情医疗网络救治体系。成立市、县、院三级医疗救治专家组，组织160余名医务人员组建长期救治团队，建立医护抗疫后备力量轮训轮休制度。我市市级新冠肺炎定点医院6家，床位总数6136张，ICU床位数297张，共储备3144张救治床位。**三是建立集中隔离场所梯次启用机制。**根据国内外疫情形势和成都实际，常态化条件下启用集中隔离场所83个、隔离房间约1万间、储备2.3万间，根据疫情形势可梯次启用储备隔离房间6.7万间，同时建立成德眉资隔离场所全域统筹调配机制。

（三）积极构建疫情防控免疫屏障。市、区两级均成立由疫情防控指挥部主要负责同志任组长、分管负责同志任副组长，下设多个工作组的新冠病毒疫苗接种工作领导小组。按照"市级统筹、区级主导、镇（街）实施、单位和社区组织、行业促进"的方式，构建上下发力的工作格局，通过精准摸底、模块化组织、桌面推演、压力测试等多种方式，不断提升接种能力，通过建立"日调度、周通报、月考核"制度，推动疫苗接种高效有序开展。全市日接种能力达到51.9万剂，单日实际最大接种量62.4万剂。截至目前，全市累计接种3414万余剂，12岁以上人群第一剂完成率达103.3%，第二剂（含腺病毒疫苗）完成率达101.5%。

发言完毕。

注：该文是2021年9月17—18日在上海市召开的全国新冠肺炎疫情防控经验研讨会上上成都市人民政府交流发言材料。

四川省自贡市聚焦精准筛查　聚力分类干预
开展9万余名中小学生心理评估干预工作

四川省自贡市认真贯彻落实《健康中国行动（2019—2030年）》心理健康促进行动等要求，迅速行动，先行先试，开展中小学生抑郁症等心理问题筛查评估和干预工作，目前已筛查中小学生9万余名。

一、在"资源整合"上下功夫

针对中小学生心理问题凸显等情况，自贡市统筹卫生健康、教育部门资源，多次组织专家专题研究，印发《中小学生心理健康疏导与危机干预专项工作方案》，整合市社会心理服务信息化平台（"智悦盐都"）和各学校计算机网络系统，先行针对自流井区、贡井区、富顺县所有小学5年级至高中3年级学生开展以心理筛查评估、心理健康动态调查、精神障碍识别转诊、及心理危机干预等为重点的中小学生心理健康疏导与危机干预试点工作，全面了解中小学生心理健康状况，实施分级分类干预，至2021年实现全市全覆盖。

二、在"精准筛查"上出实招

一是明确筛查内容。针对儿童青少年常见的焦虑和抑郁情绪、多动行为、同伴欺凌、网络游戏及物质成瘾等心理行为问题，使用10种不同量表进行分类筛查。二是加强筛查培训。制作筛查系统操作流程、筛查指导用语等音（视）频资料，采取"线上+线下"形式，对171名班主任教师、心理教师及计算机教室工作人员开展心理筛查培训，确保全面掌握筛查工作要求。三是强化质量控制。建立由36名精神卫生专科医院心理科医生、31名学校心理咨询师或教师组成的质控专家组，采取"1+1"（1名心理医生+1名学校心理咨询师或教师）划片包干形式，现场指导心理筛查工作。截至 2020年12月底，已筛查中小学生96102人，其中小学生27116人，初高中生68986人；有效筛查人数77957人，有效率81.12%。测评结果显示，初高中学生群体较为突出的心理行为问题为积极心理健康水平偏低、情绪行为问题、抑郁情绪等；小学生群体较为突出的心理行为问题为应激反应能力不足、积极心理健康水平偏低、情绪行为问题。

三、在"分类干预"上见实效

一是健全服务网络。加快推进各中小学校心理辅导室建设，在各区县100%建立未成年人心理健康成长辅导中心，配备专（兼）职心理教师，确保每个中小学校心理健康服务"有场地、有人干"。截至2020年12月底，建成中小学校心理辅导室223个，覆盖率达79.93%。二是培育专业队伍。针对学校心理专业人员少、服务能力不足等问题，整合发挥精神卫生专科机构、高等院校及心理协会作用，采取"多层次、分阶段、多形式"方式，将学校心理教师、班主任作为市社会心理服务队伍建设的重要组成部分，组织开展常见心理问题的识别与处理等培训，对培训考核合格者发放"初、中、高"级别证书。目前已培训各类学校心理健康服务人员342人次。三是分级分类干预。推动建立"家、校、医"联动机制，依托市、区（县）未成年人成长指导中心、学校心理辅导室、自贡广播电台《心灵之约》栏目等普及心理健康知识，促进家长关注儿童青少年心理健康。充分发挥学校班主任、心理健康教师作用，对筛查发现的一般心理问题的学生及时开展心理疏导和干预。建立学校—医疗机构转介机制，及时将学校心理健康教师无法疏解或有中、高危心理问题的学生转介到未成年人心理健康成长辅导中心进行干预，或建议其到精神卫生专科医疗机构进行诊治，确保心理问题得到及时干预。目前，已开展儿童青少年心理团辅54场次，心理干预20051人次。

注：转载自国家卫生健康委2021年第28期《卫生健康工作交流》。

四川省攀枝花市实施积极生育支持措施

四川省攀枝花市委、市政府为贯彻落实四川省委"一干多支、五区协同"战略以及对攀枝花提出的"3+2"新定位要求，加快建设川西南、滇西北区域中心城市和四川南向开放门户，6月12日出台了《关于促进人力资源聚集的十六条政策措施》（以下简称《十六条》），提出实施积极配套支持措施，为生育二孩、三孩且符合相关条件的家庭发放育儿补贴金。

一、提升产前服务，引导适育夫妻"放心生"

采取医保报销、财政兜底的方式，为夫妻双方均为本地户籍的孕产妇提供产前定额检查、免费住院分娩服务，对有生育意愿的家庭，提供生育咨询、婚前医学检查、孕前优生检查、产前5次检查和产后访视等服务，政策范围内每多生育一孩，住院分娩定额标准提高15%。

二、改善职场环境，鼓励职场夫妻"大胆生"

实施优化女性职场环境专项行动，督促全面落实孕产妇产假制度、生育津贴制度、陪产假制度，明确生育津贴标准低于本人工资的由用人单位补齐，并建立生育津贴计发天数递增制度，在政策范围内每多生育一孩，生育津贴计发天数增加15天。建立妇女劳动人事争议仲裁和审理绿色通道，从严惩处侵害职工孕期、产期、哺乳期特殊劳动保护权益行为，并将违法违规企业纳入地方黑名单管理，不得申请政府补贴、地方优惠政策。

三、发展助孕技术，帮助难育夫妻"能够生"

依托市妇幼保健院建设生殖医学中心，大力发展辅助生殖技术等不孕不育特色专科，建成攀西地区首家开展"夫精人工授精"技术的医疗机构，并计划申报试管婴儿技术，为不孕不育群体生育带来便利。组建心理援助服务队伍，开通5条不孕不育咨询热线开展心理疏导，提高不孕不育治愈率。

四、推出育儿补贴，确保孩子"有钱养"

在全国率先推出育儿补贴金政策，即对夫妻双方户籍均在攀枝花且参加当地社会保险，2021年6月12日及以后按政策生育第二、第三个孩子并落户攀枝花的家庭，每月每孩发放500元育儿补贴金，直至孩子满三周岁。满足条件的家庭可到子女户籍所在地的乡镇（街道）现场申报，也可通过"一卡通"阳光审批系统进行网上申报。

五、发展公益照护，确保孩子"有人看"

制定托育机构鼓励支持政策，采取经费补助、场地支持等方式鼓励用人单位、产业园区等设立托育机构，提供福利性照护服务。鼓励中小学校、幼儿园提供寒暑假托管服务，开放教室、图书馆、运动场馆等设施，在做好看护的同时，合理提供游戏活动、文体活动、兴趣拓展等服务。完善图书室、乒乓球台等文体活动设施，通过党费补贴、工会补助的方式，聘请志愿者、退休教师等担任辅导教师，在周一至周五的17时至19时免费提供文化课程、兴趣特长等12项辅导，实现儿童照护结束时间与家长下班时间有效衔接。

鼓励生育的育儿补贴金政策对当地育龄人群生育意愿是一个有效的刺激，具有重要的积极意义，能够起到示范作用，是鼓励生育的良好开端，值得肯定和期待。截至8月30日，攀枝花市共有192人申报育儿补贴金。

注：转载自国家卫生健康委2021年第143期《卫生健康工作交流》。

眉山市人民政府在全省老龄工作委员会
2021年全体（扩大）会议上的发言

2020年，眉山市常住人口295.52万人，60岁及以上人口73万人，占常住人口24.73%（其中65岁及以上人口59万人，占常住人口20.02%），老龄化程度高于全省、全国水平。

一、工作成效

（一）聚焦"四大保障"，完善工作体系。一是组织保障。成立由常务副市长为主任、分管副市长为常务副主任的市老龄工作委员会，成员单位32个，老龄办设在市卫健委。市、县卫健部门分别成立老龄健康服务中心及老龄健康科（股），负责日常工作。二是机制保障。创新建立市级老龄工作督导机制，制定《老龄工作督导机制建设管理办法》，聘请9名退休副厅级领导担任老龄工作督导员，督导老龄事业发展。三是政策保障。近年来，市政府先后制定《老年人优待规定》《关于放开养老服务市场的实施意见》《城市规划管理技术规定》等，对民办机构建设养老床位给予每张1.1—1.6万元补助，明确新建住宅小区按每百户不低于20平方米的标准配建养老设施。四是资金保障。县（区）财政按每人每年5—18元预算老年人活动经费约873万元，每年投入728万元全额资助18.2万名老人参加老年人意外伤害保险，市财政每年安排27万元开展"敬老月"系列活动。

（二）着力"三个参与"，实现老有作为。市、县、乡、村四级成立老年协会组织971个，参与基层老龄社会治理。一是参与政策宣传。各级老协围绕法律法规、环境治理、党史教育等，自编自演快板等300余篇，每年开展宣传教育3000余场，及时传达党和政府声音。二是参与社区治理。市、县老协筹集资金60余万元，对口帮扶1134户贫困户脱贫；建设"道德超市"，引导老人"以德换得"兑换奖励实物提升幸福感、获得感；参与村规民约编写，在移风易俗、纠纷调解等方面发挥作用。三是参与养老服务。由低龄老人组建互助养老服务队，定期为辖区内困难老年人提供助老服务，引导老年人互助成为新风尚。

（三）突出"三个重点"，构建友好环境。一是推进医养结合服务。全市建成医养结合机构9家，床位1410张；5个社区医养结合中心正在建设中；11家社区养老服务设施与医疗卫生服务设施合并建设、邻近建设；医疗卫生机构与养老服务机构建立签约合作关系94对。**二是推进老龄品牌创建。**彭山区连续5轮成功创建为"四川省敬老模范区"，4个单位成功创建为第四届全国"敬老文明号"，4个社区积极创建"全国示范性老年友好型社区"，全力构建老年宜居环境。**三是推进老龄产业发展。**今年5月，全国健康医学产业发展大会在我市召开，通过大会，引进优质老龄健康产业资源，并集中签约6个涵盖康养、老龄产业项目。

二、问题短板

虽然我市老龄工作取得了一些成绩，但也存在一些问题短板。**一是工作队伍不足。**市、县（区）老龄科（股）均与其他股室合并设置，乡镇没有专门机构负责，大多是兼职从事老龄工作，基层网底薄弱，还需要进一步加强。**二是产业发展缓慢。**目前，我市老龄事业取得初步成效，但与全国、全省一样存在共性问题，整个老龄产业还处于起步阶段，特别是服务供给与需求结构不匹配，老龄产业处于分散型、自发型的发展状态，小而偏弱，发展不充分、不健全，需要进一步发展壮大、增大服务供给。

三、下一步工作

（一）做好一个规划。以健康老龄化、幸福老龄化为目标，紧紧围绕老年人需求引领、品质提升、活力激发、智慧转型、融合互促5条主线，制定《眉山市老龄事业发展"十四五"规划》，促进老龄事业高质量发展。

（二）完善一套机制。完善老龄工作体制机制，建立完善全市老龄工作报告、会议、调研、考核、表彰等机制，制定《眉山市老龄工作成员单位职责》，明确任务，压实责任。

（三）建立一批示范。高位推动国家层面"全国敬老文明号""全国示范性老年友好型社区"创建，省级层面"敬老模范县""老年友善医院""医养结合示范机构"创建，市级层面"敬老模范乡镇""基层示范老协"等品牌创建，以点带面，统筹推进，构建老年友好型社会环境。

（四）发展一批产业。积极申报"积极应对人口老龄化重点联系城市"及"城企联动普惠养老项目"；依托生态资源、长寿文化，以中日国际康养城、彭祖国际养生度假区、七里坪国际抗衰老健康产业试验区为主，发展"健康+养老"，促进文化、旅游等行业与养老服务融合发展，推进健康、老龄产业集聚发展。

四、工作建议

（一）组织领导方面。目前，国家、省级层面未将老龄工作纳入考核，实际工作中缺乏抓手，目标指向不明确，推进较为困难。建议将老龄工作纳入目标绩效考核、政府督查事项。

（二）政策保障方面。省政府办公厅2007年印发的《关于进一步加强老龄工作的意见》已执行14年，不能完全适应日益严重的老龄化趋势。建议省级层面出台进一步加强老龄工作的政策文件，加大政策、队伍、资金支持力度；对成功创建"全国敬老文明号"等老龄品牌的集体、个人，出台相应的奖励政策，营造敬老孝老的浓厚氛围。

注：该文是2021年8月20日在成都市召开的四川省老龄工作委员会2021年全体（扩大）会议上眉山市人民政府交流发言材料。

四川"医养结合"经验亮相国家卫生健康委新闻发布会

链接：2021年4月8日，国家卫生健康委在北京市召开例行新闻发布会，介绍医养结合工作进展成效有关情况。四川省成都市第八人民医院党委书记陈苈出席发布会，分享四川医养结合经验并答记者问。

回应老年人群的健康和医疗需求

中国医院院长杂志记者：公立医院给大家的印象都是门庭若市，而且主要以承担医疗服务为主，成都市第八人民医院作为一家公立医院是如何想到要发展医养结合的？谢谢。

四川省成都市第八人民医院党委书记陈苈：成都市第八人民医院的前身是建立于1979年的干部疗养院，在2000年的时候增挂了慢性病医院的牌子，那时候才开始面向社会收治老年慢性病患者。但是因为医院地处郊区的一个山坡上，人口很少，交通也不方便，几乎没有人来就医，所以那时候医院就面临发展的困境。

在老龄化社会的背景下，我们通过调研发现，有不少因病失能的老年病人面临着综合医院住不进去、养老机构又缺乏医疗，而自己的家庭对他的照护又难以持续的难题。

面对这样的老人的难题，结合医院自己的环境优势，我们是在植物园旁边，还有专业的医疗优势，在2005年开始针对失能或者半失能老年病人的医护康养一体化的新型医疗服务模式，这种模式一经推出，我们医院当时的400张床位迅速供不应求，取得非常好的社会效应。2011年，这样的模式获得了原国家卫生部公立医院改革的创新提名奖。

到2014年，尽管医院床位增加到了600张，但仍然不能满足老人的需求，有很多老人会在外排队等候，短的一周，长的一个月、三个月或者半年都有，所以我们主动走出去，和周边的养老机构、养老服务中心、护理院或者日照中心、社区卫生机构的社区卫生中心签约，开展医养协作关系，为他们的老人提供快速的转诊或者绿色就医通道，组建了专业的队伍，给对方提供健康宣教、健康管理、医疗巡诊、康复或者是照护培训，也给他们的老人送去营养指导或者是心理指导等等，这样我们就逐步把医养结合的服务延伸到社区。

到了2016年，我们正式更名为成都市第八人民医院，因为我们多年在老年的医疗、健康管理、照护、临终关怀和相关培训上的探索取得了成效，那时候我们成为了成都市的老年服务中心。

到目前为止，我们有1200张床，床位仍然供不应求。我们的医养项目现在正在开工，结束后，医院床位将增加到2000张。

十多年医养结合的探索，医院主要是根据老龄社会老年人的需求，我们从过去单一的公立医院的医疗职能，在大健康的链接上我们进行了合理的功能延展，现在发展成为集医疗、健康管理、养老、照护、临终关怀和相关培训一体化的医养结合机构，也是国家老年疾病临床研究中心的医养结合分中心。我想，这样的发展主要是因为回应了老年人群的健康和医疗需求，使医院也能够得到长足和健康的发展。

建专科 强护理 联基层 重关爱

封面新闻记者：我们了解到成都八院在全国比较早开始实行医养结合，在探索发展的过程中，有哪些值得分享的经验？包括现在具体能为老年人提供哪些服务？

四川省成都市第八人民医院党委书记陈芗：成都市第八人民医院开展医养结合服务确实已经很长时间了，十多年了，我们主要是围绕老年人的医疗健康和养老相关的细节性需求来开展工作。

第一，我们有一些感受，**医养结合的基础在于医疗，所以我们就建设了几个老年医学的重点专科**。我们分析了老年的疾病谱，根据给老年人或者他的家庭带来压力或者痛苦大小的情况，我们重点打造了老年康复医学科，主要是通过专业的康复训练和治疗，目的是能够最大程度地维护或者改善老人的机体功能。

针对目前患阿尔茨海默病的老人增多的情况下，我们把日常医院的神经内科建成了阿尔茨海默病的综合管理区。我们对患有阿尔茨海默病的老人提供的不仅仅有医疗服务，还有专业的工娱康复训练、专业的照护这些综合服务，通过这些服务来延缓老人认知功能的衰退和病情的发展，这样就可以提高这些老人的生存质量。同时，也能够减轻他的家庭和家属负担。

我们把医院专业的临终关怀科建成了有温度的安宁疗护示范中心，主要是针对临终的病人或者临终的老年人，我们更加关注人的本身，或者是更加注重对人性的关怀，除了给他们提供姑息治疗、疼痛管理，还需要临终照护、心理慰藉和灵性关怀，通过这些服务，我们希望能够帮助临终的老人缓解疾病给他带来的痛苦，减轻他对死亡的恐惧，我们希望尽力帮助临终的老人能够有尊严、比较安然地走完人生最后一程。这是我们的一个体会，医养结合的基础在于医疗。

第二个体会，大多数老人都需要不同程度的照护，照护的专业性对老人的身体健康状况和疾病的恢复是至关重要的。**我们多年来形成了一套照护的专业管理体系，并且向外推广和培训**。我们着力培养生活照料+护理技能+职业爱心护理员，通过这些培训我们希望他具有保姆的生活照料职能，也具备部分护士的观察处理技能以及老年疾病的常见常识或者是急救常识，我们希望他具备一定的爱心。**通过这些培训，近年来我们为社会输送了2万多名这样的复合型护理员，能够比较有效解决6万左右家庭的专业照护需求**。

第三个体会，多年的工作，我们感受到医养结合更多的需求在基层，就是在社区和家庭，所以我们非常重视共享。近年来，我们先后与40多家养老机构、日间照料中心等签约形成医养合作关系，我们帮助这些机构提升他们的健康和医疗服务能力，同时自己也在社区建立了多个"社区医养结合站点"，通过这些站点，把我们专业的健康资源送出去，能够让社区和居家老人就近方便快捷地感受到医养结合服务。

第四个体会，也是这么多年我们感受最深的，**医养结合这项工作的灵魂在于对老人的关爱**，所以我们非常重视关爱文化的建设。我们一直着力打造"孝爱医和合"的医院文化，通过各种手段培养员工爱心，同时面向社会长期招募"关爱老人、情暖夕阳"的志愿服务联盟，目前为止已经有100多家来自社会各界的单位、公司、团体加入这个联盟，联盟现在拥有11000多名长期稳定的志愿者，他们会定期或者不定期为老人或者协作机构的老人开展无偿的志愿服务和各项公益活动，陪他们聊天，给他们洗脸、洗脚、剪指甲、唱歌等，给老人送来快乐和温暖。以这些文化的建设和各项活动的开展，既让这些老人能够感受到社会各界更多的关心和关爱。也吸引了更多人加入无偿关爱老人的队伍当中来。同时，让更多人能够真实体会到关爱老人真的就是关爱我们自己。关心老人的今天，就是关心我们的明天。谢谢。

创造舒适安心的医养环境

红星新闻记者：您刚刚在回答问题时提到了阿尔茨海默症，我们知道成都八院其实专门建立了阿尔茨海默病的中心，请问八院在加强医院管理，保障安全的同时，是如何让老人更有尊严地生活的？谢谢。

四川省成都市第八人民医院党委书记陈芍：我们住院的几位老人曾经给我们院刊投过稿，他们形容我们医院的服务模式，说的是：**医疗学科强基础，专业照护是保障，机构社区广覆盖，医养之魂在孝爱**。如何对阿尔茨海默病老年人的照护和安全进行管理，我们医院主要从四个方面着手：

第一，老人来到我们这儿，我们会根据老人的情况进行全面评估，包括他的身体状况、自理或失能状况、智力状况进行分层分类。

第二，我们会依据老年人不同的失能失智情况分层分类制定照护方案，进行专业管理。

第三，我们也培养了一批自己的专业护理和照护团队，仅医院自己管理的护理员就近400多名，他们会24小时为这些老人提供照护服务。

第四个大方面是从硬件方面，我们专门为失能失智的老人设立了一个专门的比较大的区域，除了普通病房，我们还设置了智能活动区域，对整体环境进行了适老化的改造，并设了一些老年人记忆深刻、可以给他带来亲切感的模拟场景，通过怀旧疗法帮助缓解他们的焦虑情绪，这些治疗或者是康复训练能起到比较好的效果。阿尔茨海默病管理的区域，面积足够大，地面是塑胶地面，能够比较好的防滑。**医疗、护理、照护、硬件方面，我们做到了医生、护士、护工三位一体，创造一个很好的环境**，我们希望让他们能够生存质量更高，能够过得更开心一点。谢谢。

潜心探索　发展老龄健康事业

中国县域卫生记者：您刚才谈到咱们医院拓展了很多基层医疗机构，医养结合广大的需求在基层。请问您在和基层医疗机构管理者在沟通交流过程中，他们对医养结合的积极性怎么样？他们提出的主要问题是什么？您觉得提升医疗机构的管理，医务人员参与到这项工作当中来，我们应该出台什么样的支持赋能措施？谢谢。

四川省成都市第八人民医院党委书记陈芍：您的问题是我们在和基层机构交流过程中对方机构的管理者积极性怎么样、有哪些问题，医务人员应该出台哪些激励政策。我们这么多年持续和各类基层医养结合机构、日间照料中心、养老服务中心、护理院等等开展协作，既有公立的也有民营的，还有集团性的，他们和我们之间的关系，有的是希望我们能够定期给他们提供健康医疗服务，还有的希望我们能够托管，整体都是比较积极的。他们的主要问题是缺乏专业的医疗和健康资源，而这正是我们的优势，他们希望我们能够输入比较好的健康和管理，让他们的医养结合服务能够满足老人的需求，这是他的难点。现在已经出台了相关的文件和政策来鼓励基层医疗和养老机构的合作。我个人觉得，还应该激励更多老年专科医院，无论是二级还是三级参与其中。谢谢。

大事记

2021年四川省卫生健康工作大事记

1月

1月6日，副省长杨兴平赴彭州调研疫情防控工作，省卫生健康委主任何延政陪同调研。

1月7日，省应对新冠肺炎疫情应急指挥部副指挥长、疫情防控组组长、省卫生健康委党组书记敬静赴双流区调研新冠病毒疫苗紧急接种工作。

1月8日，省委召开常委会会议，省委书记彭清华主持会议并讲话。省卫生健康委党组书记敬静参会并汇报全省疫情防控措施落实情况。

1月11—12日，全国政协常委、省政协副主席、农工党省委主委王正荣率队赴江油市调研新冠肺炎疫情防控工作。王正荣一行到市医疗应急物资储备库、集中留观点、医院、客运站、景区、企业等地，详细了解江油市在防疫物资储备、人员密集场所、隔离点等重点领域的常态化疫情防控措施落实情况。

1月14日，国务院召开全国疫情防控工作电视电话会。副省长李刚、省卫生健康委党组书记敬静、主任何延政在分会场参会。

1月15日，国家卫生健康委召开全国冬春季疫情防控电视电话会议。省卫生健康委党组书记敬静在分会场参会并作交流发言。省卫生健康委主任何延政在分会场参会。

1月15日，省应对新型冠状病毒肺炎疫情应急指挥部召开第36次会议。省委副书记、代省长、指挥部指挥长黄强出席会议并讲话。省委常委、副省长、副指挥长罗文主持会议。指挥部副指挥长、疫情防控组组长、省卫生健康委党组书记敬静参会并发言，省卫生健康委主任参会。

1月17日，省委副书记、代省长黄强赴省大数据中心调研"一网通办"百日攻坚行动情况并对"四川天府健康通"大数据平台建设运行情况进行现场调度。省委常委、副省长罗文，省政府秘书长张剡参加调研。省卫生健康委党组书记敬静参加调研。

1月18日，凌晨1点30分接到国务院应对新冠肺炎疫情联防联控机制医疗救治组支援河北省指令后，省应对新型冠状病毒肺炎疫情应急指挥部立即安排部署，迅速启动应急预案，组建队伍、调集物资，四川大学华西医院61人的医疗队两小时内组建完成，集结出征。此前，1月12日，四川大学华西天府医院院长、华西医院重症医学科教授康焰前往河北省石家庄市支援新冠疫情防控，担任石家庄市人民医院国家医疗救治组组长。1月16日，华西医院重症医学科ECMO小组医生王鹏、护士曹淼赶赴石家庄市人民医院支援。至此，华西医院援河北医疗队队员总人数达64人。1月19日，经过感染防控和个人防护培训后，华西医院援河北医疗队正式接管石家庄市人民医院新冠重症一区，该病区共29张病床，病区原有的医护人员51人、衡水医疗队医护人员40人一并加入华西医院医疗队，由华西医院医疗队统一管理。1月20日8点，医疗队正式进入病区开展医疗救治工作。医疗队累计收治新冠肺炎患者33人，其中包括危重型8人、重型25人。经过15天无休息奋战，医疗队实现了新冠肺炎患者零死亡，医护零感染，圆满完成了石家庄市人民医院新冠肺炎重症患者的救治任务。2月3日，四川大学华西医院援河北医疗队队员64人全部返程抵达成都市。

1月18日，省委书记彭清华主持召开省委应对新冠肺炎疫情工作领导小组会议。省卫生健康委党组书记敬静、主任何延政参加会议，省卫生健康委党组书记敬静汇报疫情防控工作。

1月18—22日，会同省政府办公厅开展"2021年四川省外地返乡人口大县疫情防控落实情况督查"。省卫生健康委党组书记敬静、主任何延政参加督查。

1月22日，省卫生健康委主任何延政前往四川省人民医院慰问医院一线临床医务人员。

1月25日，省卫生健康委召开应对新冠肺炎疫情领导小组全体动员会议。省卫生健康委党组书记敬静出席会议并讲话，主任何延政主持会议。

1月27日，四川省中医药传承创新发展大会在成都市召开。省委书记彭清华出席会议并讲话，省委副书记、代省长黄强主持会议，国家中医药管理局副局长孙达出席会议并讲话，省委副书记邓小刚出席。彭清华在讲话中强调要深入学习贯彻

习近平总书记关于中医药工作的重要论述，坚持开放包容、传承精华、守正创新，大力弘扬传统中医药文化，提升中医药服务能力，壮大中医药现代产业规模，密切国际国内交流合作，加快推进中医药强省建设，确保中医药事业高质量发展，更好造福全省人民。

1月28日，省卫生健康委召开全省卫生健康系统安全生产工作视频调度会，对全系统安全生产、信访等工作进行再强调、再要求、再落实。省卫生健康委主任何延政出席会议并讲话。

1月1—31日，省应对新冠肺炎疫情应急指挥部每日召开疫情防控工作调度会议。省应急指挥部疫情防控组、医疗救治组等有关负责同志参加会议。

2月

2月1—28日，省应对新冠肺炎疫情应急指挥部每日召开疫情防控工作调度会议。省应急指挥部疫情防控组、医疗救治组等有关负责同志参加会议。

2月1日，四川护理职业学院附属医院（四川省第三人民医院）召开干部大会。省卫生健康委党组书记敬静，省卫生健康委党组成员、省纪委监委驻省卫生健康委纪检监察组组长张峰，省卫生健康委党组成员、省保健办专职副主任、一级巡视员曾华俊出席会议。四川护理职业学院附属医院（四川省第三人民医院）领导班子、中层干部以及四川护理职业学院领导班子参加会议。曾华俊主持会议。曾华俊宣布委党组关于四川护理职业学院附属医院（四川省第三人民医院）领导班子的任职通知。合并移交专班组长贾新山、新任副院长（主持行政工作）冯梅、新任党委书记蒋欣分别作表态发言。

2月3日，全省乡镇行政区划和村级建制调整改革"后半篇"文章工作推进会议召开，省委书记彭清华出席会议并讲话。省委副书记、省长黄强主持会议，省政协主席柯尊平、省委副书记邓小刚出席。省卫生健康委党组书记敬静参会并汇报工作。

2月4日，四川省2021年冬春季应对新冠肺炎疫情应急演练在绵阳市举行。演练结合四川天府健康通"一码两系统"上线后的实际应用，重点对突发聚集性疫情处置中的薄弱环节进行实战检验。省应对新冠肺炎疫情应急指挥部副指挥长、疫情防控组组长、省卫生健康委党组书记敬静出席。

2月7日，2021年全国疾病预防控制工作电视电话会议召开，省卫生健康委主任何延政参加会议并作经验交流。

2月8日，省卫生健康委主任何延政带队对省人民医院、省疾控中心等单位安全生产工作开展暗访检查。

2月8日，全国医疗管理工作电视电话会议在北京召开。国家卫生健康委主任马晓伟出席会议并讲话。省卫生健康委党组书记敬静参会并作交流发言。

2月8日，四川大学华西医院SICU（外科重症病房）示教室，一名患者家属通过VR眼镜进行探视，家属如同站在患者身边一样。标志着四川省内第一个5G+医疗机器人+VR探视系统正式在四川大学华西医院SICU应用。

2月9日，省委副书记、省长、省应对新型冠状病毒肺炎疫情应急指挥部指挥长黄强主持召开省应急指挥部疫情防控工作调度会议。副省长、副指挥长杨兴平出席会议。省卫生健康委党组书记敬静、主任何延政参会并分别汇报应急演练相关情况、春节期间疫情防控工作安排及医疗救治工作进展情况。

2月9日，2021年全省卫生健康工作电视电话会议召开。省卫生健康委党组书记敬静主持会议并讲话，省卫生健康委主任何延政作工作报告。凉山州人民政府、成都市卫生健康委、四川大学华西医院、绵阳市疾控中心、合江县人民政府作交流发言。

2月9日，全省卫生健康系统党风廉政建设工作电视电话会议召开。省卫生健康委党组书记敬静出席会议并讲话，委党组成员、省纪委监委驻省卫生健康委纪检监察组组长张峰传达十九届中央纪委五次全会、省纪委十一届五次全会精神，委党组成员、机关党委书记张涛主持会议。

2月10日，省卫生健康委党组书记敬静率队前往省妇幼保健院、省人民医院草堂病区"省老年医学中心一期项目"建筑工地和省卫生健康委机关开展走访慰问和安全生产等工作调研活动。

2月10日，省卫生健康委党组书记敬静、主任何延政向广大卫生健康工作者作新春致辞。

2月11日，省卫生健康委主任何延政率队前往省公共卫生综合临床中心项目现场，看望坚守一线的项目建设施工人员和管理人员，了解项目的推进情况及春节期间坚守一线施工人员的生活保障等情况，向大家致以诚挚的问候、新春的祝福和殷切的期望。四川省公共卫生综合临床中心项目选址于成都市双流区黄龙溪镇古佛社区，占地500亩（含预留应急病区用地200亩），一期建设总面积19万平方米，规划建设公共卫生诊疗中心、公共卫生大数据中心、生物医学研究中心和传染病紧急医学救援基地、药物疫苗临床研究基地、公共卫生教学（培训）基地"三中心三基地"。项目于2020年8月15日开工建设，现已完成传染病第二住院楼地下室主体施工。计划2021年7月底完成传染病第二住院楼建设，为成都世界大学生运动会提供重点疫情救治服务，2023年全部建成投用。

2月18日，副省长杨兴平带队到四川省肿瘤医院调研，看望慰问医务工作者，详细了解医院病区运行、天府院区项目和质子治疗中心建设情况。

2月25日，全国脱贫攻坚总结表彰大会在北京人民大会堂举行，中共中央总书记、国家主席、中央军委主席习近平向全国脱贫攻坚楷模荣誉称号获得者颁奖并发表重要讲话，大会还对全国脱贫攻坚先进个人、先进集体进行表彰。其中四川卫生健康系统石渠县人民医院副院长（挂职）、成都市金牛区中医医院手术室护士长袁莉，甘孜藏族自治州人民医院妇产科援助专家、广东省第二人民医院副主任医师郭蕾，布拖县人民医院妇产科副主任，内江市第一人民医院妇产科主治医师曹宇、四川省卫生健康委员会干部陈远波获全国脱贫攻坚先进个人称号；攀枝花市中心医院、凉山彝族自治州卫生健康委员会健康扶贫办公室获全国脱贫攻坚先进集体称号。

2月25日，四川省卫生健康委召开医院评审委员会全体会议。省卫生健康委主任何延政出席会议并讲话。

2月26日，2021年全省疾病预防控制重大传染病防治卫生应急职业健康电视电话培训班举办。省卫生健康委主任何延政出席并讲话，副主任徐斌主持并总结布置工作。

3月

3月2日，省委副书记、省长、省应对新型冠状病毒肺炎疫情应急指挥部指挥长黄强主持召开省应急指挥部疫情防控工作调度会议，副省长、副指挥长杨兴平出席

会议。副指挥长、省卫生健康委党组书记敬静参加并汇报了近期疫情防控措施落实情况和下一步工作安排。

3月3日，省卫生健康委应对新冠肺炎疫情领导小组召开2021年第3次会议，省卫生健康委党组书记敬静出席会议并讲话。

3月3—5日，省卫生健康委党组书记敬静赴宜宾市、泸州市，就"十四五"期间推动成渝地区双城经济圈建设、"一干多支"、医疗卫生服务体系、两项制度改革"后半篇"文章、县域医共体建设等开展调研，并在两地召开座谈会，听取两市对"十四五"期间卫生健康事业发展的意见建议，共同谋划全省"十四五"卫生健康发展规划。宜宾市委书记刘中伯、泸州市市长杨林兴分别出席座谈会并讲话。

3月8日，省卫生健康委党组书记敬静向全省卫生健康系统的广大妇女同志们致以节日问候和祝福。

3月8日，2021年全省医疗管理工作电视电话会议召开，省卫生健康委党组书记敬静出席会议并讲话，副主任、一级巡视员宋世贵主持并作工作报告。成都市、绵阳市、广元市、达州市卫生健康委及四川大学华西口腔医院、西南医科大学附属医院、四川省临床检验质量控制中心作交流发言。

3月9日，省应对新型冠状病毒肺炎疫情应急指挥部副指挥长、省卫生健康委党组书记敬静主持召开省应急指挥部疫情防控组工作会并讲话。

3月10—11日，省卫生健康委党组书记敬静主持召开四川省"十四五"卫生健康发展规划专题研讨会。

3月11—12日，重庆市卫生健康委党委书记、主任黄明会，党委委员、副主任王卫一行来川开展推动成渝地区双城经济圈建设卫生健康一体化发展调研工作。12日，省卫

生健康委党组书记敬静主持召开成渝地区双城经济圈卫生健康经验交流会。

3月12日，省卫生健康委召开专题党组会，传达学习习近平总书记在党史学习教育动员大会上的重要讲话精神、省委书记彭清华在全省党史学习教育动员大会上的讲话精神，安排部署全省卫生健康系统党史学习教育和庆祝建党100周年系列活动。省卫生健康委党组书记敬静主持会议并讲话。

3月12日，省纪委监委驻省卫生健康委纪检监察组会同省卫生健康委党组召开党风廉政建设和反腐败工作专题研究会，省卫生健康委党组书记敬静出席并通报了2020年党风廉政建设工作情况。

3月13日，省委副书记、省长、省应对新型冠状病毒肺炎疫情应急指挥部指挥长黄强主持召开省应急指挥部疫情防控工作调度会议，副省长、副指挥长杨兴平出席会议。副指挥长、省卫生健康委党组书记敬静参加会议并汇报相关工作情况。

3月18日，国家卫生健康委组织召开2020年度医疗卫生行业综合监管督察反馈工作视频会议，副省长杨兴平出席会议并讲话。省卫生健康委党组书记敬静参会。

3月19日，省应对新冠肺炎疫情应急指挥部召开电视电话会，安排部署全省新冠病毒疫苗接种和常态化疫情防控工作，副省长、省应对新冠肺炎疫情应急指挥部副指挥长杨兴平出席会议并讲话。省卫生健康委党组书记敬静参加会议，通报国务院联防联控机制疫苗组来川调研情况并安排下一步重点工作。

3月23—24日，省卫生健康委党组书记敬静主持召开四川省"高龄少子"人口问题和"十四五"妇幼健康发展两个专题研讨会。

3月26日，国务院联防联控机制疫苗接种工作协调组召开全国新冠病毒疫苗接种工作视频调度会议，副省长杨兴平、副秘书长钟承林参加会议。省卫生健康委党组书记敬静参会并汇报相关工作情况。

3月30—31日，2021年全省卫生健康领导干部经济大讲堂举行。省卫生健康委党组书记敬静出席并讲话，省医保局副局长彭波进行医疗服务价格政策辅导，省卫生健康委副主任徐旭主持并作规划财务年度工作总结和安排。

3月1—31日，省应对新冠肺炎疫情应急指挥部每日召开疫情防控工作调度会议。省应急指挥部疫情防控组、医疗救治组等有关负责同志参加会议。

4月

4月2日，省卫生健康委党组召开2021年第3次中心组（扩大）学习会，邀请国防大学许森教授围绕《中国共产党百年发展历史及宝贵经验》专题授课。省卫生健康委党组书记敬静主持会议并讲话。

4月6日，四川省第33个爱国卫生月活动启动仪式在资阳市举行。省卫生健康委党组书记敬静出席并讲话，资阳市委副书记、市长徐芝文致辞，资阳市人民政府副市长许志勋主持启动仪式。

4月7日，省卫生健康委召开季度重点工作专题会，省卫生健康委党组书记敬静主持会议并讲话。

4月7—8日，省卫生健康委党组书记敬静率队调研广元市两项改革"后半篇"文章及大规模新冠病毒疫苗接种工作。

4月9日，全省新冠病毒疫苗接种工作培训班举办，省卫生健康委党组书记敬静出席培训班并讲话。

4月10日，2021全国疫苗与健康大会在成都举行。省卫生健康委党组书记敬静出席并致辞。

4月12日，省委书记彭清华前往省人民医院调研，强调要发挥临床医学优势，完善学科建设和科研教学体系，推动"一院多区"协同发展，不断提升医疗服务质量，努力创建全国区域医疗中心、跻身一流临床研究型医院，在推动健康四川建设中展现新担当新作为。

4月13日，国家卫生健康委在北京召开第二批委省共建国家医学中心和国家区域医疗中心工作电视电话会议，省长黄强在四川分会场参加会议并发言。省卫生健康委党组书记敬静在四川分会场参加会议并发言。会上，四川省被纳入第二批委省试点省份。

4月15日，省卫生健康委党组书记敬静率队前往省骨科医院、成都中医药大学附属医院（省中医院）、省中医药科学院和省中西医结合医院调研。

4月22日，四川省脱贫攻坚总结表彰大会在成都召开。大会宣读《中共四川省委、四川省人民政府关于表彰四川省脱贫攻坚先进集体和先进个人的决定》，其中四川省卫生健康系统38个集体获四川省脱贫攻坚先进集体称号，62人获四川省脱贫攻坚先进个人称号。

4月23日，全省卫生健康系统党史学习教育宣讲会举行。省委党史学习教育宣讲团成员、省委省直机关党校副校长、教授陈学明作宣讲报告。省卫生健康委党组书记敬静主持宣讲会。

4月27日，中华全国总工会召开大会庆祝"五一"国际劳动节，表彰2891个集体和个人。其中四川省卫生健康系统四川大学华西临床医学院·华西医院获全国五一劳动奖状，内江市第二人民医院感染科、达州市中心医院呼吸与危重症医学科、西昌市人民医院心血管内科（胸痛中

心）获全国工人先锋号，色达县泥朵镇卫生院护士、护师秦孔平、四川省医学科学院·四川省人民医院护士长、副主任护师曾霞获全国五一劳动奖章。

4月28日，省应对新型冠状病毒肺炎疫情应急指挥部召开第37次会议。省委副书记、省长、指挥部指挥长黄强主持会议并讲话。副省长杨兴平、罗强出席会议并讲话。指挥部副指挥长、省卫生健康委党组书记敬静参加会议并汇报相关工作。

4月29日，国务院应对新型冠状病毒肺炎疫情联防联控机制综合组召开"五一"假期全国疫情防控工作视频会议，副省长杨兴平在分会场参会。省卫生健康委党组书记敬静在分会场参会。

4月30日，省卫生健康委召开全省卫生健康系统"五一"假期疫情防控工作视频会。会议以电视电话会的方式召开，省卫生健康委设主会场，各市（州）、县（区）设分会场，近4000人参加视频会。省卫生健康委党组书记敬静出席并讲话，副主任徐斌主持会议。

4月1—30日，省应对新冠肺炎疫情应急指挥部每日召开疫情防控工作调度会议。省应急指挥部疫情防控组、医疗救治组等有关负责同志参加会议。

5月

5月1日，省卫生健康委党组书记敬静、主任何延政向全省卫生健康工作者致以劳动节节日问候和祝福。

5月5日，国家卫生健康委召开全国疫情防控电视电话会议，省卫生健康委党组书记敬静参加会议。

5月8日，副省长杨兴平率队赴资阳调研新冠病毒疫苗接种和常态化疫情防控工作，省卫生健康委副主任徐斌陪同调研。

5月17—22日，省卫生健康委组织省直系统党员领导干部在巴中市举办党史学习教育专题读书班暨党性教育培训。委领导、委直系统各单位党政主要负责人、驻委纪检监察组副组长、委机关各处室负责人、专家学者代表约170人，分两批参加培训。

5月17—20日，四川省党政代表团赴广东省、浙江省开展考察学习和交流活动。省卫生健康委党组书记敬静参加。

5月20日，副省长杨兴平率队赴德阳什邡市调研督导新冠病毒疫苗接种工作，并随机暗访成都彭州市医药港疫苗临时接种点。省政府副秘书长钟承林、省卫生健康委副主任徐斌参加调研。

5月22日，四川省召开防境外输入和高考疫情防控工作座谈会。国务院联防联控机制综合组第十一驻点工作组组长、中华预防医学会张伶俐副秘书长出席并讲话，省卫生健康委党组书记敬静主持并讲话。

5月28日，四川省2019年度三级公立医院绩效考核工作电视电话培训会举行。省卫生健康委党组书记敬静出席并讲话，副主任、一级巡视员宋世贵主持会议。省卫生健康委医政医管处通报四川省三级公立医院2019年度绩效考核结果，攀枝花市卫生健康委、四川大学华西第二医院、四川省人民医院、德阳市人民医院就本地本单位公立医院绩效考核工作举措及成效作经验交流，宜宾市卫生健康委、甘孜州人民医院对自身存在的问题短板及下一步工作打算作大会发言。

5月28日，副省长杨兴平率队赴攀枝花调研新冠病毒疫苗接种工作并开展安宁河巡河。

5月31日，国务院联防联控机制召开新闻发布会，介绍近期疫情防控和疫苗接种情况。省卫生健康委党组书记敬静出席发布会并介绍四川在疫情防控和疫苗接种方面的经验和措施。

5月1—31日，省应对新冠肺炎疫情应急指挥部每日召开疫情防控工作调度会议。省应急指挥部疫情防控组、医疗救治组等有关负责同志参加会议。

6月

6月4日，省应对新冠肺炎疫情应急指挥部召开电视电话会。副省长、省应对新冠肺炎疫情应急指挥部副指挥长杨兴平出席会议并讲话。省卫生健康委党组书记敬静参加会议并讲话。

6月4日，省委召开常委会会议，省委书记彭清华主持会议并讲话。会议对进一步做好疫情防控工作提出要求。省卫生健康委党组书记敬静参加会议。

6月7日，省卫生健康委党组召开党组中心组（扩大）学习会暨省委党史学习教育第十三巡回指导组见面会。省卫生健康委党组书记、党史学习领导小组组长敬静主持并讲话，省委党史学习教育第十三巡回指导组组长武晓鹏、副组长何强出席会议并讲话。

6月15日，国务院召开全国疫情防控电视电话会，副省长、省应对新冠肺炎疫情应急指挥部副指挥长杨兴平作交流发言。省政府副秘书长钟承林、省卫生健康委党组书记敬静参会。

6月15日，省应对新冠肺炎疫情应急指挥部召开全省疫情防控工作电视电话会议，副省长、省应对新冠肺炎疫情应急指挥部副指挥长杨兴平出席会议并讲话。国务院联防联控机制综合组第16驻点工作组组长聂春雷出席会议并讲话。省应对新冠肺炎疫情应急指挥部副指挥长、省卫生健康委党组书记敬静参加会议并讲话。

6月17日，省卫生健康委党组书记敬静主持召开安全生产专题会。

6月18日，全省卫生健康系统安全稳定工作电视电话会议召开。省卫生健康委党组书记敬静出席会议并讲话，副主任赵汝鹏传达近期全国全省相关会议精神，副主任、一级巡视员宋世贵主持会议。

6月19日，省卫生健康委党组召开2次中心组（扩大）学习会。省卫生健康委党组书记敬静主持会议并讲话。

6月20日，四川省医学科学院·四川省人民医院建院80周年系列学术活动开幕式在成都锦江宾馆举行。

6月21—24日，省委书记彭清华前往甘孜州部分市县调研。省卫生健康委党组书记敬静陪同调研。

6月25日，省卫生健康委召开党史学习教育专题宣讲会议，省卫生健康委党组书记敬静作宣讲报告。

6月29日，全国优秀共产党员、全国优秀党务工作者、全国先进基层党组织名单公布，四川省医学科学院（四川省人民医院）党委副书记、院长杨正林获全国优秀共产党员称号，天全县中医医院党委、自贡市第一人民医院党委获全国先进基层党组织称号。

6月30日，四川省"两优一先"表彰大会在成都锦江大礼堂举行。大会宣读《中共四川省委关于表彰四川省优秀共产党员、优秀党务工作者、先进基层党组织的决定》，四川省卫生健康系统28人获四川省优秀共产党员称号、12人获四川省优秀党务工作者称号、22个基层党组织获四川省先进基层党组织称号。

6月30日，省直机关"七一"表彰大会在成都市召开。省卫生健康委党组获省直机关"四好一强"领导班子创建活动先进单位。

6月1—30日，省应对新冠肺炎疫情应急指挥部每日召开疫情防控工作调度会议。省应急指挥部疫情防控组、医疗救治组等有关负责同志参加会议。

7月

7月1日，庆祝中国共产党成立100周年大会在北京天安门广场隆重举行。省卫生健康委组织系统干部职工收听收看实况直播，认真聆听中共中央总书记、国家主席、中央军委主席习近平在大会上的重要讲话。按照省委安排，省卫生健康委党组书记敬静在省委统一观看。

7月5日，省卫生健康委召开党组中心组（扩大）学习会，深入学习习近平总书记"七一"重要讲话精神。省卫生健康委党组书记敬静主持会议并讲话。

7月6日，省卫生健康委党组书记敬静主持召开季度重点工作专题会议。

7月6日，省卫生健康委党组书记敬静主持召开民族地区医疗卫生能力提升专题会。

7月8日，省卫生健康委党组书记敬静率队前往雅安市名山区百丈镇中心卫生院、雨城区大兴社区卫生服务中心、雅安市人民医院、雅安市公共卫生服务中心和雅安市第四人民医院综合督查调研，要求全力做好川藏铁路建设医疗保障。

7月11日，省卫生健康委党组书记敬静带队赴省政协汇报四川省"十四五"卫生健康发展规划编制情况。

7月12日，副省长杨兴平赴成都天府国际机场调研指导疫情防控工作并主持召开专题座谈会。省政府副秘书长钟承林参加。省卫生健康委副主任徐斌参加。

7月14日，副省长杨兴平主持召开2021年下半年我省新型冠状病毒疫苗接种工作座谈会。省卫生健康委党组书记敬静参加座谈会并汇报相关工作。

7月14—16日，省卫生健康委党组举办省直卫生健康系统定点帮扶驻村干部培训班。省卫生健康委党组书记敬静带领在家委领导看望慰问了全体参训学员并集体合影。

7月15日，省卫生健康委党组书记敬静主持召开《四川省人口与计划生育条例》等省地方性法规修正及《优化生育政策 促进四川人口长期均衡发展实施方案》修改完善工作专题会。

7月16日，省卫生健康委召开委应对新冠肺炎疫情领导小组2021年第12次会议，省卫生健康委党组书记敬静主持会议并讲话。

7月19日，省应对新冠肺炎疫情应急指挥部召开电视电话会，贯彻落实党中央、国务院和省委、省政府关于新冠病毒疫苗接种决策部署，并对下半年全省疫苗接种工作进行全面部署动员。副省长、省应对新冠肺炎疫情应急指挥部副指挥长杨兴平出席会议并讲话。省卫生健康委党组书记敬静参加会议并讲话。省卫生健康委主任何延政参加会议。

7月20—21日，副省长杨兴平率队赴福建三明考察学习医改工作。省卫生健康委党组书记敬静陪同。

7月21日，省委副书记、省长黄强主持召开省政府第77次常务会议。会议听取南京禄口国际机场部分人员核酸检测阳性情况和全省应对及下一步工作打算情况汇报。省卫生健康委主任何延政参会并汇报相关工作。

7月22—23日，2021年川渝卫生健康信息统计工作培训班在成都市举办。国家卫生健康委规划司副司长、一级巡视员刘文先、国家卫生健康委统计信息中心主任吴士勇出席并授课。省卫生健康委党组书记敬静、重庆市卫生健康委副主任王卫出席并致辞。省卫生健康委副主任徐旭出席并作全省卫生健康信息统计工作报告。省卫生健康委二级巡视员黄勤等领导出席。培训采取课堂讲授、现场考察与分组讨论相结合的方式进行，相关单位作交流发言，培训期间组织参训人员实地考察。四川各市（州）卫生健康委、重庆市部分区（县）卫生健康委、川渝两地部分医疗卫生机构负责同志等200余人参加培训。培训期间，举行川渝电子健康卡互联互通启动仪式，标志着川渝两地电子健康卡"一码通用"正式开启。

7月25日，全省新冠病毒疫苗接种驻点工作行前动员培训会在省卫生健康委召开。省应对新冠肺炎疫情应急指挥部副指挥长、省卫生健康委主任何延政出席会议并讲话。

7月25日，省卫生健康委主任何延政率队到凉山州重大疾病公共卫生医疗救治中心、凉山州第一人民医院新冠疫苗临时接种点和凉山州第二人民医院调研新冠疫情防控和疫苗接种等工作。

7月26日，凉山州艾滋病防治和健康扶贫攻坚第一阶段行动总结会暨凉山州艾滋病等重大传染病防治攻坚第二阶段行动启动会在凉山州西昌市召开。国家卫生健康委副主任、国家疾病预防控制局局长王贺胜，副省长杨兴平参加会议并讲话。第二阶段行动提出"扩面""扩病"工作要求，实施范围由第一阶段的4个县扩大至凉山州所有县（市），将防治病种由艾滋病扩展至以艾滋病防治为主，丙肝、结核、梅毒同防。

7月27日，"爱在阳光下"夏令营开营式在凉山州西昌市举办。"爱在阳光下"夏令营活动于2010年由中国性病艾滋病防治协会和中国健康教育中心发起。2021年是夏令营活动第二个十年的起点。

7月27日，省委召开常委会会议，听取关于全省疫情防控和应急处置工作情况汇报，研究部署下一步有关工作。省委书记彭清华主持会议并讲话。省卫生健康委党组书记敬静参加会议并汇报相关工作。

7月28日，全国疫情防控电视电话会召开。省卫生健康委党组书记敬静在分会场参会。

7月28日，省委书记、省委应对新冠肺炎疫情工作领导小组组长彭清华，省委副书记、省长、领导小组组长黄强前往成都市调研指导疫情防控工作，对坚决遏制疫情传播蔓延作出进一步安排部署。省领导范锐平、甘霖、王一宏、杨兴平、叶寒冰，成都市领导王凤朝参加。省卫生健康委党组书记敬静参加并汇报相关工作。

7月28日，攀枝花市出台《攀枝花市关于促进人力资源聚集的十六条政策措施》，在全国率先为二孩、三孩家庭发放育儿补贴。

7月30日，省委书记、省委应对新冠肺炎疫情工作领导小组组长彭清华，来到成都双流机场调研指导交通站点场所疫情防控工作，主持召开会议听取机场、车站及口岸单位做好当前疫情应急处置工作情况汇报并讲话。省领导王一宏、杨兴平、曹立军参加。省卫生健康委党组书记敬静参加并汇报相关工作。

7月30日，省委召开常委会会议，省委书记彭清华主持会议并讲话。会议深入分析当前全省疫情形势、对进一步做好疫情防控工作提出要求。省卫生健康委主任何延政参会。

7月31日，省卫生健康委党组书记敬静、主任何延政向全省卫生健康系统全体退役军人致以中国人民解放军建军94周年节日祝福。

7月1—31日，省应对新冠肺炎疫情应急指挥部每日召开疫情防控工作调度会议。省应急指挥部疫情防控组、医疗救治组等有关负责同志参加会议。

7月28—31日，省卫生健康委党组书记敬静每日主持召开委应对新冠肺炎疫情领导小组例会。委疫情防控各工作组有关负责同志参会。

7月，四川省教育厅、四川省卫生健康委员会联合制定印发《四川省12—17岁在校学生新冠病毒疫苗接种工作方案》。根据《方案》，2021年8月1日—10月15日期间，按照属地管理、就近就便、知情同意、确保安全的总体原则，在有效做好疫情防控工作的基础上，全省分批次积极稳妥推进全省12—17岁学生新冠病毒疫苗接种，确保适龄无禁忌症学生两剂次灭活疫苗应接尽接。

8月

8月2日，省委副书记、省长黄强主持召开省政府第78次常务会议，传达学习贯彻党中央国务院和省委疫情防控有关部署要求，要求进一步抓紧抓实抓细各项防控措施，牢牢守住机场、医院等防控底线，不断提升防控能力水平，持续巩固防控成果。省卫生健康委主任何延政参会。

8月3日，省委书记、省委应对新冠肺炎疫情工作领导小组组长彭清华前往成都市宽窄巷子景区和省人民医院调研指导文旅场所、医疗机构疫情防控工作时强调，针对重点防控部位进行漏洞再排查防线再加固，进一步织密织牢全省疫情防控安全网。省领导甘霖、王一宏、杨兴平，省直有关部门负责同志及省疫情防控专家组有关专家等参加调研。

8月4日，省委应对新冠肺炎疫情工作领导小组会议召开。省委书记、领导小组组长彭清华主持会议并讲话。省委副书记、省长、领导小组组长黄强，省委副书记、领导小组副组长邓小刚出席。省卫生健康委党组书记敬静、主任何延政参加并汇报相关工作。

8月5日，国务院联防联控机制综合组第三工作组组长、国家卫生健康委基层司监察专员傅卫主持召开四川见面会，省卫生健康委主任何延政参加并汇报相关工作。

8月6日，省委副书记、省长黄强主持召开核酸检测查堵漏专题会，省卫生健康委主任何延政参加并汇报相关工作。

8月9日，省委副书记、省长黄强前往省大数据中心、省中医药科学院调研，强调要用大数据技术为常态化精准防控和局部应急处置持续提供有力支撑，全面推进中医药强省建设，让人民群众尽早获得优质中医药服务。副省长杨兴平、省政府秘书长胡云和省直有关部门负责人等参加调研。

8月12日，省卫生健康委党组书记敬静主持召开全省疫苗接种和疫情防控电视电话会议。

8月12日，副省长杨兴平带队赴遂宁市开展新冠肺炎疫情防控暗访。省卫生健康委主任何延政陪同。

8月14日，省卫生健康委主任何延政在双流区黄龙溪省公共卫生综合临床中心建设项目现场调研推进情况。

8月16日，国家卫生健康委办公厅印发《关于开展基层卫生健康综合试验区建设的通知》，确定8个县市为基层卫生健康综合试验区，泸县是西南地区唯一入选县。

8月17日，副省长杨兴平领衔办理人大代表建议、政协委员提案。在专题座谈会上，听取了《关于加强我省公共卫生人才队伍建设的建议》《关于推进创建医养结合示范省有关工作的建议》的办理情况。省卫生健康委主任何延政参会并汇报相关工作。

8月18日，省委副书记、省长黄强在成都市郫都区红光街道三观社区疫苗临时接种点调研疫苗接种进度、疫苗配给管理、接种信息与四川天府健康通联通等情况。省卫生健康委党组书记敬静参加。

8月18日，第四个中国医师节到来之际，省委副书记、省长黄强前往四川省内部分医疗卫生机构看望一线医务人员，代表省委省政府向全省医师及广大医务工作者致以节日问候和崇高敬意，对大家为全省卫生健康事业发展尤其是在抗击新冠肺炎疫情中作出的积极贡献表示衷心感谢。

8月18—19日，副省长杨兴平前往泸州市医疗卫生机构看望慰问医务人员，向广大医务工作者致以节日（第四个中国医师节）的问候。

8月19—20日，省委书记彭清华带队赴遂宁市、资阳市调研，要求科学精准抓防控，戴好口罩抓发展，继续加力加劲确保圆满完成全年目标任务。省卫生健康委党组书记敬静参加调研。

8月20日，四川省老龄工作委员会2021年全体会议在成都市召开。会议传达学习习近平总书记关于积极应对人口老龄化重要指示和全国老龄委全体会议精神，听取四川省"十三五"时期老龄事业发展情况汇报，安排部署下一步工作。省老龄委主任、副省长杨兴平出席会议并讲话。

8月24日，省卫生健康委主任何延政组织召开加强医疗机构感染防控工作专题会，对强化医疗机构感染预防与控制工作再动员、再部署、再细化。

8月24日，省卫生健康委党组书记敬静主持召开委属公立医院薪酬改革推进专题会，省卫生健康委主任何延政参会。

8月25日，省委第一巡视组巡视省卫生健康委党组工作动员会召开。省卫生健康委党组书记敬静主持会议并作表态发言，省卫生健康委主任何延政参会。

8月27日，全省新冠疫苗接种工作专题会召开，副省长杨兴平，副秘书长钟承林，省卫生健康委党组书记敬静、主任何延政出席会议并讲话。

8月31日，省委副书记邓小刚主持召开省委农村工作领导小组2021年第3次专题会议，听取凉山州艾滋病等重大传染病防治攻坚推进等情况汇报。省卫生健康委党组书记敬静参会并发言。

8月1—13日、16日、18日、20日、23日，省卫生健康委党组书记敬静主持召开委应对新冠肺炎疫情领导小组例会。委疫情防控各工作组有关负责同志参会。

8月1—31日，省应对新冠肺炎疫情应急指挥部每日召开疫情防控工作调度会议。省应急指挥部疫情防控组、医疗救治组等有关负责同志参加会议。

9月

9月1日，副省长杨兴平主持召开疫苗接种专题会，省卫生健康委党组书记敬静参会并发言。

9月1日，省卫生健康委主任何延政赴营山县人民医院调研疫情防控和医联体建设等工作。

9月8日，2021年"天府青城计划"天府名医项目初评工作会议召开，省卫生健康委党组书记敬静、主任何延政出席。

9月10日，省卫生健康委党组书记敬静、主任何延政主持召开全省革命老区卫生健康振兴发展专题会。

9月14日，省卫生健康委召开全系统

第三季度安全生产工作电视电话会议，省卫生健康委主任何延政出席会议并讲话。

9月14日，全省"三医"联动改革工作电视电话会议在成都市召开。会议学习贯彻习近平总书记关于深化医药卫生体制改革的重要指示精神和2021年全国医改工作电视电话会议精神，安排部署四川省下一步医改工作。省医改领导小组组长、副省长杨兴平出席会议并讲话。省政府副秘书长钟承林主持会议，各级医改领导小组和公立医院主要负责同志参加会议。

9月15日，全国公立医院党建工作推进座谈会在成都市召开。国家卫生健康委党组成员、副主任、直属机关党委书记，全国医院党建工作指导委员会副主任于学军出席会议并讲话；四川省人民政府副省长杨兴平出席会议并致辞。会议由国家卫生健康委直属机关党委常务副书记兼人事司副司长，全国医院党建工作指导委员会委员兼办公室主任杨建立主持。中央组织部组织二局有关处室负责同志，全国医院党建工作指导委员会成员单位有关负责同志、专家组成员，省卫生健康委党组书记敬静和全国29个省（市）、自治区卫生健康委分管领导参加会议。会议指出，要以高质量党建引领公立医院高质量发展，结合党史学习教育活动，围绕人民群众"急难愁盼"问题，持续深入推进"我为群众办实事"实践活动，建设让党和政府放心、人民满意的公立医院。会上，四川、山西等20个省（市）、自治区卫生健康委分管领导作交流发言。

9月15日，副省长杨兴平召开第十八届西博会疫情防控工作专题会，省卫生健康委主任何延政参会。

9月16日，2020年全省卫生健康监督机构规范化建设试点工作总结暨2021年试点工作推进培训班举办，省卫生健康委主任何延政出席并讲话。

9月16—18日，国家卫生健康委监督局局长赵延配一行，赴川调研医疗和妇幼监督执法工作。省卫生健康委主任何延政陪同调研。

9月17日，省卫生健康委党组书记敬静主持召开委网络安全信息化领导小组会议暨互联网+医疗健康示范省重点项目建设专题会。

9月18日，副省长杨兴平来到省疾病预防控制中心、成都市公共卫生临床医疗中心、成都市中西医结合医院（成都市第一人民医院）看望慰问新冠肺炎疫情防控一线医务人员，向他们送上中秋节祝福，并代表省应急指挥部向所有奋战在疫情防控一线的医务人员表示衷心感谢。

9月23日，省卫生健康委召开庆祝中国共产党成立100周年活动党史学习教育暨"我为群众办实事"实践活动工作推进会。省卫生健康委党组书记、党史学习教育领导小组组长敬静主持会议并讲话，省卫生健康委主任何延政出席会议。会上，委"我为群众办实事"工作组、省人民医院和委规财处、医政处、老龄处、家庭处等相关处室（单位）负责同志，就党史学习教育和"我为群众办实事"重点任务推进情况进行了汇报发言。

9月23日，卫生健康经济管理创新案例经验交流会暨川渝卫生健康经济大讲堂"在南充市举办。本次会议既是川渝卫生健康经济大讲堂，也是全国卫生健康经济管理创新案例交流会的第一站；是贯彻落实国家卫生健康委"经济管理年"活动要求，促进两地卫生经济管理创新探索，推动川渝卫生健康一体化发展的重要举措。国家卫生健康委财务司司长何锦国出席会议并讲话。省卫生健康委何延政主任、重庆市卫生健康委王卫副主任出席并

致辞。南充市方雷副市长致欢迎辞，省卫生健康委徐旭副主任主持会议，省卫生健康委黄勤二级巡视员出席。本次会议由国家卫生健康委财务司指导，省卫生健康委、重庆市卫生健康委主办，南充市卫生健康委、川北医学院附属医院承办。两地直属医疗机构，市（州）、区（县）卫生健康委及所属医疗机构代表300余人参加交流和培训。

9月26日，副省长杨兴平率队赴彭州市调研中医药产业发展情况，先后前往天府中药城医药贸易中心、彭什川芎现代农业产业园等，实地了解彭州市医药贸易流通和川芎产业发展情况，并主持召开四川省中医药产业发展（彭州市）调研座谈会。会前，省政府办公厅梳理汇总彭州市天府中药城在发展中存在的困难问题，转交相关厅局研究。座谈会上，相关厅局面对面给予答复，均表示将全力支持解决。

9月26—29日，国家卫生健康委体改司许树强司长一行赴川调研综合医改工作。9月29日，调研组在省卫生健康委召开座谈会，省卫生健康委党组书记敬静主持会议。

9月27日，2021年全省卫生健康宣传工作电视电话会召开。省卫生健康委党组书记敬静出席会议并讲话，委机关党委书记张涛主持会议。会议总结2020年以来全省卫生健康宣传工作，分析研判形势，研究部署下一阶段宣传工作任务。

9月27日，副省长杨兴平会见阿斯利康中国总裁王磊，省卫生健康委党组书记敬静参加。

9月29日，省十三届人大常委会第三十次会议第二次全体会议，表决通过四川省人民代表大会常务委员会关于修改《四川省人口与计划生育条例》的决定。四川省此次对《四川省人口与计划生育条

例》进行修改，主要是按照《中共中央国务院关于优化生育政策促进人口长期均衡发展的决定》要求，对照上位法，立足促进四川人口长期均衡发展，重点围绕实施三孩生育政策、取消社会抚养费等制约措施、配套实施积极生育支持措施进行修改，同时强化对全面两孩政策实施前的计划生育家庭合法权益的保障，确保相关政策措施尽快落地实施。其中，具有四川地方特色的规定包括：根据上位法授权，明确了可再生育的两种情形；明确定点医疗卫生机构提供婚前、孕前免费健康检查服务；明确提高出生人口素质、保障母婴安全和健康的措施；根据上位法授权，设立了父母育儿假；明确了托育服务人才培养、培训相关规定。这是该《条例》1987年7月2日四川省第六届人民代表大会常务委员会第二十六次会议通过以来的第六次修正。

9月30日，四川省眉山天府新区贵平镇全员核酸检测实战演练顺利开展。此次演练，实现省、市、县三级跨区域联动，以乡镇区域为主体，以练为战，以练促改，提升农村地区应急处置和全员核酸检测实战能力。演练由省专家组全程指导，逐一点评。上午8时，省应对新冠病毒肺炎疫情应急指挥部医疗救治组组长、省卫生健康委主任何延政宣布演练开始。省应对新冠病毒肺炎疫情应急指挥部医疗救治组副组长、省卫生健康委党组成员、副主任、一级巡视员宋世贵主持演练。共计120余人观摩。

9月30日，省卫生健康委主任何延政主持召开"一网通办"政务服务能力提升专题会议。

9月13日、22日、26日、29日，省卫生健康委党组书记敬静主持召开委应对新冠肺炎疫情领导小组例会，委疫情防控各工作组有关负责同志参会。

9月1—30日，省应对新冠肺炎疫情应急指挥部每日召开疫情防控工作调度会议。省应急指挥部疫情防控组、医疗救治组等有关负责同志参加会议。

10月

10月1日，省委副书记、省长黄强主持召开全省疫情防控和安全工作视频调度会议，副省长杨兴平、叶寒冰出席会议并讲话。省卫生健康委党组书记敬静参会并汇报相关工作，省卫生健康委主任何延政参会。

10月9日，凉山州"树新风促振兴"暨妇女儿童关爱提升三年行动动员大会在西昌市召开，省委副书记邓小刚和全国妇联副主席蔡淑敏出席并讲话，会议由副省长尧斯丹主持。省卫生健康委主任何延政参会并介绍《巩固拓展凉山州艾滋病防治成果三年行动计划》。

10月9—10日，由中华医学会、中华医学会肿瘤学分会主办，四川省医学会、四川省肿瘤医院共同承办的"2021中华肿瘤大会"在成都市召开。副省长杨兴平，中国工程院院士郝希山、樊嘉、林东昕、于金明，中国科学院院士宋尔卫等出席开幕式。中华肿瘤大会是目前国内最具影响力的肿瘤学科顶级学术会议。本次大会主题为"领航中华肿瘤防治、践行健康中国行动"，邀请5位院士以及数百位全国肿瘤内科、肿瘤外科、肿瘤放疗、影像、免疫治疗等各领域肿瘤学界名家齐聚论道。大会开办2场院士名家讲坛，并设置肺癌、胃癌、鼻咽癌等18个分会场，旨在聚焦肿瘤的前沿进展，综合相关研究结果进行综合评述，开展横向学科跟尖端方向探索，推广多学科个体化综合治疗模式，助推健康中国行动。

10月11—13日，在第32个国际减灾日到来之际，由四川省卫生健康委员会、重庆市卫生健康委员会、四川省军区动员局主办的2021年度川渝卫生应急暨国防动员联合演练在广安市举行。省卫生健康委党组书记敬静视察演练并讲话，广安市人民政府市长赵波、重庆市卫生健康委副主任李畔分别致辞，联合演练由省卫生健康委副主任徐斌主持。本次联合演练主要目的是通过实地实战演练，构建、检验和完善省际间、军地间、部门间的卫生应急联防联动机制，进一步加强国防后备力量"双应"能力建设，落实川渝两地卫生应急合作协议，共同提升突发重特大灾害事件的卫生应急处置能力，更加从容应对日趋严峻复杂的突发事件防控形势，保障人民群众生命健康安全和社会稳定。本次汇演是首次在防疫情况下开展川渝两地地质灾害紧急医学救援，历时××小时，模拟大规模的真实灾难现场，以2021年10月×日×时，西部S省X市W县Y镇发生7.0级地震（震源深度10千米）为背景，同时在广安市广安港、华蓥火车站两个地点开展水上联合救援、批量灾民核酸筛查与安置、疫区批量伤员收治、传染病定点医院患者救治以及轨道医疗救援等相关科目。本次演练同步开展2021年四川省卫生应急管理培训班，来自国家、省、市、县四级卫生应急参训队伍共计28支（4支国家队、8支省级队、16支市县级）、管理干部及参训队员800余人、医疗装备及后勤保障车120余辆参加。

10月12日，省卫生健康委党组书记敬静参加委第九期中青年干部人才递进培训班开班式。

10月12日，省卫生健康委组织召开系统治理"小切口"专题讨论会，推进不合理医疗检查专项治理。省卫生健康委党组

书记敬静出席。

10月14日，全国老龄工作会议召开，中共中央政治局常委、国务院副总理韩正出席会议并讲话，中共中央政治局委员、国务院副总理孙春兰出席会议并作总结讲话。国务委员王勇出席会议。省委副书记、省长黄强参会并作交流发言。省卫生健康委主任何延政参会。

10月18日，副省长杨兴平赴凉山州调研州公卫中心项目。省卫生健康委党组书记敬静陪同。

10月18日，省委副书记、省长黄强主持召开省政府第85次常务会议，传达学习习近平总书记对老龄工作的重要指示和李克强总理的重要批示，研究部署应对人口老龄化等工作。省卫生健康委主任何延政参会并发言。

10月19日，国家卫生健康委党组成员、国家中医药管理局党组书记余艳红赴凉山州调研妇幼健康能力建设和预防母婴传播工作，并参加凉山州妇幼健康能力提升项目对口支援行动推进会。

10月20日，省卫生健康委举行省医学科技教育中心揭牌仪式。新成立的省医学科技教育中心为省卫生健康委所属公益一类事业单位，主要职责是承担医学科技项目平台基地管理、生物安全管理以及科技成果评价和转化服务等工作，组织实施卫生专业人员的岗位培训、职业化素质培训等医学继续教育，承担医学教育基地管理、卫生专业人员毕业后规范化培训和其他卫生人员培训等工作。省卫生健康委党组书记敬静出席揭牌仪式并讲话。

10月21日，国家卫生健康委（全国老龄办）在成都市举办2021年全国"敬老月"主题宣传活动。国家卫生健康委党组成员、全国老龄办常务副主任王建军出席主题活动并讲话，四川省副省长杨兴平出

席并致辞。四川省卫生健康委员会党组书记敬静出席并为四川省获得全国示范性老年友好型社区代表授牌。在活动现场介绍《2020年度国家老龄事业发展公报》，启动老年口腔健康行动，四川省卫生健康委员会、重庆市卫生健康委员会签订《推动成渝地区双城经济圈建设卫生健康一体化发展川渝老龄健康合作协议（2021—2025）》。

10月22日，省卫生健康委组织召开医疗重点工作专题会。省卫生健康委党组书记敬静、主任何延政出席并讲话。

10月23日，省政府副省长、省老龄委主任杨兴平一行赴成都市青羊区、金牛区慰问高龄老人；省政府副秘书长钟承林，省卫生健康委主任、省老龄委副主任何延政参加慰问。

10月25日，省应急指挥部医疗救治组组织召开专题会议。省卫生健康委主任何延政出席并讲话。

10月8日、18日、22日、25日、27日，省卫生健康委党组书记敬静主持召开委应对新冠肺炎疫情领导小组例会，委疫情防控各工作组有关负责同志参会。

10月1—31日，省应对新冠肺炎疫情应急指挥部每日召开疫情防控工作调度会议。省应急指挥部疫情防控组、医疗救治组等有关负责同志参加会议。

11月

11月1日，省卫生委组织召开四川省综合医改试点阶段性总结评估反馈意见整改专题会议。省卫生健康委党组书记敬静、主任何延政参加。

11月2日，成都市报告1例本土新冠肺炎确诊病例，四川省立即启动本土疫情应急响应，省卫生健康委党组书记敬静、主

任何延政下沉成都市开展省市联合办公，迅速落实流调溯源、人员追踪、隔离管控、分区分级、核酸检测、宣传舆情等疫情处置措施。截至11月23日，所有区域全部调整为低风险地区，疫情处置取得阶段性胜利。

11月3日，省委应对新冠肺炎疫情工作领导小组召开会议，省委书记、领导小组组长彭清华主持会议并讲话。省委副书记、省长、领导小组组长黄强出席会议并讲话。省卫生健康委主任何延政参加。

11月5—12日，省卫生健康委主任何延政暗访部分核酸检测点和委管医院院感防控工作，并带队前往眉山、德阳、资阳验收集中隔离医学观察场所。

11月8日，省卫生健康委主任何延政赴成都市公共卫生临床医疗中心现场指导新冠肺炎医疗救治工作，并主持召开医疗救治工作专题会议。

11月10日，副省长杨兴平主持召开公共卫生专家座谈会，听取公共卫生专家对近期疫情防控工作情况的建议。

11月11—17日，国务院联防联控机制综合组工作组来川指导新冠肺炎疫情防控工作，实地调研隔离场所、双流国际机场和部分旅游场所，参加11月16日由省长黄强主持召开的省指挥部疫情防控工作视频调度会议。

11月15日，成都市卫生健康委、市教育局、市财政局联合印发《成都市宫颈癌综合防控HPV疫苗接种实施方案（2021年版）》。方案提出，从2021年起启动全市在校适龄女孩HPV疫苗接种工作，实现区（市）县全覆盖；计划到2025年底，达到在校适龄女孩HPV接种率＞90%的目标。方案明确，适龄女孩是指当年13—14岁的在校女学生，学生家长（监护人）可以在国产/进口双价和进口四价HPV疫苗中自主选择，由

财政资金给予600元/人的疫苗接种补助，补助后的疫苗费差额和疫苗接种服务费（20元/剂）由受种者家长（监护人）承担。

11月16日，省卫生健康委党组书记敬静主持召开第11次党组理论学习中心组学习（扩大）会，传达学习党的十九届六中全会精神，委党组成员结合思想和工作实际开展集体讨论。省卫生健康委主任何延政列席会议。

11月16日，第四届中非地方政府合作论坛以视频方式举行。副省长杨兴平在四川分会场出席活动并就卫生健康议题发表讲话，省卫生健康委主任何延政参加。

11月17日，省人大教科文卫委全体会议审议通过《四川省医疗机构管理条例（修订草案）》，省卫生健康委主任何延政作专题说明。该《条例》于1994年12月通过审议并开始施行，此后于2001年3月进行修正。本次修订是四川省时隔27年的第一次修订工作。

11月18日，中国科学院公布了2021年院士增选结果。四川省人民医院教授杨正林当选为中国科学院生命科学和医学学部院士。

11月18日，省卫生健康委党组书记敬静、主任何延政组织召开支持革命老区振兴发展专题会。

11月20日，复旦大学医院管理研究所发布2020年中国医院排行榜，四川大学华西医院连续十二年居中国医院排行榜综合排名第二。

11月22日，省卫生健康委主任何延政前往若尔盖县调研疫情防控工作。

11月22日，国家卫生健康委李斌副主任主持召开吉林、福建、湖南、广西、四川五省（区）医改工作视频座谈会并讲话。副省长杨兴平出席会议并发言，省卫生健康委党组书记敬静参加会议。

11月24日，省卫生健康委召开定点帮扶工作座谈会，省卫生健康委党组书记敬静主持会议并讲话。

11月26日，全省老龄工作会议在成都市召开，传达习近平总书记、李克强总理关于老龄工作的重要指示批示及全国老龄工作会议精神，研究部署四川省老龄工作。省委副书记、省长黄强出席会议并讲话，强调要进一步增强责任感紧迫感，全面落实《中共中央国务院关于加强新时代老龄工作的意见》部署要求和省委省政府工作安排，推动新时代全省老龄事业发展迈上新台阶。省委常委、副省长罗文主持会议。省委常委、宣传部部长甘霖，副省长杨兴平、陈炜出席会议。省卫生健康委、经济和信息化厅、民政厅、住房和城乡建设厅、成都市、攀枝花市发言。省老龄委成员单位和各市（州）、县（市、区）负责同志等参加会议。

11月26日，四川省召开全省做好两项改革"后半篇"文章推进医疗卫生工作会议，贯彻落实省委做好两项改革"后半篇"文章系列重大决策部署，深化思想认识，系统总结经验，以更高站位、更实举措推进两项改革医疗卫生"后半篇"各项工作。副省长杨兴平出席会议并讲话，省卫生健康委主任何延政出席并发言。

11月29日—12月1日，国家卫生健康委党组成员、纪检组组长马奔赴四川省考察调研。省卫生健康委党组书记敬静、主任何延政分别陪同。

11月1日、4日、6日、9日、19日、23日、30日，省卫生健康委党组书记敬静主持召开委应对新冠肺炎疫情领导小组例会，委疫情防控各工作组有关负责同志参会。

11月3日、4日、6日、7日、8日、9日、16日，省委副书记、省长黄强主持召开省应对新冠肺炎疫情应急指挥部疫情防控工作视频调度会议，副省长杨兴平出席会议并讲话。省卫生健康委党组书记敬静、主任何延政参加。

12月

12月1日，是第34个"世界艾滋病日"。当天，以"生命至上、终结艾滋、健康平等"为主题的2021年四川省世界艾滋病日宣传活动在成都市举行。结合新冠肺炎疫情防控，宣传活动主要以线上宣传、线下巡展和现场调研的方式进行。在"世界艾滋病日"前后，全省各地各部门结合工作实际开展了形式多样的主题宣传活动。

12月2日，省卫生健康委组织开展四川省卫生健康首席专家、领军人才、临床技能名师、基层拔尖人才评选。委主任何延政出席。

12月3日，省卫生健康委组织召开"县医院综合能力提升工作专题会"。委主任何延政出席。

12月4日，省卫生健康委召开党组扩大会议，传达学习省委十一届十次全会精神，安排部署省直卫健系统学习贯彻工作。省卫生健康委党组书记敬静主持会议并讲话，主任何延政出席。

12月6日，省委副书记、省长黄强在成都主持召开成都第31届世界大学生夏季运动会四川省推进协调工作组2021年第2次全体会议。省卫生健康委党组书记敬静参加。

12月7日，国务院应对新型冠状病毒肺炎疫情联防联控机制召开全国新冠肺炎疫情防控工作电视电话会议。会后，省应急指挥部副指挥长、副省长杨兴平主持召开全省新冠肺炎疫情防控工作电视电话会议，安排部署近期全省疫情防控重点工作。省卫生健康委党组书记敬静、主任何延政参加。

12月7日，第一届四川省优抚医疗健康服务专家咨询委员会在成都成立。副省长、省双拥工作领导小组副组长陈炜出席会议并讲话。省卫生健康委党组书记敬静参加。

12月8日，省卫生健康委党组书记敬静主持召开德阳市学校结核病疫情处置工作专题会，安排部署各项防控措施。

12月9日，省卫生健康委党组书记敬静参加省政协十二届五次会议筹备工作领导小组第一次会议，并就做好疫情防控工作发言。

12月9日，省卫生健康委举行省医疗保健服务中心揭牌仪式。省卫生健康委党组书记敬静出席并讲话。

12月10日，推动成渝地区双城经济圈建设卫生健康一体化工作联席会在重庆市永川区召开。省卫生健康委主任何延政，重庆市卫生健康委党委书记、主任黄明会，永川区区委书记张智奎、区政府区长常晓勇，成都市卫生健康委党组书记、主任金城等出席会议。川渝两地卫生健康委相关处室、13个地（市、区）卫生健康委负责同志参加会议。会议组织学习《成渝地区双城经济圈建设规划纲要》重要精神；总结成渝地区双城经济圈卫生健康一体化发展2021年工作推进情况，研究2022年工作思路；听取成都市、广安市、万州区、永川区卫生健康一体化发展工作推进情况汇报；签署川渝两地《川渝卫生健康监督执法合作协议》《推动成渝地区双城经济圈建设川渝医疗管理协同发展合作协议》。

12月12—17日，2021年四川省卫生高级职称评审会议在成都召开。省卫生健康委党组书记、省卫生高评委主任委员敬静出席并讲话。

12月14日，四川援外医疗45周年纪念会议暨2021年援外医疗队回国总结会在成都市召开。省卫生健康委党组书记敬静出席会议并致辞、主任何延政出席会议并宣读表扬通知。国家卫生健康委国际司副司长、一级巡视员何焰华以视频方式致辞。会议由省卫生健康委党组成员、省保健办专职副主任、一级巡视员曾华俊主持。45年来,四川省累计向非洲、亚洲、大洋洲的9个国家派遣援外医疗队81批946人次。

12月17日,省卫生健康委组织召开2021年度卫生高级职称评审大评委会。省卫生健康委党组书记敬静出席。

12月19日,省卫生健康委主任何延政一行赴万源市调研疫情防控工作。

12月22日,副省长杨兴平率队赴成都海关调研指导口岸疫情防控工作,并主持召开四川省口岸疫情防控工作座谈会。省卫生健康委主任何延政参加调研座谈。

12月23日,省卫生健康委主任何延政前往四川华新现代职业学院护理学院调研。

12月26日,省委副书记、省长黄强前往成都双流国际机场调度疫情防控工作。省卫生健康委党组书记敬静参加会议。

12月26日,全省卫生健康系统组织观看省人民医院原党委书记、院长李元峰现场庭审。省卫生健康委主任何延政参加。

12月28日,省应对新冠肺炎疫情应急指挥部眉山市开展四川省应对冬春季新冠肺炎疫情应急演练,并召开总结座谈会。省政府秘书长、省政府党组成员、省应对新冠肺炎疫情应急指挥部副指挥长胡云出席并讲话。省政府副秘书长钟承林,省应对新冠肺炎疫情应急指挥部副指挥长、疫情防控组组长、省卫生健康委党组书记敬静,眉山市委书记胡元坤参加有关活动。本次演练以双盲实战演练形式开展。由省应对新冠肺炎疫情应急指挥部在保密状态下派出1名模拟病例自西安市返回眉山市随机活动,产生活动轨迹。演练围绕对该模拟病例处置,结合天府健康通"一码一卡两系统""e治采"流调溯源小程序上线后的实际应用,重点实战检验突发聚集性疫情处置薄弱环节中的早期协同排查、流调溯源、核酸检测、转运隔离、风险区域划定等。评估专家现场考核评估,及时梳理总结问题,并形成专题报告。

12月28日,省卫生健康委召开宣传思想文化工作领导小组会议。省卫生健康委党组书记敬静出席。

12月28—29日,省卫生健康委召开党组中心组(扩大)学习会学习贯彻省委十一届十次全会精神。委党组书记敬静主持会议并讲话,委主任何延政出席。

12月30日,省安委会2021年第四次全体成员会议暨第四季度全省安全生产工作及省应急指挥部疫情防控调度电视电话会议在成都召开。省委副书记、省长黄强出席会议。省卫生健康委党组书记敬静出席并发言。

12月8日、14日、17日、22日、27日、31日,副省长杨兴平主持召开省应对新冠肺炎疫情应急指挥部疫情防控工作视频调度会议。省卫生健康委党组书记敬静、主任何延政参加。

12月7日、13日、20日、27日省卫生健康委党组书记敬静主持召开委应对新冠肺炎疫情领导小组例会,委主任何延政和委疫情防控各工作组有关负责同志参会。

12月31日,国家中医药管理局、国家发展改革委、国家卫生健康委、工业和信息化部、国家药品监督管理局在北京市以视频形式召开国家中医药综合改革示范区推进会。会上宣读国家中医药管理局、国家发展改革委、国家卫生健康委、工业和信息化部、国家药品监督管理局联合批复,同意上海、浙江、江西、山东、湖南、广东、四川等7省市建设国家中医药综合改革示范区。

医林人物

全国优秀共产党员杨正林：能为党和人民做点事是我最大的光荣

杨正林[*]：四川省医学科学院·四川省人民医院院长、党委副书记。电子科技大学医学院院长，人类疾病基因研究四川省重点实验室主任，中华医学会医学遗传学会候任主任委员、中国生物物理学会临床分子诊断分会会长。临床检验诊断学专家，长期从事临床分子诊断和专注于疾病基因的基础和临床应用研究，是我国致盲眼病防治研究的领军人物。先后获得国家杰出青年基金、中组部"万人计

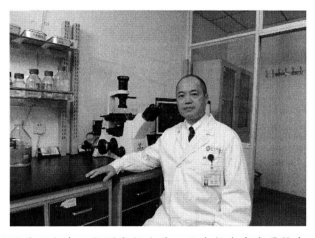

划"科技创新领军人才、人社部新世纪百千万人才工程国家级人选、卫生部有突出贡献中青年专家、谈家桢生命科学创新奖、吴阶平—保罗·杨森医学药学奖、国之名医·优秀风范奖、四川省天府杰出科学家。

　　百年峥嵘岁月，数载风雨兼程。从1921年到2021年，中国共产党走过了栉风沐雨的百年路程。建党一百周年之际，党中央决定，表彰一批全国优秀共产党员、全国优秀党务工作者和全国先进基层党组织。

　　四川省医学科学院·四川省人民医院院长、党委副书记杨正林获全国优秀共产党员荣誉称号。

　　从海外求学到报效祖国、从普通科研人员到国际知名学者、从一线医务人员到医院院长，作为一名共产党员，同时也是一名科研工作者、医院管理者，杨正林时刻坚持党的领导、不忘初心、牢记使命，赢得了职工、患者和社会各界的一致好评。

　　注：* 2021年11月18日，中国科学院公布了2021年院士增选结果。四川省人民医院教授杨正林当选为中国科学院生命科学和医学学部院士。

家国情怀 矢志不移

1989年7月，杨正林毕业后进入四川省人民医院工作，成为临床检验科室的一名医务人员。在工作期间，他也不忘通过学习来不断提高自身的专业能力。2000年至2007年间，杨正林受到邀请，在美国约翰霍普金斯大学、克利夫兰临床医院和犹他大学作为访问学者在美学习工作。

经过多年的学习积累，杨正林的专业技术水平已有目共睹，他选择了回国，回到省医院。用他的话说："省医才是我的家，我在那里成长，自然要回到那里，我出国深造的根本目的也是为了以后可以更好地为省医发展贡献力量。"

回国后的杨正林在原有实验室的基础上，组建了临床分子诊断中心，并获得国家卫生部首批分子检测实验室认证和国家卫生健康委员会首批高通量测序基因诊断试点单位，是我国临床分子诊断的领头单位和国际一流的临床分子诊断中心。2010年，他还带领临床实验医学中心入选国家首批临床重点专科，团队稳扎稳打，一步一个脚印地向前沿技术迈进，据统计，该中心每年能完成400多万份检测报告，在国内堪称一流。

同时，杨正林还长期致力于"致盲眼病致病机制与临床防治"的研究，系统阐明了视网膜新生血管形成、圆盘膜发育、感光细胞和视神经节细胞死亡等科学问题，揭示了视网膜病变发生的分子机理，所发现的疾病基因被全球广泛应用于检测诊断和治疗，有力推动了我国临床分子诊断的快速发展。

新冠科研 大显身手

2020年伊始，新冠肺炎病毒席卷全球。面对新冠肺炎疫情，杨正林利用自己多年从事临床分子诊断的工作优势和扎实的科研基本功，牵头制定《四川省新型冠状病毒相关实验室检验及生物安全指南》，有力支撑了全省各级各类医院的疫情防控。同时，作为负责人之一，他参与制定全省新冠肺炎科研攻关的主要研究方向和攻关任务，使四川省在制定新冠肺炎精准检测方案等方面处于全国前列。

为快速研发出新冠病毒快速检测技术，杨正林带领团队牵头四川省"第一批应对新型冠状病毒科研攻关应急项目"，经过反复思考、多次实验，与迈克生物合作，在快速检测试剂盒研发方面取得积极进展，成功研制出4个针对新型冠状病毒的快速检测试剂盒，取得8项专利，并获得中国医疗器械注册证、欧盟准入资格、美国食品药品监督管理局紧急使用授权。

目前这四款快速检测试剂盒已经进入量产，并且应用于包括武汉、成都等全国各地多个医疗机构的抗疫第一线。同时，快速检测试剂盒还出口到欧洲、非洲、东南亚及中东等80多个国家和地区，为全球疫情防控做出了重要贡献，而这类关于新冠疫情相关的研究工作还在继续。

杨正林对疫情常态化背景下院内防控高度重视，四川省人民医院创新开展了院内"三圈层防控"，并实现"零感染"的目标，让医院的工作走上正轨，并逐步恢复正常。此外，他多次赴凉山州、阿坝州、通江县、仪陇县等地进行重点帮扶，带领团队指导当地基层医院检验科进行发展规划和设计，建立分子检测诊断平台，开展新技术共计110余项，帮助基层医疗机构实现专科能力和业务水平"双提升"。

脚步不停　争创一流

2020年12月，杨正林被任命为四川省人民医院院长、党委副书记。从一名临床一线医务人员逐步成长为医院院长，杨正林不仅拥有先进的管理理念，还有着独到的国际视野。他善于从工作大局中把握机遇，并将海外留学所学知识创新运用于医院管理。

任职以来，杨正林把诸多精力放在完善医院"十四五"规划和2035年远景目标上，并始终围绕"全国一流临床研究型医院"的奋斗目标，推进医院治理体系和治理能力的现代化，不断深化医院管理、医疗服务、科研教学、人才引育等方面的制度创新和改革发展。"学科建设是重中之重！"杨正林常把这句话挂在嘴边。

他高度重视医院的学科建设，经常深入一线开展行政查房，调研学科建设情况，推动医院学科建设不断迈上新台阶。近几年，医院在复旦排行榜、公立医院科技量值等方面的排名快速上升，2021年初，在全国公立医院绩效考核中又跃升到58位，跑出了省医速度，追赶跨越的势头迅猛。

近年来，国家大力提倡加快优质医疗资源扩容和区域均衡布局，大型医院也都纷纷进入"一院多区"的发展时代。四川省人民医院作为全省的龙头公立医院，拥有成都市青羊、城东、温江等多个院区，如何构建同质化管理体系，让多院区高效运转、相互配合，让流程设置更便捷地为患者服务，并肩负更多的社会责任，带领全省医疗卫生机构一起发展，这是"十四五"期间省医院的大事情。

杨正林希望，在未来的5年时间里，医院的基础医疗服务水平能上一个大的台阶，"我们希望在国内三个业内公认的排名中有一定提升，排名的提高反映的也是医疗质量水平和综合实力的提高。"

他深知人才对医院发展的重要性，先后为医院引进百千万人才工程人选等高层次人才5人，并组织选派多个临床团队赴国际知名医疗机构访学研修，联合医院临床医生一起共同推动学科发展和医学研究的发展，还引进了急诊、儿科、精神医学、麻醉等紧缺专业人才。"医院是看病的中心，我们要培养在医疗服务上有一技之长的人，也要培养医学大家，更要留得住人才。"多年来，他支持心脏外科团队选派人才到海外培训学习，经过长期积累和培养，心脏外科十年磨一剑，终于具备了强大的实力，完成了国内首例正式上市人工心脏植入，受到了广泛关注。

2013年，四川省人民医院与电子科技大学共建医学院，杨正林担任医学院院长。他在医学教育和人才培养上不遗余力，甘作人梯，倾注了大量心血，推动医学院办学水平不断提升。目前，医学院的硕博导师已增至300余名，获批临床医学、护理学2个本科专业，临床医学、口腔医学2个一级学科硕士学位授权点，药学、临床医学、护理学3个专业学位硕士授权点，同时在生物医学工程专业培养博士研究生，构建了从本科到博士学位的全周期医学人才培养体系，为培养高水平的医学人才打下了坚实基础。

（来源：《家庭与生活报》　撰稿记者：陈秋吉　杨　桅）

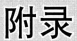

1. 2021年四川省卫生健康委员会领导和各处室主要负责人名录

党组书记	敬　静
主任	何延政
党组成员，省中医药管理局党组书记、局长，省中医药科 学院（省中药研究所）党委书记	田兴军〔2021年12月免省中医 药科学院（省中药研 究所）党委书记〕
党组成员、副主任、一级巡视员	宋世贵
党组成员、副主任	徐　旭（2021年12月免副主 任、党组成员）
党组成员、副主任	徐　斌
党组成员，省纪委监委驻省卫生健康委纪检监察组组长	张　峰
党组成员、副主任	赵汝鹏
党组成员、省保健委员会办公室专职副主任、一级巡视员	曾华俊
党组成员、机关党委书记	张　涛
党组成员、副主任（挂职）	曾　俊（—2021年6月）
党组成员、副主任（挂职）	周京国（—2021年6月）
党组成员、主任助理（挂职）	尹　隆（—2021年1月）
副主任（挂职）	郭　毅（2021年10月—）
一级巡视员	彭　杰（2021年6月由二级巡 视员晋升一级巡视员）
二级巡视员	刘　捷
二级巡视员	黄　勤
二级巡视员	学　佳
二级巡视员	陈　运
二级巡视员	唐克农
二级巡视员	娄晓颖（—2021年12月）
二级巡视员	曾令和（2021年12月—）

二级巡视员	钟新秋（2021年12月—）
二级巡视员	徐保华（2021年12月—）
办公室（信访处）主任（处长）、一级调研员	赵永红
人事与科教处（卫生职称改革工作办公室）处长（主任）、一级调研员	李　红
规划与财务处（健康扶贫办公室）处长（主任）	贾建勋
信息与统计处处长	曾　伟
政策法规与体制改革处处长	张晓胜
行政审批处处长	邓　萱
综合监督处处长	马　俊
疾病预防控制处（省爱国卫生运动委员会办公室）处长（常务副主任）、一级调研员	曾令和（2021年12月任二级巡视员）
重大传染病防治处（艾滋病防治处）处长	谢仁兴
基层卫生健康处处长	方晓明
妇幼健康处处长	杨　莉
医政医管处处长	李　冰
药物政策与药械临床使用监测评价处（食品安全标准与监测处）处长	李　阳
职业健康处处长、一级调研员	钟新秋（2021年12月任二级巡视员）
人口监测与家庭发展处处长	苏建明
老龄健康处处长、一级调研员	韩　梅
健康服务业发展处处长、一级调研员	徐保华（2021年12月任二级巡视员）
预防保健处处长	杨　庆
医疗保健处处长、一级调研员	廖志华
宣传与健康促进处处长、一级调研员	唐宇驰
国际合作处（港澳台事务处）处长	彭博文
审计与巡察处处长、直属机关纪委书记、一级调研员	谭红斌
离退休人员工作处处长	罗开平
机关党委办公室主任、一级调研员	樊　伟
省纪委监委驻省卫生健康委纪检监察组副组长	陈　沂
省纪委监委驻省卫生健康委纪检监察组副组长	罗　骏

2. 2021年四川省中医药管理局领导及各处室主要负责人名录

党组书记、局长	田兴军
党组成员、机关党委书记	方　清
党组成员、副局长	米银军
党组成员，省骨科医院党委书记	王剑平
党组成员、副局长	李道丕
二级巡视员	杨正春
办公室主任	赵忠明
对外合作处处长	曾　琳
规划财务处处长	张　宇
医政处（民族医药与基层中医处）处长	苏晓川
科技产业处处长	尹　莉
人事教育处处长	刘晓蓉
政策法规处（行政审批处）处长	宋　平
机关党委办公室主任	张　睿
直属机关纪委书记、二级调研员	甘绍华

3. 2021年各市（州）卫生健康委员会主任名录

成都市卫生健康委员会	谢　强（—2021年7月）
	金　城（2021年7月—）
自贡市卫生健康委员会	黄　麟
攀枝花市卫生健康委员会	徐　翠（—2021年9月）
	张福鑫（2021年9月—）
泸州市卫生健康委员会	涂曲平
德阳市卫生健康委员会	王　宁
绵阳市卫生健康委员会	元承军（—2021年4月）
	周　云（2021年4月—）
广元市卫生健康委员会	袁明胜（—2021年10月）
	刘　峰（2021年10月—）
遂宁市卫生健康委员会	李道丕　（—2021年2月）
	赵维强　（2021年3月—）
内江市卫生健康委员会	刘　波（—2021年8月）
	阮履强（2021年8月—）
乐山市卫生健康委员会	陈　昆
南充市卫生健康委员会	朱胜国

宜宾市卫生健康委员会	李德勋（—2021年1月）
	任春琼（2021年6月—）
广安市卫生健康委员会	张艳萍
达州市卫生健康委员会	唐志坤（—2021年4月）
	罗　宾（2021年4月—）
巴中市卫生健康委员会	佘晓东（—2021年8月）
	陈　槟（2021年9月—）
雅安市卫生健康委员会	李志强
眉山市卫生健康委员会	蒋传德
资阳市卫生健康委员会	高　远（—2021年12月）
	凌勇军（2021年12月—）
阿坝藏族羌族自治州卫生健康委员会	泽郎达尔基（—2021年1月）
	张佩如（2021年2月—）
甘孜藏族自治州卫生健康委员会	曲　梅
凉山彝族自治州卫生健康委员会	石一鲁实
四川省科学城卫生健康委员会	何国德

4. 2021年国家委在川医疗卫生机构和委（局）直属单位主要领导名录

四川大学华西临床医学院（华西医院）	李为民	院长
	张　伟	党委书记
四川大学华西第二医院（四川大学华西妇产儿童医院）	王素霞	党委书记
	刘瀚旻	院长
四川大学华西公共卫生学院（华西第四医院）	方　云	党委书记
	张　本	院长
四川大学华西口腔医学院（华西口腔医院）	叶　玲	院长
	谭　静	党委书记
中国医学科学院输血研究所	刘嘉馨	所长
	陈勇军	党委书记
四川省医学科学院·四川省人民医院	欧力生	党委书记
	杨正林	院长、党委副书记
四川省疾病预防控制中心	吴先萍	主任、党委副书记
	古　熙	党委书记（—2021年9月）
四川护理职业学院	江　涛	党委书记
	张先庚	党委副书记、院长

四川省肿瘤医院	郎锦义　党委书记（—2021年12月）
	易　群　党委书记（2021年12月—）
	林桐榆　院长
四川省妇幼保健院·四川省妇女儿童医院	张　刚　党委书记
	王　刚　党委副书记
	副院长（主持行政工作）
四川省卫生健康综合行政执法总队	林志敏　党委书记、总队长
四川省计划生育协会	邹　兵　四川省计划生育协会党支部书记
	协会副会长
	协会秘书长
	协会办公室主任
四川省卫生学校	张先庚　校长
四川省第四人民医院	张　立　党委书记、院长
四川省第五人民医院（四川省老年病医院、	贾卫国　党委副书记（—2021年11月）
四川省老年病研究所）	党委书记（2021年11月—）
	院长
	马渝汉　党委书记（—2021年7月）
西南医科大学附属医院	徐　勇　党委书记
	江　涌　党委副书记、院长
川北医学院附属医院	胡春梅　党委书记
川北医学院第二附属医院	杨小红　党总支书记（—2021年11月）
成都医学院第一附属医院	孙　云　党委书记
	刘　罡　党委副书记、院长
西南医科大学附属口腔医院	代天祥　党委书记
	肖金刚　院长、党委副书记
四川护理职业学院附属医院（四川省第三人	截至2021年1月，四川护理职业学院附属
民医院）	医院（四川省第三人民医院）合并移交领
	导小组及推进工作专班，组长贾新山，常
	务副组长姚永萍
	2021年2月1日起，蒋欣党委书记，冯梅党
	委副书记、副院长（主持工作）
四川省卫生健康发展研究中心	赵晓恒　主任、党总支书记
四川省卫生健康委员会机关服务中心	李德芳　党支部书记、主任
四川省卫生健康委员会人才服务中心	陈　文　党支部书记、主任
四川省卫生健康委员会项目管理中心	雷　敏　党支部书记、主任

四川省卫生健康委员会国际交流中心	彭博文	省卫生健康委国际合作处（港澳台事务处）处长兼中心负责人（2021年6月—）
四川省卫生健康宣传教育中心	刘大鹏	党总支书记、主任
四川省医疗卫生服务指导中心	刘　成	党总支书记、主任
四川省卫生健康信息中心	周　力	党支部书记、主任
四川省药械临床使用监测与评价中心	康朝晖	党支部书记、主任
四川省老龄健康发展中心	王慧敏	党支部书记、主任
成都中医药大学附属生殖妇幼医院	张勤修	院长、党委副书记
	罗晓红	党委书记、副院长
四川省医学科技教育中心	毕明帅	党支部书记（2021年11月—）主任（2021年8月—）
四川省医疗保健服务中心	向祚敏	党支部书记（2021年11月—）主任（2021年8月—）
四川省中医药科学院（四川省中药研究所）	田兴军	党委书记（—2021年12月）
	徐　旭	党委书记（2021年12月—）
	赵军宁	院长（—2021年11月）
四川省骨科医院	王剑平	党委书记
	沈　海	院长
成都中医药大学附属医院（四川省中医医院）	常德贵	党委书记
	谢春光	党委副书记、院长
成都中医药大学第三附属医院	张　俭	党委书记、副院长
	曾　芳	院长（—2021年3月）党委副书记（—2021年3月）
	赵　凌	副院长（主持行政工作，2021年3—11月）院长（2021年11月—）党委副书记（2021年11月—）
四川省中西医结合医院	王　超	党委书记院长（—2021年2月）
	颜家渝	副院长（主持行政工作，2021年2月—）
四川省第二中医医院（四川省中医药科学院中医研究所）	张　海	党委书记
	谢　刚	院长

西南医科大学附属中医医院	李　志	党委书记
	刘　建	院长
成都中医药大学附属医院针灸学校（四川省针灸学校）	张美林	党委书记
	何成诗	校长
四川省中医药发展服务中心	毛　序	党支部书记、主任

5. 2021年2月25日，全国脱贫攻坚总结表彰大会表彰的全国脱贫攻坚先进个人、全国脱贫攻坚先进集体名录（四川省卫生健康系统）

先进个人

袁　莉　石渠县人民医院副院长（挂职），成都市金牛区中医医院手术室护士长

郭　蕾　甘孜藏族自治州人民医院妇产科援助专家，广东省第二人民医院副主任医师

曹　宇　布拖县人民医院妇产科副主任，内江市第一人民医院妇产科主治医师

陈远波　四川省卫生健康委员会干部

先进集体

攀枝花市中心医院

凉山彝族自治州卫生健康委员会健康扶贫办公室

（转载自2021年2月25日《川观新闻》）

6. 全国优秀共产党员、全国先进基层党组织名录（四川省卫生健康系统）

全国优秀共产党员

杨正林　四川省医学科学院（四川省人民医院）党委副书记、院长

全国先进基层党组织

天全县中医医院党委

自贡市第一人民医院党委

（来源：2021年6月29日新华社）

7. 2021年全国文化科技卫生"三下乡"活动优秀团队、服务标兵名录（四川省卫生健康系统）

优秀团队

四川省卫生健康委员会宣传与健康促进处

服务标兵

何明杰　成都医学院第一附属医院副主任医师

（来源：新华社）

8. 2021年全国五一巾帼标兵岗、全国五一巾帼标兵名录（四川省卫生健康系统）

全国五一巾帼标兵岗
四川大学华西医院呼吸与危重症医学科护理团队

全国五一巾帼标兵

邓　琳　广汉市人民医院重症医学科科主任，主任医师

张　静　四川省医学科学院·四川省人民医院外科总护士长，副主任护师

蒲群宁　甘孜藏族自治州道孚县人民医院门急诊、发热门诊副主任兼工会主席

（转载自2021年4月19日《川观新闻》）

9. 2021年全国五一劳动奖状、全国工人先锋号、全国五一劳动奖章名录（四川省卫生健康系统）

全国五一劳动奖状
四川大学华西临床医学院/华西医院

全国工人先锋号
内江市第二人民医院感染科
达州市中心医院呼吸与危重症医学科
西昌市人民医院心血管内科（胸痛中心）

全国五一劳动奖章

秦孔平　色达县泥朵镇卫生院护士，护师

曾　霞　四川省医学科学院·四川省人民医院护士长，副主任护师

（转载自2021年5月7日中华全国总工会网站）

10. 2021年度全国三八红旗手、全国三八红旗集体名录（四川省卫生健康系统）

全国三八红旗手

张　虹　成都中医药大学教授，成都市女知识分子联合会会长

何志萍　四川省医学科学院·四川省人民医院党办主任

全国三八红旗集体
四川省卫生健康综合行政执法总队

（转载自中国妇女网网站）

11. 2021年4月22日，四川省脱贫攻坚总结表彰大会表彰的四川省脱贫攻坚先进集体、四川省脱贫攻坚先进个人名录（涉卫生机构和人员）

四川省脱贫攻坚先进集体名单

自贡市
自贡市贡井区卫生健康局
自贡市卫生健康委
泸州市
合江县卫生健康局
德阳市
德阳市卫生健康委
绵阳市
绵阳市卫生健康委规划与财务科
广元市
广元市卫生健康委
遂宁市
蓬溪县卫生健康局
南充市
南充市顺庆区卫生健康局
南充市嘉陵区卫生健康局
南部县卫生健康局
仪陇县卫生健康局
宜宾市
宜宾市卫生健康委
宜宾市第一人民医院
宜宾市第二人民医院
广安市
广安市卫生健康委
达州市
达州市卫生健康委
巴中市
巴中市巴州区卫生健康局
南江县卫生健康局
巴中市卫生健康委
雅安市
雅安市卫生健康委
资阳市

乐至县卫生健康局
甘孜州
甘孜州卫生健康委
甘孜州人民医院
凉山州
布拖县卫生健康局
省委组织部
省卫生健康委人事与科教处
省直机关工委
省卫生健康委规划与财务处（健康扶贫办公室）
教育厅
成都大学临床医学院（附属医院）
省卫生健康委
四川大学华西临床医学院·华西医院党委办公室（扶贫办）
四川大学华西第二医院党委
四川大学华西公共卫生学院·华西第四医院党委
四川大学华西口腔医院
四川省医学科学院·四川省人民医院党委办公室
西南医科大学附属医院扶贫办
川北医学院附属医院
成都医学院第一附属医院
四川省骨科医院党委办公室（扶贫办）
成都中医药大学附属医院
四川省中西医结合医院党委
四川省第二中医医院
西南医科大学附属中医医院

四川省脱贫攻坚先进个人
成都市
王　滨　　昭觉县博洛乡卫生院副院长（挂职），昭觉县博洛乡综合帮扶工作队队长，
　　　　　成都市青白江区疾病预防控制中心办公室工作人员
刘　操　　简阳市平泉街道太阳村第一书记，成都市卫生健康委医政医管处一级主任
　　　　　科员
刘忠林　　昭觉县拉一木乡卫生院副院长（挂职），庆恒乡综合帮扶工作队队长，成都
　　　　　市郫都区安德街道卫生院副院长
郑　攀　　马尔康市人民医院中医科副科长（挂职），崇州市中医医院副主任中医师
郭　楠　　布拖县人民医院抗病毒治疗中心副主任（挂职），成都市公共卫生临床医疗
　　　　　中心感染科主治医师

唐海涛　松潘县人民医院急诊科护士长助理（挂职），大邑县三岔镇公立卫生院护士

曹　锐　布拖县俄里坪镇中心卫生院公共卫生医生，成都市新津区人民医院（成都市
　　　　新津区急救指挥分中心）主治中医师

自贡市

曾　姝　自贡市老年康养产业协会会长

攀枝花市

李大权　攀枝花市卫生健康委基层卫生健康科科长

泸州市

张　力　泸县海潮镇徐场村第一书记，县老年健康服务中心九级职员

德阳市

乐　建　阿坝县藏医院护理部副主任（挂职），德阳市第二人民医院十级职员

陈　曦　德阳市人民医院骨科副主任

绵阳市

范恒俊　布拖县俄里坪镇宜牧村驻村干部，九〇三医院骨科副主任医师

广元市

闵　敏　广元市朝天区卫生健康局行业工会主席

遂宁市

王　涛　遂宁市卫生健康委四级主任科员

内江市

刘小瑕　内江市第一人民医院宣传科科长

乐山市

刘启望　马边县荣丁镇新桥村驻村工作队队员，四川大学华西医院医务部副部长兼行
　　　　风办主任

李小勤　乐山市卫生健康委办公室主任

胡小龙　生前为派驻沐川县原凤村乡卫生院医师，犍为县中医医院针灸理疗科执业医师

南充市

余　飞　营山县人民医院院长

宜宾市

王　波　兴文县周家镇石屏村第一书记，宜宾市妇幼保健计划生育服务中心工作人员

张　静　珙县王家镇白玉村驻村工作队队长兼第一书记、白玉村党支部书记、村委会
　　　　主任，珙县人民医院党务办公室主任

陈　亚　宜宾市翠屏区合江门社区卫生服务中心工作人员

罗　健　宜宾市疾病预防控制中心政工科副科长

广安市

刘沿均　广安市前锋区代市镇会龙村驻村工作队副队长，核工业四一六医院团委常务
　　　　副书记

眉山市

伍　艺　布拖县特木里镇店子村"四治"专员，眉山市东坡区富牛镇土地卫生院院长

资阳市

郭　维　资阳市卫生健康委医政医管科科长

阿坝州

陈　伟　理县人民医院院长

罗　岩　马尔康市草登乡党委副书记（挂职），省骨科医院干部

甘孜州

雷钧宁　丹巴县卫生健康局副局长

凉山州

李　强　越西县卫生健康局健康扶贫办公室主任

阿依咏钚　甘洛县人民医院工作人员

罗孝平　金阳县人民医院院长

徐　洪　凉山州委脱贫攻坚抓落实督导第七工作组组长，州卫生健康委艾滋病防治督
　　　　查科科长

唐雪峰　凉山州卫生健康委副主任（挂职），省疾病预防控制中心党委委员、副主任

省委组织部

易　斌　美姑县抗病毒治疗中心副主任（挂职），乐山市人民医院感染科副主任

袁　江　雷波县拉咪乡阿合哈洛村第一书记（挂职），江安县人民医院主管检验师

省直机关工委

李　科　壤塘县岗木达镇章光村驻村工作队队员，省卫生健康委医政医管处二级主任
　　　　科员

省发展改革委

谢　超　广东省佛山市第一人民医院肾内科副主任医师

教育厅

王扬勇　西南医科大学附属医院宣传统战部副部长

省卫生健康委

王　柯　普格县荞窝镇施加村"四治"专员、驻村工作队队员，西南医科大学附属口
　　　　腔医院财务科科长

王文涛　四川大学华西医院肝脏外科副主任

王黎黎　省疾控中心办公室副主任

文传兵　阿坝州人民医院副院长（挂职），四川省医学科学院·四川省人民医院麻醉
　　　　手术中心副主任医师

申　洋　壤塘县吾伊乡修卡村第一书记，四川护理职业学院学生工作部副部长

母　鹏　壤塘县蒲西乡尤日村第一书记，川北医学院附属医院基本建设部副部长

刘　进　石渠县长沙干马乡约达村驻村工作队队员，四川大学华西医院温江院区运管
　　　　科科长

李开明　盐源县人民医院眼科主任（挂职），西南医科大学附属医院援盐源"传帮带"
　　　　医疗队队长、眼科主治医师

汪　逊　普格县普基镇森科洛村第一书记，成都中医药大学附属医院保卫工作部干事

汪良枢　壤塘县吾伊乡壤古村驻村工作队队长兼第一书记，省疾控中心团委副书记
张旭东　四川省肿瘤医院药物临床试验机构办公室主任
张露霖　盐源县前所乡党委副书记（挂职），成都医学院第一附属医院保卫部干部
罗　晋　通江县两河口镇东坪村第一书记，四川省医学科学院·四川省人民医院后勤保障部高级讲师
赵付伟　壤塘县上壤塘乡仁朋村驻村工作队队长兼第一书记，四川省妇幼保健院后勤保障部干事
姜鹤群　马尔康市人民医院院长（挂职），成都医学院第一附属医院肿瘤科副主任
黄河银　普格县大槽乡大槽村第一书记，四川省中西医结合医院团委委员
康　颖　壤塘县上壤塘乡长河村驻村工作队队长兼第一书记，省卫生健康信息中心信息技术部副部长
蒲小麒　壤塘县蒲西乡斯跃武村驻村工作队队长，省医疗卫生服务指导中心科教信息科科长
操小玲　省卫生和计划生育监督执法总队一级主任科员
薄　兵　普格县原永安乡洛乌村第一书记，省卫生健康宣教中心设备技术部副部长

（转载自2021年4月22日《川观新闻》）

12. 2021年6月30日，四川省"两优一先"表彰大会表彰的四川省优秀共产党员、四川省优秀党务工作者、四川省先进基层党组织名录（卫生健康系统）

四川省优秀共产党员

成都市

秦　克　三六三医院呼吸与危重症医学科副主任
袁　莉　成都市金牛区中医医院手术室护士长
张　帆　彭州市人民医院老年医学科党支部书记、主任
陈立煌　成都市锦江区疾病预防控制中心传染病预防控制科副科长、主管医师
苏　志　成都市青白江区弥牟镇公立中心卫生院医务科科长
任小兵　简阳市人民医院内科第六党支部书记、健康管理中心主任

自贡市

邓建平　自贡市疾病预防控制中心微生物检验所所长

攀枝花

郭　元　攀枝花市疾病预防控制中心党总支委员、副主任

泸州市

陈　跃　西南医科大学附属医院核医学科主任

德阳市

邓　静　广汉市人民医院主管护师

张智瑞　德阳市人民医院办公室主任

李　蕾　德阳市中西医结合医院党委委员、副院长

绵阳市

银　春　四川绵阳四〇四医院内科第三党支部书记，呼吸与危重症医学科主任医师

广元市

陈　飞　苍溪单采血浆站党支部书记、站长

遂宁市

李江艳　射洪市人民医院重症监护科主管护师

乐山市

王　敏　井研县卫生健康局党组书记、局长

徐　霞　乐山市精神病医院副院长

李佳萌　乐山市人民医院感染性疾病科主治医师

南充市

何秋鸿　阆中市人民医院感染科主任

宜宾市

郑　巧　宜宾市第一人民医院检验科检验师

张崇宾　屏山县卫生健康局党委书记、局长

广安市

宋　强　广安市卫生健康委党建办副主任

眉山市

刘吉志　洪雅县将军镇三宝卫生院医疗组长

赵红利　四川大学华西医院眉山医院·眉山市人民医院外科第一党支部书记

资阳市

杨汉泽　乐至县人民医院感染科主任、主任医师

阿坝州

班九香　九寨沟县南坪镇南坪社区卫生服务中心主任

甘孜州

江吉村　甘孜州藏医院党委委员、副院长

凉山州

龙　艺　冕宁县卫生健康局党组书记、局长

四川省优秀党务工作者

攀枝花市

周春蓉　攀枝花市健康促进和卫生大数据中心党支部书记、主任

德阳市

张　冬　德阳市卫生健康委机关党委专职副书记、机关纪委书记

绵阳市

杨方清　绵阳市安州区桑枣镇中心卫生院党支部书记、院长

陈　冰　绵阳市中心医院党委办公室主任

广元市

曾　茄　广元市中心医院呼吸与危重症医学科党支部书记、主任

内江市

吴　婷　资中县卫生健康局机关党委办公室主任

宜宾市

祝开健　兴文县疾病预防控制中心党支部书记、主任

达州市

周　全　达州市达川区中医医院党委书记

雅安市

杜　潇　雅安市人民医院党委书记

凉山州

余　刚　凉山州疾病预防控制中心第三党支部（艾防党支部）书记、副主任

省委教育工委

谭　静　四川大学华西口腔医学院（华西口腔医院）党委书记

省委军民融合办

曾　静　核工业四一六医院党办主任、院办主任

四川省先进基层党组织名单

成都市

成都市双流区疾病预防控制中心党总支

成都高新区疾病预防控制中心党支部

泸州市

泸州市疾病预防控制中心党委

德阳市

德阳市口腔医院党总支

绵阳市

绵阳市中医医院内科党总支

广元市

青川县中医医院党支部

遂宁市

遂宁市中心医院急诊党支部

内江市

威远县疾病预防控制中心党支部

南充市

南充市中心医院党办党支部

宜宾市

宜宾市第二人民医院党委

广安市

广安市中心血站党支部

达州市

大竹县疾病预防控制中心党总支

达州市达川区卫生健康局机关党委

巴中市

巴中鸿福妇产科医院党支部

巴中市恩阳区人民医院党总支

巴中经开区兴文中心卫生院党支部

雅安市

雅安职业技术学院临床医学院（附属医院）党总支

眉山市

眉山市疾病预防控制中心党支部

资阳市

乐至县疾病预防控制中心党支部

阿坝州

理县疾病预防控制中心党支部

省直机关工委

省卫生健康委直属机关党委

省委教育工委

成都中医药大学针灸推拿学院（第三附属医院）教工第二党支部

（转载自2021年6月30日《川观新闻》）

13. 2021年四川省卫生健康委员会、四川省人力资源和社会保障厅表彰的四川省卫生健康系统先进个人、四川省卫生健康系统先进集体名录

四川省卫生健康系统先进个人

成都市

刘麟娟　成都市中西医结合医院医务部部长、副主任医师

熊茂翔　成都市第四人民医院总务科主任、主治医师

荆　敏　成都市第七人民医院医务科临时负责人、主治医师

何　畏　成都市公共卫生临床医疗中心结核三病区代理主任、副主任医师

成志鹏　成都市卫生计生监督执法支队医疗（中医）卫生监督大队党支部书记、副大队长

景　露　成都市疾病预防控制中心党群办工作人员、主管技师

叶　敏　成都市医学信息所继教培训办公室主任、副主任护师

申泰华　成都市武侯区疾病预防控制中心主任、主管医师

高　俊　成都高新区西园社区卫生服务中心副主任、基层卫生副主任技师

熊　炬　成都市青羊区卫生健康局卫生应急与疾病预防控制科科长

尹　伶　成都市锦江区卫生健康局政策法规科（老龄健康科）科长

杜　娟　成都市郫都区医院事务服务中心副主任

李金昌　成都市金牛区卫生健康局疾病预防控制科科长

罗　岚　成都市成华区疾病预防控制中心副主任

苟　丹　成都市青白江区卫生健康局医政科负责人

蔡　军　简阳市卫生健康局安全应急管理科科长

雷　凯　都江堰市卫生健康局综合监管科科长

何　晓　成都市卫生健康委员会党组成员、副主任

贾　勇　成都市卫生健康委员会党组成员、副主任

董　勇　成都市卫生健康委员会党组成员、副主任

自贡市

曹文斋　自贡市第一人民医院心血管内科二病区主任、副主任医师

黄　云　自贡市第四人民医院胸心大血管外科主任、副主任医师

罗明英　自贡市自流井区东街社区卫生服务中心院感科科长、副主任护师

金建华　自贡市自流井区红旗乡卫生院党支部书记、院长，主治医师

刘　锐　自贡市贡井区卫生健康局党委委员、副局长

胡润平　荣县卫生健康局副局长

钟辉云　四川卫生康复职业学院药学系党支部书记、副主任，自贡市第一人民医院药剂科副主任，副主任药师

杨永钊　自贡市卫生健康委员会医政医管科科长

攀枝花市

刘秀丽　攀枝花市中心医院产科主任、主任医师

吴　炬　攀枝花市第二人民医院呼吸科副主任、主任医师

张月良　攀枝花市第三人民医院心身疾病科大科主任、主任医师

王　平　攀钢集团总医院党委副书记、院长，主任医师

朱　君　米易县人民医院医务科科长、主治医师

谢　丹　攀枝花市卫生和计划生育监督执法支队计划生育与妇幼卫生监督科科长

陈建军　攀枝花市卫生健康委员会党委委员、副主任

泸州市

卢　苇　泸州市人民医院党委书记、主任医师

罗　彦　泸州市中医医院重症医学科主任、主治医师

先德强　泸州市疾病预防控制中心党委书记、主任，副教授

朱　容　泸州市妇幼保健院妇科副主任、副主任医师

江　波　泸州市龙马潭区卫生健康局党委书记、局长

汪　健　合江县卫生健康局党委委员、副局长

张　娅　叙永县卫生健康局局长

韩明蓉　泸州市卫生健康委员会医政医管科副科长

德阳市

胡　严　绵竹市第二人民医院副院长、副主任医师

张　勇　德阳市旌阳区妇幼保健计划生育服务中心党总支书记、副院长，副主任医师

唐大会　德阳市罗江区人民医院党委书记、主治医师

周　波　中江县卫生健康局党委书记、局长

徐　静　广汉市卫生健康局党委委员、机关党委书记

肖华佳　什邡市疾病预防控制中心免疫规划科科长、副主任医师

刘志刚　德阳市卫生健康委员会疾病预防控制与职业健康科科长

绵阳市

李　军　绵阳市中心医院麻醉科主任、主任医师

陈耀辉　绵阳市游仙区忠兴中心卫生院党支部书记、院长，副主任中医师

冉　斌　江油市人民医院副院长、主任医师

朱世英　三台县人民医院党委副书记、院长，主治医师

强　勇　梓潼县卫生健康局党委委员、副局长

谭永刚　北川县桂溪镇卫生院党支部书记、院长，主治医师

李晓林　绵阳市卫生健康委员会党委委员、副主任

周万明　绵阳市卫生健康委员会党委委员、副主任

广元市

何明方　广元市中心医院神经医学中心主任、脑血管病科主任，主任医师

赵振国　广元市第一人民医院肿瘤血液科主任、主治医师

宋维健　广元市中医医院内二科（针灸康复科）主任、主任中医师

唐江山　剑阁县白龙镇中心卫生院党支部书记、院长，基层卫生副主任医师

谭清杰　青川县中医医院党支部书记、院长，副主任医师

张晋铭　广元市利州区卫生健康局党组成员、副局长

李正斌　旺苍县卫生健康局党组书记、局长

袁明胜　广元市卫生健康委员会党组书记、主任

遂宁市

顾成武　遂宁市中心医院感染管理科科长、主任医师

杨　利　遂宁市第一人民医院宣传科科长

张启先　蓬溪县卫生健康局党组书记、局长

李　强　大英县中医院党委副书记、院长，副主任中医师

赵维强　遂宁市卫生健康委员会党组成员、副主任

内江市

李　力　内江市第二人民医院重症医学科副主任、副主任医师

张　梅　内江市中医医院院感科副科长、副主任医师

陈　蕾　内江市市中区卫生健康局重大传染病防治股副股长

周凌燕　内江市东兴区卫生健康局党委委员、副局长

潘　玲　隆昌市卫生健康局党委书记、局长

周渝沣　资中县卫生健康局办公室主任

林　洁　威远县卫生健康局疾病预防控制股股长

汤　军　内江市卫生健康委员会重大传染病防治科科长

乐山市

王玉娟　乐山市卫生和计划生育监督执法支队一级科员

夏友东　乐山市五通桥区卫生健康局党组书记、局长

杨　建　犍为县卫生健康综合行政执法大队一级科员

吴艳平　夹江县健康教育所工作人员

王方云　峨边彝族自治县人民医院党支部书记、院长，主管医师

邱虹雯　马边彝族自治县健康教育所工作人员

陈永强　乐山市卫生健康委员会机关党委（人事科）副书记（科长）

南充市

张　松　南充市高坪区卫生健康局疾病预防控制股股长

吴斌逸　南充市嘉陵区卫生健康局党委委员、区计划生育协会会长

钟卫国　营山县卫生健康局党委书记、局长

汤　灿　蓬安县卫生健康局公共卫生与职业健康股股长

花　瑜　仪陇县卫生健康局政工人事股股长兼任党建办主任

郑茹琼　南充市红十字中心血站无偿献血服务办公室主任

陈　平　南充市卫生和计划生育监督执法支队直属二大队大队长

杨　亭　南充市卫生健康委员会党委委员、副主任、机关党委书记

宜宾市

韩　平　宜宾市第二人民医院党委书记、主任医师

钟　鹏　宜宾市叙州区观音镇中心卫生院党支部书记、院长，主治医师

阚　静　宜宾三江新区石鼓卫生院重型精神病人管理科科长

彭　军　筠连县人民医院副院长、副主任医师

齐　兵　宜宾市矿山急救医院传染科主任兼职业病科主任、副主任医师

陈吉高　宜宾市南溪区卫生健康局党委书记、局长

赵康君　宜宾市翠屏区卫生健康局党委书记、局长

张学儒　宜宾市卫生健康委员会人事科副科长

广安市

张　君　广安市疾病预防控制中心主任、副主任医师

蓝建华　广安市人民医院泌尿外科主任助理、副主任医师

余际林　武胜县卫生健康局党委书记、局长

周国庆　岳池县卫生健康局党委书记、局长

刘炜明　广安市卫生健康委疾病预防控制科科长

达州市

张　秀　达州市中西医结合医院呼吸内科副护士长、主管护师

李少虎　宣汉县中医院党委副书记、副院长
肖学军　开江县疾病预防控制中心工会主席
王　勇　达州市通川区卫生健康局党委委员、副局长
冷志惠　大竹县卫生健康局党组成员、机关党委书记

巴中市

陈德和　巴中市中心医院呼吸内科副主任、副主任医师
王志伦　巴中市疾病预防控制中心传染病预防控制科科长、主任医师
任　鲜　巴中市恩阳区卫生健康局党组书记、局长
张　军　南江县人民医院党委书记、基层卫生主任医师
李志高　平昌县江口医疗集团党委书记、平昌县第二人民医院院长，基层卫生主任医师
胡　杰　巴中市卫生健康委员会党组成员、副主任
刘碧才　巴中市卫生健康委员会党组成员、副主任

雅安市

邱　雄　雅安市人民医院党委副书记、院长，主任医师
王　毅　雅安市卫生和计划生育监督执法支队支队长
胡启源　雅安市名山区疾病预防控制中心主任、副主任技师
赵勇军　天全县始阳镇中心卫生院院长
杨宗琼　芦山县人民医院副院长、主管护师
徐会师　荥经县卫生健康局党委副书记
马　勇　汉源县卫生健康局疾控基卫股股长
杨　兰　雅安市卫生健康委员会行政审批和政策法规科科长

眉山市

陈俊芬　眉山市卫生健康服务中心主任、眉山市卫生健康委员会医政医管科负责人
徐汀兰　眉山市老龄健康服务中心一级科员
伍建伟　洪雅县卫生健康局副局长
吴佩伦　丹棱县卫生健康局基卫中医股副股长
王太勇　眉山市彭山区卫生健康局党委书记、局长
杨旭东　青神县卫生健康局副局长
程静梅　眉山市彭山区第二人民医院副院长、主管护师

资阳市

康忠俊　资阳市第一人民医院心血管内科主任、主任医师
郑中龙　资阳市人民医院胸外科主治医师
吴华英　资阳市疾病预防控制中心副主任、副主任医师
刘　东　资阳市雁江区卫生健康局党组书记
张　军　安岳县人民医院呼吸内科主治医师
陈　静　乐至县卫生健康局党组成员、副局长
郭应权　资阳市卫生健康委员会办公室主任

阿坝州

蒋青林　汶川县卫生健康局党委书记、局长

马明芳　小金县妇幼保健院党支部书记、院长，副主任医师

兰晓蓉　阿坝州人民医院超声科主任、副主任医师

黄远明　阿坝州卫生健康委规划统计信息科副科长

席清华　卧龙特区社会事业发展局办公室主任

甘孜州

钟　鸣　康定市卫生健康局党委书记、局长

李　娟　道孚县卫生健康局党组书记、局长

杨晓红　白玉县卫生健康局副局长

高　洪　雅江县卫生健康局办公室主任

高明军　甘孜州卫生学校附属医院副院长、副主任医师

玛杰初　丹巴县人民医院麻醉科主任、副主任医师

赵俊彬　甘孜州卫生健康委员会重大传染病防治科科长

凉山州

唐友琴　凉山州中西医结合医院科教科科长、主任中医师

王金浓　凉山州疾病预防控制中心退管科科长、医师

王　勇　凉山州公共卫生信息中心副主任

余世林　布拖县卫生健康局副局长（挂职）

黄　燕　金阳县天台中心卫生院副院长、副主任医师

阿木克布　甘洛县新市坝镇中心卫生院工作人员

周启燕　木里县克尔乡卫生院院长、医师

科学城

何国德　四川省科学城卫生健康委员会主任

中央在川和省属单位

程南生　四川大学华西医院副院长、主任医师

饶　莉　四川大学华西天府医院党委书记、四川大学华西医院门诊部党支部书记，主任医师

商慧芳　四川大学华西医院神经内科副主任、教授

牛晓宇　四川大学华西第二医院副院长、主任医师

乔莉娜　四川大学华西第二医院儿科副主任、主任医师

杨　征　四川大学华西口腔医院副院长、主任医师

黄俊波　四川大学华西第四医院医院感染管理部部长、主管护师

邓　锷　中国医学科学院输血研究所党委综合办公室副主任、助理研究员

胡　豇　四川省医学科学院·四川省人民医院骨科主任医师

章晓红　四川省医学科学院·四川省人民医院急诊科（急救中心）主任医师

杨长虹　四川省疾病预防控制中心业务与质量管理处（应急管理办公室）处长（主任）、研究员

杨慧萍　四川省疾病预防控制中心微生物检验所副主任技师

梁小利　四川护理职业学院教务处处长、副教授

雷雪丽　四川省卫生和计划生育监督执法总队综合业务管理办公室（卫生监督应急管理办公室）副主任

谭　政　四川省肿瘤医院门诊部主任、主任医师

张　刚　四川省妇幼保健院党委书记、主任医师

黄春蓉　四川省第四人民医院急诊科护士长、副主任护师

贾卫国　四川省第五人民医院院长、副主任医师

刘　勇　西南医科大学附属医院血管外科主任、主任医师

魏文惠　西南医科大学附属医院感染科副护士长、主管护师

付能高　川北医学院附属医院骨科副主任医师

张玉龙　川北医学院附属医院麻醉科副主任医师

刘　罡　成都医学院第一附属医院党委副书记、院长，主任医师

徐晓梅　西南医科大学附属口腔医院口腔正畸科主任、副教授

熊维军　四川护理职业学院附属医院（四川省第三人民医院）呼吸内科主任、主任医师

杨　顺　四川省骨科医院手腕科主任、副主任中医师

金　伟　成都中医药大学附属医院急诊科副主任、主治中医师

薛奇明　四川省中西医结合医院内八病区（呼吸内科）中西医结合主治医师

舒文韬　四川省第二中医医院杜氏骨伤科主任、副主任中医师

敖素华　西南医科大学附属中医医院呼吸内科主任、教授

杨　彦　成都中医药大学第三附属医院医务科科长、副主任医师

马　静　四川省卫生健康宣传教育中心新闻广播电视部编辑

陈利维　四川省医疗卫生服务指导中心纪检监察室主任、副主任医师

康　颖　四川省卫生健康信息中心信息技术部副部长、工程师

胡　平　四川省卫生健康委员会疾病预防控制处副处长

吴　波　四川省卫生健康委员会妇幼健康处二级调研员

毛　毅　四川省卫生健康委综合监管处四级调研员

雍　奇　四川省卫生健康委员会医政医管处一级主任科员

田芷柠　四川省中医药管理局人事教育处副处长

四川省卫生健康系统先进集体

成都市

成都市第二人民医院

成都市第三人民医院

成都市第五人民医院

成都市妇女儿童中心医院

成都市双流区西航港社区卫生服务中心

成都市新都区卫生健康局

成都市新津区人民医院

成都市温江区爱国卫生委员会办公室

彭州市卫生健康局

成都市龙泉驿区疾病预防控制中心

成都市卫生健康委员会卫生应急办公室

成都市卫生健康委员会宣传处

自贡市

自贡市精神卫生中心

自贡市大安区卫生健康局

自贡市沿滩区卫生健康局

富顺县卫生健康局

攀枝花市

攀枝花市中西医结合医院

攀枝花市中心血站

攀枝花市东区卫生健康局

泸州市

泸州市江阳区卫生健康局

泸州市纳溪区卫生健康局

泸县卫生健康局

古蔺县卫生健康局

德阳市

德阳市中西医结合医院

德阳市旌阳区卫生健康局

什邡市卫生健康局

绵阳市

绵阳市第三人民医院行政后勤第四党支部

绵阳市安州区卫生健康局

绵阳市涪城区疾病预防控制中心

平武县卫生健康局

广元市

广元市精神卫生中心

广元市昭化区卫生健康局

广元市朝天区人民医院

苍溪县卫生健康局

遂宁市

遂宁市船山区卫生健康局

射洪市人民医院

蓬溪县人民医院

内江市
内江市第一人民医院护理部
内江市第二人民医院感染科
内江市疾病预防控制中心传染病预防控制科（消毒与媒介生物预防控制科）
乐山市
乐山市市中区柏杨街道社区卫生服务中心
乐山市沙湾区卫生健康局
井研县卫生健康局
南充市
南充市中医医院
阆中市柏垭镇中心卫生院
西充县中医医院
南部县妇幼保健院
宜宾市
宜宾市卫生健康委员会
宜宾市中医医院
江安县卫生健康局
兴文县卫生健康局
广安市
广安市卫生健康监督执法支队
广安市广安区石笋中心卫生院
邻水县人民医院
达州市
达州市卫生健康委员会
万源市卫生健康局
渠县中医院
巴中市
巴中市卫生健康委员会
巴中市巴州区人民医院
通江县卫生健康局
雅安市
雅安市中心血站
雅安市雨城区疾病预防控制中心
宝兴县卫生健康局
石棉县卫生健康局
眉山市
眉山市中心血站
眉山市东坡区卫生健康局

仁寿县卫生健康局

资阳市

资阳市雁江区疾病预防控制中心

乐至县疾病预防控制中心

安岳县疾病预防控制中心（四川省安岳县中等卫生职业学校）

阿坝州

金川县中藏医院

红原县人民医院

理县疾病预防控制中心

甘孜州

甘孜州皮肤病防治院

甘孜县卫生健康局

凉山州

喜德县人民医院

昭觉县地莫乡卫生院

冕宁县健美乡洛居村卫生室

中央在川和省属单位

四川大学华西医院实验医学科

四川大学华西第二医院急诊医学科

四川大学华西口腔医院

四川大学华西公共卫生学院（华西第四医院）党委

四川省医学科学院·四川省人民医院医院感染控制中心

四川省疾病预防控制中心环境与学校卫生消毒所

四川省计划生育协会

四川省肿瘤医院预防部（癌防办公室）

四川省妇幼保健院预防艾滋病母婴传播项目办公室

西南医科大学附属医院

川北医学院附属医院检验科

成都医学院第一附属医院党委

四川省卫生健康政策和医学情报研究所

四川省卫生健康委员会人才服务中心

四川省中医药发展服务中心

四川省中医药转化医学中心

成都中医药大学附属医院针灸学校（四川省针灸学校）

四川省卫生健康委员会办公室（信访处）

四川省卫生健康委员会人口监测与家庭发展处

四川省卫生健康委员会宣传与健康促进处

四川省中医药管理局医政处（民族医药与基层中医处）

14. 2021年四川省五一劳动奖状、四川省五一劳动奖章名录（卫生健康系统）

四川省五一劳动奖状
川北医学院附属医院
宜宾市第二人民医院
西南医科大学临床医学院·附属医院

四川省五一劳动奖章
胡　强　攀枝花市中西医结合医院呼吸与危重症医学科主任，主任医师

（转载自2021年4月29日《川观新闻》）

15. 2021年度四川省三八红旗手标兵、四川省三八红旗手、四川省三八红旗集体名录（涉卫生机构和人员）

四川省三八红旗手标兵
陶莲德　宜宾市第二人民医院·四川大学华西医院宜宾医院党委副书记

四川省三八红旗手
自贡市
李留萍　自贡市精神卫生中心感染管理办公室主任
攀枝花市
刘　亚　攀枝花市妇幼保健院妇幼健康管理部主任、儿童保健科主任
德阳市
周　欢　德阳市罗江区人民医院主管护师
遂宁市
谢　楠　遂宁市中心医院护理部主任
内江市
隆文秀　内江市资中县妇幼保健计划生育服务中心党支部书记、主任
宜宾市
曹　孟　宜宾市第一人民医院感染科副主任
广安市
张　倩　广安市邻水县人民医院护理部副主任
资阳市
黄　丹　资阳市安岳县人民医院护士长
甘孜州
蒋　斌　甘孜州疾控中心工作人员

凉山州

黄玉玲　四川省疾病预防控制中心主管医师

省直机关及行业系统

张先庚　四川护理职业学院党委副书记、院长，二级教授

贺　丽　攀枝花市第二人民医院消化科护士长

范玉梅　泸州市疾病预防控制中心办公室主任、主治医师

陈　红　内江市卫生健康委医政医管科科长

周良君　绵阳市疾病预防控制中心微生物与临床检验所所长

李天蓉　南充市疾病预防控制中心微生物检验科科长

李　希　四川省中医药科学院中医研究所（四川省第二中医医院）药剂科主任、中药
　　　　药剂研究室主任、药学党支部书记

社会推荐

牟　琳　西南医科大学附属中医医院眼科党支部书记、眼科主任

李晨辉　南充市中医院第七党支部书记、妇科主任

四川省三八红旗集体

绵阳市

四川绵阳四〇四医院感染科丰谷病区

乐山市

中国南丁格尔志愿护理服务总队乐山市护理学会分队

广安市

广安市岳池县妇幼保健院

甘孜州

甘孜州九龙县人民医院

凉山州

凉山州昭觉县卫生健康局

凉山州会理市卫生健康局

省直机关及行业系统

四川省肿瘤医院重症医学科

遂宁市中心医院感染性疾病科

广元市第一人民医院

资阳市人民医院护理团队

眉山市疾病预防控制中心

社会推荐

四川省八一康复中心（四川省康复医院）

四川大学华西第二医院医学检验科

　　［摘自《四川省妇女联合会　四川省人力资源和社会保障厅关于授予王红宁等10人四
川省三八红旗手标兵、赵霞等190人四川省三八红旗手、四川省成都市七中育才学校等100
个单位四川省三八红旗集体称号的决定》（川妇字〔2022〕10号）］

附录

16. 2021年度四川省医疗卫生健康科研成果获四川省科学技术奖奖励项目一览表

获奖人	获奖名称		
四川大学华西医院陈蕾教授	四川省杰出青年科学技术创新奖		
成都中医药大学韩波教授	四川省杰出青年科学技术创新奖		

项目名称	主要完成单位	主要完成人	获奖等级
基于生物的原生理念构建牙髓疾病精准防治新体系	四川大学	胡涛、程然、高原、程立、张茹、雷蕾、邵美瑛、周学东、徐珏、薛超然	一等奖·科学技术进步奖
肝癌复发外科防治关键技术体系建设及应用	四川大学华西医院、南方医科大学珠江医院	曾勇、吴泓、黄纪伟、袁克非、方驰华、魏永刚、兰天、廖皓天、谢坤林、廖明恒	一等奖·科学技术进步奖
经心尖微创主动脉瓣植入技术体系研发及应用推广	四川大学华西医院、苏州杰成医疗科技有限公司	郭应强、石峻、钱宏、潘再良、梁鹏、彭瑛、唐红、刘路路、方登峰、陈秒	一等奖·科学技术进步奖
基于降低孕产妇死亡率的产科危重症研究及推广应用	四川大学	刘兴会、陈锰、何国琳、谭婧、白怀、彭冰、张力、范平、游泳、卫蔷	一等奖·科学技术进步奖
创新性麻醉新药的研究与开发	四川大学华西医院、宜昌人福药业有限责任公司、四川海思科制药有限公司、成都华西海圻医药科技有限公司	刘进、李杰、郑伟、张文胜、杨俊、柯博文、王莉、周诚、尹芹芹、张伟义	一等奖·科学技术进步奖

续表

项目名称	主要完成单位	主要完成人	获奖等级
3T心脏磁共振成像技术研发及临床应用	四川大学华西医院、中国科学院深圳先进技术研究院	陈玉成、孙家瑜、朱燕杰、张庆、李真林、万珂、程巍、曾锐、余建群、李为昊	一等奖·科学技术进步奖
针刺穴位效应循经特异性及生物学基础研究	成都中医药大学、复旦大学、四川大学	梁繁荣、曾芳、赵凌、吴曦、姚伟、蔡定均、孙鑫、洪肖娟、兰蕾、孙睿睿	一等奖·科学技术进步奖
情绪和执行功能的认知和脑机制	成都医学院、北京师范大学、四川大学华西医院	罗跃嘉、杨奇伟、封春亮、陈桃林、吴燕	二等奖·自然科学奖
精神影像诊疗关键技术与体系的创建与应用	四川大学华西医院、四川大学、上海联影医疗科技有限公司	龚启勇、幸浩洋、贺强、黄晓琦、吕粟、张俊然	二等奖·技术发明奖
肿瘤精准放射治疗的生物学基础和临床应用研究	四川省肿瘤医院	郎锦义、王卫东、陈梅华、李灵、王培、于涛、冯梅、张鹏	二等奖·科学技术进步奖
糖尿病血管病变血管生成的创新理论与临床转化	西南医科大学附属医院、西南医科大学、中山大学附属第一医院、四川省泸州君益生物医学研究有限公司	刘勇、吴剑波、王深明、施森、何虎强、罗茂、孙晓磊、郑有坤	二等奖·科学技术进步奖
代谢性心血管损伤的机制研究与临床干预	成都医学院第一附属医院、成都医学院	王沛坚、戴小珍、杨怡、万进东、周鹏、侯雳芯、刘森、周亚琼	二等奖·科学技术进步奖

续表

项目名称	主要完成单位	主要完成人	获奖等级
四川省慢性病疾病负担及综合防控示范研究	四川省疾病预防控制中心、成都市青羊区疾病预防控制中心、成都市新津区疾病预防控制中心、汶川县疾病预防控制中心、三台县疾病预防控制中心	吴先萍、邓颖、陈晓芳、王卓、胥江、常晓宇、季奎、唐雪峰	二等奖·科学技术进步奖
高品质附子（川乌）标准化生产技术体系构建与应用	四川省中医药科学院、成都大学、国药集团北京华邈药业有限公司、四川佳能达攀西药业有限公司、四川江油中坝附子科技发展有限公司	夏燕莉、易进海、杨玉霞、耿越飞、兰青山、周海燕、廖琦、黄志芳	二等奖·科学技术进步奖
中药防控细菌耐药性的关键技术与应用	成都医学院、成都中医药大学、中山大学、北京生泰尔科技股份有限公司、西南医科大学	代敏、田国宝、曹小玉、孙丰慧、周英顺、蒲忠慧、龙娜娜、郭维	二等奖·科学技术进步奖
《华西医院辟谣小分队医学科普读本》	四川大学华西医院	郑源、刘沁、胡雯、周亮、曹钰、卢添林、唐舸、刘欢	二等奖·科学技术进步奖
斑马鱼胚胎胚胎细胞外结构与腹侧细胞在原肠运动的作用与机制	四川大学华西医院	徐红、姚少华、张霆、乔梁峻	三等奖·自然科学奖
PET分子影像在恶性肿瘤诊断及治疗中的创新与应用	四川省肿瘤医院	程祝忠、江骁、王潇雄、姚玉唐、陈世容、陆皓	三等奖·科学技术进步奖

续表

项目名称	主要完成单位	主要完成人	获奖等级
抗菌医用织物的标准化研究及应用	四川省纤维检验局、四川大学、四川大学华西医院	赵瑞方、谭　淋、黄　浩、李思奇、孙　近、陈　剑	三等奖·科学技术进步奖
色谱—质谱法测定植物源产品中五类成分的关键技术及应用	中国测试技术研究院生物研究所、四川大学华西医院	李怀平、冯德建、吴　微、叶善蓉、孙登峰、王渝佳	三等奖·科学技术进步奖
心肌缺血性损伤防治的基础及临床研究	川北医学院附属医院	岳荣川、胡厚祥、罗　瑜、梅　波、丁雪峰、王玉兵	三等奖·科学技术进步奖
情感障碍的发病机制与临床相关研究	四川省医学科学院·四川省人民医院、电子科技大学	周　波、Benjamin Becker、邹志礼、徐晓雷、赵治瀛、赵伟华	三等奖·科学技术进步奖
糖尿病风险评估及护理关键技术的创新与应用	四川大学华西医院	袁　丽、杨小玲、冉兴无、童南伟、叶子溦、古　艳	三等奖·科学技术进步奖
高血压及相关疾病的流行病学及防治研究	成都市第二人民医院、重庆医科大学附属第二医院	黄晓波、徐荣华、刘剑雄、胡　蓉、王　健、易延静	三等奖·科学技术进步奖
中国新发食源性病原菌艾伯特埃希菌的分离和特征研究	自贡市疾病预防控制中心、中国疾病预防控制中心传染病预防控制所、国家食品安全风险评估中心	李　群、熊衍文、王　红、郑　翰、白　莉、裴晓方	三等奖·科学技术进步奖
纳米粒子在结直肠癌治疗及降低治疗毒性反应中的作用及机制	川北医学院附属医院、川北医学院、中国科学院高能物理研究所	冷政伟、刘　军、吴昌强、周　何、李绍堂、谷战军	三等奖·科学技术进步奖

续表

项目名称	主要完成单位	主要完成人	获奖等级
两大主要视力损伤性眼病防治体系的建立和应用	四川省医学科学院·四川省人民医院、电子科技大学	吴峥峥、石　毅、万　灵、张瑞帆、雷春涛、段贵多	三等奖·科学技术进步奖
我国不同地域PM2.5对人体健康效应的影响及其分子调控机制研究	四川绵阳四〇四医院、西南科技大学、西南医科大学	邓建军、张青碧、霍婷婷、周　云、蒋正方、曾娅莉	三等奖·科学技术进步奖
儿童肠套叠的压力可控式水灌肠设备的研发和推广	四川大学华西医院、深圳市鼎善医疗科技有限公司、重庆医科大学附属儿童医院	向　波、刘菊仙、陈国斌、康　权、苟泽辉、谢小龙	三等奖·科学技术进步奖
乙型病毒性肝炎及相关性疾病精准诊断关键技术的建立及应用	西南医科大学附属中医医院、重庆医科大学	郭永灿、谢国明、姚　娟、张　丹、王友强、樊　佳	三等奖·科学技术进步奖
基于创新疾病动物模型的规模化和规范化临床前药效评价平台	四川大学华西医院、四川康城生物科技有限公司、成都康城新创生物科技有限公司	钟治晖、肖　凯、王　欣、陆燕蓉、张印兵、黄成梅	三等奖·科学技术进步奖
国家重点保护野生中药材可持续采集与品质保障关键技术及应用示范	成都中医药大学、西华大学	国锦琳、杨文宇、陈　璐、万德光	三等奖·科学技术进步奖
基于基因检测的中药真伪快速鉴定及定量分析技术的开发及应用	成都中医药大学、中国科学院成都生物研究所、成都市食品药品检验研究院	邓赟、唐卓、陈蓉、梁恒兴、杜凤、王巍	三等奖·科学技术进步奖

续表

项目名称	主要完成单位	主要完成人	获奖等级
中医药分步联合介入IVF—ET助孕策略及应用示范	成都中医药大学附属医院、成都中医药大学、四川大学华西第二医院	曾　倩、黄金珠、马黔红、吕　群、夏宛廷、周　航	三等奖·科学技术进步奖
构建以个体化药物治疗为核心的创新体系及应用示范	四川省医学科学院·四川省人民医院、四川省肿瘤医院	童荣生、肖洪涛、何　霞、李晋奇、龙恩武、杨　勇	三等奖·科学技术进步奖

　　[摘自《四川省人民政府关于2021年度四川省科学技术奖励的决定》（川府发〔2022〕10号）]